U0394804

（第六版）

妊娠 分娩 育儿

Renshen Fenmian Yuer

纪向虹 戚 红 李 红 主编

青岛出版社
QINGDAO PUBLISHING HOUSE

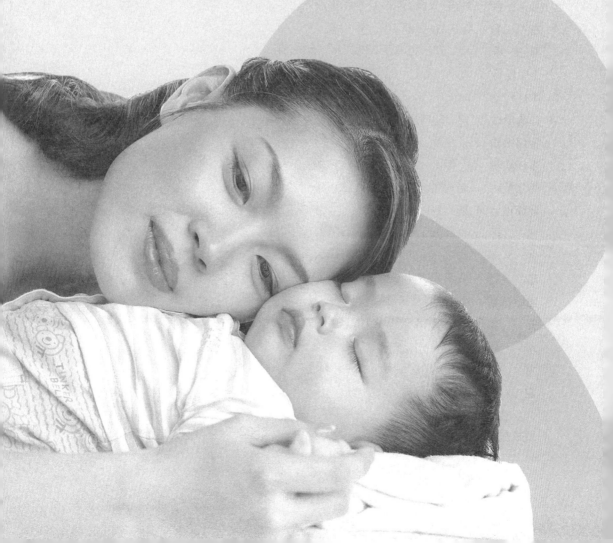

图书在版编目（CIP）数据

妊娠分娩育儿（第六版）/纪向虹，戚红，李红主编. -- 青岛：青岛出版社，2016.6

ISBN 978-7-5436-3645-3

Ⅰ.①妊… Ⅱ.①纪…②戚…③李… Ⅲ.①围产期—保健—基本知识②婴幼儿—哺育—基本知识 Ⅳ.①R715.3②R174

中国版本图书馆CIP数据核字(2006)第135252号

书　　名	妊娠 分娩 育儿（第六版）
主　　编	纪向虹　戚　红　李　红
副 主 编	高　钿　张淑萍　刘文东　耿秋菊
出版发行	青岛出版社（青岛市海尔路182号，266061）
本社网址	http://www.qdpub.com
邮购电话	13335059110　　0532-68068026
策划编辑	张化新
责任编辑	尹红侠
责任校对	赵慧慧
封面设计	柳　毅　祝玉华
插　　图	青岛五千年文化传播有限公司
制　　版	青岛乐喜力科技发展有限公司
印　　刷	青岛东方华彩包装印刷有限公司
出版日期	2016年7月第6版　2019年4月第58次印刷
开　　本	16开（787毫米×1092毫米）
印　　张	45
书　　号	ISBN 978-7-5436-3645-3
定　　价	35.00元（赠光盘）

编校质量、盗版监督服务电话　4006532017　　0532-68068638

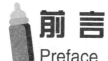

前言
Preface

《妊娠分娩育儿》自2001年上市以来，以科学实用、细致全面的内容受到年轻准父母的普遍欢迎，连续热销15年，修订5版，总销量已超过230万册，一直位居全国同类图书销售排行榜第1名。

本书内容涵盖一个新生命的孕育与诞生、新生儿的哺育、婴幼儿的养育，对妊娠、分娩、育儿全程关注，倾力关怀，以专题的形式分别讲解备孕期、妊娠期、分娩期、新生儿期、婴幼儿期母子的生理特点、日常生活起居、饮食营养保健、疾病防治等，并且配有诙谐活泼、亲切生动的漫画，文字通俗易懂，资料翔实，准妈妈或新妈妈在孕育过程中碰到的问题都能从该书中找到答案。

本书经过了230万中国爸爸妈妈的检验，是最适合中国人体质特点的孕产育儿知识速查书，是科学实用的孕育宝典。知心姐姐卢勤老师曾为自己的儿媳买过这本书，称赞本书的内容很全很细，对准妈妈的帮助很大，并为本书题词"一切为了孩子"。

国家实行"全面二孩"政策以来，很多高龄妈妈和年轻女性一起，也加入备孕和孕育的行列。保证生殖健康，提高人口质量，实现优生优育优教，是当前的迫切任务。随着近年来医学科技的飞速发展，临床新技术的不断涌现，为适应现代优生优育学发展需要，同时为了答谢广大读者的厚爱与支持，为了给育龄女性提供更细致的科学备孕养胎指导，为了向年轻的准父母和计划生二宝的高龄妈妈提供更科学权威的孕产育儿知识，我们精心改编修订推出了《妊娠分娩育儿》第六版。

第六版由著名妇产科专家纪向虹、戚红进行全面修订，并且邀请著名儿科专家李红加盟来完善升级宝宝养育篇。专家们在百忙之中对本书内容逐字逐句审读，细致修改，新增和替换改编的内容篇幅非常多，力求把临床涌现的产科儿科新技术新知识全部呈现给读者，衷心希望通过本书来为广大读者细细解答在门诊上说不透说不深的孕产育儿保健知识。

在本书的孕前准备部分，为育龄夫妻讲解各种优生知识，介绍小生命的孕育过程，建议准爸妈进行细致的孕前检查和备孕调理，为受孕做好各种准备。在第六版中，增加了很多育龄女性非常关心的备孕话题，比如如何为备孕调理身体，如何应对月经不调，如何保养卵巢正常排卵，如何避免卵巢早衰，如何调理多囊卵巢，如何保证输卵管通畅，如何增加受孕机会等内容，希望能帮助育龄女性早日顺利怀孕，缔造爱情结晶，感受拥有新生命的喜悦。

在本书的怀胎十月部分，自受孕开始，从惊喜的第一个月，一直到怀孕十个月，在每一个月份都详细讲述了胎儿的生长发育情况和母体的变化，为准妈妈细致讲解孕期生活起居、饮食、产检、预防孕期不适和疾病、胎教等保健知识。在第六版中，增加了很多准父母迫切想了解的内容，比如胎儿每周的发育状况，如何养胎保胎，如何减少流产机会，为何出现胎停或流产，孕期心理健康指导，选择哪些和缓的孕期瑜伽练习，如何选择无创 DNA 产前检测，如何看懂产检报告，二胎孕妈养胎细节等内容。

在本书的分娩部分，详细介绍了准爸妈在分娩前应做的准备，列出了分娩时刻产妇的配合要领，以便顺利生产，同时指出了分娩过程容易出现的问题及应对方法。在第六版中，增加了产科医生的产钳助产、吸引器助产等详细过程、产妇急产如何应对、剖宫产的手术步骤细节、二次剖宫产注意事项等内容。

在产褥期保健部分，详细介绍了新妈妈在产褥期身体护理恢复方法，列出了新妈妈锻炼方法和饮食调养方法，介绍了产褥期常见问题处理与常见疾病防治措施。在哺乳期保健部分，细致讲述了正确的哺乳方法、妈妈催乳饮食，特别讲解了乳房护理方法、乳腺疾病防治和哺乳期用药指南。在第六版中，增加了产褥期饮食要点、产后锻炼方法、月子休养细则、新妈妈乳房护理细则、催乳汤、回奶汤等内容。

在新生儿哺育部分，特别介绍了新生宝宝的特殊生理特征、日常哺乳护理、早教游戏、常见问题处理和疾病防治等问题。在婴幼儿养育部分，讲解了0~3岁宝宝生长发育特征、日常保健、辅食添加、早教益智训练、常见问题应对方法、常见疾病防治等内容。在第六版中，增加了新手爸妈普遍关注的宝宝入睡打鼾、入睡磨牙、入睡盗汗、婴儿湿疹、食物过敏、偏瘦、贫血、幼儿急疹、轮状病毒感染、秋冬腹泻、手足口病、久咳不愈等常见问题，给出了细致的应对方法和护理指导，指导新手爸妈区分幼儿急疹、风疹、麻疹等病症，以便对症治疗护理。

相信经过第六版的改进，每位父母都能从本书中获得有益的帮助，愿天下每一位母亲都能快乐健康地度过孕期和产褥期，愿每一对父母都能拥有一个健康、聪明的宝贝，愿每一个宝贝都在父母无微不至的照顾下健康快乐地成长。

编　者

2016 年 3 月

目录

PART1
孕前准备

备孕计划细安排

1. 做一个周全的备孕计划 / 2
2. 受孕前 3 个月停服避孕药 / 2
3. 提前 1~2 月进行孕前体检 / 2
4. 受孕前进行风疹疫苗注射 / 3
5. 准备怀孕前，准妈妈长期患病怎么办 / 4
6. 准妈妈应回避的工作 / 4
7. 受孕前将宠物长期寄养或送人 / 4
8. 准爸妈孕前应避免接触有害物质 / 5
9. 提前 3 个月开始服用叶酸 / 5
10. 提前回归健康科学的生活方式 / 5
11. 孕前健身计划巧安排 / 5
12. 准妈妈疲劳过度不利怀孕 / 6
13. 你做好怀孕的心理准备了吗 / 6
14. 怀孕前物质准备要齐全 / 6
15. 孕前居家安全准则 / 6
16. 准爸爸要提前做的准备 / 6
17. 准爸爸坏习惯要不得 / 7

新生命的孕育过程

1. 受孕的过程 / 8
2. 高质量的受孕——优生宝宝的前提 / 9
3. 生命的起始——精子和卵子 / 9
4. 孕育宝宝的整个过程 / 10
5. 生育宝宝的最佳月份 / 10
6. 生育宝宝的最佳年龄 / 11

7. 自测排卵日期 / 11
8. 讲究同房体位可增加受孕机会 / 12
9. 怀孕了吗 / 12
10. 轻松计算预产期 / 13
11. 宝宝性别是如何决定的 / 13
12. "脆弱"的男性 / 14
13. 不要迷信"酸儿辣女"的说法 / 14
14. 谁控制性别的天平 / 15
15. 准父母需要了解的数字 / 16

准爸妈备孕饮食指导

1. 准爸妈从孕前 3 个月开始加强营养 / 17
2. 准妈妈备孕饮食指导 / 17
3. 准爸爸备孕饮食指导 / 18
4. 备孕饮食细安排 / 19
5. 准妈妈应在孕前实现标准体重 / 19
6. 准妈妈不要做骨感美人 / 19
7. 过胖女性孕前饮食调整方法 / 19
8. 过瘦女性孕前饮食调整方法 / 20
9. 准妈妈要提前服用叶酸 / 21
10. 补叶酸吃什么 / 22
11. 准爸妈要多吃抗辐射的食物 / 22
12. 准妈妈备孕时不宜多吃的食物 / 22
13. 能提高精子质量的食物 / 23
14. 能提高卵子质量的食物 / 23
15. 保养卵巢，食补最好 / 23
16. 巧食补让准妈妈远离贫血 / 25
17. 备孕饮食帮你净化身体内环境 / 25
18. 孕前不宜食用棉籽油 / 26

🌸 备孕优生知识详解答

1. 什么是出生缺陷 / 27

2. 常见的出生缺陷有哪些 / 27

3. 出生缺陷是如何发生的 / 27

4. 导致出生缺陷的各种因素 / 29

5. 常见的有毒化学物质 / 30

6. 常见的物理毒素 / 32

7. 常见的生物毒素 / 34

8. 让宝宝继承你的聪明才智 / 34

9. 预防"缺陷宝宝" / 35

10. 近亲结婚要不得 / 35

11. 请医生做优生咨询 / 35

12. 吸烟不利于孕育宝宝 / 35

13. 酒后不宜受孕 / 36

14. 婚后不宜立即怀孕 / 36

15. 早产及流产后不宜立即再孕 / 37

16. 长期服用药物的妇女
    不宜立即怀孕 / 38

17. 不久前受过 X 光照射的妇女
    不宜立即怀孕 /38

18. 需要延缓受孕的情况 / 38

19. 双亲与子女的血型 / 39

20. 孕期为什么要检查血型 / 39

21. 什么是母子血型不合 / 39

22. 可能有母子血型不合的孕妇怎么办 / 40

23. 高危妊娠莫大意 / 40

🌸 孕前检查与接种疫苗

1. 夫妻孕前检查内容 / 41

2. 男方孕前检查必不可少 / 41

3. 孕前检查的最佳时机 / 41

4. 孕前检查的具体项目 / 41

5. 孕前检查小细节 / 43

6. 孕前检查可以照 X 光吗 / 43

7. 什么是优生四项检查 / 43

8. 优生四项检查孕前做更安全 / 44

9. 月经不调要做性激素六项
   内分泌检查 / 44

10. 如何检查输卵管是否通畅 / 44

11. 孕前为什么要检查牙齿 / 45

12. 孕前可选择的常用疫苗 / 46

13. 准妈妈受孕前接种疫苗注意事项 / 47

🌸 孕前常见疾病防治

1. 预防神经管畸形 / 48

2. 预防弓形虫病 / 48

3. 预防风疹感染 / 49

4. 预防巨细胞病毒感染 / 49

5. 预防单纯疱疹病毒 / 50

6. 糖尿病患者孕前注意事项 / 50

7. 甲亢患者孕前意事项 / 51

8. 心脏病患者孕前注意事项 / 52

9. 子宫肌瘤患者孕前注意事项 / 52

10. 来自丈夫的生育隐患 / 52

11. 女性不孕的主要原因 / 53

12. 男性不育的主要原因 / 53

13. 甲状腺功能会影响怀孕 / 54

14. 妇科炎症会造成不孕 / 54

15. 如何预防各类阴道炎 / 55

16. 月经不调会削减受孕能力 / 55

17. 月经不调也许是卵巢早衰的信号 / 56

18. 卵巢早衰如何调理 / 57

19. 如何保持卵巢年轻 / 57

20. 如何保证输卵管通畅 / 57

21. 卵巢囊肿的信号 / 58

22. 多囊卵巢如何调理 / 58

23. 什么是生化妊娠 / 59

24. 生化妊娠怎么办 / 59

25. 孕前开始预防静脉曲张 / 59

26. 孕前就要开始预防痔疮 / 59

🌼 常见遗传病

1. 为什么高龄孕妇容易生傻孩子 / 60

2. 先天愚型儿 / 61

3. 18- 三体综合征 / 61

4. 唇裂和腭裂 / 61

5. 多指症 / 62

6. 色盲和色弱 / 62

🌼 孕前胎教方案

1. 胎教要从孕前开始 / 63

2. 让想象和憧憬开始最初的胎教 / 63

3. 准爸妈在孕前应调整好情绪 / 64

4. 准爸妈良好的心理素质可为
胎教打下基础 / 64

5. 胎教成功的秘诀 / 65

6. 准妈妈要怀着期盼的心理来迎接
新生命的降临 / 65

7. 准妈妈在孕前要积极参加
胎教学校 / 65

8. 准妈妈压力过大影响受孕 / 66

9. 为宝宝将来的优良性格打好基础 / 66

PART2 🦆

怀孕第一个月（0~4周）

🐣 小宝宝的发育状况 / 68

🐣 准妈妈身体的变化 / 68

🐣 准爸爸的任务 / 68

🐣 准妈妈注意事项 / 69

🐣 准妈妈一月指南 / 69

🌼 孕一月生活细安排

1. 孕早期居家指南 / 70

2. 孕妈咪个人护理细安排 / 71

3. 准妈妈坏习惯要不得 / 72

4. 准妈妈要远离电磁辐射 / 72

5. 准妈妈远离电磁辐射的对策 / 73

6. 孕妇不宜从事某些化工行业 / 74

7. 准妈妈要学会记录妊娠日记 / 74

🌼 孕一月营养饮食指导

1. 孕早期吃什么 / 75

2. 孕妈咪一月饮食指导 / 75

3. 孕妈咪一月健康食谱 / 76

菠菜蛋汤 / 77

蚝油菜花 / 77

甜椒牛肉丝 / 77

虾仁豆腐 / 78

素什锦 / 78

蒜香茄子 / 78

鱿鱼炒茼蒿 / 78

茼蒿鱼头汤 / 79

莲子芋肉粥 / 79

什锦豆腐煲 / 79

4. 适合孕一月食用的食物 / 80

5. 准妈妈不宜过量吃水果 / 80

6. 孕妇可适当多吃的食物 / 81

7. 孕妇吃鱼好处多 / 82

8. 准妈妈应多吃玉米 / 82

9. 孕妇应少吃刺激性食物 / 83

10. 准妈妈不宜偏食 / 83

11. 孕妇要多喝牛奶 / 83

12. 喝孕妇奶粉，方便补充营养 / 84

13. 孕妇最易忽视的营养素 / 84

❀ 孕一月产前检查

1. 重视孕早期检查 / 85

2. 孕早期准妈妈需做的常规化验 / 85

3. 识别假孕真面目 / 86

4. 学会计算孕周 / 87

5. 准妈妈该知道的数字 / 88

❀ 孕一月不适与疾病用药

1. 孕期缓解疲劳的方法 / 89

2. 孕期疲劳的饮食对策 / 89

3. 预防发热的措施 / 90

4. 谨防宫外孕 / 90

5. 尽早筛查甲状腺功能 / 91

6. 怀孕就不能吃药吗 / 92

7. 远离会导致宝宝畸形的药物 / 93

8. 中草药对宝宝有害处吗 / 94

9. 孕妇不宜服用的中成药 / 95

10. 孕妇不宜自行服药 / 95

11. 孕妇不宜涂用清凉油、风油精 / 95

12. 孕妇不宜使用利尿剂 / 96

13. 孕妇不宜服用驱虫药和泻药 / 96

❀ 孕一月胎教方案

1. 让宝宝的发育有一个好的开始 / 97

2. 孕期每周胎儿发育情况与饮食胎教 / 97

3. 了解聪明宝宝的脑发育过程 / 98

PART3 🐤
怀孕第二个月(5~8周)

🐾 小宝宝的发育状况 / 100

🐾 准妈妈身体的变化 / 100

🐾 准爸爸的任务 / 100

🐾 准妈妈注意事项 / 101

🐾 准妈妈二月指南 / 101

❀ 孕二月生活细安排

1. 如何为宝宝提供一个健康的居住环境 / 102

2. 准妈妈夏季该注意什么 / 103

3. 准妈妈冬季应注意什么 / 104

4. 孕期性生活原则 / 105

5. 为什么孕妇不宜吸烟 / 106

6. 为什么孕妇不宜饮酒 / 106

❀ 孕二月营养饮食指导

1. 孕妈咪二月饮食指导 / 107

2. 孕妈咪二月健康食谱 / 108

五香卤鸭 / 108

青椒炒瘦肉丝 / 108

西红柿炒鸡蛋 / 108

凉拌黄瓜 / 109

红烧豆腐丸子 / 109

3. 孕妇不宜全吃素食 / 109

4. 孕妇不宜多食酸性食物 / 110

5. 孕妇不宜多吃油条 / 110

6. 适量吃豆类食品是有好处的 / 110

7. 孕妇不宜多吃菠菜 / 111

8. 孕妇不宜过量吃的几种水果 / 111

9. 孕妇能吃桂圆吗 / 112

10. 为什么孕妇不宜多吃山楂 / 113

11. 为什么孕妇不宜吃热性香料 / 113

🌸 孕二月产前检查

1. 产前初诊检查项目 / 114

2. 怀孕两月养胎与护胎 / 115

3. 准爸爸要细心观察准妈妈的
   身体情况 / 115

🌸 孕二月不适与疾病用药

1. 什么是早孕反应 / 116

2. 为什么会出现早孕反应 / 116

3. 对抗早孕反应小策略 / 117

4. 不宜凭借药物抑制孕吐 / 117

5. 早孕反应太剧烈怎么办 / 118

6. 先兆流产 / 118

7. 怎么辨别先兆流产 / 119

8. 出血了就要保胎吗 / 119

9. hCG 水平和孕酮偏低如何保胎 / 120

10. 莫陷入保胎误区 / 120

11. 孕妇不宜盲目保胎 / 121

12. 新婚初孕要注意预防流产 / 121

13. 注意避孕，减少人工流产的机会 / 121

14. 孕酮低会导致流产吗 / 122

15. 为什么会胎停或流产 / 122

16. 了解流产的预防措施 / 124

17. 流产后的注意事项 / 125

18. 准妈妈要警惕阴道流血 / 125

19. 准妈妈感冒怎么办 / 126

20. 发热对怀孕有什么危害 / 127

21. 什么是葡萄胎 / 127

22. 葡萄胎患者以后还能怀孕吗 / 127

🌸 孕二月胎教方案

1. 夫妻关系与胎教 / 128

2. 妈妈快乐，宝宝才能健康 / 128

3. 准妈妈要保持良好的情绪 / 129

4. 准妈妈要对忧愁说不 / 130

5. 不良情绪对宝宝的影响 / 131

6. 孕早期胎教内容 / 131

7. 胎儿大脑发达所需的条件 / 132

PART4 🦆

怀孕第三个月 (9~12周)

🐝 小宝宝的发育状况 / 134

🐝 准妈妈身体的变化 / 134

🐝 准爸爸的任务 / 135

🐝 准妈妈注意事项 / 135

🐝 准妈妈三月指南 / 135

🌸 孕三月生活细安排

1. 孕早期服饰与美容 / 136

2. 准妈妈着装要宽松 / 136

3. 准妈妈内裤的选择 / 137

4. 孕妇不宜穿化纤类内衣 / 137

5. 孕妇不宜穿高跟鞋 / 138

6. 孕妇不宜穿着邋遢 / 138

7. 准妈妈长痘痘怎么办 / 139

8. 做一个整洁干净的准妈妈 / 139

9. 孕妇为何变丑 / 140

10. 准妈妈靓肤秘诀 / 140

11. 警惕化妆品中的有害成分 / 141

12. 浓妆艳抹会影响宝宝吗 / 141

❀ 孕三月营养饮食指导

1. 孕妈咪三月饮食指导 / 142

2. 孕妈咪三月健康食谱 / 142

扒银耳 / 142

香干芹菜 / 143

酸辣猪血豆腐汤 / 143

糖醋黄鱼 / 143

香椿芽拌豆腐 / 144

银耳拌豆芽 / 144

蘑菇炖豆腐 / 144

清蒸鱼 / 145

蛋黄莲子汤 / 145

鸭丝绿豆芽 / 145

3. 准妈妈营养不良害处多 / 146

4. 准妈妈营养补充小窍门 / 146

5. 罐头食品可以多吃吗 / 147

6. 准妈妈应少吃方便食品 / 147

7. 准妈妈不宜喝长时间煮的骨头汤 / 148

8. 准妈妈不宜吃腌制食品 / 148

9. 孕妇不宜吃生食 / 148

10. 孕妇不宜吃发芽的土豆 / 148

11. 孕妇不宜食用过敏性食物 / 149

12. 孕妇不宜食用霉变食物 / 149

❀ 孕三月产前检查

1. 到妇幼保健院为宝宝建立保健卡 / 150

2. 孕三月产前检查项目 / 150

3. 孕早期筛查什么指标 / 151

4. 什么是 NT 测量 / 151

5. 为什么要做常见耳聋基因筛查 / 151

6. 常见耳聋基因包括哪些 / 152

7. 产前诊断——绒毛活检术 / 152

8. 做 B 超检查会不会伤害宝宝 / 152

9. 准妈妈最容易忽视的孕期保健 / 152

❀ 孕三月不适与疾病用药

1. 准妈妈尿频怎么办 / 154

2. 准妈妈腰痛怎么办 / 154

3. 准妈妈头晕怎么办 / 154

4. 病毒感染与胎儿畸形 / 156

5. 妊娠剧吐 / 157

6. 过期流产 / 157

❀ 孕三月胎教方案

1. 宝宝的生长环境拒绝噪声或杂音 / 158

2. 对宝宝进行游戏训练 / 158

3. 有趣的胎教故事 / 159

4. 给予宝宝适当的物理刺激 / 159

5. 准妈妈情绪不良易导致
   孩子多动症 / 160

6. 准妈妈的情绪变化牵动
   着宝宝的神经 /160

PART5

怀孕第四个月（13~16周）

🐣 小宝宝的发育状况 / 162

🐣 准妈妈身体的变化 / 162

🐣 准爸爸的任务 / 162

🐣 准妈妈注意事项 / 163

🐣 准妈妈四月指南 / 163

✿ 孕四月生活细安排

1. 准爸妈一起多散步 / 164

2. 准妈妈可适量进行有氧运动 / 164

3. 孕妇活动不宜太少 / 164

4. 孕妇运动不宜过于剧烈 / 165

5. 妻子怀孕后为何爱发脾气 / 166

6. 准妈妈可以开车吗 / 166

7. 孕期可以旅行吗 / 166

✿ 孕四月营养饮食指导

1. 孕中期膳食原则 / 167

2. 孕妈咪四月饮食指导 / 167

3. 孕妈咪四月健康食谱 / 168

凉拌西红柿 / 168

芹菜炒瘦肉 / 168

鲜拌莴苣 / 168

虾皮烧冬瓜 / 169

猪肝粥 / 169

莲子猪肚 / 169

猪蹄香菇炖豆腐 / 169

4. 准妈妈要多摄入蛋白质 / 170

5. 准妈妈要多摄入"脑黄金" / 170

6. 准妈妈要摄入足够的热能 / 171

7. 准妈妈不宜节食 / 171

8. 孕中期要合理补充矿物质 / 172

9. 孕妇不宜过多食用鱼肝油 / 173

10. 孕妇要注意补钙 / 173

11. 补钙过量对宝宝不利 / 174

12. 孕妈咪需要更多的铁 / 174

13. 准妈妈补铁吃什么 / 175

14. 孕妇要适量补锌 / 175

15. 准妈妈补锌吃什么 / 176

16. 准妈妈小心碘缺乏 / 176

17. 孕妇要适量摄入维生素 A / 177

18. 孕妇要适量摄入维生素 B_1 / 177

19. 孕妇要适量摄入维生素 B_2 / 178

20. 孕妇要适量摄入维生素 B_6 / 178

21. 孕妇要适量摄入维生素 B_{12} / 179

22. 孕妇要适量摄入维生素 C / 179

23. 孕妇要适量摄入维生素 D / 180

24. 孕妇要适量摄入维生素 E / 180

25. 孕妇要适量摄入维生素 K / 181

✿ 孕四月产前检查

1. 孕四月进行唐氏综合征筛查 / 182

2. 唐氏综合征的预防措施 / 182

3. 什么是无创产前检测（NIPT） / 183

4. 检查子宫颈机能不全 / 183

✿ 孕四月不适与疾病用药

1. 准妈妈慎做牙齿治疗 / 184

2. 孕妇不宜拔牙 / 184

3. 孕期常见的牙周问题 / 185

4. 孕妇牙龈肿胀与出血 / 185

5. 孕妇需要重视腹泻的治疗 / 185

❀ 孕四月胎教方案

1. 想象可让宝宝更漂亮 / 186

2. 带宝宝去大自然中接受美的熏陶 / 186

3. 让腹中的宝宝接受胎教 / 186

PART6 🦢
怀孕第五个月（17~20 周）

🐝 小宝宝的发育状况 / 188

🐝 准妈妈身体的变化 / 188

🐝 准爸爸的任务 / 189

🐝 准妈妈注意事项 / 189

🐝 准妈妈五月指南 / 189

❀ 孕五月生活细安排

1. 孕中期性生活注意事项 / 190

2. 孕妇不宜长时间看电视 / 190

3. 孕中期准妈妈穿衣有讲究 / 191

4. 孕妇居室不宜摆放花草 / 191

5. 孕妇不宜睡过软床 / 192

6. 孕妇最好少用电热毯 / 192

7. 孕妇不宜长时间使用电扇和空调 / 192

8. 孕妇洗澡有讲究 / 193

9. 孕妇不宜坐浴 / 194

10. 孕妇洗澡水温不宜过高 / 194

11. 孕妇应避免噪声 / 194

12. 孕妇不宜多闻汽油味 / 195

13. 孕妇不宜接触农药 / 195

14. 孕妇要谨防煤气中毒 / 196

15. 写字楼里准妈妈须知 / 197

❀ 孕五月营养饮食指导

1. 孕中期准妈妈营养原则 / 198

2. 孕妈咪五月饮食指导 / 198

3. 补充矿物质该吃什么 / 199

4. 孕妈咪五月健康食谱 / 199

> 蒜蓉空心菜 / 199
>
> 乌鸡糯米葱白粥 / 200
>
> 木耳拌芹菜 / 200
>
> 莲子百合煨瘦肉 / 200
>
> 鱼头豆腐汤 / 201
>
> 桂花糯米糖藕 / 201
>
> 糖醋排骨 / 201
>
> 小白菜汆丸子 / 202
>
> 西红柿烧牛肉 / 202

5. 怀孕就该吃两人的饭吗 / 202

6. 孕妇不宜多吃精米精面 / 203

7. 孕妇不宜多吃动物肝脏 / 203

8. 孕妇不宜多吃鸡蛋 / 204

9. 孕妇不宜多吃盐 / 204

10. 孕妇不宜长期采用高脂肪饮食 / 205

11. 孕妇不宜长期采用高糖饮食 / 205

❀ 孕五月产前检查

1. 高危孕妇应做详细的产前检查 / 206

2. 准妈妈自我监测胎动 / 206

3. 进行神经管畸形筛查 / 207

4. 进行染色体异常疾病筛查 / 208

5. 什么是羊膜腔穿刺 / 208

❀ 孕五月不适与疾病用药

1. 孕妇应注意预防感染 / 209

2. 白带增多与外阴瘙痒 / 209

3. 妊娠期滴虫性阴道炎的防治 / 210

4. 妊娠期真菌性阴道炎的防治 / 210

🌸 孕五月胎教方案

1. 妈妈情绪差，宝宝胎动多 / 211

2. 母亲不同心理类型对胎儿的影响 / 211

3. 教你几则胎教法 / 212

4. 准爸妈要对宝宝进行语言胎教 / 213

5. 准妈妈要给宝宝讲述
   一天的生活 / 213

6. 准爸爸要多对孩子说话 / 213

7. 为宝宝朗诵文学作品 / 213

8. 给宝宝进行音乐胎教 / 215

9. 音乐胎教时莫损伤胎儿的听力 / 215

10. 让轻柔的音乐带来愉快的情绪 / 216

11. 准妈妈唱歌给宝宝听 / 216

PART7 🦆
怀孕第六个月（21~24周）

🐛 小宝宝的发育状况 / 218

🐛 准妈妈身体的变化 / 218

🐛 准爸爸的任务 / 219

🐛 准妈妈注意事项 / 219

🐛 准妈妈六月指南 / 219

🌸 孕六月生活细安排

1. 准妈妈应注意休息 / 220

2. 准妈妈每日午觉添精神 / 220

3. 孕妇的睡眠 / 220

4. 准妈妈不宜长时间仰卧 / 221

5. 孕妇不宜过多进行日光浴 / 221

6. 孕妇不宜去拥挤的场所 / 222

7. 如何让怀孕期间的工作舒适轻松 / 222

🌸 孕六月营养饮食指导

1. 孕妈咪六月饮食指导 / 223

2. 适合孕六月食用的食物 / 223

3. 孕妈咪六月健康食谱 / 224

蒜蓉空心菜 / 224

红枣鲤鱼 / 224

西芹炒百合 / 224

珊瑚白菜 / 225

酸辣黄瓜 / 225

煎蛤仁蛋饼 / 225

家常豆腐 / 226

养血安胎汤 / 226

丝瓜烧香菇 / 226

4. 准妈妈喝蜂王浆不利宝宝发育 / 227

5. 准妈妈预防黄褐斑必吃食物 / 227

6. 准妈妈多吃核桃，宝宝更聪明 / 228

7. 肥胖准妈妈要注意平衡孕期营养 / 228

8. 准妈妈饮食状况会影响
   宝宝未来健康 / 229

9. 准妈妈要保证吃早餐 / 229

10. 准妈妈晚餐不宜多吃 / 230

11. 孕妇饮水不宜过多 / 230

12. 孕妇不宜贪吃冷饮 / 231

13. 孕妇不宜多饮汽水 / 231

14. 孕妇不宜过多饮茶 / 231

15. 准妈妈水肿的饮食调理方法 / 232

● 孕六月产前检查

1. 孕六月产前检查项目 / 233

2. 听胎心 / 234

3. 数胎动 / 234

● 孕六月不适与疾病用药

1. 减轻色素沉淀的方法 / 235

2. 减轻黄褐斑的方法 / 235

3. 孕妇下肢浮肿的治疗 / 235

4. 孕妇下肢静脉曲张的治疗 / 236

5. 孕妇为什么容易腿抽筋 / 236

6. 孕妇便秘怎么办 / 237

7. 妊娠期痔疮处理方法 / 238

8. 妊娠性皮痒症 / 238

孕六月胎教方案

1. 胎儿也有性格 / 239

2. 胎儿也有喜怒哀乐 / 239

3. 胎儿也有记忆 / 240

4. 胎儿也有自己的生活习惯 / 240

5. 胎儿也有听觉能力 / 240

6. 古典音乐对宝宝的作用 / 241

7. 色彩环境能促进胎儿的发育 / 241

8. 进行胎教时切莫累坏宝宝 / 242

9. 准爸妈一起给宝宝进行抚摩胎教 / 242

10. 准爸爸是胎教的主力军 / 242

11. 用亲切的乳名呼唤腹中的宝宝 / 243

12. 准妈妈教宝宝唱歌 / 243

13. 准妈妈爱学习，宝宝也进步 / 243

14. 孕期要有目的地训练宝宝的听力 / 244

15. 轻拍腹中的宝宝 / 244

PART8

怀孕第七个月（25~28周）

🐦 小宝宝的发育状况 / 246

🐦 准妈妈身体的变化 / 246

🐦 准爸爸的任务 / 246

🐦 准妈妈注意事项 / 247

🐦 准妈妈七月指南 / 247

● 孕七月生活细安排

1. 孕晚期居家注意事项 / 247

2. 孕晚期准妈妈活动安全细则 / 248

3. 孕晚期准妈妈干家务安全细则 / 249

4. 准妈妈出游做足安全准备 / 249

5. 双胞胎孕妇注意事项 / 250

● 孕七月营养饮食指导

1. 孕晚期膳食原则 / 251

2. 孕晚期准妈妈日常饮食要点 / 251

3. 孕妈咪七月饮食指导 / 252

4. 适合孕七月的食物 / 252

5. 孕妈咪七月健康食谱 / 252

清汤平菇 / 253

花生米粥 / 253

糖醋藕片 / 253

人参粥 / 253

砂仁蒸鲫鱼 / 254

红烧带鱼 / 254

海米烩芹菜 / 254

炒木耳卷心菜 / 255

扒烧蹄筋 / 255

当归生姜羊肉汤 / 255

鳗鱼饭 / 256

6. 准妈妈食用西红柿须知 / 256

7. 准妈妈切莫吃得过多 / 256

8. 孕妇如何选择饮料 / 257

9. 孕妇不宜用饮料代替白开水 / 257

10. 孕妇不宜大量饮用含咖啡因
的饮料 / 257

11. 患妊娠期高血压疾病的
孕妇饮食调养 / 258

12. 吃黄鳝可防治妊娠期
高血压疾病和糖尿病 / 259

13. 巧做低盐食物对抗孕期水肿 / 259

❀ 孕七月产前检查

1. 孕晚期应做的检查 / 260

2. 通过 B 超筛查胎儿畸形 / 260

3. 教你读懂孕期 B 超检查单 / 261

❀ 孕七月不适与疾病用药

1. 孕晚期会出现的异常情况 / 262

2. 妊娠纹 / 262

3. 减轻妊娠斑和妊娠纹的方法 / 263

4. 准妈妈腹部过分下垂可用托腹带 / 263

5. 仰卧位低血压综合征的防治 / 264

6. 准妈妈胃部烧灼怎么办 / 264

7. 准妈妈心悸怎么办 / 264

8. 准妈妈为什么容易手腕疼 / 265

9. 孕妇不宜忽视某些疼痛 / 265

10. 如何进行双胎的孕期监护 / 266

❀ 孕七月胎教方案

1. 准妈妈要经常读绘本给宝宝听 / 267

2. 准爸妈要经常和腹中的宝宝对话 / 267

3. 准妈妈要为宝宝进行美感胎教 / 267

4. 准妈妈要多读好书 / 267

5. 母亲通过情感调节来促进
宝宝的记忆 / 267

6. 母亲要用爱心带给宝宝美好的
初始记忆 / 268

7. 准妈妈紧张的人际关系会影响胎儿 / 268

8. 准妈妈的饮食胎教 / 268

PART9 🦢

怀孕第八个月（29~32周）

🐾 小宝宝的发育状况 / 270

🐾 准妈妈身体的变化 / 270

🐾 准爸爸的任务 / 270

🐾 准妈妈注意事项 / 270

🐾 准妈妈八月指南 / 270

❀ 孕八月生活细安排

1. 孕晚期不宜远行 / 271

2. 孕妇不宜过度肥胖 / 272

3. 孕妇不宜过度消瘦 / 272

4. 准妈妈宜适时停止工作 / 273

5. 孕晚期准妈妈要学会腹式呼吸法 / 274

6. 孕八月如何运动 / 274

7. 孕晚期运动注意事项 / 274

8. 孕期练瑜伽的好处 / 275

9. 孕八月适宜的瑜伽动作 / 275

10. 孕晚期应为母乳喂养做准备 / 276

11. 孕期乳头护理注意事项 / 276

12. 孕期乳房保健注意事项 / 277

🌸 孕八月营养饮食指导

1. 孕妈咪八月怎么吃 / 278

2. 孕晚期饮食指南 / 278

3. 孕晚期膳食清单 / 278

4. 妊娠期糖尿病孕妇该怎么吃 / 279

5. 孕妈咪需要补充 DHA 吗 / 280

6. 孕妈咪如何补钙 / 280

7. 孕妈咪补钙的注意事项 / 280

8. 准妈妈进食不宜狼吞虎咽 / 280

9. 孕妇饮食不宜饥饱不一 / 281

10. 孕晚期不宜大量进补 / 281

11. 准妈妈不宜营养过剩 / 282

12. 孕八月体重增加多少合适 / 282

13. 孕妈咪体重增长不理想，
饮食管理是关键 / 283

14. 孕八月推荐食谱 / 283

榨菜丝鸡蛋汤 / 284

安胎鲤鱼粥 / 284

抓炒鱼片 / 284

清炖牛肉 / 285

鸡丝粥 / 285

炝腰片 / 285

芹菜炒肉丝 / 286

木耳肉丝蛋汤 / 286

枸杞松子爆鸡丁 / 286

🌸 孕八月产前检查

1. 孕八月的产前检查项目 / 287

2. 摸摸宝宝胎位是否正常 / 287

🌸 孕八月不适与疾病用药

1. 孕晚期全身骨关节疼痛怎么办 / 288

2. 孕晚期耻骨痛怎么办 / 289

3. 孕晚期坐骨神经痛怎么办 / 290

4. 什么是早产 / 291

5. 引起早产的原因 / 291

6. 准妈妈如何避免早产 / 291

7. 孕晚期坚持工作的准妈妈
要警惕早产 / 292

8. 早产儿容易发生哪些疾病 / 292

9. 准妈妈要预防胎儿生长受限 / 293

10. 孕妇应重视前置胎盘 / 295

11. 妊娠期肝内胆汁淤积症的防治 / 295

12. 妊娠期尿路感染的防治 / 296

13. 妊娠期甲状腺功能
亢进症（甲亢）的防治 / 297

14. 妊娠期甲状腺功能
减退症（甲减）的防治 / 297

15. 胎盘早剥的防治 / 298

16. 妊娠期高血压疾病的防治 / 299

17. 妊娠期急性阑尾炎的防治 / 300

18. 妊娠合并急性胰腺炎的防治 / 301

19. 妊娠期急性脂肪肝的防治 / 301

20. 妊娠期贫血的防治 / 302

21. 准妈妈不宜滥服补药 / 304

22. 准妈妈不宜多服温热补品 / 305

23. 孕期能打疫苗吗 / 306

24. 解读误区：剖宫产不痛苦，
　　顺产分娩太痛苦了 / 306

🌸 孕八月胎教方案

1. 准妈妈要教宝宝算术和图形 / 307
2. 想象会使宝宝更聪明 / 307
3. 记录宝宝对音乐的反应 / 307
4. 母亲的情感可以向宝宝传递 / 307
5. 母亲的爱能让宝宝发育得更好 / 308
6. 锻炼宝宝的记忆能力 / 308
7. 受过胎教训练的宝宝更聪明 / 308

PART10 🦆
怀孕第九个月 (33~36周)

🐝 小宝宝的发育状况 / 310
🐝 准妈妈身体的变化 / 310
🐝 准爸爸的任务 / 310
🐝 准妈妈注意事项 / 311
🐝 准妈妈九月指南 / 311

🌸 孕九月生活细安排

1. 去产房看看 / 311
2. 孕妈咪要保持充足的睡眠 / 312
3. 做好生产准备 / 312

🌸 孕九月营养饮食指导

1. 孕九月准妈妈的饮食对策 / 313
2. 孕九月准妈妈所需营养素 / 313
3. 准妈妈要多吃有助胎儿
　　智力发育的食物 / 314
4. 准妈妈进食蔬菜水果的学问 / 314

5. 准妈妈可适当吃点坚果 / 315
6. 孕九月适宜的运动 / 316
7. 孕九月准妈妈的体重增长参考值 / 316
8. 孕期营养不是越多越好 / 317
9. 孕妈咪九月健康食谱 / 317

香菜牛肉末 / 317
柏子仁煮猪心 / 317
海带排骨汤 / 318
肉炒百合 / 318
红烧海参 / 318
凉拌素什锦 / 319
萝卜鲤鱼汤 / 319
口蘑鸡片 / 319

🌸 孕九月产前检查

1. 孕九月准妈妈产前检查项目 / 320
2. 孕九月进行胎心监测 / 320
3. 孕九月查查胎盘功能 / 321
4. CT、磁共振、超声检查
　　对胎儿有影响吗 / 321

🌸 孕九月不适与疾病用药

1. 孕晚期腹部为何发硬 / 322
2. 孕晚期为何容易气喘 / 322
3. 孕晚期胀气怎么办 / 323
4. 及时发现胎动异常 / 323
5. 谨防胎膜早破 / 324
6. 二次剖宫产注意事项 / 326
7. 双胎妊娠注意事项 / 326
8. 妊娠合并乙型肝炎注意事项 / 327

9. 准妈妈要注意胎儿六大危险信号 / 327

10. 什么是巨大儿 / 329

11. 如何预防巨大儿 / 330

12. 脐带绕颈不一定都需要剖宫产 / 331

孕九月胎教方案

1. 把良好的生活情趣带给宝宝 / 332

2. 通过胎教把自己的爱好传给孩子 / 332

3. 妈妈勤动脑，宝宝才聪明 / 332

4. 莫让准妈妈烦躁的情绪
   影响胎教的效果 / 333

5. 准妈妈多和宝宝进行情感交流 / 333

6. 准爸妈多谈论快乐的话题 / 333

7. 经常抚摸胎儿益处多 / 334

8. 从孕期开始培养宝宝良好的习惯 / 334

PART11

怀孕第十个月 (37~40周)

- 小宝宝的发育状况 / 336
- 准妈妈身体的变化 / 336
- 准妈妈注意事项 / 336
- 准爸爸的任务 / 337
- 准妈妈十月指南 / 337

孕十月生活细安排

1. 适度运动有利分娩 / 337

2. 提肛运动有助分娩 / 337

3. 准爸爸时常为准妈妈做按摩 / 337

4. 接近预产期应控制运动强度 / 338

5. 哪些准妈妈不适合做家务 / 338

6. 产时心理保健应从孕期开始 / 338

孕十月营养饮食指导

1. 孕妈咪十月饮食指导 / 339

2. 孕十月准妈妈饮食对策 / 339

3. 临产产妇的饮食安排 / 339

4. 孕十月体重增加多少合适 / 340

5. 孕妈咪十月健康食谱 / 340

羊肉冬瓜汤 / 340

凉拌苦瓜 / 340

虾皮萝卜丝 / 341

凉拌芹菜叶 / 341

炝腰片 / 341

糯米百合粥 / 341

木耳煲猪肚 / 342

焖鸡翅 / 342

山药瘦肉乳鸽煲 / 342

海参烧木耳 / 342

孕十月产前检查

1. 孕十月产前检查与指导 / 343

2. 进行胎心率电子监护 / 343

3. 监测胎儿成熟度 / 343

4. B超诊断羊水过多或过少 / 343

5. 羊水过多的危害 / 344

6. 羊水过少的危害 / 344

7. 羊水的来源 / 345

8. 羊水的作用 / 346

9. 产道的检查 / 346

10. 注意胎头入盆的时间 / 346

孕十月不适与疾病用药

1. 需要马上停止工作的异常情况 / 347

2. 什么是过期妊娠 / 347

3. 过期妊娠对母婴的影响 / 347

4. 过期妊娠的处理原则 / 348

5. 什么是脐带先露和脐带脱垂 / 348

6. 脐带先露和脐带脱垂对胎儿的危害 / 349

7. 脐带过短过长的坏处 / 349

8. 脐带扭转和脐带打结的后果 / 349

9. 胎盘钙化表示胎儿有危险吗 / 349

10. 孕晚期腹痛莫大意 / 350

11. 谨防胎儿宫内窘迫 / 351

12. 巨大儿和肩难产 / 352

孕十月胎教方案

1. 孕十月胎教方案 / 353

2. 临近产期不宜多进行拍打
   或抚摩胎教 / 353

3. 美术胎教与编织胎教 / 353

4. 光照胎教 / 354

5. 准爸爸多呼唤宝宝 / 354

6. 胎教和早教的衔接 / 354

PART12
分娩时刻

分娩前的准备

1. 分娩前的思想准备 / 356

2. 分娩前的身体准备 / 356

3. 分娩前的物质准备 / 356

4. 分娩前妈妈的准备 / 357

5. 分娩前爸爸的准备 / 357

6. 丈夫应帮助妻子顺利生产 / 358

7. 丈夫是最佳的生产陪护人 / 358

8. 分娩前准妈妈贴心提示 / 358

分娩时刻的食物补充

1. 产前吃巧克力好 / 359

2. 产妇在分娩时应重视食物补充 / 359

3. 生产时的饮食 / 360

4. 分娩期的饮食要领 / 360

轻松面对分娩时刻

1. 孕妇临盆入院不宜过早或过晚 / 361

2. 需要提前入院待产的情况 / 362

3. 待产中的突发情况 / 362

4. 临产征兆 / 363

5. 正式临产的条件 / 363

6. 产妇临产时应克服恐惧 / 363

7. 产妇待产时不宜精神紧张 / 364

8. 保证分娩安全顺利 / 365

9. 如何才能安全分娩 / 365

10. 分娩顺利的因素 / 366

11. 产程的三个阶段 / 368

12. 影响产程长短的因素有哪些 / 370

13. 产妇怎样配合接生 / 370

14. 选择合适的分娩体位 / 371

15. 产妇分娩时的生理和心理反应特点 / 372

16. 学习减轻分娩疼痛的心理疗法 / 372

17. 产妇在分娩时不宜大声喊叫 / 372

18. 自然分娩好 / 373

19. 阴道产的优缺点 / 374

20. 剖宫产的优缺点 / 374

21. 哪些情况需要进行剖宫产 / 375

22. 剖宫产的过程 / 376

23. 剖宫产的小孩聪明吗 / 377

24. 剖宫产孩子的训练 / 377

25. 无痛分娩是让疼痛减轻
　　的自然分娩 / 377

26. 无痛分娩的特点 / 378

27. 选择自然分娩、无痛分娩
　　还是剖宫产 / 379

28. 什么是导乐分娩 / 380

29. 什么是水中分娩 / 380

30. 什么是会阴侧切 / 380

31. 分娩时为何要做会阴侧切 / 380

32. 紧急分娩时应如何应对 / 381

🌸 分娩过程容易出现的问题

1. 什么是高危妊娠 / 382

2. 高危妊娠的处理 / 382

3. 宝宝臀位怎么办 / 383

4. 什么是难产 / 383

5. 什么是产钳助产 / 383

6. 什么是吸引器助产 / 383

7. 梗阻性难产对婴儿有哪些危害 / 384

8. 矮小的孕妇一定难产吗 / 385

9. 肥胖孕妇容易发生难产 / 385

10. 什么是羊水栓塞 / 386

PART13
产褥期保健 🦢

🌸 新妈妈产褥期生理变化

1. 医生要观察产妇哪些情况 / 388

2. 产妇要在医院住多久 / 388

3. 坐月子是 30 天还是 42 天 / 388

4. 产褥期易发生哪些疾病 / 389

5. 产褥期生活注意事项 / 390

6. 产后 42 天检查哪几项 / 390

7. 产后恢复需要多久 / 391

8. 产褥期出汗的原因及护理方式 / 391

9. 产后头几天为什么起床会头晕 / 392

10. 产后心理问题莫忽视 / 393

11. 产后心理调整很重要 / 393

🌸 新妈妈产褥期生活护理

1. 产褥期护理误区 / 394

2. 产褥期要劳逸结合 / 394

3. 产后活动很重要 / 395

4. 科学坐月子 / 395

5. 产妇自身保养 / 396

6. 产后丈夫该怎么做 / 396

7. 产妇应重视产后第一次大小便 / 397

8. 产妇衣着的选择及注意事项 / 398

9. 产后卫生要重视 / 398

10. 产后梳头注意事项 / 399

11. 月子中怎样刷牙漱口 / 399

12. 产后如何正确洗澡 / 399

13. 产妇怕风吗 / 400

14. 产后休养环境 / 401

15. 产褥期如何招待来访者 / 401

16. 产妇不宜多看电视 / 401

17. 产妇不宜多看书、手机、电脑 / 402

18. 产妇不宜长时间仰卧 / 402

19. 产妇不宜睡席梦思床 / 402

20. 产妇不宜吸烟喝酒 / 403

21. 剖宫产后自我护理 / 403

22. 剖宫产前后三不宜 / 404

23. 哺乳期需要避孕吗 / 405

24. 产后还能找回从前的性快感吗 / 405

25. 产后开始性生活的时间 / 405

26. 产后性生活注意事项 / 406

27. 产后阴道松弛怎么办 / 406

28. 做过会阴侧切会影响以后
   的性生活吗 / 407

29. 产后束腰的危害 / 408

30. 产后避免发胖的方法 / 408

❀ **新妈妈产褥期锻炼**

1. 不喂奶就能快速减肥吗 / 409

2. 产妇过早过度减肥的危害 / 409

3. 产妇应通过体育锻炼来恢复体形 / 410

4. 产妇随时可进行的锻炼方式 / 410

5. 哪些产妇不宜做体操 / 410

6. 产后锻炼注意事项 / 410

7. 产后开始锻炼的时间 / 411

8. 产后第一周保健操 / 411

9. 产后第二周至产后一个月健美操 / 413

10. 产后第二个月健美操 / 413

11. 产后恢复局部曲线的运动 / 415

❀ **新妈妈产褥期饮食调养**

1. 产褥期饮食原则 / 417

2. 产褥期饮食注意事项 / 417

3. 产褥期饮食误区 / 418

4. 产褥期营养食谱 / 420

乌鸡白凤汤 / 420

花生猪蹄汤 / 420

八宝鸡汤 / 420

牡蛎紫菜蛋汤 / 421

大枣养血汤 / 421

牛骨萝卜汤 / 421

人参鸡片汤 / 422

黄豆排骨汤 / 422

清炖鲫鱼 / 422

龙眼莲子粥 / 423

红杞鲫鱼汤 / 423

清炖甲鱼 / 423

枣桃粥 / 423

5. 坐月子吃的食物越多越好吗 / 424

6. 适合产妇食用的食物 / 424

7. 适合产妇食用的蔬菜 / 425

8. 吃海鲜会引起刀口发炎吗 / 425

9. 产妇为什么容易发生消化不良 / 426

10. 产后补血食物大搜罗 / 426

11. 产妇应少吃辛辣、 生冷、
   坚硬的食物 / 427

12. 产后不宜滋补过量 / 427

13. 产妇不宜急于服用人参 / 427

14. 产妇不宜多喝黄酒 / 428

15. 产妇不宜多喝茶 / 428

16. 产妇不宜多吃味精 / 428

❀ **新妈妈产褥期常见问题**

1. 如何对付产后变丑 / 429

2. 产后祛斑的方法 / 429

3. 产后面部护理 / 430

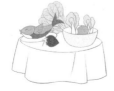

4. 产后妊娠斑和妊娠纹能否消失 / 431

5. 产后脱发的原因 / 431

6. 产后脱发的预防 / 432

7. 产后恶露应何时干净 / 433

8. 产后会阴胀痛的处理方法 / 433

9. 会阴伤口的清洁方法 / 434

10. 产后为何还会出现阵阵腹痛 / 434

11. 产后排尿困难的原因 / 435

12. 产后排尿困难的解决方法 / 435

13. 产后小便失禁的原因 / 436

14. 产后小便失禁的处理方法 / 436

15. 产后便秘的原因 / 436

16. 产后便秘的处理方法 / 437

17. 产后便秘的预防措施 / 437

18. 产后痔疮的预防措施 / 437

19. 产后手脚疼痛的原因 / 438

20. 产后手脚疼痛的预防措施 / 438

21. 产后颈背酸痛的预防措施 / 439

22. 产后腰腿疼痛的防治 / 440

23. 什么是产后郁闷 / 440

24. 疲倦是产后情绪低落的主因 / 441

25. 产后失眠的纠正 / 441

● 新妈妈产后用药与疾病防治

1. 产妇应慎用西药 / 442

2. 产妇不宜滥用中药 / 443

3. 什么是子宫复旧不全 / 443

4. 子宫复旧不全的应对措施 / 444

5. 什么是产后出血 / 444

6. 产后出血的原因与预防 / 444

7. 什么是晚期产后出血 / 445

8. 晚期产后出血的治疗 / 445

9. 什么是盆腔淤血综合征 / 445

10. 什么是产褥感染 / 446

11. 产褥感染的原因 / 446

12. 产褥感染的症状 / 447

13. 产褥感染的预防 / 447

14. 产后发热都是感染引起的吗 / 448

15. 产后发热应考虑哪些疾病 / 448

16. 产妇应注意预防感冒 / 448

17. 产褥中暑的防治 / 448

18. 产后谨防静脉栓塞 / 449

19. 妊娠合并心脏病的产妇产后
注意事项 / 450

20. 患妊娠期高血压疾病的产妇产后
注意事项 / 450

21. 什么是产后抑郁症 / 451

22. 产后抑郁症的起因 / 451

23. 产后抑郁症的预防 / 452

24. 产后抑郁症的应对措施 / 453

25. 产后抑郁症的危害 / 453

26. 产后抑郁症对孩子的影响 / 454

27. 新爸爸也要警惕产后抑郁 / 454

PART 14
哺乳期保健

● 新妈妈哺乳期生活护理

1. 哺乳期乳房护理 / 456

2. 如何保证乳汁充足 / 457

3. 如何避免乳房下垂 / 457

4. 莫用香皂、肥皂洗乳房 / 458

5. 哺乳期需要避孕吗 / 458

6. 哺乳期避孕方法 / 459

7. 产后开始锻炼的时间 / 460

8. 产后瘦身黄金期 / 460

🌸 **新妈妈哺乳期饮食调养**

1. 喝催乳汤的学问 / 461

2. 新妈妈催乳食谱 / 461

排骨大白菜 / 461

山药猪蹄煲 / 462

胡萝卜猪肝汤 / 462

鲫鱼豆腐汤 / 462

薏米红枣汤 / 462

萝卜鲢鱼汤 / 463

花生炖猪蹄 / 463

月母鸡 / 463

枣桃粥 / 463

猪骨炖莲藕 / 464

木耳红枣瘦肉汤 / 464

健脾补肾猪尾汤 / 464

养颜燕窝鹌鹑蛋汤 / 465

3. 新妈妈营养不良影响宝宝智力发育 / 465

4. 乳母应多吃健脑食品 / 465

🌸 **新妈妈哺乳知识详解答**

1. 珍贵的初乳 / 466

2. 母乳为什么比牛奶好 / 466

3. 提倡母婴同室与按需哺乳 / 467

4. 什么叫早接触和早吸吮 / 468

5. 正确的哺乳方法 / 468

6. 正确的挤奶方法 / 469

7. 母乳质量巧改善 / 470

8. 母乳是否充足的判断方法 / 471

9. 宝宝不宜平躺吃奶 / 472

10. 产后回奶的方法 / 472

11. 正确的断奶方法 / 472

🌸 **新妈妈哺乳期常见问题**

1. 新妈妈乳房胀痛怎么办 / 473

2. 为什么一侧奶胀，另一侧奶少 / 474

3. 乳房小，乳汁就少吗 / 474

4. 乳汁不足的原因 / 474

5. 扁平凹陷乳头的矫正方法 / 475

6. 乳头皲裂处理方法 / 475

🌸 **哺乳期用药与疾病防治**

1. 急性乳腺炎的起因 / 476

2. 乳腺炎的症状 / 476

3. 乳腺炎的早期发现 / 477

4. 乳腺炎的预防 / 477

5. 乳腺炎的治疗 / 478

6. 乳房湿疹的症状 / 478

7. 乳房湿疹的治疗 / 479

8. 副乳需要治疗吗 / 479

9. 哺乳期禁用药物 / 479

10. 不宜母乳喂养的情况 / 480

11. 患急性乳腺炎要停止
母乳喂养吗 / 481

12. 哺乳期感冒能否喂奶 / 481

13. 肝炎产妇能母婴同室并给
婴儿喂奶吗 / 482

14. 哪些情况应暂停哺乳 / 482

PART15
新生儿养育 🐥

❀ 新生宝宝的生理特征

1. 新生宝宝的发育参考值 / 484

2. 出生1周宝宝的发育状况 / 484

3. 出生两周宝宝的发育状况 / 484

4. 出生3周宝宝的发育状况 / 485

5. 出生4周宝宝的发育状况 / 486

6. 新生宝宝的呼吸状况 / 487

7. 新生宝宝的小便状况 / 487

8. 新生宝宝的大便状况 / 487

9. 新生宝宝的睡眠状况 / 487

10. 新生宝宝的血液循环状况 / 488

11. 新生宝宝的体温 / 488

12. 新生宝宝特有的原始反射 / 488

❀ 新生宝宝的日常护理

1. 什么样的环境适宜新生宝宝生活 / 489

2. 怎样保持新生宝宝鼻腔的通畅 / 489

3. 新生宝宝眼部分泌物怎样清理 / 489

4. 怎样护理新生宝宝的耳道 / 489

5. 新生宝宝的脐带护理 / 489

6. 新生宝宝的胎脂清理 / 490

7. 不宜将新生宝宝包裹成"蜡烛包" / 490

8. 新生宝宝的衣着要求 / 490

9. 新生宝宝尿布的选择 / 491

10. 勤换尿布以防尿布疹 / 491

11. 给宝宝擦屁股的注意事项 / 491

12. 新生宝宝的正确抱法 / 492

13. 新生宝宝洗浴前的准备 / 492

14. 怎样给新生宝宝洗浴 / 492

15. 新生宝宝洗浴注意事项 / 493

16. 新生宝宝应睡婴儿床 / 493

17. 保证新生宝宝的日晒时间 / 493

18. 新生宝宝被动操 / 493

19. 为新生宝宝做健身 / 494

20. 新生宝宝按摩操 / 495

21. 常为新生宝宝做抚触 / 495

22. 怎样给新生儿喂药不易呕吐 / 496

23. 新生宝宝体温的测量方法 / 496

24. 为新生宝宝接种卡介苗
   和乙肝疫苗 / 497

❀ 新生宝宝的喂养

1. 母乳喂养对母亲和宝宝都有利 / 498

2. 新生宝宝需要的乳量 / 499

3. 新生宝宝的喂奶频率 / 499

4. 两侧乳房轮流哺乳 / 499

5. 正确的喂奶姿势 / 499

6. 喂完奶注意事项 / 500

7. 适当减少夜间喂食 / 501

8. 宝宝不会吸乳头怎么办 / 501

9. 不要用奶瓶喂奶喂水 / 501

10. 母乳不足或宝宝过敏时可添加
   适宜的配方奶粉 / 502

11. 优质婴儿奶粉的甄别 / 502

12. 掌握好人工喂养的方法 / 503

13. 掌握好配方奶的冲泡温度 / 503

14. 确保宝宝奶具安全无毒 / 504

15. 给橡皮奶嘴开孔有讲究 / 504

16. 莫忘给宝宝的奶具消毒 / 504

新生宝宝的早期教育

1. 新生宝宝视力训练 / 505
2. 新生宝宝听觉训练 / 505
3. 新生宝宝触觉训练 / 506
4. 新生宝宝知觉训练 / 506
5. 新生宝宝味觉和嗅觉训练 / 506
6. 多和新生宝宝说话 / 506
7. 新生宝宝的社会关系 / 507
8. 关注新生宝宝的情绪发展 / 507
9. 及早建立新生宝宝对父母的依恋 / 508
10. 新生宝宝的气质类型 / 508
11. 新生宝宝亲子游戏 / 509
12. 从新生儿期就开始进行
    早期教育 / 510
13. 母亲在早教中的地位无可替代 / 511

新生宝宝容易出现的问题

1. 新生儿生理性体重下降 / 512
2. 新生儿窒息 / 512
3. 新生儿包茎 / 512
4. 新生儿生理性黄疸 / 513
5. 新生儿病理性黄疸 / 513
6. 母乳性黄疸 / 514
7. 母乳性黄疸的发生原因
    和处理原则 / 514
8. 新生儿黄疸的处理原则 / 515
9. 哪些新生儿黄疸要引起重视 / 515
10. "马牙"是怎么回事 / 516
11. 新生儿脱水热 / 516
12. 新生儿尿酸梗塞 / 516
13. 新生儿大便异常 / 516
14. 新生儿青紫 / 517

15. 新生儿打嗝 / 517
16. 新生儿溢乳 / 517
17. 新生儿呕吐 / 517
18. 新生儿功能性腹痛会导致
    剧烈哭闹 / 518
19. 找出宝宝哭闹的原因 / 518
20. 新生儿喉鸣 / 519

新生宝宝常见疾病防治

1. 产伤 / 520
2. 新生儿感冒 / 520
3. 新生儿发热 / 520
4. 新生儿湿肺症 / 521
5. 新生儿肺透明膜病 / 521
6. 新生儿鹅口疮 / 521
7. 新生儿尿布疹 / 521
8. 新生儿毒性红斑 / 522
9. 新生儿脓疱病 / 522
10. 新生儿脐部疾病 / 523
11. 先天性感染（TORCH 感染）/ 524
12. 新生儿败血症 / 524
13. 新生儿破伤风 / 524
14. 新生儿硬肿症 / 525
15. 颅内出血 / 525
16. 出血性疾病 / 526
17. 新生儿溶血 / 526
18. 缺氧缺血性脑病 / 526
19. 新生儿化脑 / 526

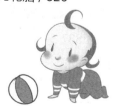

PART 16
1~12个月宝宝养育

🌸 1~3个月宝宝发育特征

1. 宝宝的发育参考值 / 528

2. 宝宝的视觉和听觉 / 528

3. 宝宝的运动功能 / 528

4. 宝宝的味觉和嗅觉 / 529

5. 宝宝的大便状况 / 529

6. 宝宝的社会行为与语言发育 / 529

🌸 1~3个月宝宝日常护理

1. 宝宝的衣着要求 / 530

2. 莫给宝宝捂盖太多 / 530

3. 常给宝宝剪指甲 / 531

4. 给宝宝理发 / 531

5. 保护宝宝的眼睛 / 531

6. 保护宝宝的听力 / 532

7. 宝宝睡觉的枕头 / 532

8. 怎样让宝宝睡得更好 / 533

9. 含着奶头睡觉有危险 / 533

10. 宝宝昼夜颠倒应纠正 / 533

11. 生理性哭闹 / 534

12. 夜间哭闹 / 534

13. 不必阻止宝宝正常啼哭 / 535

14. 注意给宝宝调节体温 / 535

15. 给宝宝拍照莫用闪光灯 / 536

16. 让宝宝进行日光浴 / 536

17. 婴儿被动操 / 537

18. 婴儿按摩操 / 537

19. 宝宝的预防接种 / 537

20. 宝宝健康查体 / 537

🌸 1~3个月宝宝喂养

1. 宝宝每天喂奶次数 / 538

2. 掌握好人工喂养的奶量和频率 / 538

3. 宝宝为什么忽然不爱吃奶粉 / 538

4. 给宝宝补充水分 / 539

5. 糖水喂养切勿贪多 / 539

6. 4个月以内的宝宝不宜用米糊喂养 / 539

7. 宝宝何时开始补钙 / 539

8. 给宝宝适量食用鱼肝油 / 540

9. 通过喂蔬果汁补充维生素 C / 540

🌸 1~3个月宝宝早期教育

1. 宝宝听觉训练 / 541

2. 宝宝视觉刺激 / 541

3. 宝宝语言训练 / 541

4. 宝宝俯卧练习 / 542

5. 宝宝直立蹬腿练习 / 542

6. 宝宝抓握练习 / 542

7. 宝宝抬头练习 / 543

🌸 4~6个月宝宝发育特征

1. 宝宝的发育参考值 / 544

2. 宝宝的运动功能 / 544

3. 宝宝的视觉和听觉 / 545

4. 宝宝的认知能力 / 545

5. 宝宝的心理功能 / 545

6. 宝宝的语言功能 / 546

7. 宝宝的记忆能力 / 546

8. 宝宝的社会行为 / 546

4~6个月宝宝日常护理

1. 宝宝的衣着要求 / 547
2. 宝宝出牙的护理 / 547
3. 宝宝口水增多可戴围嘴 / 548
4. 训练宝宝定时排便 / 548
5. 莫要抛扔或颠颤宝宝 / 548
6. 莫搂着宝宝睡觉 / 548
7. 训练宝宝按时睡觉 / 549
8. 别多给宝宝使用爽身粉 / 549
9. 提高宝宝的免疫力 / 549
10. 宝宝健康状况巧辨别 / 550
11. 给宝宝进行擦浴 / 550
12. 婴儿被动操 / 551
13. 宝宝的预防接种 / 551

4~6个月宝宝喂养

1. 从5个月开始给宝宝添加辅食 / 552
2. 为宝宝添加辅食的原则 / 552
3. 喂宝宝蛋黄 / 552
4. 喂宝宝淀粉类食物 / 553
5. 喂宝宝婴儿粥 / 553
6. 添加蔬菜与水果汁 / 554
7. 为宝宝冲调米粉 / 554
8. 宝宝辅食少用调味品 / 554
9. 喂宝宝辅食后大便的变化 / 555
10. 4~6个月宝宝辅食食谱 / 555

西蓝花胡萝卜粥 / 555
果汁面包粥 / 555
卷心菜挂面粥 / 556
香蕉粥 / 556
红薯米粥 / 556
小米粥 / 556

4~6个月宝宝早期教育

1. 宝宝抓握练习 / 557
2. 宝宝爬行练习 / 557
3. 宝宝翻身练习 / 557
4. 宝宝弹跳直立练习 / 558
5. 宝宝视觉发育刺激 / 558
6. 宝宝听力训练 / 558
7. 宝宝语言训练 / 559
8. 适合4~6个月宝宝玩的游戏 / 560
9. 开发宝宝的社会情感
    和社会行为能力 / 560
10. 教宝宝认物 / 561
11. 耐心对待宝宝的淘气行为 / 562

7~9个月宝宝发育特征

1. 宝宝的发育参考值 / 563
2. 宝宝的运动功能 / 563
3. 宝宝的听觉水平 / 564
4. 宝宝的视觉水平 / 564
5. 宝宝的认知能力 / 564
6. 宝宝的心理功能 / 564
7. 宝宝的语言功能 / 565
8. 宝宝的记忆能力 / 565
9. 宝宝的社会行为 / 565

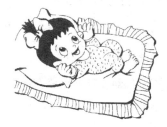

7~9 个月宝宝日常护理

1. 宝宝口腔护理 / 566
2. 让宝宝坐便盆排便 / 566
3. 根据入睡状态判断宝宝的健康 / 567
4. 培养宝宝良好的入睡习惯 / 567
5. 培养宝宝良好的卫生习惯 / 567
6. 及时制止宝宝错误的行为 / 568
7. 避免宝宝接触过敏原 / 568
8. 8 个月的宝宝还不会翻身最好看医生 / 569
9. 过早学走路会让宝宝形成"八字脚" / 569
10. 宝宝皮肤锻炼 / 569
11. 宝宝晒太阳时不要隔着玻璃 / 570
12. 宝宝主动操 / 570
13. 宝宝的预防接种 / 570

7~9 个月宝宝喂养

1. 宝宝辅食添加方法 / 571
2. 训练宝宝抓取食品 / 571
3. 让宝宝练习用杯子喝水 / 572
4. 莫让宝宝多吃蜂蜜 / 572
5. 帮助宝宝增强食欲的窍门 / 572
6. 促进宝宝大脑发育的辅食 / 573
7. 感冒宝宝的喂养方法 / 574
8. 腹泻宝宝的喂养方法 / 574
9. 便秘宝宝的喂养方法 / 574
10. 过敏宝宝的喂养方法 / 575
11. 口腔溃疡宝宝的喂养方法 / 575
12. 呕吐宝宝的喂养方法 / 575
13. 发热宝宝的喂养方法 / 576
14. 宝宝不会咀嚼怎么办 / 576
15. 7~9 个月宝宝辅食食谱 / 576

玉米片蔬菜粥 / 576
胡萝卜豆腐粥 / 577
苹果桃子汁 / 577
胡萝卜白菜汤 / 577
苹果炖红薯 / 577

7~9 个月宝宝早期教育

1. 宝宝语言训练 / 578
2. 宝宝的精细动作训练 / 578
3. 让宝宝学习迈步 / 579
4. 适合 7~9 个月宝宝的玩具 / 579
5. 正确对待宝宝的认生现象 / 579
6. 多给宝宝唱儿歌 / 580
7. 多给宝宝读画书 / 580
8. 培养宝宝的社会交往能力 / 580

10~12 个月宝宝发育特征

1. 宝宝的发育参考值 / 581
2. 宝宝有了个性的雏形 / 581
3. 宝宝的运动功能 / 581
4. 宝宝有了一定的记忆能力 / 582
5. 宝宝语言功能的发展 / 582
6. 宝宝的视觉水平 / 583
7. 宝宝的听觉水平 / 583
8. 宝宝的认知能力 / 583
9. 宝宝的社会行为 / 583

10~12 个月宝宝日常护理

1. 培养宝宝的生活规律 / 584
2. 莫让 1 岁的幼女穿开裆裤 / 584
3. 莫让宝宝睡在大人中间 / 584

4. 禁止宝宝做危险事情 / 585

5. 为宝宝学走路提供安全的环境 / 585

6. 警惕宝宝用品中的有害物质 / 585

7. 莫让宝宝长太胖 / 586

8. 宝宝"左撇子"莫强加纠正 / 586

9. 多让宝宝做运动 / 587

10. 预防接种的注意事项 / 587

11. 预防接种的异常反应 / 588

12. 1岁以内小儿查体内容 / 588

❀ **10~12个月宝宝喂养**

1. 宝宝添加辅食细则 / 589

2. 宝宝多大可以断奶 / 589

3. 宝宝断奶要注意什么问题 / 589

4. 哪些食品不宜让宝宝吃 / 590

5. 不要让宝宝多吃冷饮 / 591

6. 培养宝宝良好的进食习惯 / 591

7. 宝宝偏食或挑食怎么办 / 591

8. 宝宝不宜多吃巧克力 / 592

9. 宝宝不宜多吃奶糖 / 592

10. 家长不宜将食物嚼烂后喂给宝宝 / 592

11. 不要在宝宝进食时逗乐 / 592

12. 10~12个月宝宝辅食食谱 / 593

牛肉蔬菜粥 / 593

菠菜鸡蛋羹 / 593

鸡肉香菇土豆粥 / 593

茭瓜鸡蛋汤面 / 593

核桃糯米粥 / 594

卷心菜拌饭 / 594

菠菜鱼肉粥 / 594

❀ **10~12个月宝宝早期教育**

1. 适合10~12个月宝宝的游戏 / 595

2. 教宝宝分清对与错 / 595

3. 抓住宝宝依恋的关键期 / 595

4. 宝宝手指益智法 / 596

5. 宝宝语言训练 / 597

6. 多诱导少斥责宝宝 / 597

7. 宝宝个性的培养 / 597

8. 宝宝蛮横不听话怎么办 / 598

9. 莫让宝宝多看动画片 / 598

PART17
1~2 岁宝宝养育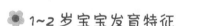

❀ **1~2岁宝宝发育特征**

1. 1~2岁宝宝的特征 / 600

2. 宝宝的前囟门 / 600

3. 宝宝的牙齿 / 600

4. 宝宝的视觉水平 / 600

5. 宝宝的运动功能 / 601

6. 宝宝的听觉水平 / 601

7. 宝宝语言功能的发展 / 601

8. 宝宝的认知能力 / 601

9. 宝宝的模仿能力 / 602

10. 宝宝的个性 / 602

11. 宝宝的社会行为 / 602

❀ **1~2岁宝宝日常护理**

1. 确保宝宝生活环境安全 / 603

2. 给宝宝及时补充水分 / 603

3. 不必强迫纠正宝宝的"恋物癖" / 603

4. 保护宝宝的牙齿 / 604

5. 让宝宝先学会爬 / 604

6. 让宝宝学习独立行走 / 604

7. 培养宝宝安静入睡 / 605

8. 莫让宝宝趴着睡觉 / 605

9. 不要让宝宝和猫狗亲密接触 / 606

10. 宝宝赤脚走路好处多多 / 606

11. 及时纠正宝宝的不良习惯 / 607

12. 促进宝宝长高的伸展体操 / 607

13. 1~2 岁宝宝查体内容 / 607

🌼 1~2 岁宝宝喂养

1. 1~2 岁宝宝的营养需要量 / 608

2. 培养 1~2 岁宝宝良好的饮食习惯 / 608

3. 教宝宝自己吃饭 / 609

4. 幼儿食品巧烹调 / 610

5. 能够使宝宝骨骼强壮的食物 / 610

6. 有助宝宝长高的食物 / 611

7. 能够预防龋齿的食物 / 611

8. 宝宝不爱吃蔬菜怎么办 / 612

9. 适合宝宝吃的食物 / 612

10. 莫让宝宝吃过多冷饮 / 613

11. 不宜让 1~2 岁的宝宝喝酸奶 / 613

12. 不宜用果汁代替水果 / 613

13. 宝宝不宜喝可乐 / 614

14. 莫让宝宝食用含有人工色素
    的食品 / 614

15. 宝宝边吃边玩怎么办 / 614

16. 1~2 岁宝宝营养食谱 / 614

儿童咖喱饭 / 614

海鲜炒饭 / 615

银耳薏米羹 / 615

糖醋鱼 / 615

牛肉饼 / 616

土豆沙拉 / 616

虾仁炒饭 / 616

🌼 1~2 岁宝宝早期教育

1. 抓住宝宝学说话的最佳时机 / 617

2. 培养宝宝的注意力与记忆力 / 617

3. 多给宝宝听音乐 / 618

4. 训练宝宝良好的生活习惯 / 618

5. 从容应对"人生第一反抗期" / 619

6. 纠正独生宝宝的嫉妒心 / 619

7. 宝宝不合群怎么办 / 620

8. 纠正宝宝任性的毛病 / 620

9. 从小培养宝宝的良好个性 / 621

10. 给宝宝讲故事的注意事项 / 622

11. 用儿歌教育宝宝 / 623

12. 教宝宝唱儿歌 / 624

13. 经典童话有选择地读给宝宝听 / 625

14. 家长应掌握先进的教育方法 / 625

15. 影响宝宝智力的几种因素 / 626

PART18
2~3 岁宝宝养育 🦆

🌼 2~3 岁宝宝发育状况

1. 两岁以后宝宝身高增长规律 / 628

2. 宝宝大脑发育状况 / 628

3. 宝宝牙齿发育状况 / 628

4. 宝宝的视觉水平 / 628

5. 宝宝的听觉水平 / 628

6. 宝宝的运动功能 / 629

7. 宝宝的语言功能 / 629

8. 宝宝的情绪变化 / 629

9. 宝宝的求知欲 / 630

10. 宝宝的智力发育 / 630

11. 宝宝的社会行为 / 630

2~3 岁宝宝日常护理

1. 合理安排宝宝的睡眠和饮食 / 631

2. 注意宝宝的牙齿护理 / 631

3. 让宝宝正确使用牙刷 / 632

4. 莫让宝宝使用含氟牙膏 / 632

5. 莫让宝宝长期使用药物牙膏 / 632

6. 莫让宝宝穿皮鞋 / 632

7. 莫让宝宝在大街上玩耍 / 632

8. 莫让宝宝久看电视 / 633

9. 莫让宝宝睡软床 / 633

10. 消灭家中的螨虫 / 633

2~3 岁宝宝喂养

1. 2~3 岁宝宝的营养需要量 / 634

2. 要保证宝宝丰盛的早餐 / 634

3. 可预防宝宝感冒的食物 / 634

4. 多吃快餐食品会影响宝宝大脑发育 / 635

5. 多吃苹果可预防龋齿 / 636

6. 宝宝为什么食欲不振 / 636

7. 细心纠正宝宝食欲不振 / 636

8. 让宝宝尽早使用筷子吃饭 / 637

9. 宝宝不宜使用油漆筷子 / 637

10. 宝宝不宜使用塑料餐具 / 637

11. 莫让宝宝进食时"含饭" / 637

12. 2~3 岁宝宝营养食谱 / 638

炒素什锦 / 638

土豆肉末粥 / 638

什锦蛋羹 / 638

卷心菜小肉卷 / 639

腐乳排骨 / 639

蘑菇炒豆腐 / 639

2~3 岁宝宝早期教育

1. 适合 2~3 岁宝宝的玩具 / 640

2. 各种玩具对宝宝的训练功能 / 640

3. 宝宝内心的不安起自童年 / 640

4. 宝宝为什么总爱发脾气 / 641

5. 宝宝为什么性格孤僻 / 641

6. 宝宝为什么任性 / 642

7. 宝宝为什么胆怯 / 643

8. 耐心对待淘气的宝宝 / 643

9. 抓住宝宝能力发展的关键期 / 644

10. 注重幼儿的品德教育 / 644

11. 培养宝宝良好的性格 / 645

12. 培养宝宝的兴趣爱好 / 646

13. 善于发现宝宝的天赋 / 647

14. 保护好宝宝的求知欲 / 647

15. 培养宝宝的语言表达能力 / 647

16. 培养宝宝的观察力 / 648

17. 培养宝宝的空间感 / 650

18. 训练宝宝手指灵巧的游戏 / 651

19. 精心为宝宝选择图书 / 651

20. 多让宝宝背诵诗歌 / 652

21. 常和父亲相处的宝宝智商高 / 652

22. 让宝宝广交小朋友 / 653

23. 强化宝宝的自理能力 / 653

24. 自己的事自己做 / 654

25. 幼儿也有性快感 / 654

PART19
婴幼儿常见问题
与疾病防治 🦆

❀ 婴幼儿常见问题

1. 多汗 / 656

2. 入睡盗汗 / 656

3. 入睡打鼾 / 657

4. 睡觉磨牙 / 658

5. 婴儿湿疹 / 659

6. 痱子 / 660

7. 斜视 / 661

8. 眼屎多 / 661

9. 鼻出血 / 662

10. 耳朵渗液 / 662

11. 打喷嚏、流涕、鼻塞 / 662

12. 呕吐 / 663

13. 便秘 / 663

14. 腹泻 / 664

15. 幼儿秋冬季腹泻 / 665

16. 腹痛 / 666

17. 食物中毒 / 666

18. 包茎 / 666

19. 贫血 / 667

20. 宝宝偏瘦 / 668

21. 肥胖症 / 668

22. 屏气发作 / 669

23. 被蚊虫叮咬 / 669

24. 皮肤损伤 / 670

25. 烫伤 / 670

26. 中暑或晕厥 / 671

❀ 婴幼儿常见疾病防治

1. 感冒 / 672

2. 发热 / 672

3. 扁桃体炎 / 674

4. 急性喉炎 / 674

5. 咳嗽 / 674

6. 久咳不愈 / 675

7. 气喘 / 676

8. 支气管哮喘 / 676

9. 上呼吸道感染 / 677

10. 反复呼吸道感染 / 678

11. 小儿肺炎 / 679

12. 溃疡性口腔炎 / 680

13. 口角炎 / 680

14. 中耳炎 / 681

15. 结膜炎 / 681

16. 流行性腮腺炎 / 681

17. 幼儿急疹 / 681

18. 风疹 / 682

19. 麻疹 / 683

20. 怎样区别麻疹、风疹和幼儿急疹 / 683

21. 手足口病 / 684

22. 肠道寄生虫病 / 684

23. 肠痉挛 / 684

24. 泌尿道感染 / 685

25. 多动症 / 686

Part1
孕前准备

本章为备孕夫妇讲解各种优生知识，介绍小生命的孕育过程，建议准爸妈制订一个周全的备孕计划，提前进行优生咨询，设计科学的孕前胎教方案，为拥有一个健康聪明的宝宝做好各种准备。

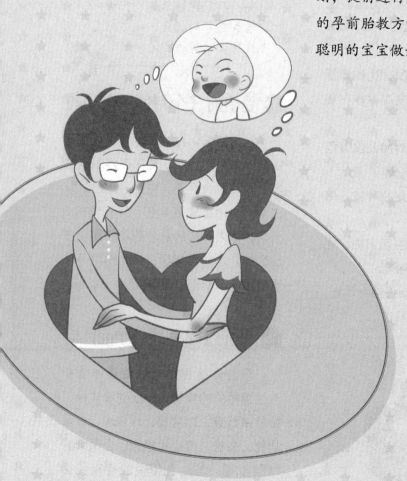

备孕计划细安排

① 做一个周全的备孕计划

★ 受孕前 3 个月停止服用避孕药。

★ 及早进行孕前检查，包括甲状腺功能的检查。

★ 提前 3 个月进行风疹疫苗的预防注射。

★ 若准妈妈长期患病，应向医生仔细咨询安全的用药和治疗方法。避免做 CT 检查或 X 线检查，不轻易服用不利优生的药物。

★ 家中如果养有宠物，比如猫、狗、小鸟等，请送给亲友或寄养在亲友家中。

★ 保证自己的工作对胎儿没有危害，生活起居环境舒适宁静。

★ 提前 3 个月开始服用叶酸，保证均衡、充足的营养。

★ 采用健康规律的生活习惯，保证充足的睡眠，不过于劳累。

★ 积极锻炼身体，制订健身计划，使身体、情绪处于最佳状态。

★ 准爸爸也要积极提前准备，远离有害物质，戒除不良嗜好，保证精子的质量和数量。

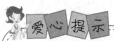

> **爱心提示**
>
> 怀孕前先做一个周全的计划会给妊娠带来好的开始。这样，你不但可以在心理上做好怀孕的准备，而且能够采取一些措施，以增加受孕的机会，最终拥有一个健康又聪明的宝宝。

② 受孕前 3 个月停服避孕药

医学专家认为，平时服用避孕药的妇女如果想怀孕，最好在停服避孕药 3 个月后再怀孕。这是因为，口服避孕药为激素类避孕药，只有停药 3 个月，体内存留的避孕药才能完全排出体外，才能再怀孕，在此期间可采取男用避孕套进行避孕。

③ 提前 1~2 月进行孕前体检

孕前体检包括一般健康体检和与生育相关的体检。一般健康体检包括体格检查、血常规、尿常规、肝肾功能、血糖、传染病检查、宫颈细胞学检查等，与生育相关的检查包括 TORCH、甲状腺功能、阴道分泌物

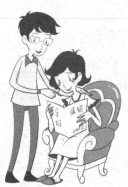

检查、超声检查等。有特殊情况者，再进行相应的检查。

TORCH 是由多个引起胎儿感染、畸形和功能异常的病毒的英文单词字头组成的。

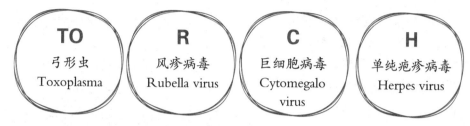

TO	R	C	H
弓形虫 Toxoplasma	风疹病毒 Rubella virus	巨细胞病毒 Cytomegalo virus	单纯疱疹病毒 Herpes virus

❹ 受孕前进行风疹疫苗注射

风疹病毒感染是目前发现最主要的导致先天性残疾的生物因素之一。由于受风疹病毒感染的胎儿常常有多个组织的损害，故被称为先天性风疹综合征。先天性风疹综合征最常见的为三联征（耳聋、白内障以及先天性心脏病）患者。风疹病毒感染的危害主要发生在妊娠早期。

> **感染风疹病毒的孕妇在不同妊娠月份对胎儿的影响**
>
> 孕妇在妊娠第 1 个月患风疹，婴儿先天性残疾的概率高达 50%
>
> 孕妇在妊娠第 2 个月患风疹，婴儿先天性残疾的概率为 22%
>
> 孕妇在妊娠第 3 个月患风疹，婴儿先天性残疾的概率为 6%
>
> 孕妇在妊娠第 4 个月后患风疹，导致婴儿先天性残疾的机会将更小，但不能完全排除其可能性

有些感染了风疹病毒的胎儿并不是出生后立即出现先天性风疹综合征症状，而是在出生后数周、数月，甚至数年后才逐渐显现出来。先天性风疹综合征无特殊的治疗方法。预防风疹病毒感染是预防先天性风疹综合征的重要措施，未患过风疹者最好的预防办法是接种风疹疫苗。建议准备怀孕的女性到医院进行风疹病毒抗体检测，如果风疹病毒抗体为阴性，可以通过接种风疹病毒疫苗来产生免疫力。但是，接种疫苗后应至少避孕 3 个月，以免疫苗在孕早期导致胎儿感染。如已经怀孕，就不应接种风疹疫苗，以免发生胎儿感染。

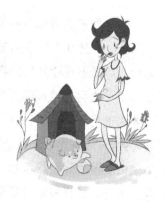

医师指导

在妊娠早期初次感染了风疹病毒的孕妇应在妊娠中期进行产前诊断，如发现胎儿已经感染或畸形，应当考虑补救措施。

⑤ 准备怀孕前，准妈妈长期患病怎么办

假如你长期患某种疾病，如糖尿病、高血压、癫痫或甲状腺功能亢进等，并且是在治疗中，那么在你打算怀孕之前应该看医生，医生可能要对你是否适宜怀孕，是否需要更换给你治疗所用的药物做出综合评价，停用对胎儿有影响或者会使你较难受孕的药物，选择对胎儿发育更安全的药物及剂量进行治疗。如果医生评估后认为不适合怀孕，就要严格避孕。

⑥ 准妈妈应回避的工作

★ 接触有刺激性物质或有毒化学物质的工作。

★ 受放射线辐射的工作。

★ 经常抬举重物的工作。

★ 频繁上下楼梯的工作。

★ 震动能波及腹部的工作。

★ 长时间站立的工作。

★ 高度紧张、不能休息的工作。

★ 在室温过高或过低的地方作业的工作。

★ 远离别人、独自一人进行的工作。

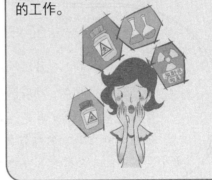

⑦ 受孕前将宠物长期寄养或送人

现在很多家庭都养有宠物，如猫、狗、小鸟等，但家养宠物对人的健康多有不利，尤其是准备怀孕的年轻夫妇最好不要饲养宠物。家养宠物要定期接种疫苗、体检，尽量不要让其与外界动物接触，以免传染病的发生。

弓形虫可以造成胎儿畸形，猫的身上就带有弓形虫。弓形虫可通过口腔进入人体内进行繁殖生长，并可通过胎盘造成胎儿先天性弓形虫病，怀孕3个月感染常可致流产，怀孕6个月感染常致胎儿畸形或死胎。在孕妇宫内感染弓形虫的胎儿，出生后主要表现为脑积水、小头畸形、精神障碍等。因此，家中若养有宠物，如猫、狗、小鸟等，最好寄养在亲友家中或送给亲友。

⑧ 准爸妈孕前应避免接触有害物质

工作生活环境中的有害物质会干扰人体的内分泌系统，甚至导致生殖功能异常或生殖器官畸形，使精子畸形、活性变弱或染色体异常。这些有害物质包括铅、苯、二甲苯、甲醛、汽油、氯乙烯、X线及其他放射线物质、农药、麻醉剂等。如果准爸妈以往接触过或目前正从事对生育有危害的职业，就应及时调整工作岗位，确认职业安全后方可怀孕。

如果夫妻任何一方有长期接触有毒有害物质的历史，如铅、汞、农药、有机溶剂等对生殖细胞有损害或对胎儿有害的物质，都应与这些有害物质隔离3~6个月后再怀孕。在怀孕前男方应检查精液质量，女方应检查血或尿中有害物质的含量，如果超过正常标准，就应避免接触有害物质，并且等体内毒物完全排出，直至恢复正常后再妊娠。

准爸爸至少在怀孕前5个月避免接触有害物质，以免损伤精子。准妈妈至少在怀孕前3个月内避免接触有害物质，以保护卵子，保证下一代的健康。

⑨ 提前3个月开始服用叶酸

叶酸是一种维生素，最初是从绿叶菜中提取的，因此称之为叶酸。它是一种人体必需的维生素，叶酸缺乏与胎儿的神经管畸形有关。由于我国的饮食烹调习惯，食物中叶酸破坏较多，所以医生建议在孕前3个月补充叶酸片，每天补充0.4~0.8毫克即可。

⑩ 提前回归健康科学的生活方式

受孕前，准妈妈要回归健康规律的生活方式，保证充足的睡眠，不过于劳累，不熬夜，不长时间上网、玩游戏或看电视。为自己创造一个舒适宁静的生活环境，保证周围没有嘈杂的声响。每天按时吃饭，减少在外就餐的次数，食物可口又有营养。

提前开始阅读有关孕期保健和胎儿生长发育的书籍和杂志，多听些使人精神愉悦、心情放松的音乐。让自己愉快平稳地生活，以利优生。

⑪ 孕前健身计划巧安排

孕前应制订一个科学的健身计划，提高孕妇身体的耐久性、力量和柔韧性，做好心肺功能的储备。准妈妈至少应在怀孕前3个月开始健身，这样可以使孕期生活更加轻松地度过。

健身运动包括慢跑、散步、游泳、健美操、瑜伽、骑自行车等。需要注意的是，准妈妈在孕前进行健身运动要循序渐进，不要让身体太疲劳。

12 准妈妈疲劳过度不利怀孕

在准备怀孕期间，准妈妈尽量不要频繁出差、加班、熬夜或进行强体力劳动。因为性生活要消耗一定的体力，如果身体疲劳或精神疲惫时同房，会影响性生活的质量，也会损害身体健康，此时受孕，还会影响下一代的正常发育。

13 你做好怀孕的心理准备了吗

所谓孕前心理准备，是指夫妇双方应在心理状态良好的情况下完成受孕。凡是双方或一方受到较强的劣性精神刺激，如心绪不佳、忧郁、苦闷或夫妻之间关系紧张、闹矛盾时都不宜受孕，应该等到双方关系融洽、心情愉快时再完成受孕。研究结果表明，在心理状态不佳时受孕，可对胎儿产生有害的影响。

另外，怀孕生子是一件自然的事情，应该放松心情，过于紧张与干预，只能徒增烦恼，不利于怀孕。

14 怀孕前物质准备要齐全

生儿育女对人生来说是件大事，需要夫妻双方进行必要的物质准备。如果刚刚结婚，经济状况较差，双方或一方正在紧张地准备考试，参加培训学习等，就不适合马上受孕，这时应该等一等，待条件成熟时再商量生育。

15 孕前居家安全准则

★ 清理家中每个房间的物品，经常使用的物品要放在准妈妈方便取放的地方。

★ 把可能绊脚的物品重新归置，留出最大的空间，以方便怀孕后的行动。

★ 把晒衣架或晒衣绳适当调低，以免使用不便。

★ 在卫生间及其他易滑倒的地方加放防滑垫。在马桶附近安装扶手，让准妈妈在孕晚期时方便如厕。

★ 准爸妈要养成用完物品后物归其位的习惯。

16 准爸爸要提前做的准备

要孕育一个健康聪明的孩子，男方精子的数量和质量是至关重要的，为优生之本。因此，准爸爸同样也应积极去准备。

因为精子成熟需要两个多月的时间，所以男方的准备也至少在3个月之前开始，需要注意的有：

治疗生殖系统疾病：在男性生殖器官中，睾丸是创造精子的"工厂"，附睾是储存精子的"仓库"，输精管是"交通枢纽"，精索动、静脉是后勤供应的"运输线"，前列腺液是运送精子必需的"润滑剂"。如果其中某一个环节出现问题，都会影响精子的产生和运输。例如梅毒、淋病等性病会影响精子的生成、发育和活动能力，前列腺炎、精索静脉曲张、结核等疾病可造成不育，需进行早期治疗。

防热：睾丸的温度应低于身体其他部位的温度，这样才能产出正常的精子。精子对温度的要求比较严格，必须在低于体温的条件下才能正常发育，温度过高可以杀死精子，或不利于精子生长，甚至会使精子活力下降过多而导致不育。

据资料统计，男子不育症中有相当一部分人是由于睾丸温度高于正常温度所致。因此要尽量避免导致睾丸温度升高的因素，如长时间骑车、久坐不动、穿紧身牛仔裤、洗桑拿、用过热的水洗澡等。

适当的性生活：性生活频繁必然使精液稀少，精子的数量和质量也会相应减少和降低。性生活过少会使精子的新陈代谢降低，可致死精或精子老化过多。因此，一般2~3天过1次性生活即可。

避免接触有害物质：许多物理、化学、生物因素会使精子畸形或染色体异常，如铅、苯、二甲苯、汽油、

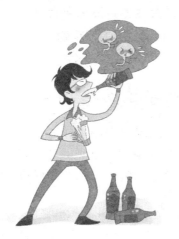

氯乙烯、X线及其他放射性物质、农药、麻醉药等均可致胎儿畸形。如果接触农药、二氧化硫、铜、镉、汞、锌等有害物质过久，体内残留量一般在停止接触后6个月至1年才能基本消除，在此期间也不宜受孕。

戒除不良嗜好：酗酒、吸烟、吸毒不仅影响身体健康，而且可使精子质量下降。饮酒过度可使精子发生形态和活动度的改变，甚至会杀死精子，从而影响受孕和胚胎发育，先天智力低下和畸形儿发生率相对增高。随吸烟量的增加，精子畸形率呈显著增高趋势，精子的活动度呈明显下降趋势。一般情况下，丈夫需在孕前2~3个月戒除烟酒，这样才能有足够的时间产生优质的精子。

⑰ 准爸爸坏习惯要不得

几千年来，人们都认为生儿育女是女人们的事，男人在优生中扮演的重要角色被忽略了。遗传学规律告诉我们，受精卵的一半来自父亲，也就是说，精子的质量绝对影响后代。

饮酒、吸烟是大多数男人的嗜好。烟酒中的有害物质会损伤生殖细胞——精子，从而引起胎儿异常、智力低下。

准爸爸年龄过小或过大，也会使不健康孩子及痴呆畸形儿的发生率增高。服用某些损伤精子的药物及接触放射线也可引起胎儿畸形。

新生命的孕育过程

① 受孕的过程

一个生命的形成由无数个偶然成分构成。

女子进入性成熟期后，每个月经周期一般只有一个卵泡发育成熟排出卵子，排卵通常发生在两次月经中间，确切地说，是在下次月经来潮前的 14 天左右。排卵后卵子进入输卵管最粗的壶腹部，在此等待精子。

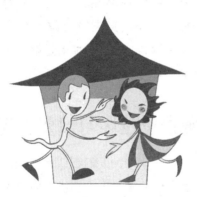

男方一次射精能排出数亿个精子，但是能够到达输卵管壶腹部的一般不超过 200 个。精子在输卵管内游动 3 天左右，在输卵管外侧 1/3 的地方（壶腹部）与卵子相遇。在众多精子中，只有一个精子能和等待在输卵管内的卵子结合完成受精作用。这位幸运者将头部拱入卵细胞内，卵细胞表面便发生许多变化，以防御其他精子的进入。精子进入卵子，两性原核融合形成一个新细胞的过程称为受

精。当精子进入次级卵母细胞透明带时，标志着受孕过程的开始。当精原核和卵原核的染色体融合在一起时，表明受孕过程的完结。新的细胞称为受精卵，又称孕卵，是一个新生命的开始。

受孕是一个复杂的生理过程，受到许多因素的影响。卵巢需排出正常的卵子，精液中要有活动能力较好的正常精子，卵子和精子能够在输卵管内相遇并结合为受精卵，即形成了"种子"，受精卵能被输送到子宫腔中，子宫内膜必须适合孕卵着床，就像一颗有生命力的"种子"需要适宜的"土壤"一样。这些条件只要有一个不正常，便会影响怀孕。

卵子从卵巢排出 15~18 个小时后受精最好，如果 24 小时内未受精则开始变性，失去受精能力。精子一般在女性生殖道中可存活 3~5 天，这段时间内具有受精能力。

爱心提示

在排卵前 2~3 天或排卵后 24 小时内，也就是下次月经前的 12~19 天性交，受孕的机会最高。

② 高质量的受孕——
优生宝宝的前提

要实现受孕，夫妻之间性生活的质量是非常重要的。

研究表明，女性在达到性高潮时，阴道的分泌物增多，分泌物中的营养物质如氨基酸和糖含量增加，使阴道中精子的运动能力增强。同时，阴道充血，阴道口变紧，阴道深部皱褶伸展变宽，便于储存精液。平时坚硬闭锁的子宫颈口也松弛张开，宫颈口黏液栓变得稀薄，使精子容易进入，而性快感与性高潮又促进子宫收缩及输卵管蠕动，有助于精子上行，从而达到受精的目的。

数千万个精子经过激烈竞争，强壮而优秀的精子与卵子结合，孕育出优秀的后代。所以，恩爱夫妻生下来的孩子健康、漂亮、聪明的说法是相当有道理的。

以受孕为目的的性生活特别需要性高潮，可以借助柔和的灯光，把恩爱的神情、温柔的触摸、亲昵的拥抱、甜蜜的接吻等传给对方，使爱之情感得到升华。

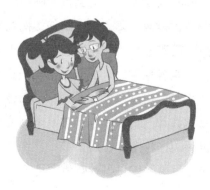

③ 生命的起始——
精子和卵子

生育的基础是男性提供精子和女性提供卵子。精子和卵子各自携带着父母的遗传物质，通过受精结合到一起，形成一个新生命。

男性的精子是在睾丸的几百万条曲细精管内产生的。曲细精管的精原细胞经过多次分裂，最后形成精子。男性青春期发育以后，睾丸便拥有持续不断的生精能力。成年人睾丸重 10~20 克，而平均每克睾丸组织每天可产生约 10,000,000 个精子。一般到 40 岁后，生精能力逐渐减弱，但 60~70 岁甚至个别 90 岁的老人还具有生精能力。因此男性的生育年龄明显长于女性。

女性的卵子是由卵巢的原始卵母细胞发育而成。在女性的胎儿时期，卵巢内原始卵泡就已形成，数目多达 200 万个。出生后大部分退化，到青春期剩下约 3 万个或更少。

女性青春期发育以后，在正常情况下，每一个规则的月经周期排出一个成熟的卵子，有时会排出两个。直到绝经期，女性一生约排出 400 个卵子，最多也不超过 500 个。因此卵子的发育起源于胎儿时期，形成于青春期，发育在育龄期，历时几十年。高龄孕妇的卵子历经数十年，可能出现畸形的概率就比较高，现在认为 35 岁即为高龄孕妇。在 55 岁左右，女性就进入绝经期，卵巢失去排卵的功能，从此失去生育功能。

④ 孕育宝宝的整个过程

怀孕也叫妊娠，是胎儿在母体内发育成长的过程。它包括精卵结合、受精卵的运送和种植、受精卵的发育、胎儿的成熟等过程。卵子受精是妊娠的开始，胎儿成熟后娩出及其附属物排出则是妊娠的终止，全过程约为40周。

精卵结合标志着新生命的诞生，受精卵是新生命的第一个细胞。这个在输卵管壶腹部形成的原始生命细胞，经过输卵管的蠕动，大约需要4天时间被运送到子宫腔内。受精卵先在子宫腔内游走，大约在排卵后的第8天种植在子宫内膜，称为着床。受精卵着床以后，不停地进行着细胞分裂，形成胚胎。

3周左右，胚胎头尾分出体节，逐渐形成骨骼和肌肉，开始出现人的形状。

4周后，胚胎手脚开始出现，并能分辨出头和躯干，脑部迅速生长，脑垂体及听神经开始发育，初步建立胚胎血液循环。

8周后，心、肝、消化、泌尿和生殖器官形成并发育，心脏有跳动，脸部形成，从此胚胎期结束，进入胎儿期。

✚ 健康小百科

> 胎儿的各器官在母体内迅速生长发育，大约经过280天，就会发育成熟。

⑤ 生育宝宝的最佳月份

受孕的最佳月份应在7月和8月。在7~8月份受孕后，怀孕3个月时，正值凉爽的秋季，经过孕早期的不适阶段后，此时孕妇食欲开始增加，睡眠也有所改善，而且秋天水果、蔬菜新鲜可口，鸡、鱼、肉、蛋供应充足，对孕妇自身营养和胎儿发育都十分有利。

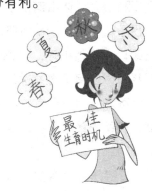

7~8月份受孕，还可以让最为敏感娇弱的孕早期避开寒冷和污染较严重的冬季，可减少孕早期的致畸因素。

7~8月份受孕，经过十月怀胎，孩子在来年4~5月份出生，正是春末夏初，气候适宜，新生儿护理比较容易，有利产妇身体恢复。

在春末夏初，婴儿衣着日趋单薄，洗澡不易受凉，还能到室外呼吸新鲜空气，多晒太阳，可预防佝偻病的发生。蔬菜品种也非常丰富，有利于供给母亲各种营养，便于供给孩子充足的奶水。当盛夏来临时，母亲和孩子抵抗力都已得到加强，容易顺利度过酷暑。当严冬来临时，孩子已经长到半岁了，平安过冬就较为容易了。

6 生育宝宝的最佳年龄

准妈妈的最佳生育年龄：调查发现，不满 23 岁的女性所生宝宝的体格发育往往滞后于 23 岁以后女性所生的宝宝，而且早产或过期妊娠的比例比较高；年龄在 35 岁以上的高龄产妇发生妊娠并发症、产科合并症、难产、先天愚型儿的概率明显增高。

只有年龄在 25~35 岁的女性所生的新生儿体格检查基本一致。由此说明，25~35 岁是我国女性的理想生育年龄。

准爸爸的最佳生育年龄：男性的最佳生育年龄一般为 27~40 岁。此时男性的精子质量比较好，精力比较充沛，事业也比较稳定，有利于优生优育。

7 自测排卵日期

推算法：大部分女性在下次来月经前两周左右（12~16 天）排卵，所以可以根据自己以前月经周期的规律推算排卵期。由于排卵期会受疾病、情绪、环境及药物的影响而发生改变，应与其他方法结合使用。

用排卵预测试纸测试：首先确定通常的月经周期，即从每次月经的第 1 天到下次月经的第 1 天的天数，从月经周期第 11 天开始测试，每天 1 次，可以进行家庭自测，以便安排家庭生育计划，择期怀孕。

观察宫颈黏液：月经干净后，宫颈黏液常稠厚而量少，甚至没有黏液，称为干燥期，提示非排卵期。月经周期中期，随着内分泌的改变，黏液增多而稀薄，阴道的分泌物增多，称为湿润期。接近排卵期时，黏液变得清亮滑润而富有弹性，如同鸡蛋清状，拉丝度高，不易拉断，出现这种黏液的最后一天的前后 48 小时之间是排卵日，因此，在出现阴部湿润感时即排卵期，也称为易孕期。

测量基础体温：在 1 个月经周期内，女性的基础体温会有周期性变化，排卵后基础体温升高能提示排卵已经发生，排卵一般发生在基础体温由低到高上升的过程中，在基础体温处于升高水平的 3 天内为易孕阶段，但这种方法只能提示排卵已经发生，不能预告排卵将在何时发生。

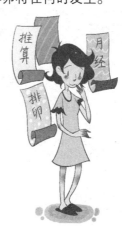

医师指导

测量基础体温时，必须经6小时充足睡眠后，醒来尚未进行任何活动之前测量体温并记录，任何特殊情况都可能影响基础体温的变化，要记录下来，如前一天夜里的性生活、近日感冒等。计划受孕应选择在排卵期前的湿润期。

8 讲究同房体位可增加受孕机会

同房时可用枕头或其他软物垫于女方臀部，使其身体呈头低臀高位。同房后，女方再仰卧半小时，不要马上起来清洗，这样可防止精液从阴道流出，促使精子进入子宫腔内，增加受孕机会。

9 怀孕了吗

想要孩子的女性应早知道自己是否怀孕，这样可较早对胎儿加以保护，避免有害因素影响，自我诊断的方法有：

★ 月经停止：月经周期一贯规律的育龄妇女，如果月经到期不来，就应考虑到怀孕的可能，因为这是怀孕的最早信号，过期时间越长，妊娠的可能性就越大。

★ 早孕反应：停经后出现的一些不适现象叫早孕反应。最先出现的反应是畏冷，并逐渐出现嗜睡、头晕、食欲不振、疲乏无力、倦怠、挑食、喜酸、怕闻油腻味等现象，严重时还有恶心、呕吐等症状。

★ 乳房变化：可感到乳房胀痛、增大，乳头、乳晕颜色加深，乳头增大，周围出现一些小结节。

★ 基础体温升高：一贯测量基础体温的女性，怀孕后可发现晨起基础体温往往升高 0.3~0.5℃。

★ 早孕试纸：在普通药店就能买到早孕试纸。可用此种试纸测试尿液，最好是早上第一次尿液，如出现两条红线，就预示着可能怀孕了。

★ 血液 hCG 检查：通过抽血检查，如果血液中人绒毛膜促性腺激素（hCG）升高，可以辅助确认怀孕。

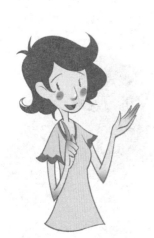

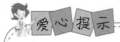

爱心提示

如果怀疑怀孕了，应该去看医生加以证实，排除一些异常情况，切不可仅仅自行诊断。

⑩ 轻松计算预产期

预产期的公历计算方法是：末次月经的月份加9或减3，日期加7。

例如，末次月经时间为6月9日，预产期应这样计算：6-3=3（月），9+7=16（日），即预产期在次年的3月16日。末次月经时间是指末次月经见血的第一天。

预产期就是预计分娩的日期，医学上通常以孕周为计算单位。实际分娩日期在预产期前后两周都属足月妊娠。

如果月经周期不规则或记不清末次月经时间，就可用以下方法推算预产期：

据早孕反应的时间推算： 这种方法一般在孕妇记不清末次月经的时间或月经不规律、哺乳期、闭经期妊娠时采用。一般妊娠反应在闭经6周左右出现，这时，预产期的推算方法是：出现早孕反应日加上34周，为预计分娩日。

据胎动出现的时间推算： 一般情况下，孕妇能感觉胎动出现是在怀孕18~20周，那么按胎动推算预产期的方法是胎动出现日期再加上20周，这就能推算出大约的预产期。

B超检查结果推算： 主要通过B超测胎儿头臀长（CRL）、双顶径（BPD）及股骨长（FL）进行测算。孕早期B超对胎龄的估计较为准确。

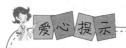

爱心提示

如果你的月经周期不太规则，或者记不清末次月经的日期，就应在怀疑怀孕后立即请医生帮助你核算预产期。

⑪ 宝宝性别是如何决定的

正常人体体细胞的细胞核里都有23对（46条）染色体。其中22对（44条）是常染色体，与性别无关，决定其他的遗传性状，只有一对性染色体决定性别。性染色体分为x染色体和y染色体两种。男性体细胞中的一对性染色体分别是x和y，即xy型；女性体细胞中的一对性染色体两个都是x，即xx型。

精子和卵子所含染色体数量是体细胞的一半，即23条染色体。女性产生的卵子只有带x的性染色体。男性产生的精子有两种染色体，带x染色体和带y染色体的精子各占一半。当带x染色体的精子和卵子结合，受精卵的性染色体则为xx，便是女胎。

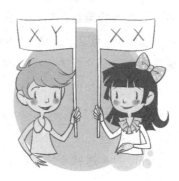

带 y 染色体的精子和卵子结合，受精卵的性染色体则为 xy，便是男胎。一次射精产生的精子可达几亿之多，是带 x 还是带 y 染色体的精子与卵子结合，完全是偶然的，并不受男方的意志控制，更不是女方的过错，生男生女任何一方都无可埋怨。

⑫ "脆弱" 的男性

自然界中，雄性往往是强者的代名词，但也有"脆弱"的一面，这可从男女性别比例的改变上得到体现。人类的男女性别比例基本上是平衡的，但在不同的年龄组又有不同。人类生长发育的生理过程大致可分为以下几个阶段，每个阶段的性比例如下：

胚胎阶段：胚胎分为男胚胎和女胚胎，这种生命雏形的性比例也称初级性比例。据统计，这个比例为 120~160 ：100，即男性胚胎数量大大超过女性胚胎。但是在这个阶段，男胎较为"脆弱"，夭折的比女胎多。

婴儿阶段：新生男女婴儿比例为 106 ：100。随着婴儿的发育成长，男女比例又有所改变，男婴比例已大大下降。男孩的抗病能力、意外伤害等再次证明了男性的"脆弱"。

婚育年龄阶段：20~40 岁时，性比例大致为 100 ：100，性别的天平基本持平。

老年阶段：随着岁月的流逝，脆弱的男性渐居下风，到 90~100 岁时，男性明显减少，大约只有女性的一半，说明女性寿命比男性长。有规律的性比例，奇妙的性别天平，为何如此？至今尚是自然界的一大谜。

⑬ 不要迷信 "酸儿辣女" 的说法

生男生女自古以来就是人们很关注的问题。事实上，胎儿的性别完全是随机产生的，不以人的意志为转移。在卵子受精的一瞬间就决定了胎儿的性别，无论孕妇服多少中药、西药，或请"大师"换胎都是无济于事的，只可能影响母子健康。

怀孕以后，受孕激素影响，孕妇体内平滑肌张力降低，胃贲门括约肌松弛，胃酸容易逆流至食管下部，从而产生胃部烧灼感。胃排空时间延长，影响食欲和消化功能。吃酸性食物可刺激胃分泌腺，使胃液增加，提高胃酸活性，有利于消化，缓解消化不良症状，所以孕妇适当吃橘、梅等水果有益处。但如迷信"酸儿辣女"的说法，而吃过多酸辣食物，则会损害身体，对胎儿不利。

⑭ 谁控制性别的天平

尽管大自然控制着生态平衡，男女比例在宏观上呈均衡状态，但在微观上，男女比例常受许多因素的影响而发生微小的差异，这与地域、季节、环境、药物等因素有一定的关系。

地域：20世纪60年代的资料显示，地中海沿岸地区婴儿男性比例稍高，其次为日本、中国等东方国家。美国与苏联两性比例比较接近，最低是牙买加。另外，由于社会经济、传统习俗的影响，第三世界国家男性比例较高。据称，地磁的强度会影响出生的性比例，即地磁越强，生女越多；地磁越弱，则生男越多。例如在地磁较强的芬兰，其男女婴儿比例大约为104：100，而在地磁较弱的葡萄牙，其男女婴儿比例大约为108：100。

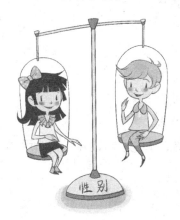

季节：季节也许对人类生男育女有些影响。据统计分析，北半球2月和10月产女婴较多，而在5月和7月产男婴较多，而处于南半球婴儿性比例却似乎与北半球相反。

环境：环境也会影响出生的性别比例。1952年，英国因工业污染严重，伦敦上空整日笼罩着浓厚的灰雾，于是性比例就改变了，产女婴较多。有人认为，砷污染可能导致男婴增加，而钢铁厂的污染又似乎可使女婴增加。如英国北部一个"女儿村"，就是长期饮用受镉污染的水源所致。

战争：许多人都觉得奇怪，在战争中丧生的人以男人居多，而在战争期间或战后短时间内，出生率会有所提高，男性比例也会提高。这似乎是一种天然的代偿。第一次世界大战期间，英、法、德的婴儿男性比例都有增加。第二次世界大战期间，英国的婴儿男性比例明显提高，几乎是近百年间的最高水平。这种有趣的现象也许是一个谜。

以上因素都可能对性别比例产生影响，使控制性别的天平有不同程度的晃动。在诸多因素中，影响最大的是社会上重男轻女的倾向。

✚ 健康小百科

自20世纪90年代以来，中国婴儿男女性别比例有逐渐升高的趋势。1982年性别比例为106：100，1995年为117：100，值得人们关注，这必将成为社会的不稳定因素。

⑮ 准父母需要了解的数字

每一对准备做父母的青年夫妇，为了生育一个健康聪明的孩子，都需要了解一定的孕前准备、孕产期保健和新生儿哺育知识，比如以下一些科学数字：

★ 最佳受孕时间：7~8 月。

★ 容易受孕时间：下次月经前 14 天或两次月经中间的 4~5 天内。

★ 产前检查的时间：一般怀孕后 1 月，开始产前检查；孕 28 周以前，每四周检查 1 次；孕 28 周后，每两周检查 1 次；孕 36 周后，每周检查 1 次或遵医嘱。

★ 孕妇洗澡的适宜温度：38℃左右。

★ 孕妇每周增加的体重：正常值应小于 0.5 千克。

★ 孕妇体重增加总值：增重量以 10~15 千克为宜。

★ 自然流产容易发生的时间：怀孕后 7 个月以内，一般在 3 个月以内多见。

★ 人工流产的适宜时间：停经后 2 个月内。

★ 中期引产的适宜时间：妊娠 16~24 周内。

★ 产妇可下床活动的时间：产后当天。

★ 产妇可轻微活动的时间：产后 2 周。

★ 产妇可做一段家务的时间：产后 5~6 周。

★ 产妇身体完全恢复正常的时间：产后 6~8 周。

★ 产后可恢复性生活的时间：产后 6~8 周。

★ 新生婴儿出生后的正常体重：2.5~3.5 千克。超过 4 千克为巨大儿，低于 2.5 千克为低体重儿。

★ 婴儿头三个月体重增加值：平均 500~900 克 / 月。

准爸妈备孕饮食指导

① 准爸妈从孕前 3 个月开始加强营养

父母的健康是宝宝健康的基础，丈夫有良好的营养状况，才能产生足够数量和良好质量的精子。妻子有良好的营养状况，才有可能提供胎儿发育的温床。

怀孕后，除了提供自身机体代谢和消耗所需的营养物质外，还要满足胎儿生长发育需要，并为产后哺乳做好储备。如果准妈妈营养不良，往往会导致婴儿低体重、智力低下，甚至发生先天性畸形。因此从孕前 3 个月开始，双方应加强营养，改掉不良饮食习惯，改善营养状态。

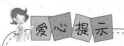

爱心提示

受孕前夫妇双方都要保证有充分的营养和睡眠。

② 准妈妈备孕饮食指导

如果你有了怀孕的计划，那么怀孕前就要开始有意识地加强营养，养成良好的饮食习惯，为受孕提供良好的营养基础。

通过合理饮食实现标准体重。过胖或过瘦的妇女需要在孕前 3 个月通过合理饮食调整体重，尽可能达到标准体重。

保证热能的充足供给。最好在每天供给正常成人需要的 2200 千卡的基础上，再加上 400 千卡，以供给性生活的消耗，同时为受孕积蓄一部分能量，这样才能使精强卵壮，为受孕和优生创造必要条件。

多吃含优质蛋白质的食物，如豆类、蛋类、瘦肉以及鱼等。每天保证摄取足够的优质蛋白质，以保证受精卵的正常发育。

保证脂肪的供给。脂肪是机体热能的主要来源，其所含必需脂肪酸是构成机体细胞组织不可缺少的物质，增加优质脂肪的摄入对怀孕有益。

摄入充足的矿物质。如钙质、铁、锌、铜等，是构成骨骼、制造血液、提高智力的重要营养物质，可以维持体内代谢的平衡。

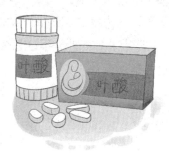

保证供给适量的维生素。维生素能够有助于精子、卵子及受精卵的发育与成长，但是过量的维生素，如脂溶性维生素也会对身体有害，因此建议多从食物中摄取，多吃新鲜的瓜果和蔬菜，慎重补充维生素制剂。

服用叶酸。为避免胎儿无脑、脊柱裂等神经管畸形，应从孕前3个月到孕后3个月在医生指导下服用叶酸。

❸ 准爸爸备孕饮食指导

现代社会，当高科技正在为人类社会创造前所未有的财富时，也给自然环境带来了污染与破坏，尤其是对食物链的破坏直接损害人体健康，其中最可怕的是对人类生育能力的影响。如果准备要宝宝，准爸爸在饮食上要多留心，避免有害物质对自己身体的伤害，从而保护精子健康强盛的生命力。除了要戒烟戒酒以外，准爸爸还要注意以下几点：

★ 虽然水果皮有丰富的营养，但果皮的农药含量也很高，所以一定要削皮吃。

★ 带皮的蔬菜吃之前也要去皮，然后洗干净，再下锅。可是很多年轻人图省事，认为经过加热后，就没有问题，实际上并非如此，不论怎么烧，毒素仍在菜里。

★ 一般的蔬菜要先洗干净，再放入清水中浸泡一段时间，然后再下锅。

★ 若是要生吃蔬菜，除洗泡外，吃之前还要用开水烫一下，这样做可能破坏了一些维生素，但农药的成分少了，对人体健康更安全。

★ 过去饮中国的绿茶有益人体健康，但近年来，茶叶中农药含量严重超标，所以准爸爸不宜过多饮茶。

★ 有些年轻人喜欢喝咖啡，但咖啡中的咖啡因对男性生育能力有一定影响，如果咖啡饮用过多，对男性生育能力危害更大，所以要少喝。

★ 用泡沫塑料饭盒盛的热饭热菜可产生有毒物质二噁英，对人体的危害特别大，对男性的生育能力会产生直接影响。因此不要用泡沫塑料饭盒盛饭菜。

★ 为了方便，年轻人喜欢用微波炉来加热饭菜，用微波炉专用的聚乙烯饭盒盛饭菜，饭盒中的化学物质会在加热过程中释放出来，进入饭菜中，使食用者受其毒害。有人用瓷器加热饭菜，其实瓷器含铅量很高，对人体更加有害。所以最好不要用微波炉加热饭菜。

★ 冰箱里的熟食易被细菌污染，吃之前一定要再加热一次。冰箱里的制冷剂对人体也有危害，所以不要将食物长时期储存在冰箱里。

★ 如今的肉类和鱼类都在不同程度上受到污染，所以不要单吃某一类食品，更不要偏食，尽量吃天然绿色食品，均衡营养。

④ 备孕饮食细安排

备孕饮食应按照平衡膳食的原则，结合受孕的生理特点来进行安排。准妈妈要多吃含优质蛋白质的食物；多吃含碘食物，如紫菜、海蜇等；多吃含锌、铜的食物，如鸡肉、牛肉、羊肉等；多吃有助于补铁的食物，如芝麻、猪肝、芹菜等；孕前还要注意补充钙质和叶酸，多喝牛奶和果汁，多吃柑橘类水果、深绿色蔬菜、坚果、豆类、带皮的谷物、强化面包等。

具体来讲，建议备孕准妈妈每天摄入畜肉 150~200 克、鸡蛋 1~2 个、豆制品 50~150 克、蔬菜 500 克、水果 100~150 克、主食 400~600 克、植物油 40~50 克、硬果类食物 20~50 克、牛奶 500 毫升。

⑤ 准妈妈应在孕前实现标准体重

准备怀孕的妇女首先要实现标准体重。标准体重的简单计算方法是用身高（以厘米为单位）减 105，所得差即为标准体重（以千克为单位）。如果你的体重超常，如偏瘦或偏胖，都会使怀孕的机会大大降低。所以，体重超常的妇女需要在孕前开始合理调整饮食和进行适量的体育锻炼，以达到或接近标准体重。

⑥ 准妈妈不要做骨感美人

近年来，很多爱美女性都在拼命节食，努力做一个骨感美人。殊不知，骨感美人存在着营养不良、内分泌紊乱、排卵障碍、月经不调等健康隐患，还有可能导致生殖功能异常或生殖能力下降，从而不易受孕。因此，准妈妈要保证优质蛋白质和脂肪的摄取，让体重保持在正常的范围，不要追求骨感美。

⑦ 过胖女性孕前饮食调整方法

过胖的准妈妈应在孕前把体重减至标准体重，具体注意事项如下：

合理安排饮食。过胖的妇女要想把体重减下来，应在保证营养平衡的基础上减少每日热量摄入，以低热量、低脂肪食品为主，适当增加优质蛋白，如鱼、蛋白、豆制品、鸡肉、牛奶等，多吃新鲜蔬菜水果。主食应占总摄入量的 60%~65%，应减少脂肪摄入，如肥肉、内脏、蛋黄、坚果、植物油等。

不宜通过服用药物减肥。减肥的目的是为了减少因肥胖而导致疾病的危险性，应在医生的指导下进行。抑制食欲的减肥药有引起原发性肺动脉高压的可能，不宜使用。准备近期怀孕的妇女不宜服用药物减肥。

坚持运动和锻炼。过胖妇女应通过运动减肥，以中等或低强度运动为好，如快步走、慢跑、羽毛球、乒乓球、跳舞、游泳等。

一般活动30分钟就可消耗能量100~200千卡。应从小运动量开始，每日30分钟，待适应后增加至30~60分钟。运动应量力而行，如果出现心跳明显加快、心律不齐、胸部或咽部疼痛或有沉重感，以及眩晕、气短、头痛、出冷汗、昏厥等异常情况，就应马上停止运动。

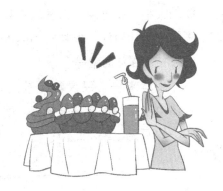

🔞 过瘦女性孕前饮食调整方法

研究发现，妇女体重低于标准体重3~5千克，就有可能影响顺利怀孕。过瘦的妇女在备孕期间应保证营养，以达到标准体重。

★ 纠正厌食、挑食、偏食的习惯，减少零食的摄入量。

★ 停止药物减肥。

★ 检查有无潜在的疾病造成营养不良，如血液病、心血管病、肾病、糖尿病、结核等。

★ 检查有无营养不良性疾病，如贫血、缺钙、缺碘、维生素缺乏等。如果有，就需要经医师指导治疗；如果没有，孕前3个月起应补充多种维生素、矿物质等。

★ 应保证合理均衡的膳食结构，适当增加碳水化合物、优质蛋白质、新鲜蔬菜和水果的摄入，脂肪应按需摄取，不宜过多。

★ 禁烟、酒及成瘾药物，如可卡因、大麻等。

★ 最好让体重达到标准后再怀孕。

⑨ 准妈妈要提前服用叶酸

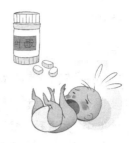

叶酸是一种水溶性B族维生素，因最初是从菠菜叶中提取得到的，故称为叶酸。食物中的叶酸进入人体后转变为四氢叶酸，在体内发挥生理作用。叶酸是机体不可缺少的维生素，在体内的总量仅5~6毫克，但几乎参与机体所有的生化代谢过程，参与体内许多重要物质如蛋白质、脱氧核糖核酸（DNA）等的合成。

当体内叶酸缺乏时，其直接的后果就是细胞的分裂和增殖受到影响。这在血液系统则表现为血红蛋白合成减少，红细胞不能成熟，从而导致巨幼细胞性贫血。如在妊娠早期缺乏叶酸，则会影响胎儿大脑和神经系统的正常发育，严重时将造成无脑儿和脊柱裂等先天畸形，也可因胎盘发育不良而造成流产、早产等。

目前证实，孕妇孕早期叶酸缺乏是胎儿神经管畸形发生的主要原因。因此，在怀孕前后补充叶酸，可以预防胎儿发生神经管畸形。怀孕以后，胎儿和胎盘开始形成和发育，母体子宫、乳房也进一步发育，这是细胞生长、分裂旺盛的时期，对叶酸的需要量大为增加，可达到正常成年人的两倍。

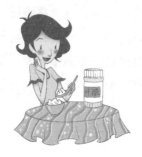

妊娠早期是胚胎分化、胎盘形成的关键阶段，胎儿的神经管系统是最早发育的系统，如果缺乏叶酸，就可能导致胎儿畸形，尤其是胎儿神经系统的畸形。

妊娠中、晚期，母体血容量增加，子宫、胎盘、乳房迅速发育，胎儿继续迅速生长发育，加上这时孕妇从尿中排出的叶酸量也增加，相应使叶酸的需要量增加。如叶酸供给不足，孕妇发生胎盘早剥、先兆子痫、孕晚期阴道出血的概率就会升高，胎儿则容易出现宫内发育迟缓、早产、低出生体重。叶酸水平低下的母亲生下的婴儿体内叶酸贮备少，出生后由于身体迅速生长很快被耗尽，还会造成婴儿体内叶酸缺乏。这样婴儿出生后的生长发育，包括智力发育都会受到影响。

由于饮食习惯的影响，我国约有30%的育龄妇女缺乏叶酸，其中北方农村妇女更为严重，孕妇体内叶酸水平明显低于非孕妇女。

医师指导

为了提高人口素质，普遍提倡在计划怀孕前3个月就开始补充叶酸，直至妊娠结束。

⑩ 补叶酸吃什么

绿叶蔬菜中，如菠菜、生菜、芦笋、油菜、小白菜、甜菜等都富含叶酸。谷类食物中，如酵母、麸皮面包、麦芽等，水果中，如香蕉、草莓、橙子、橘子等，以及动物肝中均富含叶酸。

叶酸遇热会被破坏，因此建议食用上述食物时不要长时间加热，以免破坏食物中所含的叶酸。营养学家曾推荐孕妇每天吃一只香蕉，因为香蕉富含叶酸与钾元素。为预防神经管缺陷，也可以口服药物，0.4~0.8毫克/日，孕前3个月和孕后3个月口服，或直至妊娠结束。

⑪ 准爸妈要多吃抗辐射的食物

在工作和生活中，各种电器产生的辐射比比皆是。准爸妈要多食用富含优质蛋白质、磷脂以及B族维生素的食物，以增强抗辐射的能力，保护生殖器官的功能。

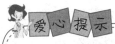
爱心提示

在烹制食物时，要采用科学合理的加工方法，减少营养物质的损失，建议尽量保留食物原味，少用调味料。

⑫ 准妈妈备孕时不宜多吃的食物

咖啡：研究表明，咖啡对受孕有直接影响。每天喝一杯咖啡以上的育龄女性，怀孕的可能性会有所降低。专家提出，女性如果打算怀孕，就应该少饮咖啡。

胡萝卜：胡萝卜含有多种维生素以及对人体有益的其他营养成分，尤其富含胡萝卜素。美国妇科专家研究发现，妇女吃太多的胡萝卜后，摄入的大量胡萝卜素会引起闭经和抑制卵巢的正常排卵功能。因此，准备生育的妇女不宜多吃胡萝卜。

烤肉：有人发现爱吃烤羊肉的少数妇女生下的孩子患有弱智、瘫痪或畸形。经过研究，这些妇女和其所生的畸形儿都是弓形虫感染的受害者。

当人们接触了感染弓形虫病的畜禽，并吃了这些畜禽未熟的肉时，常会被感染。

甜食：很多女性对甜食有着无法抗拒的喜爱，因为吃甜食会刺激神经末梢，让人感到兴奋和愉快，但同时要为这种欢愉的感觉付出代价。甜食具有高脂肪、高卡路里的特点，常食甜食容易引起体重增加，提高罹患糖尿病和心血管疾病的风险，同时容易引起蛀牙，对怀孕不利。

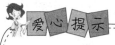

13 能提高精子质量的食物

富含锌的食物：富含锌的食物包括花生、小米、萝卜、大白菜、牡蛎、牛肉、鸡肝、蛋类、羊排、猪肉等。锌元素可增加精子的活力，对精子的成熟和活动都有促进作用，男性体内缺乏锌，会导致睾丸激素分泌过低，使精子数量降低。

含精氨酸的食物：含精氨酸的食物包括鳝鱼、海参、墨鱼、章鱼、芝麻、花生、核桃、牛奶、鸡蛋、瘦肉等。精氨酸是精子的组成物质，还有增强精子活力的功能。

富含维生素E的食物：富含维生素E的食物包括小麦胚芽、全麦食品、杏仁、胡桃、蛋、甘薯、西蓝花、菠菜、鳄梨、植物油（尤其是亚麻籽油、葵花子油和花生油）等。维生素E被称为生殖醇，也对精子有益。

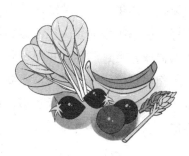

14 能提高卵子质量的食物

备孕的妈咪多吃富含维生素A、维生素C、维生素E的食品，可以提高卵子活力。

富含维生素A的食物：如动物的肝脏、鱼类、海产品、奶油和鸡蛋等动物性食物。

富含维生素C的食物：如猕猴桃、大枣、木瓜、西红柿、尖椒、黄瓜、小白菜、生梨、橘子、花椰菜、葡萄汁、橙汁、草莓等。

富含维生素E的食物：如小麦胚芽、全麦食品、豆类、杏仁、胡桃、蛋、甘薯、西蓝花、菠菜、鳄梨、植物油（尤其是亚麻籽油、葵花子油和花生油）等。

此外，适当吃些益母草、乌鸡、鸡蛋、红糖、黑豆、鲫鱼等，可以养护子宫、卵巢，对提高卵子质量也有益。

鱼、虾、山药不仅有补肾、调理精气的作用，还能帮助提高受孕的机会哦！

15 保养卵巢，食补最好

百合和茯苓

常食百合，有润肺清心调中之效，可止咳、止血、开胃、安神、宁心，有助于增强体质，抑制肿瘤细胞的生长，缓解放疗反应。茯苓，性甘、淡、平，归心、肺、脾、肾经，可以利水渗湿，健脾和胃，宁心安神。百合和茯苓可以保养卵巢，有效推迟女性衰老，双向调节雌激素水平，抑制卵巢囊肿的产生。

野葛根

野葛根富含的异黄酮能模拟雌激素，长期服用可以调理女性本身雌激素的分泌和供应。

维生素

维生素能改善身体营养状况，增强细胞的活力，促进身体新陈代谢，排出体内毒素废物。研究表明，若每天服用90毫克维生素C和30毫克维生素E，卵巢癌的发生率就会减少50%。单从食物中摄取还不够，最好咨询医生适量服用药片或制剂。

黄瓜

黄瓜清脆可口，有清热、解渴、利尿的作用。它所含的纤维素能促进肠道排出食物废渣，减少胆固醇的吸收。黄瓜还含有丙醇二酸，可以抑制糖类转变成脂肪，有减肥和调节脂质代谢的功效。

香菇

香菇具有消食、去脂、降压等功效。其中所含的纤维素促进胃肠蠕动，防止便秘，减少肠道对胆固醇的吸收。还含有香菇嘌呤等核酸物质，能促进胆固醇分解。常食香菇能降低总胆固醇及甘油三酯。

胡萝卜

平时多吃胡萝卜，患卵巢癌的可能性就能有所降低。吃胡萝卜不仅对卵巢有好处，还可以补充维生素A，还有明目的作用。

茄子

茄子含多种维生素，能增强细胞黏着性，提高微血管弹性。茄子能降低胆固醇，防止高脂血症引起的血管损害，还能辅助治疗高血压、高脂血症、动脉硬化等。

黑豆

黑豆被誉为万豆之王，在含植物雌激素的豆类中，黑豆是含量最高的。体内雌激素水平较低的人喝点用黑豆打的豆浆，可以安全补充植物性雌激素，保养子宫和卵巢。

苹果

苹果中含的类黄酮，能有效抑制低密度脂蛋白氧化，防止动脉粥样硬化。苹果中的果胶也能降低胆固醇水平，预防动脉粥样硬化。

海藻类

海藻类食物如海带、紫菜等，含碘、钙较高，能调节和平衡血液的酸碱度，不但有助于肿瘤的治疗，也可以调节雌激素水平。

蜂王浆

纯天然的蜂王浆比合成的药物更安全健康，体内雌激素水平较低的人适当喝点蜂王浆，可以补充雌激素。但如果有子宫肌瘤，就要尽量少吃蜂王浆、蜂蜜等食物，其中的雌激素会加快子宫肌瘤的生长速度。

山楂

山楂含有山楂酸、柠檬酸、脂肪分解酸、维生素C、黄酮、碳水化合物等，能够扩张血管，改善微循环，降低血压，促进胆固醇排泄，降低血脂。但山楂属于酸性食物，不要空腹食用，也不要长时间食用过多，最好在饭后食用。

16 巧食补让准妈妈远离贫血

准妈妈预备怀孕时，先去进行一下体检，查看自己是否贫血。假如血红蛋白低于 110 克 / 升，则属于贫血。除了积极查清贫血原因和贫血程度外，还应向医生咨询，以便正确处理，避免怀孕后贫血加重，影响胎儿的生长发育，甚至危及母子健康。

食补是纠正贫血非常安全有效的方法。在饮食上，应多吃瘦肉、家禽、动物肝及动物血 (鸭血、猪血)、蛋类、绿色蔬菜、葡萄干及豆制品等食物，这些食物铁含量高，而且营养容易吸收。同时要多吃水果和蔬菜，其中所含的维生素 C 可促进铁的吸收。

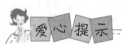

爱心提示

富含铁的动物性食品有猪肾、猪肝、猪血、牛肾、鸡肝、海蜇、虾子等，植物性食品含铁多的有黄豆、油豆腐、银耳、黑木耳、海带、芹菜、荠菜等。

17 备孕饮食帮你净化身体内环境

当今社会的快节奏让职场中的育龄女性或多或少存在不健康的饮食和作息习惯，不良的情绪、精神因素也会来添乱，使体内积聚很多代谢废物。比如我们血浆中所含的脂类 (统称为血脂) 如果过多，就容易引发心脑血管疾病。而高血脂的遗传概率也很高。已有研究显示，孕妈咪如果患有高血脂，宝宝的患病机会也会增多。因此，孕前如果常吃以下食物，就能净化身体内环境，会令你更有活力地迎接宝宝哦！

膳食纤维

膳食纤维能够吸收肠道中的代谢废物，促进胆汁酸等物质的排出，降低血中总胆固醇和低密度胆固醇 (坏胆固醇) 的水平，也能降低餐后血糖和胰岛素水平，改变血液的酸碱度，对净化血液十分有帮助。富含膳食纤维的食物有香菇、魔芋、红薯、紫薯等新鲜果蔬。

这些食物不仅富含大量膳食纤维，也含有人体所需的大量矿物质和维生素。除了直接食用果蔬以外，也可以饮用新鲜果蔬榨成的汁，但要记得选择鲜榨蔬果汁，而不是罐装饮品，也不要放入太多糖，否则会不利于控制体重。

胶质

食物中的胶质成分能把消化系统中残留的杂质吸附起来，集中排出体外，从而起到清洁肠胃的作用，也能促使体内的放射性物质随排泄物排出体外，减少血液中有害物质的积累。富含胶质的食物有海带、紫菜、黑木耳等。

消化酶

消化酶可以帮助消除血液中的代谢废物。含消化酶较多的食物有大萝卜、芋头、山药等。

谷胱甘肽

谷胱甘肽具有抗氧化的作用，有助于提高肝脏功能，清除自由基。含有谷胱甘肽的食物有菠菜、花椰菜、酵母、牛肝等。

维生素

有些维生素也具有抗氧化的作用，防止活性氧对身体组织的损害，恢复血管弹性，提高免疫力，对心脑血管非常有益。具有抗氧化作用的有维生素E、维生素C、维生素A、B族维生素、多酚类等。还有，爱上葱和蒜吧，每天吃半个大蒜或洋葱，具有防止动脉硬化的效果，还能修复受损的血管。豆芽中的多种维生素也能帮助清除体内的致畸物质，促进性激素的分泌。为了保证蛋白质的摄入，你可以适量摄取白肉、蛋和豆制品，酸奶或益生菌等也可以帮你调节胃肠道功能。

合理选择油脂

在日常饮食中，油脂的摄入也许是你容易忽视却又绝对值得注意的。每天摄入油脂的量最好控制在25~30克。此外，学会合理地选择油脂，对净化血液也很重要哦！我们可以把油脂分为饱和脂肪酸、单不饱和脂肪酸和多不饱和脂肪酸，后两者都能降低血胆固醇、甘油三酯和低密度胆固醇的水平，与多不饱和脂肪酸相比，单不饱和脂肪酸对人体更安全。日常食用的植物油中都有单不饱和脂肪酸，尤其是茶油和橄榄油，单不饱和脂肪酸含量可达80%以上。

保证足量的水

在进食之外，也要保证每天饮用足量的水。水不仅是构成身体的成分，也在体内发挥着重要的生理功能，如营养的运输、血液中废物的代谢等。足量饮水有利于促进血液中的代谢废物通过尿液排出体外。

良好的饮食习惯能保持血液洁净

进食保持八分饱，避免暴饮暴食，也不要偏食，做到合理膳食，营养均衡。适量运动，促进血液的循环和代谢废物的排出。为了孕育健康的宝宝，你也需要远离烟酒、咖啡因类饮料，及时补充叶酸、铁等营养素。

18 孕前不宜食用棉籽油

黑棉籽油是一种粗制棉油，含有大量棉酚，是国家规定允许含量的10~90倍。

现在一些产棉区群众习惯食用棉籽油，这对怀孕很不利，必须引起高度重视。有些妇女长期不怀孕或怀孕后出现死胎，可能就与长期食用棉籽油有关。如果妇女孕前长期食用棉籽油，其子宫内膜及内膜腺体就会逐渐萎缩，子宫变小，子宫内膜血液循环量逐年下降，不利于孕卵着床而造成不孕。即使孕卵已经着床，也会因营养物质缺乏，使已植入子宫内膜的胚胎或胎儿不能继续生长发育而死亡，出现死胎现象。因此，育龄妇女孕前不宜食用棉籽油。

备孕优生知识详解答

① 什么是出生缺陷

出生缺陷又称胎儿先天异常，是在胚胎及胎儿发育过程中出现的胎儿形态、结构、功能、代谢、精神、行为等方面的异常。到目前为止，已知的人类出生缺陷达4000多种，且不包括早产儿、低出生体重儿及智力发育迟缓的孩子。每年国家公布的出生缺陷发生率约为5%。

存在出生缺陷的孩子有的在出生时就表现出来，有的在出生后一段时间甚至几十年后才表现出来，如苯丙酮尿症导致的智力低下、进行性肌营养不良、舞蹈病等。有些出生缺陷，如先天性代谢病，常需特殊的检查技术才能诊断。

根据国外调查结果显示，在近三十年来婴儿的死亡原因中，由于营养不良及感染原因引起的婴儿死亡案例逐渐减少，因出生缺陷引起的死亡案例却相对增多。在一些发达国家中，出生缺陷已成为导致婴儿死亡的第一大原因。据统计，我国每年至少有30万存在出生缺陷的婴儿出生。由于出生缺陷可造成胎儿、婴儿的死亡和人类寿命的损失，并可导致大量儿童患病和长期残疾，因此成为当今世界各国极为重视的卫生问题。

② 常见的出生缺陷有哪些

出生缺陷可发生在胎儿的各个系统，如消化系统、心血管系统、造血系统、神经系统、泌尿系统、骨骼肌肉系统、内分泌和代谢系统等。

据统计，最常见的五种出生缺陷依次是唇裂、神经管畸形、多指（趾）、先天性心脏病、脑积水等。出生缺陷，尤其是遗传造成的出生缺陷，大多数是无法治疗的。

③ 出生缺陷是如何发生的

人类胚胎从受精卵开始发育，直至长成足月的胎儿，要经过一系列连续而复杂的演变过程，胚胎及胎儿在不同的发育阶段，身体的细胞、组织、器官以及整体胚胎的形成都遵循严格的发育规律、精确的时间顺序和结构关系，只有这样才能形成身体以及各器官特定的形态和功能。

具体来讲，人体胚胎在发育过程中严格地遵循以下的发育规律，各部分的发育都有着精确的时间顺序和程序。

★ 消化系统、呼吸系统：从胚胎发育第20天（受精后第20天）开始发育。

★ 泌尿系统：在胚胎发育第4~7周，肾脏发育完成。

★ 生殖系统：从胚胎发育第5周开始发育。

★ 心血管系统：从胚胎发育第3~4周开始发育。

★ 神经系统：从胚胎发育第4周开始发育，直至怀孕足月。

这种胎儿器官发育过程中精确的时间顺序和器官的精确定位，与遗传因素有密切的关系。

胎儿的发育过程主要受染色体所携带的遗传信息调控，同时也与胎儿在母体中的生存环境有关。孕妇身体的内部环境、所处的外部环境、胎儿在子宫内的小环境等，都会影响胎儿的生长发育。

孕妇如果在孕早期接触大剂量的X线照射、缺氧、出现高热、感染病毒、服用某些药物等，都可导致胎儿出现出生缺陷。

由此可见，遗传的表达既有固定的程序性，同时也会受胚胎发育过程中多种内外因素的调节和影响。先天性疾病大多数是由于遗传因素和环境因素的相互作用造成的。

下面以男性胎儿生殖系统的发育过程为例,列出具体的发育时间顺序。

★ 第5周：男性胎儿生殖系统自第5周开始发育。

★ 第6周：形成原始生殖腺，但此时还无法分辨男女。

★ 第8周：形成睾丸，此时睾丸存在于腹腔中。

★ 第18周：睾丸进入盆腔。

★ 第7个月：睾丸开始从腹股沟下降，进入阴囊。

★ 第8个月：睾丸进入阴囊。此时如果睾丸不下降到阴囊内，就会形成隐睾。

双侧隐睾是指双侧睾丸都没有下降到阴囊，是发育滞后等原因造成的。而阴茎长在睾丸的下面，是发育程序错误造成的。

如果由于精卵细胞的质量问题、染色体问题或在胚胎发育的过程中受到孕妇体内外不良因素的干扰，使胎儿器官发育的顺序或结构发生紊乱，就会导致各种出生缺陷的发生。

遗传因素、环境因素或两者的相互作用可导致出生缺陷的发生。其中，遗传因素包括染色体和基因改变，占25%；环境因素包括物理因素、生物因素及化学因素，占10%；遗传因素和环境因素的相互作用及原因不明的占65%。

④ 导致出生缺陷的各种因素

近亲结婚容易导致出生缺陷

人体细胞中的染色体决定一个人全身的各种功能和外在表现。每个人的细胞中都有23对染色体，其中22对为常染色体，一对为性染色体。每个人的染色体上都会有一些异常的基因，幸运的是，大部分的遗传病是隐性遗传，因此在一对等位基因上，一个基因即使异常，另一个只要正常，有病的基因就表现不出来，所以从外观上看是正常的。

在近亲结婚的夫妻身上，如姑表兄妹，他们的父亲或母亲是由同一对父母所生，具有相同的基因，即这对表兄妹身上的基因有1/4是相同的，若他们的子女把这相同的1/4继承下来，就会使在一对等位基因上出现相同致病基因的概率大大增加，从而使有病的基因外显出来。亲缘越近的夫妻，拥有相同的基因越多。这就是为什么近亲结婚容易生畸形儿的原因。统计表明，近亲婚配所生孩子的异常比例是同地区非近亲婚配所生子女异常比例的145倍。

高龄生育容易导致出生缺陷

高龄孕妇怀上染色体异常胎儿的机会大大增加，最常见的是21–三体综合征，也就是唐氏综合征。21–三体综合征的发生与孕妇年龄有很大关系。35岁以下的孕妇所生婴儿此病的发生率为1‰~2‰，35~40岁的孕妇所生婴儿此病的发生率为4‰，40岁以上的孕妇所生婴儿患此病的概率可达4%。如果40岁以上的妇女不再生孩子，那么先天愚型的发生可减少一半。另外，高龄孕妇怀有18–三体综合征、13–三体综合征、性染色体异常的机会也增多。

维生素和矿物质缺乏容易导致出生缺陷

★ 缺乏叶酸易导致胎儿神经管畸形，如无脑儿或脊柱裂等。

★ 缺乏维生素A易引起胎儿脑积水。

★ 缺乏维生素K，新生儿易患出血性疾病，如颅内出血、肺出血、消化道出血、皮肤黏膜出血等。

★ 缺乏维生素B_6，新生儿易患维生素B_6缺乏性抽搐。

★ 缺碘易患癫痫症。

★ 缺锌易引起脑发育迟缓、宫内生长受限、出生缺陷等。

★ 缺铁或缺钙会直接影响胎儿的造血功能。

孕期感染风疹等病毒容易导致出生缺陷

风疹是一种常见的病毒性传染病，感染风疹后首先出现类似感冒的症状，然后出疹，第二日消退，第三日退完，因此又常称为三日疹。有的患者不出疹子，尤其是成人，很容易被忽视。如果孕妇感染风疹病毒，就可能通过胎盘传染胎儿，可使胎儿患先天性风疹综合征，表现为白内障、耳聋和先天性心脏病，称为先天性风疹病毒三联征。

若妊娠第一个月感染风疹病毒，胎儿患先天性风疹病毒三联征的概率可达50%。

弓形虫、巨细胞病毒、疱疹病毒、梅毒螺旋体等感染都可导致胎儿出现各种不同的出生缺陷。

孕期服用某些药物容易导致出生缺陷

在现有药物中，有15%左右的药物可对胎儿产生不良后果。

★ 抗癌药白消安、环磷酰胺、氮芥等容易导致胎儿宫内生长受限、腭裂、肾发育不良、指趾畸形、心脏缺损等。

★ 己烯雌酚容易导致女孩在青春期发生阴道癌或宫颈腺癌。

★ 精神类药物如苯妥英钠容易引起胎儿上眼睑下垂、斜视、耳畸形、指趾发育不良、小脑畸形、智力低下、神经母细胞瘤、心脏缺损、唇腭裂等畸形。

准爸妈的不良生活嗜好容易导致出生缺陷

吸毒可导致胎儿颅内出血、尿道下裂、肾盂积水、消化系统异常等。急慢性中毒可增加胎儿出生缺陷的发病率及死亡率。吸烟可影响精卵的质量，对胚胎发育也有不良影响。男子大量饮酒可导致精子发育不全，致使胎儿产生出生缺陷。

孕期接触有毒有害化学物质容易导致出生缺陷

有毒有害化学物质包括铅、汞等，均是常见的畸胎原，容易导致胎儿宫内生长受限、神经系统发育不良及智力障碍。化学污染常见于工业废水污染江河湖泊，这些有害化学物质引起的人体中毒是长时间累积造成的。

放射线也是令人担忧的畸胎原，其致畸效应由放射线的剂量来决定。一般诊断剂量的胸部X光照射并不会引起胎儿畸形，但是照射的剂量越大，或照射的部位越靠近子宫，畸形的危险性就越高。

5 常见的有毒化学物质

在日常生活中，常见的有毒化学物质举例如下：

碘

环境中碘缺乏可导致胎儿宫内生长受限、痴呆、聋哑、走路蹒跚、侏儒症、黏液性水肿等。

氟

氟是人体的必需元素。适量的氟

可促进骨骼和牙齿的钙化，减少龋齿的发生，促进生长发育，提高免疫功能。

孕妇若摄入过量的氟，则易使死胎、流产、早产、胎儿神经细胞发育迟缓、出生后智力低下、出生缺陷等发生率升高，还容易导致氟斑牙、氟骨症以及男性生育能力下降。

砷

砷中毒主要来自工业污染，如含砷的农药。动物实验已经证明，砷是一种致畸物，孕妇过多摄入可使流产、异常妊娠的发生率明显升高。

汞

汞的生殖毒性包括导致妇女内分泌紊乱、月经异常、男性性功能障碍、精子异常以及胎儿脑麻痹、视力和听力下降、智力低下等。

甲醛

甲醛对人体黏膜组织具有强烈的刺激作用。女性若接触高浓度甲醛，有近半数发生月经紊乱、妊娠期贫血、先兆流产、胎儿宫内窒息等。

铅

铅是最常见的工业有害化学物质，常常用于电池制造业、油漆业及生产合金等。

铅对男女生殖机能都有危害，对女性的危害主要是导致月经异常、不孕、流产、死胎、新生儿低体重、胎儿宫内生长受限及婴儿智力低下等。

有机溶剂

接触苯、甲苯、二甲苯等有机溶剂的女性容易出现月经异常，接触有机溶剂的孕妇妊娠剧吐、妊娠期高血压疾病、妊娠期贫血的发生率增高，还容易导致流产。

霉菌毒素和亚硝基化合物

霉菌毒素和亚硝基化合物是作用最强、危害最大的致癌物质，孕妇食用被这些毒素污染的食品后容易引起多种先天畸形和其他病变。

农药

农药种类繁多，可达数百种之多。如果妇女经常接触有机磷农药，其生殖机能就容易受到影响，出现不孕、月经障碍及早绝经等；经常接触有机氯农药的妇女容易发生月经不调、不孕、输卵管炎、宫颈糜烂及子宫肌瘤等，还可导致流产。

香烟

已知香烟烟雾中含有尼古丁、一氧化碳等千余种致癌致畸的有害物质，可导致精子畸形和卵细胞质量下降。新生儿体重随父亲吸烟烟龄的增加而下降。

母亲被动吸烟可以导致母血及脐带血锌含量明显下降、镉含量增高，易使胎儿因缺乏锌而造成宫内生长受限、胎儿缺氧或新生儿体重下降。常吸烟的孕妇发生流产、妊娠并发症的概率和婴儿患呼吸系统疾病的概率明显增加，从而导致婴儿死亡率增加。

饮酒

酒精对生殖细胞的生长发育具有毒害作用。男子饮酒可致胎儿畸形；妇女怀孕后长期饮酒可引起胎儿酒精综合征，症状表现为颅面外观异常、宫内生长受限及出生后生长发育迟缓、小头畸形以及中枢神经系统发育异常等。此外，酒精与腭裂也有关系。

药品

药品中至少有 11% 的药物可对胎儿或新生儿产生毒性作用。

★ 大多数抗癌药，如氨基蝶呤、白消安、环磷酰胺、6- 巯基嘌呤等都是已知的致畸药物。

★ 抗生素中的四环素、链霉素、庆大霉素、喹诺酮类等存在胚胎毒性，孕妇应慎用。

★ 口服降糖药，抗甲状腺药物碘剂、丙硫氧嘧啶，以及阿司匹林、可的松或强的松类药物等，都存在一定的胚胎毒性，孕妇应慎用。

★ 如果孕妇在孕早期较长时间应用激素类药物，如睾酮、人工合成黄体酮、己烯雌酚等，可以导致胎儿生殖系统畸形，如女胎男性化、男胎女性化等。如果孕妇在孕早期接触过大量雌激素，胎儿心脏发生缺陷的概率达 18.2‰。

★ 镇静催眠药及抗惊厥药物具有致畸作用，如苯妥英钠、丙戊酸、三甲双酮等。

★ 苯巴比妥可导致胎儿骨骼、心脏、肾、神经及泌尿生殖系统缺陷。

★ 如果孕妇过量服用维生素 A，可使胎儿骨骼和大脑出现畸形，容易发生先天性白内障。

★ 如果孕妇过量服用维生素 D，会导致胎儿或新生儿血钙过多，容易发生主动脉、肺动脉及肾动脉狭窄以及智力发育障碍。

★ 如果孕妇长期大量服用维生素 B_6，容易造成胎儿短肢畸形和感觉性周围神经病。

★ 其他药品如乙酰水杨酸等，在孕早期使用也容易引起胎儿发育异常。

6 常见的物理毒素

放射线物质

具有放射性的物质有很多种，如钴 -60、镭、碘、α 射线、β 射线、γ 射线、X 射线以及各种放射性核素等，按其是否使人体细胞产生电离作用，分为电离辐射和非电离辐射。

具有电离作用的放射线产生的辐射称为电离辐射。当人体接触这种射线达到一定剂量时，射线产生的电离作用会使人体细胞受到损伤、破坏及基因突变，从而对人体及胎儿产生不同程度的损害。

例如第二次世界大战期间，发生在日本广岛的原子弹爆炸，在爆炸中心 1500 米以内的孕妇 11 例中有 7 例所生婴儿出现小头畸形，另外 4 例孕妇由于藏在钢筋水泥掩体内，才没有受到核污染。

常见的电离射线有 α 射线、β 射线、γ 射线和 X 射线等。未经处理排放的工业放射线废弃物、不合格的装修材料、核武器实验爆炸物等都可造成环境放射线污染。

X 射线、γ 射线、钴、镭等被广泛应用于医疗等多个行业。大剂量的电离射线可导致流产、死胎及胎儿畸形，如小头畸形、智力发育障碍、腭裂、眼耳异常、脑积水等。

放射线对孕妇和胎儿的危害与胎儿发育的不同时期、接触的次数以及放射线的剂量有关。导致损害的主要因素是放射治疗。

如果孕妇在孕早期接受大剂量的放射治疗，半数以上胎儿都会出现畸形，或导致胚胎死亡。

研究表明，能对人体造成损害的X射线剂量为500~1000毫拉德（毫拉德为X射线的吸收剂量单位）。按现有规定，正规医院日常为患者进行胸部X线拍片的辐射剂量只有0.4毫戈瑞左右，与有害剂量相差数千倍，不会对人体造成伤害。

孕妇怀孕8~15周内对电离辐射的感受性最强，是怀孕16~25周的4倍，所以妊娠头3个月内，孕妇要避免受X线直接照射。

非电离辐射不会对人体细胞产生电离作用，如紫外线、红外线、激光、微波、射频辐射等电磁波。如果孕妇在孕期接触较强的电磁波，就有可能发生流产、死产及新生儿畸形。但是只要做好防护，并在安全强度范围内，通常情况下非电离辐射对人体的影响不大。

对孕8~10天的小鼠做微波实验，发现微波对鼠胎有明显的致畸作用，对人类胎儿的影响没有报道。为安全起见，孕妇还是避免接触微波为好。

噪声

强噪声环境包括机场、车间、舞厅等。如果孕妇长期接触90分贝以上的噪声，就易导致子宫收缩，使胎盘的血液供应减少，有可能影响胎儿出生后的智力发育，还会使胎儿内耳受到损伤等。动物实验表明，噪声可引起胎儿脑细胞发育萎缩，甚至脑细胞死亡。

高温

高温条件包括高温作业、热疗法、睡热炕、39℃以上热浴、使用电热毯以及发热性疾病或中暑造成的身体高温等。高温会使早期胚胎出现畸形。

孕妇如果长时间或经常受高温刺激，还可引起胎儿神经系统缺陷，包括无脑儿、脊柱裂等。高温还可妨碍细胞增长、损害微血管，甚至导致细胞死亡。

孕早期接触高温可引起胎儿畸形，孕晚期接触高温可导致胎儿宫内缺氧、胎儿宫内窘迫、死胎等。

其他致畸因素

孕期缺氧、营养不良、缺碘、维生素缺乏、子宫内机械性压迫及损伤、双角子宫、子宫肌瘤、羊水过少等均可造成出生缺陷，如畸形足、斜颈、指（趾）或上下肢缺损、腹壁裂等。

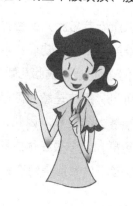

7 常见的生物毒素

风疹病毒、巨细胞病毒、弓形虫、单纯疱疹病毒、人乳头瘤病毒、乙肝病毒、柯萨奇病毒、淋病双球菌、解脲支原体、沙眼衣原体、梅毒螺旋体、艾滋病病毒等生物因素均可以感染子宫内的胎儿，并可导致流产、死胎、畸胎、胎儿宫内生长受限等不良妊娠的发生。

不同的致病因素的表现各不相同，如风疹病毒主要造成先天性心脏病、先天性白内障、耳聋等；弓形虫主要侵犯胎儿的脑组织；柯萨奇病毒可导致胎儿先天性心脏病、心肌炎、心内膜弹力纤维增生等。

8 让宝宝继承你的聪明才智

遗传对智力的作用是客观存在的。父母的智商高，孩子的智商往往也高；父母智力平常，孩子智力也一般；父母智力有缺陷，孩子有可能智力发育不全或智力迟钝。

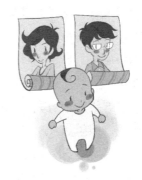

智力还受主观努力和社会环境的影响，后天的教育及营养等因素起到相当大的作用。家庭是智力发展最基本的环境因素，家庭提供了定向教育培养的优势条件。智力的家族聚集性现象恰恰说明了先天和后天因素对智力发展的作用。

甲状腺激素参与胎儿的智力发育，如果孕期准妈妈甲状腺功能减退，甲状腺素分泌不足，也会影响胎儿智力发育。

由此可见，遗传是智力的基础，后天因素影响智力的发展。因此，要想使后代智力超群，就必须在优生和优育上下功夫，使孩子的智能得到充分发挥。

✚ 健康小百科

古今中外，有许多高智能结构的家族，如音乐家巴赫家族的8代136人中，有50人是著名的音乐家；我国南北朝时著名的科学家祖冲之的儿子祖恒之、孙子祖皓都是机械发明家，又都是著名的天文学家和数学家。

⑨ 预防"缺陷宝宝"

根据我国的实际情况，应重点推广以下六项预防出生缺陷的措施：

★ 避免近亲结婚。

★ 预防接种，预防孕早期感染风疹病毒等。

★ 补充叶酸，预防孕早期微量营养素缺乏。

★ 避免接触铅、苯、农药等致畸物。

★ 避免服用某些可致畸的药物。

★ 早期进行出生缺陷的产前筛查。

⑩ 近亲结婚要不得

近亲结婚是指直系血亲和三代以内旁系血亲者互相婚配，如姨表、姑舅亲等。事实证明，近亲结婚并非"亲上加亲"，而是"错上加错"。近亲结婚可造成后代死亡率较高，素质差，常出现弱智、痴呆、畸形、多病、夭折和遗传病。

据统计，近亲结婚的新生儿死亡率是非近亲结婚新生儿死亡率的3倍以上，近亲结婚还是遗传病繁殖的土壤，其遗传病的发病率比非近亲结婚新生儿高150倍。

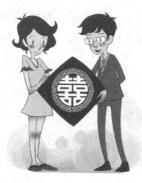

⑪ 请医生做优生咨询

去医院请医生为你做一次优生咨询，向优生专家详细说明自己和配偶现在的身体健康状况，并且把家庭中其他成员的健康状况和医生讲清楚。如果被确认有家族病史的话，就要提早找出解决方案，从而及时保护宝宝的健康。

⑫ 吸烟不利于孕育宝宝

医学专家认为，对妇女怀孕影响最大的首推香烟。香烟中的尼古丁有致血管收缩的作用。

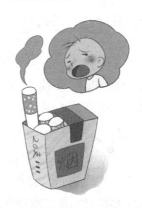

妇女子宫血管和胎盘血管收缩将不利于受精卵着床。吸烟与不孕症有很大关系。香烟在燃烧过程中所产生的有害化学物质有致细胞突变的作用，对生殖细胞有损害，卵子和精子在遗传因子方面的突变会导致胎儿畸形和智力低下。

妇女在怀孕20周以前如果减少吸烟支数或停止吸烟，所生婴儿的出生重量可接近于非吸烟者的婴儿，但仍有先天性异常的危险，这是由于在怀孕早期阶段或者怀孕前吸烟所引起的。

应注意，不吸烟的妇女如果与吸烟的人在一起，也会受到影响。妻子和吸烟的丈夫在一起，她会吸入飘浮在空气中的焦油和尼古丁，同本人吸烟一样有危害。

医师指导

　　如果准备生育孩子，夫妇双方就应该在孕前戒烟，等怀孕后再戒烟就为时已晚了。

⑬ 酒后不宜受孕

大量事实证明，嗜酒会影响后代。因为酒的主要成分是酒精，当酒被胃、肠吸收后，会进入血液运行到全身，少量通过汗、尿及呼吸出的气体排出体外，大部分在肝脏内代谢。肝脏首先把酒精转化为乙醛，进而变成醋酸被利用，但这种功能是有限的。所以，

随着饮酒量的增加，血液中酒精浓度也随之增高，对身体的损害作用也相应增大。酒精在体内达到一定浓度时，对大脑、心脏、肝脏、生殖系统都有危害。

酒精可使生殖细胞受到损害，受酒精毒害的卵子很难迅速恢复健康，酒精还可使受精卵不健全。酒后受孕容易造成胎儿发育迟缓。所以，受孕前一周妇女饮酒对胎儿不利，那些常年饮酒的妇女，即使受孕前一周停止饮酒，也还是有一定危害。

妇女受孕前不要饮酒，最好在受孕前一周就停止饮酒。当然，为了孩子的健康，夫妻双方应在早些时间（半年以上）就开始戒酒。

⑭ 婚后不宜立即怀孕

在结婚前后，夫妻双方都为婚事尽力操劳，休息不好，吃不好，精力消耗也很大，会觉得精疲力竭。要想恢复双方的身体健康状况，确实需要一段相当长的时间。如果婚后不久，身体还未恢复时就怀孕，对胎儿生长的先天条件将会产生不良影响。因为夫妻的身体和精神状况会明显地影响精子和卵子的质量，并影响到精子和卵子结合后的胚胎、胎儿。婚后立即怀孕对妇女本身也不利，操劳所造成的疲惫还未恢复，再很快怀孕，可谓雪上加霜，身体会更坏。

现在旅游结婚比较普遍，在旅游时，生活无规律，心情紧张，精神及

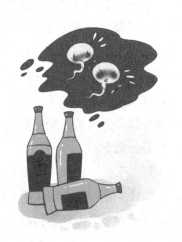

身体都很疲劳,机体抵抗力也会下降,这些都会影响精子和卵子的质量。旅游中,从一地到另一地,各地气候差别很大,天气也会有各种变化,极易受凉感冒,加之疲劳、人群混杂、污染等因素,会诱发各种疾病,其中风疹等病毒感染是胎儿畸形的重要诱因。

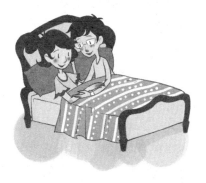

旅游中难免缺乏良好的洗漱、淋浴设备,这就不易保持会阴部和性器官的清洁卫生,泌尿生殖系统感染也十分常见,这对怀孕也极为不利。旅游中吃住卫生条件也不能保证,容易发生呼吸道或消化道感染,常需服用各种抗菌药物,无论是感染,还是服用药物,都对胎儿不利。

有的新婚夫妻在洞房第一次过性生活时就受孕,这也是不提倡的。新婚夫妇在结婚仪式上迎送亲朋好友,忙了一天,身体和精神状况都处于极度疲劳状态,这时受孕极为不利。在新婚宴席上,新郎新娘都要喝酒,甚至多喝几杯,如果酒后受孕,会对胎儿有害。新婚夫妇初次性交,没有经验,精神紧张,很难达到性高潮,这也对胎儿无益。

医师指导

受孕应在安逸愉快的生活条件下进行。受孕前先要创造良好的生活条件和环境,保证夫妇双方身体健康、精力充沛、精神愉快,使情绪处于舒畅和轻松状态,并保证有充分的食物营养、睡眠和休息。因此,新婚夫妇不宜急于怀孕。

⑮ 早产及流产后不宜立即再孕

出现过早产及流产的妇女,机体某些器官的平衡被打破,子宫等器官一时不能恢复正常,尤其是经过人工刮宫的妇女更是如此。如果早产或流产后不久就怀孕,由于子宫等器官的功能不健全,对胎儿十分不利,也不利于妇女身体的恢复,再次发生自然流产或早产的概率也明显升高。

为了使子宫等各器官得到充分休息,恢复应有的功能,为下一次妊娠提供良好的条件,早产及流产的妇女最好过3~6个月再怀孕较为合适。

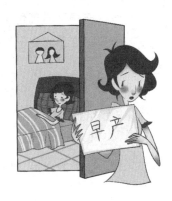

16 长期服用药物的妇女不宜立即怀孕

有些妇女身体患病，需要长时间服用某些药物。激素、某些抗生素、止吐药、抗代谢药、抗癌药、治疗精神病药物等可能会不同程度地对生殖细胞产生影响。长期服药的妇女不宜急于怀孕。

一般来说，妇女在停用药物20天后受孕，就不会影响下一代。当然有些药物影响的时间可能更长些，最好在准备怀孕时向医生咨询，请医生确定怀孕时间。

17 不久前受过 X 光照射的妇女不宜立即怀孕

妇女在怀孕前一段时间内最好不要受 X 光照射。如果在怀孕前 4 周内受 X 光照射，容易发生问题。医用 X 光的照射虽然很少，但能杀伤人体内的生殖细胞。因此，为避免 X 光对下一代的影响，接受 X 光透视的妇女，尤其是腹部透视者，过 4 周后怀孕较为安全。调查表明，在 1000 个儿童中，发现有三色色盲的儿童的母亲大多都在怀孕期接受过腹部 X 光照射。

妇女平时应尽量减少 X 光的照射机会。怀孕前 4 周内必须避免照射X光。

18 需要延缓受孕的情况

存在以下情况的妇女，应选择适当的受孕时间，才能避免对胎儿造成不良影响。

★口服避孕药的妇女最好在停药 3~6 个月后再怀孕。因为口服避孕药中的雌激素和孕激素会对胎儿性器官产生一定的影响。

★上节育环的妇女取环后要有 2~3 次正常月经后再怀孕。

★人流、早产的妇女至少要等 3 个月后再怀孕。因为人流或早产后，子宫的恢复时间为 3 个月左右。

★剖宫产后的妇女至少要在两年以后再怀孕。

★以往因早孕与葡萄胎后恶变较容易混淆，故建议患过葡萄胎的妇女两年后再怀孕。由于目前诊断水平已大为提高，这种限制也可相应缩短。

★大量饮酒后的妇女要过 20 天后再怀孕。

★X 线照射后的妇女过 4 周后怀孕较为安全。

★长期服药的妇女，由于各种药物的作用、排泄时间，以及对卵细胞的影响等各有不同，因此最好在医生指导下确定受孕时间。

⑲ 双亲与子女的血型

子女的血型取决于双亲的血型，但不一定完全相同，具体见下表。

子女可能出现的血型

父	母	子女
A	A	A 或 O
B	B	B 或 O
A	B	A，B，AB，O
B	A	A，B，AB，O
O	O	O
AB	任何血型	不可能有 O 型
任何血型	AB	不可能有 O 型
O	A	A 或 O，不可能有 B 型、AB 型
O	B	B 或 O，不可能有 A 型、AB 型
O	AB	A 或 B，不可能有 AB 型、O 型
Rh 阴性	Rh 阴性	Rh 阳性或 Rh 阴性
Rh 阴性	Rh 阴性	Rh 阴性

⑳ 孕期为什么要检查血型

为输血做准备。应为分娩时有可能出血的产妇提早验好血型，备好血液，如果不能及时输血，延误抢救时机，大出血的产妇就会有生命危险。

预防新生儿溶血症。如果发生 ABO 或 Rh 血型不合，导致红细胞破坏过多，胎儿或新生儿就容易出现黄疸、贫血等症状，即新生儿溶血症。重者可在 24 小时内出现黄疸，并能损害脑组织，引起核黄疸、脑瘫，造成终生残疾，或因心力衰竭而死亡。

血型为 O 型或有新生儿溶血史的孕妇都应在分娩前尽早测定血清血型抗体的浓度。浓度较高者应进行治疗，减少或中和抗体，以预防新生儿溶血或减轻溶血程度。

㉑ 什么是母子血型不合

ABO 血型不合：如果母亲血型为 O 型，父亲是 A 型、B 型或 AB 型，胎儿血型与母亲相同，胎儿平安无事；但如果胎儿血型与父亲相同，母体就可能产生对抗胎儿血细胞的抗体，并经胎盘进入胎儿体内，导致胎儿的红细胞被破坏，产生溶血。常见于母亲是 O 型血，父亲为 A 型、B 型或 AB 型血，可以在第一胎就发病，随着妊娠次数的增加，病情会加重。但并不是所有 O 型血的母亲都发生此病，这取决于母亲体内抗体的多少。

Rh 血型不合：如果母体血型为 Rh 阴性，胎儿血型为 Rh 阳性，带有 Rh 阳性抗原的红细胞会通过胎盘进入母体血液，产生相应的血型抗体，此抗体又经过胎盘进入胎儿血液循环，作用于胎儿红细胞，从而导致溶血。多次妊娠的妇女易发生溶血，第一胎则很少出现。

㉒ 可能有母子血型不合的孕妇怎么办

既往分娩有过死胎、死产或其新生儿有溶血病史的孕妇，如再次妊娠仍可能产生母子血型不合性溶血。这类孕妇要及早检查，如怀疑母子血型不合，要立即采取预防措施。医生要详细询问既往病史，测定夫妇双方的血型和 Rh 因子。如果孕妇血型为 O 型，丈夫为 A 型、B 型或 AB 型，胎儿就有可能发生 ABO 型的血型不合症；如果夫妇一方为 Rh 阳性，另一方为 Rh 阴性，就可能发生 Rh 型血型不合症。可在妊娠期采取下列措施：

按医嘱服中药：黄疸茵陈冲剂以及一些活血化瘀理气的药物可以对血中免疫抗体的产生起到抑制作用。

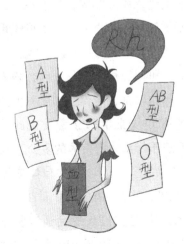

提高胎儿抵抗力：在妊娠24周、30周、33周各进行10天左右的综合治疗，每日静脉注射 25% 葡萄糖 40 毫升，加维生素 C1000 毫克。同时口服维生素 E 30 毫克，每日 3 次。间断吸氧，每日 3 次，每次 20 分钟。

在适当时机终止妊娠：妊娠越近足月，产生的抗体就越多，对胎儿的影响越大。因此，在妊娠 37 周左右就可酌情终止妊娠。

㉓ 高危妊娠莫大意

高危妊娠是指妊娠期存在一些对母婴不利的因素或合并症，构成了对分娩或母婴安全的较大危险。年龄小于 18 岁或大于 35 岁的孕妇通常就属于高危妊娠。另外，以往有不良产史、Rh 阴性血型、子宫颈口关闭不全，以及本次妊娠为多胎、先露异常、羊水过多、过期妊娠、重度妊娠期高血压疾病等也属于高危妊娠。

由于高危妊娠增加了围产期母婴死亡率，应予以高度重视。应做好产前检查，包括对胎儿的生长指标、胎心监测、B 超、胎盘功能测定及必要的妇科及内科各项检查。对孕妇及胎儿进行定期监测，并及时予以治疗，以纠正高危状态。

属于高危妊娠的孕妇不要过于紧张，只要与医生密切配合，通过严密观察及适当处理，绝大多数孕妇会安全度过妊娠期及分娩期。

孕前检查与接种疫苗

❶ 夫妻孕前检查内容

通过孕前检查可以确定夫妻双方目前的健康状况是否良好，有无营养不良、贫血、肝病、肾病、生殖器官炎症，以及对怀孕有不良影响的其他疾病，以便及时给予治疗。

如果夫妻双方之一患有传染病或性病等，应在治疗好后再受孕，以免传给下一代。有些可能对怀孕造成影响的疾病，如反复发作的阑尾炎、妇科肿瘤等，应该先行手术再怀孕。

❷ 男方孕前检查必不可少

孕育宝宝虽然以女性为主体，但精子是组成新生命的另一半，精子的质量在很大程度上决定了孕育的质量和结局。如果由于疾病等原因使男性精子数量减少、活力降低或畸形率增高，就有可能出现不孕、流产等问题。

准备要宝宝的男性在孕前进行精液常规检查，就可以及时了解精液质量。如果发现了问题，就可以及时进行精子优化治疗，提升精子质量之后再怀孕，而不必在怀孕失败后再去检查是不是精子的问题。

❸ 孕前检查的最佳时机

孕前检查的时间过早或过晚，都可能影响到结果的准确性。检查的最佳时机是怀孕前的 3~6 个月，这样你也可以留出充足的时间进行营养、作息等方面的调整。

女性孕前检查需要避开月经期，最好在月经干净后 3~7 天进行孕前检查。男性应该在性生活后的 3~7 天内进行孕前检查，检查前 3 天内最好不要有性生活。

❹ 孕前检查的具体项目

孕前检查的项目除一般体格检查外，还包括优生四项、血常规、尿常规、乙肝表面抗原和特殊病原体（如滴虫、念珠菌、衣原体、支原体等）的检测，必要时还应做染色体检查，以避免遗传性疾病。若男性曾接触放射线、化学物质、农药或高温作业等，可能影响精子的发育，则应做精液检查。

生殖系统感染的检查

检查目的：通过白带常规筛查滴虫、念珠菌、支原体、衣原体等，及早发现阴道炎、淋病、梅毒等性传播疾病。

检查方法：提取白带。

检查时间：孕前。

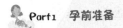

优生四项检查

检查目的：检查有无弓形虫、风疹病毒、巨细胞病毒、单纯疱疹病毒四项，以防流产或胎儿畸形。

检查方法：静脉抽血。

检查时间：孕前3个月。

肝功能检查

检查目的：检查分大小肝功能两种，大肝功能检查除乙肝全项外，还包括血糖、胆汁酸等项目的检查，以防孕后传给胎儿，造成早产。

检查方法：静脉抽血。

检查时间：孕前3个月。

血常规检查

检查目的：了解是否贫血，白细胞和血小板有无异常。

检查方法：静脉抽血。

检查时间：孕前。

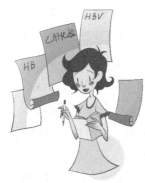

尿常规检查

检查目的：有助于泌尿系统疾病的早期诊断。

检查方法：验尿。

检查时间：孕前。

口腔检查

检查目的：预防妊娠期牙龈炎、牙周炎等。

检查时间：孕前6个月。

妇科内分泌检查

检查目的：通过卵泡刺激素（FSH）、黄体生成素（LH）、孕酮（P）、雌二醇（E_2）、催乳素（PRL）、睾酮（T）等6个项目的检查，有助于诊断月经不调等卵巢疾病。

检查方法：静脉抽血。

检查时间：孕前。

检查对象：月经不调、不孕的女性。

ABO溶血检查

检查目的：通过对ABO血型和RH血型抗体滴定度的检查，避免婴儿发生溶血症。

检查方法：静脉抽血。

检查时间：孕前3个月。

检查对象：妻子为O型血，丈夫为A型、B型血者；有不明原因的流产史者。

染色体异常检查

检查目的：检查遗传性疾病，以便发现问题，及时治疗处理。

检查方法：静脉抽血。

检查时间：孕前3个月。

检查对象：有遗传病家族史的育龄夫妇。

⑤ 孕前检查小细节

孕前检查是夫妻双方都要做的，在检查前，双方有不同的注意事项。

女性孕前检查小细节

★ 检查前 3~5 天内，要饮食清淡。

★ 检查前 3 天内，不要有性生活。

★ 检查前 1 天内，不要洗阴道内部，以免影响诊断的准确性。

★ 检查前一天晚上 8 点后，不要再吃东西了，也不要剧烈运动。用淋浴而不用盆池洗澡，保持充足的睡眠。

★ 检查的当天，收集少许晨尿（也就是起床后第一次排的尿液），放进干净的小玻璃瓶中，以备化验用。

★ 检查的当天需要委屈一下肚子，不要吃早饭，也不要喝水，也不可以饮用牛奶及其他奶制品，因为有些检查项目需要空腹做。

男性孕前检查小细节

★ 在检查前 3 天内，不要抽烟喝酒，也不要吃油腻、糖分高的食物。

★ 检查前 3 天内，不要有性生活。

★ 检查的前一天，洗个澡，保证身体的清洁度。

★ 从检查前一天晚饭后直到第二天检查前，都不要再吃东西了，以确保在抽血前空腹 8 小时以上。

⑥ 孕前检查可以照 X 光吗

虽然医用 X 光的照射量很少，但也足以对人体的生殖细胞造成影响，尤其是对内生殖器所在的腹部进行 X 光照射时。所以，至少从怀孕前 4 周起，准备生宝宝的爸妈最好要避免 X 光的照射哦。如果由于身体检查的需要，照了 X 光，那就等过了 4 周之后再怀孕会比较安全。

⑦ 什么是优生四项检查

TORCH 是代表可引起胎儿感染并造成胎儿畸形的四种病原体，即弓形虫、风疹病毒、巨细胞病毒、单纯疱疹病毒等。

TORCH 是弓形虫（TOX）、风疹病毒（RV）、巨细胞病毒（CMV）、单纯疱疹病毒（HSV）的英文缩写。对这四种病原体的检测叫作优生四项检查，又叫 TORCH 检测。

TORCH中的第二个字母"O"也可解释为其他病原体，如柯萨奇病毒、B族链球菌、乙型肝炎病毒等，都是造成新生儿出生缺陷的重要环境生物因素。

⑧ 优生四项检查孕前做更安全

很多孕妈咪往往在怀孕后才进行优生四项的检查，实际上，怀孕前就进行筛查更利于宝宝的安全。

如果等到怀孕后再筛查，一旦发现了问题，究竟该舍弃无辜的宝宝还是留下有缺陷的小生命呢？到那时孕妈咪和家庭都不得不陷入两难的境地。如果孕前能及时发现，及时进行适当的药物治疗，怀孕后宝宝就能免受伤害了。

⑨ 月经不调要做性激素六项内分泌检查

如果你出现了经量异常或周期不规律的情况，或是排卵功能出现问题，多是体内的激素在捣乱哦！如果放任月经问题不管，就不利于把握排卵期，无形中就降低了受孕的成功率。即使怀孕了，如果黄体功能不足，也可能会导致流产的发生。

因此，有这类困惑的备孕女性一定要及时进行生殖内分泌的检查，也就是性激素六项的检查，找出月经问题的原因。

性激素六项包括卵泡刺激素（FSH）、黄体生成素（LH）、催乳素（PRL）、雌二醇（E_2）、孕酮（P）和睾酮（T）。有些女性月经一向很规律，对于这样的孕妈咪，如果确定月经规律，排卵正常，也可以不做这项检查。

通过对这些激素的分析，不仅可以判断生殖内分泌水平是否正常，也可以了解黄体和卵巢的功能，看是否存在多囊卵巢或卵巢功能降低等情况，然后就能根据情况采取相应的措施。尤其对大龄妈咪来说，性激素六项是必不可少的检查。

⑩ 如何检查输卵管是否通畅

对怀孕来说，输卵管是否通畅是件十分重要的事情。如果由于病变等原因造成输卵管不通，就很容易出现继发性不孕、宫外孕等问题。因此，如果计划怀孕的女性存在输卵管病变的潜在危险因素，包括生殖道炎症史，如输卵管炎、附件炎、盆腔炎、慢性宫颈炎、淋病、支原体衣原体感染等，或者宫内操作史，如人工流产、放置宫内节育环等，为了确保顺利受孕，孕前最好要进行输卵管的检查。

输卵管检查常用的方式有输卵管通液或输卵管造影。一旦发现问题，就要及时治疗，从而避免继发性不孕和宫外孕的出现。

⑪ 孕前为什么要检查牙齿

孕期容易发生牙龈炎

怀孕后，准妈妈体内的雌孕激素水平会上升到很高，使牙龈中微血管增生，血管通透性增强，牙龈容易充血肿胀，对炎症反应的抵抗力降低，牙龈炎就很容易发生。

孕期牙龈炎是怀孕期间常见的牙周问题，表现为牙龈发炎、充血肿胀、颜色变红，刷牙容易出血，偶尔也会有疼痛不适。

孕期牙龈炎严重时，会形成牙龈瘤。牙龈瘤呈深红色、无痛，但容易流血，是牙龈严重充血肿大的表现，怀孕末期会慢慢消失，如果出现了溃疡或咀嚼障碍，就需要手术切除。

孕期容易出现龋齿

怀孕期间，准妈妈的胃口大开，不仅吃得多，还会多吃高糖、高热量的食物，加上妊娠反应和行动不便，使你的口腔清洁工作很难坚持。口腔残渣堆积，细菌就得以大量繁殖，龋齿等问题随之而来。

智齿也易在孕期发炎

孕期恶心呕吐、激素水平变化等因素都可能影响到牙龈，因此，智齿发炎的可能性也会增加，严重时甚至会引发骨髓炎。

原有口腔问题孕期会加重

孕期情绪和内分泌的变化，会使原本就存在的牙周病、龋齿等口腔问题加重，加重的龋齿又容易引发急性牙髓炎或根尖周炎。

孕期牙齿坚固程度会降低

如果孕妈咪有孕吐的现象，难免会发生胃酸倒流，牙齿也容易遭受腐蚀，尤其是舌侧的牙齿。在怀孕期间，牙齿可能有所松动。

孕期牙周病影响宝宝健康

牙病带来的痛苦往往令人不堪忍受，若服药不慎，还会给肚子里的宝宝造成不利影响。牙痛使你进食不便，容易导致营养不均衡，也会间接影响宝宝的健康。

有严重牙周病的孕妈咪发生流产、早产或新生儿体重过轻的概率是一般孕妇的4~7倍。引起牙周病的细菌本身和其他代谢产物都会释放炎性因子，可能导致血糖代谢不良，甚至早产。

孕前就打理好口腔问题

孕期如果出现牙病，坏处多多，而在孕前就打理好口腔问题，孕期再做好口腔卫生，孕妈咪就不用再有后顾之忧了。

从备孕阶段开始，就要建立起健康的口腔环境。准妈妈可以到牙医师那里询问正确的刷牙方法（用贝氏刷牙法，避免横向地"锯"牙），早晚刷牙，用牙线去除附着在牙齿上的牙菌斑，牙缝大的话还要使用牙缝刷，把牙齿清洁得干干净净。定期洗牙，补好该补的，拔掉该拔的，修复好缺失的牙齿。

⑫ 孕前可选择的常用疫苗

风疹疫苗

由于注射一次风疹疫苗便可获得数十年甚至终生的免疫效果，因此提倡儿童期或怀孕前注射疫苗。

注射时间：至少在怀孕前3个月。这是由于风疹疫苗注射3个月才能产生抗体，且属减毒活疫苗，注射3个月后才能保证风疹疫苗病毒完全消失，不会对胎儿造成影响。孕期不要接种风疹疫苗，如意外接种此疫苗，也不必终止妊娠。

效果：疫苗注射有效率在98%左右，可以维持10年以上。

乙肝疫苗

我国是乙型肝炎（简称乙肝）高发地区，被乙型肝炎病毒感染的人群占总人口的10%左右，即我国的乙肝病人及乙肝病毒携带者在一亿人以上。

孕妇若是乙肝患者或病毒携带者，可通过胎盘将病毒传给胎儿，在医学上叫作母婴垂直传播，是乙型肝炎的重要传播途径之一。胎儿一旦被传染，85%~90%会发展成慢性乙肝

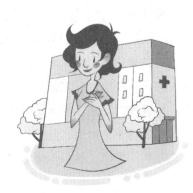

病毒携带者，其中25%成年后会转化成肝硬化或肝癌，必须及早预防。

注射时间：按照0，1，6方案进行注射，即从第一针算起，此后1个月注射第二针，在第6个月的时候注射第三针。此疫苗最好在孕前9~10个月进行注射，要数月时间才能产生病毒抗体，但疫苗对胎儿无害。

效果：免疫率可在95%左右，有效期达7年以上。如果有必要，可在注射疫苗后5~6年加强注射一次。

甲肝疫苗

甲型肝炎（简称甲肝）病毒可以通过水源或饮食传播，而妊娠期由于内分泌的改变和营养需求的增加，肝脏负担加重，抵抗病毒的能力有所减弱，极易受感染。建议高危人群（指经常出差或经常在外面吃饭，尤其是在卫生较差的地区）在孕前注射疫苗预防甲肝。

注射时间：一般使用死疫苗，共注射两支，间隔6个月，应至少在孕前9~10个月进行。

效果：免疫率几乎达到100%，免疫时效可达20~30年。

水痘疫苗

孕妇在孕早期感染水痘可导致胎儿先天性水痘或新生儿水痘；孕妇在孕晚期感染水痘可导致孕妇严重肺炎。

注射时间：应在孕前3个月注射。

效果：免疫时效可达10年以上。

流感疫苗

导致流感的病毒种类很多，流感疫苗属于短效疫苗，免疫时效只有 1 年左右，只能预防几种流感病毒，对于孕妇的抗病意义不大，可以根据自己的身体状况及所居住地区选择是否注射。

注射时间：北方地区可在每年的 10 月、11 月初注射，南方地区可在每年 11 月底或 12 月初注射，且应在注射流感疫苗 3 个月后再怀孕。

效果：免疫时效在 1 年左右。

狂犬疫苗

狂犬疫苗为灭活疫苗，一般应在被犬类动物咬伤后再注射。怀孕后若被犬咬伤，则需选择较安全有效的疫苗注射，如进口的维尔博狂犬疫苗。

注射时间：咬伤后应立即注射第一针，其后第 3 天、第 7 天、第 14 天、第 30 天各注射一针。

气管炎疫苗和肺炎疫苗

气管炎疫苗和肺炎疫苗主要适用于患有慢性气管炎及身体抵抗力较弱的人群。

⑬ 准妈妈受孕前接种疫苗注意事项

★ 无论接种何种疫苗，都应遵循至少在接种后 3 个月再怀孕的原则，因为有的疫苗可能对胎儿有害，且注射疫苗的目的是为了产生抗体，保护准备怀孕妇女的健康，而抗体要在疫苗接种一段时间后产生。

★ 活疫苗，如风疹疫苗、麻疹疫苗等在怀孕早期可损害胎儿，故不宜使用。死疫苗，如乙肝、乙脑、白喉、破伤风、百日咳、伤寒、狂犬病等疫苗，对胎儿无害，孕期可以使用，但它只对孕妇起抗病作用，对胎儿无免疫效果。

★ 如果要注射一种以上的疫苗，需要咨询医生合理安排接种的间隔时间。

★ 疫苗也是一种药物，多数是细菌或病毒经过灭活减毒处理后制成的，并非多多益善。只有坚持锻炼身体，增强体质，保持合理均衡的膳食营养，才是防病治病的关键。

孕前常见疾病防治

❶ 预防神经管畸形

神经管畸形是在胎儿脊柱和大脑发育过程中，神经管发育障碍引起的各种畸形的总称。神经管畸形包括无脑儿、脑积水、脊柱裂、脑脊膜膨出及智力低下等。无脑儿在分娩的过程中或出生后很快死亡，其他神经管畸形儿有可能存活，但日后会给家庭和社会都造成巨大的负担。

我国神经管畸形发生率在世界上最高，每年有 8~10 万神经管畸形儿出生，差不多每 6 分钟就有 1 个神经管畸形儿出生。

由于 B 超的广泛应用，使大部分的神经管畸形儿都可以在产前进行诊断，及时终止妊娠。为预防神经管畸形，可在受孕前 3 个月开始服用叶酸，直至孕期结束。

❷ 预防弓形虫病

弓形虫是一种分布广泛的寄生虫，猫是弓形虫的主要宿主。1 克猫粪中会有上千万个弓形虫卵囊。被弓形虫感染的猫、狗、牛、羊、鸡等都可成为传染源，这些动物唾液中的弓形虫可通过皮肤伤口进入人体。当人吃了被猫狗粪便污染过的生肉、生蛋、生奶等食物，也会感染弓形虫病。

我国弓形虫感染率为 4.0%~9.0%，胎儿宫内弓形虫的感染率为 0.5%~1.0%。

孕妇感染弓形虫后，可通过血液循环、胎盘、产道等多个途径，造成胎儿或婴儿的弓形虫感染。

弓形虫对胎儿的脑组织有着特殊的亲和力，专门以胎儿的脑细胞和发育不成熟的幼稚细胞为主要攻击对象，导致胎儿脑、肝、眼、肺、心等重要器官损害，使胎儿发生脑积水、小脑畸形、无颅骨、脑膜炎、无眼、单眼、先天性白内障、肺炎、心脏增生性病变、唇腭裂、肛门闭锁等严重的先天畸形，其中神经系统畸形可达56%。典型的先天弓形虫病表现有视网膜炎、脑内钙化和脑积水三大症状。

如果孕妇在孕早、中期感染弓形虫，就可导致流产和胎儿畸形；如果在孕晚期感染弓形虫，就可引起胎死宫内、早产及早期新生儿死亡等，也可造成孩子出生后发生脑萎缩、脑积水、智力障碍等。因此，孕妇怀孕前应做弓形虫感染检查，若有感染，则应治好后再怀孕。

❸ 预防风疹感染

风疹是由风疹病毒引起的急性呼吸道传染病，一年四季均可发生，以冬春季多见，潜伏期为2~3周，一般是第一、二天发热并有类似感冒的症状，然后出皮疹，常伴耳后、颈部淋巴结肿大，1~2天皮疹消退。有15%的患者不出疹子，也没有明显的症状，称为隐性感染。

孕妇在怀孕期间一旦感染了风疹病毒，可引起流产、早产，并可通过胎盘传染给胎儿，导致胎儿生长发育受限和先天畸形。

风疹病毒对胎儿的影响主要是在怀孕头3个月，如果孕妇在此阶段感染了风疹病毒，就容易引起胎儿先天性宫内感染，导致胎儿先天性心脏病、白内障、耳聋以及小头畸形、智力和骨骼发育障碍等。其中，前三种症状称为风疹三联征。

孕期风疹病毒导致的慢性感染可以在孩子出生后数年或数十年后发病，表现为内分泌疾病，如糖尿病、甲状腺功能减退、迟发性耳聋、视力受损、脑炎、慢性高血压等，因此必须予以高度重视。为预防风疹感染，应在孕前3个月接种风疹疫苗。

❹ 预防巨细胞病毒感染

感染巨细胞病毒（CMV）可以引起巨细胞病毒病。巨细胞病毒病是一种广泛存在的病毒性传染病，其最大特点是患者的细胞核及细胞质内出现包涵体，使受感染的细胞体积增大，并且引起一系列病变，造成多种疾病，所以这种病毒称为巨细胞病毒。

轻度的巨细胞病毒感染可表现为隐性感染，没有明显症状。当受感染的病人发生免疫功能低下时，就可表现出严重的症状，甚至有致命危险。目前，该病对人类的危害逐渐得到人们的关注。

巨细胞病毒初次进入人体可引起原发感染，可在人体内潜伏多年，一旦怀孕或抵抗力下降，可以引起复发感染。原发感染和复发感染都可造成胎儿的宫内感染。据调查结果显示，孕妇巨细胞病毒原发感染的发生率为3%~5%，复发感染的发生率约为4.53%。

巨细胞病毒可通过胎盘的血液循环、阴道以及宫颈进入子宫内，并可在分娩过程中经产道时造成胎儿的感染。研究表明，孕妇感染巨细胞病毒后，孕期的任何时候均可以传给胎儿。

巨细胞病毒是胎儿宫内感染中最主要的致畸病毒，其致畸危害比风疹病毒更为严重。胎儿感染巨细胞病毒后，在出生时有 5% 的孩子存在明显严重的症状；有 5% 的孩子存在不明显的或不严重的症状；90% 的孩子没有症状。不管孩子出生时有没有症状，都可以造成远期后遗症。

如果胎儿在子宫内受到巨细胞病毒的感染，出生时的明显症状就会有黄疸、肝脾肿大、血小板减少、视力和听力障碍、先天性心脏病、胆道闭锁以及小头畸形、脑室钙化、脑瘫等。

如果胎儿在子宫内感染巨细胞病毒，但出生时无明显症状，仅表现为尿内有病毒，那么有 10%~15% 的孩子会在 1~2 年后出现智力低下、耳聋等后遗症，其脑组织的感染率可达 55.56%。

巨细胞病毒感染重在预防。孕前一定要做病毒筛查，若有感染，要治愈后才能怀孕。

⑤ 预防单纯疱疹病毒

单纯疱疹病毒（HSV）分为两种类型，即单纯疱疹病毒Ⅰ型和单纯疱疹病毒Ⅱ型，两种病毒都可以造成人的感染。单纯疱疹病毒Ⅰ型又称为上半身型，主要是引起人的上半身的感染，如唇疱疹、疱疹性脑炎等，但极少感染胎儿。单纯疱疹病毒Ⅱ型又称

为生殖器型，主要是引起生殖器疱疹，如外阴疱疹、子宫颈疱疹等。单纯疱疹病毒Ⅱ型是胎儿宫内感染的主要传染源。

如果孕妇在怀孕 20 周内感染生殖器疱疹病毒，就容易造成胎儿宫内感染，流产率可达 34%。如果怀孕 20 周后胎儿受感染，就会造成胎儿生长发育受限，导致低体重。如果分娩时经产道感染，新生儿就会于产后 4~7 天开始发热，出现黄疸、肝脾肿大、大面积疱疹等，死亡率可达 70%，幸存者多数遗留神经系统后遗症。因此，生殖器疱疹在怀孕的任何阶段都可以使胎儿遭受感染，对胎婴儿的危害极大。

单纯疱疹病毒感染目前尚无彻底治愈的方法，通常选用抗病毒药泛昔洛韦或阿昔洛韦，口服或静脉点滴治疗。如果孕早期发生原发性生殖器疱疹，也就是在怀孕早期第一次出现生殖器疱疹，此时对胎儿的危害大，就应该终止妊娠。检查孕妇血中的特异 IgM 抗体，就可以说明孕妇急性感染；查脐带血证实有单纯疱疹病毒 -IgM 抗体的存在，就可证实胎儿的感染。

生殖器疱疹是一种性传播疾病，加强性生活的自律是最佳预防措施。

⑥ 糖尿病患者孕前注意事项

病程长的糖尿病患者合并有微血管病变，如糖尿病肾病、视网膜病变等，怀孕后将对母儿产生严重的不良影响。

糖尿病引起心血管异常者，如缺血性心脏病，怀孕后甚至有死亡的风险。

糖尿病患者应在孕前进行心脏情况、肾功能和眼底检查，确认有无合并心脏缺血、微血管病变和肾病，了解病情的严重程度，以便确定是否适合怀孕。准备怀孕前应停服降糖药物，改用胰岛素控制血糖，直至接近正常后再怀孕。

患糖尿病的妇女在准备怀孕前，应找妇产科医生进行孕前咨询，以便让妇产科医生全面了解情况，帮助患者选择适宜的怀孕时间，指导糖尿病孕妇在整个孕程中将血糖控制在正常或接近正常的水平，从而降低自然流产、胎儿畸形、巨大儿、胎死宫内及新生儿并发症的发生率。

糖尿病带有一定的遗传倾向。研究表明，如果父母一方或兄弟姐妹中有人患有糖尿病，本人的患病率为38%；如果父母都患有糖尿病，本人患病的概率最高可达80%。糖尿病的遗传基因本身并不导致糖尿病，只是加大了患糖尿病的可能性。不健康的生活习惯，如体重超重、长期不运动、腹部脂肪堆积和先天的危险基因等因素加在一起，才会导致糖尿病的发生。因此，专家建议如下：

减掉几斤：研究表明，每日锻炼半小时，并且坚持健康饮食，体重减少5%~7%，糖尿病的患病率可降低58%。

更换食谱：患糖尿病的妇女应多吃水果、蔬菜和全麦食品，少食脂肪，摄入的脂肪应少于每日所需热量的30%。

勤做运动：患有糖尿病的妇女应坚持每天锻炼半小时，锻炼项目包括散步、体操、骑车、打网球等，每周可锻炼5次。适量运动可以降低糖尿病的患病率。

养成良好的饮食习惯，坚持运动，保持正常的体重，不管是对糖尿病患者还是健康人群，都是十分有益的。

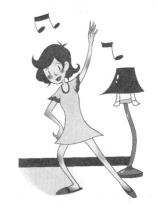

❼ 甲亢患者孕前注意事项

甲亢可能会对胎儿发育产生不利影响。如果妇女确诊甲亢，就应待病情稳定1~3年后再怀孕为好。在使用抗甲状腺药物或放射性碘治疗甲亢期间，应采取避孕措施，以免意外妊娠。

放射性碘为胎儿的禁忌药物，不论做诊断还是做治疗，在孕期都应禁止使用。甲亢患者经过治疗，甲状腺功能化验正常后，在征得内分泌科医生的同意后再怀孕为好。

⑧ 心脏病患者孕前注意事项

怀孕和分娩对心脏病患者是一个沉重的负担，可能造成生命危险。因此，心脏病患者应在准备怀孕前进行孕前咨询，对自己的心功能和能否耐受妊娠进行评定。

心功能Ⅲ级以上、有心衰史、有青紫型心脏病、严重的心律失常、心室肥大、处在风湿热活动期、年龄在35岁以上患心脏病时间较长、心肌炎遗留心律不齐的妇女都不宜怀孕，如果避孕失败，就应尽早终止妊娠，千万不可贸然怀孕。

⑨ 子宫肌瘤患者孕前注意事项

子宫肌瘤有可能影响怀孕，有25%~40%的患者不孕与肌瘤的大小及生长部位有关。如肌瘤长在子宫角部，可造成输卵管扭曲、变形，影响精子通过，减少受孕机会；黏膜下子宫肌瘤占据宫腔，影响受精卵着床；较大的肌壁间肌瘤既可改变宫腔形态，又可压迫输卵管。医生会根据肌瘤的大小、生长部位，采取相应的手术方案，可保留患者的生育功能。肌瘤切除后，子宫壁会留下疤痕，需要一段时间才能修复，否则妊娠有可能发生子宫破裂。子宫肌瘤切除手术后应避孕两年再怀孕。

肌瘤切除手术后3年内的妊娠率可达60%，最好3年内争取怀孕。因为随着时间推移，术后肌瘤复发的机会有可能增加，3年后肌瘤复发率为10%~20%。根据子宫肌瘤的部位和大小不同，患有子宫肌瘤的孕妇怀孕后易发生流产、早产或难产。在剖宫产时切除子宫肌瘤出血较非孕期手术出血多。

⑩ 来自丈夫的生育隐患

阳痿：阳痿又称为阴茎勃起功能障碍，大致可分为心理性阳痿和生理性阳痿两种。对于心理性阳痿，只要患者心理调适得当，很快就可以恢复。由生理疾病引起的阳痿就需配合医生的治疗。引起生理性阳痿的疾病包括阴茎异常、动脉硬化、高血压、前列腺炎、肥胖等。

早泄：早泄是指性交时间很短，阴茎刚插入阴道就射精。早泄对夫妻性生活影响非常大，对孕育宝宝影响也很大。早泄和阳痿一样，也分为心理性和生理性两种。引起生理性早泄的疾病包括尿道炎、前列腺炎等，一定要及时治疗。

精液量：关于精液量的多少，存在着个体差异。一般来讲，正常健康成年男性一次射精量为 2~7 毫升，精液呈白色或黄白色。如果少于 1 毫升，就可认定为精液过少。同样，如果一次射精超过 8 毫升，就属于精液过多。生殖系统感染、结核病、淋病、睾丸功能异常、内分泌紊乱、尿道狭窄等疾病容易引起精液过少；精囊炎症和垂体促性腺激素分泌亢进容易导致精液过多。

睾丸病变：睾丸是产生精子的器官，无论是先天发育障碍还是后天因素引起的睾丸病变，均对孕育宝宝影响很大。

⑪ 女性不孕的主要原因

排卵障碍或不排卵：女性如果出现卵巢发育不良、卵巢囊肿、卵巢早衰或多囊卵巢综合征等，就会导致卵巢功能障碍，从而引起排卵障碍。也可因过度节食，使体重显著降低，而导致卵巢功能障碍，引起闭经或排卵障碍。

输卵管闭塞或粘连：造成输卵管闭塞或粘连的常见原因包括输卵管炎和子宫内膜异位症。如果输卵管不通，精卵不能相遇，就无法实现受孕。

免疫因素：如果女方子宫颈黏液或血清存在抗精子抗体，就不易受孕。

妇科炎症：女性如果患有阴道炎、宫颈糜烂、子宫内膜炎、附件炎、盆腔炎或其他性传播疾病，就会不同程度地影响受孕。

⑫ 男性不育的主要原因

精液异常：少精症、弱精症、畸形精子症、无精子症都会使精液处于病理状态。

生殖系统疾病：前列腺炎、精索静脉曲张、结核等疾病可造成不育。梅毒、淋病等性病会影响精子的生成、发育和活动能力。外生殖器损伤或畸形也可造成不育。

性功能障碍：阳痿、不射精或逆行射精等性交障碍也会引起不育。导致阳痿的因素包括心理性、血管性、内分泌及药物作用等。

⑬ 甲状腺功能会影响怀孕

很少有人会特别关注甲状腺，但甲状腺的功能不仅关系到情绪、内分泌，也会影响到你生一个健康的宝宝。

正常的月经周期是顺利怀孕的前提，如果甲状腺出问题，会造成内分泌与免疫紊乱，导致月经不调、经血过多或闭经，排卵的周期也会被打乱，受孕的机会就大幅度降低，不孕症就不远了。

什么情况下需要检查甲状腺？

★ 经常感觉乏力，想睡觉，体力和精力都较差。

★ 思维不清晰，注意力难以集中，记性不好。

★ 肠道功能和代谢水平运转变慢，体重增加。

★ 皮肤和毛发干燥、灰白、容易折断，指甲变脆。

★ 比别人更怕冷，穿得更多。

★ 情绪低落抑郁。

★ 行动和反应迟缓。

★ 肌肉、骨骼僵硬疼痛，手感到麻木。

★ 血压增高，心跳变慢。

★ 胆固醇水平增高。

如果女性有 5 项或更多的答案是肯定的，就一定要去查查甲状腺功能了，即使不到 5 项，检查一下也有益无害。

⑭ 妇科炎症会造成不孕

妇科炎症之所以会造成不孕，是因为炎症导致阴道出现过多的炎性分泌物，影响精子的存活，降低或损伤精子的穿透力。致病菌还能上行感染宫腔，引起子宫内膜、输卵管炎症及输卵管粘连等，使精卵结合受阻。如果在输卵管炎症未治愈的情况下怀孕了，还容易导致宫外孕的发生。

阴道炎也会影响怀孕

常见的阴道炎也会影响怀孕吗？虽不必然，但仍然是有可能的。阴道炎严重时可造成阴道狭窄，不利于精液通过。但只要治疗好了，下一个月经周期就可以继续怀孕了。

那么，如果患有阴道炎的女性怀孕了，会影响宝宝健康吗？一般来说，只要不发生流产，就表示宝宝没有受到影响。但如果阴道炎已经造成了宫腔感染，出现了阴道不规则流血、腹胀、腹疼、腰酸等症状，就不利于宝宝的健康了。

如果阴道炎未治愈就怀了孕，会给孕妈咪带来诸多不适，更需要尽快治疗。为了安全，不要私自用药，要把怀孕的情况告知医师，让医师为你选择合适的药物。由此看来，孕前检查还是确保自身健康和宝宝安全的有效手段。在怀孕前，孕妈咪一定要做好全面的孕前检查，排查疾病，尤其是霉菌性阴道炎，是孕前必须治愈的，如果孕妈咪有霉菌性阴道炎，宝宝会在分娩过程中受到霉菌的感染。

⑮ 如何预防各类阴道炎

霉菌性阴道炎（念珠菌性阴道炎）

症状：发生霉菌性阴道炎时，白带常常会呈凝乳状或豆渣状，白色稠厚，略带臭味，也有的会呈水样，稀薄，无臭味。

诱因：怀孕、糖尿病、服用避孕药或抗生素、使用大量雌激素、穿紧身化纤内裤、爱吃甜食，都可能引起念珠菌性阴道炎。如果身体其他部位有其他病菌的感染，抓挠瘙痒部位皮肤时使手指带菌，也会传染到阴道。

预防：平时注意皮肤清洁，保持外阴干燥，合理使用抗生素及激素，及时治疗糖尿病、手癣、脚癣。

细菌性阴道炎

症状：发生细菌性阴道炎时，白带常常会呈灰白色或灰黄色，稀薄，有腥臭味，性交后更为明显。

病原体：加德纳菌、各种厌氧菌、Mobiluncus 菌及支原体。

诱因：妇科手术后、怀孕次数较多、性伴侣数目较多时，阴道的酸碱环境容易改变，利于致病菌大量繁殖。

预防：使用避孕套，不用卫生护垫及各种洗液，勤换内裤，保持外阴干燥清洁，规律饮食起居，饮食清淡，注意避免交叉感染。

滴虫性阴道炎

症状：发生滴虫性阴道炎时，白带会变得异常增多，常为稀薄泡沫状，有腥臭味，严重时白带中还会混有血液，当混合有细菌感染时，白带会呈脓性。

诱因：通常是通过浴室、马桶、内衣裤、各种卫生用具等间接传染。

预防：滴虫可通过污染的内衣及物品传染，应该注意消毒，保持外阴清洁。

治疗：如果孕期存在滴虫性阴道炎，怀孕的不同阶段用药会有所不同。怀孕早期是宝宝器官形成的重要时期，药物对宝宝不利，所以最好不要使用栓剂或口服药。如果症状较轻，可以先选择中药洗剂改善瘙痒症状。

⑯ 月经不调会削减受孕能力

月经有多重要

月经周期正常而有规律、卵巢规律地排出健康的卵子，是成功受孕的关键。正常的月经周期为 28~35 天，长短可以因人而异，提前或错后 7~10 天都可以看作是正常的，只要能保持一定的规律，就不算是月经不调。

月经问题影响受孕机会

月经周期不规律会使女性不易受孕，尤其是少经症、多囊性卵巢综合征患者，通常会隔很久才有一次月经，这样月经周期长、排卵机会少，受孕的机会当然就大大减小了。但月经周期短就一定好吗？周期过短提示了黄体功能的不健全，尤其是合并子宫内膜异位症时，即使有排卵，也会不孕，或者流产的发生率增加。

月经不调要及时诊治

如果出现了月经不调的情况，就一定要及早检查和治疗，不要让看似不起眼的月经问题成为怀孕的隐患。

看医生时，医生会询问女性的末次月经是什么时候，末次月经也就是距离就诊时最近的一次月经，要从出血的第1天算起。需要注意的是，末次月经首先指的是月经，不要把不正常的出血误认为是月经哦！不正常的阴道出血量一般比月经少，时间偏短或偏长，或与平时的月经规律不相符，真正的月经则会有与通常一样的量和持续时间。

经期保健有益生育功能

如果能在每次月经来潮时做好经期保健，也会对子宫、卵巢的功能有帮助。如月经期间保证充足的睡眠，进行适当的有氧运动，有意识地调节自己的情绪，保持心情愉快，多吃含铁量丰富的食物，注意营养的均衡。经期注意调理身体，也可提升免疫力，促进女性激素的分泌，提高受孕机会。所以，现在就开始注意经期保健吧！

🗨 17 月经不调也许是卵巢早衰的信号

月经是女性健康的晴雨表，而痛经、闭经、经期提前或推后、经量过多或过少等问题的背后，也可能提示着卵巢早衰。

卵巢早衰最初的表现就是月经失调，如月经周期延后，月经量少，月经稀发，经期逐渐缩短，而最终发展到闭经，导致提前进入绝经期。而月经量持续减少，多数意味着女性雌激素水平发生变化、降低，卵巢功能减退。以下几种情况就属于月经不调：

★ 本来28~30天来一次月经，周期却逐渐延长，变成超过两三个月才来一次。

★ 有的女性表现为周期逐渐缩短，缩短到20天就来一次。

★ 经期原本有5~7天，却慢慢开始变得1~2天就能干净了。

★ 经量原本是正常的，但开始变得越来越少了。

★ 一般正常的月经出血量应为30~50毫升，少于20毫升就属于月经过少，多于80毫升就是月经过多。以卫生巾的用量估量，正常的用量是平均一天换四五次，每个周期不少于10片，如果连5片都用不完，那么就属于月经过少了。

★ 除此之外，月经周期开始变得紊乱，甚至闭经，有些女性还会有潮热、盗汗、烦躁等症状出现，也需要注意是否有卵巢早衰。

⑱ 卵巢早衰如何调理

★ 在医生的指导下进行调理，改善卵巢的储备功能。

★ 用平和的心态看待卵巢早衰，要有信心，卵巢早衰并不一定不能生育，虽然治疗上相对困难，但有很多人在治疗后是可以生育的。

★ 注意营养平衡，摄入足量蛋白质，控制脂肪和糖分的摄入，特别注意补充维生素 E、维生素 D 及矿物质（如铁、钙）。

★ 适当加强运动，保证充足睡眠，晚餐不宜过饱，晚上不做剧烈运动。

★ 改良避孕方法，减少人工流产，多关注月经的规律性和量，科学减肥。

⑲ 如何保持卵巢年轻

经期多补铁

经血会带走大量铁元素，而铁能为卵子提供充足养分。经期多吃菠菜、动物内脏等高铁食品，可以让卵子更健康。

保持良好的情绪

适当缓解压力，劳逸结合，不要过度疲劳。过多的压力会引起免疫功能下降、内分泌失调，使代谢紊乱，导致体内酸性物质沉积。

加强体育锻炼

一定要找机会去运动，每天至少运动半小时，增强体质，提高免疫力。而且最好在阳光下运动，这样可以减少体内酸性物质的形成。酸性物质是引起癌症的重要成分。

远离止痛药

止痛药可以抑制大脑神经，长期服用会迷惑神经中枢，降低其对卵巢发出指令的速度，使卵子活性减弱。

哺乳

产后哺乳可使卵巢的排卵功能受到抑制，对卵巢也是一种保护。

定期检查

定期检查有助于早发现、早诊断、早治疗。如果发现异常，诊断明确，就要及早治疗。

⑳ 如何保证输卵管通畅

因输卵管问题导致不孕的女性越来越多了，输卵管的损伤离我们并不远。其实输卵管是很脆弱的，很容易因为炎症等因素造成粘连、堵塞，如何保护好输卵管，保证它的通畅与健康呢？

避免性生活带来的感染：拒绝混乱和不洁的性生活，避免受到性传播疾病感染。

避免人流：做好避孕措施，尽量避免人工流产，因为很多的输卵管阻塞都是不正规的人流造成的，即使是正规的人流术，也不宜频繁做，否则也会增加感染的机会。

特殊时期禁止性生活：人工流产后1个月内应禁止性生活。经期或产褥期内也应禁止性生活。

治疗感染要彻底：如果发生了盆腔炎或流产后感染，一定要治愈，不要觉得症状消退了，病就是好了，应该在症状消失后根据医生指导再继续服用药物。

身体出现不适要及时就诊：身体一旦出现了不适，要及时诊治，不要拖延，不要让忙碌或其他原因成为自己的借口。

㉑ 卵巢囊肿的信号

卵巢是一个非常容易出现囊肿的器官，但由于它较小，又深藏在盆腔内，所以早期的囊肿很难被发现。其实身体的一些症状，可以让你尽早察觉卵巢囊肿，当出现以下现象时，就尽早去医院检查一下：

★ 月经以前都很准时，最近变得丝毫没有规律。

★ 开始痛经，或痛经持续加重。

★ 尝试怀孕却总不能如愿，因为卵巢囊肿容易导致不孕，且与囊肿大小没有直接关系。

★ 如果运动或者静坐后站起，小腹有些疼痛，这是囊肿内的积液受重力作用，使卵巢下垂，运动时就有一种坠痛。

★ 积极减肥却不见成效，反而总有甩不掉的肚腩。这是因卵巢囊肿可以引起腹胀，但有的女性因为体形丰满，很多时候察觉不到腹部胀大。

★ 尿频或排尿困难，也许是较大的囊肿挤压到了膀胱。

★ 压力导致多囊卵巢综合征。工作或生活中的压力会使身体长期处于一种急性或慢性的应激状态，会改变性腺轴的调节功能，导致卵巢功能紊乱。情绪紧张或压力大时，肾上腺皮质激素的分泌升多，使血糖增高，胰岛素的需求量增加。长此以往，会导致高胰岛素血症或胰岛素拮抗，这也是引起糖尿病和多囊卵巢综合征的重要原因。

所以，如果你是精神压力较大的职场女性，或是夜班工作者，就要及时调整自己的生活习惯，不要让自己长期处于紧张状态。

㉒ 多囊卵巢如何调理

中医认为，很多疾病的发生和情志有很大关系，所以，要学会给自己减压。注意劳逸结合，学习和工作上不做超乎实际的苛求，提高精神承受力，这样可以降低应激反应对卵巢的伤害。

对于多囊卵巢综合征，中医治疗原则主要是补益肾气，疏肝理气，化痰除湿，通络调经，如使用逍遥散、右归丸等。在日常生活中，我们要记得管住嘴，迈开腿。调整饮食习惯，少吃或不吃甜食、油炸食品和高油脂食品，少喝含咖啡因的饮料，多吃新鲜蔬菜和水果，多吃鱼虾，适当补充粗粮。多做一些有氧运动，如游泳、慢跑等。

㉓ 什么是生化妊娠

生化妊娠的意思是精子和卵子已经结合，在生理上已经发生了怀孕的变化——hCG 值升高，大于 25 IU/L，但受精卵却没有在子宫内着床，并没有成功怀孕。一般发生在孕 5 周内，也被称为"亚临床流产"，在试管婴儿时更为常见。

由于 hCG 升高，验血和验尿会显示为怀孕了，但一般数值较低，反应不明显，早孕试纸显示为弱阳性而不是强阳性，B 超也看不到子宫内有孕囊。

㉔ 生化妊娠怎么办

生化妊娠一般不到 50 天就会自然流产，有白色的胎膜流出。流产的过程也不会很明显，尤其是常有痛经、血块的话，就更容易把这次流产当成一次比较痛的月经。

生化妊娠是胚胎本身的问题（如染色体变异），流产是一种自然淘汰的现象，月经恢复后就正常了，不影响下次怀孕。但这种情况如果多次发生，就需要检查一下有没有染色体异常等情况了。

㉕ 孕前开始预防静脉曲张

不久坐久站：久坐久站很容易导致下肢静脉曲张，如果你是因为工作或个人习惯，常常久坐或久站，现在就要纠正这个习惯哦！适当活动，维持同一个姿势不要太久，就可以在很

大程度上避免静脉曲张的困扰了。

穿舒适的鞋子：每天穿着舒服的鞋子步行半小时，最好不要穿会影响下肢循环的高跟鞋或高筒靴。回家后换上舒适的拖鞋，改善足部的血液循环，也能使肌肉得到锻炼。

把脚垫高：晚上睡觉或午睡时，在脚下或小腿下舒服地垫个枕头之类的，让下肢抬高 30 厘米以上，可以帮助下肢循环，你会因此感觉很舒适。

减少压迫：尽量减少会对血管带来压迫的行为，不穿太紧的袜子、裤子、靴子，按摩腿部时也不要太用力。此外，也尽量避免一些会让腹压增加的因素，比如咳嗽、便秘等。

㉖ 孕前就要开始预防痔疮

在女性盆腔中，由于子宫的存在，直肠向后倾斜而更加弯曲，使女性的排便过程更加曲折，也更容易受到便秘的困扰。尤其是怀孕时，子宫随着宝宝的发育而增大，对直肠造成压迫，影响到直肠肛门的静脉回流，当增大的子宫压迫到了盆腔静脉，就更容易形成痔疮。

由于孕期内分泌的变化，原有的痔疮也容易加重或急性发作。如果症状较重又没能及时处理，分娩时的用力就可能造成痔核脱出，形成嵌顿，痛感会影响产妇用力，影响产程。所以，孕前就要做好肛肠类疾病的检查，如果发现问题就及时治疗，以免给孕期带来隐患哦！

常见遗传病

① 为什么高龄孕妇容易生傻孩子

高龄孕妇容易生傻孩子，这一事实已被大家所认识。以出生21- 三体综合征患儿（先天愚型儿）为例，25~35 岁的孕妇发生率为0.15％；35 岁以上的孕妇为1% ~2%；40 岁以上可达3% ~4%。

从这些数字可以看出，高龄孕妇组出生先天愚型儿的概率比年轻孕妇组要高出十倍。这是因为高龄妇女的卵子年龄过长，容易受到以下影响：

卵细胞老化：女性在出生时，卵巢内就已经储存了一生的卵子，随着年龄的增加，其数目只会减少，不会增加。在卵子成熟的过程中要发生两次减数分裂，才能得到正常的卵子，因此每个卵子中只含有23条染色体。

在漫长的岁月中，人们要接触各种各样的物质，有的对身体有利，有的对身体有害；有的是偶尔接触，有的由于工作需要而长时期接触，如X 线、病毒、各种有毒化学物质等，这些因素都能干扰卵细胞的成熟与分裂。因此，妇女的年龄越大，卵子受环境因素干扰的概率也就越高，染色体不分离的概率也会增高。

卵巢老化：妇女自35 岁以后，随着年龄的增长，卵子周围组织密度增加，会引起内分泌的改变。女性在青春期时，卵巢功能极其旺盛，随着年龄的增长，卵巢功能逐渐衰退，会影响卵子的减数分裂，造成染色体不分离。

卵子在腹腔内储存时间长：随着年龄的增长，卵子在腹腔内的时间逐渐增加，腹腔内的温度较高，对卵子不利。

研究发现，染色体不分离的先天愚型儿，60%~70% 是由于母亲的卵子染色体不分离所造成的，有30% 是父亲的精子染色体不分离造成的。

并非35 岁以上的妇女就不能生健康的孩子。35 岁以上的孕妇在孕期应进行产前诊断和胎儿染色体检查，如果发现胎儿染色体异常，就应采取必要的措施；若胎儿染色体正常，则可解除思想顾虑，生一个健康的宝宝。

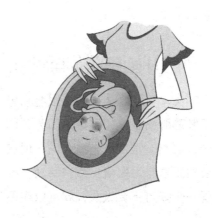

② 先天愚型儿

先天愚型儿（21-三体综合征）是新生儿中最常见的染色体病，也称唐氏综合征，是指第21号染色体多1条，患儿常表现为眼裂小、外眦侧斜、内眦深、眼距宽、鼻根低平（又称马鞍鼻）、颌小、口常半开、舌常伸在口外并有舌裂，又称伸舌样痴呆。

先天愚型新生儿时常有第三囟门、手指短、小指内弯、其中间指骨发育不良、脚常呈船形，50%左右有先天性心脏病，可并发其他内脏畸形，生长过程迟缓，严重者不会坐立，智力低下，只能做简单反应。患儿抵抗力差，容易患呼吸道感染，易转成肺炎，病势凶猛，很快死亡。男性患者可有隐睾，常常不育。患儿手足皮肤纹理常具有先天愚型儿的特征，如通贯手。

对先天愚型儿的筛查已列入产前常规检查项目，方法是：在孕15~20周时抽血检查；对高危病例可在孕8周时取绒毛细胞做染色体培养，或在妊娠4个月时取羊水做胎儿脱落细胞培养，进行染色体检查。

③ 18-三体综合征

18-三体综合征是指第18号染色体多一条，患儿症状多达115种以上，主要包括头有后突的枕部、眼裂狭小、耳朵畸形、耳位低下、小颌、胸骨短小、手以特殊姿势握拳、拇指紧贴掌心等。

患有18-三体综合征的胚胎易发生流产，16%存活到孕中期；5%存活到预产期，易发生死产或新生儿死亡。出生后通常只能存活几天，大多半年内死亡。

母血产前筛查18-三体综合征，具有经济、简便、对胎儿无损伤等特点，在我国已作为孕妇常规检查项目广泛普及。孕妇在8~12孕周或15~20孕周抽取2毫升静脉血即可检查。

④ 唇裂和腭裂

唇裂和腭裂俗称兔唇，是比较常见的畸形，大约1000个新生儿中会出现1个唇裂或腭裂的患儿，我国是唇腭裂的高发区。

唇裂和腭裂有一定的遗传倾向，约有1/5的唇裂和腭裂患者与遗传有关。如果父母一方唇裂或腭裂，子女患病的可能性是4%。在夫妻双方均患本病的情况下，子女的患病率约15%。

唇裂和腭裂的发生不仅和遗传有关，而且受环境因素的影响，是遗传和环境相互作用的结果。遗传因素只给这种先天性畸形的发生带来一定的易感性，是否会出现畸形，还需有特殊的诱因。

妊娠头3个月内是胎儿唇腭形成期，此时孕妇若受到某种因素的干扰，如病毒感染、营养不良、缺氧、某种药物作用、外伤、精神创伤等，均可能导致这种畸形。如本世纪初，英国伦敦皇家动物园内饲养的母狮，因饲料中缺乏维生素，而使生下的幼狮连续出现腭裂畸形。经改善饲料的成分后，这种畸形便不再出现。1940年，澳大利亚流行风疹病毒后，唇裂和腭裂的发生率也急剧增加。

严重的唇裂可引起患者鼻子歪斜和牙齿错位。腭裂患儿因上腭裂开，造成鼻腔和口腔相通，吮吸困难，乳汁常漏入鼻腔，引起呛咳，还可导致鼻炎和呼吸道感染。由于患儿喂养困难，还可引起营养不良或生长发育缓慢。有的患儿发音时因气流从鼻腔漏出，说话时鼻音严重，发音不清晰，影响孩子正常的生活和学习，易造成孤僻自卑的心理。

⑤ 多指症

多指症是指患者多长出一个或多个手指或脚趾。多出的手指或脚趾可以是发育完整的手指或脚趾，也可以是一节，还可以仅有软组织增生，形成一节多余的肉块而没有骨头、软骨或肌腱成分。

常染色体显性遗传造成的多指症还可同时伴有唇裂、肛门闭锁以及脊柱畸形等。

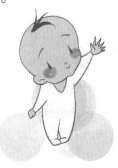

一般情况下，多指症手术越早做越好，只要手术时不损伤手部和脚部的神经，通常不会留下后遗症。手术整形只能治疗患者的多指问题，不能解决致病基因的问题，患者存在的畸形仍有可能传给下一代。

⑥ 色盲和色弱

色觉正常的人能辨别红、橙、黄、绿、青、蓝、紫多种色调，能感受大自然姹紫嫣红的美妙；色觉异常的人辨认颜色存在困难，称为色觉异常或色觉障碍，习惯上称为色盲。

色盲可分为先天性色盲与后天性色盲。先天性色盲是X染色体隐性遗传病，出生后就患有这种病。此类疾病目前还无法根治，只能通过色盲眼镜来纠正。色盲患者可以通过优生优育来避免后代再出现色盲。

色觉异常包括以下几种：

全色盲：先天性完全色盲患者无法辨别颜色，看物体都是深浅灰色，像正常人看黑白照片或黑白电视一般，称为全色盲或一色视，即只能感受一种颜色，10万~20万人中才有1例，极为少见。

二色视：二色视是指不全色盲或部分色盲。患者视力良好，只是无法辨认一两种颜色，如红绿色盲、紫色盲及青黄色盲等。

三色视：三色视分为红色弱、绿色弱、紫色弱或青黄色弱，是色觉障碍中最轻的症状。

孕前胎教方案

1 胎教要从孕前开始

胎教不单要在生命形成后进行，在生命形成以前就应该进行，一般主张从受孕前 2~3 个月就应开始。

精子和卵子结合成为受精卵，才能形成一个新的生命。精子的发育成熟需要两个多月，为保证精子的正常发育和成熟，在受孕前 3 个月就得做好准备，为胎儿创造良好的发育基础。

准爸妈应进行婚前检查，了解生理功能；婚后在计划怀孕前选择理想的受孕季节和时间，保持良好的心情，避免不良因素的影响；考虑职业、工作环境对受孕和胚胎发育的影响等。

孕前营养、孕前身体准备、孕前心理准备以及最佳生育时机的把握，都构成了孕前胎教的内容。

医师指导

精子和卵子各自携带父母的遗传物质，通过受精结合，形成一个新生命。

2 让想象和憧憬开始最初的胎教

准妈妈可以和准爸爸一起想象宝宝降临后的幸福生活，把对将来三口之家的美好憧憬作为最初的胎教。准妈妈良好的心态、愉快的情绪，将促进宝宝神经系统的发育。

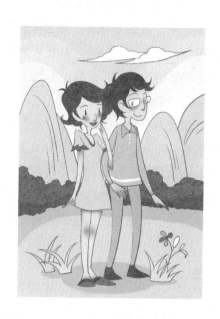

准爸妈在孕期的开始，要有意识地进行心理和身体的调适，让双方的心态都更加平和愉悦，避免大喜大悲，要保证准爸妈的身体健康和情绪愉快。心理准备以及最佳生育时机的把握，都构成了孕前胎教的内容。

爱心提示

夫妻感情稳定恩爱，切实保护好孕育初期的胎儿，让宝宝的发育有一个好的开始。

❸ 准爸妈在孕前应调整好情绪

准备生育宝宝的年轻夫妻最好把怀孕安排在经济宽裕、学习和工作都不很紧张、心情愉快、情绪稳定的时候。准爸妈应做好怀孕计划，统一意见，如什么时候怀孕、孩子出生后谁来带孩子、工作问题如何安排等，夫妻应齐心协力，共同应对怀孕生子带来的各种问题。

准妈妈要保持好情绪

愉快的情绪可以使人体内产生有益健康的物质，对怀孕有利；如果长期精神焦虑不安，情绪不愉快，肾上腺皮质激素就会分泌过多，过多的肾上腺皮质激素会对怀孕产生不良影响，甚至可能影响受孕。遇到较大的精神刺激时，女性可能会出现暂时性内分泌紊乱，不利受孕。

准爸爸也要保持好情绪

情绪对男性精子的生成、成熟和活动能力有一定影响。如果因家庭琐事，夫妻不和，双方终日处于忧患和烦恼之中；或工作劳累，压力过大，整日情绪不佳，这些不良的精神状态都可直接影响神经系统和内分泌的功能，使睾丸生精功能出现紊乱，精液中的分泌液成分也受到影响，极不利于精子存活，大大降低了受孕的成功率。严重者因情绪因素可造成早泄、阳痿，甚至不射精。

爱心提示

即将成为母亲的妻子心情都比较复杂。孕妇身心将经历重大变化，会考虑宝宝是什么样，自己是否会变得很胖，如何扮演母亲角色，住房、婆媳关系、经济压力、工作安排等问题经常会困扰着她们。丈夫应体谅妻子，不要和妻子争执，多和妻子沟通交流，许多问题要提出来，达成一致意见，乐观地共同面对。

---

❹ 准爸妈良好的心理素质可为胎教打下基础

精卵结合，不仅输入了父亲和母亲的遗传信息，也输入了父母的心理素质信息。美好的愿望，幸福的憧憬，一片爱子之心，这无疑为精卵的结合创造了一个良好的环境，为胎教打下好的基础。

5 胎教成功的秘诀

胎教成功的秘诀，是相信自己宝宝的能力和对宝宝倾注的爱心和耐心。胎教的各种内容都是围绕一个目的，即输入良性信息，确保宝宝生存的内外环境良好。这要求准妈妈心态要好，情绪要稳定，营养要均衡。

此外，夫妻感情和睦，及时进行孕前检查，有病早治，顺利生产也是相当重要的。在此基础上，再给宝宝以良性感觉信息刺激，以开发胎儿大脑的潜能。

医师指导

在孕前饮食胎教方面，准妈妈从孕前开始，就要有意识地培养良好的饮食习惯，摄取均衡营养，三餐定时、定量、定点，以天然的食物为主，少吃所谓的"垃圾食品"，等等。

6 准妈妈要怀着期盼的心理来迎接新生命的降临

实践证明，盼望子女的母亲所生的孩子要比厌恶子女的母亲所生的孩子强壮得多。在胎儿期母亲怀有厌弃心理的孩子，很多性格都比较孤僻，不愿与人合作，社会适应力较差，往往成为问题儿童。

所以，准妈妈一定要怀着欣喜期盼的心理来迎接新生命的降临，同时得到亲人的支持与关爱和家庭的温暖，这也是孕前胎教的一项重要内容。

7 准妈妈在孕前要积极参加胎教学校

准妈妈在怀孕前就可以参加"胎儿大学"，学习孕期保健知识和胎教知识，学做一个称职的准妈妈。准妈妈在孕前多学一些胎教实践方法，是非常必要的。

准妈妈还要合理调整居室中的色彩搭配。在不同的妊娠期，准妈妈对不同的色彩会有不同的感觉，要选择自己喜爱的颜色来装饰居室，让自己心情保持愉快。

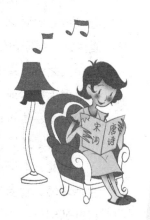

还可在房间内适当放置几盆花卉、盆景，在墙壁上贴几张准妈妈喜爱的宝宝照片或风景画，也可以在阳台上种植花草，饲养金鱼，使居室充满活力，让准妈妈容易消除疲劳。

8 准妈妈压力过大影响受孕

　　有的妇女结婚多年不孕，多方治疗无效，整日闷闷不乐，一旦收养一个孩子，思想包袱解除，精神变得轻松，不久便怀孕了。这是为什么呢？原来女性排卵受精神因素影响，如果心情不愉快或精神紧张，就易导致内分泌紊乱，抑制排卵，一旦心情畅快，又会恢复排卵。

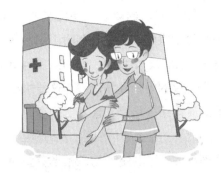

　　研究表明，精神心理因素在很大程度上影响女性的生育状况。心理因素对性腺激素的分泌、女性生殖功能以及体液调节有很大影响，会抑制排卵，使子宫和输卵管痉挛及宫颈黏液分泌异常等，这些心理因素导致的生理异常都会干扰女性正常受孕。

爱心提示

　　准妈妈一定要调整好怀孕前的情绪，减轻精神压力，从而顺利受孕。尤其是不孕妇女不宜压力过大或忧虑重重。心平气和，保持乐观，这是怀孕的基本条件。

9 为宝宝将来的优良性格打好基础

　　母亲的子宫是宝宝第一个生长环境，小生命在这个环境里的感受将直接影响孩子性格的形成和发展。

　　如果宝宝在温暖的子宫中感受到母亲深厚的爱，那么孩子幼小的心灵将受到同化，会意识到等待自己的世界也是美好的，逐步形成热爱生活、果断自信、活泼外向等性格。

　　反之，如果夫妻关系不融洽，甚至充满了敌意或怨恨，或者母亲从心理上排斥或厌烦腹中的小生命，那么胎儿就会痛苦地体验到周围环境冷漠、仇视的氛围，随之形成孤寂、自卑、多疑、怯懦、内向等不良性格。显然，这会对孩子的未来产生不利影响。

　　因此，准爸妈应尽量为腹中的宝宝创造一个温馨、慈爱、幸福的生活环境，让宝宝拥有健康美好的精神世界，为孩子良好性格的形成打好基础。

Part2
怀孕第一个月

孕一月，准妈妈往往不知道自己已经怀孕，不太注意生活细节，这需要准妈妈及早确认怀孕，及时进行产前初查和孕期保健。本章详细讲述了孕一月宝宝的发育状况和准妈妈的身体变化，为准妈妈的生活起居、日常饮食、孕期检查、不适与疾病预防、胎教等方面都给予体贴入微的指导。

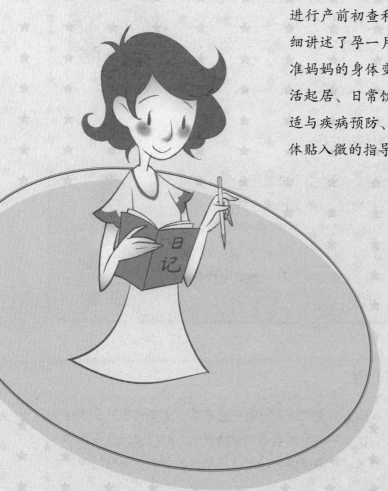

（孕 0~4 周）

惊喜的第 1 个月

📌 小宝宝的发育状况

当卵子和精子结合后的 5~6 日，也就是怀孕第 3 周，受精卵从输卵管游走到子宫，在子宫内着床，开始发育，就像种子埋入了土壤。在前 8 周时，还不成人形，还不能称为胎儿，应该称为胚胎。

在孕 4 周末，胚胎还是一团细胞群，正在快速分裂成长，逐渐分化出胚体和体蒂，出现了最初的额鼻隆起、鳃弓、上肢芽、下肢芽等。原始的胎盘开始成形，胎膜于此时形成。这时胚胎生活在一个毛茸茸的小球内，这就是胚囊。胚囊直径约 1 厘米，重量约 1 克，大约相当于 1 块小薄饼的重量。

📌 准妈妈身体的变化

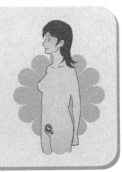

这时期因为胚胎太小，母体的激素水平较低，准妈妈一般不会有不舒服的感觉，较敏感的人身体可能会有畏寒、低热、慵懒、困倦及嗜睡的症状，粗心的孕妇往往还误以为是患了感冒呢！这时子宫的大小与未怀孕时基本相同，只是稍软一点。有的孕妈咪会感到下腹有点闷痛，像月经来潮前的症状。

📌 准爸爸的任务

丈夫是妻子最亲近的人，妻子能否顺利度过孕期，丈夫有非常重要的责任。准爸爸多细致观察妻子的身体变化和情绪变化，细心照顾准妈妈的饮食及日常起居，当好妻子孕期保健的助手，尽早发现异常，早期处理，从而确保母子安全。

准妈妈注意事项

初次怀孕的女性对妊娠认识不足，或者根本不了解身体的反应，以致误食药物，或者疏忽了生活上的细节，都很可能对胎儿和母体产生不良的影响。

怀孕初期可能会有低热、倦怠等类似感冒的症状，如果随便找一些抗感冒药吃，不仅不能达到治疗的效果，说不定还会导致畸形儿呢！因为目前的抗感冒药大多数都是孕妇禁服的。

孕妈咪不要勉强做运动或远游，过度运动可导致一部分人阴道流血，甚至流产。不要接触有毒物质，如烫发水、染发剂、农药、铅、汞、镉等。少用电脑、微波炉、手机、电热毯，少看电视，远离电磁污染。这个时期外界的不良影响对胚胎来说可能是比较严重的。

有习惯性流产病史的女性要在医生指导下卧床静养，采取相应的保胎措施。

准妈妈一月指南

第一个月的孕妇一般不会有特别不适的感觉，但这个时期是胎儿发育的重要时期。

★ 一旦停经，要想到是不是怀孕了，应该马上去医院产科检查。

★ 一旦确诊怀孕，并计划要孩子，你就应该向家人、单位领导和同事讲明，以便安排好今后的生活和工作。

★ 一定不要乱用药物，乱做检查。

★ 回家后尽可能早些休息，缓解疲惫的感觉，保证第二天有一个好的工作状态。

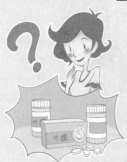

★ 补充叶酸。叶酸的补充最好是从孕前3个月开始，如果你没有提前补充，现在也为时不晚，马上开始。

★ 适当地进行户外活动，补充氧气，这样既可赶走困倦，又可改善心情。

★ 正确认识怀孕，调整好情绪，一个新生命的孕育应该伴随着愉快开始。

（孕 0~4 周）
孕一月生活细安排

① 孕早期居家指南

孕妇应选择安静的生活环境，清新的空气和清洁卫生的居室会让孕妇轻松悠闲地度过孕期。除了保证舒适的生活环境外，还应注意平时的生活起居，良好的生活习惯会保证胎儿的正常发育。

★ 保证充分的休息与睡眠：怀孕后，身体负担逐渐加重，为了适应这一变化，孕妇的生活起居要规律，适当增加休息和睡眠的时间。一般夜间睡眠不要少于 8 小时，有条件的应增加午睡，避免过于劳累。睡眠时，孕妇应注意选择舒适的体位，休息时，尽量抬高下肢，有助于减轻孕妇下肢水肿和静脉曲张。

★ 轻松娱乐：良好的情绪是胎儿健康生长发育的内环境。准妈妈可多听听优美舒缓的音乐，远离噪声。

★ 避免性生活：正常妊娠对性生活虽然无严格禁忌，但在妊娠头 3 个月内，由于胎盘尚未完全形成，性生活刺激易导致流产，所以应尽可能避免性生活。

★ 合适的衣着：孕妇新陈代谢加快，容易出汗，应穿宽松、柔软、舒适的棉织衣物，腹部不宜用皮带勒紧。

夏季注意避暑，勤换衣服，冬季注意保暖。乳房应用合适的乳罩托住，不宜过紧。孕期不宜穿高跟鞋，以免跌倒损伤，导致流产。

★ 避免负重与出行：怀孕后孕妇要尽量避免冷水的刺激，避免无节制的负重，少去人流拥挤的公共场所，不宜独自长时间旅行。

★ 控制不良嗜好：首先应戒烟。香烟中的尼古丁等有害物质可以通过胎盘进入胎儿体内。有资料表明，吸烟的孕妇发生流产、早产、胎儿宫内发育迟缓、死胎及新生儿死亡的概率均高于不吸烟的孕妇；胎儿畸形，尤其是先天性心脏病的发病率也将增高，将来儿童的智力发育也会受到影响。孕妇被动吸烟同样会对胎儿产生危害。所以，孕妇的丈夫也应戒烟，至少吸烟时要远离孕妇，尽量保持孕妇所处环境的空气清新。

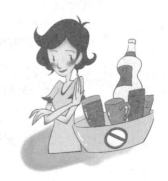

其次还应戒酒。酗酒会造成慢性酒精中毒，影响受精卵和胚胎的发育，容易引起流产，孩子出生后可能会有畸形、智力低下、反应迟钝等现象。所以，孕妇及其丈夫均应戒酒。

最后，准妈妈孕期应尽量避免或减少食用含有咖啡因的饮料和食物，如咖啡、茶、巧克力及可乐等。

★ 避免其他有害因素：热水浴与桑拿产生的高温会损伤胎儿的中枢神经系统。电热毯、微波炉、电脑显示器产生的电磁波或微波会影响胎儿器官的发育。怀孕头3个月内要禁止接触放射线，哪怕做小剂量的胸透，也要在怀孕7个月以后进行。受精第18~72天是致畸的敏感期，高峰在第30天左右，在这段时间内，要避免接触化学有毒物质和服用致畸药物。由于病毒能通过胎盘进入胎体，可造成胎儿畸形，因此要设法提高母亲身体的抵抗力，及时治疗病毒感染所致的疾病。

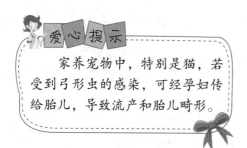

爱心提示

　　家养宠物中，特别是猫，若受到弓形虫的感染，可经孕妇传给胎儿，导致流产和胎儿畸形。

② 孕妈咪个人护理细安排

★ 淋浴：怀孕期间应经常沐浴，以淋浴为好。穿棉质内裤，以防阴道受感染。

★ 认真刷牙：怀孕期间，孕妇容易出现牙龈肿胀、牙出血、蛀牙等情况。三餐后要用柔软的牙刷彻底刷牙。如果牙齿损坏，看牙医时就一定要先告诉医生你已怀孕。

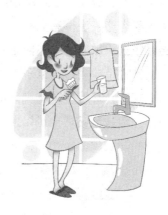

★ 保护乳房：怀孕最初3个月，乳房开始胀痛，到怀孕28周时乳房开始胀大，有静脉显露，乳头也会增大，颜色变深。这时要穿有足够承托力的内衣，不要紧压乳头。如果准妈妈的乳头凹陷，每天沐浴时，用手指把乳头轻轻向外牵引，反复做，或用真空吸引的器具，帮助乳头突出。

★ 擦洗乳头：要经常擦洗乳头，使乳头皮肤变得有韧性，为日后哺乳做好准备。

★ 不要按摩乳房：产前做乳房按摩，容易刺激子宫收缩，有可能引起流产或早产。

★ 用初乳滋润乳头：在孕28~36周，初乳出现后，准妈咪在沐浴之后，可挤出少量乳汁，涂在乳头周围皮肤上，干后就形成薄膜，它的滋润效果比任何护肤品都好。

3 准妈妈坏习惯要不得

孕期的保健对胎儿发育起着关键性的作用，而孕妇的一些不良生活习惯也会危及胎儿。除不应吸烟、喝酒、常看电视或常玩电脑外，还应注意避免以下坏习惯：

孕妇迷恋麻将将会危及胎儿。孕妇迷恋麻将将会危及胎儿。麻将桌上大喜大悲、患得患失的不良心境，加之语言的刺激会使孕妇的植物神经系统过于敏感，身体内分泌出现异常，对胎儿的大脑发育不利，出生后婴儿性情执拗，食欲不振，好哭，心神不宁，易发生精神障碍。况且打麻将时，环境多是烟雾弥漫、酒气扑鼻、空气污浊，即使孕妇本人不吸烟，但被动吸烟也足以损害母亲及胎儿。长时间坐姿不变搓玩麻将，会影响孕妇的血液循环，从而直接影响胎儿的大脑发育，加上睡眠和饮食不规律，对胎儿的生长发育都不利。所以，孕妇应戒除玩麻将的嗜好。

准妈妈经常心情紧张会危及胎儿。如果长期处于精神紧张状态，思想负担过重，工作压力过大，情绪不稳定或有焦虑、恐惧心理，不仅对健康十分有害，而且容易引起流产或生出畸形儿。准妈妈一定要保持愉快和放松的心情，适当地进行运动，学习一些缓解压力的方法。对于胎儿来说，妈妈平和愉悦的心情是一种非常好的"营养"。

4 准妈妈要远离电磁辐射

研究表明，怀孕早期的妇女如果每周在电脑前工作20个小时以上，其流产率有所增加，畸形胎儿的出生率也会提高。因此，孕前及怀孕早期妇女要尽可能远离手机与电脑。

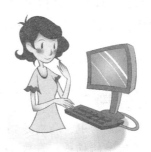

专家提议，应让孕前女性及孕妇暂时离开电脑、电视等视屏岗位，至少在怀孕的头3个月，即胎儿器官形成期，暂离此类工作环境，仍在这一工作岗位的，建议与屏幕保持一定的距离。长期在电磁辐射环境下工作的孕妇即使顺利产下婴儿，婴儿的智力和体质也可能已受到损伤。

爱心提示

家庭是电磁辐射较为集中的场所，孕前女性和孕妇在家中要远离微波炉、电视机和电脑，必要时也可穿着专门用于屏蔽电磁辐射的特殊防护服。

⑤ 准妈妈远离电磁辐射的对策

虽然家电产品产生的电磁波对人类健康会造成诸多的不良影响，但人们又不可能完全不使用这些为生活带来极大便利的产品，那么就应该有技巧地避开电磁辐射的伤害。远离家电产品电磁辐射有以下三大对策：

对策一：保持安全距离

★ 研究发现，手机在拨通、接听瞬间产生的电磁波最强，因此这些时候最好尽量远离人体。

★ 电脑显示器背面与两侧产生的电磁波都比正面要强，因此不宜过于接近电脑显示器的背面和侧面。孕妇要与电脑显示器背面保持1米以上的距离，与电脑屏幕保持70厘米以上的距离，使用后必须立即远离。

★ 家电用品所产生的电磁波无所不在，使用者必须非常小心。

★ 孕妇使用吹风机时不要将吹风机贴近头部。孕妇最好不要使用电热毯。

★ 孕妇应与烤箱、烤面包机保持70厘米以上的距离，与音响、电冰箱、电风扇保持1米以上的距离，与电视机、冷气机、运作中的微波炉以及电热器保持2米以上的距离。

★ 若屋外有输电缆线通过，要尽量将卧床放在距离输电缆线最远的地方。

对策二：减少使用时间

★ 一般人使用电脑的时间一天不应超过6小时，每小时需要离开电脑10分钟，孕妇和孩童一周使用电脑的时间不应超过20小时。

★ 手机每天通话不可超过30分钟。

★ 尽量少看电视，少打电动玩具，尤其是孕妇、儿童，如果看电视或打电玩时间过长，不仅会受电磁辐射，伤害眼睛，更会因此而减少活动量，有碍健康。

对策三：不使用电器产品的时候要拔掉电器产品的插头

当电器产品接上插头时，即使没有打开电源开关，仍有微量电流通过，也会产生微量电磁波。若在不使用电器时拔掉插头，则可避免不必要的电磁波辐射，还可节省10%的电力。

⑥ 孕妇不宜从事某些化工行业

从事化工行业的女工经常会接触某些化学毒物，有些化学毒物会对母婴健康造成严重危害，并且极易造成婴儿先天畸形。

★ 如经常接触含铅、镉、甲基汞等重金属的化工产品，会增加孕妇流产和死胎的危险性，其中甲基汞可导致胎儿中枢神经系统的先天疾患。

★ 铅与婴儿智力低下有密切关系。

★ 妇女怀孕后如果经常接触二硫化碳、二甲苯、苯、汽油等有机物，对孕妇和胎儿健康不利，流产发生率明显增高，其中二硫化碳、汽油还容易导致妊娠期高血压疾病的发生。

★ 从事氯乙烯加工和生产的妇女所生婴儿先天痴呆率很高。

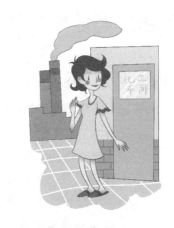

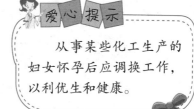

爱心提示

从事某些化工生产的妇女怀孕后应调换工作，以利优生和健康。

⑦ 准妈妈要学会记录妊娠日记

妊娠日记就是孕妇把在妊娠期间所发生的与孕期保健有关的事情记录下来。写妊娠日记可以帮助孕妇掌握孕期活动及变化，帮助医务人员了解孕妇在妊娠期间的生理及病理状态，为及时处理异常情况提供依据，可以减少因记忆错误而造成病史叙述不当及医务人员处理失误。

妊娠日记内容要简明确切，下列重要内容切不可忘记：

★ 末次月经日期。

★ 早孕反应的起始与消失日期，有哪些明显的反应。

★ 孕期出血情况，记录出血量和持续日期。

★ 若孕期患病，则应记录疾病的起止日期、主要症状和用药品种、剂量、日数、副反应等内容。

★ 有无接触有毒有害物质及放射线。

★ 重要化验及特殊检查结果，如血常规、尿常规、血型、肝功能、B超等。

★ 如曾经有过情绪激烈变化或性生活，也应加以记录。

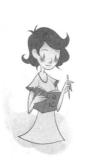

（孕 0~4 周）
孕一月营养饮食指导

从怀孕开始，由于准妈妈会或多或少地出现早孕反应，准爸爸可以主动承担起烹饪的家务，细心照顾准妈妈的饮食，饭菜尽量清淡易消化，做一个称职的家庭营养师。

❶ 孕早期吃什么

孕早期，早孕反应会使孕妇吃不下太多东西。这时可以在不影响营养的情况下，尽量照顾孕妇的喜好。

早餐可选择牛奶、鸡蛋和淀粉类食品，如面包、馒头、饼干等。午餐作为一天的主餐，营养丰富，除主食外，配以肉类、蛋类、蔬菜等。晚餐应清淡、易消化和营养全面。两餐之间可食用为孕妇准备的专业配方奶粉、牛奶、果汁及水果。

第一个月：孕妇往往不知道自己已经怀孕，不太注意饮食问题。其实，此时就应该多吃含必需氨基酸较多的食物，并开始多食新鲜水果。

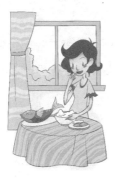

第二个月：孕妇会出现早孕反应，心情比较烦躁，食欲比较差，此时应多吃一些能开胃健脾、使心情愉悦的食品，如苹果、枇杷、石榴、米汤、白豆、赤豆、鸭蛋、鲈鱼、白萝卜、白菜、冬瓜、淮山药、红枣等。

第三个月：孕妇仍可能有早孕反应，情绪仍会波动，还容易发生便秘。膳食大致与第一个月相似，可以增加含纤维素较多的新鲜蔬菜。

❷ 孕妈咪一月饮食指导

孕妈咪在第一个月时，可按照正常的饮食习惯进食，营养丰富全面，饮食结构合理，膳食中应该含有人体所需要的所有营养物质，要包括蛋白质、脂肪、碳水化合物、水、维生素和必需的矿物质、膳食纤维等 40 多种营养素。

要保证充足的优质蛋白质，以保证受精卵的正常发育。可多吃鱼类、蛋类、乳类、肉类和豆制品等食物。

每天摄入 150 克以上碳水化合物。如果受孕前后碳水化合物和脂肪摄入不足，准妈妈会一直处在饥饿状态，如果长期处于饥饿状态，就容易出现酮症，有可能导致胎儿大脑发育异常，出生后智商较低。碳水化合物主要来源于蔗糖、面粉、大米、玉米、红薯、土豆、山药等粮食作物。

维生素对保证早期胚胎器官的形成发育有重要作用。准妈妈要多摄入维生素C、B族维生素等，尤其要多摄入叶酸。叶酸普遍存在于有叶蔬菜、柑橘、香蕉、动物肝脏、牛肉中。富含B族维生素的食物有谷类、鱼类、肉类、乳类及坚果等。

锌、钙、磷、铜等矿物质对早期胚胎器官的形成发育有重要作用。富含锌、钙、磷、铜的食物有乳类、肉类、蛋类、花生、核桃、海带、木耳、芝麻等。

少吃多餐，饮食清淡。为了避免或减少恶心、呕吐等早孕反应，可采用少吃多餐的办法，注意饮食清淡，不吃油腻和辛辣食物，多吃易于消化、

吸收的食物。蔬菜应充分清洗，水果应去皮，以避免农药污染。

要采用合理的加工烹调方法。合理的加工烹调方法可以减少营养物质的损失，符合卫生要求，避免各种食物污染，保留食物原味为主，少用调味料。炊具用铁制或不锈钢制品，不用铝制品和彩色搪瓷用品，以免铝元素、铅元素对人体造成伤害。

准妈妈应养成良好的饮食习惯。定时用餐，三餐之间最好安排两次加餐，进食一些零食（饼干、坚果）、饮料（奶、酸奶、鲜榨果汁等）、蔬菜和水果，定量用餐，不挑食、偏食，少去外面就餐。

准妈妈进餐时应保持心情愉快，家中餐厅温馨幽雅有助于增进食欲，保证就餐时不被干扰。

❸ 孕妈咪一月健康食谱

孕妈咪每天清晨要空腹喝一杯白开水或矿泉水。一定要吃早餐，而且保证质量。按照三餐两点心的方式进食。果类蔬菜与叶类蔬菜搭配，根类蔬菜和叶类蔬菜搭配，红色、紫色或黄色蔬菜和绿色蔬菜搭配。早餐应主副食搭配，干稀搭配。午餐要丰盛，尽量不要去吃外面的快餐，多吃蔬菜，确保营养。

孕一月准妈妈一天食谱参考：

★早餐：牛奶、粥、汤配合全麦面包、蛋糕、饼干或包子等主食，还要有鸡蛋、蔬菜等。

★加餐：酸奶配苹果，或者牛奶配两片麦麸饼干，或者果汁配消化饼。

★午餐：菠菜蛋汤，甜椒牛肉丝，素什锦，蒜香茄子，米饭150克。

★加餐：吃些坚果，如瓜子、花生、腰果、开心果等。

★晚餐：什锦豆腐煲，鱿鱼炒茼蒿，虾仁豆腐，莲子芋肉粥，荞麦面条1碗。

菠菜蛋汤

原料 鸡蛋2个，菠菜50克，水发黑木耳10克，胡萝卜25克，猪油、精盐、料酒、鲜汤各适量。

制作 ① 将鸡蛋磕入碗内打散。菠菜、胡萝卜洗净，切成小片。水发黑木耳洗净后撕成小片。

② 炒锅内加入猪油，烧热后倒入蛋液，煎至两面成金黄色时取出，用刀切碎待用。

③ 原锅里倒入鲜汤，放入胡萝卜、黑木耳、鸡蛋片，大火烧约10分钟，至汤色变白时，加入精盐和料酒，调好口味，最后撒入菠菜，烧沸后即可食用。

特点 口味清香鲜嫩。

功效 此汤含有蛋白质、铁、钙、胡萝卜素，有补铁补血、健脑的作用。孕妇食用可养血补身。

甜椒牛肉丝

原料 牛里脊肉100克，甜椒200克，蒜苗段50克，盐、蛋清、料酒、酱油、鲜汤、淀粉、姜、植物油、甜面酱各适量。

制作 ① 牛里脊肉洗净切丝，加入盐、蛋清、料酒、淀粉拌匀。甜椒、姜切成细丝备用。用酱油、鲜汤、淀粉调成芡汁。

② 加植物油将甜椒丝炒至断生，盛出备用。再放入植物油，将牛肉丝炒散，放入甜面酱，加入甜椒丝、姜丝炒出香味，烹入芡汁。最后加入蒜苗段，翻炒均匀即成。

特点 香甜可口，味感爽滑。

功效 此菜含多种人体必需的氨基酸、B族维生素、维生素C和钙、磷、铁等，有补脾和胃、益气增血、强筋健骨等功效。

蚝油菜花

原料 菜花400克，香油、虾子酱、盐、蚝油、白糖、绍酒、葱花、干淀粉、湿淀粉、花生油各适量。

制作 ① 菜花洗净掰朵，随凉水下锅，加盐煮熟后捞出，滚上干淀粉。虾子酱、盐、蚝油、白糖、绍酒、湿淀粉放入锅内，调成芡汁。

② 炒锅上火，放入花生油，烧至七成熟，下菜花炸至金黄色，捞出沥油。

③ 锅内留底油，下葱花略煸，投入菜花，倒入芡汁，翻炒均匀，淋入香油，盛入盘内即成。

特点 清脆可口。

功效 菜花富含维生素C、核黄素和胡萝卜素，经常食用能有效补充维生素。

虾仁豆腐

✑原料 虾仁100克，豆腐200克，料酒、葱花、姜末、酱油、淀粉、盐各适量。

🍴制作 ① 将虾仁洗净，把料酒、葱花、姜末、酱油、淀粉等调汁浸好。将豆腐洗净，切丁。

② 用旺火快炒虾仁，再将豆腐放入，继续搅炒调味即成。

🍒特点 滑嫩可口。

🍼功效 富含蛋白质、钙、磷等营养物质。

蒜香茄子

✑原料 茄子200克，西红柿100克，大蒜、植物油、老抽、盐、糖各适量。

🍴制作 ① 茄子洗净切块，用油炸。

② 将整瓣大蒜炒香，加入西红柿，煸炒至有红油浸出，再加入炸好的茄子块，加老抽、盐、糖等调味即成。

🍒特点 蒜香浓郁，咸鲜可口。

🍼功效 营养丰富，消肿止疼。

素什锦

✑原料 鲜蘑、口蘑、木耳、腐竹、香菇各25克，罐装青豆、莲子、草菇、小枣、核桃仁各25克，白糖、酱油、花生油、料酒、水淀粉、盐各少许。

🍴制作 ① 将鲜蘑、口蘑、木耳、腐竹、香菇全部用水发好。

② 把上述10种主料一起放入热油锅中煸炒，再加盐、白糖、酱油、料酒烧一会儿，熟时淋入淀粉汁即可。

🍒特点 原料多样，鲜香清淡，清爽可口。

🍼功效 营养丰富，可消食火。

鱿鱼炒茼蒿

✑原料 鱿鱼、嫩茼蒿各400克，葱花、姜丝、盐、花生油、料酒各适量。

🍴制作 ① 将鱿鱼去头，洗净切丝，用开水汆一下捞出。茼蒿去叶去头，洗净切段。

② 炒锅注油烧热，下入葱花、姜丝爆锅，放入茼蒿煸炒至变软，加入鱿鱼丝、盐、料酒，稍加翻炒，淋上熟油，出锅即成。

🍒特点 洁白翠绿，咸鲜爽口。

🍼功效 健脾消肿，消热解毒，营养丰富。

茼蒿鱼头汤

原料 茼蒿 250 克，鳙鱼头 1 个（约 250 克），生姜、精盐、食用油各适量。

制作 ① 将茼蒿洗净，生姜洗净切片，鱼头去鳃洗净，用刀剁开。

② 炒锅上火，放油烧热，将鱼头煎至微黄色。

③ 瓦煲内加清水适量，先用旺火烧开，再放入鱼头、生姜片，改用中火继续煲滚 10 分钟。放入茼蒿，待菜熟时加入精盐，调味即成。

特点 汤鲜味美。

功效 补益肝肾，健脑益智。适用于妊娠早期进补。

莲子芋肉粥

原料 糯米 100 克，莲子肉、山芋肉各 60 克，白糖适量。

制作 ① 将莲子肉、山芋肉用水泡软，冲洗干净。糯米淘洗干净。

② 将莲子肉、山芋肉、糯米一起放入锅中煮成粥，粥熟调入白糖，稍煮即可。每日早晚服用，5~7 日为 1 疗程。

什锦豆腐煲

原料 嫩豆腐 750 克，鲜目鱼 100 克，鲜虾 100 克，海蛎 100 克（或海蛎干 50 克），干贝 50 克，水发香菇 5 朵，虾米（虾干）50 克，冬笋 50 克，青蒜、蒜头、精盐、白酱油、料酒、胡椒粉、蚝油、上汤、食用油各适量。

制作 ① 嫩豆腐焯水，去豆腥味。鲜目鱼洗净，切成小块。海蛎洗净，去贝壳。鲜虾去头、壳。干贝洗净，用水发。香菇去蒂，切成菱形片。大青蒜切成马蹄形。

② 锅置旺火上，加入食用油，烧至六成热时倒入蒜头、青蒜煸炒几下，倒入各种辅料，下料酒、酱油、蚝油、精盐、上汤调味，烧开。

③ 把烧开的汤料倒入砂锅，将煸过的青蒜、蒜头垫底，放上焯水的豆腐、辅料、上汤，中火煲 5 分钟，加胡椒粉，用湿淀粉勾芡即成。

特点 鲜美糯嫩，汤浓汁厚。

功效 营养丰富，有利于胎儿大脑发育，是孕早期佳肴。

特点 粥清香，黏糯。

功效 此粥有补肾安胎的作用。适用于早期孕妇食用，可预防先兆流产，并能增加营养。

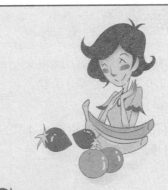

4 适合孕一月食用的食物

富含叶酸的食物

菠菜、生菜、芦笋、油菜、小白菜、麸皮面包、香蕉、草莓、橙子、橘子、动物肝脏等食物均含有丰富的叶酸。

富含优质蛋白质的食物

鱼类、蛋类、乳类、肉类和豆制品等食物富含蛋白质。

水果

孕一月准妈妈应多吃香蕉、草莓、橙子、橘子等水果。

爱心提示

准妈妈应及早得知自己已经怀孕，并开始注意饮食细节。孕一月，准妈妈可按照正常的饮食习惯进食，营养要丰富全面，饮食结构要合理。

5 准妈妈不宜过量吃水果

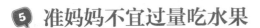

不少准妈妈喜欢吃水果，甚至还把水果当蔬菜吃。她们误认为猛吃水果既可以补充维生素，将来出生的宝宝还能皮肤白净，健康漂亮。营养专家指出，这种想法是片面、不科学的。虽然水果和蔬菜都含有丰富的维生素，但两者还是有区别的。

水果中纤维素含量并不高，但是蔬菜中纤维素含量却很高。如果过多地摄入水果，而不吃蔬菜，就会减少纤维素的摄入量。有的水果中糖分含量很高，如果孕期糖分摄入过多，还可能引发妊娠期糖尿病。

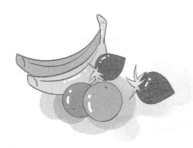

医师指导

正常情况下，孕妇每日食用100克橘子、苹果或猕猴桃就可以了，还可根据季节食用些西瓜、西红柿、草莓等，一天不宜超过500克。

⑥ 孕妇可适当多吃的食物

孕妇妊娠期需要各种营养素，因此多吃些营养丰富的鱼、肉、蛋等食物，对于孕妇和胎儿是十分必要的，同时不可忽略那些平时不为人注意而营养价值高，尤其对孕妇和胎儿有益的食品。这里介绍几种以供参考：

水果：胎儿在发育过程中，需要维生素参与细胞的合成。虽然蛋类、乳类、豆类、蔬菜中维生素的含量也不少，但它们都易溶于水，往往在烹调过程中大量流失掉。而水果可以洗净生吃，这样就避免了加热过程中维生素的损失。所以孕妇适当多吃些水果，特别是新鲜水果，对补充自身和胎儿对维生素的需求是非常有利的。

小米：中医认为，小米有滋养肾气、健脾胃、清虚热等作用。小米可用来蒸饭、煎小米饼、做小米面窝窝头、煮小米粥等。小米是适宜孕妇常吃的营养价值较高的食品。

海鱼：海鱼营养丰富，含有易被人体吸收的钙、碘、磷、铁等矿物质，对于大脑的生长、发育、健康和防治神经衰弱症有着极高的效用，是孕妇应经常食用的美味佳肴。

鹌鹑：医学界认为，鹌鹑肉对营养不良、体虚乏力、贫血头晕者适用，因此也适合孕产妇食用。鹌鹑肉富含的卵磷脂、脑磷脂是高级神经活动不可缺少的营养物质，对胎儿有健脑的功效。

核桃：核桃含有丰富的不饱和脂肪酸、蛋白质，以及较多的磷、钙和各类维生素，还含有碳水化合物、铁、镁、硒等。

中医学认为，核桃有补肾固精、温肺止咳、益气养血、补脑益智、润肠通便、润燥化痰等作用，孕妇常吃核桃可防病健身，有利于胎儿健脑。

黑木耳：黑木耳营养丰富，具有滋补、益气、养血、健胃、止血、润燥、清肺、强智等功效，是滋补大脑和强身的佳品。黑木耳炖红枣具有止血、养血的功效，是孕妇、产妇的补养品。

花生：花生被世界公认为是一种植物性高营养食品，被称为"长生果""植物肉""绿色牛乳"。中医学认为，花生具有醒脾开胃、理气补血、润肺利水和健脑抗衰等功效。吃花生不要去掉红色仁皮，红皮是利血物质。

芝麻：芝麻富含钙、磷、铁，同时含有15.7%的优质蛋白质和近10种重要的氨基酸，这些氨基酸均为构成脑神经细胞的主要成分。中医学认为，芝麻有填精、益髓、补血、补肝、益肾、润肠、通乳、养发的功能，孕妇适当多吃芝麻对自己和胎儿都有益。

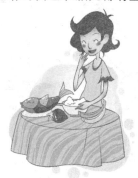

豆类：这里所说的豆类主要是指大豆和大豆制品。大豆的营养价值很高，具有健脑作用，大豆制品营养也很丰富，且易消化吸收。孕妇适当多吃些大豆制品，可补充多种人体必需的营养素，对己对胎儿都有益。

❼ 孕妇吃鱼好处多

孕妇多吃鱼，特别是海产鱼，可使孩子更加聪明。所以，在孕妇的日常膳食中应适当增加鱼类食物。

沙丁鱼、鲐鱼、青鱼等海鱼，通过食物链，可从浮游生物中获得微量元素，储存于脂肪中。

二十二碳六烯酸（DHA）是构成大脑神经髓鞘的重要成分，能促进大脑神经细胞的发育，多食富含DHA的鱼类，宝宝会更聪明。

二十碳五烯酸是人体必需的脂肪酸，机体自身是不能合成的。它具有多种药理活性，可以抑制促凝血素的产生，使血液黏度下降，使抗凝血脂Ⅲ增加，这些活性都可以起到预防血栓形成的作用。同时，二十碳五烯酸在血管壁能合成前列腺环素，可使螺旋动脉得以扩张，以便将足够的营养物质输送给胎儿，促进胎儿在母体内的发育。

另外，鱼肉中含有较多磷质、氨基酸，这些物质对胎儿中枢神经系统的发育会起到良好的作用。

在孕妇的膳食中增加些鱼类食物，对胎儿和孕妇本身来说，都是十分有益的。

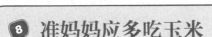

❽ 准妈妈应多吃玉米

玉米中的蛋白质、脂肪、糖类、维生素和矿物质含量都比较高，其特有的胶质蛋白占30%，球蛋白和白蛋白占20%~22%。由于黄玉米中含有维生素A，对人的智力、视力都有好处。玉米脂肪中的维生素含量较多，可防止细胞氧化、衰老，从而有益于胎儿智力的发育。

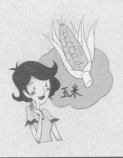

玉米富含粗纤维，多吃玉米有利于消除便秘，促进消化，也间接有利于胎儿智力的开发。有一种甜玉米，天冬氨酸、谷氨酸含量较高，亚油酸、油酸等多不饱和脂肪酸含量也很高，这些营养物质都对胎儿智力的发育有利。孕妇应在饮食中适当补充添加玉米食品，以利于胎儿健脑。

⑨ 孕妇应少吃刺激性食物

刺激性食物主要是指葱、姜、蒜、辣椒、芥末、咖喱粉等调味品。用这些调味品烧菜可起到促进食欲、促进血液循环和补充人体所需的维生素与矿物质的作用。这些刺激性食物一般都具有较重的辛辣味，孕妇不宜食用。

当这些辛辣物质进入母体后，会随母体的血液循环进入胎儿体内，容易给胎儿带来不良刺激。中医指出，妊娠期间，孕妇大多呈现血热阳盛的状态，而这些辛辣食物性质都属辛温，会加重孕妇血热阳盛、口干舌燥、生口疮、心情烦躁等症状。为保证胎儿正常发育，孕妇应少吃刺激性食物。

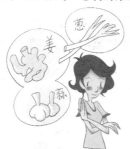

⑩ 准妈妈不宜偏食

孕妇偏食一般是指偏爱吃某一种或某几种食品。如果孕妇饮食品种过于单调，易造成体内营养不均衡，导致某种营养素的缺乏，对自身健康和胎儿发育不利。

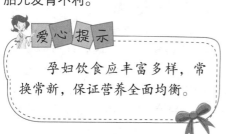

爱心提示

孕妇饮食应丰富多样，常换常新，保证营养全面均衡。

⑪ 孕妇要多喝牛奶

怀孕是女性的一个特殊生理过程。一个微小的受精卵会在 280 天左右长成一个重 3000~3500 克的胎儿。在整个孕期，母体需要储存钙 50 克，其中供给胎儿 30 克。如果母体钙摄入不足，胎儿会从母体的骨骼中夺取，以满足生长的需要，这就使母体血钙水平降低。

另外，现在有一些专业营养公司研制出孕妇奶粉，它根据孕妇的生理需求，在奶粉中强化钙质，同时兼顾其他营养，冲调方便，口感好，是不错的补钙选择。

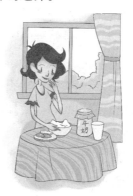

医师指导

营养专家认为，孕妇补钙最好的方法是每天喝 200~500 克牛奶，孕早期每天需要 200~250 克，孕中期、孕晚期每天需要 250~500 克。每 100 克牛奶中含钙约 120 毫克。牛奶中的钙最容易被孕妇吸收，而且磷、钾、镁等多种矿物质搭配也十分合理。

12 喝孕妇奶粉，方便补充营养

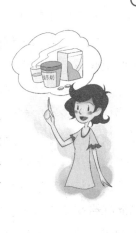

　　要想使孕妇补充足够的营养，又为胎儿健康成长提供必需的营养元素，同时又要不过量饮食，杜绝肥胖，一个最好的办法就是喝孕妇奶粉。

　　品质良好的孕妇奶粉含有孕妇、产妇、胎儿必需的各种营养成分，如维生素和各种必需的微量元素等。每天喝一点孕妇奶粉是孕妇理想的营养补充途径，又方便又有效，每天早晚各一杯，你就可以安心地得到自己和宝宝所需的一切。

13 孕妇最易忽视的营养素

　　调查表明，孕期最容易忽视的营养素：一是水，二是新鲜的空气，三是阳光。

　　水：除了必要的食物营养之外，水也是必需的营养物质。但是，水却经常被人们所忽视。

　　众所周知，水占人体体重的60%，是人体体液的主要成分，饮水不足不仅仅会引起干渴，同时还会影响到体液的电解质平衡和养分的运送。调节体内各组织的功能，维持正常的物质代谢都离不开水。所以，在怀孕期间可以适当多喝水。

　　清新的空气：清新的空气对生活在城市的人们来说确实是一种奢侈品。随着近年来机动车辆的增多，空气污染已经成为一种社会的公害。但是，有些孕妇因为怕感冒，不经常开窗，从而影响空气的流通，长此以往，会影响孕妇的健康。因此，一定要注意室内空气的清新。

　　阳光：阳光中的紫外线具有杀菌消毒的作用，更重要的是通过阳光对人体皮肤的照射，能够促进人体合成维生素D，进而促进钙质的吸收和防止胎儿患先天性佝偻病。

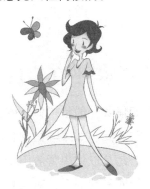

爱心提示

　　孕妇在怀孕期间要多进行一些室外活动，这样既可以提高自身的抗病能力，又有利于胎儿的发育。

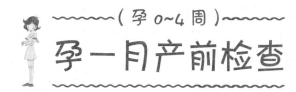

（孕 0~4 周）
孕一月产前检查

① 重视孕早期检查

怀孕早期检查一般在停经 40 天后进行。通过第一次孕期检查以明确以下问题：

★ 评估怀孕对母体有无风险，孕妇能否继续怀孕。

★ 检查孕妇生殖器官是否正常，对今后分娩有无影响。

★ 排除宫外孕。

★ 检查胎儿发育情况是否良好。

★ 化验血液、尿液，看有无贫血或其他问题。

★ 肝功检查，检查孕妇是否患有肝炎。

★ 检查孕妇有无妇科疾病，以便及时发现并治疗，避免给胎儿带来危害。

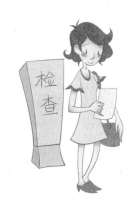

爱心提示

怀孕早期检查是孕妇产前检查的一部分，从确诊怀孕起，孕妇应每月到医院做一次检查，以便医生随时掌握情况，及时地对孕妇进行必要的健康指导，使孕妇顺利度过妊娠期和分娩期。

② 孕早期准妈妈需做的常规化验

在孕早期，孕妇应进行一系列化验检查，以便了解自己和胎儿的健康状况，需做的常规化验有以下几项：

血常规：通过检查血常规，可了解孕妇是否贫血。正常情况下，孕前及孕早期血红蛋白 ≥ 120 克 / 升，妊娠后 6~8 周，血容量开始增加，至妊娠 32~34 周达到高峰，血浆增多，而红细胞增加少，血液稀释，血红蛋白 110 克 / 升。通过检查血常规，还可以了解白细胞和血小板有无异常。

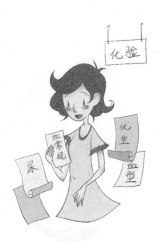

尿常规：了解孕妇尿酮体、尿糖、尿蛋白指标，可以反映妊娠剧吐的严重程度，提示孕妇是否患有糖尿病。

乙肝五项检查：了解孕妇是否是乙肝病毒携带者，如乙肝表面抗原（HBsAg）呈阳性，则表明是乙肝病毒携带者，如果同时伴有 e 抗原（HBeAg）、核心抗原（HBcAg）阳性，则提示胎儿被感染的机会增加，新生儿出生后应及时给予主动免疫和被动免疫。

肝功能检查：了解孕妇孕早期肝脏情况。急性病毒性肝炎患者不宜妊娠，如妊娠期患急性病毒性肝炎，可使病情加重，危及母儿生命安全。通过肝功能检查，还可对孕妇的其他肝脏疾病进行鉴别。

血型检测：通过血型检测，可了解有无特殊血型。如果孕妇为 Rh 阴性血型，丈夫为 Rh 阳性血型，或如果孕妇为 O 型血，其丈夫为 O 型以外的血型，胎儿就有发生溶血的可能。

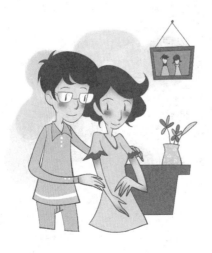

甲状腺功能检查：推荐计划妊娠期间或确定妊娠后尽早行甲状腺功能筛查，主要指标包括促甲状腺激素（TSH）、游离甲状腺素（FT$_4$）、甲状腺过氧化物酶抗体（TPO-Ab）或甲状腺球蛋白抗体（TG-Ab），尽早发现甲状腺功能异常，尽早干预矫正，减少对妊娠的影响。

优生四项检查：优生四项检查包括弓形虫、风疹病毒、巨细胞病毒、单纯疱疹病毒抗体的检测，如果以上病毒在孕早期感染后，均可造成胎儿不同程度、不同器官的畸形。一旦检查出阳性，应及时就医。

❸ 识别假孕真面目

假孕患者多为结婚 2~4 年未怀孕的少妇，她们急切盼望怀孕，在强烈的精神因素影响下，会产生食欲不振、喜欢酸食、恶心、呕吐、腹部膨胀、乳房增大等一系列酷似早孕反应的症状和体征。怎样从医学上来解释这种现象呢？

研究发现，有些妇女婚后盼子心切，大脑皮层中会逐渐形成一个强烈的"盼子"兴奋灶，影响了中枢神经系统的正常功能，引起下丘脑垂体功能紊乱，体内孕激素水平增高，抑制了卵巢的正常排卵，最后导致停经。另一方面，停经之后，由于孕激素对脂肪代谢的影响，逐渐增多的脂肪便堆积在腹部，脂肪的沉积加上肠腔的积气，会使腹部膨胀增大。腹主动脉的搏动或肠管蠕动使患者认为这就是"胎动"。闭经、腹部增大和所谓的"胎动"让患者误以为自己有孕在身。

经过简单的检查就能识别假孕。医生要对假孕患者耐心解释，必要时做超声检查。若患者情绪波动较大，可给予谷维素、维生素 B_1、安定等调节植物神经紊乱与镇静的药物。

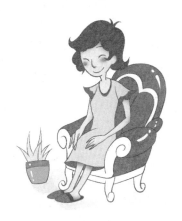

医师指导

如果婚后未采取避孕措施，性生活正常，1年仍未怀孕，夫妇双方均应到医院做全面系统的检查，找出不孕的原因，并进行相应的治疗。

④ 学会计算孕周

计算孕周时，为了统一标准，方便交流，一般都从末次月经的第一天开始算起。从末次月经的第一天开始，整个孕期是9个月零7天，共280天。每7天作为一个孕周，共计40个孕周。每28天为一个孕月，共计10个孕月。

有的孕妇会有疑问，认为不可能是来月经的那天怀孕的。这话很对，通常怀孕要在月经后的14天左右，于是就有一个受精龄的问题，受精龄是从受精那天开始算起，即280减去14，共266天，38个孕周。

由于末次月经的第一天比较好记忆，医生在计算孕周的时候，通常从末次月经第一天开始计算。对于月经不准的孕妇，实际胎龄常常和实际闭经时间不一样，需要结合B超、阴道检查、发现怀孕的时间、早孕反应的时间、胎动的时间等指标来进行科学推断。

子宫随着妊娠的进展而逐渐增大，宫底高度随胎儿生长而增长，同时与羊水量有一定的关系，根据手测子宫底高度及尺测耻骨上子宫长度，可以粗略地判断孕周数(见下页表)。

宫底高度因孕妇的脐耻间距离、胎儿发育情况、羊水量、单胎或多胎等稍有差异。一般情况下，医生可通过产前检查了解胎儿发育情况，判断胎儿大小。如果条件允许，孕妇可在家中进行测量。准备一把软尺，早晨起床后排空膀胱，平卧位，测量耻骨联合正中上缘至宫底的高度，对照下页表判断子宫的增长是否符合孕周。这样有助于早期发现巨大儿、羊水过多、胎儿宫内发育受限等情况。

子宫高度与孕周的关系

孕周	手测宫底高度	尺测宫底高度（厘米）
12 周末	耻骨联合上 2~3 横指	
16 周末	脐耻之间	
20 周末	脐下 1 横指	18（15.3~21.4）
24 周末	脐上 1 横指	24（22.0~25.1）
28 周末	脐上 3 横指	26（22.4~29.0）
32 周末	脐与剑突之间	29（25.3~32.0）
36 周末	剑突下 2 横指	32（29.8~34.5）
40 周末	脐与剑突之间或略高	33（30.0~35.3）

5 准妈妈该知道的数字

★ 胎儿在母体内生长的时间：40 周，即 280 天。

★ 预产期计算方法：末次月经首日加 7，月份加 9（或减 3）。

★ 妊娠反应出现时间：停经 40 天左右。

★ 妊娠反应消失时间：妊娠第 12 周左右。

★ 自觉胎动时间：妊娠第 16~20 周。

★ 胎动正常次数：每 12 小时 30~40 次，不应低于 10 次。早、中、晚各测 1 小时，将测得的胎动次数相加乘以 4。每个胎儿的胎动数都是有差别的。

★ 早产发生时间：妊娠第 28~37 周内。

★ 胎心音正常次数：每分钟 120~160 次。

★ 过期妊娠：超过预产期 14 天。

★ 临产标志：见红、阴道流液、腹痛，每隔 5~6 分钟子宫收缩 1 次，每次持续 30 秒以上。

★ 产程时间：初产妇 12~16 小时，经产妇 6~8 小时。

以上数字都是孕妇应当掌握的，当出现异常情况时，应及时去医院检查。

（孕 0~4 周）
孕一月不适与疾病用药

1 孕期缓解疲劳的方法

孕妇的身体承受着额外的负担，孕妇会变得特别容易疲倦，嗜睡，头晕，乏力，这种疲倦感在孕早期和孕晚期尤为明显。专家建议，怀孕期间，孕妇想睡就睡，不必做太多事，尽可能多休息，早睡觉。

想象：想象一些自己喜欢去的地方，例如公园、农家小院、海边、小溪、高山、一望无际的平原等。把思绪集中在美好的景色上，可以使人精神饱满，心旷神怡。

聊天：聊天是排解烦恼、有益心理健康的好方法，不仅可以释放和减轻心中的忧虑，而且可获得最新信息。在轻松愉快的聊天中，也许你就忘却了身体的不适。

按摩：闭目养神片刻，然后用手指尖按摩前额、双侧太阳穴及后脖颈，每处 16 拍，可健脑养颜。

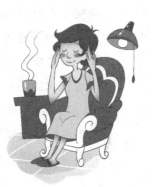

听胎教音乐：选择一些优美抒情的音乐或胎教磁带来听，以调节情绪。

发展兴趣：动手制作手工玩具，学习插花，为即将出生的宝宝做一些小衣物。

散步：去洁静、安全、充满鸟语花香的公园或其他场所散步。

2 孕期疲劳的饮食对策

早餐应远离高 GI 碳水化合物

GI 是指食物血糖生成指数，用来衡量食物对血糖浓度影响的程度。准妈妈想要一整天都保持在最佳的状态，早餐最为重要。如果早餐只吃两片白面包，上午很快就会感到疲劳。因为精制白面包属于高 GI 食物，会使血糖迅速升高，随后人体将释放大量的胰岛素，令血糖含量急速下降，从而让人产生疲倦感。早餐应多吃富含纤维的全麦类食物，同时搭配富含优质蛋白质的食物，这样就会感觉精力充沛。

午餐应控制淀粉类食物摄入量

午饭后，准妈妈常常觉得昏昏欲睡。这往往也可能是食物惹的祸。如果准妈妈午餐吃了大量米饭或马铃薯等淀粉类食物，同样也会造成血糖迅速上升，从而产生困倦感。所以午餐时淀粉类食物不要吃太多，还应该多吃些蔬菜和水果，以补充维生素，有助于分解早餐所剩余的糖类及氨基酸，从而提供能量。

晚餐越简单越好

晚餐千万不要吃太多，因为一顿丰盛、油腻的晚餐会延长消化系统的工作时间，导致机体在夜间依然兴奋，进而影响睡眠质量，使准妈妈感到疲倦。

❸ 预防发热的措施

什么是发热：体温超过 37.4℃即为发热。怀孕初期常会出现低热症状，若是由于病原体侵入引起的发热，某些病原体会影响胎儿发育，引起胎儿畸形。

导致发热的原因：孕妇除避免发热性疾病外，还应避免其他导致体温升高的因素，如盛夏中暑、高温作业、剧烈运动等，这些都可使体内产热或散热不良，从而导致高热。

预防发热的对策：孕妇发热期间应多喝水，饮食宜清淡，多吃蔬菜和水果，适当吃些易消化的流质食物。发热期间，孕妇消化吸收功能会受到影响，若像平时一样饮食，可能导致胃肠道功能异常，反而影响身体的康复。可待康复后，再恢复正常饮食。

❹ 谨防宫外孕

"宫外孕"学名叫作"异位妊娠"。受精卵的正常受精部位是输卵管，通过游走，最后着床在子宫腔内，子宫腔为受精卵的生长发育提供充足的空间和丰富的血供。受精卵在子宫腔外"安营扎寨"就叫宫外孕。95%的宫外孕在输卵管，也有在卵巢和腹腔的。

停经、阴道流血、腹痛下坠是宫外孕的典型表现。如果下腹痛加剧，伴有恶心、呕吐、头晕、出汗、面色苍白、肛门下坠或者有大便感，说明可能有内出血，是危险之兆，应及时就诊，不能延误治疗。

➕ 健康小百科

宫外孕的病因是生殖道感染、肿瘤、输卵管狭窄或功能不全，导致受精卵不能进入子宫腔，而在输卵管等部位发育，但这些部位血供差，组织薄，不适宜妊娠，易剥离流产或破裂出血，严重者还会危及生命。

若出现以下情况，应警惕宫外孕：

★ 当妇女下腹痛时，尤其是孕妇出现腹痛时，一定警惕宫外孕。

★ 宫外孕是比流产更严重的疾病，随着胎儿长大，输卵管会破裂而引起大出血，不仅胎儿保不住，还威胁母亲生命。

★ 当出现停经、月经明显少于以往、阴道不规则出血、腹痛等征象时，就要去看医生，因为宫外孕的症状不是很典型，病人要把发病以来的细节向医生讲明，让医生判断是否患有宫外孕。

★ 宫外孕易和其他腹痛毛病相混淆，应注意区分。肠套叠的症状是阵发性剧烈腹痛，大便带血；阑尾炎产生的疼痛是从上腹部开始，逐渐移至右下腹，可伴有发热；肠扭转的症状是突然出现腹痛、腹胀；胆石症的症

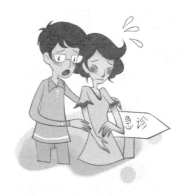

状是右上腹痛，有胆结石史。宫外孕产生的疼痛症状是下腹剧痛，可偏于一侧，伴有失血的征象。

★ 应早期诊断、早期发现、早期治疗宫外孕，否则会给孕妇带来生命危险。

如何早期发现宫外孕呢？已婚育龄妇女一旦月经超期，发现不规则阴道流血，伴有剧烈下腹一侧疼痛，就应立即到医院就诊，不要耽误时间，以免流血过多而危及生命。

⑤ 尽早筛查甲状腺功能

与怀孕相关的甲状腺疾病，包括甲状腺功能减退症（甲减）、甲状腺功能亢进症（甲亢）、产后甲状腺炎、妊娠合并甲状腺结节和甲状腺癌等。这些疾病都会影响孕妇及胎儿的预后，要请准妈妈注意。

其中发病率最高、最容易被忽视的亚临床甲减，一般占妊娠的2%~3%，亚临床甲减不仅提高了自然流产、早产、高血压等的风险，而且有可能造成胎儿智力发育受损。

目前认为，甲状腺激素对于胚胎的脑部发育至关重要，有研究表明，未治疗的妊娠合并甲减孕妇分娩的孩子，其智力商数(IQ)比同龄儿有所降低。孕早期是宝宝脑部发育的关键时期，要特别关注孕妇的甲状腺功能。

⑥ 怀孕就不能吃药吗

有的孕妇生病时坚持认为怀孕期间不能服药，强忍硬扛。是否需要用药，应咨询医生，医生可以根据用药的种类与性质、胎儿发育的状况、药物剂量，以及疗程的长短等来综合分析，供孕妇及家属参考。

妊娠不同时期用药对胎儿的影响

着床前期（受精后2周内）：此时药物对受精卵的影响不大，因为此时的受精卵与母体组织尚未直接接触，还在输卵管腔或宫腔分泌液中，药物影响囊胚的必备条件是药物必须进入分泌液中一定数量。

胚胎期（受精后2周至怀孕12周）：此时期是胚胎最敏感的时期，也是致畸关键期，各器官正在分化形成，如果药物的毒性达到一定剂量，容易造成器官的畸形。

胎儿期（怀孕12周以后）：怀孕12周以后直至分娩，胎儿各器官已形成，药物的致畸作用明显减弱，但对于尚未分化完全的器官，如生殖系统、神经系统等，某些药物还可能对这些器官产生影响。

药物的FDA（美国食品和药物管理局）分类

A类药物：实验证实无胎儿危险性，如多种维生素。

B类药物：动物实验提示无胎儿危险，但缺乏人体研究，或对动物有不良影响，但在良好控制的人体研究中对胎儿无不良影响。此类药物不是很多，日常用的抗生素均属此类，如青霉素、头孢菌素类等。常用的解热镇痛药中吲哚美辛（比如消炎痛）、双氯芬酸（比如扶他林）、布洛芬（比如芬必得）均属B类药。但要注意的是，妊娠32周后，服用吲哚美辛有可能使胎儿发生动脉导管狭窄或闭锁，以致胎儿死亡，妊娠32周后不应再服吲哚美辛。

C类药物：或缺乏动物及人体的足够研究，或在动物实验中对胚胎不利，但缺乏对人类的资料。C类药物在妊娠早期对胎儿是否会造成损害尚无报道，故难以有比较确切的结论。对C类药物的使用要谨慎，如果有可以替代的药物，则选用替代的药，否则在权衡利弊后再选择应用，如庆大霉素等。

D类药物：有证据表明对胚胎有危险，由于已有实验和临床上的证据，D类药物在妊娠期，特别是在妊娠早期尽可能不用。孕妇应权衡利弊，只有在孕妇有生命危险或患有严重疾病非用不可时方可应用。

孕期用药原则

★ 除非药物的疗效明显大于对胎

儿所产生的潜在危险，否则孕妇及哺乳妇女不宜用药。

★ 若有可能，在怀孕的头三个月内应避免用任何药物。

★ 药物对胎儿的作用可能与预期发生在母亲身上的药理作用不同。

★ 禁止在孕期试验性用药。

已知的致畸药物

已知的致畸药物包括 ACEI(血管紧张素转化酶抑制剂)、阿维 A 酯、酒精、异维 A 酸、甲氨蝶呤、碳酸锂、雄激素、甲巯咪唑、白消安、卡马西平、青霉胺、香豆素、放射性碘、环磷酰胺、四环素、丹那唑、三甲双酮、己烯雌酚等。

孕期常用抗生素分类

B 类：地丹诺辛、叠氮胸苷、呋喃妥因、红霉素、磺胺类、甲硝唑、利福布汀、两性霉素、林丹、青霉素、头孢菌素、制霉菌素。

C 类：氨曲南、氟康唑、氟喹啉、更昔洛韦、甲苯咪唑、甲氧苄啶、氯喹、噻嘧啶、万古霉素、阿昔洛韦。

D 类：奎宁、四环素、氨基糖苷类。

① 远离会导致宝宝畸形的药物

到底有哪些药物可能会导致胎儿畸形呢？我们在此列出一些对胎儿有害的药物，准妈妈们必须特别注意。

抗生素、抗真菌类药物：此类药物众多，详述如下。

准妈妈使用抗生素注意事项

★ 青霉素类药物毒性较小，是首选药物。

★ 头孢菌素类药物包括头孢氨苄、头孢唑啉、头孢克洛等，是次选的药物。

★ 氨基糖苷类药物可经胎盘进入胎儿循环，引起胎儿第八对脑神经受损和肾脏损害。

★ 四环素类药物毒性大，可抑制骨骼发育，使小儿乳齿染色。

★ 氯霉素可通过胎盘进入胎儿循环，导致新生儿灰婴综合征、骨髓抑制而白细胞减少或再生障碍性贫血。

★ 磺胺类药物可导致新生儿高胆红素血症、核黄疸等。

★ 长效磺胺类药物可使幼鼠发生先天性异常，不用为宜。

★ 喹诺酮类药物对胎儿软骨发育有影响。

★ 外用抗真菌药对胚胎的毒性较小。

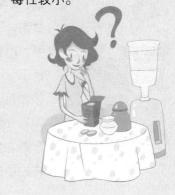

镇静催眠类药物：安定、利眠宁等药物短期应用较安全。

吩噻嗪类抗精神病药物：抗精神病的药物应在医生指导下应用。

解热镇痛药物：有报道说，妊娠早期如果长期服用阿司匹林，就容易导致腭裂、唇裂、肾脏畸形、心血管畸形、神经系统畸形；吲哚美辛则可导致动脉导管过早关闭。

泻药：妊娠期禁用，以免发生反射性子宫收缩，从而引起流产。

抗凝血药物：如双香豆素等，可能导致胎儿小头畸形，应在医生指导下应用。

激素类药物：性激素，如己烯雌酚、炔孕酮、炔雌二醇、甲羟孕酮、甲基睾丸素等对胎儿亦有致畸作用。

维生素类药物：孕期服用维生素药物要适量，不可过量。

甲状腺素和抗甲状腺药物：如他巴唑、硫脲类等，有可能存在致畸作用，应在医生指导下应用。

抗肿瘤药物：可导致胎儿多发性先天性缺陷。

中成药：中成药不一定就是安全的。凡说明书上注有"孕妇忌用""孕妇慎用"或"尚不明确"的中成药皆不宜服用。中草药制剂成分复杂，作用机制多种多样，所以孕妇要慎服中成药。

8 中草药对宝宝有害处吗

近几年的优生遗传研究证实，部分中草药对孕妇及胎儿有不良影响。中草药中的红花、枳实、蒲黄、麝香等，具有兴奋子宫的作用，易导致宫内胎儿缺血缺氧，甚至引起流产、早产。大黄、芒硝、大戟、商陆、巴豆、芫花、牵牛子、甘遂等中草药，可通过刺激肠道，反射性引起子宫强烈收缩，从而导致流产、早产。

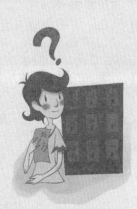

有些中草药本身就具有一定的毒性，如斑蝥、生南星、附子、乌头、一枝蒿、川椒、蜈蚣、甘遂、芫花、朱砂、雄黄、大戟、商陆、巴豆等，所含的各种生物碱及化学成分十分复杂，甚至含有重金属，可直接或间接影响胎儿的生长发育。

在怀孕最初3个月内，除慎用西药外，中草药亦应慎用，以免造成畸胎。对含上述中草药的中成药也应警惕，避免服用。

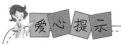

❾ 孕妇不宜服用的中成药

许多有毒副作用的中草药常以配方形式出现在中成药中，孕妇应禁用或慎用这些药物。

孕妇禁止服用的中成药有牛黄解毒丸、大活络丹、至宝丹、六神丸、小活络丹、跌打丸、舒筋活络丸、苏合香丸、牛黄清心丸、紫雪丹、黑锡丹、开胸顺气丸、复方当归注射液、风湿跌打酒、十滴水、小金丹、玉真散、失笑散等。孕妇慎用的中成药有藿香正气丸、防风通圣丸、上清丸及蛇胆陈皮末等。

❿ 孕妇不宜自行服药

孕妇用药不当，不仅对自己有害，还可能引起胎儿畸形。据调查，绝大部分孕妇在妊娠期间或多或少都服用过药物，其中有一部分孕妇是未经医生开处方而自行服的。对这些非处方用药，医务人员无法控制，孕妇自己也不知其害，故无法避免有害作用的发生。

在妊娠期，特别是妊娠早期，孕妇应尽量避免用药，可用可不用的药物尽量不用。确因有病必须服药者，应严格遵医嘱服用。

⓫ 孕妇不宜涂用清凉油、风油精

清凉油具有爽神止痒和轻度的消炎退肿作用，可用于防治头痛、头昏、蚊子叮咬、毒虫叮咬、皮肤瘙痒和轻度的烧伤、烫伤等。中暑引起腹痛时，清凉油对温开水内服可止痛。伤风感冒时，用点清凉油涂在鼻腔内，可减轻鼻塞不通症状。

但是，从优生角度上考虑，孕妇不宜涂用清凉油或风油精。清凉油中含有樟脑、薄荷、桉叶油等。风油精的主要成分之一是樟脑。樟脑可经皮肤吸收，对人体产生某些影响。对孕妇来说，樟脑可穿过胎盘屏障，影响胎儿正常发育，严重时可导致畸胎、死胎或流产。

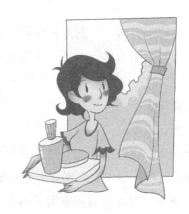

医师指导

孕妇不宜涂用清凉油、风油精，尤其是头3个月，应避免涂用清凉油、万金油、风油精等。

12 孕妇不宜使用利尿剂

随着妊娠月份的增加，孕妇下肢等处会出现不同程度的浮肿，俗称"胎肿"。

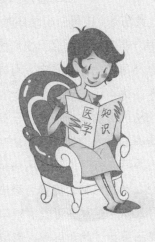

对于孕期浮肿，一般不需处理，除非是高度浮肿并伴有蛋白尿，要到医院进行处理。有些孕妇为了减轻浮肿，自己使用利尿剂是很危险的。

利尿剂，特别是噻嗪类药物，不但有可能导致低钠血症、低钾血症，还有可能引起胎儿心律失常、新生儿黄疸、血小板减少症。现已证明，在妊娠期间使用利尿剂，还可使产程延长、子宫收缩无力及胎粪污染羊水等。还有报道，使用噻嗪类利尿剂可使胎儿患出血性胰腺炎。

13 孕妇不宜服用驱虫药和泻药

肠寄生虫病，特别是蛔虫病，在卫生习惯不太好的人群中相当普遍。患者多是采用吃驱虫药和泻药的方法进行治疗，但是如果孕妇患有肠寄生虫病，若无紧急症状，一般不要服药进行驱虫。

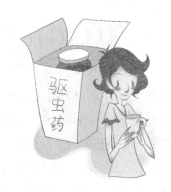

因目前所用的各种驱虫药均有不同程度的毒性和副作用，在妊娠期间，特别是妊娠早期，胎儿处于器官分化阶段，孕妇不宜服用有毒性的药物。

此外，驱虫时需要在服药时加些泻药，而泻药可使肠蠕动增快，引起流产、早产，故孕期也不宜使用。

（孕0~4周）
孕一月胎教方案

孕一月，受精卵在母体内着床发育，胚胎处于器官高度分化与形成时期。此时，准妈妈要为胚胎提供安静舒适的生长环境和丰富的营养。同时改善生活环境，用美丽的饰品来装点家园，添些小摆设，做些工艺品，或更换一下窗帘的颜色，让准妈妈在温馨舒适的家里快乐地孕育小宝宝。

❶ 让宝宝的发育有一个好的开始

准爸妈在孕期的开始，要有意识地进行心理和身体的调适，让双方的心态都更加平和愉悦，不要大悲大怒，要保证准爸妈的身体健康和情绪愉快，夫妻感情稳定恩爱，切实保护好孕育初期的胎儿，让宝宝的发育有一个好的开始。

❷ 孕期每周胎儿发育情况与饮食胎教

妊娠第3周：受精卵形成，胚泡形成，开始植入。准妈妈每天应保证摄取足够的优质蛋白质，以保证受精卵的正常发育。

妊娠第4周：受精卵植入完成，胚囊形成。妊娠第4周末，可以辨认出胚盘和体蒂。

妊娠第5周：胚芽出现，体节初现，胚囊内可见胚芽和原始心管搏动。准妈妈需要均衡营养，均衡饮食。

妊娠第6周：胚体逐渐形成，腮弓1~2对，眼、鼻、耳原基初现，脐带和胎盘形成。妊娠第6周末，神经沟完全闭合形成神经管，胚体左右外侧出现上下两对小突起，也就是上肢芽和下肢芽。妊娠第7周末，胚胎心脏已形成，心脏内部分隔完成，手板明显。

妊娠第8周：肢芽分为两节，足板明显，视网膜出现色素，耳廓突出现。妊娠第8周末，胚胎初具人形，胎头较大，占胎体近一半，能分辨出眼、耳、鼻、口、手指和脚趾，各器官正在分化发育。

妊娠第9周：手板和足板相继出现手指、足趾初形，体节消失，颜面形成。

妊娠第10周：手指足趾明显，眼睑出现，外阴可见，性别还不分明。妊娠第10周末，手指和足趾形成，胚胎颜面初具人貌。

妊娠第11周：眼睑闭合，外阴性别尚无法分辨。妊娠11~14周，胎儿的肾脏开始产生尿液，成为羊水的来源之一。

妊娠第12周：肠袢退回腹腔，指甲开始生长。

妊娠第13周：甲状腺滤泡出现，不久开始分泌甲状腺素。

妊娠第 14 周：外阴可辨性别，颈部明显。

妊娠第 16 周：胎儿皮肤比较薄，呈深红色，无皮下脂肪。胎头变得竖直，下肢发育好，趾甲开始生长。妊娠第 16 周末，从外生殖器可确认胎儿性别。头皮已长出毛发，开始出现呼吸运动。有些孕妇已能感觉到胎动。

妊娠第 20 周：胎儿皮肤暗红，出现胎脂，全身覆盖胎毛，有少许头发长出。胎儿开始出现吞咽、排尿功能。胎儿运动明显增加，10%~30% 的时间胎动活跃。

妊娠第 24 周：各脏器均已发育，皮下脂肪开始沉积，因为脂肪不多，皮肤呈皱缩状，出现眉毛和睫毛，细小支气管和肺泡已经发育。出生后可有呼吸，但生存力极差。

妊娠第 28 周：胎儿的皮肤呈粉红色，表面覆盖胎脂，眼睛半张开，四肢活动好，有呼吸运动。出生后可存活。

妊娠第 32 周：皮肤深红，胎体平滑，睾丸开始下降。生活力尚可，出生后注意护理可能存活。

妊娠第 36 周：皮下脂肪多，身体圆润，面部皱褶消失，指甲已长到指尖，出生后能啼哭及吸吮，生活力良好，基本能存活。

妊娠第 40 周：胎儿发育成熟，体形丰满，足底皮肤有纹理，男性睾丸已降至阴囊或腹股沟管，指甲超过指尖。女性大小阴唇发育良好。出生后哭声响亮，吸吮能力强，能很好存活。

如果准妈妈在孕期营养不良，就会影响胎儿生长和智力发育，还容易导致器官发育不全、胎儿生长受限及低体重儿，还容易造成流产、早产、胎儿畸形或胎死宫内。准妈妈在孕期需要适度增加营养，保证摄取足量的蛋白质、脂肪、糖类、铁、钙、锌、碘、钾和维生素 A、B 族维生素、维生素 C、维生素 D 等营养素，同时避免营养过剩，这也是孕期饮食胎教的重要内容。

❸ 了解聪明宝宝的脑发育过程

孕育聪明孩子的前提取决于胎儿时期大脑的发育过程。

★ 在受孕后的第 20 天左右，胚胎大脑原基形成。

★ 孕二月时，胚胎大脑沟回的轮廓已经很明显。

★ 孕三月，胚胎脑细胞的发育进入了第一个高峰时期。

★ 孕四月至孕五月时，胎儿的脑细胞仍处于迅速发育的高峰阶段，并且偶尔出现记忆痕迹。

★ 孕六月，胎儿大脑表面开始出现沟回，大脑皮质的层次结构也已经基本定型。

★ 孕七月，胎儿大脑中主持知觉和运动的神经已经比较发达，开始具有思维和记忆的能力。

★ 孕八月时，胎儿的大脑皮质更为发达，大脑表面的主要沟回已经完全形成。

Part3
怀孕第二个月

孕二月，准妈妈会出现早孕反应，此时是容易流产和致畸的敏感时期，准妈妈需特别小心，远离各种致畸因素，精心保护胎儿。本章详细讲述了孕二月宝宝的发育状况和准妈妈的身体变化，为准妈妈的生活起居、日常饮食、孕期检查、不适与疾病预防、胎教等方面都给予体贴入微的指导。

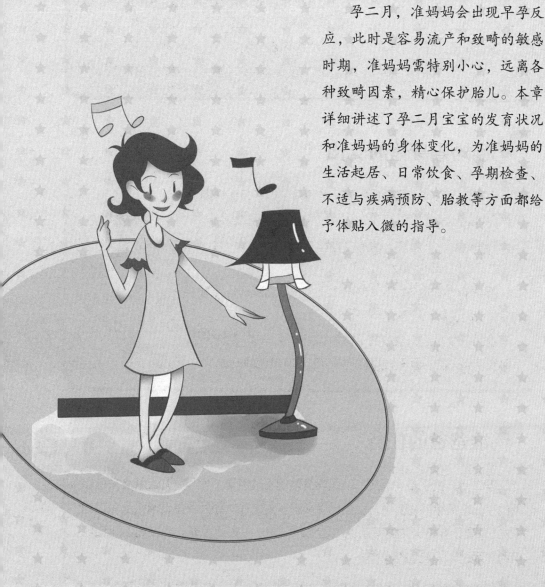

（孕 5~8 周）

难言的第二个月

小宝宝的发育状况

怀孕满8周时,胚胎初具人形,胎头较大,占胎体近一半,能分辨出眼、耳、鼻、口、手指和脚趾,视网膜出现色素,耳廓突出现,各器官正在分化发育。胚体左右外侧的上下两对小突起,也就是上肢芽和下肢芽,肢芽分为两节,手板和足板逐渐明显。胚胎的心脏已形成,心脏内部分隔完成。怀孕满8周时,胚胎身长 7~12 毫米,胚囊直径 2~2.5 厘米,胚囊重量约 4 克,约 1 块方糖的重量。

准妈妈身体的变化

在第二个月内,妊娠反应始终伴随着孕妇,身体慵懒发热,食欲下降,恶心呕吐,情绪不稳,心情烦躁,乳房发胀,乳头时有阵痛,乳晕颜色变暗,有些人甚至会出现头晕、鼻出血、心跳加速等症状。

怀孕的惊喜被随之而来的不适所代替,这些都是妊娠初期特有的现象,不必过于担心。

在第二个月里,孕妇的子宫如鹅卵一般大小,比未怀孕时要稍大一点,但孕妇的腹部表面还没有增大的痕迹。

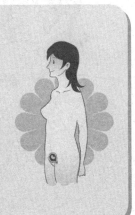

准爸爸的任务

孕二月,由于早孕反应,准妈妈身体的不适感更加明显,加上社会角色心理的变化,情绪容易变坏,食欲也受影响。丈夫在此期间要主动承担起做饭的家务,不要让准妈妈在厨房劳动,以免加重孕吐。丈夫要对妻子更加体贴和照顾,帮助其度过这段不适的日子。

准妈妈注意事项

孕妇在此时期容易流产，必须特别注意。应避免搬运重物或做剧烈运动，而且做家务与外出次数也应尽可能减少。不可过度劳累，多休息，睡眠要充足，尤其要注意禁止性生活。保证充足的氧气，每天到绿地或小区花园中散会步。

这段时间是胎儿脑部及内脏的分化形成时期，不可接受Ｘ光检查，也不要随意服药，尤其要避免感冒。

烟和酒会给胎儿带来不良影响，准爸爸注意不要在家吸烟。

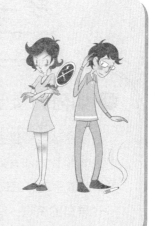

准妈妈二月指南

★ 选择你所信赖的医院和医生，开始产前保健。

★ 少到或不到人多的公共场合，尽量避免患上传染病。

★ 如果在工作中需要搬运重物，千万不要勉强。

★ 怀孕初期会出现恶心、呕吐等妊娠反应，你要放松精神，不要给自己太大的压力。

★ 要注意补充水分，多喝水，让体内的代谢废物及时从尿液中排出。上班前别忘了在包里带上1~2个水果。有条件的话，也可以带些可口的饭菜作为工作午餐。

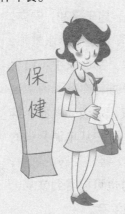

保健

★ 适量补充优质蛋白质。

★ 准备塑料袋，以备呕吐时急用。

★ 由于妊娠反应和体质的变化，你也许会感到心情焦躁，要注意控制情绪，可以听听音乐，做做深呼吸。

★ 集中精力工作是缓解妊娠反应的一种有效办法。

★ 整理居室环境，把可能绊脚的物品重新归置，将常用物品放在方便取放的地方，在卫生间及其他易滑倒的地方加放防滑垫，在马桶附近安装扶手。

★ 让居住、工作环境保持良好的通风状态。

（孕 5~8 周）
孕二月生活细安排

❶ 如何为宝宝提供一个健康的居住环境

居住环境不仅关系到准妈妈自身的健康，而且会影响到胎儿的健康生长和智力发育。为了让准妈妈有一个舒适温馨的家庭环境安度孕期，为腹中的宝宝提供良好的环境胎教，务必注意以下方面：

居室的空气：空气污染应引起每位孕妇的重视。尤其是家庭装修后所散发的气味，会严重地影响孕妇和胎儿的健康。因此，必须注意保持室内空气清新良好。

居住的空间：居住的空间不一定很大，但可以通过科学合理的设计，为准妈妈提供尽量宽敞的活动空间，把家装饰得温馨舒适，让生活在其中的准妈妈天天有个好心情。

室温与湿度：大部分孕妇对寒冷的抵抗能力超过普通女性，因此，孕妇应针对天气变化，随时调整自己的衣着，并且使室温保持在一个相对恒定的水平，以利于孕妇身体健康和胎儿的健康发育。夏季室温以 27~28℃为宜，冬季室温以 16~18℃为宜，室内外温差不超过 5℃，空气湿度为 30%~40%。

居室的色彩：居室的色彩应温柔清新，可采用乳白色、淡蓝色、淡紫色、淡绿色等色调。孕妇从繁乱的环境中回到宁静优美的房间，

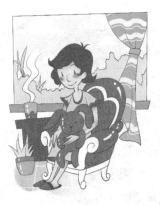

内心的烦闷便会很快消除，趋于平和、安详，情绪也会逐渐稳定。如果孕妇是在紧张繁忙、技术要求高的环境中工作，那么家中不妨用粉红色、橘黄色、黄褐色进行布置。因为这些颜色都会给人一种健康、活泼、发展、鲜艳、悦目、希望的感觉。孕妇从单调紧张的工作环境中回到生机盎然、轻松活泼的家中，神经可以得到放松，体力也可以得到恢复，有利于胎儿大脑与情绪的发育。

② 准妈妈夏季该注意什么

从医学角度和自然环境条件来看，育龄妇女的最佳怀孕时间应该是7~8月份。但并不是所有的妇女都是在这个时间受孕，还有一些妇女是在冬春受孕，那么在孕期怎样才能安然地度过酷热的夏天呢？在酷暑时节，人们最易出现睡眠不足、饮食不佳的情况，而吃好、睡好对孕妇和胎儿来讲都是不可忽视的。为此，在夏季孕妇必须注意以下几个方面的问题。

不宜起居无常。夏季酷暑炎热，人们往往起居失常，作息时间没有规律，这对孕妇和胎儿都是不利的。孕妇在这一时期应该做到"夜卧早起，无厌于日"。中午要有适当的休息时间，用于消除疲劳，弥补晚上的睡眠不足，但也不宜嗜睡过长，以免神思昏昏，久卧伤气，也对母子不利。为了适应夏季的气候，孕妇还应适当参加一些体育锻炼，增强体质，以顺应季节的变化，保证胎儿的健康成长。

不宜烦躁易怒。炎夏酷暑，加上怀孕后的一些生理变化，使一些孕妇变得烦躁不安，这样也会影响到腹中胎儿，对母子健康是不利的。中医历来十分重视情志对疾病和健康的影响。

不宜夜间贪凉。夏季炎热，人们在夜间往往迎风而卧，或空调彻夜不停。中医认为，妇人妊娠后，多气血虚弱，易受风邪侵袭，疾患遂生，故夏夜乘凉，应注意"夏不欲过凉""眠不动扇""不可坐卧星下""盛夏夜卧，亦必着单"，等等。

不宜暴晒中暑。夏季天气炎热，孕妇要注意避免中暑，避免因暑毒攻胎，引起胎儿的不良反应。孕妇外出时要戴太阳帽或打遮阳伞，尽量避免长时间处于烈日直射之下。平时经常饮用防暑茶、绿豆汤等清暑解热之品。

不宜饮食无节。盛夏时节，人们普遍饮食欠佳，但处在孕期的妇女对饮食和营养切不可马虎，既不可过食生冷，也不能饮食过于简单，随便凑合，避免引起腹中胎儿营养不良。

不宜卫生不节。盛夏季节天气炎热，人们都喜欢去游泳，由于江河或游泳池都是公共活动场所，很容易传播各种疾病，尤其是某些疾病易通过孕妇阴道传播，影响孕妇和胎儿的健康。因此，孕妇在夏季要注意卫生，在公共游泳池游泳要确认其卫生安全。

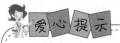

爱心提示

在炎热的夏季，准妈妈不要为了贪图凉快在空调房间待太久，也不要长时间吹电风扇，要少吃冷饮。

3 准妈妈冬季应注意什么

据医学统计，冬季妇女妊娠畸形儿的发病率为四季之首，故冬季孕妇应加强自身保健。

注意预防流行疾病。冬季是各种病毒感染性疾病流行与高发季节。一般来讲，冬季孕妇病毒感染次数越多，症状越重，病程越长，其畸形儿的发病率就越高。故冬季孕妇应适时添衣，注意防寒，保持居室空气流通，坚持户外锻炼，提高机体耐寒及抗病能力，增强免疫力，抵御疾病的入侵。严寒的冬天空气干燥，很容易感冒，孕妇应特别注意预防感冒，不要去人多拥挤的地方，特别是不要去有感冒流行的区域，以免被感染。

注意空气流通。因天寒怕冷，人们常将门窗紧闭，不注意通风，因此造成室内空气污浊，氧气不足，孕妇会感到全身不适，还会对胎儿的发育产生不良的影响。

注意保暖。冬季气候寒冷，寒冷刺激有诱发流产的危险，孕妇应注意保暖，避免寒冷刺激。洗衣做饭时不

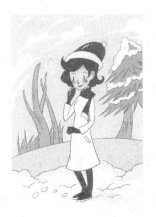

要用手直接接触冷水，可用温水或戴橡胶手套。

适量运动。散步是孕妇最适宜的运动，不要因天气冷就不外出，应该在阳光充足、气候比较温暖的下午坚持散步，让肌肉筋骨得以活动，血液流通畅快，又可呼吸新鲜空气。

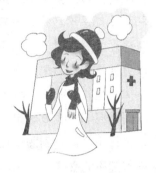

注意防止路滑摔跤。下雪天孕妇外出时应有伴同行，且穿上防滑的鞋，以免滑倒。

保持心情舒畅。在秋冬季节，特别是北方寒冷阴郁，可以使人心境不佳，在加强冬季保暖的同时，孕妇还应做到心情舒畅，情绪稳定，胸襟豁达，进行自我心理调节，保持良好的精神状态。

> ┆ 医师指导
>
> 医学研究表明，我国每年出现的无脑儿和脊椎裂儿多为冬季妊娠的孕妇所生，究其原因，主要与营养不足有关。因此，冬季孕妇要加强营养，饮食要多样化，不偏食，多吃绿叶蔬菜、水果，以补充胎儿所需的叶酸等营养物质。

④ 孕期性生活原则

妊娠3个月内：怀孕最初3个月内不宜性交，因为这个时期胎盘还没有完全形成，胎儿处于不稳定状态，最容易引起流产。怀孕4个月后，胎盘发育基本完成，流产的危险性也相应降低了，适度的性生活可带来身心的愉悦，但还是不能和非孕时完全相同，在次数和方式方面都要控制。分娩前3个月也不宜性交，以免引起早产和产后感染。

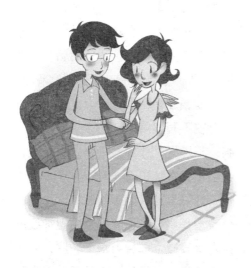

在不宜性交的时期，可考虑采取性交以外的方式，如温柔的拥抱和亲吻，用手或口来使性欲得到满足。

妊娠4~6个月：孕妇比较安定，可适度进行和缓的性生活，但因人而异，一定以保证胎儿安全为前提。性交前孕妇要排尽尿液，清洁外阴，丈夫要清洗外生殖器，选择不压迫孕妇腹部的性交姿势。性交时间不宜过长，并且注意不要直接强烈刺激女性的性

器官，动作要轻柔，插入不宜过深，频率不宜太快，每次性交时间以不超过10分钟为度。性交结束后孕妇应立即排尿，并洗净外阴，以防引起上行性泌尿系统感染和宫腔内感染。

倘若这个阶段性生活过频，用力较大，或时间过长，就会压迫腹部，使胎膜早破或感染，导致流产。

妊娠晚期：特别是临产前的1个月，即妊娠9个月后，胎儿开始向产道方向下降，孕妇子宫颈口放松，倘若这个时期性交，宫腔感染的可能性较大，有可能发生羊水外溢（即破水）。同时，孕晚期子宫比较敏感，受到外界直接刺激，有突发子宫加强收缩而诱发早产的可能。所以，在孕晚期必须禁止性生活。

孕期性生活最好使用避孕套或体外排精：在孕期里过性生活时，最好使用避孕套或体外射精，以精液不入阴道为好。因为精液中的前列腺素被阴道黏膜吸收后，可促使怀孕后的子宫发生强烈收缩，不仅会引起孕妇腹痛，还易导致流产、早产。

医师指导

有习惯性流产和早产病史的妇女，或高龄初产妇，或结婚多年才怀孕的妇女，为安全起见，整个妊娠期都应禁止或减少性生活。

5 为什么孕妇不宜吸烟

研究表明，孕妇吸烟对胎儿影响极大，危害严重，孕妇应禁止吸烟。

孕妇在妊娠早期吸烟，尼古丁等有毒物质可使体内的黄体酮分泌减少，影响子宫内膜的蜕膜反应，会使受精卵发育不良而引起流产。资料表明，孕妇吸烟极易造成流产、早产、死胎，还容易发生各种围产期合并症。孕妇吸烟每日不超过1包者，其胎儿在围产期死亡率比不吸烟者增加20%；孕妇每日吸烟超过1包者，其胎儿在围产期死亡率增加35%。

孕妇大量吸烟还可导致胎儿先天性心脏病、腭裂、痴呆等畸形，给家庭和社会带来不幸和负担。

长期吸烟的妇女在妊娠晚期容易并发胎盘早期剥离、前置胎盘、出血、胎膜早破等，而且初生婴儿的体重大多低于正常婴儿，一般比不吸烟母亲生的孩子体重平均低200克，其身高、头围、胸围也都小于正常婴儿，智力发育迟缓，记忆力和理解力也较差。可见，孕妇吸烟对母子健康危害极大，准妈妈在孕期不宜吸烟。

6 为什么孕妇不宜饮酒

孕妇经常饮酒和酗酒不仅损害自身健康，还会殃及腹中胎儿，造成不幸。

饮酒对孕妇的影响是多方面的。酒精能妨碍人体对叶酸和维生素 B_1 的吸收，引起贫血或多发性神经炎；经常饮酒会影响食欲，造成营养不良；大量饮酒必然加重肝脏负担；饮酒还能使呼吸道防御功能降低，使孕妇易患呼吸道疾病。这些危害孕妇身体健康的因素均可直接或间接地影响到胎儿的生长发育。

酒精对胎儿影响也非常大，会使胎儿直接受到毒害。酒精使胎儿发育缓慢，而且会造成胎儿某些器官畸形。摄入酒精较多的孕妇，其子女1/3以上存在不同程度的缺陷，如小头、小眼、下巴短、脸扁平窄小、身子短，甚至发生心脏和四肢畸形。

妊娠早期饮酒，胎儿的大脑细胞分裂会受到阻碍，易导致中枢神经系统发育障碍，即智力低下。胎儿生长的高峰是在妊娠的6个月后，这个时期孕妇饮酒将会给胎儿带来更加严重的危害。

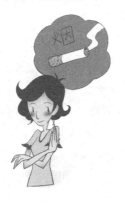

医师指导

为了下一代的健康，请孕妇不要饮酒，也不要吃含有酒精的食物，为我国人口素质的提高担负起应有的责任。

（孕 5~8 周）
孕二月营养饮食指导

孕二月，由于早孕反应，准妈妈身体的不适感更加明显，食欲变差，准爸爸多调剂准妈妈的饮食，多做些能减轻早孕呕吐的饭菜，帮助准妈妈正常进食。

① 孕妈咪二月饮食指导

孕妈咪在二月时，腹中胎儿尚小，发育过程中不需要大量营养素，摄入的热量不必增加。只要能正常进食，适当增加优质蛋白质，就可以满足胎儿生长发育的需要了。

如果准妈妈有轻微恶心、呕吐现象，可吃点能减轻呕吐的食物，如烤面包、饼干、米粥等。干食品能减轻准妈妈恶心、呕吐的症状，稀饭能补充因恶心、呕吐失去的水分。

为了克服晨吐症状，早晨可以在床边准备一杯水、一片面包，或者放一小块水果、几粒花生米，这些食品会帮助抑制恶心。

蛋白质每天的供给量以 80 克为宜。不必追求数量，要注重质量。

由于早孕反应，准妈妈实在吃不下脂肪类食物，也不必勉强自己，此时机体可以动用自身储备的脂肪。豆类、蛋类、乳类食品也可以补充少量脂肪。含淀粉丰富的食品不妨多吃一些，以提供必需的能量。

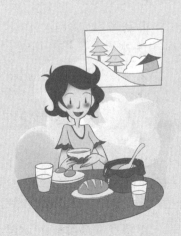

维生素是胎儿生长发育必需的物质，B 族维生素、维生素 C、维生素 A 都是孕二月必须补充的。准妈妈尤其应注意多补充叶酸，多吃新鲜的蔬菜、谷物、水果等。

准妈妈还要注意补充水和矿物质，特别是早孕反应严重的人，因为剧烈呕吐容易引起水盐代谢失衡。准妈妈要多吃干果，不仅可补充矿物质，还可补充必需脂肪酸，有利于宝宝大脑发育。

② 孕妈咪二月健康食谱

孕二月准妈妈一天食谱参考：

★ 早餐：豆包或馒头 50 克，二米粥（大米和小米）1 碗，煮鸡蛋 1 个，蔬菜或咸菜适量。

★ 加餐：牛奶 1 杯，苹果 1 个。

★ 午餐：青椒炒瘦肉丝，拌黄瓜，五香卤鸭，面条 150 克。

★ 加餐：烤馒头片 50 克，橘子 1 个。

★ 晚餐：西红柿炒鸡蛋，清炒胡萝卜，红烧黄鱼，米饭 100 克。

五香卤鸭

原料 老鸭子 1 只，酱油 150 克，料酒 50 克，桂皮 20 克，生姜片、香油、糖、香葱、大茴香、精盐各适量。

制作 ① 将鸭子除去内脏、杂物，洗净。放滚水中烫 2 分钟，取出用清水冲洗干净。

② 将鸭子放入砂锅中，加入酱油、生姜、桂皮、糖、葱、精盐、大茴香、料酒，加水浸没鸭子，用旺火烧沸，撇去浮沫后，改用小火，加上盖焖至鸭肉酥熟，再倒入香油。

③ 将砂锅离火，取出鸭子，卤汁去渣，倒入鸭子盛器内，冷却至汤汁凝结在鸭身上，即成。食时，取出连冻斩块，装盘即可。

特点 鸭肉软烂，香味浓厚。

功效 滋阴补血，和脏腑，利水道。

青椒炒瘦肉丝

原料 瘦肉 200 克，青柿子椒 70 克，植物油、盐、料酒、面酱、葱、酱油、湿淀粉、姜、汤各适量。

制作 ① 将肉、葱、姜和青椒（去籽和瓤）均切成丝，肉丝用少许酱油、料酒、盐拌匀，然后浆上湿淀粉，再抹些植物油。用酱油、料酒、葱、姜、湿淀粉对成汁。

② 炒勺烧热注油，油热后即下肉丝，边下边用手勺推动，待肉丝散开，加入面酱，待散出味后加青椒炒几下，再倒入对好的汁，待起泡时翻匀即成。

特点 清爽滑嫩，咸鲜味美。

功效 营养丰富。

西红柿炒鸡蛋

原料 鸡蛋 3 个，西红柿 100 克，花生油、料酒、盐各少许。

制作 ① 将西红柿去蒂洗净，用开水烫一下去皮，切成丁块。

② 将鸡蛋在碗内打散。炒勺上旺火，加花生油，六成热时注入鸡蛋液，炒成大片状倒出。

③ 将炒锅置于旺火上，倒入油烧热，把西红柿炒熟，随即把鸡蛋倒入翻炒几下，加入料酒、盐，烧两分钟左右出锅即可装盘。

特点 菜质鲜嫩，滋味鲜美。

功效 营养丰富。

凉拌黄瓜

原料 黄瓜 200 克，酱油、糖、香油各适量。

制作 ① 将黄瓜用开水烫一下取出，切成片。

② 将黄瓜片装入碗中，把酱油、糖、香油浇在上面，拌匀即成。

特点 酸甜可口。

功效 健脾开胃。

红烧豆腐丸子

原料 豆腐 250 克，肉末 50 克，海米 15 克、海带丝 200 克、瘦五花肉 250 克，酱油、盐、淀粉、葱末、姜各适量。

制作 ① 豆腐捣烂，加肉末、海米、葱末、盐、酱油、淀粉搅匀，做成大丸子，入热油中炸好，捞出沥油。

② 五花肉切块，入油锅中，制成红烧肉，入海带丝，继续炖 1 小时，再放入豆腐丸子，用文火炖 1 小时，出锅即成。

特点 此豆腐丸子有海带炖肉的香味，海带与肉有豆腐的鲜味，三者配合。

功效 荤素兼有，营养丰富，含碘量高，对孕妇有很好的滋补作用。

3 孕妇不宜全吃素食

有些妇女担心身体发胖，平时多以素食为主，不吃荤食，怀孕后加上妊娠反应，就更不想吃荤食了，结果形成了全吃素食。这种做法是很不科学的。

荤食大多含有一定量的牛磺酸，再加上人体自身能合成少量的牛磺酸，因此饮食正常的人一般不会缺乏牛磺酸。孕妇对牛磺酸的需要量比平时要多，本身合成牛磺酸的能力又有限，如果再全吃素食，而素食中很少含有牛磺酸，久而久之，必然造成牛磺酸缺乏。如果孕妇缺乏牛磺酸，胎儿出生后易患视网膜退化症，个别甚至导致失明。因此，从外界摄取一定数量的牛磺酸就十分必要。

另外，肉类含有丰富的优质蛋白质和矿物质，例如铁、钙等，长期素食的孕妇容易贫血、缺钙，因此，孕妇不仅要多吃素食，也应注意荤素搭配。

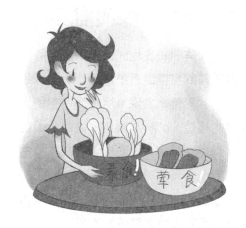

④ 孕妇不宜多食酸性食物

孕妇在妊娠早期可出现择食、食欲不振、恶心、呕吐等早孕症状，不少人嗜好酸性饮食。研究发现，母体摄入的酸性药物或其他酸性物质容易大量聚集在胎儿组织中，影响胚胎细胞的正常分裂增殖与生长发育，并易诱发遗传物质突变，导致胎儿畸形。

在妊娠后期，胎儿日趋发育成熟，其组织细胞内的酸碱度与母体相接近，受影响的危害性相应小些。因此，孕妇在妊娠初期大约两周时间内，不宜服用酸性药物、饮用酸性饮料或食用酸性食物。

如果孕妇确实喜欢吃酸性食品，就应选择营养丰富且无害的天然酸性食物，如西红柿、樱桃、杨梅、石榴、海棠、橘子、草莓、酸枣、葡萄等新鲜水果和蔬菜。这些食品既可以改善孕后发生的胃肠道不适症状，又可以增进食欲和增加多种营养素，可谓一举多得。

⑤ 孕妇不宜多吃油条

在美国长岛地区，长期流行着一种震颤麻痹神经系统疾病，后来经过科学家实验，发现当地土质中铝的含量高得惊人。科学家研究发现，因痴呆而死亡的病人大脑中含有高浓度的铝元素，最高者可达到正常人的30倍以上。由以上实验判断，过多摄入铝元素对人的大脑极为不利。

炸油条时，每500克面粉就要用15克明矾，明矾正是一种含铝的无机物。也就是说，如果孕妇每天吃两根油条，就等于吃了3克明矾。这样天天积蓄起来，其摄入的铝量就相当惊人了。孕妇体内的铝元素会通过胎盘侵入胎儿的大脑，影响胎儿大脑的发育，增加痴呆儿的发生率。另外，油条是高热量食品。因此，孕妇不宜多吃油条。

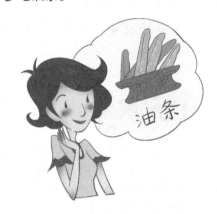

⑥ 适量吃豆类食品是有好处的

豆类食品是健脑食品，孕妇适量吃豆制品，将对胎儿智力发育有益。

★ 大豆中含有相当多的氨基酸和钙，正好可以弥补米、面中营养的不足。谷氨酸、天冬氨酸、赖氨酸、精氨酸在大豆中的含量分别是米中的6倍、6倍、12倍、10倍，而这些营养物质都是脑部所需的重要营养物质，由此可见，大豆是很好的健脑食品。

★ 大豆中蛋白质含量占40%，不仅含量高，而且是适合人体智力活动需要的植物蛋白。因此，从蛋白质角度看，大豆也是高级健脑品。

★ 大豆脂肪含量也很高，约占20%。在这些脂肪中，亚油酸、亚麻酸等多不饱和脂肪酸又占80%以上，这也说明大豆是高级健脑食品。

★ 与黄豆相比，毛豆的健脑作用比黄豆更明显。毛豆是灌浆后尚未成熟的大豆，含有较多的维生素C，煮熟后食用，是健脑的好食品。

★ 豆制品中，首先值得提倡的是发酵大豆，也叫豆豉，含有丰富的维生素 B_2，其含量比一般大豆高约1倍。维生素 B_2 在谷氨酸代谢中起着非常重要的作用，而谷氨酸是脑部的重要营养物质，多吃可提高人的记忆力。

★ 豆腐也是豆制品的一种，其蛋白质含量占35.3%，脂肪含量占19%。因此，豆腐是非常好的健脑食品。其他如油炸豆腐、冻豆腐、豆腐干、豆腐片（丝）、卤豆腐干等都是健脑食品，可搭配食用。

★ 豆浆和豆乳中亚油酸、亚麻酸等多不饱和脂肪酸含量都相当多，可谓是比牛奶更好的健脑食品。孕妇应经常喝豆浆，或与牛奶交替食用。

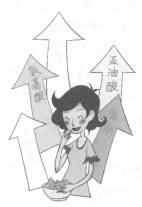

7 孕妇不宜多吃菠菜

菠菜中的草酸对人体所需的重要营养素锌、钙有着不可低估的破坏作用。锌和钙是人体内不可缺少的矿物质，如果锌、钙被草酸所破坏，将给孕妇和胎儿健康带来损害。如果体内缺锌，人就会感到食欲不振、味觉下降；儿童一旦缺钙，有可能发生佝偻病，出现鸡胸、"O"形腿或牙齿生长迟缓等现象。

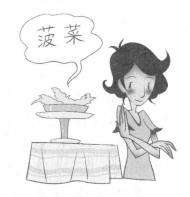

爱心提示

孕妇不宜多吃菠菜，即使吃少量菠菜，也要在做菜前放入开水中焯一下，以减少草酸的含量。

8 孕妇不宜过量吃的几种水果

各种新鲜水果都含有丰富的维生素、矿物质等多种人体必需的营养成分。如果孕妇经常适量吃些水果，可以帮助调整机体酸碱平衡，增加消化机能，促进食欲，对身体健康大有益处。但是，孕妇如果吃水果过量，不仅无益，反而有害。

孕妇不宜过量吃的水果主要包括以下几种：

葡萄：葡萄有补血、消除疲劳、利尿、增进食欲的作用。如果孕妇吃葡萄过多，易产生内热、腹泻等症。另外，葡萄含糖量较高，便秘者不宜多食。

梨：梨有止咳、润肺、利尿、通便的功效。如果孕妇吃梨过多，则会损伤脾胃。

苹果：苹果有生津、健脾胃、补心益气、降压、助消化、通便、润肺化痰、止咳等功效，但过量食用会损害肾脏。因为苹果含有发酵糖类，是一种较强的腐蚀剂，多食容易引起龋齿，因此食后应及时刷牙或漱口。

柿子：柿子具有降压止血、消热解渴等功效，但其性寒，孕妇不宜食用。若空腹大量食用，因其含有单宁、果胶，与胃酸、未被消化的食物纤维遇到一起，在胃里易形成结石。特别是刚吃过富含蛋白质的螃蟹后，不宜立即吃柿子，否则会出现结石，造成消化道梗阻。

⑨ 孕妇能吃桂圆吗

桂圆能养血安神，生津液，润五脏，是一味良好的食疗佳品。但是，由于桂圆味甘温，因此内有痰火者及患有热病者不宜食用，尤其是孕妇，更不宜进食。

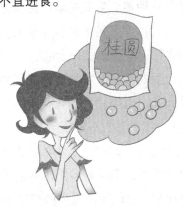

妇女怀孕后，阴血偏虚，阴虚则滋生内热，因此孕妇往往会出现大便干燥、小便短赤、口干、肝经郁热等症状，这时再食用性热的桂圆，非但不能产生补益的作用，反而会增加内热，容易发生动血动胎、漏红腹痛、腹胀等先兆流产症状，严重者可导致流产。

在民间，有的孕妇在分娩时服用桂圆汤（以桂圆为主，加入红枣、红糖、生姜，用水煎煮而成），这主要是针对体质虚弱的孕妇而言。因为分娩时要消耗较大的体力，体虚的孕妇在临盆时往往容易出现手足软弱无力、头晕、出虚汗等症状，喝一碗热气腾腾、香甜可口的桂圆汤，对增加体力、帮助分娩都有一定好处，但体质好的孕妇在分娩时则无须喝桂圆汤。

⑩ 为什么孕妇不宜多吃山楂

山楂开胃消食，酸甜可口，很多人都爱吃，尤其是妇女，怀孕后常有恶心、呕吐、食欲不振等早孕反应，更愿意吃些山楂或山楂制品，调调口味，增强食欲。山楂虽然可以开胃，但对孕妇不利。

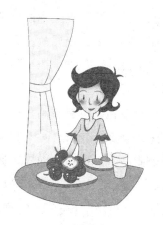

研究表明，山楂对孕妇子宫有兴奋作用，可促进子宫收缩，倘若孕妇大量食用山楂或山楂制品，就有可能刺激子宫收缩，从而导致流产。尤其是以往有过自然流产史或怀孕后有先兆流产症状的孕妇，更应忌食山楂食品。

⑪ 为什么孕妇不宜吃热性香料

香料属于调味品，人们在日常生活中经常食用。八角、茴香、小茴香、花椒、胡椒、桂皮、五香粉、辣椒粉等都属于热性香料，孕妇经常食用这些热性香料，就会对健康不利。

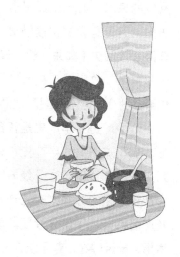

妇女在怀孕期间，体温相应升高，肠道也较干燥，而香料性大热，具有刺激性，很容易消耗肠道水分，使胃肠腺体分泌减少，造成肠道干燥、便秘或粪石梗阻。肠道发生秘结后，孕妇必然用力屏气解便，这样就会引起腹压增大，压迫子宫内的胎儿，易造成胎动不安、羊水早破、自然流产、早产等不良后果。

（孕 5~8 周）
孕二月产前检查

① 产前初诊检查项目

产前初诊的检查内容包括确诊怀孕和怀孕时间、推算具体的孕周和预产期、采集病史及分娩史和体格检查等。

采集病史及分娩史

采集病史及分娩史的内容包括一般情况、此次怀孕的情况、以前怀孕的情况、以前患病病史以及家族史等。

★ 一般情况：一般情况包括孕妇的年龄、籍贯、职业、结婚年龄、有无性病或慢性病、月经情况、丈夫的健康状况等。

★ 孕期情况：孕期情况包括早孕反应的情况、有无阴道出血、有无发热史、有无有害药物接触史、有无致畸因素接触史（如汞、铅、苯、农药、一氧化碳、放射线、病毒感染、各种传染病等）、有无吸烟及饮酒嗜好等。

★ 孕产史：孕产史是指自然流产史、人工流产史、早产史、死胎史或死产史等。了解既往分娩方式是自然生产还是手术分娩，有无产科并发症及产后感染，了解分娩婴儿的性别、体重、是否健在、有无疾病和畸形等。

★ 既往病史：既往病史是指有无结核、高血压、心脏病、糖尿病、肝脏病、肾炎、甲状腺功能亢进或低下、遗传病史、过敏史、手术史或输血史等。

★ 家族史：家族史是指家族中有无高血压、精神病、糖尿病、肾炎、遗传病、双胎、多胎、畸胎分娩史等。

体格检查

体格检查包括测量身高与体重、测量血压、全身检查和产科检查等。

★ 测量身高、体重、血压：通过测量身高、体重、血压，了解孕妇的基本情况，身材矮小（低于 145 厘米）的孕妇常伴有骨盆狭窄。

孕妇正常血压不应超过 140/90 毫米汞柱，如果超过，就属于异常情况，应该及时就诊治疗。

通过测得的体重和身高可以计算出体重指数，根据体重指数来判断孕妇的肥胖程度。

肥胖的孕妇孕期出现妊娠期高血压疾病、妊娠期糖尿病的概率增高；消瘦者出现营养不良、贫血及胎儿生长受限的概率增加，这些都属于高危情况，应予以重视。

★ 全身检查：全身检查与一般的内科检查相同，要特别注意孕妇心脏、肝脏的情况；注意孕妇的骨骼脊柱有无发育异常；检查乳房的发育状况，有无乳头内陷等异常。

★ 产科检查：通过阴道或腹部检查确定子宫大小，听胎心，必要时进行B超检查，了解胎儿状况和确切的孕周。早孕检查时一定要做阴道检查，通过阴道检查可以了解子宫的确切大小与闭经的时间是否符合，以便准确推算预产期，了解生殖器官有无炎症或发育异常等情况。

❷ 怀孕两月养胎与护胎

"二月之时，儿精成于胞里，当慎护之，勿惊动也。"意思是，妊娠两个月时，胎儿的精气在母体的子宫内生成，必须谨慎护理，不要随便惊动他。

孕妇切不可因为怀孕不久，胎儿尚未成形而掉以轻心。此时正是胚胎发育最关键的时期，胚胎对致畸因素特别敏感，因此绝不可滥用某些化学药品，或接触对胎儿有不良影响的有害物质。

孕二月，孕妇的早孕反应大多比较明显，容易因食物摄入过少而导致营养缺乏。如果孕妇营养不良，胚胎就容易因营养物质缺乏而殒坠，就像果树上结的果子在水分与养料不足时容易枯萎掉落。孕吐严重的准妈妈要到医院检查，必要时要住院治疗。

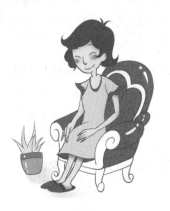

❸ 准爸爸要细心观察准妈妈的身体情况

丈夫是妻子最亲近的人，需要细心观察妻子细微的变化，当好妻子孕期保健的助手，确保母婴安全。丈夫要做的内容可归纳为看、算、听、测四项内容。

看：即观察，丈夫应细心观察妻子孕期腹部增大情况、有无浮肿、休息后浮肿能否缓解、饮食情况、情绪状况等，以便尽早发现异常，早期处理。

算：即算孕周，算算应进行检查的日期，以便督促孕妇按时进行检查。

听：主要是听胎心，可从孕32周开始，每日听胎心1次，胎心不是恒定不变的，有时快，有时慢，正常胎心每分钟120~160次，有胎动时胎心可加快。通过听胎心可增加夫妻感情，同时增加了丈夫对胎儿的责任感，有利于与胎儿的交流，有利于胎教的实施。

测：测量内容包括体重、胎动次数、宫高等。孕妇在整个孕期体重应增长12.5千克左右，若增长过多，则易出现巨大儿；若增长过少，则易发生胎儿生长受限。胎动次数是反映胎儿宫内安危的重要指标。孕32周后，丈夫可以协助妻子测胎动，每日早、中、晚各测1小时，每天尽可能在相同时间观察其变化，及时发现胎动异常。测量宫高应在孕晚期进行。宫底高度可反映胎儿大小。测量时，孕妇应先排尿，平卧床上，用软尺测量耻骨联合中点上缘到宫底的长度。

（孕 5~8 周）

孕二月不适与疾病用药

❶ 什么是早孕反应

妇女在怀孕早期，会出现食欲不振、厌食、轻度恶心、呕吐、头晕、倦怠，甚至低热等早孕反应，这是孕妇特有的正常生理反应。早孕反应一般在妊娠第 6 周出现，以后逐渐明显，在第 9~11 周最重，一般会在停经 12 周前自行缓解、消失。大多数孕妇能够耐受，对生活和工作影响不大，无需特殊治疗。

早孕反应中有一种情况是妊娠剧吐，起初为一般的早孕反应，但逐日加重，表现为反复呕吐，除早上起床后恶心及呕吐外，甚至闻到做饭的味道、看到某种食物就呕吐，吃什么，吐什么，呕吐物中出现胆汁或咖啡渣样物。由于严重呕吐和长期饥饿缺水，机体便消耗自身脂肪，使其中间代谢

产物——酮体在体内聚集，引起脱水和电解质紊乱，形成酸中毒和尿中酮体阳性。孕妇皮肤发干、变皱，眼窝凹陷，身体消瘦，严重影响身体健康，甚至威胁孕妇生命。

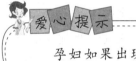 爱心提示

　　孕妇如果出现了妊娠剧吐，就一定要去看医生，以免延误病情。

❷ 为什么会出现早孕反应

早孕反应的产生一般与以下因素有关：

★ 与怀孕特有的激素水平升高有关。这种激素称作"人绒毛膜促性腺激素"，支持这一观点的证据为妊娠反应出现时间与孕妇血中人绒毛膜促性腺激素出现时间吻合。

★ 与植物神经功能失调有关。

★ 与孕妇的精神类型有关。一般而言，神经质的人妊娠反应较重。夫妻感情不和，不想要孩子而妊娠时也容易出现比较重的妊娠反应。

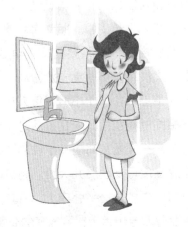

❸ 对抗早孕反应小策略

早孕反应一般不会太重，孕妇可想些办法使反应减轻，下面几点可供参考：

了解一些相关的医学知识。明白孕育生命是一项自然过程，是苦乐相伴的，增加自身对早孕反应的耐受力。

身心放松。早孕反应是生理反应，多数孕妇在一两个月后就会好转，因此要以积极的心态度过这一阶段。

选择喜欢的食物。能吃什么，就吃什么；能吃多少，就吃多少。这个时期胎儿还很小，不需要多少营养，平常饮食已经足够了。

积极转换情绪。生命的孕育是一件很自然的事情，要正确认识怀孕中出现的不适，学会调整自己的情绪。闲暇时做自己喜欢做的事情，邀朋友小聚、散步、聊天都可以。整日情绪低落是不可取的，不利于胎儿的发育。

得到家人的体贴。早孕期间，孕妇身体和心理都有很大变化，早孕反应和情绪的不稳定会影响到孕妇的正常生活，这就需要家人的帮助和理解。家人应了解什么是早孕反应，积极分担家务，使其轻松度过妊娠反应期。

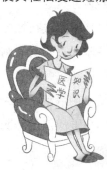

正确认识妊娠剧吐。一般的早孕反应是不会对孕妇和胎儿有影响的，但妊娠剧吐则不然。如果呕吐较严重，不能进食，就要及时就医。当尿液检查酮体为阳性时，则应住院治疗，通过静脉输液补充营养，纠正酸碱失衡和水电解质紊乱。

医师指导

一般经治疗后，妊娠剧吐现象可迅速缓解，呕吐停止，尿量增加，尿酮体由阳性转为阴性。对治疗后病情无改善，特别是体温持续超过38℃，心率超过每分钟120次，或出现肝功异常、黄疸者，应考虑终止妊娠。

❹ 不宜凭借药物抑制孕吐

怀孕初期，大部分的孕妇都会有明显的早孕反应，时间长短随着个人体质而不同。即使是同一孕妇，也会因为不同的怀孕次数而表现出不同的症状。目前市面上尚无发售有效抑制孕吐的药剂。孕妇不宜擅自利用药物抑制孕吐。

在此期间，孕妇应保持身心平衡，注意饮食，吃些清淡和有助于缓解呕吐的食物，必要时可接受医师的指导。倘若一日孕吐数次，身体显得相当虚弱，就应住院进行治疗，每天可接受葡萄糖、盐水、氨基酸液等点滴注射，以迅速减轻症状，保持良好宁静的心态，一般1~2周即可出院。

❺ 早孕反应太剧烈怎么办

尽管早孕反应在清晨空腹时较重，但对生活工作影响不大，不需要特殊治疗，只要调节饮食，注意起居，在妊娠12周左右就会自然消失。

但是，也有少数孕妇早孕反应较重，会发展为妊娠剧吐，呈持续性，无法进食或喝水。由于频繁剧吐，呕吐物除食物、黏液外，还可有胆汁和咖啡色渣样物（证明有胃黏膜出血），孕妇明显消瘦，尿少，应及早到医院检查就诊。

如果出现血压降低，心率加快，伴有黄疸和体温上升，甚至出现脉细、嗜睡和昏迷等一系列危重症状，就不宜强求保胎，应及时住院终止妊娠。因为在这种情况下会出生体质不良的婴儿。若此时出现先兆流产的症状，则不宜保胎。

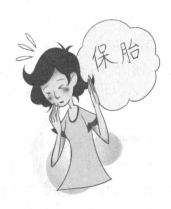

❻ 先兆流产

什么是先兆流产

先兆流产是指出现流产的先兆，但是尚未发生流产。具体表现为已经确诊宫内怀孕，胚胎依然存活，阴道出现少量出血，并且伴有腹部隐痛。通常先兆流产时阴道出血量并不很多，不会超过月经量。先兆流产是一种过渡状态，如果经过保胎治疗后出血停止，症状消失，就可继续妊娠；如果保胎治疗无效，流血增多，就会发展为流产。

先兆流产的原因

先兆流产的原因比较多，例如孕卵异常、内分泌失调、胎盘功能失常、血型不合、母体全身性疾病、过度精神刺激、生殖器官畸形及炎症、外伤等，均可导致先兆流产。孕早期胎盘附着尚不牢靠，也容易导致流产。

预防先兆流产的对策

为了避免先兆流产，准妈妈应注意以下事项：

★ 孕早期要保证充足的休息，不要从事过重的体力劳动，避免负重导致腹压增加。

★ 准妈妈平时要穿平底鞋，防止外伤。

★ 准妈妈应戒酒戒烟，宜食清淡、易消化、富有营养的食物，保持大便通畅，避免肠胃不适。

★ 孕早期不要进行性生活，以免腹部受到挤压和宫颈受到刺激，引起宫缩，诱发流产。

★ 保持会阴清洁，避免生殖道炎症。准妈妈每晚应清洗外阴，必要时一天清洗两次。

⑦ 怎么辨别先兆流产

先兆流产也就是流产的先兆，表现为孕 28 周前，先出现少量的阴道流血（在内裤或手纸上发现血迹），然后出现阵发性的下腹痛或腰痛，在怀孕的最初 3 个月更容易出现。

虽然流产的最初信号往往是出血，但孕早期出血也有很多原因，不一定就是流产。怎么判断自己的症状是不是先兆流产呢？

出血和腹痛的关系

流产时的腹痛一般出现在出血后，可能是持续的，也可能是绞痛，类似痛经时的腰酸背痛和下腹部疼痛。如果出血与疼痛相伴发生，就要及时去医院。

出血的颜色

如果出血呈鲜红色，也要及时去医院。如果出血呈咖啡色，不用太担心，咖啡色说明出血已经停了，所以氧化成了咖啡色。但一定要注意休息，避免仰卧起坐等腹部用力的动作，也要避免憋尿、便秘，以免增加腹内压。

让医生来诊断

发现出血的时候，首先要保持冷静，严密观察，如果出血不但没有停止，而且越来越多，并出现了明显的腹痛等不适，就要及时去医院检查，了解出血的部位和原因。

先兆流产不等于流产

如果出血量比较少，可能只属于先兆流产，及时就诊，经过保胎治疗及休息，大部分先兆流产可以在症状消失、B 超证实胚胎存活后，继续怀孕。

但如果保胎治疗后仍有流血，hCG 值也没有恢复正常，或 B 超发现胚胎发育不良，可能就需要终止怀孕了。如果出血量很大，可能意味着流产已不可避免，需要及时做清宫术。

⑧ 出血了就要保胎吗

孕早期会有生理性出血

怀孕早期的出血不一定都与流产有关，也会有生理性的出血，表现为点滴出血，类似经期开始或末尾的量，颜色可以是粉色、红色或褐色。常见的原因有以下几种：

★ 受精卵着床：这种出血的量非常少，时间只有 1~2 天。

★ 激素变化：怀孕后体内激素水平虽然会变，但原先的生理周期带来的激素变化可能不会马上停下来，因此你也可能在通常的经期前后出血。此外，雌激素水平升高也可引起出血。

★ 生殖器官血供增加：怀孕后，子宫颈和骨盆区域的血供增加，宫颈涂片检查、阴道检查时的接触就可能有点滴出血。

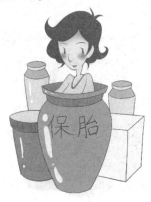

孕早期的生理性出血一般不需要处理，不会对宝宝造成影响，一般不影响宝宝正常发育。

孕早期也有病理性出血

有些情况下，出血虽然与流产无关，不需要保胎，但也不是生理性的，而是某些病理性的异常情况引起的，这就需要孕妈咪留意了，除了前面我们说到的宫外孕以外，还常见以下几种异常情况：

★ 葡萄胎：孕早期可以出现恶心、呕吐、下腹部闷痛、阴道异常出血。出血可以持续或间断，色鲜红，或呈褐色分泌物状，量多少不一。症状出现的时间有可能在孕 6 周，也可能在孕 12 周。

★ 感染：感染导致发炎，在宫颈涂片检查、阴道检查或性生活后，容易出现少量出血的现象。宫颈糜烂的糜烂面也可能会在怀孕期间出血。

★ 前置胎盘：也就是胎盘附着在子宫的位置过低，低于宝宝先露部，孕期会有无痛性的阴道出血。

★ 劳累：工作压力和劳累也会引起孕早期出血，如果出血量少，一定

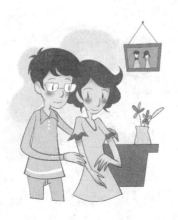

要多卧床休息。当初次发现出血时，最好还是请医生来判断，好排除其他原因，以免错失治疗时机。

⑨ hCG 水平和孕酮偏低如何保胎

hCG（人绒毛膜促性腺激素）和孕酮对维持妊娠很重要。正常怀孕 6~8 周时，hCG 值每日应以 66% 的速度增长，若 48 小时增长速度小于 66%，就提示妊娠预后不良。hCG 水平偏低可能会使胚胎缺少养分而影响发育。孕酮水平应随孕程进展而逐渐增高，到足月时达 312~624nmol/L。孕酮分泌不足容易使胚胎着床不稳定，导致出血，甚至流产。所以这些指标偏低时，即便没有出血、腹痛等先兆流产的表现，流产的风险也相对增加了。

虽然很多情况下，流产不一定是这种原因引起的，但为了预防这种原因所致的流产，医生出于谨慎考虑，也会建议孕妈咪保胎。当然，保胎不能过度，每个孕妈咪指标偏离的程度不同，适合的保胎方案也不一样，一定要在医生的指导下进行。

⑩ 莫陷入保胎误区

不要过分紧张

听到保胎二字，孕妈咪们往往就会紧张。虽然不能轻视，但过分紧张也会造成精神压力，进而引起内分泌

紊乱，反而对宝宝不好。保持良好的心情、健康的饮食和作息，才有利于宝宝的生长发育哦！

不一定不能动

有的孕妈咪觉得保胎好像就该天天躺着，动一下就会威胁到宝宝。可实际上，如果缺少正常的活动，身体怎么能健康呢？适当的正常活动才能促进血液循环，才能供给胚胎新鲜的血液及养分。

不一定要用药

一般来说，保胎需要多休息，至于是否需要用保胎药，是要根据激素水平和症状等具体情况来决定的。

不要盲目进补

保胎时也不能盲目服用补品，尤其是含有参类的补品，参类有活血的作用，会有可能引起出血甚至流产。

⑪ 孕妇不宜盲目保胎

盲目保胎是不科学的。因为流产的原因很多，如胚胎发育不良、受精卵染色体异常、孕妇全身性疾病、孕激素分泌不足、孕期碰撞或跌跤等。医学专家认为，习惯性流产有60%以上是由于胚胎发育不良或染色体异常引起的。

有一种叫作先天性卵巢发育不全的染色体异常胎儿，其自发性流产率竟高达99.7%，出生率只占0.3%。在人类的所有妊娠中，异常胚胎占0.1%。这就是说，在孕期28周内，大多数发育不良的胚胎通过自然流产而淘汰，发育正常的胚胎不容易引起流产。

医师指导

一旦发生先兆流产，应先去医院查明原因，根据医生的指导进行保胎，不可自己乱吃保胎药物盲目保胎。

⑫ 新婚初孕要注意预防流产

新婚夫妇性生活频繁，初孕后易发生先兆流产。新婚夫妇性欲强烈，性交次数相应较多，孕妇子宫经常强烈收缩，就容易导致流产。特别是新婚女性，性兴奋较为强烈，体内雌激素分泌增多，孕激素分泌相应减少，也可诱发先兆流产。

爱心提示

为了防止初孕后流产，新婚夫妇应讲究卫生保健，旅游结婚时，应坚持避孕一段时间，待精神、体力恢复正常后，再选择受孕时机。一旦妻子受孕，就要节制性生活，以利于胚胎组织在母体内巩固和生长。

⑬ 注意避孕，减少人工流产的机会

许多新婚夫妻不想过早要孩子，但由于缺乏避孕知识，结果意外怀孕了，就想进行流产。从科学的角度考虑，要注意避孕，减少人工流产造成的损害。

人工流产手术作为避孕失败后的补救措施，对绝大多数妇女的健康不会产生太大的影响，但一小部分妇女可能会引起一些并发症，如盆腔炎、月经病、宫腔粘连、输卵管阻塞等，甚至影响以后生育。

这是因为未生育过的妇女宫颈口较紧，颈管较长，子宫位置也不易矫正，容易造成手术时的损伤和粘连。尽管人工流产并发症经过治疗大多是可以痊愈的，但也有少数久治不愈。

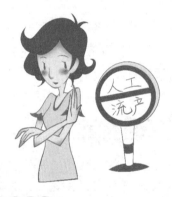

医师指导

新婚夫妻如果不想早生孩子，就要做好避孕措施，以防止未生育就先做人工流产，避免引起与未来妊娠有关的产科并发症，如早产、大出血、胎盘滞留等。

⑭ 孕酮低会导致流产吗

孕酮低容易引起先兆流产

孕酮是维持怀孕必需的一种孕激素，由卵巢黄体分泌。正常情况下，精子卵子结合后，孕酮分泌增多，促进子宫内膜生长增厚，利于受精卵着床。如果由于黄体功能不全等原因使孕酮分泌不足，子宫内膜较薄，就影响受精卵的顺利着床，即便着床了，也容易发生流产或胚胎停育。

如果先兆流产确实是孕酮不足引起的，可以及时补充孕酮，它在促进子宫内膜生长的同时，还能抑制子宫收缩，有助于安胎。

大多数流产并非因为孕酮低

实际上，孕酮不足所致的流产并没那么多，大多数早期流产是胚胎本身存在问题，如染色体异常等，这并不是通过补充孕酮就能保胎的。这样的流产是一种优胜劣汰的自然选择，需要我们以平常心去看待和接受。

⑮ 为什么会胎停或流产

正常情况下，受精卵着床后，孕6~8周B超就可以看到胎芽和胎心搏动，胎囊也会慢慢长大，但胚胎在尚未长成时就停止了发育，就是胚胎停育。这种情况一般发生在孕5~11周，受精卵已经成功着床，B超可以看到孕囊，却一直不长大，没有胎心或胎心停止。胚胎停育后一般会导致自然流产，如果自然流产没有出现，胚胎滞留在宫腔里，就是稽留流产，需要及时去医院就诊。导致胎停或流产的原因有以下几种：

染色体异常

有些胚囊无法长成胎儿，也就是

萎缩性胚囊。有的胚囊长成了胎儿，却在孕8周后突然失去了心跳。这类情况有60%左右是因为受精卵本身有问题，如染色体异常，是自然淘汰的结果，勉强安胎也可能生出有缺陷的宝宝。导致流产的染色体异常包括父母染色体异常、胚胎染色体异常等。

★ 父母染色体异常：可能同时存在免疫功能紊乱，为保险起见，最好能一并检查。

★ 胚胎染色体异常：受精卵染色体分裂时，由于受到不利因素影响而出现错误，胚胎停止发育。这是一种自然淘汰的过程，通过流产的绒毛培养可以确诊。

免疫因素

复发性流产有60%以上是免疫因素引起的，包含以下两种情况。

★ 同种免疫紊乱：夫妇的白细胞抗原相容性过高，受孕后，母体不能产生保护胚胎的封闭抗体，使胚胎受到母体免疫细胞的攻击而停育。可以用丈夫的淋巴细胞进行主动免疫，使孕妈咪产生封闭抗体。

★ 自身免疫异常：孕妈咪的免疫系统紊乱，产生对抗自身组织的抗体，这些抗体也可以破坏胚胎组织和胎盘细胞，使胚胎死亡。可以用皮质激素和免疫球蛋白来治疗，成功率在90%以上。

内分泌因素

不要小看内分泌紊乱，它也可能引起流产。

★ 黄体功能不全：怀孕后孕酮分泌不足，胚胎得不到足够的营养，导致流产的发生。这种情况下需要补充孕酮。

★ 高催乳素血症：催乳素过高多会导致不排卵和不孕，即使受孕后也很容易流产。这种情况下需要针对性治疗和保胎。

★ 多囊卵巢综合征：多囊卵巢综合征也常导致不孕和流产，受孕后的保胎治疗很重要。

此外，糖尿病、甲亢、甲减也会导致流产，发现这些疾病应该积极治疗，控制住病情后再怀孕。如果有过反复流产，做检查时也记得查查血糖以及甲状腺功能。

解剖性原因

宫颈机能不全、子宫肌瘤或腺肌瘤、宫腔粘连等也会导致复发性流产，占10%~15%，多是晚期流产，也就是孕12周之后的流产，而且流产时胚胎还有生机。

这类情况可以通过超声、宫腔碘油造影、宫腔镜、腹腔镜等来检查。也可以手术矫正，如第一胎产后宫颈机能不全，二胎可以做宫颈环扎术。

感染

复发性流产容易引起各种生殖道感染，如细菌性阴道病、念珠菌性阴道炎等。而炎症的存在也会导致流产，当阴道分泌物增加、有恶臭味、颜色偏黄，同时伴有外阴瘙痒，就说明是有炎症了。

所以孕前或怀孕早期，如果出现了生殖道感染，一定要及早治愈，不然可能会引起早产或流产。如果曾有复发性流产，也需要检查确认是不是感染引起的，以便再次怀孕前将这些感染因素都消除。

凝血机制异常

如果凝血机制发生障碍，血液凝固的速度会变快，也就是血栓前状态。平常情况下虽然没有形成血栓，但怀孕后胎盘的血管就会形成血栓，堵塞胎盘血循环，使胚胎缺血而死亡。不明原因的复发性流产很多是血栓前状态所致，抗凝治疗的效果比较好。

16 了解流产的预防措施

有些流产属于无法防止的流产，也就是说，不论以何种方法都不能避免其发生。

绝大部分的自然流产都是由于胚胎不健全所致，这些萎缩变形的胚胎有 60%~70% 是因为染色体异常或受精卵本身有问题，受精卵长到某种程度后，即会萎缩，从而发生胚胎死亡、流产。所以妇产科医生会安慰这些不幸的准妈妈们，不要太过内疚，因为这类流产是属于一种自然淘汰现象，应该庆幸没有产下一个畸形儿。

准妈妈应当了解流产的预防措施：

★ 计划在适合怀孕的年龄生产，不要当高龄产妇或高龄产爸。

★ 谨记自己的月经日期和可能受孕的时间。

★ 注意均衡营养，补充维生素与矿物质。

★ 养成良好的生活习惯，起居要规律，学会缓和情绪反应和缓解工作压力。

★ 改善工作环境，避开所有的污染物质。

★ 孕前要检查有无任何感染，必要时先使用抗生素彻底治疗。

★ 黄体期过短或分泌不足的妇女，最好在月经中期和怀孕初期补充黄体酮。

★ 若患有内科合并疾病，应先治疗，最好等病情得到控制或稳定一段时间后再怀孕。

★ 如果证实为宫颈机能不全，最好在怀孕 14~16 周施行子宫颈缝合术。

★ 习惯性流产的妇女（自然流产 3 次以上）应该进行详尽的检查，包括妇科超声检查、血液特殊抗体监测、内分泌测定和夫妻双方染色体分析等。

⑰ 流产后的注意事项

加强营养。流产后会或多或少地失血，加上早孕阶段的妊娠反应，流产后一般身体会变得比较虚弱，有些人还会出现轻度贫血。因此，流产后应多吃些营养品，如瘦肉、鱼、蛋、鸡、乳、大豆制品，以及新鲜蔬菜和水果等。

注意个人卫生。流产时，子宫颈口开放，至完全闭合需要一定时间。故流产后，要特别注意讲究个人卫生。要保持阴部清洁，内裤要常洗常换。半个月内不可盆浴。流产后1个月内，子宫尚未完全恢复，要严禁性生活，以防感染。

不可急于再次怀孕。流产后子宫内膜需要3个月的时间才能完全恢复正常，在此期间，应严格避孕，防止再次怀孕，因为这对胎儿生长和以后生产都不利。

保持心情愉快。不少妇女对流产缺乏科学的认识，流产后情绪消沉，有些人还担心以后再次发生流产而忧心忡忡，这些顾虑是不必要的。

➕ 健康 小百科

绝大多数的自然流产都是偶然的，自然流产的胚胎有60%以上都是异常胚胎。异常胚胎主要是染色体异常所致，很难发育成为成熟的胎儿。自然流产可以被认为是一种有利于优生的自然淘汰，不必为此忧虑。稳定的情绪会有助于流产后的身体恢复。

⑱ 准妈妈要警惕阴道流血

精子和卵子结合成为受精卵，分裂发育成胚泡，于受精后第5~6天埋入子宫内膜。在孕酮的作用下，卵巢卵细胞的发育受到抑制，排卵受到抑制，子宫内膜发育成蜕膜，月经周期停止。因此，怀孕后不应出现阴道流血，一旦出现阴道流血，应立即进行检查。

孕期阴道流血的主要原因有先兆流产、宫颈息肉、宫外孕或葡萄胎等，应引起足够的重视。

宫颈息肉引起的出血和先兆流产的出血在出血量、时间、颜色上很难鉴别，所以要到医院检查。

宫颈癌也有可能引起孕期阴道流血，但是发生率很低，可以通过孕早期宫颈涂片早期发现宫颈癌和癌前病变。

过度的性生活，吃巧克力过多，吃辣椒、桂圆等热性、刺激性食物都会加重出血症状。

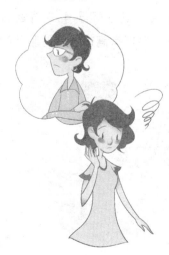

⑲ 准妈妈感冒怎么办

如果孕妇感冒了，但不发热，或发热时体温不超过38℃，可增加饮水，补充维生素C，充分休息，感冒症状就可得到缓解。如果孕妇有咳嗽等症状，可在内科医生的指导下用一些不会对胎儿产生影响的药。

发热本身就是一种不利胚胎发育的因素，如果孕妇体温达到39℃以上，对胎儿的影响远远超过抗感冒药物的影响，应该立即就医。孕妇感冒可分以下两种情况来评估。

第一种情况：如果孕妇感冒的时间是处在排卵以后两周内，可能对胎儿没有影响。

第二种情况：如果感冒的孕妇处在排卵以后两周以上，这一时期，胎儿的中枢神经已开始发育，孕妇如果高热39℃持续3天以上，就可能会对胎儿造成影响。如果出现以上情况，就需要与医生、家人共同商讨是否继续本次妊娠。

如果孕妇在怀孕4~9周之后患上感冒，并伴有高热，就对胎儿的不

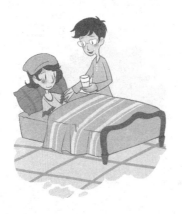

良影响较大。病毒可透过胎盘屏障进入胎儿体内，有可能造成胎儿先天性心脏病、兔唇、脑积水、无脑和小头畸形等。感冒造成的高热和代谢紊乱产生的毒素会刺激子宫收缩，造成流产，新生儿的死亡率也会因此增高。

感冒的孕妇应在医生指导下选用安全有效的抗感冒药物进行治疗，自己千万不可随意服药，以免对母体和胎儿造成不良影响。一般可选用以下较为安全的药物：

轻度感冒：多喝开水，注意休息，补充维生素C，感冒很快就会痊愈。

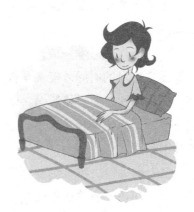

重度感冒，伴有高热、剧咳：在医生的指导下选择退烧药，也可采用湿毛巾冷敷，或用30%左右的酒精（或将白酒对水冲淡一倍）擦浴，起到物理降温的作用。

抗生素可选用青霉素类药物，不可应用喹诺酮（如氟哌酸等）和氨基糖苷类(如链霉素、庆大霉素等)药物。

孕妇最好避免患感冒，要少到公共场所，加强营养，保证睡眠，少与感冒患者接触，以减少感染的机会。

20 发热对怀孕有什么危害

　　发热常常是由于处于高温环境或病原体侵入引起的，有些病原体会影响胎儿发育，引起胎儿畸形。同时，发热对胎儿的危害有时会超过病原体对胎儿的危害。

　　怀孕早期的高热会使胎儿神经管畸形的发生率增加。流感引起的高热，尤其是在受精 14~28 天，可以导致流产或胎儿神经系统发育异常，如无脑儿、脊柱裂、智力障碍等。因此，准妈妈应避免发热性疾病，同时还应避免其他导致体温升高的因素，如洗过热的热水浴、泡温泉、盛夏中暑、高温作业、剧烈运动等。

21 什么是葡萄胎

　　葡萄胎又称水泡状胎块，是指妊娠后胎盘绒毛滋养细胞异常增生，终末绒毛变成水泡，水泡间相连成串，形似葡萄而得名。

　　葡萄胎最常见的症状是停经 2~3 个月后开始不规律阴道流血。通过妇科检查发现，子宫明显增大，但听不到胎心，也无胎动。通过 B 超检查发现，子宫内不见胎儿，宫腔内充满小囊状回声，人绒毛膜促性腺激素（hCG）值明显增高。

　　葡萄胎是一种良性病变，大部分预后是很好的，但大约有 15% 的患者可能发生恶变。因此，一旦确诊，应立即手术清宫，一般在第 1 次手术后 7 天左右，进行第 2 次刮宫。术后每周做尿妊娠试验 1 次或查血 hCG 1 次，直至呈阴性为止。以后每月检查 1 次，半年后每 3 个月检查 1 次，1 年后每 6 个月检查 1 次，共随诊两年，两年内不宜怀孕。对诊断为侵蚀性葡萄胎（恶性葡萄胎）的患者应给予化疗，直至 hCG 呈阴性，宫腔内及子宫肌层无病变为止，以后随诊同前。

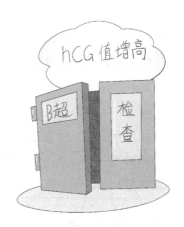

22 葡萄胎患者以后还能怀孕吗

　　患过葡萄胎后对再次妊娠并无影响，但再次发生葡萄胎的可能性仍然存在。一般主张人绒毛膜促性腺激素（hCG）阴性，随诊两年后再怀孕。但目前 hCG 检测技术和 B 超技术有所提高，怀孕后可早期明确诊断是正常妊娠还是葡萄胎，所以，有人主张 hCG 阴性，随诊 1 年月经正常后即可怀孕，但怀孕后应早期行 B 超检查，排除再次怀葡萄胎的可能。

（孕 5~8 周）
孕二月胎教方案

① 夫妻关系与胎教

　　家庭并不是游离于社会之外的孤岛，而是社会的重要组成部分，一天 24 小时，一般只有 1/3 的时间是在工作岗位上，其余的时间多数是在家庭中度过。

　　怎样才能给孕妇创造一个温馨的家庭环境呢？置办必要的家庭设施当然重要，但关键是要多进行精神上的"投入"，使夫妻生活更趋和谐。孕妇心情愉快的源泉来自丈夫的关怀与支持。一个爱的眼神，一个细微体贴的举动，都会让孕妇沉浸在幸福之中。一起在附近公园里散散步，一起挑选婴儿的用品衣物，星期天携手逛逛市场，平时帮着做点家事，这些都是丈夫能够做得到的。不要让妻子心情低落，更不要让夫妻反目。据报道，脾气暴躁的孩子往往出现在夫妻关系不和谐的家庭。

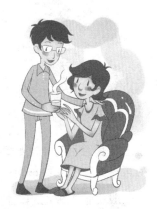

爱心提示

　　有一个温馨的家庭环境，对于调节孕妇的精神情绪，增强胎教的信心，激起对未来生活的期盼等都大有裨益。

② 妈妈快乐，宝宝才能健康

　　怀孕早期，如果孕妇的情绪不好，就会造成肾上腺皮质激素增高，有可能阻碍胎儿上颌骨的融合，造成腭裂、唇裂等畸形。

怀孕 3 个月后，如果孕妇受到惊吓、忧伤、恐惧或其他严重的精神刺激等，体内血管就会收缩，对胎儿的供血量也会相应减少，从而引起胎动增加。

当孕妇吵架时，有 5% 的胎儿心率加快，80% 以上的胎儿胎动增强，胎动次数比平常增多 3 倍，最多时可达正常的 10 倍，婴儿往往身体功能失调，特别是消化系统容易发生紊乱，易躁动不安，易受惊吓。

因此，为了孩子的身体健康，孕妇应尽量避免情绪激动，精神紧张，要保持心情平静、愉快，切不可过度兴奋或悲伤。所有家庭成员都应为其创造一个平静、舒适、愉快的妊娠环境。

孕妇应心胸豁达，保持乐观而稳定的情绪，控制不良情绪，从而达到优生、优育的目的，确保胎儿的健康生长。要使孕妇保持良好的心态，应注意些什么呢？

准爸爸要多关心孕妇，要通过温馨和睦的家庭气氛，充足有益的休息，健康文明的文化娱乐生活，帮孕妇尽快恢复由于妊娠而被打破的心理平衡，共同创造有利于优生、优育的生活条件和客观环境。

孕妇要加强道德修养，与人为善，心胸宽广，勿听恶语，学会制怒，切忌暴躁、恐惧、忧郁、愁闷。

孕妇要养成良好的文化娱乐和生活习惯，不去闹市区，不看淫秽凶杀读物或影片，多欣赏美丽的风景或图片，多读优生优育和有利于身心健康的书刊，多听悦耳轻快的音乐，保持愉快的心情。

家庭成员，特别是丈夫更应注意自己的言行，给妻子更多的体贴、关怀和温情，做好饮食调理，加强孕期营养，以满足胎儿生长发育的需要。同时，要主动分担家务，让妻子在舒适、和睦、宽松的环境中健康、愉快地度过妊娠期。

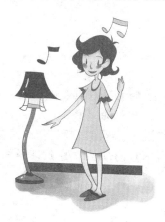

爱心提示

良好的心态，融洽的感情，是幸福美满家庭的重要条件，也是优生优育的重要因素。在夫妻感情融洽、家庭气氛和谐、心态良好的情况下，受精卵就会"安然舒适"地在子宫内发育成长，生下的孩子就更健康、聪慧。

③ 准妈妈要保持良好的情绪

怀孕后身体不适，体形改变，社会角色转变，准妈妈们在心理上会有很大变化，情绪容易产生波动。

准妈妈如果长期处于不稳定的情绪中，不仅会对自己的身体状况造成不良影响，还有可能影响腹中胎儿的身心发展。

面对不佳的情绪，该怎么化解呢？最好的方法就是正视问题，而非逃避问题。把怀孕时产生的生理或心理问题一一列出，在门诊就诊时咨询专业医师或妈妈教室的护理人员，这样才能真正地解决问题。

学习生产法能够帮助孕妇在生产时放松和控制肌肉，在疼痛时转移注意力，并且可以预先减轻对生产的陌生感与恐惧感，让准妈妈能够勇敢地面对生产，充满信心地迎接生产。准爸爸的陪同参与将使准妈妈更有安全感，让夫妻俩能共同拥有难忘的生产经验。

准妈妈不要让自己长期处于不良的情绪中，试着从事一些感兴趣的活动，如种花、看书、听音乐等，或者与亲朋好友聊聊天，将心中的不良情绪宣泄出来。如果忧虑感比较严重，就可寻找专业的医疗人员进行咨询、协商，以缓解不良情绪。

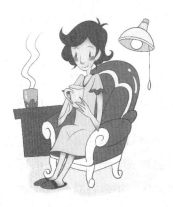

❹ 准妈妈要对忧愁说不

准妈妈们最担心宝宝的健康问题，最怕生下的宝宝不健康。这种担心并不是没有必要的，正常孕妇生下不正常婴儿的概率为 3%~5%，其中，20%~25% 是由于遗传因素，7% 是由于药物影响，3%~5% 是由于受到感染（如德国麻疹），4% 是因为母体异常（如糖尿病、吸烟、喝酒等），其余的大部分是不明原因所造成的。

通过详尽的产前检查，并针对某些高危孕妇做筛检，可检查出绝大部分有重大异常的胎儿。至于其他不影响生存、健康、发展的小缺陷，以目前的诊断技术尚且无法确诊，必须等胎儿出生后才能发现，不过通常都是可以治疗与矫正的。因此，未生产前谁都不敢百分之百肯定未出生的宝宝是正常健康的。

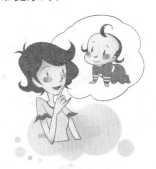

医师指导

准妈妈无须过度担忧，只要能选择专业的产科医师，定期做产前检查，遵照医师的指示用药，远离不良的环境，避免接触感染源即可。

⑤ 不良情绪对宝宝的影响

焦虑：孕妇的焦虑情绪主要表现为怕产痛，怕难产，怕产畸形胎儿，甚至对生男生女也忧心忡忡，也有少数孕妇因家庭或工作原因而产生焦虑情绪。如果焦虑情绪持续相当长的时间，孕妇就会坐立不安，消化和睡眠也会受到影响，甚至使胃酸分泌过多，发生溃疡病。孕妇妊娠期高血压疾病也与焦虑和情绪紧张有关。焦虑还可使胎儿胎动频率和强度倍增，导致胎儿长期不安，影响健康发育，出生后可有瘦小虚弱、体重较轻、躁动不安、喜欢哭闹、不爱睡觉等表现。

悲伤：孕早期孕妇如果情绪悲伤，肾上腺皮质激素分泌就会增加，可能导致流产或生出畸形儿。孕妇如果受到强烈的精神刺激、惊吓或忧伤、悲痛，植物神经系统活动就会加剧，内分泌也发生变化，释放出来的乙酰胆碱等化学物质可以通过血液经胎盘进入胎儿体内，影响胎儿正常的生长发育。孕妇情绪由于悲伤，过于消沉，也会影响食欲，导致消化吸收不好。同时，身体各器官都会处于消极状态，对胎儿产生不良影响。

发怒：孕妇发怒不仅有害自身健康，而且殃及胎儿，可以使胎儿把母亲的情绪"复制"并承袭下来。发怒还会导致孕妇体内血液中的白细胞减少，从而降低机体的免疫功能，使后代的抗病力减弱。

大笑：孕妇如果大笑，会使腹部猛然抽搐，在妊娠初期会导致流产，妊娠晚期会诱发早产。

医师指导

> 孕妇在整个妊娠期的情绪应该稳定愉快，不要焦虑、悲伤或愤怒，否则不仅对孕妇本身不利，也会给胎儿带来不良影响。

⑥ 孕早期胎教内容

没有健康的母亲，就不会有健康的胎儿。为了促进胎儿生理上和心理上的健康成长，确保孕产妇健康顺利地度过孕期而采取的精神、饮食、环境、劳逸等各方面的保健措施，均属于胎教内容，称为广义胎教。一般来说，怀孕第1~3个月内的胎教内容主要属于广义胎教，目的是为了避免胎儿受到任何生物、物理及化学因素的侵害。

千万别小看孕8周之前的胚胎，他在孕3~4周时就开始形成神经管了，准妈妈的各种情绪都可以通过内分泌的改变影响胎儿的发育。孕早期胚胎的出现，让准妈妈兴奋不已，但愉悦很快被早孕反应代替了。接下来，亲人们的倍加呵护既给准妈妈带来了温暖，也带来了怕出问题的心理压力。

孕早期胎教中精神保健的内容还包括积极调整准妈妈的情绪，这个调整可以分为环境调整和心理调整。

环境调整

环境调整应以准爸爸为主，准爸

爸要更加细致周到地照顾准妈妈的生活起居。当准妈妈孕吐严重时，准爸爸要多做几样饭菜，一定会有一样适合准妈妈的胃口。在工作之余，准爸爸可以买些鲜花和装饰品，把家里布置得浪漫温馨、清爽宜人，让准妈妈有个好心情。

心理调整

准妈妈要努力克服早孕反应，避免接触那些容易产生恶心的气味，纵然发生剧吐，也不要拒绝进食，而要尽量吃点能够吃得下去的东西。

心理作用是不容忽视的，准妈妈越烦躁，孕吐就越强烈。当你备受腹中小生命的"折磨"时，你要想到，这正是他生命力的爆发，他正一天一天长大着、变化着！

怀孕3个月时，胎儿已初具人形，可以感应到外界的压、触动作，孕妇可用轻柔的手法按摩下腹部，或在摇椅中轻轻摇动，通过羊水的震荡给予胎儿触觉的刺激，会促进胎儿神经系统的发育，但切勿使用暴力或过于强烈的刺激。

1 胎儿大脑发达所需的条件

胎儿大脑发达所需的生理条件

胎儿大脑发达必须具备三个生理条件：

★脑细胞数目要多。

★脑细胞体积要大。

★脑细胞间相互连通要多。

根据人类大脑发育的特点，其脑细胞分裂活跃进程分为三个阶段：妊娠早期、妊娠中晚期的衔接时期及出生后的3个月内。

胎儿大脑发达所需的营养条件

人的大脑主要是由脂类、蛋白类、糖类、B族维生素、维生素C、维生素E和钙这七种营养成分构成。

★脂类：脂类是组成胎儿大脑非常重要的成分。胎脑的发育需要60%的脂质。脂质包括脂肪酸和类脂质，而类脂质主要由卵磷脂组成。充足的卵磷脂是宝宝大脑发育的关键。

★蛋白质：胎脑的发育需要足量的蛋白质，它能维持和发展大脑功能，增强大脑的分析理解能力及思维能力。

★糖：糖是大脑唯一可以利用的能源。

★维生素及矿物质能增强脑细胞的功能。

Part4
怀孕第三个月

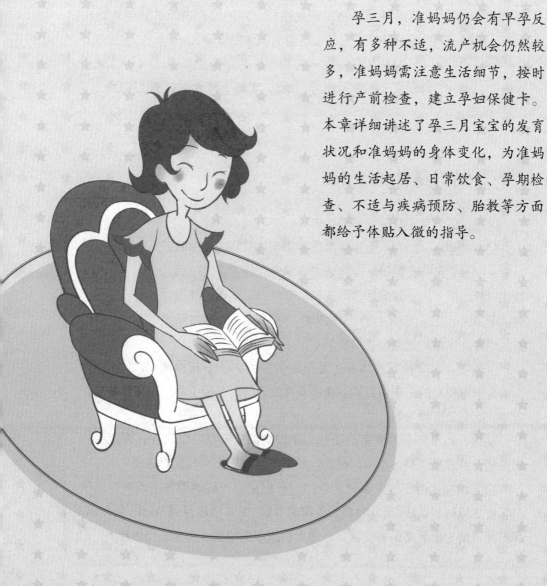

孕三月，准妈妈仍会有早孕反应，有多种不适，流产机会仍然较多，准妈妈需注意生活细节，按时进行产前检查，建立孕妇保健卡。本章详细讲述了孕三月宝宝的发育状况和准妈妈的身体变化，为准妈妈的生活起居、日常饮食、孕期检查、不适与疾病预防、胎教等方面都给予体贴入微的指导。

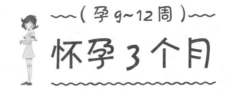

~~（孕9~12周）~~

怀孕3个月

小宝宝的发育状况

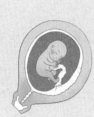

从孕第9周开始，手板和足板相继出现手指、足趾初形，体节消失。

到了孕第10周末，胎儿的颜面初具人貌，眼睑闭合，手指和足趾形成，指甲开始生长。外阴性别尚无法分辨。胎儿的肾脏开始产生尿液，成为羊水的来源之一。

至孕3月底时，胚胎可正式称为胎儿了，胎儿的身长约6厘米，体重约为14克，相当于两个圣女果的重量。

准妈妈身体的变化

这个月仍会有孕吐现象，还会出现以下症状：

尿频与便意：此时子宫如拳头般大小，向前会压迫膀胱，当尿液积累到某一程度时，准妈妈便有尿意，须勤跑洗手间，造成尿频。增大的子宫向后压迫直肠，直肠一被刺激，就有便意。孕3月以后，子宫上升到腹腔内，对膀胱、大肠的压迫逐渐消失，尿频及便意也将消失。

下腹痛：孕妇两侧腹痛有可能是由于胀大的子宫拉扯两侧固定子宫位置的韧带引起的。腹痛通常发作于某些姿势后，如突然站立、弯腰、咳嗽及打喷嚏等。

头痛：由于怀孕后激素的变化，孕妇脑部血流易发生改变，因此会引起头痛。鼻窦炎、视力不良、感冒、睡眠不足等，也可能引起头痛。

白带增加：由于体内激素的作用，孕妇阴道内酸碱度发生改变，血管扩张会造成局部温热，因此容易发生霉菌感染。白带增加、局部瘙痒、烧灼感、尿频是霉菌感染最常见的症状。一般可利用阴道栓剂及药膏进行治疗。

准爸爸的任务

孕三月，准妈妈的早孕反应仍在持续。准爸爸要照顾好准妈妈的日常生活起居，帮助准妈妈稳定情绪，放松精神，尽量缓解恶心、呕吐、乏力等症状。同时，注重加强营养，补充因孕吐而损失的营养。

准妈妈注意事项

孕三月也容易流产，生活细节要留意小心。避免剧烈运动，也不宜搬运重物和长途旅行，至于家务事，可请先生分担，不要勉强，上下楼梯要平稳，尤其应注意腹部不要受到压迫。

为预防便秘，准妈妈最好养成每日定时上厕所的习惯。下腹不可受寒，注意时时保暖。不熬夜，保持规律的生活习惯。准妈妈阴道分泌物会有所增多，容易滋生病菌，应该每天淋浴，以保持身体清洁。如果感觉下腹疼痛或少量出血，就可能是流产的征兆，应立刻到医院就诊。

准妈妈三月指南

至少应在本月前接受初次产前检查，建立孕妇保健卡，以后按医生要求做定期检查。孕 3 月仍是容易流产的时期。这时，你要注意以下事情：

★ 最好不要提重物，不要长时间站立或蹲下，并且避免从事可能会使身体受到震动和冲击的工作。

★ 保证充足的睡眠，可以在中午安排一个短暂的午睡。

★ 空腹容易加重妊娠反应，上班时带些小食品，在不影响工作的情况下，随时吃一点，避免出现低血糖。

★ 多和同事聊聊天，取得理解和帮助，工作上千万不要勉强。

★ 如果你小便次数增加，不要不好意思，孕期随时排净小便很重要。

★ 若出现少量出血或下腹疼痛，则应马上躺下休息，及时联系医生。

（孕 9~12 周）

孕三月生活细安排

1 孕早期服饰与美容

怀孕早期，孕妇的服装应以宽松、舒适、大方为主。夏天应选择吸汗、凉快的衣料，冬天要穿柔软、保暖的衣服，注意要比平时更暖和一点。

把现有衣服中比较宽松的找出来，并根据具体情况放宽腰部的尺寸，千万不要为了美观而束腰，以免影响胎儿的发育。

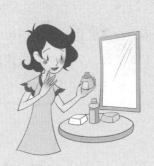

孕妇的美容与服饰一样，应首先考虑到身体的健康，美观要放在第二位。不要因脸上出现色斑而用浓妆遮盖，这样会使皮脂腺分泌受阻。要经常洗脸，保持脸部皮肤的清洁。为防止皮肤对化妆品过敏，孕期最好不用新的化妆品，而沿用已经习惯的产品。由于烫发水中可能含有对胎儿有影响的毒性物质，所以孕早期不要烫发，发型可选择易梳理的短发。

2 准妈妈着装要宽松

现在有些年轻女性喜欢穿紧身的衣服，以显示体形美，甚至在怀孕以后，还不愿穿对身体有利的宽大舒适的衣服。其实这是不对的。

妇女怀孕以后，由于胎儿在母体内不断发育成长，会使得母体逐渐变得腹圆腰粗，行动不便。同时为了适应哺乳的需要，孕妇乳房也逐渐丰满。此外，孕妇本身和胎儿所需氧气增多，呼吸通气量也会增加，胸部起伏量增大，孕妇的胸围也会增大。如果再穿原来的衣服，特别是紧身的衣服，就会影响呼吸和血液循环，甚至会引起下肢静脉曲张和限制胎儿的活动。

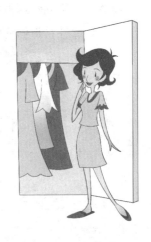

一般来说，孕妇夏季容易出汗，宜穿肥大不贴身的衣服，如穿不束腰的连衣裙，或胸部有褶和下摆宽大的短衣服，裤子的腰部要肥大，也可穿背带裤。冬天要穿厚实、保暖、宽松的衣服，如羽绒服或棉织的衣服，既防寒又轻便。现在市场上有很多孕妇服出售，怀孕的妇女可购买适合自己的孕妇服。

爱心提示

怀孕后的妇女应穿轻便柔软、宽大舒适的衣服，内衣、内裤不要太紧，裤带也要松紧适度，这样才有利于孕妇的身体健康，也有利于胎儿的生长发育。

❸ 准妈妈内裤的选择

怀孕1~3个月：胎儿较小，孕妇的身体没有明显的变化，还可穿普通的内裤。

妇女妊娠期容易出汗，阴道分泌物增多，穿三角紧内裤不利透气和吸湿，容易发生妇科炎症，所以最好换成肥大的短裤。

怀孕4~7个月：孕妇的腹部明显鼓起，外观开始变化，此时应穿着可包裹整个腹部的高腰孕妇内裤。

妇女平时大多喜欢穿三角内裤，因为其舒适而贴身，还可显示女性的体形美，但是腹部逐渐变大的孕妇再继续穿三角内裤就不合适了。为避免腹部着凉，最好选用能把腹部全部遮住的高腰短裤。

怀孕8~10个月：孕妇腹壁扩张，尤其第10个月时，变大的子宫会向前倾，腹部更加突出，会有很大的重量感，应选择有前腹加护的内裤，穿着较为舒适。

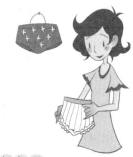

医师指导

孕妇内裤的裤腰和裤腿尽量不要用松紧带勒紧，最好用布带子宽松地系上裤腰，并根据腹部的变化随时调整松紧。

❹ 孕妇不宜穿化纤类内衣

日常生活中，有些人穿上化纤内衣后，在身体直接与内衣接触的地方，如胸部、腋窝、后背、臀部、会阴等处，皮肤会出现散在的小颗粒状丘疹，周围还有大小不等的片状红斑，并伴有瘙痒和不适的感觉。为控制瘙痒和防止抓破感染，医生常吩咐患者服一些镇静药物和脱敏、消炎药。但是孕妇如果服用这些药物，就有可能影响胎儿的发育，甚至会造成胎儿畸形。因此，孕妇不宜穿化纤类内衣，最好穿密度较高的棉质内衣。

⑤ 孕妇不宜穿高跟鞋

穿高跟鞋不但能增加身高，弥补个子矮的缺点，而且还可以使人挺胸收腹，显得精神。因此，女性大多喜欢穿高跟鞋。

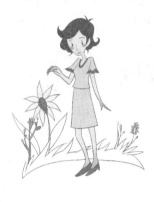

妇女怀孕后，腹部一天一天隆起，体重增加，身体的重心前移，站立或行走时腰背部肌肉和双脚的负担加重，如果再穿高跟鞋，就会使身体站立不稳，容易摔倒。另外，因孕妇的下肢静脉回流常常受到一定影响，站立过久或行走较远时，双脚常有不同程度的浮肿，此时穿高跟鞋不利于下肢血液循环。因此，孕妇不宜再穿高跟鞋，最好穿软底布鞋或旅游鞋。

⑥ 孕妇不宜穿着邋遢

女性天性爱美，但是有些妇女怀孕后，因为妊娠反应或其他原因，忽视了修饰打扮，常常衣冠不整，再加上身体容易疲劳，脸色也常常显得苍白无华，整个人就显得邋里邋遢，这是非常不好的。

作为女性，应讲究美观与整洁，即便是在妊娠期也不例外，而且更应该注意修饰打扮，这不仅可以掩饰怀孕后体形的变化，还有利身体健康和精神抖擞，保持心理平衡，有助于维护孕妇的良好心境，对于孕妇及胎儿身心健康十分有利。

孕妇应选择那些穿在身上能够体现出胸部线条美，使隆起的腹部显得不太突出的样式，服装的立体轮廓最好呈上小下大的 A 字型。此外，应选择方便穿脱的衣服，衣服的颜色应清爽、明快，最好不穿大红色或黑色的服装。

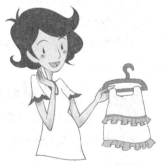

产检时，尽量不要穿连体衣服，上下分身的衣服更有利于穿脱，方便产检。

⑦ 准妈妈长痘痘怎么办

怀孕时，受激素的影响，准妈妈皮脂腺分泌量增加，这是正常的生理现象。大多数孕妇只会觉得脸上比较油，少数孕妇脸上，甚至前胸、后背，会因为毛孔阻塞、细菌滋生而产生青春痘。

下面为长痘痘的准妈妈提出几点建议：

★ 保持脸部及全身的清洁。使用适合自己肤质的清洁剂洗脸。洗脸时，轻轻按摩患处，使毛孔畅通。

★ 注意饮食，多吃蔬菜、水果，少吃油炸辛辣食物。

★ 不当的外用品会引发青春痘，或让青春痘更加严重。如果为了掩饰脸上的青春痘，又涂上厚厚的粉底或遮盖霜，只会让毛孔阻塞更加严重，对青春痘没半点好处。

★ 保持心情愉快，睡眠充足。心情越紧张，越烦恼，青春痘就长得越多。

★ 不要挤捏青春痘，以免被手上的细菌感染，或是留下永久性的疤痕。

★ 把你目前使用的药品、保养品和化妆品带给皮肤科医生过目，让医生判断是否和青春痘有关。

⑧ 做一个整洁干净的准妈妈

★ 妇女怀孕以后，身体各组织、系统均发生了一系列生理变化，皮肤上皮屑增多，汗腺及皮脂腺的分泌旺盛，因此孕妇应重视清洁卫生。

★ 夏季天气酷热，每天洗澡不宜少于两次。若在冬季，每周洗澡1~2次即可。空腹或饱食后1小时以内不宜洗澡。

★ 无论春夏秋冬，洗澡水的温度都应与体温接近，在38℃左右。太凉或太热的水对皮肤造成的刺激会影响孕妇的周身血液分布，不利母体健康及胎儿发育。

★ 淋浴比盆浴更适合孕妇，因为淋浴可防止污水进入阴道，避免产前感染。再者，孕妇身体笨重，进出澡盆、浴缸不便，容易滑倒，使腹部受到撞击。

★ 洗澡既可使全身清洁，又能促进血液循环，消除疲劳，抖擞精神。

★ 孕妇还要经常洗头发，以使头发清洁黑亮。每周最好洗头两次。

★ 孕妇还要经常进行外阴局部皮肤清洁。这是因为孕妇外阴发生了明

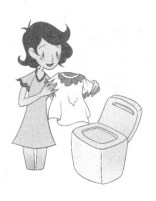

显变化，皮肤更加柔弱，皮脂腺及汗腺的分泌较体表其他部位更为旺盛。同时由于阴道上皮细胞通透性增高，以及子宫颈腺体分泌增加，使白带增多。局部清洁时，注意不要用热水烫洗，也不要用碱性肥皂水洗，更不要用高锰酸钾溶液洗。

★ 孕妇要经常清洗外衣，以保持清洁整齐，还应经常换洗内衣，最好每1~2天换洗一次，以免受细菌感染，造成阴部或乳腺炎症，给孕妇、胎儿造成不良影响。

❾ 孕妇为何变丑

随着孕期的进展，许多孕妇发现自己的容貌发生了一些变化，不仅面部出现了褐色斑块，而且腹部、乳房、大腿等部位相继出现色素沉着和妊娠纹。

医学研究表明，导致孕妇妊娠期容貌改变的是体内激素的改变。怀孕以后，体内的激素发生了巨大的变化，其中雌激素、孕激素、人绒毛膜促性腺激素（hCG）等有效地调节着母体在妊娠期的代谢过程，满足胎儿生长

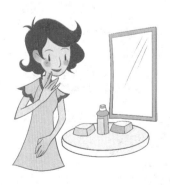

发育的需要，并促使乳腺发育等。由于怀孕后肾上腺的分泌机能增强，使肾上腺皮质素随之增多，肾上腺皮质素增多的"副产品"就是导致皮肤表面产生妊娠纹和面部出现黑褐色斑块。

医师指导

孕期出现的色素沉着在分娩之后大多会变浅或消失，孕妇大可不必为自己容貌一时变丑而烦恼。

❿ 准妈妈靓肤秘诀

妊娠期间，由于激素的作用，孕妇的皮肤会失去光泽，稍不注意还会变得有些粗糙。这些虽算不上什么大病，但对于年轻准妈妈来说，也是应该注意的事，孕妇也要多多保养皮肤。那么怎么保养皮肤呢？

洗脸：妊娠期的美容重点就是洗脸。早晚洗脸各1次，选择温和无毒的洗面奶，仔细地洗，洗干净后抹上乳液。夏天是容易出汗的季节，要增加洗脸次数。勤洗脸不仅是为了去掉油垢，还可为皮肤增加水分，使皮肤湿润光滑，富有弹性。

防晒：由于激素的作用，孕妇脸上容易长雀斑，一般到产后大多都会自愈，不必十分介意。孕妇受紫外线照射也容易长雀斑，所以不要让强烈的直射阳光照在脸上和其他无遮盖的

皮肤上。外出时最好穿长袖上衣，还应该戴上遮阳的帽子，脸上还可抹些防晒霜，以保护皮肤。

按摩：妊娠期间，孕妇每天都应进行脸部按摩。按摩不仅可加快皮肤的血液流通，增进皮肤的新陈代谢，保护皮肤的细嫩，还可使皮肤在产后早日恢复平滑紧致。

按摩的要领如下：首先用洁面乳擦掉脸上的污垢，或用温水洗净脸面，然后用毛巾擦干。在脸上均匀地抹上按摩膏，然后用中指和无名指从脸的中部向外侧螺旋式按摩约50次。按摩完毕后，再用一条拧干的热毛巾擦拭一下。每天坚持按摩一次，对皮肤十分有益。

擦搓脸和手：平时先将两手互相擦搓，主要是手背部，经过20~30次擦搓，手会发热，再用双手的手心部放在两侧脸上，上下擦搓，力不要大，但要落实，上下擦搓约50次即可。

擦搓时，要用手指擦搓眼窝、鼻翼和耳部。这种做法的目的主要是为了促进手和脸的皮肤血液循环，增强皮肤的抵抗力。

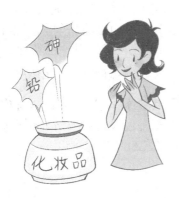

⑪ 警惕化妆品中的有害成分

染发剂：染发剂不仅有可能导致皮肤癌，而且可能引起乳腺癌和胎儿畸形。因此，孕妇应禁止使用染发剂。

冷烫精：怀孕妇女和分娩后半年以内的妇女头发不但非常脆弱，而且极易脱落。如果再用化学冷烫精烫发，就会加剧头发脱落。另外，用化学冷烫精冷烫头发还会影响胎儿的正常生长和发育。

口红：口红是由各种油脂、蜡质、颜料和香料等组成的。其中油脂通常采用羊毛脂。羊毛脂既能吸附空气中各种对人体有害的重金属元素，又能吸附能进入胎儿体内的大肠杆菌等微生物，同时还有一定的渗透作用。因此，孕妇涂抹口红以后，空气中一些有害物质就容易吸附在嘴唇上，并在说话和吃东西时随着唾液侵入机体内，从而使体内的胎儿受害。所以，为了下一代的健康，孕妇最好减少涂口红的次数。

⑫ 浓妆艳抹会影响宝宝吗

调查表明，每天浓妆艳抹的孕妇胎儿畸形的发生率远远高于不浓妆艳抹者。化妆品所含的砷、铅、汞等有毒物质被孕妇的皮肤和黏膜吸收后，可透过胎盘屏障进入胎儿循环，影响胎儿的正常发育，导致胎儿畸形。另外，化妆品中的某些成分经阳光中的紫外线照射后，会产生有致畸作用的芳香胺类化学物质。

孕三月营养饮食指导

（孕 9~12 周）

❶ 孕妈咪三月饮食指导

孕三月，准妈妈要尽量保证蛋白质的摄入量，可以多方面摄入，植物蛋白质和动物蛋白质都可以。口蘑、松蘑、猴头菇、芸豆、绿豆、蚕豆、牛蹄筋、海参、贝类等食物蛋白质含量都比较高。准妈妈还应保证碳水化合物的摄入量。

第三个月是胎儿大脑和骨骼发育的初期，要注意必需脂肪酸、钙、磷等营养素的摄入，还要补充适量维生素，包括叶酸。只要保证食物、饮料的多元化，一般可以满足各种营养素的需求。枸杞、杏仁都含有钙、铁、磷、钾、锌、硒等矿物质，用它们冲泡饮用，不仅可以补充矿物质，而且可以增强机体的免疫力。

❷ 孕妈咪三月健康食谱

孕三月准妈妈一天食谱参考：

★早餐：花卷 50 克，米粥 1 碗，鸡蛋 1 个，蔬菜或咸菜适量。

★加餐：牛奶 1 杯，麦麸饼干两片，苹果 1 个。

★午餐：香椿芽拌豆腐，糖醋黄鱼，扒银耳，酸辣猪血豆腐汤，米饭 100 克。

★加餐：消化饼两片，橘汁 1 杯。

★晚餐：蘑菇炖豆腐，香干芹菜，清蒸鱼，蛋黄莲子汤，面条 1 碗。

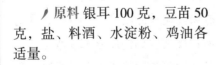

扒银耳

🔪 **原料** 银耳 100 克，豆苗 50 克，盐、料酒、水淀粉、鸡油各适量。

🍴 **制作** ① 将银耳用温水充分泡发，去根洗净，用沸水浸烫一下，捞出。豆苗取其叶，洗净，用沸水焯熟。

② 锅置火上，放入适量清水，下盐、料酒，调好口味，放入银耳，烧 2~3 分钟，用水淀粉勾芡，淋上鸡油，翻炒后入盘中，撒上豆苗即成。

🥄 **特点** 色泽悦目，清爽脆嫩。

🍄 **功效** 银耳营养丰富，有利于胎儿中枢神经系统的发育，可提高准妈妈的免疫功能。

香干芹菜

🥄 **原料** 香干 100 克，芹菜 100 克，植物油、葱、姜、盐各适量。

🍴 **制作** ① 将芹菜去叶，洗净，在开水中略焯一下，切成寸段。

② 热油加葱、姜炝锅，先加入香干煸炒，再下芹菜、盐，翻炒即成。

🍒 **特点** 香脆清爽。

🍄 **功效** 补充钙质，增加膳食纤维。

酸辣猪血豆腐汤

🥄 **原料** 猪血豆腐 250 克，鸡蛋糕、鲜豆腐各 100 克，青豌豆 50 克，花椒水 15 克，香醋 10 克，白胡椒粉 5 克，香油、精盐、湿淀粉、清汤、黄酒各适量。

🍴 **制作** ① 将猪血豆腐、鸡蛋糕、豆腐切成 1 厘米粗、3 厘米长的条。

② 锅上火，放入适量清汤，加入猪血、鸡蛋糕、豆腐、豌豆、花椒水、精盐、香醋、黄酒，烧开后用湿淀粉勾芡，撒入白胡椒粉，淋入香油，即成。

🍒 **特点** 味香、咸、酸、辣适口，开胃进食。

🍄 **功效** 豆腐、豌豆、鸡蛋营养丰富，猪血含铁量比较多。此汤含有蛋白质、钙、铁及维生素，适合孕妇食用，有利于补铁、补血。

糖醋黄鱼

🥄 **原料** 鲜黄鱼 1 条（约 500 克），青豆、胡萝卜、鲜笋各 20 克，淀粉、花生油、白糖、食醋、酱油、料酒、葱末各适量。

🍴 **制作** ① 将黄鱼去鳞、鳃及内脏，用清水洗干净，在鱼身两面划上花纹，抹上酱油、料酒，腌 30 分钟。将胡萝卜、鲜笋洗净，切成小丁，与青豆一起放入沸水锅中烫一下，捞出控净水。将葱洗干净，切成末。

② 锅置火上，倒入花生油，待油烧至八成热时，将腌好的黄鱼沥干，放入油锅中，炸至金黄色时捞出，控净油，放在盘内。

③ 另取净锅置于火上，倒入花生油，烧热后放入葱末炝锅，然后加开水、白糖、醋、胡萝卜丁、笋丁、青豆，用水淀粉勾芡，待芡汁微沸时离火，把汁浇在鱼身上即可食用。

🍒 **特点** 色泽艳丽，鱼肉鲜嫩，汤汁浓郁，甜酸入味。

🍄 **功效** 此菜含有丰富的优质蛋白质、矿物质和维生素，有益气健脾、健胃润肠的功效，适合孕妇食用。

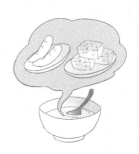

香椿芽拌豆腐

原料 香椿芽 100 克，豆腐 200 克，盐、香油各适量。

制作 ① 香椿芽洗净，用开水烫一下，切成细末。

② 豆腐切丁，也用开水烫一下，用调羹碾碎，加入香椿芽末，用盐、香油拌匀即成。

特点 软嫩可口，气味芳香。

功效 可补充维生素、矿物质。

银耳拌豆芽

原料 绿豆芽 150 克，银耳 25 克，青椒 50 克，香油、精盐各少许。

制作 ① 将绿豆芽去根洗净。青椒去蒂、籽，洗净，切丝。银耳用水泡发、洗净。

② 将炒锅上火，放水烧开，下绿豆芽和青椒丝烫熟，捞出晾凉，再把银耳放入开水中烫熟，捞出过凉水，沥干水分。

③ 将银耳、豆芽、青椒丝放入盘内，加盐、香油，拌匀装盘即成。

特点 清淡爽口。

功效 此菜含有维生素 C 和胡萝卜素，是孕妇的爽口菜，可减轻孕吐。

蘑菇炖豆腐

原料 嫩豆腐 500 克，熟笋片 25 克，鲜蘑菇 100 克，酱油、精盐、素汁汤、芝麻油、绍酒各适量。

制作 ① 嫩豆腐放入盆中，加绍酒，上笼用旺火蒸 15 分钟取出，去掉边皮，切成 1.5 厘米见方的小块，经沸水焯后，用漏勺捞出。

② 将鲜蘑菇入沸水锅中，煮 1 分钟，捞出，用清水漂凉，切成片。

③ 将豆腐、笋片和精盐放入砂锅中，加素汁汤至浸没豆腐，置中火上烧沸，改小火炖约 10 分钟，放入蘑菇片，倒入酱油，淋上芝麻油即成。

特点 蘑菇鲜脆，豆腐松滑，汤汁清纯，味美可口。

功效 含有多种蛋白质、多糖、钙、磷、铁、锌、铜等营养成分。豆腐还具有宽中和脾、生津润燥、清热解毒等功效。

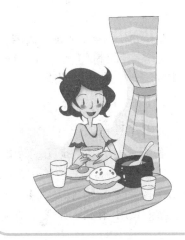

清蒸鱼

原料 活鱼1尾（约重600克），熟火腿30克，水发香菇、净冬笋各20克，熟猪油、鸡油、鸡汤、胡椒粉、葱段、姜块、料酒各适量。

制作 ① 将鱼宰杀去鳞、鳃、内脏，清洗干净，在鱼身两侧剖上刀花，然后撒上少许精盐摆在盘中。香菇、熟火腿切成5厘米长的薄片，间隔着摆在鱼身上面。冬笋切薄片，放在鱼的两边，加葱段、姜块、料酒。

② 锅置火上，加清水烧沸，将整鱼连盘上笼蒸约15分钟，至鱼眼凸出，鱼肉已松软时取出。

③ 将盘内鱼汤滗入净锅中，加鸡汤烧沸，倒入鸡油，浇在鱼上，撒上胡椒粉即成。

特点 鱼肉肥美细嫩，汤汁鲜浓清香。

功效 此菜中含有优质蛋白质、脂肪、钙、磷、铁、维生素A等成分，有益胃、健脾、养血的作用。孕妇食用，可调理体虚亏损。

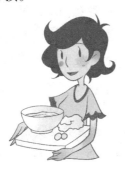

蛋黄莲子汤

原料 莲子100克，鸡蛋1个，冰糖适量。

制作 ① 莲子洗净，加3碗水煮，大火开后转小火煮约20分钟，至莲子软烂，加冰糖调味。

② 将鸡蛋去壳入碗中，将蛋黄挖出，入莲子汤煮滚一下即可食用。

特点 香甜可口。

功效 养心除烦，安神固胎。

鸭丝绿豆芽

原料 烤鸭脯肉200克，绿豆芽300克，香油25克，盐、醋、姜末、花椒各适量。

制作 ① 将烤鸭肉切成丝。绿豆芽洗净，掐去根部。

② 炒锅上火，放香油烧热，放入花椒炸糊后捞出。下姜末稍煸，放鸭丝、豆芽，烹醋，加精盐，快速翻炒，至豆芽无生味时，盛入盘中即成。本菜完成后色泽鲜亮，清脆爽口。

特点 鲜香可口。

功效 此菜营养丰富，是孕产妇补充钙的良好来源，同时还能增强抗病能力。

❸ 准妈妈营养不良害处多

胎儿和新生儿死亡率高：据世界卫生组织统计，新生儿及产妇死亡率较高的地区，母子营养不良比较普遍。营养不良的胎儿和新生儿的生命力较差，不能经受外界环境中各种不利因素的冲击。此外，某些先天性畸形也与母子营养缺乏有关。

新生儿体重下降和早产儿增多：调查表明，新生儿体重与母亲的营养状况有密切关系。对216名孕妇营养状况调查，其中营养状况良好者，出生婴儿平均体重为3866克；营养状况极差者，出生婴儿平均体重为2643克。

贫血：营养不良会导致孕妇贫血，容易造成早产，并使新生儿死亡率增高。孕妇贫血会使婴儿肝脏缺少铁储备，婴儿易患贫血。

对婴儿智力发育有不良影响：人类脑细胞发育最旺盛的时期为妊娠最后3个月至出生后1年内，在此期间，最易受营养不良的影响。孕妇营养不良会使胎儿脑细胞生长发育延缓，DNA合成缓慢，影响脑细胞增殖和髓鞘的形成，所以母体营养状况可能直接影响孩子脑组织成熟过程和智力的发展。

❹ 准妈妈营养补充小窍门

女性怀孕后，为了胎儿的健康成长，特别需要注重营养的补充。但是，补充营养不可盲目进食，要注意以下几个方面：

★ 不要过多地增加主食，而应增加副食品的种类和数量，尤其要注意摄入足够的蛋白质类营养物质。

★ 饮食要多样化，避免挑食、偏食，做到营养均衡全面。

★ 饮食要做到因人而异，根据孕妇的具体情况，并注意因地、因时、因条件地安排膳食，使饮食尽可能地符合不同孕妇的条件，避免盲从。

★ 常吃精米、精面的孕妇应多补充B族维生素，而常吃杂粮和粗粮者则不必多做补充。

★ 夏季可多吃新鲜蔬菜，秋季可多吃新鲜水果。

★ 身材高大、劳动量和活动量大的孕妇应多补充一些营养物质。

★ 不喜欢吃肉、蛋、乳制品的孕妇易缺乏优质蛋白质，可适当多吃豆类和豆制品，也可补充优质蛋白质。

⑤ 罐头食品可以多吃吗

罐头食品味美、方便，便于家庭保存，许多人喜欢吃。但是孕妇如果常吃罐头食品，对健康非常不利。

研究表明，妊娠早期，如果孕妇过多食用含有食品添加剂的罐头，对胎儿的发育是不利的。这是因为，在罐头食品的生产过程中，往往加入一定量的添加剂，如人工合成色素、香精、甜味剂和防腐剂等，这些都是人工合成的化学物质，对胚胎组织有一定影响。在胚胎早期（受孕18~72天），细胞和组织严格按一定步骤和规律进行繁殖和分化，这时的胎儿对一些有害化学物质的反应和解毒功能尚未建立，在此期间如果受到这些有害物质的影响，容易导致畸胎的发生。

罐头保鲜期一般为0.5~1年，市场上出售的罐头食品往往存放时间较长，甚至超过保鲜期，质量已经发生变化，孕妇吃了当然对健康不利。

另外，罐头食品在制作、运输、存放过程中如果消毒不彻底或密封不严，就会被细菌污染。细菌在罐头内生长繁殖，可产生对人体有害的毒性物质，若被人误食，可造成食物中毒，其危害相当严重。

爱心提示

怀孕后最好不要吃罐头食品。孕妇可以根据季节多吃一些新鲜的水果蔬菜，鸡蛋、鱼、肉也要买新鲜的。

⑥ 准妈妈应少吃方便食品

现在市场上各种方便食品很多，如方便面、饼干等。有些孕妇喜欢吃这些方便食品，觉得既方便，味道又好；也有的因工作繁忙，也愿意将方便食品作为主要食品。这种做法对孕妇与胎儿都是不利的。

如果孕妇营养不良，就会影响胎儿生长发育，造成新生儿体重不足。孕妇营养不良的原因一般是吃得太少或过分依赖方便食品，尤其是在怀孕的头三个月，虽然摄入了足够的淀粉，但必要的蛋白质、脂肪酸却往往摄入不足。研究表明，在怀孕早期，要形成良好的胎盘及丰富的血管，特别需要蛋白质、脂肪酸，脂肪酸对胎儿大脑的发育也有好处。若孕妇过分依赖方便食品，就会使脂肪酸摄入不足。

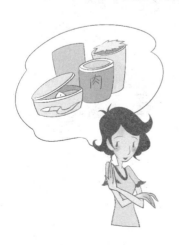

医师指导

孕妇应少吃方便食品，要多吃营养丰富、新鲜烹制的动植物食品，以保证胎儿营养的供给。

7 准妈妈不宜喝长时间煮的骨头汤

不少孕妇爱喝骨头汤，而且认为熬汤的时间越长越好，不但味道更好，对滋补身体也更为有效。其实这是错误的看法。动物骨骼中所含的钙质是不易分解的，不论经过多高的温度，都无法将骨骼内的钙质溶化，反而会破坏骨头中的蛋白质。因此，熬骨头汤的时间过长，不但没有益处，反而有害。肉类脂肪含量高，而骨头上总会带点肉，因此熬的时间长了，熬出的汤中脂肪含量也会很高。

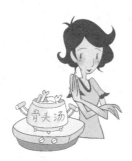

爱心提示

熬骨头汤的理想方法是用压力锅熬至骨头酥软即可。熬的时间不太长，汤中的营养成分损失不大，骨髓中所含的钙、磷等矿物质也可以被人体吸收。

8 准妈妈不宜吃腌制食品

孕妇不宜吃腌制食品，如香肠、腌肉、熏鱼、熏肉、烤羊肉串等，因其含有可致胎儿畸形的亚硝胺。

9 孕妇不宜吃生食

孕妇不宜吃生鱼片、生鸡蛋以及未煮熟的鱼、肉、蛋等食品。生的或未熟透的食品不仅营养不易吸收，而且病菌、寄生虫不一定被杀死，对孕妇和胎儿健康都不利。

10 孕妇不宜吃发芽的土豆

北方是婴儿神经管畸形的高发区，而且在秋冬季发病率明显升高。这种先天性畸形与孕妇食用发芽的土豆有关。北方冬季副食品比较单调，早孕妇女如果吃了较多的发芽土豆，而发芽土豆中含有毒性的配糖生物碱——龙葵素，就可能导致胎儿神经发育缺陷。鉴于此，孕妇应千万注意不要吃发芽的土豆。

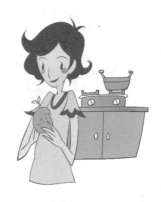

11 孕妇不宜食用过敏性食物

孕妇食用过敏性食物不仅会导致流产或胎儿畸形，还可导致婴儿患病。有过敏体质的孕妇可能对某些食物过敏，这些过敏食物经消化吸收后，可从胎盘进入胎儿血液循环中，妨碍胎儿的生长发育，或直接损害某些器官，如肺、支气管等，从而导致胎儿畸形或患病。

可从下面五个方面进行预防过敏：

★ 如果以往吃某些食物发生过过敏现象，在怀孕期间就应禁止食用这类食物。

★ 不要吃过去从未吃过的食物或霉变食物。

★ 在食用某些食物后，如曾出现过全身发痒、荨麻疹、心慌、气喘、腹痛、腹泻等现象，应注意不要再食用这些食物，严重者要及时就医。

★ 不吃易过敏的食物，如虾、蟹、贝壳类食物及辛辣刺激性食物。

★ 少吃异性蛋白类食物，如动物肝、肾、蛋类、奶类、鱼类等。

12 孕妇不宜食用霉变食物

孕妇食用霉变食物不仅容易发生急性或慢性食物中毒，还有可能危害胎儿，造成流产、死胎或先天性畸形，极不利于母体健康和优生。

霉菌在自然界中几乎到处都有，其产生的霉菌素对人体危害很大，尤其在我国南方造成的危害更为严重。当孕妇食用了被霉菌素污染的食品后，霉菌素随之进入人体，从而造成直接危害。

在妊娠早期（2~3个月），胚胎正处高度增殖、分化时期，由于霉菌素的作用，可使胎儿染色体发生断裂或畸变，导致胎儿先天性发育不良，出现多种病症，如先天性心脏病、先天性愚型等，还可导致胚胎停止发育，从而发生死胎或流产。

母体因中毒而发生昏迷、剧烈呕吐等症状，或因呼吸不正常而造成缺氧，都是影响胎儿正常发育或导致流产的不良因素。除此之外，霉菌素长期作用于人体就可致癌，如黄曲霉毒素可致肝癌已较为肯定。

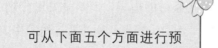

爱心提示

孕妇在日常生活中要讲究卫生，不吃霉变的大米、玉米、花生、薯类及柑橘等果品，以防霉菌毒素危害母体和胎儿。

~~~~~~（孕 9~12 周）~~~~~~
孕三月产前检查

❶ 到妇幼保健院为宝宝建立保健卡

妇女在确诊妊娠后要到户口所在地或居住地的妇幼保健院建立孕产妇保健卡，进行初查。孕期检查有以下好处：

★ 了解孕妇妊娠过程和健康状况。对孕期合并症和并发症做到早预防、早发现，及早采取措施，避免病情发展，保障孕妇健康和胎儿正常发育。

★ 对孕妇进行孕期保健、营养、自我监护的指导，消除孕妇对分娩的恐惧和顾虑，增强孕妇的信心和自我保健能力，减少孕期并发症的发生。

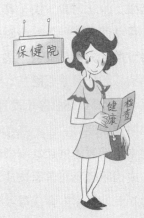

★ 通过早孕初查、询问病史、全身体检等方法，筛选出异常孕妇，并将其转入有条件的医院进行监护。

★ 对有严重遗传病和畸形胎儿史的孕妇，通过家谱分析、遗传咨询和产前诊断，及早做出确诊，果断采取措施，防止某些遗传病的蔓延。

★ 通过产前检查可发现某些异常情况，如骨盆偏小、胎位不正等，予以纠正。有些虽不能纠正，亦可随时监控。

产前检查时间的安排：正常情况下，怀孕 28 周前每四周检查 1 次；怀孕 28 周以后，每两周检查 1 次；36 周后，每周检查 1 次。若发现异常，则应随时进行检查。

❷ 孕三月产前检查项目

准妈妈在孕三月产前检查的项目包括宝宝胎心率测量、监听胎心音、孕早期超声筛查和血清学筛查等。

测测宝宝胎心率：用多普勒胎心仪可在孕 11~12 周时从腹部听到胎心音，用听诊器可在孕 18 周听到胎心音。听胎心音时，将听筒置于腹壁，可听到胎儿心脏跳动声像手表嘀嗒声。正常的胎心率快且有力，每分钟 120~160 次。孕中期胎心率可达每分钟 160 次以上。准爸爸可将耳朵贴在准妈妈腹壁上数胎心。孕 24 周后胎位正常时，可在脐下正中部或脐部左右两旁听胎心音。

听听宝宝心跳：听胎心音是产前检查不可缺少的项目，通过这项检查，可判断胎儿的生长和健康状况，当胎心率突然变快或转慢，出现不规律的情况时，就应引起重视。

孕早期超声筛查和血清筛查：具体详细内容参见下面的内容。

③ 孕早期筛查什么指标

孕早期筛查是指怀孕 8~13 周进行筛查，包括血清指标和超声筛查。

★ 孕妇血清妊娠相关血浆蛋白 A（PAPP-A）。

★ 孕妇血清游离 β- 人绒毛膜促性腺激素（free β-hCG）。

★ 胎儿颈项透明层厚度（NT）。

★ 胎儿鼻骨的长度（少用）。

目前通过 NT 测定联合血清学筛查，80%~90% 的唐氏儿可被检出，我国常用的是二联血清学检查，检出率约 60%。

④ 什么是 NT 测量

NT 值是"颈项透明层厚度（nuchal translucency）"的英文缩写，是在孕 11~13 周超声检查的重要测量指标，对于胎儿染色体病、胎儿先天性心脏病有重要价值，染色体病包括 21- 三体、18- 三体、45，X 综合征等。一般 NT 值 ≤ 2.5 毫米或者 ≤ 3.0 毫米都是正常的，不同医院的标准值不一样。如果胎儿的 NT 值高于正常值，则要考虑胎儿异常的可能，要考虑是否需要做产前诊断和胎儿超声心动图检查，以判定胎儿是否异常。

⑤ 为什么要做常见耳聋基因筛查

我国是耳聋高发地区，在我国听力正常人群中，耳聋突变基因携带率高达 5%~6%，全国有 7800 万人携带有耳聋突变基因，他们生育聋儿的风险较高。每 1000 个新生儿中就有 1~3 个聋儿，每年有 3 万以上患严重耳聋残疾的宝宝出生。

既往没有方法能够检测胎儿是否耳聋，致使很多患儿出生后耳聋，无法规避。部分人使用氨基糖苷类药物后发生不可逆耳聋，原本可以避免。如果对育龄期夫妇进行相关知识普及，在孕前或孕早期进行遗传性耳聋基因咨询及检测，就可以避免部分耳聋患儿的出生，降低耳聋出生缺陷率，提高人口质量及生活质量。

❻ 常见耳聋基因包括哪些

目前常见的耳聋基因筛查，包括以下四个基因：

12SrRNA 基因：为线粒体基因，为母系遗传。为避免 12SrRNA 基因突变，应严格禁止孕妇及其母系家庭成员使用氨基糖苷类抗生素等耳毒性药物，避免药物致聋。

SLC26A4 基因：为常染色体隐性遗传，当 SLC26A4 基因异常时，胎儿有迟发性耳聋风险，建议做进一步检测，进行医学指导。

GJB2 基因：为常染色体隐性遗传，GJB2 基因突变，胎儿有先天性耳聋风险，需进行遗传咨询。

GJB3 基因：GJB3 基因遗传规律比较复杂，可呈现常染色体隐性遗传，也可以呈现常染色体显性遗传，需要进行遗传咨询。

孕妈妈通过检测耳聋基因，明确宝宝发生遗传性耳聋的概率，有效预防遗传性耳聋的发生，保护宝宝听力健康。

❼ 产前诊断——绒毛活检术

绒毛活检术是最早可以进行的介入性产前诊断手术，是指在超声引导下行穿刺术，取出胎儿胎盘内的绒毛组织，然后进行细胞培养，进行染色体诊断或基因诊断。绒毛活检术分为经腹绒毛活检及经宫颈绒毛活检，一般在孕 11~14 周进行。绒毛活检术是一种成熟的产前诊断方法，成功应用于孕早期诊断胎儿染色体异常及各种遗传性的单基因疾病，胎儿流产率在 1/200。绒毛活检术是备查项目，并不是常规检查项目。

❽ 做 B 超检查会不会伤害宝宝

虽然理论上高强度的超声波通过高温及对组织的腔化作用，可能会对组织产生损伤，但事实上，医学上使用的 B 超是低强度的，低于 94 毫瓦/厘米^3，对胎儿是没有危险的，直至目前，尚没有 B 超检查引起胎儿畸形的报道。目前，多数专家认为 B 超是安全的，准妈妈大可放心。

准妈妈第一次 B 超检查时间最好安排在孕 7~10 周，第二次在孕 12~14 周，第三次在孕 20~24 周，最后一次在孕 37~40 周。

❾ 准妈妈最容易忽视的孕期保健

统计表明，孕妇忽视自我保健可能造成流产、早产、难产等问题，准妈妈最容易忽视的孕期保健内容包括以下几种：

不及时确诊早孕

有的孕妇在出现早孕反应时不以为然，既未及时告诉家人，也不主动去医院检查，当确定妊娠时，已过孕 3 月，在此期间忽视了早孕保健，错过孕早期筛查，对母子健康造成不利影响。

不按时进行产前检查

很多孕妇由于怕麻烦，不按时进行产前检查，因此无法及时发现妊娠并发症及胎儿异常，这是造成难产的重要原因之一。

孕期随便服用药物

怀孕期间，尤其是孕早期阶段，准妈妈随意服用药物，特别是抗生素、激素、止痛药和安眠药等，这是引起畸胎的重要因素。

不注意防治风疹等病毒感染

风疹、肝炎、巨细胞病毒可严重损害胚胎组织，引起畸胎或流产。准妈妈应积极预防上述病毒感染，一旦发现感染，就应立即就医治疗，不可大意。

接触有害物质

早孕阶段是胎儿重要器官分化和形成的关键时期，应避免接触有毒有害物质，如农药、铅、镉、甲基汞和放射性物质等。

嗜烟、酒

孕妇大量吸烟或酗酒，可致畸胎。因此，孕期应戒烟酒。

节食不当

有些孕妇在孕期担心体形走样，不敢多吃，这样无法满足胎儿生长发育的需要，会对胎儿造成难以弥补的损害。

营养过剩

有些孕妇在孕期暴食暴饮，结果体重增加过快，导致巨大儿，不仅给分娩造成困难，而且产后也难恢复体形。

不节制性生活

妊娠早期及晚期不节制性生活，常是引起流产、早产、宫内感染的诱因。

参加剧烈运动或进行重体力劳动

少数孕妇在孕期仍参加剧烈运动，或进行重体力劳动，容易引起流产或早产。

缺乏运动

有些孕妇在孕期很少活动，生活散漫，这不仅对胎儿发育不利，而且会给正常分娩带来麻烦，使产程延长。

不讲究精神卫生

有些孕妇不注意孕期精神保健，好发脾气，生闲气，或精神苦闷、焦虑、忧愁。这些不良情绪不仅直接影响孕妇的饮食和睡眠，有碍健康，而且会对胎儿造成不利影响。

搞不清预产期

有些孕妇搞不清预产期的具体日期，使产前准备工作受到影响，导致医源性早产或过期妊娠，对母子健康十分不利。

妊娠晚期远行

个别孕妇接近预产期，仍去外地旅行，这是相当危险的。各地多有在列车及轮船上分娩的报道。在这种毫无准备的情况下分娩，极易发生危险，一定要避免。

主动要求做剖宫产

近年来，许多孕妇害怕分娩疼痛，本可以正常分娩，却要求做剖宫产。这种做法弊多利少。因为与自然分娩相比，剖宫产孕妇不仅要承担更大、更多的风险，而且对新生儿也不利，出生后患病率也会增高。因此，没有剖宫产指征的孕妇最好采取自然分娩的方式。

孕三月不适与疾病用药

① 准妈妈尿频怎么办

准妈妈尿频的原因

孕三月，子宫如拳头般大小，会压迫膀胱，当尿液积累到某一程度时，便有尿意，须勤跑洗手间，造成尿频。孕三月以后，子宫上升到腹腔内，对膀胱的压迫感逐渐消失，尿频便会消失，但到了孕晚期，又会出现尿频。

准妈妈尿频的对策

孕期准妈妈易患尿路感染，因此，准妈妈应讲究个人卫生，勤洗澡，勤换内衣，适当增加饮水，勤解小便，预防尿路感染。同时控制饮食结构，避免酸性物质摄入过量，加剧酸性体质。保持饮食的酸碱平衡可预防尿频。饮食方面要多吃富含植物有机活性碱的食品，少吃肉类，多吃蔬菜。

② 准妈妈腰痛怎么办

准妈妈腰痛的原因

准妈妈腰痛是妊娠期骨关节病的一种表现，主要表现为腰部和骶部疼痛，并可放射到臀部、大腿以及大腿以下部位，严重时会使孕妇夜间痛醒。妊娠期腰痛的发生率可达49%~58%，也就是说，有一半的孕妇怀孕时会感到腰痛。怀孕后腰痛与下列因素有关：

★ 受怀孕后激素的影响，导致韧带松弛。

★ 怀孕后腹部增大，导致脊柱向前突增加。

★ 增大的子宫对腰部神经产生压迫。

★ 神经组织的局部缺血也会导致腰痛，胎儿较大、孕妇年龄较大以及怀孕前就有腰痛的毛病等都会使腰痛加重。

准妈妈腰痛的对策

★ 出现腰痛的孕妇应保证充足休息，穿低跟鞋。

★ 躺下时可在膝盖下面垫个垫子，或用骶髂紧身衣、骶骨带等，都可以减轻疼痛。

★ 孕期应注意锻炼身体，适量进行家务劳动，使腰背肌肉得到锻炼，少穿高跟鞋，有助于预防孕期腰痛。

③ 准妈妈头晕怎么办

准妈妈突然头晕是孕早期的常见现象。轻者头重脚轻，走路不稳；重者眼前发黑，突然晕厥。准妈妈头晕时，应就地蹲下，或坐下，或躺下，以免发生意外损伤。这种晕厥为一过性的，一旦发生，不必惊慌失措。可针对原因处理，如因低血压引起者，可饮用温水；低血糖者可喝糖水。若头晕发作频繁或伴有其他症状，则应查明原因。造成准妈妈头晕的原因有以下几种：

供血不足，血压偏低

准妈妈在孕期常常会出现供血不足、大脑缺血的情况，一般在长久站立、空腹或突然站起时，血液滞留在下半身，导致大脑缺血缺氧，出现头晕的现象。在孕早期和孕中期，由于胎盘形成，准妈妈的血压会有一定程度下降，原本患有高血压病的孕妇，血压下降幅度会更大。血压下降，流至大脑的血流量就会减少，容易造成大脑血液供应不足，使大脑缺血、缺氧，从而引起头晕。这种一过性的脑供血不足，一般到孕7月时即可恢复正常。另外，在高温环境或沐浴的水温过高时，皮肤血管扩张，均会使回心血量减少，导致低血压及暂时性脑缺血。

应对方法：避免久站，改变姿势时动作（从卧位、蹲位和坐位转为站立位的过程）要缓慢，避免突然的体位改变（如由蹲位或坐位突然站立），以免造成大脑突然供血不足；可穿弹力长袜，以帮助血液回流；头晕时可多喝开水，以增加血容量；锻炼时应避免出汗，避免剧烈的下肢活动；不在高温环境中久留，沐浴时应避免水温过高，以防血管扩张，血压下降；不要骑自行车和摩托车，以免头晕眼花，导致车祸发生；头晕发作时，应立即坐下或侧卧休息，必要时到医院就诊。

进食过少，血糖偏低

有的准妈妈由于妊娠反应，进食过少，血糖偏低，就容易出现发作性头晕，伴有心悸、乏力、冷汗等症状。

应对方法：三餐可吃多些、吃好些，尤其是早餐，可多吃些牛奶、鸡蛋、肉粥、蛋糕和面条等高蛋白、高脂肪和高碳水化合物的食物，必要时可加餐。此外，还可随身携带些饼干、糖块或水果等方便食品，一旦出现上述低血糖症状，就应立即进食，保持血压及血糖水平稳定，使头晕等低血糖症状得以及时缓解。

体位不妥，压迫血管

如果准妈妈长时间仰卧或躺坐，也容易出现头晕。久立或久坐时，血液瘀滞于下肢及内脏，流至心脏和大脑的血液减少，容易出现头晕，这属于仰卧综合征，是妊娠晚期由于子宫增大，压迫下腔静脉导致心脑供血减少引起的。

应对方法：准妈妈应尽量避免仰卧位和半卧位，如长时间坐位累了，则可改为侧卧位，或在室内散步，一旦出现仰卧综合征，应立即侧睡，或侧卧后缓缓平坐，以减轻子宫对下腔静脉的压迫，恢复大脑血液供应。

贫血

贫血也是引起孕妇头晕的常见原因。

应对方法：准妈妈应多进食富含铁质的食物，如动物血、肝脏、猪瘦肉、鸡蛋黄、鹅肉、菠菜、菜花、海带、黑木耳和花生等；平时煮菜应少用铝锅，多用传统的铁锅，有可能使铁离子溶解于菜肴中随菜食入；必要时可在医生指导下服用铁剂。

❹ 病毒感染与胎儿畸形

胎儿先天性发育异常，与遗传因素、物理因素、化学因素及生物因素有关。其中生物因素主要是病毒感染，可导致胎儿畸形的病毒有风疹病毒、水痘病毒、流感病毒、巨细胞病毒、单纯疱疹病毒等。

孕妇在妊娠过程中，特别是怀孕最初的3个月以内，如果感染了这些病原体，则胎儿发生畸形的可能性要比正常孕妇高得多。病毒致畸的机理在于，病原体通过各种途径，如呼吸道黏膜、口腔、生殖道以及破损皮肤等，进入血液，造成病毒血症，并通过血液侵犯到胎盘及胎儿，形成宫内感染，最后影响胎儿的正常发育，导致胎儿畸形。

风疹病毒：孕妇孕早期如果感染风疹，就容易导致胎儿心血管异常（如动脉导管未闭、肺动脉狭窄、房间隔缺损、室间隔缺损等）、先天性耳聋、先天性白内障、小头畸形、智力障碍，以及出生后迟发性损害，如糖尿病、中枢神经系统异常等。

巨细胞病毒：孕妇感染巨细胞病毒后，常常导致早产、流产或胎死宫内，出生后的新生儿会出现黄疸、肝脾肿大、血小板减少性紫癜、肺炎等病症，并可伴有中枢神经系统损害。部分患儿可有小头畸形、行动困难、智力低下等现象。有些受巨细胞病毒感染的胎儿出生时可能不出现异常，但出生数月或数年后会发生中枢神经系统损害，如智力低下及耳聋等。

单纯疱疹病毒：单纯疱疹病毒有两个血清型，即Ⅰ型（HSV-Ⅰ）和Ⅱ型（HSV-Ⅱ）。HSV-Ⅰ主要引起生殖器以外器官及皮肤黏膜的感染。此型病毒较少感染胎儿。HSV-Ⅱ主要引起生殖器及腰以下皮肤疱疹，常通过性交传染，故国外将其列为性病。此型病毒多会感染胎儿，致胎儿小头症、智力障碍、脑内钙化、白内障、心脏畸形、视网膜异常。如孕妇阴道有Ⅱ型病毒感染，胎儿经产道出生时也会受感染而发病。

水痘病毒：水痘病毒可导致胎儿四肢发育不全、先天性白内障、小眼、视网膜炎、视神经萎缩、小头畸形、肌肉萎缩等。

流感病毒：孕妇感染流感病毒后，容易导致胎儿兔唇、无脑、脊柱裂等畸形。

5 妊娠剧吐

什么是妊娠剧吐

少数孕妇的早孕反应比较严重，呕吐频繁，几乎什么东西都吃不进去，连喝口水都要吐出来，这就是妊娠剧吐。妊娠剧吐会使孕妇严重脱水、电解质紊乱、酸中毒、严重营养不良，甚至高热昏迷，还会产生致命的后果，应及时到医院就诊治疗。

妊娠剧吐的调理

孕妇应保持身心平衡，注意饮食，吃些清淡和有助于缓解呕吐的食物，必要时可接受医师的指导。倘若一日孕吐数次，身体显得相当虚弱，就应住院进行治疗，每天可接受多量的葡萄糖、盐水、氨基酸等点滴注射，以迅速减轻症状，保持良好宁静的心态，一般1~2周即可出院。

6 过期流产

胚胎停育一般会导致自然流产，但如果受精卵的一部分已经形成了绒毛、胎盘和胎膜，体内激素也还保持着怀孕的水平，自然流产就不能发生，使死去的胚胎滞留在宫腔里，就是稽留流产，也叫过期流产。

过期流产的表现

过期流产往往很难感觉到，可能也并没有腹痛、出血等流产的一般征兆，直到B超发现胚胎停育了。有时在孕早期也会有先兆流产的症状，之后子宫不再继续增大，或者有所变小，与怀孕月份不相称，而且没有之前柔软，也没有胎动和胎心。一般在症状出现1~2个月后妊娠物才排出。

过期流产的原因

★ **基因缺陷**：胚胎染色体异常、夫妻一方染色体变异、夫妻血型不合。

★ **母体因素**：病毒感染、子宫肿瘤、严重糖尿病、黄体功能不足、甲状腺功能减退、免疫功能紊乱等。

★ **不良习惯**：过量吸烟、饮酒或咖啡、吸食海洛因等。

★ **环境因素**：常接触有害化学物质（如铅、甲醛、苯、砷、氧化乙烯）、放射线等。

★ **精神压力**：长期过度紧张、焦虑、忧思、恐惧等。

怀疑是过期流产怎么办

如果B超发现可能是过期流产，就等1周后再做一次B超，根据胚胎的变化来确诊。如确诊是过期流产，妊娠产物最终肯定是要排出的，你可以等待自然排出。如果出血量多或时间长，为了避免宫腔感染或排不净的隐患，你也可以考虑做一个清宫的小手术。

（孕 9~12 周）孕三月胎教方案

孕三月是胎儿大脑细胞增多的关键时期。母亲营养合理与否与孩子出生后的智力水平高低密切相关，准妈妈要多摄入优质蛋白质、碳水化合物、必需脂肪酸、钙、磷等营养素。另外，怀孕期间，准妈妈体内的孕激素使皮肤色素沉着增加，脸上容易出现褐色蝴蝶斑，再加上腹部日渐隆出，体形逐渐肥大，有损往日美貌，所以准妈妈一定要注意仪容美观，用心扮靓自己，争取做一个漂亮整洁的准妈妈。别忘了，准妈妈仔细打扮也是环境胎教的重要内容呢！

① 宝宝的生长环境拒绝噪声或杂音

在为宝宝进行音乐胎教时，准妈妈不要忽视其他可能影响胎儿身心发育的噪声。

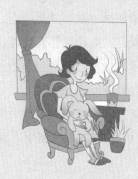

在孕妇的卧室最好不要摆放家电，因为家电工作时一般都会有噪声。在选购家电时，不能忽视家电有无噪声或杂音的细节。

准妈妈也不能忽视电脑开机、照明灯开启后发出的细小声音，因为低频噪声同样威胁胎儿。可以在庭院内、阳台上和居室周围多养花、植树、种草，这样不仅能够美化、净化环境，还可以吸收噪声。

② 对宝宝进行游戏训练

通过胎儿超声波的屏幕观察胎儿在子宫内的活动，同时分析胎儿活动和大脑发育情况，研究人员认为胎儿完全有能力在父母的训练下进行游戏活动。

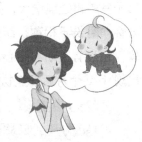

专家建议，从怀孕第三个月开始，可以对腹中的宝宝进行游戏训练，通过碰触准妈妈的腹壁，来观察胎儿的反应。经过一段时间的训练，胎儿就能调皮地与人玩游戏了。

❸ 有趣的胎教故事

故事 1：母亲与胎儿情感相通

1972 年，一个健康女婴在德国降生。从出生起，女婴一直不吮吸母亲的乳汁，却愿意让其他乳母去喂。这种举动让医生觉得奇怪。经调查，发现女婴母亲在怀孕时不想要这个孩子，在丈夫的恳求下才生下孩子。原来女婴在胎儿期就感觉到了母亲的想法，出生后仍对母亲"心存戒备"。

故事 2：喜欢听英文的奥迪尔

奥迪尔是一个不爱讲话的孤独症患儿，但每当有人同他讲英语时，他既爱听又爱交谈。患儿父母在家里几乎不讲英语，患儿母亲孕期曾在一家只允许讲英语的外企工作。这说明胎儿在孕 7~8 月就已具有很强的记忆能力，宝宝记住了那时妈妈讲的语言。

故事 3：妈妈学习，宝宝受益

据报道，一个 3 岁小神童对文学、音乐、自然、外语等充满兴趣，尤其善于用词，神童母亲认为这可能是自己怀孕时准备研究生毕业论文的结果。因为当时她每天都要学外语、背诗词、读名著，听音乐则是她发愤苦读之余的休息方式。孩子在胎儿期受到这种强烈的求知欲刺激，出生后自然地对世界充满好奇，对感兴趣的事物寻根溯源，乐此不疲。

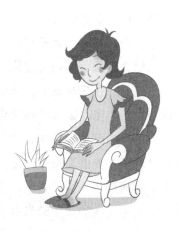

❹ 给予宝宝适当的物理刺激

准妈妈注意给予宝宝适当的物理刺激，将有助于孩子的大脑发育。研究结果表明，胎儿发育到第四周时，神经系统已经开始建立；孕 8~11 周时，胎儿对压触觉已有反应，所以在孕三月，准妈妈可以轻轻拍打、抚摩腹部，这种触摸刺激可通过腹壁、子宫壁促进胎儿的感知觉发育。

⑤ 准妈妈情绪不良易导致孩子多动症

孕妇在妊娠期间的心理状态，对胎儿的身心发育具有很大影响。如果孕妇在妊娠期间受到不良心理的困扰，往往就会造成妊娠和分娩合并症，严重者会造成高危妊娠。

有严重焦虑心理的孕妇常伴有恶性妊娠呕吐，还会导致早产、流产、产程延长或难产。专家发现，孕妇在妊娠期间如果存在过度紧张或焦虑心理，胎儿出生后往往表现为多动，容易激动，好哭闹，长大以后又会表现为情绪不稳定、易焦躁、易被激怒等。

对多动症儿童调查后发现，这些儿童在胎儿期，其母亲大多都曾有过较大的情绪波动和心理困扰过程。有报道，一位妇女在怀孕期间，遭受丈夫车祸身亡的打击，以致精神完全崩溃，陷入无尽的痛苦和焦虑之中。妊娠晚期她患了严重的高血压，生产时又难产，她闯过了一关又一关，总算母子平安，可是她的孩子却患有多动症，智商较低。这正是因为她在孕期过度悲伤焦虑造成的。

医师指导

准妈妈良好的情绪是胎儿健康发育的前提，为此，准妈妈要积极调理好自己的情绪，使自己的精神处于最佳状态。

⑥ 准妈妈的情绪变化牵动着宝宝的神经

虽然准妈妈和宝宝的神经系统并没有直接联系，但是存在着血液循环及内分泌的联系。准妈妈发生情绪变化时，会引起体内某些化学物质的变化。

当准妈妈生气、焦虑、紧张不安或忧愁悲伤时，体内血液中的激素浓度会发生改变，胎儿就会立即感受到，也会表现出不安和胎动增加。

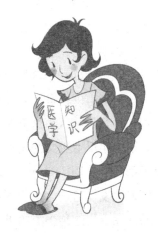

爱心提示

胎儿也是有记忆的，在妈妈腹中的感知体验将会长期保留在记忆中。准妈妈应该始终保持平和、宁静、愉快的心情，满怀对宝宝的爱，度过整个孕期生活。

Part5
怀孕第四个月

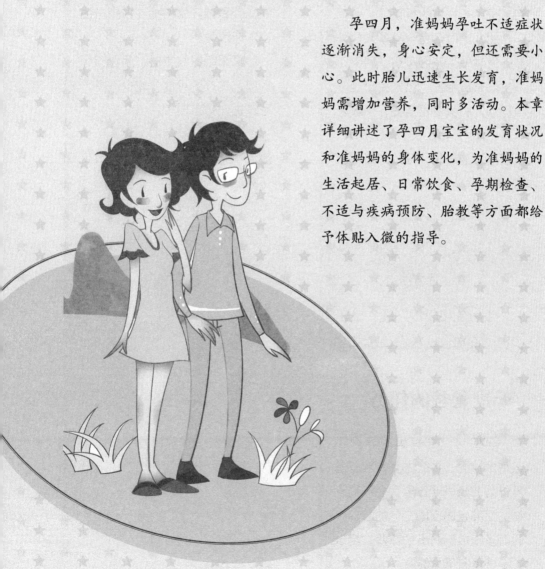

孕四月，准妈妈孕吐不适症状逐渐消失，身心安定，但还需要小心。此时胎儿迅速生长发育，准妈妈需增加营养，同时多活动。本章详细讲述了孕四月宝宝的发育状况和准妈妈的身体变化，为准妈妈的生活起居、日常饮食、孕期检查、不适与疾病预防、胎教等方面都给予体贴入微的指导。

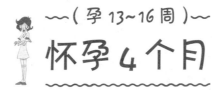

~（孕 13~16 周）~

怀孕4个月

小宝宝的发育状况

在妊娠 16 周末，胎儿的身长约为 16 厘米，体重约 110 克，相当于 1 个柠檬的重量。

胎儿此时已完全具备人的外形，通过外生殖器可辨认男女，头皮已长出毛发，已开始出现呼吸运动，胎头变得竖直，下肢发育好，趾甲开始生长。孕 13 周时，甲状腺液泡出现，开始分泌甲状腺素。

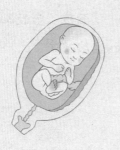

准妈妈身体的变化

孕四月，大部分准妈妈的孕吐已经结束，孕妇的心情会比较舒畅，食欲开始增加。尿频与便秘渐渐消失。

这个阶段结束时，胎盘已经形成，流产的可能性减少许多，可算进入安定期了。

孕四月，子宫如小孩头部一般大小，已经能从外表略微看出"大肚子"的情形。基础体温下降，一直到生产时都保持低温状态。

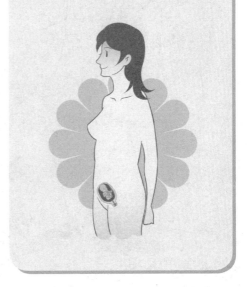

准爸爸的任务

孕四月，准妈妈的早孕不适基本消失，食欲恢复，准爸爸可以为准妈妈准备丰富多样的食物，让准妈妈摄取充分的营养。同时多陪准妈妈出去散步，增进夫妻感情和母子健康。

准妈妈注意事项

孕吐及压迫感等不适症状消失，身心安定，但仍需小心。这个时期是胎盘完成的重要时期，最好保持身心的平静。

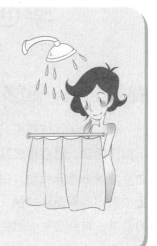

为了使胎儿发育良好，应摄取充分的营养，蛋白质、钙、铁、维生素等营养素要均衡摄取，不可偏食。

此时有可能出现妊娠期贫血，因此对铁质的补充尤其重要。身体容易出汗，分泌物增多，容易受病菌感染，应该勤淋浴，并且勤换内裤。

准妈妈四月指南

怀孕四个月时，胎盘已经发育完全，孕妇流产的可能性减少，你已经基本度过妊娠反应期，现在要注意以下事项：

★ 注意增加营养，可以带些营养品在办公室里服用，也可以多吃些水果。

★ 如果你开始感到腰痛，就要注意不能长时间保持一种姿势，要采取正确的姿势进行工作。

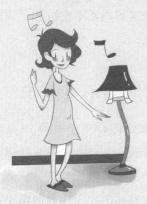

★ 充分了解有关怀孕、生产的各种知识，这样可以消除怀孕期间的不安与恐惧，也有助于顺利生产。孕妇可就近到妇幼保健所或医院内妇幼保健科索取资料，也可到书店购买有关孕产保健的书籍。

★ 为使生产变得轻松，最好从现在开始做一些简单的孕妇体操，但是要量力而行，千万不要过分勉强。

★ 再过一个月，平时的衣服就穿不下了，应趁着身体情况良好时先行准备。加肥、宽松的内衣裤也是必备的怀孕用品。

★ 去美容院理发时，可请理发师设计一个易梳理的发型，除让人看起来清爽外，自己心情也会变得愉快。

孕四月生活细安排

① 准爸妈一起多散步

孕妇散步可使腿肌、腹壁肌、心肌加强活动，增强神经系统和心肺的功能，促进新陈代谢。由于血管的容量扩大，血液循环加快，对身体细胞的营养，特别是对心肌的营养有良好的作用，同时，在散步中，肺的通气量增加，呼吸变得深沉。鉴于孕妇的生理特点，散步是增强孕妇和胎儿健康的有效方法。孕妇散步时应注意以下问题：

散步的地点：花草茂盛、绿树成荫的公园是最理想的场所。这些地方空气清新，氧气浓度高，尘土和噪声少。孕妇置身于这样宜人的环境中散步，无疑会身心愉悦。也可以选择一些清洁僻静的街道作为散步地点。要避开空气污浊的地方，如闹市区、集市及交通要道等，因为在这种地方散步，不仅起不到应有的作用，反而对孕妇和胎儿的健康有害。

散步的时间：可根据工作和生活情况安排散步时间，最好选在清晨或傍晚。散步时最好请丈夫陪同，这样可以增加夫妻间的交流。

② 准妈妈可适量进行有氧运动

一般来说，怀孕中期，准妈妈可进行适量的有氧运动。像快步走、简单的韵律舞、爬楼梯等一些有节奏性的有氧运动，准妈妈可以每天定时做一两项。但是，像跳跃、扭曲或快速旋转的运动准妈妈都不宜进行，骑车更应当避免。

③ 孕妇活动不宜太少

有的孕妇怀孕后害怕早产或流产，因而活动大大减少，甚至从怀孕开始就停止做一切工作和家务，体力劳动更不敢参加。其实这样做是没有必要的，孕妇活动太少对母婴健康并不利，甚至有害。

当然，孕妇参加过重的体力劳动、过多的活动和剧烈的体育运动也不利

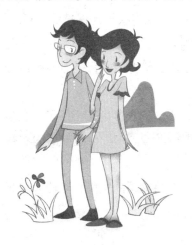

孕期健康，但是如果活动太少，就会使孕妇的胃肠蠕动减少，从而引起食欲下降、消化不良、便秘等，对孕妇的健康也不利，甚至会使胎儿发育受到影响。因此，妇女在怀孕期间应适量活动、运动和劳动，注意劳逸结合，不可一味卧床休息，整天躺在床上，什么活也不做。

同时，生活要有规律，每天工余、饭后要到室外活动一下，散散步或做一些力所能及的家务活，还应经常做些简单的体操，对增进肌肉的力量、促进机体新陈代谢大有益处。

妊娠期间，应注意避免接触有害物质，避免体位特殊、劳动强度高以及震动性大的工种。妊娠 7 个月后，最好做些比较轻松的工作，避免上夜班，以免影响休息和出现意外事故。临产前 2~4 周最好能在家休息。

④ 孕妇运动不宜过于剧烈

孕妇适当运动和活动可以调节神经系统的功能，增强心肺活力，促进血液循环，有助消化和睡眠，也有利于胎儿生长发育。需要注意的是，孕妇一定要禁止参加过量的活动和剧烈的运动。

★ 不宜肩挑重担，不要提举重物和长时间蹲着、站立或弯腰劳动。这样过重的活动会压迫腹部或引起过度劳累，导致胎儿不适，造成流产或早产。

★ 常骑自行车的孕妇，到妊娠 6 个月以后，不要再骑自行车，以免上下车不便，出现意外。

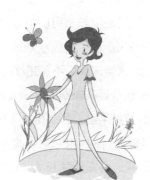

★ 不要参加跑步、举重、打篮球、踢足球、打羽毛球、打乒乓球等体育运动，这些运动不但体力消耗大，而且伸背、弯腰、跳高等动作幅度太大，容易引起流产。

★ 妊娠 8 个月以后，孕妇肚子明显增大，身体笨重，行动不便，有的孕妇还出现下肢浮肿以及血压升高等情况，这时应尽量减少体力劳动，不宜干重活，只能做一些力所能及的轻活。在家务劳动中，要注意不做活动量大的活，更不要使劳动时间过长，使身体过于疲劳。

5 妻子怀孕后为何爱发脾气

妻子怀孕后爱发脾气的现象很常见。随着怀孕的好消息到来，夫妻俩往往都很激动，并且怀着幸福的憧憬。可好景不长，一向活泼开朗的妻子变得郁郁寡欢，愁眉不展，常常因为生活中的小事大动肝火，脾气暴躁。

孕期焦虑是一种心理变化，即将成为母亲的妻子心情都会比较复杂。孕妇身心将经历重大变化，会考虑宝宝是否健康，自己是否会变得很胖，如何扮演母亲角色，住房、婆媳关系、经济压力、工作安排等问题经常会困扰着她们。因此丈夫多体谅妻子，不要和妻子争执，平时要多和妻子沟通交流，许多问题要提出来，达成一致意见，乐观地共同面对。情形严重的，可寻求心理咨询医生和精神科医生的帮助。

有些孕妇脾气变坏也有疾病的原因。轻微的如妊娠反应，60%~80%的孕妇会有不同程度的肠胃不适，有的还会持续整个孕程。

6 准妈妈可以开车吗

准妈妈中有不少人是上班族，有的还是开车族。开车时，长时间固定在车座上，准妈妈盆腔和子宫的血液循环都会比较差。准妈妈开车还容易引起紧张、焦虑等不良情绪，不利于胎儿的生长发育。如果遇紧急刹车，方向盘容易冲撞腹部，引起破水。

怀孕期间，准妈妈的反应会变得比较迟钝，开车容易发生危险。所以，准妈妈最好不要开车。如果必须开车，准妈妈请遵守以下"完全平安开车守则"。

完全平安开车守则

★ 时速请勿超过 60 公里。

★ 避免紧急刹车。

★ 每天沿熟悉的路线行驶，连续驾车不要超过 1 小时。

★ 不要在高速公路上开车。

★ 孕 32 周以上的孕妇最好不要开车。

★ 开车时请绑好安全带。

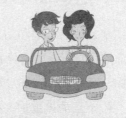

7 孕期可以旅行吗

怀孕 14 周以前，由于有流产的危险和早孕反应，孕妇最好不要做长途旅行。孕 28 周以后，由于体重及胎儿的负担，也不适宜长途劳累。所以，孕 14~28 周是孕妇旅行的适合时机。

空气不流通会导致缺氧及子宫收缩，所以连续坐车最好不要超过两小时，最好不要在旅行高峰期上路。火车比汽车更适合孕妇乘坐。如果搭乘飞机，应有一些限制，怀孕 18~32 周内可以搭乘短程飞机，尽量避免长途飞行。旅行时，应事先掌握往来地点的医疗资源，路途中应注意休息，避免奔波劳累。如果孕妇存在出血、早产以及其他危险因素，就不要出门旅行。

孕四月营养饮食指导

❶ 孕中期膳食原则

孕中期，早孕反应消失，食欲增加，此时需要摄入足够的营养。主食除了大米、白面外，还要食用一定数量的粗粮，如小米和玉米等。要保证优质蛋白质的摄入。大豆及豆制品、瘦肉、鱼、蛋等都富含优质蛋白质。

第四个月：因胎儿发育较快，需补充优质蛋白质、钙、锌、植物脂肪，故应多食富含上述营养的食品，如牡蛎、海蜇、大豆、牛奶等。还应吃些富含维生素 E 的食物，以预防流产。

第五个月：应继续大量补充优质蛋白质、钙、锌等，同时还要适当添加一些预防感染的食品，如冬瓜、赤豆等。

第六个月：母体循环血量增加，容易出现生理性贫血，易疲劳，胎儿发育很迅速。应特别注意补充优质蛋白质、铁、锌、钙，此外，还应限制对食盐的摄入量。

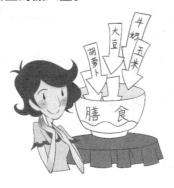

❷ 孕妈咪四月饮食指导

孕四月的胎儿正在迅速长大，需要的营养物质更多，准妈妈要摄入更丰富的营养，源源不断地供给新生命。

准妈妈每天蛋白质的摄入量应增加 15 克，达到 75~95 克。食谱中应增加鱼、肉、蛋、豆制品等富含优质蛋白质的食物。特别是孕期反应严重，不能正常进食的准妈妈更应多摄入优质蛋白质。

自孕四月开始，准妈妈必须增加摄入能量和各种营养素，以满足胎儿各个系统发育中进行的大量复杂的合成代谢的需要。我国推荐膳食营养素供给量中规定孕中期能量每日增加约 200 千卡。

为了帮助准妈妈对铁、钙、磷等营养素的吸收，孕四月也要相应增加维生素 A、维生素 D、维生素 E、维生素 B_1、维生素 B_2 和维生素 C 的供给。维生素 D 有促进钙吸收的作用，故每日的维生素 D 需要量为 10 毫克。准妈妈应多吃蔬菜和水果，如西红柿、胡萝卜、茄子、白菜、葡萄、橙子等。

对生成胎儿的血、肉、骨骼起着重要作用的蛋白质、钙、铁等成分，四月的需求量比平时大得多。每天对钙的需求增加至 1000 毫克，铁增加至 25~35 毫克，其他营养素如碘、锌、镁、铜、硒也要适量摄取。

准妈妈每天饮用 6~8 杯水，其中果汁的量最好不要超过两杯，因为果汁甜度太高，不利于宝宝骨骼发育。

❸ 孕妈咪四月健康食谱

孕四月准妈妈一天食谱参考：

★ 早餐：热汤面 1 碗，馒头 50 克，蔬菜或咸菜适量。

★ 加餐：牛奶 1 杯，麦麸饼干两片，苹果 1 个。

★ 午餐：瘦肉炒芹菜，凉拌西红柿，猪蹄香菇炖豆腐，米饭 150 克。

★ 加餐：消化饼两片，橘汁 1 杯。

★ 晚餐：鸡蛋炒莴笋，烧豆腐，虾皮烧冬瓜，猪肝粥，花卷 100 克。

凉拌西红柿

🔪 原料 西红柿 4 个（约 500 克），白糖 125 克，鲜嫩白菜帮少许。

🍴 制作 ① 将西红柿洗净，用开水烫一下，去皮去蒂，一切两半，再切成小月牙块。

② 将西红柿块分三层摆盘。

③ 将嫩白菜帮切去两头，再切成 2 厘米长的细丝，摆在西红柿块中心，将白糖撒上即成。

🍒 特点 酸甜利口。

🍄 功效 清热凉血，营养丰富。

芹菜炒瘦肉

🔪 原料 瘦肉 200 克，芹菜 100 克，植物油、盐、料酒、面酱、葱、姜、酱油、湿淀粉各适量。

🍴 制作 ① 将肉、葱、姜均切成丝，肉丝用少许酱油、料酒、盐拌匀，然后加上湿淀粉，再抹些植物油。

② 用酱油、料酒、葱、姜、湿淀粉对成汁。

③ 将芹菜去叶，洗净，在开水中略焯一下，切成寸段。

④ 炒勺烧热注油，油热后即下肉丝，边下边用手推动炒勺，待肉丝散开，加入面酱，待散出味后加芹菜段炒几下，再倒入对好的汁，待起泡时翻匀即成。

🍒 特点 色泽鲜艳，清香适口。

🍄 功效 清热解毒，祛风除湿，降脂降压，通便润肠。

鲜拌莴苣

🔪 原料 莴苣 250 克，料酒、食盐各适量。

🍴 制作 ① 将莴苣剥皮洗净，切成细丝。

② 将莴苣丝放在碗内，加食盐少许，搅拌均匀，然后去汁，倒入料酒，拌匀即成。

🍒 特点 清新爽口。

🍄 功效 健脾利尿。

虾皮烧冬瓜

原料 冬瓜 250 克，虾皮 3 克，植物油、精盐各适量。

制作 ① 将冬瓜削去皮，切成小块，虾皮用清水洗一下。

② 锅置火上，放油烧热，下冬瓜翻炒，然后加入虾皮和精盐，略加清水，调匀，盖上锅盖，烧透入味即成。

特点 瓜软鲜嫩，虾皮脆鲜，清淡适口，有海鲜味。

功效 冬瓜有利水的功效。虾皮富含钙、碘。此菜有利于胎儿生长发育。

莲子猪肚

原料 猪肚 1 个，莲子 40 粒，香油、盐、葱、姜、蒜各少许。

制作 ① 猪肚洗净，内装水发莲子（去心），缝合，放入锅内，加清水炖熟。

② 将猪肚捞出晾凉，切细丝，同莲子放入盘中，加香油、盐、葱、姜、蒜拌匀即成。

特点 鲜香味美。

功效 益气补虚，健脾益胃，适于食少、纳呆、消瘦或轻度水肿的孕妇食用。

猪肝粥

原料 猪肝 200 克，大米 200 克，食用油、淀粉、盐、姜或姜粉、葱花、青菜各适量。

制作 ① 将猪肝洗净切片，用食用油、淀粉、盐、姜或姜粉腌上。

② 将大米加水煮粥，快熟时放入腌好的猪肝及青菜，再煮几下即可，临出锅放一些葱花。

特点 肝香浓郁，黏稠鲜滑。

功效 此粥含铁丰富，是孕妇补充铁质的良好来源，孕妇常食可防治缺铁性贫血。

猪蹄香菇炖豆腐

原料 豆腐 200 克，香菇 50 克，猪前蹄 1 只（约 1000 克），丝瓜 200 克，食盐、姜丝、葱各适量。

制作 ① 将猪蹄洗净，切块，豆腐亦切小块。

② 丝瓜洗净，去皮，切成薄片。

③ 将猪蹄置锅中，加水约 2500 克，于炉火上煎煮，煮至肉烂时，放入香菇、豆腐及丝瓜，并加入调味料，再煮几分钟后即可离火，分数次食用。

特点 猪蹄烂香，汤浓。

功效 益气生血，养筋健骨。

4 准妈妈要多摄入蛋白质

蛋白质是构造人的内脏、肌肉以及脑部的基本营养素，与胎儿的发育关系极大，孕妇万万不可缺乏蛋白质。

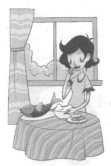

如果孕妇蛋白质摄入不足，不但会导致胎儿发育迟缓，而且容易引起流产或胎儿发育不良，造成先天性疾病和畸形，同时产后母体也不容易恢复。有的妇女就是因为孕期蛋白质不足，分娩后身体一直虚弱，还引起多种并发症，给身体带来极大的损害，对喂养婴儿也不利。实验结果表明，如果孕妇孕期缺乏蛋白质，新生儿体重、身长、肝脏和肾脏重量就会降低，有的肾小球发育不良，结缔组织增多，肾功能会受到影响。

爱心提示

富含蛋白质的食物有牛肉、猪肉、鸡肉、鲤鱼、肝类、百叶、蛋、牛奶、乳酪等，豆腐、黄豆粉、炒花生仁、绿豆、赤小豆、紫菜等植物性食物含蛋白质也较丰富。孕妇将以上的动物、植物食品搭配食用，是极好的蛋白质补充方法。

5 准妈妈要多摄入"脑黄金"

人的大脑中有 65% 是脂肪类物质，其中多烯脂肪酸 DHA 是脑脂肪的主要成分。它们对大脑细胞，特别是神经传导系统的生长、发育起着重要作用。因此 DHA 和脑磷脂、卵磷脂等物质合在一起被称为"脑黄金"。

对于孕妇来说，"脑黄金"具有双重的重要意义。首先，"脑黄金"能预防早产，增加婴儿出生时的体重。服用"脑黄金"的孕妇妊娠期较长，比一般产妇的早产率有所下降，产期平均推迟 12 天，婴儿出生体重平均增加 100 克。其次，"脑黄金"的充分摄入能保证婴儿大脑和视网膜的正常发育。因此，孕妇应经常摄入足量"脑黄金"。

为补充"脑黄金"，除服用含"脑黄金"的营养品外，还可以多吃些富含 DHA 类的食物，如核桃仁等坚果类食品，摄入后经肝脏处理能合成 DHA，此外还可以多吃些海鱼。同时，为保证婴儿"脑黄金"的充分摄入，尽量坚持母乳喂养。

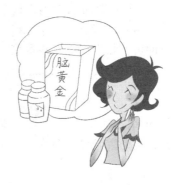

据调查，每100毫升母乳中"脑黄金"的含量，美国大约为7毫克，澳大利亚为10毫克，而日本则为22毫克，因此，日本儿童的智商普遍高于欧美儿童。我国产妇乳汁中"脑黄金"的含量则远远达不到这一标准，我国婴儿更容易缺乏"脑黄金"。

⑥ 准妈妈要摄入足够的热能

孕妇在妊娠期间能量消耗要高于未妊娠时期。因此，孕妇对热能的需要会随着妊娠的进展而增加。所以，保证孕期热能供应极为重要。如果孕妇妊娠期热能供应不足，就会动用母体内贮存的糖原和脂肪，人就会消瘦、精神不振、皮肤干燥、骨骼肌退化、脉搏缓慢、体温降低、抵抗力减弱等。

此外，葡萄糖是胎儿代谢所必需也是唯一的能量来源，由于胎儿消耗母体葡萄糖较多，当母体供应不足时，不得不动用脂肪、蛋白质储备，易引起酮血症，继而影响胎儿智力发育，

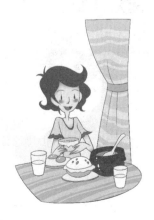

摄入量少可使出生胎儿体重下降。因此，孕妇应摄入足够的热能，保持血糖正常水平，避免血糖过低对胎儿体格及智力生长发育产生不利影响。

妇女怀孕后代谢增加，各器官功能增强，为了加速血液循环，心肌收缩力增加，碳水化合物可作为心肌收缩时的应急能源。脑组织和红细胞也要靠碳水化合物分解产生的葡萄糖供应能量。因此，碳水化合物所供能量对维持妊娠期心脏和神经系统的正常功能、增强耐力及节省蛋白质消耗有非常重要的意义。因此，孕妇必须重视碳水化合物类食品的摄入。

综上所述，人体所需要的热能都来自产热营养素，即蛋白质、脂肪和碳水化合物，如各种粮谷食品等。

医师指导

富含碳水化合物的植物性食品有玉米、黄豆、绿豆、赤豆、白扁豆、土豆、白薯、蚕豆等；富含碳水化合物的动物性食品有肉松、奶粉、牛奶、酸奶等。含蛋白质丰富的食物有鱼、肉、奶、蛋、禽等和豆类及其制品。脂肪多存在于动物油、植物油、肉类中。

⑦ 准妈妈不宜节食

某些年轻的孕妇怕怀孕发胖，影响自身体形，或怕胎儿太胖，生育困难，常常节制饮食，尽量少吃。这种

只想保持自身形体美而不顾母子身体健康的做法是十分有害的。

妇女怀孕后，新陈代谢变得旺盛，与妊娠有关的组织和器官会发生增重变化，子宫要增重 1 千克，乳房要增重 450 克，还需贮备脂肪 4.5 千克，胎儿重 3~4 千克，胎盘和羊水重900~1800 克。总之，妇女在孕期要比孕前增重 11 千克左右，这需要摄入很多营养物质，不仅孕妇需要营养，胎儿也需要营养，孕妇节食有害无益。

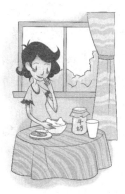

医师指导

　　如果孕妇营养不足，就容易发生早产、流产、死胎，孕妇自身也会出现浮肿、贫血、腰酸腿痛、免疫力下降等症状。

⑧ 孕中期要合理补充矿物质

　　矿物质是构成人体组织和维持正常生理功能的必需元素，如果孕妇缺乏矿物质，会导致贫血，会出现小腿抽搐、容易出汗、惊醒等症状，胎儿先天性疾病发病率也会升高。因此，孕妇应注意合理补充矿物质。

增加铁的摄入

　　食物中的铁分为血红素铁和非血红素铁两种。血红素铁主要存在于动物血液、肌肉、肝脏等组织中。植物性食品中的铁为非血红素铁，主要含在各种粮食、蔬菜、坚果等食物中。

增加钙的摄入

　　孕妇在妊娠中期应多食富含钙的食品，如虾皮、牛奶、豆制品和绿叶菜、坚果等。注意不能过多服用钙片及维生素D，否则新生儿易患高钙血症，严重者将影响婴儿的智力。

增加碘的摄入

　　孕妇应多食含碘丰富的食物，如海带、紫菜、海蜇、海虾等，以保证胎儿的正常发育。

增加其他矿物质的摄入

　　随着胎儿发育的加速和母体的变化，其他矿物质的需要量也相应增加。只要合理调配食物，一般不会影响各种矿物质的摄入。

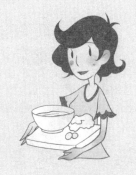

⑨ 孕妇不宜过多食用鱼肝油

孕妇可以适量吃些鱼肝油，因为鱼肝油所含的维生素 D 可促进人体对钙和磷的吸收，但孕妇体内如果积蓄维生素 D 过多，则对胎儿不利。研究表明，如果孕妇体内维生素 D 含量过多，就会引起胎儿主动脉硬化，影响其智力发育，导致肾损伤及骨骼发育异常。

资料表明，如果孕妇过量服用维生素 A（鱼肝油的主要成分之一），就会出现进食锐减、头痛及精神烦躁等症状。

胎儿在母体内长到 5 个月时，牙齿开始钙化，骨骼迅速发育，这时特别需要对钙质的补充。孕妇可以多吃些肉类、蛋类和骨头汤等富含钙质的食物。此外，建议孕妇经常到户外活动，接触阳光，这样在紫外线的照射下，可以自身制造维生素 D，不需要长期服用鱼肝油，也完全可以保证胎儿正常发育。

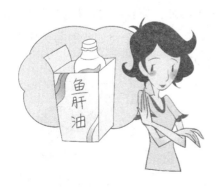

⑩ 孕妇要注意补钙

钙是人体骨骼和牙齿的主要成分。此外，钙能降低毛细血管和细胞膜的通透性，控制炎症和水肿；钙能降低神经肌肉的兴奋性，对心肌有特殊作用，有利于心肌收缩，维持心跳节律。

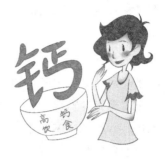

成年妇女体内含钙约 1000 克，妊娠后期胎儿体内含钙约 30 克，胎盘含钙约 1 克，此外母体尚需贮存部分钙，总计增加钙 50 克左右。这些贮留的钙均需由妊娠期膳食予以补充。

孕妇如果长期缺钙或缺钙程度严重，不仅可使母体血钙水平降低，诱发小腿抽筋或手足抽搐，还可导致孕妇骨质疏松，进而产生骨质软化症，胎儿也可能出现先天性佝偻病和缺钙抽搐。

奶和奶制品含钙比较丰富，而且吸收率也高。鱼罐头（连骨均可食入）、鱼松（连骨粉）、小虾皮等也是钙的良好来源。此外，豆类及其制品也含有较丰富的钙。核桃仁、榛子仁、南瓜子等也含有较多的钙，孕妇可以适当增加食用量。孕妇还可以在医生的指导下服一些钙片和维生素 D，也有利于钙的吸收。

⑪ 补钙过量对宝宝不利

钙是母体和胎儿骨骼发育不可缺少的元素，如果摄取不足可引起佝偻病，严重的还可影响脑组织发育从而造成智力障碍。但是，孕妇盲目地采用高钙饮食，大量服用鱼肝油，加服钙片、维生素 D 等，其实对胎儿有害无益。

孕妇如果长期大量食用钙剂，胎儿有可能患高钙血症，出生后婴儿囟门过早关闭，颚骨变宽而突出，鼻梁前倾，主动脉窄缩，既不利于胎儿生长发育，又有损于颜面美观。如果孕妇血中钙浓度过高，就会出现软弱无力、呕吐和心律失常等，这都不利于胎儿生长。

有的胎儿生下时萌出牙齿，原因有二：一种可能是由于婴儿早熟的缘故；另一种可能是由于孕妇在妊娠期间大量服用钙剂、高钙食品或维生素 C，使胎儿的牙滤泡在宫内过早钙化而萌出。因此，孕妇不要随意大量服用钙制剂和鱼肝油。

医师指导

我国营养学会建议，自怀孕 16 周起，每日摄入钙 1000 毫克，在孕晚期增加到 1500 毫克。日常的鱼、肉、蛋等食物难以完全满足需求，需特别补充。

⑫ 孕妈咪需要更多的铁

缺铁性贫血是孕妇较普遍的病症。导致这种病的主要原因有以下几种：

★ 怀孕后母体需血量明显增加，对铁的需要量也会相应增加。

★ 胎儿自身造血及身体的生长发育都需要大量的铁，这些铁只能靠母体供给。

★ 分娩时的出血及婴儿出生后的乳汁分泌也需在孕期储备一定量的铁。

孕妇要想通过普通膳食摄取铁质来满足以上各种需求是很困难的，所以孕期缺铁性贫血较为常见。

我国营养学会建议，孕妇每日膳食中铁的供应量为 28 毫克，建议从孕四月开始口服铁剂。一般服用铁剂 10 天左右，贫血症状就会开始减轻，连续服用 2~3 个月，贫血可得到纠正。常用的口服药是硫酸亚铁，每次 0.3~0.6 克，每日 3 次，也可服用 10% 枸橼酸铁胺 10 毫克，每日 3 次，或葡萄糖酸亚铁、右旋糖酐铁等。服用铁剂的同时最好加服维生素 C 100 毫克，可有利于铁的吸收。服药要坚持，不可间断，而且在贫血被纠正后还应继续服药 1~2 个月，此时每天服药 1 次即可。

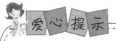

爱心提示

孕妇还应该注意膳食的调配，多食用含铁质丰富的蔬菜、动物肝脏、肉类、鸡蛋等食物，以预防孕期缺铁性贫血的发生。

⑬ 准妈妈补铁吃什么

多种食物均含有铁，一般植物性食品铁的吸收率较低，而动物性食品铁的吸收率较高。孕妇应多选择动物性食品补充铁，但植物性含铁食物也要常吃。

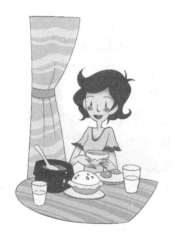

健康小百科

富含铁的动物性食品有猪肾、猪肝、猪血、牛肾、鸡肝、海蜇、虾等，植物性食品含铁多的有黄豆、油豆腐、银耳、黑木耳、淡菜、海带、芹菜、荠菜等。

⑭ 孕妇要适量补锌

锌是人体必不可少的微量元素，没有锌，就没有生长发育。锌是酶的活化剂，参与人体内80多种酶的活动和代谢，它与核酸、蛋白质的合成，与碳水化合物、维生素的代谢，与胰腺、性腺、脑垂体的活动等关系十分密切，发挥着非常多、也非常重要的生理功能。所以，缺锌可不能忽视。

有关专家指出，缺锌是现代人的普遍现象。中国人的膳食结构和饮食习惯使得每天的锌摄入量仅为人体正常需要量的40%~60%，这是远远不够的。

那么，对于怀孕的准妈妈来说，缺锌的程度如何？缺锌有哪些不利？又该如何补锌呢？有关营养学专家和妇产科医生对此有一些指导性说法，在这里讲给准妈妈们听听。

怀孕的妇女担负着自身和胎儿两个人的需要，缺锌的情况更普遍一些，应该经常做检查，在医生的指导下适量补锌，这对孕期保健和胎儿正常发育都很有意义。

推荐孕妇在怀孕3个月后，每日从饮食中补锌20毫克。孕妇血锌正常值为7.7~23.0微摩尔/升。

孕妇缺锌对孕妇自身和胎儿不利，缺锌容易导致流产、胎儿生长受限、矮小症、性腺发育不良、皮肤疾病等。

对孕妇自身来说，缺锌一方面会降低自身免疫能力，容易生病，从而殃及胎儿；另一方面，缺锌会造成孕妇味觉、嗅觉异常，食欲减退，消化和吸收功能不良，这样又势必影响胎儿发育。研究证明，有的胎儿中枢神经系统先天性畸形、宫内生长受限，以及婴儿出生后脑功能不全，都与孕妇缺锌有关。

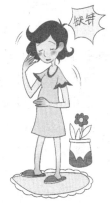

缺锌

医师指导

孕妇补锌要经过科学的检查和诊断，确实需要补锌时再补，而且要在医生指导下进行。

⑮ 准妈妈补锌吃什么

对多数孕妇来说，可通过饮食途径补锌。如经常吃些牡蛎、动物肝脏、肉、蛋、鱼以及粗粮、干豆等含锌丰富的食物，还可常吃一点核桃、瓜子等含锌较多的零食，也能起到较好的补锌作用。

同时，专家们还劝告，孕妇要尽量少吃或不吃过于精致的米、面，因为小麦磨去了麦芽和麦麸，成为精面粉时，锌已大量损失掉了。另外，还可通过冲调含锌的奶粉来补锌。

⑯ 准妈妈小心碘缺乏

碘缺乏是导致育龄妇女孕产异常的危险因素之一。

碘是甲状腺素的组成成分，甲状腺素能促进蛋白质的生物合成，促进胎儿生长发育。妊娠期甲状腺功能活跃，碘的需要量增加，这样就易造成妊娠期碘摄入量不足和缺乏，特别是在我国有很多地区属于缺碘区，更易造成孕妇缺碘。

孕妇如果缺碘，容易发生胎儿甲状腺功能减退和神经系统发育不良。为了保证孕妇本身的健康和胎儿的正常发育，孕妇必须注意补碘，尤其在缺碘地区更要注意吃些含碘丰富的食物。

最好的补碘食品为海产品，如海带、紫菜、鱼肝、海参、海蜇、蛤蜊等，甜薯、山药、大白菜、菠菜、鸡蛋等也含有碘，均可适量多吃一些。

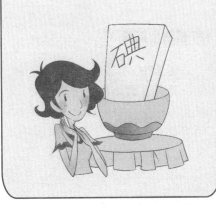

碘

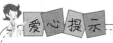

爱心提示

用碘化盐补充碘时，需注意不可用量过大，以免引起产后甲状腺肿合并甲状腺功能低下。

⑰ 孕妇要适量摄入维生素 A

维生素 A 又名视黄醇，主要存在于海产鱼类肝脏中。妊娠期，母体与胎儿均需要大量的维生素 A。

如果准妈妈体内缺乏维生素 A，容易出现夜盲、贫血或早产，严重不足时，可导致胎儿畸形，如唇裂、腭裂或小头畸形等。但摄入过量的维生素 A 同样有引起胎儿畸形和影响胎儿正常发育的可能。

鉴于以上原因，我国营养学会推荐孕妇维生素 A 的供给量标准与非孕妇一致，皆为 990 微克当量视黄醇，即 3300 国际单位。

维生素 A 食物来源
各种动物肝脏、鱼肝油、鱼卵、牛奶、禽蛋以及核桃仁等
胡萝卜素食物来源
有色蔬果，如菠菜、苜蓿、胡萝卜、豌豆苗、辣椒、甜薯、韭菜、雪里红、油菜、苋菜、茼蒿以及杏、芒果等

⑱ 孕妇要适量摄入维生素 B_1

维生素 B_1 又称硫胺素，若人体严重缺乏硫胺素，不仅会使糖类代谢发生障碍，还将影响机体整个代谢过程，而且影响氨基酸与脂肪的合成。

人们长期大量食用精制的大米和面粉，而又缺乏其他杂粮和多种副食品的补充，易造成硫胺素的缺乏。患者易发生脚气病，并且表现为体弱及疲倦，然后出现肢端麻痹或功能障碍等多发性神经炎症状。孕妇如果硫胺素不足或缺乏，疲倦、乏力、小腿酸痛、心率过速等症状将更加明显。

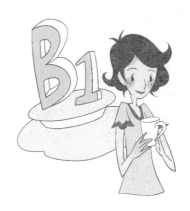

含维生素 B_1 较多的动物食品
猪肉和动物肾、肝、蛋类
含维生素 B_1 较多的植物食品
糙米、标准面、小米、玉米、豆类、花生仁、核桃以及葵花子等。粮食碾得越精细，其维生素 B_1 的含量越低

19 孕妇要适量摄入维生素 B_2

维生素 B_2 又名核黄素。核黄素是人的机体中许多酶系统重要辅基的组成成分。这种辅基与特定蛋白质结合，形成黄素蛋白。黄素蛋白是组织呼吸过程中很重要的一类递氢体。由于妊娠期母体代谢旺盛，故核黄素需要量有明显增加。

研究发现，妊娠后 4 个月尿核黄素排量明显下降，而分娩后就迅速回升。孕妇如果在妊娠期核黄素不足或缺乏，可引起或促发孕早期妊娠呕吐，导致孕中期口角炎、舌炎、唇炎以及早产儿发生率增加，孕晚期其危害比孕早期小。因此，必须保证孕早期核黄素的补充。

核黄素存在于多种食物中，但从人体需要看，均不够特别丰富。一般动物性食物含量比植物性含量高，以内脏最为丰富，如羊肝、牛肝、猪肝、猪心、羊肾、牛肾、猪肾、鸡肝、鸭肝等，鳝鱼、海蟹、鸡蛋、牛奶等食品中含量也较高。

植物性食物中，如黄豆、菠菜、苋菜、空心菜、芥菜、金花菜、雪里红、韭菜、海带、黑木耳、紫菜、花生仁等，核黄素含量也是比较丰富的。蔬菜在膳食中占有较大比重，是膳食中核黄素的重要来源之一。

20 孕妇要适量摄入维生素 B_6

维生素 B_6 是中枢神经系统活动、血红蛋白合成以及糖原代谢所必需的辅酶。它与蛋白质、脂肪代谢密切相关。人体如果缺乏维生素 B_6，就容易引起小细胞低血色素贫血、神经系统功能障碍、脂肪肝、脂溢性皮炎等。

孕妇在怀孕期间，由于雌激素增加，色氨酸代谢增加，维生素 B_6 的需要量也就增加。此外，妊娠时血液被稀释，孕妇血中维生素 B_6 水平可降至孕前水平的 25%。孕四月是胎儿中枢神经系统的发育高峰期，对维生素 B_6 的需要量很高，因而必须重视维生素 B_6 的摄入量。

含有维生素 B_6 的动物性食品
牛肝、鸡肝、鸡肉、牛肉、猪肉、鱼、蟹、鸡蛋、牛奶
含有维生素 B_6 的植物性食品
葵花子、花生仁、核桃、黄豆、扁豆、胡萝卜、菠菜、土豆、全麦粉、甜薯、香蕉、葡萄干、橘子

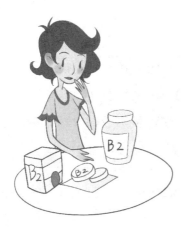

㉑ 孕妇要适量摄入维生素 B_{12}

维生素 B_{12} 能够促进红细胞生成，维持神经髓鞘的代谢功能。如果在妊娠期间维生素 B_{12} 供给严重不足，常会发生巨幼红细胞性贫血，新生儿可患贫血。在妊娠过程中，胎儿不断将维生素 B_{12} 贮存于肝脏，足月胎儿体内共积存约 30 微克。专家指出，孕妇如果严重缺乏维生素 B_{12}，胎儿的畸变发生率就有可能增加，所以维生素 B_{12} 对孕妇非常重要。

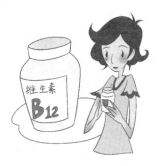

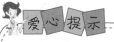

富含维生素 B_{12} 的食物主要存在于动物性食品中，如牛肾、牛肝、猪心、鸡肉、鸡蛋、牛奶、虾、干酪等，另外，豆豉、黄酱等也含有较多的维生素 B_{12}。

㉒ 孕妇要适量摄入维生素 C

维生素 C 又名抗坏血酸，是连接骨骼、结缔组织所必需的一种营养素，能维持牙齿、骨骼、血管、肌肉的正常功能，增强对疾病的抵抗力，促进外伤愈合。

人体如果严重缺乏维生素 C，就可引起坏血病，并有毛细血管脆弱、皮下出血、牙龈肿胀流血或溃烂等症状。怀孕期间，胎儿必须从母体中获取大量维生素 C，来维持骨骼、牙齿的正常发育以及造血系统的正常功能，以致母体血浆中维生素 C 含量逐渐降低，至分娩时仅为孕早期的一半。

我国推荐孕妇每日膳食中维生素 C 供给量为 80 毫克。平时要多吃新鲜水果和蔬菜，在医生指导下口服维生素 C 制剂。

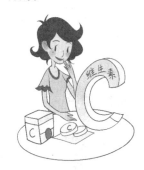

多吃各种新鲜水果蔬菜可以补充维生素 C。含维生素 C 丰富的食物有柿椒（红、青）、菜花、雪里红、白菜、西红柿、黄瓜、四季豆、荠菜、油菜、菠菜、苋菜、白萝卜、柠檬、草莓、鸭梨、苹果等。在制作食物时，切不可烧煮时间过长，以免维生素 C 大量流失。

㉓ 孕妇要适量摄入维生素 D

维生素 D 是类固醇的衍生物，具有抗佝偻病的作用，被称为抗佝偻病维生素。维生素 D 可增加钙和磷在肠内的吸收，是调节钙和磷的正常代谢所必需的物质，对骨、齿的形成极为重要。

当孕妇缺乏维生素 D 时，可出现骨质软化。最先而且最显著的发病部位是骨盆和下肢，以后逐渐波及脊柱、胸骨及其他部位。严重者可出现骨盆畸形，由此可影响自然分娩。维生素 D 缺乏可使胎儿骨骼钙化以及牙齿萌出受影响，严重者可造成小儿先天性佝偻病。我国推荐孕妇每日膳食中维生素 D 的供给量为 10 微克。

为了预防小儿佝偻病，孕妇在孕期应采取以下几种措施：

★ 多吃富含维生素 D 的食物，如动物肝脏、蛋黄等。

★ 常到室外晒太阳，适当参加劳动。

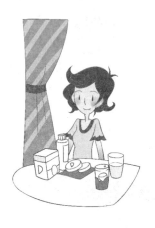

★ 怀孕后半期和哺乳期妇女应在医生指导下口服维生素 D 制剂，发生低血钙抽筋的孕妇应及时治疗。

富含维生素 D 的食品有鱼肝油、鸡蛋、鱼、动物肝脏、小虾等。孕妇只要能正常食用这些食物，就可保证维生素 D 的供给。

长期大量服用维生素 D 可引起中毒，中毒症状包括食欲下降、恶心、呕吐、腹痛、腹泻等。因此，不可过量食用富含维生素 D 的食品。

㉔ 孕妇要适量摄入维生素 E

维生素 E 又名生育酚，能促进人体新陈代谢，增强机体耐力，维持正常循环功能；还是高效抗氧化剂，保护生物膜免遭氧化物的损害；还能维持骨骼、心肌、平滑肌和心血管系统的正常功能。

孕妇保证维生素E的供给非常必要。研究认为，维生素E缺乏与早产儿溶血性贫血有关。为了使胎儿贮存一定量的维生素E，孕妇每日应比平时多增加2毫克摄入量。

维生素E广泛分布于植物性食品中，特别良好的来源为麦胚油、玉米油、菜籽油、花生油及芝麻油等。此外，猪油、猪肝、牛肉以及杏仁、土豆等食物中也含有维生素E。只要孕妇在饮食上做到多样化，就不会缺乏维生素E。

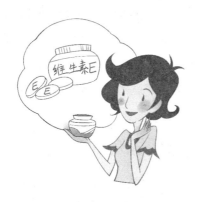

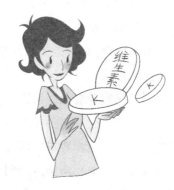

爱心提示

长期大量服用维生素E也可引起中毒，因此，不可过量食用维生素E制剂。

25 孕妇要适量摄入维生素K

维生素K是正常凝血过程所必需的。维生素K缺乏与机体出血或出血不止有关。维生素K有止血功能，它是经肠道吸收，在肝脏能生产出凝血酶原及一些凝血因子，从而起到凝血作用。若维生素K吸收不足，血液中凝血酶原减少，则容易引起凝血障碍，发生出血症状。

孕妇在妊娠期如果严重缺乏维生素K，就会导致流产率增加，即使胎儿存活，由于其体内凝血酶低下，易出血，或者引起胎儿先天性失明和智力发育迟缓及死胎。

孕妇应注意每天多摄取富含维生素K的食物，如菜花、白菜、菠菜、莴苣、苜蓿、酸菜、圆白菜、番茄、瘦肉、肝等。必要时可每天口服维生素$K_4$1毫克。

（孕 13～16 周）
孕四月产前检查

① 孕四月进行唐氏综合征筛查

先天愚型又称"唐氏综合征"，俗称痴呆。先天愚型的病因是 21 号染色体由正常的 2 条变成 3 条。

据统计，大于 35 岁的高龄产妇唐氏综合征的发生率较高。不经干预的人群中约每 700 例新生儿中，就有一例这样的孩子。先天愚型是所有染色体畸形中发病率最高的。

唐氏综合征的预防

预防唐氏综合征的措施包括：尽可能在年轻时完成生育，做唐氏筛查，对唐氏筛查高风险、有死胎、死产、畸形儿史的高危产妇及 35 岁以上的高龄孕妇，在妊娠 16～20 周时做羊膜腔穿刺抽取羊水化验，做胎儿细胞的核型分析检查，以筛查出先天愚型。

唐氏综合征的筛查

医学临床统计显示，唐氏综合征患儿并不仅仅发生在高龄孕妇中，所以规定对所有孕妇都要进行唐氏综合征血清学筛查，简称唐筛。唐筛分为孕早期筛查和孕中期筛查，孕中期筛查比较常用。

孕早期筛查是在妊娠 11～14 周时进行，血液指标包括妊娠相关血浆蛋白 A（PAPP-A）、β-人绒毛膜促性腺激素（β-hCG），超声测量胎儿颈项透明层厚度，通过软件计算，获得胎儿患 21- 三体综合征的风险值。

孕中期筛查是在孕 14～20 周取母血检测甲胎蛋白（AFP）、游离雌三醇（E_3)和人绒毛膜促性腺激素(hCG)，然后计算风险，分为高风险和低风险人群；对于高风险的孕妇要进行产前诊断。国外很多大型产前诊断中心已将此项检查应用于临床。此项筛查的优点是可以早诊断早终止妊娠，以减少孕妇和家庭的创伤及社会的负担。

② 唐氏综合征的预防措施

为了避免生出唐氏综合征患儿，准妈妈应注意以下事项：

★ 避免电磁辐射，避免进行 X 线检查，远离放射性物质，看电视、用微波炉不要时间过长或距离过近。

★ 莫乱服药物，许多药物会导致先天愚型儿的产生。

★ 避免接触有害化学物质，做好防护。

★ 避免病毒感染，在病毒流行季节，尽量少外出，少接触病毒感染患者。

★ 保证个人卫生，勤洗澡，每天清洗会阴部，居室也要保证清洁、通风、干燥。

③ 什么是无创产前检测（NIPT）

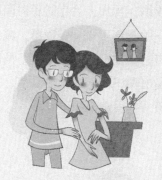

无创产前检测，英文为 Non-invasive Prenatal Testing，是一种筛查胎儿染色体疾病的新兴技术。该技术基于新一代高通量测序技术及生物信息学分析方法，具有无创、早期、高通量和高准确性。在孕12~26周，需抽取孕妇3~5毫升的静脉血，即可检测胎儿是否存在染色体非整倍性异常。

现阶段对21-三体综合征和18-三体综合征的检出率可以达到100%，特异性为97.9%~99.7%。NIPT相对于传统血清学唐筛，NIPT准确性高，相对于羊膜腔穿刺等有创伤的诊断方法，NIPT又是无创的，因此受到医生与孕妇欢迎。

④ 检查子宫颈机能不全

孕期子宫颈紧闭，由子宫黏液封闭起来，所以在阵痛开始前，即子宫颈扩张前，胎儿能够安全地生活在子宫中。如果子宫颈机能不全，该采取什么措施呢？

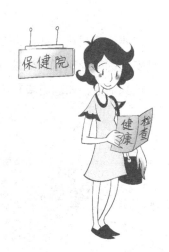

若子宫颈机能不全，孕妇的子宫颈口常常在临产前的第3~4个月开放，甚至更早，使羊膜很容易脱入阴道而破裂，发生胎膜早破、流产或早产。是否患子宫颈机能不全通常在第一次流产后才能诊断出来。

如果考虑以前的流产或早产是由子宫颈机能不全所致，可在怀孕以前手术矫正，或在怀孕16~18周时，用柔软且不易被吸收的线进行子宫颈环扎术。

（孕 13~16 周）

孕四月不适与疾病用药

① 准妈妈慎做牙齿治疗

牙科医生提示，最好能在怀孕前做一次彻底的牙齿检查和治疗，因为孕期不宜做牙齿治疗，即使牙齿出现紧急状况，也只能做暂时性的症状治疗，拔牙或任何侵入性治疗应延至产后再进行。怀孕期间，建议每三个月检查一次牙齿。医生会提醒孕妇注意以下牙科问题：

怀孕前期（头三个月）：这个时期是胚胎器官发育与形成的关键时期，如服用药物不当或 X 光照射剂量过高，就可能会导致流产或胎儿畸形。所以，若非紧急状况，医师不建议进行牙科治疗。

怀孕中期（第四至六个月）：若一定要治疗牙齿，此时期是比较适当且安全的治疗时机，建议只做一些暂时性的治疗，如龋齿填补等。

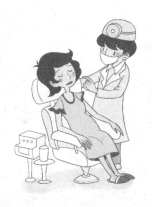

怀孕后期（后四个月）：此时孕妇不适合进行长时间的牙科治疗，因为敏感的子宫容易因外界刺激而引发早期收缩，再加上治疗时长时间采取卧姿，胎儿会压迫下腔静脉，减少血液回流，引发仰卧位低血压，同时使心脏输出量下降，产生脑缺氧，从而有晕厥、丧失意识的可能。

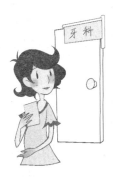

② 孕妇不宜拔牙

大量临床资料表明，在妊娠最初的两个月内拔牙可能引起流产；妊娠 8 个月以后拔牙可能引起早产。因此，妊娠期除非遇到必须拔牙的情况，一般不宜拔牙。

妇女在妊娠期间身体会产生一系列生理变化，个别牙或全口牙的牙龈容易充血、水肿，牙龈乳头会明显增生，牙齿容易出现病理状况。妊娠期对各种刺激的敏感性有所增加，即使轻微的不良刺激也有可能导致流产或早产。有习惯性流产、早产的孕妇更要严禁拔牙。

❸ 孕期常见的牙周问题

孕期较常见的牙周问题包括以下几种：

妊娠牙龈炎：这是由于怀孕期间荷尔蒙改变，使牙龈充血肿胀，颜色变红，刷牙容易出血，偶尔有疼痛不适的感觉。

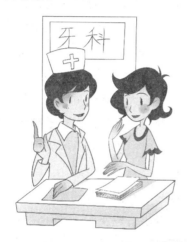

妊娠牙龈瘤：这种病症较少见。一般发生在怀孕中期，由于牙龈发炎与血管增生，形成鲜红色肉瘤，大小不一，生长快速，常出现在前排牙齿的牙间乳头区。

妊娠牙龈瘤通常不需要治疗，或只针对牙周病进行基本治疗，如洗牙、口腔卫生指导、牙根整平等，这是为了减少牙菌斑的滞留及刺激。牙龈瘤会在产后随着荷尔蒙恢复正常而自然消失，若出现妨碍咀嚼、易咬伤或过度出血等情况，可考虑切除，但孕期做切除手术容易复发。

其他症状：也可偶尔见到牙周囊袋加深、牙齿容易松动等症状。

医师指导

口腔卫生不良及原先有牙龈炎的孕妇，在牙周问题上都有较大的发生风险，所以怀孕前先做口腔检查与预防治疗，怀孕期间定期检查，做好口腔清洁卫生是非常必要的。

❹ 孕妇牙龈肿胀与出血

孕期常见的牙周问题是牙龈发炎，这是由于怀孕时期激素改变，使牙龈充血肿胀，颜色变红，刷牙容易出血，偶尔有疼痛不适的感觉。这些症状并非每个孕妇都会发生，若发生的话，通常在怀孕第二个月开始出现，在第八个月时，会随激素分泌浓度达到高峰而变得较为严重。

❺ 孕妇需要重视腹泻的治疗

正常人每日大便一次，而孕妇则容易发生便秘，往往是隔日或数日大便一次。如果妇女妊娠后每日大便次数增多，便稀，伴有肠鸣或腹痛，这就是发生了腹泻。腹泻对孕妇不利。

腹泻常见原因有肠道感染、食物中毒性肠炎和单纯性腹泻等。对于轻症单纯性腹泻，一般服用止泻药即可治愈，对孕妇不会造成多大损害。因肠道炎症引起的腹泻，大便次数明显增多，容易激发起子宫收缩，引起流产。孕妇一旦发生了腹泻，千万不要轻视，应尽快查明原因，进行妥善、及时治疗。

（孕 13~16 周）
孕四月胎教方案

① 想象可让宝宝更漂亮

有些科学家认为，在母亲怀孕时如果经常想象孩子的形象，在某种程度上会与将要出生的婴儿比较相似。因为母亲与胎儿在心理与生理上是相通的，孕妇的想象和意念是构成胎教的重要因素。母亲在构想胎儿形象时，会使情绪达到最佳状态，使体内具有美容作用的激素增多，使胎儿面部器官的结构组合及皮肤的发育良好，从而塑造出自己理想中的宝贝。

在日常生活中，有许多相貌平平的父母却能生出非常漂亮的孩子，这与怀孕时母亲经常强化孩子的形象是有关系的。

② 带宝宝去大自然中接受美的熏陶

准妈妈争取每天早些起床，到环境幽静的公园、河畔或树林中散步，或者在假日里和家人到郊区去游玩。这些地方空气清新，负离子多，有利于改善准妈妈对胎儿的供氧能力。准妈妈边散步，边呼吸新鲜的空气，边欣赏大自然的美景，同时把自己美好的感受告诉腹中的宝宝，让小宝宝也受到美的熏陶。

③ 让腹中的宝宝接受胎教

孕妇实施胎教时，常常会想，我的孩子有感觉吗？回答是肯定的，你的孩子不但有感觉，而且还在接受你的教育呢！研究表明，随着胎儿的发育，其各种感觉器官也逐步启动和运用。

触觉：大约 3 个月，胎儿就有了触觉。最初，当胎儿碰到子宫壁、脐带或胎盘时，会像胆小的兔子一样立即避开。但到了孕中后期，胎儿变得胆大起来，不但不避开触摸，反而会对触摸做出一些反应，如有时当母亲抚摸腹壁时，胎儿会用脚踢作为回应。

听觉：怀孕 4~5 个月时，胎儿对声响就有反应了。如突然的高频声响可使胎儿活动增加；反之，低频声响可使其活动减少。胎儿还十分熟悉母亲的讲话声和心跳声。当孩子出生后哭泣时，若听到母亲的声音或躺在母亲的怀中听到其心跳声，就会产生一种安全感，渐渐停止哭泣。

视觉：胎儿在 6 个多月时就有了开闭眼睑的动作，特别是在孕期最后几周，胎儿已能运用自己的视觉器官了。当一束光照在母亲的腹部时，睁开双眼的胎儿会将脸转向亮处，他看见的是一片红红的光晕，就像用手电筒照在手背时从手心所见到的红光一样。

Part6
怀孕第五个月

孕五月，准妈妈腹部明显隆起，活动不便，要注意避免磕碰或摔倒。胎儿进一步发育，手足运动增多，准妈妈已感到胎动。本章详细讲述了孕五月宝宝的发育状况和准妈妈的身体变化，为准妈妈的生活起居、日常饮食、孕期检查、不适与疾病预防、胎教等方面给予体贴入微的指导。

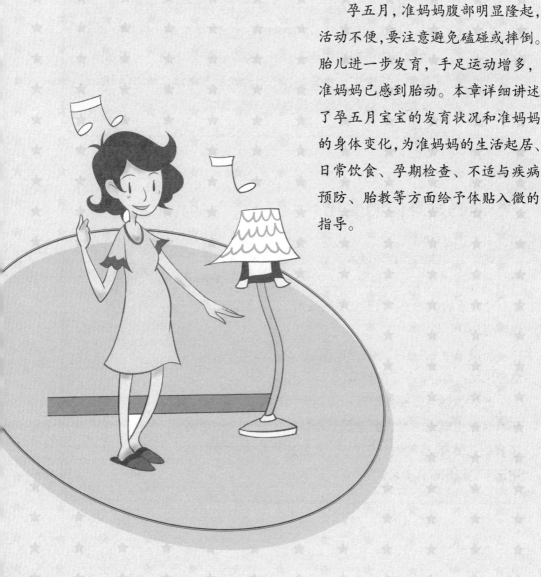

~~（孕17~20周）~~
怀孕5个月

小宝宝的发育状况

孕20周末，胎儿的身长约为25厘米，体重约320克，相当于1串葡萄的重量。

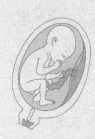

胎头约为身长的1/3，鼻和口的外形逐渐明显，而且开始生长头发与指甲。全身被胎毛覆盖，皮下脂肪也开始形成，皮肤呈不透明的红色。心脏的跳动也有所增强，力量加大。骨骼、肌肉进一步发育，手足运动更加活泼，母体已开始感觉胎动。胎儿开始出现吞咽和排尿功能。

准妈妈身体的变化

此时，母体的子宫如成人头般大小，孕20周，子宫底的高度位于脐下1横指处。肚子已大得使人一看便知是一个标准的孕妇了。胸围与臀围变大，皮下脂肪增厚，体重增加。

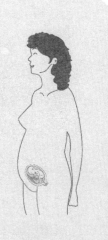

若前一个月还有轻微的孕吐情形，此时会完全消失，食欲增加，身心处于安定时期。

此时微微可以感觉胎动，但刚开始也许不太明显，肠管会发生蠕动声音，会有肚子不舒服的现象。胎动是了解胎儿发育状况的最佳方法，孕妇应将初次胎动的日期记下，以供医师参考。

准爸爸的任务

孕五月，准妈妈腹部明显隆起，身体变得沉重，活动变得不便，准爸爸要细心照应准妈妈的行动，以免准妈妈腹部受到磕碰或意外摔倒。准爸爸要准备丰富多样的食物，保证准妈妈摄取充分的营养。胎动一般在此月开始出现，准爸爸可以和准妈妈一起记录胎动情况，一起感受新生命的活动，同时扮演父亲的角色，用亲切深沉的语调对腹中的宝宝进行语言胎教。

准妈妈注意事项

到了第五个月，应注意腹部的保温，并防止腹部松弛，最好使用束腹带或腹部防护套。

乳房开始胀大，最好选择较大尺码的胸罩，有些人可能会有乳汁排出。

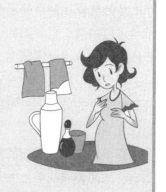

胎儿日渐发育，需要充分的营养，尤其是铁质不足时，易造成母体贫血，严重的贫血，还会影响胎儿的健康。

此时是怀孕期间最稳定、舒服的时期，若要旅行或搬家，宜趁此时马上进行，但孕妇仍应避免过度劳累。

准妈妈五月指南

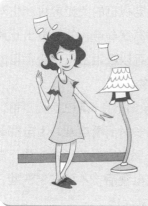

婴儿用品及生产时的必需用品，现在应该列出清单并开始准备。牙齿如果需要治疗，必须立刻着手，平时还应多注意口腔卫生。

孕五月，准妈妈的腹部已经显现出来了，整个身心都进入稳定期。工间休息时可以做些轻微的运动，如活动脚踝、伸屈四肢等。

（孕 17~20 周）

孕五月生活细安排

1 孕中期性生活注意事项

怀孕中期，胎盘已完全形成，功能良好，胎儿各个器官已发育成形，羊水相对胎儿大小来说非常丰富，胎儿在宫腔内有丰富的羊水保护，可以自由活动，妊娠进入稳定期，所以流产的危险性要比怀孕初期小了。随着早孕反应的消失，孕妇的心情也变得舒畅，阴道分泌物逐渐增多，性欲也会有所提高。因此，这一时期，在保证胎儿安全的前提下，可以进行适度的性生活。

在怀孕中期，孕妇的腹部已明显凸出，采用传统的男上女下式的性交体位会有所不便，可选用面对背式的侧卧位，避免压迫孕妇凸起的腹部，避免对胎儿引起不良影响。除面对背式的侧卧位以外，还可以采用前侧位、前坐位、上坐位和后背位。需要注意的是，阴茎不宜插入过深，动作也不宜过分激烈。

由于这一时期性高潮易引起孕妇子宫收缩，有诱发流产的可能，所以孕妇在性生活时应注意自我调节，避免过度兴奋。另外不宜刺激乳房，以免引起宫缩。性交前，丈夫应清洗阴部，去除包皮垢，以免引起孕妇阴道炎症，更要避免引起宫内感染，造成终生遗憾。

> **医师指导**
>
> 性生活不仅包括性交，还包括拥抱、抚摸、接吻等方式。建议孕期采取非性交的性生活，既可以保护孕妇，又可以增进夫妻感情，还有利于胎儿宫内的生长发育，有利于优生和胎教。

2 孕妇不宜长时间看电视

电视机的普及可让人们欣赏到自己喜爱的电视节目，但是孕妇不宜长时间看电视。

孕妇本身血液呈现高凝状态，血栓形成的机会比常人要高。长期看电视静止保持同一个姿势，血液流速变缓，提高了形成血栓的机会。

另外，电视机的荧光屏可产生对人有影响的高压静电，并释放出正离子。正离子可以吸附空气中带负电的尘埃和微生物。

因此，孕妇不宜长期在荧光屏前，不宜近距离长时间看电视，看电视时应该距荧光屏两米以外，并注意开启门窗。看完电视后，不要忘记洗脸，定时起来活动肢体。

❸ 孕中期准妈妈穿衣有讲究

上衣：宽松的T恤、圆领长袖运动衫都比较适合孕期穿着，分娩后仍旧能穿。

裤子：运动装的裤子既舒服又无约束，只需将裤腰的松紧带改为带子，就可适应变大的腰围。

背带装：背带装非常适合孕妇日渐臃肿的体形，腹部和胯部的设计宽松流畅，背带长度可自行调节，四肢伸展自如。

乳罩：孕妇在孕期乳房会变得胀大沉重，婴儿出生或断奶后，还容易下垂。因此应佩戴具有托扶作用的乳罩，最好选择棉质产品，肩带要宽点，罩杯要深些。

内裤：可选择上口较低的迷你内裤或上口较高的大内裤。内裤要有足够的弹性，以适应不断变大的腹部。

弹力袜：弹力袜可消除疲劳、腿胀，防止脚踝肿胀和静脉曲张，若在孕期仍需坚持工作，其妙用则更为明显。

鞋类：孕期应选购鞋跟较低、穿着舒适的便鞋。孕妇足、踝、小腿等处的韧带松弛，因此应穿舒适点的鞋。随着体形的改变，身体的重心也会发生转移，此时穿高跟鞋不仅难以保持身体平衡，而且会恶化体态，引起背部疼痛。到了孕晚期，足、踝等部位会出现水肿，这时可穿大一点的鞋子，鞋底要选防滑的。

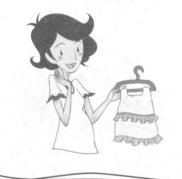

❹ 孕妇居室不宜摆放花草

孕妇的卧室里不宜摆放花草。因为有些花草会引起孕妇和胎儿的不良反应，如万年青、五彩球、洋绣球、仙人掌、报春花等易引起接触性过敏，如果孕妇和婴儿的皮肤接触它们，或将其汁液弄到皮肤上，就会发生急性皮肤过敏反应，出现疼痒、皮肤黏膜水肿等症状。还有一些具有浓郁香气的花草，如茉莉花、水仙、木兰、丁香等，会引起孕妇嗅觉不灵、食欲不振，甚至出现头痛、恶心、呕吐等症状。

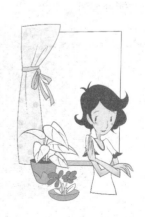

⑤ 孕妇不宜睡过软床

睡席梦思床容易导致脊柱位置失常。孕妇的脊柱较正常腰部前屈更大，睡过软的席梦思床及其他高级沙发床后，会对腰椎产生不良影响。仰卧时，其脊柱呈弧形，使已经前屈的腰椎小关节摩擦增加；侧卧时，脊柱也向侧面弯曲。长此下去，使脊柱的位置失常，压迫神经，增加腰肌负担，既不能消除疲劳，又不利生理功能的发挥，并可引起腰痛。

睡过软的床不利翻身。正常人在入睡后睡姿是经常变动的，一夜里翻身可达 20~26 次。学者认为，辗转翻身有助于大脑皮层一致的扩散，提高睡眠效果。然而，如果床太软，孕妇深陷其中，不容易翻身。同时，孕妇仰卧时，增大的子宫压迫腹主动脉及下腔静脉，导致子宫供血减少，对胎儿不利，甚至出现下肢、外阴及直肠静脉曲张，有些人因此而患痔疮。右侧卧位时，上述压迫症状消失，但胎儿会压迫孕妇的右侧输尿管，易患肾盂肾炎。因此，孕妇睡觉时最好采取左侧卧姿势。

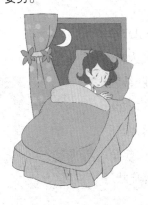

医师指导

孕妇以睡棕绷床或硬床上铺 9 厘米厚的棉垫为宜，枕头要松软，高低适宜。

⑥ 孕妇最好少用电热毯

很多人喜欢用电热毯取暖，但孕妇不宜使用电热毯。这是因为，电热毯在接通电源后将电能转变为热能时，会产生弱的电磁场，电磁场的辐射会影响胎儿的细胞分裂，影响各种器官的发育，因此，为了下一代的健康，孕妇尽量不使用电热毯。

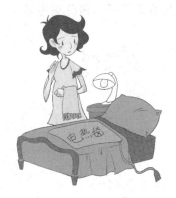

⑦ 孕妇不宜长时间使用电扇和空调

孕妇的新陈代谢十分旺盛，皮肤散发的热量也有所增加，在炎热的夏季出汗很多，因此常常借助电风扇或空调纳凉，这是必要的。但如果孕妇用电风扇久吹不停，或空调温度设定过低，时间过长，就会出现头晕头痛、疲乏无力、食欲下降等不适反应。

因为电扇空调的风吹到皮肤上时，汗液蒸发会使皮肤温度骤然下降，导致表皮毛细血管收缩，血管的外周阻力增加，而使血压升高，表皮血管呈舒张状态，血流量增多，尤其是头部因皮肤血管丰富，充血明显，对冷的刺激敏感，所以易引起头晕、头痛症状。

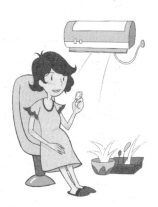

为了调节全身体温，达到均衡状态，全身的神经系统和各器官组织必须加紧工作，因此，吹风时间长，人并不感到轻松，反而容易疲劳。

孕妇出汗多时，更不要马上吹电风扇或直吹空调，因为这时全身皮肤毛孔疏松，汗腺大开，冷风易乘虚而入，轻者伤风感冒，重者高烧不退，给孕妇和胎儿的健康造成危害。建议把汗擦干，逐渐降温。

8 孕妇洗澡有讲究

洗澡的方式：孕妇不要去公共浴室洗澡。孕妇洗澡应采取淋浴方式，不要采用盆浴。妇女怀孕后，阴道内对外来病菌的抵抗力大大降低，泡在不洁净的水里有可能会使脏水进入阴道，引起阴道炎或宫颈炎，甚至发生羊膜炎，引起早产。不要过度擦洗乳房，以免引起早产。

适宜的洗澡时间：孕妇洗澡时间不要太长，每次洗澡时间不宜超过15分钟。洗澡会使血管扩张，流入躯干、四肢的血液较多，而进入大脑和胎盘的血液暂时减少，氧气含量也会减少。洗澡时间过长不但会引起孕妇自身脑部缺血，发生晕厥，还会造成胎儿缺氧，影响胎儿神经系统的生长发育。

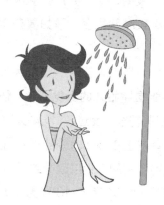

水温：孕妇应用适宜的水温洗澡，一般38℃左右的水温最佳，水温过高容易诱发宫缩，引起早产。

防止受伤：孕妇妊娠晚期腹部隆起，行动不便，洗澡时应注意不要滑倒，并且要注意浴室通风。

⑨ 孕妇不宜坐浴

在正常情况下，妇女阴道保持一定的酸度，以防止病菌的繁殖。这种生理现象与卵巢分泌的雌激素和孕激素有密切关系。

妇女在妊娠期间，尤其是妊娠后期，胎盘绒毛产生大量的雌激素和孕激素，而孕激素的产生量多于雌激素。所以，在此阶段，阴道上皮细胞的脱落多于增生，会使阴道内乳酸量降低，从而降低了对外来病菌的杀伤力。

如果孕妇坐浴，浴后的脏水有可能进入阴道，而阴道的防病力减弱，就容易引起宫颈炎、附件炎，甚至发生宫内或外阴感染而引起早产。因此，孕妇在妊娠期不宜坐浴，更不要到公共浴池去洗澡。

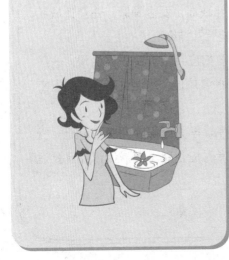

⑩ 孕妇洗澡水温不宜过高

孕妇应勤洗澡，保持身体清洁。洗澡用的水温不宜过高，以免长时间热水洗澡，引发孕妇体温一过性升高，影响胎儿脑部的发育。胎儿泡在羊水中，通过脐带与母体相连。羊水有保持宫腔内恒温、恒压的作用，以使胎儿正常发育。如果孕妇洗澡水温过高，就会使母体体温暂时升高，羊水的温度也随之升高，这对胎儿发育不利。因此，孕妇最好洗温水澡，水温宜不烫不凉，与体温相近。

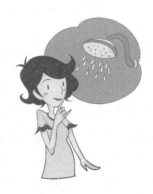

⑪ 孕妇应避免噪声

研究表明，噪声会严重影响人类优生，导致畸胎增多，孕妇要警惕身边的噪声。

噪声对胎儿危害极大，因为高分贝噪声能损坏胎儿的听觉器官。研究证明，那些曾经接受过85分贝以上（重型卡车音响是90分贝）强噪声的胎儿，在出生前听觉的敏锐度就受到了影响。有关专家对131名4~10岁男女儿童（他们的母亲怀孕时曾在声音极为嘈杂的工厂里工作）进行了检查，结果表明，那些出生前在母体内接受最大噪声量的儿童对 400 赫兹声音的感觉是没有接受过噪声儿童的 1/3。

研究指出，构成胎儿内耳一部分的耳蜗从孕妇妊娠第 20 周起开始成长发育，其成熟过程在婴儿出生 30 多天时间内仍在继续进行。由于胎儿的内耳耳蜗正处于成长阶段，极易遭受低频率噪声的损害，外环境中的低频率声音可传入子宫，并影响胎儿。

研究表明，胎儿内耳受到噪声的刺激，能使脑的部分区域受损，并严重影响大脑的发育，导致儿童期出现智力低下。

有关专家对万余名婴儿做了研究，结果证实，在机场附近地区，婴儿畸形率从 0.8% 增至 1.2%，主要属于脊椎畸形、腹部畸形和脑畸形。有关资料表明，在噪声污染区的新生儿体重平均在 2000 克以下（正常新生儿体重为 2500 克以上），相当于早产儿体重。噪声能使孕妇内分泌腺体的功能紊乱，从而使脑垂体分泌的催产激素过剩，引起子宫强烈收缩，导致流产、早产。

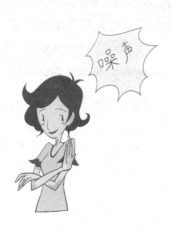

噪声对胎儿有如此严重的影响，因此，孕妇要警惕身边的噪声，避免受噪声影响，更不要听震耳欲聋的刺激性音响。

⑫ 孕妇不宜多闻汽油味

很多现代交通工具都以汽油为动力，如汽车、摩托车、飞机等，有些生产用机械也采用汽油操作。航空汽油、车用汽油和溶剂汽油对人体的危害都较大。为了防震防爆，这些汽油都加入了一定量的四乙基铅，故又称为乙基汽油。

乙基汽油燃烧时，四乙基铅即被分解，释放出铅，随废气排入大气中，人通过呼吸吸入体内的铅会在血液中积累，进而对母体和胎儿产生危害，容易引起铅中毒和胎儿先天性发育畸形。因此，孕妇不宜多闻汽油味，减少在拥堵路段逗留时间。

⑬ 孕妇不宜接触农药

当孕妇接触农药后，大部分农药均能被孕妇吸收，并通过胎盘进入胎儿体内，甚至在胎儿体内的浓度会比母体血中的浓度还高，从而导致胎儿生长受限、发育不全、畸形或功能障碍等，容易引起流产、早产和胎儿宫内死亡。

孕早期是胚胎重要器官组织分化发育的关键时刻，对外界有害因素的干扰与损害特别敏感，如此期孕妇接触农药将非常容易导致胎儿畸形。

农药中铅、汞、砷等毒性物质如果进入胎儿体内，由于胎儿肝肾代谢、解毒、排泄功能还不完善，很容易因毒物积聚而中毒，而且胎儿对有毒物质的敏感性高，一旦发生中毒，危害性将比成人大得多。因此，为了保障母婴的健康，孕妇应避免接触农药。

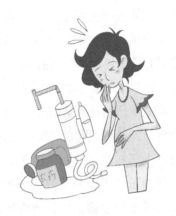

⑭ 孕妇要谨防煤气中毒

一氧化碳俗称煤气，是无色、无味的气体。当空气中的一氧化碳浓度达 0.06% 时，1 小时便能引起中毒；如果达 0.32%，只需 30 分钟就可使人陷入昏迷而死亡，因此要提高警惕，谨防煤气中毒。

孕妇吸入的氧气不但要供给本身需要，还要满足腹中胎儿生长发育的需要。孕妇心脏功能、肾的排泄功能、肝的解毒功能等较平时大大增强，孕妇身体的代偿能力几乎达到了极限，而且孕妇血红蛋白本来就偏低，如果孕妇血液中一氧化碳浓度上升，会使本已偏低的血红蛋白和一氧化碳大量结合，使血红蛋白和氧结合的机会大大下降，容易造成供氧不足和发生一氧化碳中毒，中毒症状较为严重。

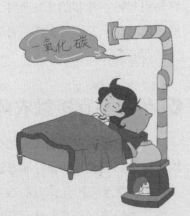

在孕早期，一氧化碳中毒可影响胎儿生长发育，造成胎儿畸形、流产或胎死宫内。在孕晚期，一氧化碳中毒可造成胎盘早剥、早产、胎儿死亡。

⑮ 写字楼里准妈妈须知

写字楼里环境优雅舒适，远离风吹日晒，但在装修精美、设备先进的办公室里，其实存在各种各样的污染源。怀孕后如果继续在写字楼里工作，有些问题还要准妈妈自己小心。

电脑：电脑是我们缺少不了的左膀右臂。但你可知道，电脑开启时，显示器会产生电磁辐射。强烈的电磁辐射对细胞分裂有破坏作用，在怀孕早期会损伤胚胎的微细结构。所以，在怀孕3个月以前，要与电脑保持一定的距离。虽然这很难做到，不过尽量少接触电脑还是可以的，如果必须上机的话，与屏幕保持一臂长的距离，或佩戴防护装置。

孕早期过后，胚胎形成，胎儿器官分化的重要时期已经结束，从孕3月开始，孕中晚期是胎儿生长和各器官发育成熟的时期，这时也不要整日坐在电脑前接受辐射，否则也会影响胎儿的发育。除了必须完成的工作外，上网浏览、聊天室、游戏之类的乐趣都应该暂时放弃。

电话：电话是一种最容易在写字楼里传播细菌的办公用品。电话听筒上2/3的细菌可以传给下一个打电话的人，使用电话是办公室里传播感冒和腹泻的主要途径。

如果办公室里有人患感冒，或是如厕后未把双手洗干净，疾病就会通过电话在办公室里蔓延开来，很可能殃及你和你腹中的宝宝。所以你最好拥有一部独立的电话机。如果不得不和其他同事共用，就应减少打电话的次数，或者干脆勤快一点，经常用酒精擦拭听筒和按键。

空调：写字楼里的中央空调人工制造了一种凉爽宜人的环境。刚从户外步入写字楼，你也许会感觉很舒适，但在里面待久了，你可能会感到头昏、疲倦和心情烦躁。

研究显示，长期在空调环境里工作的人，50%以上有头痛和血液循环方面的问题，而且特别容易感冒。这是因为空调使室内空气流通不畅，负氧离子减少的缘故。担负着两个人健康责任的准妈妈们可要特别小心了。预防方法很简单：定时开窗通风，尽量每隔两个小时到室外待一会儿，呼吸新鲜空气。

复印机：由于复印机的静电作用，空气中会产生出臭氧，它会使人头痛和眩晕。复印机启动时，还会释放一些有毒的气体，过敏体质的人会因此咳嗽、哮喘。如果你的办公室里有一台复印机的话，可以把它放在一个空气流通比较好的地方，并要避免日光直接照射。你还要减少与复印机打交道，并要多进食富含维生素E的食物。

（孕17~20周）
孕五月营养饮食指导

① 孕中期准妈妈营养原则

孕中期的营养原则是：较高的热量、蛋白质，适当增加脂肪、碳水化合物的摄入量，增加肉类、鱼虾类、蛋类及豆制品食物的供给，多吃蔬菜和水果。

较高的热量：较高的热量可以通过多吃主食获得，建议孕中后期每天摄入400~500克的主食。适当增加脂肪的摄入量，可通过增加肉类食物实现。

蛋白质：蛋白质的获得主要通过增加肉、鱼虾、蛋、豆制品的摄入来实现。

增加牛奶的摄入量：孕中后期为保证钙及维生素的摄入量，每天应饮用500毫升的牛奶或奶制品。不能耐受牛奶者，可改用酸奶。

多吃蔬菜、水果：多吃蔬菜和水果可补充维生素、纤维素与矿物质。

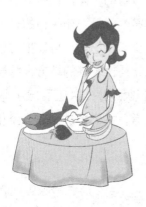

② 孕妈咪五月饮食指导

孕五月，为适应孕育宝宝的需要，准妈妈体内的基础代谢增加，子宫、乳房、胎盘迅速发育，需要适量的蛋白质和能量。胎儿的内脏和四肢进一步发育，身体各系统功能初步形成，同时大脑也开始逐渐发育长大。因此，准妈妈对营养素的足量摄取至关重要。

蛋白质：准妈妈每天蛋白质摄入量应达到80~90克，以保证子宫、乳房发育，同时维持胎儿大脑的正常发育。鱼肉中含有丰富的蛋白质，还含有两种不饱和脂肪酸，即二十二碳六烯酸（DHA）和二十碳五烯酸（EPA），这两种不饱和脂肪酸对胎儿大脑发育非常有好处，在鱼油中的含量要高于鱼肉，鱼油又相对集中在鱼头，所以准妈妈可以适量多吃鱼头。

热量：孕五月比未怀孕时需增加热量10%~15%，即每天增加200~300千卡热量。为满足热能需要，应注意调剂主食的品种花样，如大米、高粱米、小米、红薯等。这样不仅能满足准妈妈基础代谢增加所消耗的能量，还能提供胎儿脑细胞形成和活动所需的能源。

脂肪：胎儿大脑形成需要足量的脂肪，准妈妈应多吃些富有脂质的食物，如核桃、芝麻、栗子、黄花菜、香菇、紫菜、牡蛎、虾、鸭、鹌鹑等。

维生素：维生素 A 有促进生长的作用，孕五月需要维生素 A 比平时多 20％~60％，每天摄入量为 800~1200 微克。准妈妈要多摄入维生素 A、B 族维生素、维生素 C、维生素 D。

❸ 补充矿物质该吃什么

研究表明，我国孕妇在妊娠时期对矿物质的摄入量普遍不足，孕妇应选食含矿物质丰富的食品，纠正偏食。

为补充矿物质应选择以下食物：

★ 补钙宜多吃花生、菠菜、大豆、鱼、海带、骨头汤、核桃、虾、海藻等。

★ 补铜宜多吃糙米、芝麻、柿子、动物肝脏、猪肉、蛤蜊、菠菜、大豆等。

★ 补碘宜多吃海带、紫菜、海鱼、海虾等。

★ 补磷宜多吃蛋黄、南瓜子、葡萄、谷类、花生、虾、栗子、杏等。

★ 补锌宜多吃粗面粉、大豆制品、牛肉、羊肉、鱼肉、花生、芝麻、奶制品、可可等。

★ 补锰宜多吃粗面粉、大豆、胡桃、扁豆、腰子、香菜等。

★ 补铁宜多吃芝麻、黑木耳、黄花菜、动物肝脏、油菜、蘑菇等。

★ 补镁宜多吃香蕉、香菜、小麦、菠萝、花生、杏仁、扁豆、蜂蜜等。

★ 补 DHA 应多吃海鱼、海虾，或直接服用 DHA 制品。

❹ 孕妈咪五月健康食谱

孕五月准妈妈一天食谱参考：

★ 早餐：乌鸡糯米葱白粥，豆包 1 个，煮鸡蛋 1 个。

★ 加餐：酸奶 1 杯，核桃几枚。

★ 午餐：蒜蓉空心菜，西红柿烧牛肉，小白菜汆丸子，鱼头豆腐汤，米饭 150 克。

★ 加餐：牛奶 1 杯，腰果几枚。

★ 晚餐：桂花糯米糖藕，糖醋排骨，香菇油菜，面条 1 碗。

蒜蓉空心菜

🥄 原料 空心菜 200 克，葱蒜末、精盐、食用油各适量。

🍴 制作 ① 将空心菜择洗干净，切段，沥干水分。

② 把锅置火上，加油烧至四成热时，放葱、蒜，炒出香味，下空心菜炒至刚断生，加盐翻炒，装盘即成。

🎵 特点 蒜香咸鲜。

🍄 功效 营养丰富。

乌鸡糯米葱白粥

原料 乌鸡腿 1 只，圆糯米 200 克，葱、盐各适量。

制作 ① 乌鸡腿洗净，切块，洗净，沥干。

② 将乌鸡腿加 4 碗水熬汤，大火开后转小火，约煮 15 分钟，再入圆糯米继续煮，开后转小火煮。

③ 葱白去头须，切细丝，待糯米煮熟后，再加入盐调味，最后入葱丝闷一下即可。

特点 粥香浓郁，黏稠鲜滑。

功效 补气养血，安胎止痛。

木耳拌芹菜

原料 水发黑木耳 100 克，芹菜 250 克，精制油、精盐、红糖、胡椒粉、麻油各适量。

制作 ① 将水发木耳洗净，入沸水锅中焯一下，捞出，冷却后沥干。

② 芹菜洗净，入沸水锅稍焯片刻，捞出，切成 2 厘米长的段，码入菜盘，并将木耳铺放在芹菜段上。

③ 另取锅加精油适量，烧至六成热时加少许清水，加精盐、红糖、胡椒粉，混成调味汁，倒入木耳芹菜盘中，淋入麻油即成。

特点 清淡爽口。

功效 平肝降压，营养丰富。

莲子百合煨瘦肉

原料 莲子 50 克，百合 50 克，猪瘦肉 250 克，葱、姜、食盐、料酒各适量。

制作 ① 将莲子去心，洗净。将百合洗净。

② 猪瘦肉洗净，切成长约 4 厘米、厚 0.5 厘米的块。

③ 将莲子、百合、猪瘦肉放入锅内，加水适量，加入葱、姜、食盐、料酒，用武火烧沸，用文火煨炖 1 小时即成。食用时，吃莲子、百合、猪肉，喝汤。

特点 肉嫩汤鲜。

功效 益脾胃，养心神，润肺肾，止咳。适用于孕妇心脾不足引起的心悸、失眠、胎动不安、失眠多梦等症，以及肺阴虚、肺燥热引起的低热、咳嗽、少痰、无痰等症。孕中期妇女可常食，是秋季保健食谱。

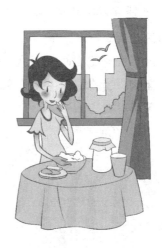

鱼头豆腐汤

原料 嫩豆腐2盒，鲜鲢鱼头1个（600克），水发冬笋75克，米酒、醋、姜、葱、白糖、胡椒粉、香菜、高汤、植物油各适量。

制作 ① 鱼头洗净，从中间劈开，再剁成几大块，用厨房纸巾蘸去水分。将豆腐切成厚片，笋、姜洗净切片。

② 大火烧热炒锅，下油烧热，将鱼头块入锅煎3分钟，表面略微焦黄后加入汤（或清水），大火烧开。

③ 水开后放醋、米酒，煮沸后放入葱段、姜片和笋片，盖上锅盖，焖炖20分钟。当汤烧至奶白色后调入盐和糖，加入白胡椒粉和香菜段即可。

特点 汤浓肉烂，味道鲜美。

功效 鱼头含有大脑发育所需的脂肪酸和各种矿物质。

糖醋排骨

原料 猪排骨500克，白糖50克，醋25克，花生油500克，料酒、香油、红糖、精盐、葱末、姜末各适量。

制作 ① 将猪排骨洗净，剁成6~8厘米长的块，放入盆内，加入适量盐水腌渍30分钟左右。

② 炒锅置火上，放入花生油，烧至六七成热，下排骨浸炸片刻捞出。

③ 炒锅再置火上，下入香油，放葱、姜末炝锅，再放入排骨、开水、白糖、醋、料酒，用文火煨20分钟左右，待肉骨能分离，加红糖，收汁，淋香油即成。

特点 色泽油亮，酸甜适口。

功效 此菜富含蛋白质、钙、磷，排骨加醋烹调，钙容易溶解吸收，是妇女妊娠期的可口菜肴和保健佳品。

桂花糯米糖藕

原料 老藕1000克，糯米400克，白糖150克，糖腌桂花10克。

制作 ① 将藕刮去表皮，洗净。在藕较小的一端，距节头约3.3厘米处切下一段，作为填入糯米后的藕盖。

② 糯米用清水浸泡2~3小时，取出洗净，控干水，灌进藕孔，装满装实、灌满后将原来切下的藕节一段盖合好，插上竹签固定。

③ 将藕放入锅中，加入大量清水，水量要没过藕身3厘米，撒入白糖，用旺火煮沸，放上白糖100克、糖腌桂花，再用小火焖煮5~6小时，取出，晾凉，切成薄片，装盘即成。

特点 味甜清香，糯韧不黏。

功效 润燥通便。

小白菜汆丸子

原料 猪肉150克，白菜200克，鸡蛋1个，花椒水、精盐、黄酒、葱、姜末各适量。

制作 ① 将猪肉剁碎，碗中加入花椒水、精盐、黄酒、鸡蛋、葱、姜末调成馅。

② 小白菜择洗干净，先用开水焯一下，随后放入凉水中过凉，捞出备用。

③ 锅内加入一些水，烧开后转用小火，先把拌好的肉馅挤成3克重的丸子，放入锅内，待煮熟漂起时捞出，撇去浮沫，加入小白菜和余下的调料，再将丸子放入，稍煮一下即成。

特点 滑嫩鲜美。

功效 营养丰富。

西红柿烧牛肉

原料 牛肉150克，西红柿150克，酱油、白糖、精盐、葱花、姜末、料酒、白糖、色拉油各适量。

制作 ① 将牛肉洗净，切成方块。西红柿洗净，去皮，切成块。

② 锅内倒入少许油，放入牛肉，烹入酱油，炒至变色，放入葱、姜、精盐、料酒，略拌炒后，加水浸过牛肉，煮开后放入西红柿，用文火把牛肉炖烂即成。

特点 肉烂，汤鲜，清淡不腻。

功效 富含蛋白质、维生素、钙等，有补脾胃、益气血、补虚弱、壮筋骨的功效。

⑤ 怀孕就该吃俩人的饭吗

人们通常认为孕妇应当吃俩人的饭，但是研究认为，准妈妈不必因为妊娠而摄入过多热量，同时还应在医生指导下消耗足够的热量。妊娠期间每天只需要增加300卡的热量供应（相当于三杯去脂牛奶所含的热量）。要坚持每天进餐三次，不要大吃大喝，应多吃富含叶酸、维生素C和维生素A的水果和蔬菜，少吃油炸食品和经食品工业加工处理过的食品。

准妈妈需要保证适宜的脂肪供给。脂肪是脑组织的重要原料，必需脂肪酸缺乏时，可推迟脑细胞的分裂增殖。脂肪的供给以占总能量的20%~25%为宜。植物油所含的必需脂肪酸比动物脂肪要丰富。为使宝宝更聪明，准妈妈可多吃富含DHA的食物。

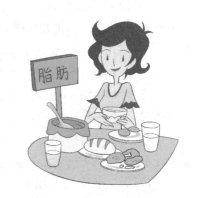

⑥ 孕妇不宜多吃精米精面

有的孕妇长期只吃精米精面，殊不知，这样容易造成孕妇和胎儿的营养缺乏。

人体必需的矿物质对孕妇和胎儿来说更为重要，当孕妇缺乏矿物质时，会引起不良后果，如胎儿生长受限、胎儿发育不良、流产、某些疾病等。因此，孕妇更需要食用"完整食品"。"完整食品"即未经过细加工的食品或经过部分加工的食品，其所含营养比较丰富，尤其是矿物质更丰富，多吃这些食品可保证对孕妇和胎儿的营养供应。

相反，一些经过细加工的精米精面，其中所含的矿物质和维生素常常已流失掉。所以，越是多吃精米精面的人，越缺乏人体所需的矿物质和维生素。因此，孕妇要多食用一些普通的谷类和面粉，避免造成某种营养缺乏。

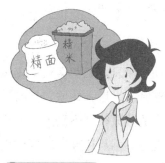

✚ 健康小百科

人体中除含有氢、碳、氮、氧、磷、钙、镁、钾等11种常量元素（占人体总重量的99.95%）外，还含有铁、锰、钴、铜、锌、碘、钒、氟等14种微量元素（只占体重的0.01%）。这些微量元素虽然在体内的含量比重极小，但它们是人体中必不可少的元素，一旦供应不足，就会影响健康，引起疾病。

⑦ 孕妇不宜多吃动物肝脏

通常孕妇每天需维生素A 3000~5000国际单位，并不是摄入维生素A越多越好。妊娠期间，尤其在怀孕头3个月，孕妇每天所摄入的维生素A如果超过15000国际单位，就会增加胎儿致畸的危险性。同量的牛、羊、鸡、鸭等动物肝脏中维生素A含量均高于猪肝，其中鸡肝竟数倍于猪肝。为了保障下一代的健康，建议孕妇不宜多吃动物肝脏及其制品。

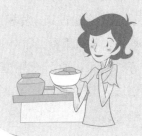

为了保证在妊娠期摄入足够的维生素A，孕妇可以多吃一些富含β-胡萝卜素的新鲜果蔬，因为胡萝卜素可以在人体内转变为维生素A，同时还可获得孕妇所必需的叶酸，有助于预防胎儿先天性无脑儿畸形，可谓是一举两得。

❽ 孕妇不宜多吃鸡蛋

鸡蛋富含营养物质，许多体虚、大病初愈者及产妇都喜欢多吃鸡蛋，以补充营养，增强体质。然而，吃鸡蛋过多的效果往往不是人们所想象的那么理想，相反还会出现副作用，如腹部胀闷、头目眩晕、四肢无力，严重的可导致昏迷。现代医学称这些症状为蛋白质中毒综合征。

体虚、大病初愈者及产妇肠胃机能都会有所减退，若在此时大量食用鸡蛋，就会增加消化系统的负担。如果体内蛋白质含量过高，在肠道中就会造成异常分解，从而产生大量的氨，这种氨是有毒的。

一旦氨溶于血液中，此时未完全消化的蛋白质也会在肠道中腐败，分解出羟、酚、吲哚等化学物质，这些化学物质对人体毒害很大。因此，就会出现上述症状。

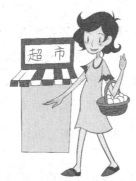

医师指导

按人体对蛋白质的消化、吸收功能，一般每人每天吃上 1~2 个鸡蛋就可以了。

❾ 孕妇不宜多吃盐

妇女在怀孕期间容易出现水肿和高血压，因此主张孕妇不宜多吃盐。如果孕妇常吃过咸的食物，就会导致体内钠潴留，从而引起浮肿，影响胎儿的正常发育。一点盐都不吃对孕妇也并非有益，只有适当少吃些盐才是必要的。如果出现以下几种情况，就应忌盐：

★ 患有某些与妊娠有关的疾病（心脏病或肾脏病）时，孕妇必须从妊娠一开始就忌盐。

★ 孕妇体重增加过度，特别是同时出现水肿、血压增高或其他妊娠期高血压疾病症状者应忌盐。

所谓忌盐饮食，是指每天摄入氯化钠不得超过 2.0 克。正常进食每天带给人体 8~15 克氯化钠，其中 1/3 由主食提供，1/3 来自烹调用盐，而另外 1/3 来自其他食物。

无咸味的提味品可使孕妇逐渐习惯忌盐饮食，如新鲜番茄汁、无盐醋渍小黄瓜、柠檬汁、醋、无盐芥末、香菜、大蒜、洋葱、葱、韭菜、丁香、香椿、肉豆蔻等，也可以食用全脂或脱脂牛奶以及用低钠制作的酸奶、乳制甜奶。

⑩ 孕妇不宜长期采用高脂肪饮食

在日常生活中，孕妇不仅要重视加强营养，适量多吃些营养丰富的食物，而且在膳食结构、饮食烹调、饮食卫生及食品选择等方面也应当注意，不宜长期采用高脂肪饮食，以保证自身健康及优生。

在妊娠期，孕妇肠道吸收脂肪的功能有所增强，血脂相应升高，体内脂肪堆积也有所增多。但是，妊娠期能量消耗较多，而糖的贮备减少，这对分解脂肪不利，常因氧化不足而产生酮体，容易引发酮血症，孕妇可出现尿中酮体、严重脱水、唇红、头昏、恶心、呕吐等症状。

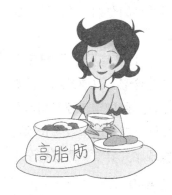

医师指导

医学专家指出，脂肪本身不会致癌，但长期多吃高脂肪食物，会使大肠内的胆酸和中性胆固醇浓度增加，这些物质的蓄积能诱发恶性肿瘤，这对母婴健康十分不利。

⑪ 孕妇不宜长期采用高糖饮食

众所周知，糖是热能的主要来源，具有保护肝脏和解毒的作用，是构成细胞质和细胞核的重要成分，也是构成软骨、骨骼等其他组织的成分，故孕妇适当摄取糖类食物有利于母体健康与胎儿正常发育，但孕妇不宜长期采用高糖饮食。

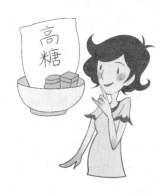

医学专家发现，血糖偏高的孕妇生出体重过高胎儿的可能性、胎儿先天畸形的发生率分别是血糖偏低孕妇的3倍、7倍。另一方面，孕妇在妊娠期肾的排糖功能有不同程度的降低，如果血糖过高，就会加重孕妇的肾脏负担，不利孕期保健。

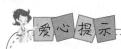

爱心提示

摄入过多的糖分会削弱人体的免疫力，使孕妇机体抗病力降低，容易受病菌、病毒感染，不利于优生。

（孕17~20周）
孕五月产前检查

① 高危孕妇应做详细的产前检查

有以下情况之一的孕妇应做胎儿检查，以便早期发现胎儿异常，及时采取措施。

★ 35岁以上的孕妇卵巢排出的卵子可能老化，甚至异常，其胎儿先天性畸形发生率较高，应做胎儿出生前检查。

★ 生过畸形胎儿的孕妇，特别是生过无脑儿、脊柱裂胎儿的孕妇，再生同样病胎的可能性为5%~10%，所以一定要做胎儿出生前检查。

★ 生过患新生儿溶血症胎儿的妇女如果再次妊娠，胎儿的病情会更重，所以一定要做胎儿出生前检查。

★ 多次流产或死胎的孕妇，

若父母一方有染色体异常，应对胎儿进行出生前检查。

★ 孕早期孕妇接受过剂量过高的X线检查，胎儿畸形的可能性较大，应进行检查。

★ 近亲结婚者易发生各种遗传性疾病，要对胎儿进行出生前检查。

★ 孕期服用过致畸药物或受病毒感染的孕妇，胎儿畸形发生率高，应做检查。

出现上述情况的孕妇应定期做产前检查，以便给胎儿检查提供依据。通过羊膜腔穿刺术、胎血化验、超声波检查等技术可早期发现胎儿异常，最好在孕中期进行检查。

② 准妈妈自我监测胎动

胎动规律：孕16~20周，大多数孕妇可感到胎动，夜间尤为明显，孕28~34周为胎动最频繁的时期，接近足月时略微减少。胎动一般每小时3次以上，12小时内胎动为30~40次。

正常情况下，一昼夜胎动强弱及次数有一定的变化。一天之中，早晨的胎动次数较少，下午6点以后增多，晚上8~11点胎动最为活跃。这说明胎儿有自己的睡眠规律，称为胎儿生物钟。胎动的强弱和次数，个体间的差异很大，有的12小时多达100次以上，有的只有30~40次。巨大的声响、强光刺激或触压孕妇腹壁，均可刺激胎儿活动。

计数胎动的意义：胎动的次数、快慢、强弱等可以提示胎儿的安危。胎动正常表示胎盘功能良好，输送给胎儿的氧气充足，小生命在妈妈的子宫里愉快健康地生长着。如果12小时内胎动少于10次，或1小时内胎动小于3次，往往就表示胎儿缺氧，孕妇不可掉以轻心，应立即就医。

如何计数胎动：从妊娠28周开始至临产，孕妇每天上午8~9点，下午1~2点，晚上18~19点，各计数胎动1次，每次计数1个小时，3次计数相加乘以4，就是12小时的胎动数。如果每日计数3次有困难，可于每日临睡前1小时计数1次。

将每日的数字记录下来，画成曲线。计数胎动时，孕妇宜取左侧卧位，环境要安静，思想要集中。

测定结果判断：正常胎儿12小时内胎动30次以上，如果12小时内

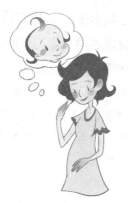

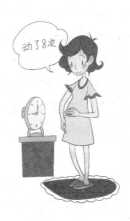

动了8次

胎动次数少于10次，就表示可能有胎儿缺氧；如果在一段时间内感到胎动超过正常次数，动得特别频繁，也是胎儿缺氧的表现，就应立即去医院检查。如果孕妇自觉胎动显著减少甚至停止，应立即就医，不能等到胎心音消失再去医院。因为胎心音一旦消失，就表示胎儿在宫内已死亡，失去了抢救机会。

医师指导

　　胎动明显减少或停止是胎儿在宫内重度窒息的信号，此时应立即去医院请医生采取紧急措施，抢救胎儿。

❸ 进行神经管畸形筛查

神经管缺陷是在胚胎时期由于某种原因使胚胎的神经管不能闭合而发生的胎儿畸形，最常见的神经管缺陷有无脑儿、脊柱裂、脑膨出和脑膜膨出等。

神经管缺陷胎儿由于不能吞咽羊水，同时脑脊膜暴露于羊水中，渗出液增多，孕妇可出现羊水过多。部分孕妇在怀孕 20~24 周突然出现羊水急剧增加，子宫过度膨胀，患者不能平卧，甚至出现呼吸困难等情况。

神经管畸形的检测：由于脑脊膜暴露于羊水中，胎儿脑脊液中的甲胎蛋白渗入羊水，使孕妇羊水及血液中甲胎蛋白（AFP）浓度增高。通常在怀孕 18~20 周根据孕妇血中甲胎蛋白检测和 B 超检查筛查神经管缺陷。

神经管畸形的预防：孕妇在计划怀孕之前和妊娠早期常被建议补充叶酸。研究证明，通过补充叶酸可以将脊柱裂的发生风险降低 80%。

神经管畸形的治疗：神经管缺陷多发生在胎儿发育早期，脊柱裂是最常见的一种，会引起胎儿神经损伤和瘫痪。目前此病还无法治愈，但患者可以接受外科手术、药物治疗和物理治疗缓解病情。

Ⓐ 进行染色体异常疾病筛查

孕 15~20 周，准妈妈应进行胎儿染色体异常筛查，包括唐氏综合征（21-三体综合征）、18-三体、13-三体等。筛查方法是抽取静脉血 2 毫升，通过检测孕妇静脉血，来进行胎儿染色体异常筛查。这种检测方法安全简便，对孕妇和胎儿均无损伤，没有任何影响。经过筛查，有一部分孕妇会被归入高风险人群，高风险人群并不一定说明胎儿就存在染色体异常，但需进一步产前诊断，即羊膜腔穿刺。

Ⓑ 什么是羊膜腔穿刺

羊膜腔穿刺是产前诊断常用的技术，是在 B 超指引下，在腹部用很细的穿刺针穿到子宫的羊膜腔内，吸取 20~30 毫升羊水的技术。一般是在孕 18~22 周进行，羊水里有胎儿身上脱落下来细胞，可以通过这些细胞分析胎儿的染色体、DNA 等，也可以对羊水里的生化成分进行分析。操作过程简单，痛苦小，穿刺前不需麻醉，也不需要住院。由于有超声引导，一般不会伤及孩子，但有一部分人会出现感染、流产等并发症，流产率为 1/200~1/500。

（孕17~20周）
孕五月不适与疾病用药

① 孕妇应注意预防感染

孕妇感染病毒和细菌后，对胎儿的健康非常不利。

感染时孕妇高热可使母体血液中含氧量不足，致使胎儿发生缺氧，出现流产、死胎或影响胎儿发育。

病毒可通过胎盘进入胎儿体内，影响胎儿发育。临床证实，孕妇在妊娠早期感染风疹病毒，有50%可发生流产、死胎、先天性心脏病、聋哑、先天性白内障、肝脾肿大、小头畸形及智力发育迟缓等。妊娠中期感染，也有10%的孕妇生出畸形儿。由此可见，孕期预防各种传染病感染非常重要。

孕妇容易发生尿路感染，发病率高达11%。其原因是由于妊娠内分泌的改变和增大的子宫引起输尿管功能性和机械性阻塞所致。孕妇尿路感染可发生于妊娠期的任何月份，容易被忽视，因为大多数患者无症状或症状轻微。所以，应特别引起重视。

孕妇孕期预防感染要注意做到以下几个方面：

★ 多饮水，维持尿路的自洁。

★ 不到或少到公共场所，不要与传染病人接触，杜绝各种感染机会。

★ 注意个人卫生和环境卫生。孕妇平时要注意外阴部清洁卫生，居室要保持良好的通风和日光照射。

★ 至少每月或两周去医院检查一次小便，以便及时发现和治疗尿路感染。

② 白带增多与外阴瘙痒

在妊娠期，由于阴道环境和体内激素水平的改变，大多数孕妇都会出现白带增多的现象，有的孕妇还可能出现外阴瘙痒、灼痛、白带有异味等症状，严重的还会出现尿频、尿急、尿痛。

健康女性中，有3%~15%的女性阴道内有滴虫，但并不都引发阴道炎。在妊娠期，由于阴道酸碱度的改变，寄生于泌尿生殖系统内的滴虫有可能引发阴道炎。由于阴道防御能力下降，孕妇更易发生细菌混合感染，使症状加重。

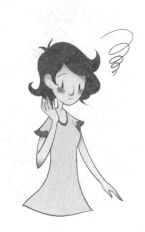

孕妇如果患了妊娠期滴虫性阴道炎，就会感觉白带增多，白带呈黄绿色或灰黄色，伴有臭味，严重者白带混有血液。由于炎症和分泌物刺激，会出现外阴瘙痒、灼热、疼痛及性交痛。

如果炎症侵袭尿道，就会出现尿频、尿急、尿痛及尿血等尿道刺激症状。如果进行妇科检查，可见阴道及宫颈黏膜红肿，在阴道分泌物中可查出滴虫。

❸ 妊娠期滴虫性阴道炎的防治

★ 为防治妊娠期滴虫性阴道炎，孕前应进行妇科病普查，如发现滴虫，应积极治疗。

★ 尽量不要使用公共浴池、浴盆、游泳池、坐厕及衣物等，减少间接传染。

★ 丈夫如果也受滴虫感染，就应彻底治愈。

★ 可用甲硝唑阴道栓剂，每晚睡

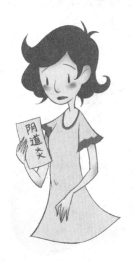

前清洗外阴后，置入阴道深处 1 枚，10 日为 1 个疗程。

★ 治疗期间，防止重复感染，内裤和洗涤用的毛巾、浴巾应煮沸 5~10 分钟，以消灭病原菌。在妊娠早期，孕妇不宜口服驱虫药，否则有致畸的可能。

❹ 妊娠期真菌性阴道炎的防治

在妊娠期，阴道组织内糖原增加，酸度增高，容易使真菌迅速繁殖，所以孕妇容易患真菌性阴道炎。

孕妇如果患了真菌性阴道炎，就会感觉外阴和阴道瘙痒、灼痛，排尿时疼痛加重，并伴有尿急、尿频，性交时也会感到疼痛或不舒服。真菌性阴道炎的其他症状还有白带增多、黏稠，呈白色豆渣样或凝乳样，有时稀薄，含有白色片状物，阴道黏膜上有一层白膜覆盖，擦后可见阴道黏膜红肿或有出血点。如果进行涂片检查和培养，就可发现真菌。

治疗妊娠期真菌性阴道炎时，应选择正确的药物和用药方法。首先要彻底治疗身体其他部位的真菌感染，注意个人卫生，防止真菌感染经手指传入阴道。最好采用制霉菌素栓剂和霜剂局部治疗。

真菌性阴道炎可以通过性生活感染，所以在治疗期间应避免性生活，而且夫妻应同时进行治疗。

（孕 17~20 周）
孕五月胎教方案

① 妈妈情绪差，宝宝胎动多

正常情况下，胎动多是好事，不但表明胎儿发育正常，而且预示着孩子出生后抓、握、爬、坐等各种动作将发展较快。但应注意，如果孕妇的情绪过分紧张，或极度疲劳，或腹部压力过重，就会使胎儿躁动不安，产生强烈的胎动。这种反应是不好的征兆，应尽快去医院检查。

当孕妇情绪不安时，胎动次数会较平常多3倍，最多达正常的10倍。若胎儿体力消耗过多，出生时往往比正常婴儿轻。如果孕妇在孕期心情长期压抑，婴儿出生后往往就会出现功能失调，特别是消化系统功能容易出现紊乱。

为什么母亲怀孕时情绪不好会影响胎儿呢？这是因为母亲情绪刺激能

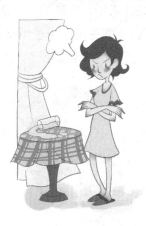

引起植物神经系统的活动，释放出乙酰胆碱等化学物质，还可引起内分泌变化，分泌出多种激素，这些物质都会经胎盘和脐带进入胎儿体内，影响其身心健康。另外，神经高度紧张会使孕妇大脑皮层的兴奋性增强，致使大脑皮层失去与内脏的平衡，也会影响胎儿正常发育。

② 母亲不同心理类型对胎儿的影响

澳大利亚心理学家曾观察 114 名妇女从怀孕到生产的过程，并将其怀孕时的心理状态与新生儿的健康进行比较，结果将这些母亲分为以下四种类型：

理想型母亲

理想型母亲非常期待孩子来临，也很享受怀孕的整个过程，总是处于愉快的情绪之中，她们生产的过程最为顺利，娩出的孩子也最健康。

矛盾型母亲

矛盾型母亲本身看起来似乎也很想要孩子，但在内心深处却比较排斥怀孕这件事，孩子出生后出现行为和肠胃问题的概率偏高。

冷漠型母亲

冷漠型母亲表面上并不想要孩

子，但内心却极度渴望怀孕，对待孩子有些冷漠，孩子出生后情绪和感情显得较为冷峻。

不理想型母亲

不理想型母亲，无论是从表面上或内心里，腹中胎儿并不是她们所期待的，她们在怀孕期间病况最多，新生儿早产、低出生体重儿或情绪反应异常的情况都比其他类型的母亲多。

这个研究很清楚地说明，胎儿能够感受到妈妈真实的情绪，你或许可以对自己说谎，但对胎儿却不行。所以请每位准妈妈用最喜悦、最幸福和最满足的心情孕育宝宝，迎接宝宝的来临。

❸ 教你几则胎教法

要想生个聪明健康的宝宝，除了受怀孕年龄、怀孕时期、生活空间、营养条件及心理状况等因素影响外，胎教的作用也很重要。如何才能实施胎教呢？

抚摩胎儿：经常把手放在孕妇腹部壁上轻轻抚摩，并不时等待胎儿活动。当等到胎儿活动时，父母应及时主动迎接并轻轻加大抚摩力度，使胎儿感到有人在同他们"握手"。统计表明，常被抚摩的胎儿生后与父母感情甚深，长大了也比较知书达理。

促使胎儿运动：在仰卧位，孕妇腹壁最松弛的状态下，双手轻轻捧起胎儿，然后松手，再捧起，再松手，也可捧起胎儿在水平方向来回轻轻推

动。这样可使胎儿产生运动感，觉得如同在蹦气垫床、坐飞机及荡秋千一般美妙，胎儿会做出挥拳与蹬足等四肢运动主动迎接父母帮助运动的手。统计表明，常运动的胎儿生后身体素质比较高。

轻拍胎儿：也可以偶尔拍打胎儿，强迫胎儿改变一下肢体体位，使胎儿做出比较明显、频繁的顿足等举动。当然，轻拍胎儿不宜过频或过久。一旦胎儿已经"生气"后，还要轻轻抚摩胎儿，把胎儿哄高兴了才行。

统计表明，常接受拍打的胎儿生后比较听话，守纪律，生活自理能力与社会适应能力比较强。

与胎儿谈天：不管胎儿何时才能听到，父母都应经常与胎儿说说话。爸爸低沉与浑厚的声音往往给胎儿留下的印象最深。统计表明，经常听父母说话的胎儿出生后的口语表达、演讲及社交能力都不错。

音乐胎教：孕妈咪可以常把轻柔优美的歌曲或音乐放给胎儿听。当然，声音不宜太强，距胎儿也不宜过近。

统计表明，如果胎儿期就开始接受教育，出生后的孩子思维反应敏锐，接受能力强，学习成绩优秀。

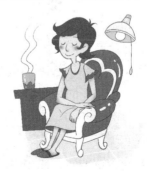

特别指出的是，胎儿也有作息规律，无休止的胎教也会累坏胎儿。各种胎教应相互交替进行，胎教最好选在傍晚至睡前的休息时段里进行。

④ 准爸妈要对宝宝进行语言胎教

孕妇或家人可以用文明礼貌、富有哲理的话语有目的地对腹中胎儿讲话，给胎儿期的大脑皮质输入最初的语言印记，为后天的学习打下基础，这称为语言胎教。

医学研究表明，父母经常与胎儿对话，能促进其出生以后的语言方面的良好教育。如果先天不给胎儿的大脑输入优良的信息，即便性能再好，也只会是一部没有储存软件的"电脑"，胎儿会感到空虚。

⑤ 准妈妈要给宝宝讲述一天的生活

在进行语言胎教时，准妈妈可以对腹中的宝宝讲述一天的生活，从早晨醒来到晚上睡觉，自己和家人做了些什么，想了些什么，都讲给宝宝听。这是牢固母子感情、培养孩子对母亲的信赖感，以及对外界感受力和思维能力的好方法。在把思考转变为语言的过程中，准妈妈的思维印象变得更加鲜明，腹中的宝宝就会逐渐地接受这些信息。

准妈妈在早晨起床时，对孩子说的第一句话是："早上好！我的宝贝，让我们一起度过美好的一天吧！"打开窗户时说："你看，太阳升起来啦！真是个好天气！"或者是："今天下雨啦！""天上飘雪花啦！"给宝宝描述风雨声、气温高低或风力大小。

准妈妈在洗漱时，告诉宝宝怎样把脸洗干净，怎样刷牙，怎样梳洗打扮。然后继续告诉宝宝起床后要喝一杯水，早晨要去散步，早餐一定要丰盛，给宝宝介绍上班路上看到的高楼、绿树、汽车、行人，等等。只要准妈妈细心观察周围的事物，以快乐之心去感受生活的美好，并把这种美好的感受带给宝宝，必然会对宝宝起到非常好的作用。

⑥ 准爸爸要多对孩子说话

从孕五月开始，准爸爸应坚持对腹中的胎儿讲话，用平静轻松的语调慢慢道来。目的是让宝宝熟悉爸爸的声音，唤起宝宝积极的反应，有益于宝宝智力发育和情绪稳定。

⑦ 为宝宝朗诵文学作品

文学和音乐一样，可以陶冶人的情操，为腹中的宝宝朗诵优美的文学作品，是语言胎教中不可缺少的一项内容。你可以把宝宝想象成依偎在你怀中撒娇的孩子，充满感情地为宝宝讲故事或朗诵文章。

适合语言胎教的文学作品

为宝宝朗诵朱自清的《荷塘月色》，那优美的意境，宁静的情韵，不仅能够起到摆脱烦恼情绪、改善精神状态、促进身心平衡的作用，而且能使胎儿出生后性格恬静，情绪稳定。

在给宝宝讲故事时，准妈妈也可以自由发挥，例如看到某个可爱的图片时，可以根据自己的想象，把编好的故事讲给宝宝听。

准妈妈还可以为宝宝读一些图文并茂的画册，内容宜轻松诙谐、简单易懂，如《曹冲称象》《乌鸦喝水》《小蝌蚪找妈妈》等。

准妈妈还可以抑扬顿挫地为宝宝朗诵一些古代散文或唐诗宋词，如《锄禾》《登鹳雀楼》等。在高尚纯洁、经典精炼的词句中，感受文学的浑厚魅力，达到怡情养性的目的。

很多妇女喜欢悲欢离合、缠绵悱恻的小说，孕妇读这类小说容易多思多虑，加重心理负担。描写暴力、色情的小说也会使孕妇感到恐惧、悲伤、愤恨，最好不要读。

语言胎教中的注意要点

★ 准妈妈在进行语言胎教时，不仅要进行简单的朗读，而且要通过丰富的面部表情、肢体动作使语言形象化，才能真正地感染胎儿。

★ 准妈妈在讲故事时，可以选择一个舒服的姿势，集中精力，朗诵时应富有感情，声调不要尖利。

★ 尽量不要选择必须花10分钟以上才能读完的故事。因为过了2~3天后，你就不愿再念这么长的故事了，最好选择图文并茂的短篇故事。

★ 准妈妈一边给宝宝讲故事，一边要观察宝宝的反应。可以选择几个固定的故事，每天都讲给宝宝听。大约过了一个月，就要注意观察宝宝对故事中的某些句子有无特殊反应。比如，你讲故事的时候，宝宝是否表现得很安静？是否在讲到某些特殊句子时宝宝突然开始踢肚子？当然，这并不表示胎儿理解故事的情节或语句的意思，这也许只是宝宝对不同声调做出的反应。为宝宝换个故事，看看宝宝的反应会不会起变化，看看宝宝对妈妈和爸爸的声音是否有不同的反应。

★ 准妈妈在为宝宝讲故事时，不必过分期待宝宝的反应，更不要因为宝宝没有回应而有所担心。应该相信，自己每天传给宝宝的声音必然会逐渐加深宝宝对你的爱和对语言的感受性。

🔵 给宝宝进行音乐胎教

音乐胎教不仅可以促进胎儿的身心发育，而且能够培养孩子的音乐天赋。没有音乐的世界只能是苍白、平淡的世界。胎教音乐能使孕妇改善不良情绪，产生美好的心境，并把这种信息传递给胎儿。

优美动听的乐曲可以给腹中的胎儿留下和谐而又深刻的印象。美妙怡人的音乐还可以刺激孕妇和胎儿的听觉神经器官，促使母体分泌出一些有益于健康的激素，使胎儿健康发育。可见，让胎儿听音乐是一个增进体智能的好办法。

胎教音乐分为两种，一种是给母亲听的，优美安静，以 E 调和 C 调为主；另一种是给胎儿听的，轻松明快，以 C 调为主。具体到每个胎儿，还要因材施教，如对那些胎动较强的胎儿可选一些缓慢、柔和的曲子，而对那些胎动较弱的胎儿，则选择一些节奏感较强的曲子。一般来说，轻松愉快、活泼舒畅的古典乐曲、圆舞曲

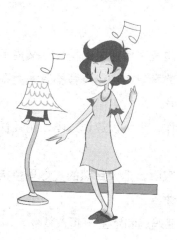

及摇篮曲比较适合作为胎教音乐。

进行音乐胎教时，音量不宜太大，也不宜过小。时间由短到长逐渐增加，但不宜过长，以 5~10 分钟为宜，每天定时播放几次。

孕妇在欣赏胎教音乐时，还需要加入丰富的感情色彩，在脑海里想象各种生动感人的形象，如碧空万里的蓝天、悠悠飘浮的白云、彤红美丽的晚霞等，使您和宝宝沉浸在无限美好的艺术享受之中。人类需要音乐，宝宝也需要音乐，准妈妈应该让自己的宝宝在美妙的音乐中健康幸福地成长。

🔵 音乐胎教时莫损伤胎儿的听力

准妈妈和腹中的宝宝一起听音乐，是一种极好的心理调节，是胎教内容中不可缺少的部分。

目前，市场上的胎教音乐磁带大都附有一个传声器，孕妇可以把它放在腹壁上，使声波直接进入体内。使用这种传导方式，如果是高频声音，就会对胎儿内耳基底膜上的短纤维刺激较强，容易损伤胎儿的听力。

为了避免高频声音影响胎儿的听力，准妈妈在进行音乐胎教时，请注意以下几点：

★ 音乐胎教是通过音乐给腹中的宝宝以艺术的熏陶，并不是要训练宝宝，将宝宝培养成音乐家。

★ 音乐磁带或CD的选择，以轻音乐和古典民乐为宜。胎教音乐的旋律应舒缓、宁静、优美，最好不要带有歌词，乐曲所产生的声波刺激应有利于胎儿大脑的发育。要保证音乐的声波特性不会损害宝宝的听觉器官，尤其不能损害宝宝的内耳神经。

★ 胎教音乐的节奏不宜太快，如果音乐的节拍速度超过人的正常心率（70~80次/分），就会让准妈妈产生紧张情绪，对胎儿也不利。

★ 在听胎教音乐时，专家不建议准妈妈使用传声器，以免对胎儿尚未发育成熟的听神经造成损害。

★ 条件允许时，请尽量参加胎教学校，接受科学正规的指导。

⑩ 让轻柔的音乐带来愉快的情绪

准妈妈可以选择一些优美抒情的轻音乐，让生活中充满轻柔的乐声，达到音乐胎教的目的。不要听过于激烈或噪声很大的迪斯科舞曲或架子鼓的声音，以免对胎儿产生不良刺激。

以下几组乐曲适合准妈妈和胎儿听：

★ 具有催眠作用的乐曲：二胡曲《二泉映月》、法国名曲《仲夏夜之梦》等。

★ 具有镇静作用的乐曲：管弦乐《春江花月夜》、古琴曲《平沙落燕》等。

★ 具有舒心作用的乐曲：民乐《江南好》《春风如意》等。

★ 能够解除忧愁的乐曲：民乐《喜洋洋》《春天来了》等。

★ 能够消除疲劳的乐曲：民乐《假日的海滩》《锦上添花》等。

★ 能够振奋精神的乐曲：民乐《步步高》等。

★ 能够促进食欲的乐曲：民乐《花好月圆》等。

⑪ 准妈妈唱歌给宝宝听

准妈妈用柔和的声调唱歌给宝宝听，既能向宝宝传递爱的信息，又播下了艺术的种子。准妈妈在哼唱歌曲时，以小声说话的音量为佳，声音不宜太大，以免影响腹中的胎儿。以下几首儿歌可供准妈妈选唱：

《小燕子》：边唱边联想小燕子飞舞的动作，也可以边说边唱，用轻快甜美的声音将春天的景象讲给宝宝听。

《早操歌》：准妈妈在早晨散步时唱给宝宝听，把大自然的美好景色描述给孩子，祝愿宝宝快快健康成长，长大后早日成材。

《小宝宝快睡觉》：这是一首催眠曲，让准妈妈和宝宝一起入梦乡。

Part7
怀孕第六个月

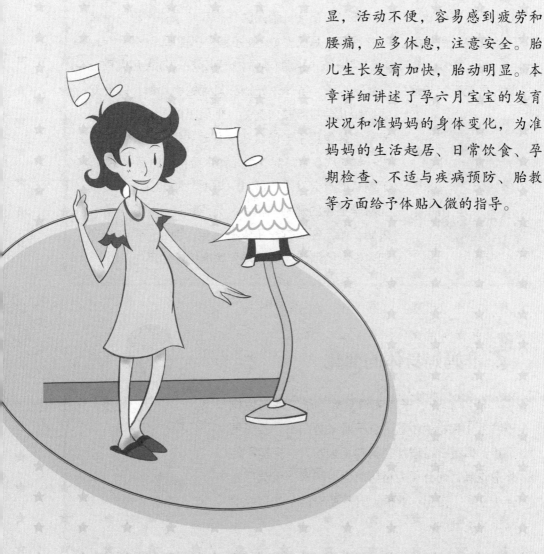

孕六月，准妈妈腹部隆起明显，活动不便，容易感到疲劳和腰痛，应多休息，注意安全。胎儿生长发育加快，胎动明显。本章详细讲述了孕六月宝宝的发育状况和准妈妈的身体变化，为准妈妈的生活起居、日常饮食、孕期检查、不适与疾病预防、胎教等方面给予体贴入微的指导。

~（孕 21~24 周）~

怀孕6个月

小宝宝的发育状况

孕 24 周末，胎儿身长约 30 厘米，体重约 630 克，相当于 3 个苹果的重量。骨骼更结实，头发更长，眉毛和睫毛长出。脸形更加清晰，已完全是人的模样，但仍很瘦，全身都是皱纹。皮脂腺开始分泌，皮肤表面长出白色胎脂。各脏器均已发育，胃肠会吸收羊水，肾脏排泄尿液。细小支气管和肺泡已经发育。孕 6 月，胎儿脑脊髓和脑干神经根的髓鞘开始形成，胎儿的内耳、外耳和中耳已形成，在子宫内已能听见一些声音。

胎儿在 6 个多月时就有了开闭眼睑的动作，特别是在孕期最后几周，胎儿已能运用自己的感觉器官了。当一束光照在母亲的腹部时，睁开双

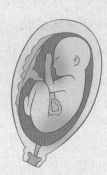

眼的胎儿会将脸转向亮处，他看见的是一片红红的光晕，就像用手电筒照在手背时从手心所见到的红光一样。从 6 个月起，胎儿就带着积极的情绪生活，不满意时也会发点小脾气。因此，胎儿并不是传统儿科学描述的那种消极的、无思维的小生命。研究表明，胎儿在子宫里不仅有感觉，而且还能对母亲相当细微的情绪、情感差异做出敏感的反应。

准妈妈身体的变化

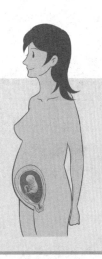

孕 24 周末，子宫变得更大，子宫底高度位于脐上 1 横指的位置。肚子越来越凸出，腹部更沉重，体重日益增加，行动更加吃力。乳房不但外形饱满，而且用力挤压时会有稀薄的淡黄色乳汁（初乳）流出。此时，几乎所有的孕妇都能清晰地感觉到胎动。

准爸爸的任务

　　孕六月，准妈妈腹部隆起更加明显，活动更加不便，容易感到疲劳和腰痛。准爸爸要细心留意准妈妈的行动安全，多让准妈妈休息。准爸爸要准备营养丰富的食物，为准妈妈提供更多的营养。一般在此月听胎心，准爸爸可以把耳朵贴在准妈妈腹部听，一起记录胎心跳动情况，同时用手在准妈妈的腹壁轻柔地抚摸胎儿，以促进胎儿感觉神经及大脑的发育。

准妈妈注意事项

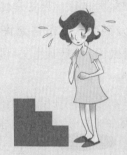

　　孕妇肚子变大凸出后，身体的重心也随之改变，走路较不平稳，并且容易疲倦。尤其弯身向前时或做其他姿势时，就会感觉腰痛。上下楼梯或登高时，需要特别注意安全。此时，孕妇身体已能充分适应怀孕状态，身心畅快。要经常散散步，或做适度的体操，以活动筋骨，并且要保证充分的休息与睡眠。应均衡摄取各种营养，以满足母体与胎儿的需要，尤其是铁、钙、蛋白质的需要量应该增加，但盐分应有所节制。

　　这段时期孕妇容易便秘，可以多吃含纤维素的蔬菜、水果，牛奶是一种有利排便的饮料，建议多饮用。便秘严重时，最好请教医生如何改善。

准妈妈六月指南

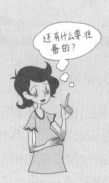

还有什么要准备的？

　　为了保证产后顺利授乳，此时应该注意护理乳头。尤其是乳头扁平或凹陷的孕妇，必须先行矫正。夫妇共同学习有关育婴方面的知识，在心理上准备迎接婴儿的诞生。

　　孕六月，你的下腹部明显增大，注意不要受到碰撞。如果感到疲劳，就应该在工作间隙及时休息，每天最好午睡。

（孕 21~24 周）
孕六月生活细安排

1 准妈妈应注意休息

孕妇比正常人身体负担重，容易疲劳。疲劳对孕妇本身健康和胎儿都不利，所以，孕妇应注意休息，并注意以下事项：

★ 即使在工作中并不感到疲劳，也要稍稍休息，哪怕是休息 5 分钟或 10 分钟也好。条件允许的话，要到室外或阳台、屋顶上去呼吸新鲜空气，活动一下躯体。

★ 长时间在椅子上坐着工作的人要不时地改变姿势，伸伸四肢，以解除疲劳。或者在脚下垫一个小台子，抬高脚的位置，防止浮肿。

★ 怀孕期间，孕妇总想上厕所，不要因正在工作就忍着不去厕所，这对身体不好，应该是感到有尿意就马上去厕所。

★ 随着胎儿的成长，母体血液循环负担加重，孕妇突然站起、向高处伸手放东西或拿东西时，会感觉眼花或脑缺血，容易摔倒，所以一切行动都应采取慢动作。

★ 冬季办公室或卧室暖气过热，空气不新鲜，会使人感到不舒服，要时常打开窗户通风换气。在卧室晚睡前、早起后都应开窗开门，交换室内的空气。

2 准妈妈每日午觉添精神

妇女怀孕期间的睡眠时间应比普通人多一些，如平常习惯睡 8 小时，妊娠期可以延长到 9 小时左右。增加的这 1 个小时的睡眠时间最好加在午睡上。即使在春、秋、冬季，也要在午饭后稍过一会儿，躺下舒舒服服地睡个午觉。

睡午觉可以使孕妇神经放松，消除劳累，恢复活力。午睡时间长短可因人而异，因时而异，半个小时到一个小时，甚至再长一点均可，总之以休息好为目的。平常劳累时，也可以躺下休息一会儿。

爱心提示

午睡时，要脱下鞋子，把双脚架在一个坐垫上，抬高双腿，然后全身放松。特别是感到消化不良或血液循环不好时，可以多变换睡姿。

3 孕妇的睡眠

睡眠的时间：保证充足的睡眠对孕妇极为重要。人的睡眠习惯各不相同，要求睡眠的时间或长或短，短者 4~5 小时，长者要 10 小时左右。正常成人每日需要 8 小时的睡眠，孕妇的睡眠时间应比孕前长一些，每日最低不能少于 8 小时。怀孕 7~8 个月以后，要力求保证午睡，但时间要控制在两小时之内，以免影响夜间睡眠。

睡眠的姿势：孕妇卧床时尽量采取适宜胎儿发育的体位。妊娠早期，可以平卧，膝关节和脚下各垫一个枕头，使全身肌肉得以放松。因为乙状结肠的作用，孕期子宫多为右旋，孕中后期宜采用左侧卧位，以免过大的子宫压迫腹主动脉。睡眠时可用棉被支撑腰部，两腿稍弯曲。下肢浮肿或静脉曲张的孕妇，需将腿部适当垫高。

❹ 准妈妈不宜长时间仰卧

孕妇睡姿与母子健康关系密切。一般强调怀孕 6 个月以后不宜长时间仰卧，最合理的睡眠姿势是左侧卧位。

妊娠期间，由于胎儿在母体内不断生长发育，子宫逐渐增大，到了妊娠晚期，腹腔大部分被子宫占据，如果仰卧睡觉，增大的子宫就会向后压在腹主动脉上，使子宫的供血量明显减少，影响胎儿生长发育，还可使肾脏血流量减少，肾小球滤过率下降，这对孕妇健康也很不利。此外，仰卧时，增大的子宫还可压迫下肢静脉，使下肢静脉血液回流受阻，引起下肢及外阴部水肿、静脉曲张；同时，由于回心血量减少，造成全身各器官的供血量减少，从而引起胸闷、头晕、恶心、呕吐、血压下降，医学上称为仰卧位低血压综合征。子宫还可压迫输尿管，使尿液排出不畅，易患肾盂肾炎。患有妊娠期高血压疾病的孕妇经常仰卧睡觉，还容易加重病情。

孕妇右侧卧位对胎儿发育也不利。因为怀孕后的子宫往往有不同程度地向右旋转，如果经常采取右侧卧位，就可使子宫进一步向右旋转，从而使营养子宫的血管受到牵拉，影响胎儿的血液供应，造成胎儿缺氧，不利于生长发育。孕妇睡觉时取左侧卧位才最有利于母子健康。

❺ 孕妇不宜过多进行日光浴

日光中的紫外线是一种具有较高能量的电磁辐射，有显著的生物学作用。多晒太阳能促使皮肤在日光紫外线的照射下制造维生素 D，进而促进钙质吸收和骨骼生长。

但是，一定强度的日光可使皮肤受到紫外线的伤害，孕妇不宜过多进行日光浴。日光浴可使孕妇脸上的色素斑点加深或增多，出现妊娠蝴蝶斑或使之加重，还可能发生日光性皮炎（又称日晒伤或晒斑），尤其是初夏季节，人们的皮肤尚无足量黑色素起保护作用时更易发生。此外，由于日光对血管的作用，还会加重孕妇的静脉曲张。

6 孕妇不宜去拥挤的场所

妇女在妊娠期不宜去人多拥挤的场所，否则有以下危险：

★ 孕妇在人多拥挤的地方挤来挤去，会有流产的可能，如挤着上公共汽车就很危险。

★ 人多拥挤的场合容易发生意外，如在广场看节目，就有可能挤倒人。孕妇由于身体不便，最容易出现意外。

★ 拥挤的地方空气污浊，会给孕妇带来胸闷憋气的感觉，也会使胎儿的供氧会受到影响。

★ 人多拥挤的场合必然人声嘈杂，形成噪声，噪声对胎儿发育十分不利。

★ 拥挤的场合易传播疾病。公共场合中各种致病微生物的密度远远高于其他地区，尤其在传染病流行期间，孕妇很容易感染病毒或细菌。这些病毒和细菌对于一般健康人来说可能影响不大，但对孕妇和胎儿来说却是比较危险的。

7 如何让怀孕期间的工作舒适轻松

怀孕期间，如果在办公室做一些简单的布置，就可以舒适地工作，每一点微小的变化都会给准妈妈带来一天的好心情。

★ 把脚放舒服，可以在办公桌底下放个鞋盒当作搁脚凳，并准备一双拖鞋，需要时换上。

★ 穿舒适的鞋，可以选择大小合适的孕妇装。

★ 穿宽松舒适的连衣裙。衣料的弹性比较大，方便坐下或站起。

★ 向其他做了母亲的同事寻求些帮助。

★ 多喝水，在你的办公桌上准备一个大水杯，随时填满你的水杯。

★ 如果想去洗手间，尽快去，别憋尿。

★ 在计算机前工作的孕妇易受腕管综合征的影响，最好将桌椅调整得尽可能舒适。

★ 避免危险的工作场所。

★ 自我减压，如果工作压力太大，尝试一些办法去缓解，如深呼吸、舒展肢体、做简短的散步等。

★ 如果你的同事小心地照料你，你可以愉快地接受。在你的人生旅途里，这是一个非常特殊的时期，所以不必感到害羞，可以坦然接受别人的帮助。

（孕 21~24 周）

孕六月营养饮食指导

① 孕妈咪六月饮食指导

孕六月，胎儿生长发育明显加快，骨骼开始骨化，脑细胞数量快速增加，大脑的重量也继续增加。准妈妈需要开始进行蛋白质、脂肪、钙、铁等营养素的储备。

蛋白质：世界卫生组织建议，准妈妈在孕中期，每日应增加摄入优质蛋白质 15 克。如果孕妈咪在孕期摄入蛋白质不足，容易造成胎儿脑细胞分化缓慢，导致脑细胞总数减少，影响智力。在准妈妈的膳食安排中，动物性蛋白质应占全部蛋白质的一半，另一半为植物性蛋白质。

热量：一般来说，孕六月准妈妈热量的需要量应比孕早期增加 200 千卡。考虑到多数孕中期女性工作强度有所减轻，家务劳动和其他活动也有所减少，所以热量的增加应因人而异，根据体重的增长情况进行调整。准妈妈体重的增加一般应控制在每周 0.3~0.5 千克。建议准妈妈用红薯、南瓜、芋头等代替部分米、面，可以在提供能量的同时，供给更多的矿物质和维生素，南瓜还有预防妊娠期糖尿病的作用。

脂肪：准妈妈孕六月每日食用的植物油以 25 克左右为宜，总脂肪量为 50~60 克。

维生素：准妈妈孕六月对维生素的需要量也有所增加，必须有充足的供给才能满足机体的需要。准妈妈要多吃富含维生素的食品，如瘦肉、肝脏、鱼类、乳类、蛋类及绿叶蔬菜、新鲜水果等。

矿物质：此时还应强调钙和铁的摄入量，另外，碘、镁、锌、铜等也是不可缺少的。因此，准妈妈要多吃蔬菜、蛋类、动物肝脏、乳类、豆类、海产品等。

水：每天准妈妈至少喝 6 杯开水。存在浮肿现象的准妈妈晚上要少喝水，白天要喝够量。这也是保证排尿畅通、预防尿路感染的有效方法。

② 适合孕六月食用的食物

孕六月应多吃富含蛋白质、铁、钙的食物。孕六月，胎儿骨骼开始骨化，乳牙牙胚开始发育，大脑重量继续增加，需要更多的蛋白质、钙质和脂肪等营养素，准妈妈应多吃肉、鱼虾、蛋、豆制品等食物。

孕六月应少吃盐。为避免加重浮肿现象，盐分应有所节制。

孕六月应多吃富含纤维素的食物。孕六月，准妈妈容易便秘，应该多吃富含纤维素的蔬菜、水果。牛奶是一种有利排便的饮料，可以多饮用。

爱心提示

孕六月，准妈妈循环血量增加，容易出现生理性贫血，需要多吃富含铁质的食物，如动物肝脏、瘦肉、蛋类、黑芝麻、黑木耳等。

③ 孕妈咪六月健康食谱

孕六月准妈妈一天食谱参考：

★ 早餐：牛奶 1 杯，面包 100 克，煎蛋 1 个。

★ 加餐：酸奶 1 杯，橘子 1 个。

★ 午餐：红枣鲤鱼，西芹炒百合，家常豆腐，养血安胎汤，米饭 150 克。

★ 加餐：豆浆 1 杯，西红柿 1 个。

★ 晚餐：珊瑚白菜，酸辣黄瓜，鲫鱼丝瓜汤，面条 1 碗。

红枣鲤鱼

原料 鲤鱼 1 条（约 500 克），红枣 10 粒，黑豆 20 克。

制作 ① 将鲤鱼宰杀去鳞、鳃、内脏，洗净。黑豆放锅中炒至豆壳裂开。

② 红枣洗净。把鱼、红枣、黑豆加适量水放入砂锅中，盖上盖，烧沸，去浮沫，用小火炖熟即可。

特点 味道清鲜，微带甜味。

功效 此菜富含胡萝卜素、钙、磷、铁、碘、维生素 B_1、维生素 B_2 等，营养丰富，是心脏衰弱的孕妇、妊娠手足发肿或患有寒冷症、手足冰冷者的有效食疗菜肴。

蒜蓉空心菜

原料 活鲫鱼 500 克，丝瓜 200 克，黄酒、姜、葱、盐各适量。

制作 ① 活鲫鱼洗净，背上剖十字花刀。两面略煎后，烹黄酒，加清水、姜、葱等，用小火焖炖 20 分钟。

② 丝瓜洗净切片，投入鱼汤，旺火煮至汤呈乳白色后，加盐，3 分钟后即可起锅。

特点 味道鲜美。

功效 益气健脾，清热解毒，通调乳汁，利水通便。

西芹炒百合

原料 鲜百合 2 朵，西芹 300 克，植物油、鲜汤、姜粒、葱粒、盐、生粉水、香油各适量。

制作 ① 西芹洗净，切段。百合洗净，瓣成小瓣，入沸水焯烫后捞出备用。

② 锅上火，油烧热，炒香姜葱，加入鲜汤，放入西芹、百合，调入盐，烧入味至熟，用生粉水勾芡，淋上香油即成。

特点 清凉爽口。

功效 解渴润燥，营养丰富。

珊瑚白菜

原料 圆白菜500克，香菇、白糖各50克，青椒、冬笋各25克，红油、醋、精盐、葱、姜、花生油各适量。

制作 ① 将青椒、香菇、冬笋洗净，切成丝，在开水中焯透，冷水过凉。葱、姜洗净，切成丝。

② 炒锅上火，放入花生油烧热，下入葱丝、姜丝煸香，再下入青椒丝、香菇丝、冬笋丝煸炒，下入糖、醋、精盐炒匀，盛出备用。

③ 把圆白菜去老叶，一劈四瓣，洗净，用开水焯透，用凉开水过凉，控干水分，放入精盐、醋、白糖搅匀，浇上红油，出锅装盘，将炒好的各丝放到圆白菜上即可。

特点 清脆酸甜，味美爽口。

功效 此菜含有大量蛋白质、钙、铁、维生素和纤维素，营养丰富，具有开胃消食、助消化、清热解毒、增强食欲的作用。

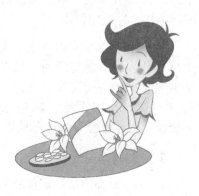

酸辣黄瓜

原料 嫩黄瓜250克，大蒜20克，精盐、食醋、白糖、香油各适量。

制作 ① 将大蒜剥去外皮，用冷开水洗净，捣成泥。

② 黄瓜去蒂，用冷开水洗净，切成片，放入碗中，加入精盐腌一会，滗去水，放入蒜泥、食醋、白糖、精盐、香油搅拌均匀即可食用。

特点 鲜嫩清脆，酸辣爽口。

功效 黄瓜含有维生素E、丙醇二酸、纤维素等物质，有清热利水、解毒止渴、润肠通便的功效，是孕妇进食的佳肴。

煎蛤仁蛋饼

原料 蛤仁250克，鸡蛋4个，韭菜50克，葱花、精盐、料酒、香油、高汤、花生油各适量。

制作 ① 蛤仁洗净，放入碗中，加入鸡蛋、精盐打散搅匀。韭菜洗净切成末。

② 坐锅点火倒油，待油六成热时放入葱花煸出香味，倒入蛤仁鸡蛋，煎至两面焦黄，加入高汤、精盐、料酒、韭菜，稍煎，淋上香油即可。

特点 菜质鲜嫩，味道鲜美。

功效 蛤肉富含钙质，能够预防抽筋。

家常豆腐

原料 豆腐200克，水发冬菇、水发玉兰片各25克，水发木耳10克，白菜心、五花猪肉各50克，花生油500克，豆瓣辣酱、葱花、姜末、精盐、酱油、湿淀粉、鲜汤各适量。

制作 ① 将豆腐用开水烫一下，切成3厘米长、1.5厘米厚的块。猪肉洗净，切成薄片，用精盐和湿淀粉拌匀上浆。将冬菇、玉兰片、白菜心均洗净，分别切成象眼片。木耳洗净，去杂，撕成小块。

② 锅中倒入花生油，置于火上，烧至五成热时，下入浆好的肉片，用铁筷子滑散，滑炸断生，倒入漏勺控油。

③ 原锅上火，加入油烧至六七成热，投入豆腐块，炸至金黄色时，捞出，控去余油。

④ 锅内留少许底油，烧至六七成热，下入豆瓣辣酱，炒出红油，放入冬菇片、玉兰片、白菜心片、木耳，煸炒片刻，随即放入豆腐块、肉片，加入适量鲜汤、酱油、精盐烧开，然后用小火烧5~10分钟，待豆腐块和肉片熟透，再加入葱花、姜末，翻炒均匀，用湿淀粉勾芡，出锅即成。

特点 柔软滑嫩，鲜咸香辣。

功效 此菜含有植物蛋白质、钙、铁、维生素类及纤维素，可健脑益智，补中生津，祛热润燥，是孕妇理想的保健食品。

养血安胎汤

原料 鸡1只，姜2片，石莲子、川续断各12克，菟丝子、阿胶各18克，盐适量。

制作 ① 鸡洗净，放入滚水中煮3分钟，取出放入炖盅内待用。石莲子、川续断、菟丝子放入煲汤袋中，同放瓦煲内，注入清水，煎30分钟。

② 将煎汁加入炖盅内，再放入姜片及阿胶，加盅盖隔水炖3小时，下盐调味，即可趁热食用。

特点 汤含苦味，鸡肉软烂。

功效 孕妇若有食欲不振、腰痛或下腹坠胀等现象，可吃此汤养血安胎。

丝瓜烧香菇

原料 嫩丝瓜500克，香菇100克，植物油、黄酒、精盐、胡椒粉、湿淀粉、葱各适量。

制作 ① 香菇用温水泡发，洗净，切成小块。丝瓜刮去粗皮，洗净，切开成4条，剔去瓤，切成斜方块。葱洗净切段。

② 将植物油倒锅内烧熟，放丝瓜稍炒，倒入漏勺沥油。锅中加少许油，放入香菇、丝瓜、精盐、黄酒、胡椒粉和少量水，焖入味，入葱段，用湿淀粉调稀勾芡即可。

特点 味道鲜美。

功效 营养丰富，常食能够美肤养颜。

❹ 准妈妈喝蜂王浆不利宝宝发育

准妈妈在孕期不宜饮用蜂王浆，因蜂王浆含有激素，分别是雌二醇、睾酮和孕酮。这些激素会刺激子宫，引起子宫收缩，干扰胎儿正常发育。

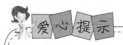

爱心提示

蜂王浆中的激素通过母体进入胎儿体内后，还会影响胎儿生殖系统的发育。

❺ 准妈妈预防黄褐斑必吃食物

研究表明，准妈妈黄褐斑的形成与孕期饮食有着密切关系，如果准妈妈的饮食中缺少一种名为谷胱甘肽的物质，皮肤内的酪氨酸酶活性就会增加，出现黄褐斑的可能性就会增加。

下面推荐几种对防治黄褐斑有很好疗效的食物，爱美的准妈妈不妨试试。

猕猴桃：猕猴桃含有丰富的纤维素、维生素C、维生素D、B族维生素、钙、磷、钾等营养素。

猕猴桃中含有的维生素C能够有效抑制皮肤内多巴醌的氧化作用，使皮肤中深色氧化型色素转化为还原型浅色素，从而干扰黑色素的形成，预防色素沉淀，保持皮肤白皙。

西红柿：西红柿具有保养皮肤、消除雀斑的功效。西红柿富含的西红柿红素、维生素C是抑制黑色素形成的最好武器。实验证明，经常吃西红柿可以有效减少黑色素的形成。

每天榨一杯西红柿汁，再加微量鱼肝油饮用，能令准妈妈面色红润。准妈妈可先将面部清洗干净，然后用西红柿汁敷面，15~20分钟后再用清水洗净，对治疗黄褐斑有很好的疗效。

柠檬：柠檬是抗斑美容水果。柠檬中所含的枸橼酸能够有效防止皮肤色素沉着。使用柠檬制成的沐浴露洗澡能够使皮肤滋润光滑。

新鲜蔬菜：新鲜蔬菜富含维生素C，具有消褪色素的作用，如西红柿、土豆、卷心菜、花菜等；瓜菜中的冬瓜、丝瓜也具有很好的美白功效。

豆制品和动物肝脏：豆制品和动物肝脏等食品对消除黄褐斑有一定的辅助作用。

黄豆：大豆中所富含的维生素E能够破坏自由基的化学活性，不仅能抑制皮肤衰老，还能防止色素沉着。

大豆甜汤的制作方法：黄豆、绿豆、赤豆各100克，洗净浸泡后混合捣汁，加入清水煮沸，用白糖调味，饮服。每日3次，对消除黄褐斑很有效。

牛奶：牛奶可以改善皮肤细胞活性，延缓皮肤衰老，增强皮肤张力，刺激皮肤新陈代谢，保持皮肤润泽细嫩。

带谷皮类食物：随着体内过氧化物质逐渐增多，极易诱发黑色素沉淀。谷皮类食物中的维生素E能有效抑制过氧化脂质产生，从而起到干扰黑色素沉淀的作用。

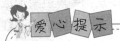

6 准妈妈多吃核桃，宝宝更聪明

中国营养学会推荐，孕妇膳食中脂肪供能的百分比应为 20%~30%，其中饱和脂肪酸供能应该小于 10%，单不饱和脂肪酸、多不饱和脂肪酸供能都为 10%。多不饱和脂肪酸中亚油酸与亚麻酸的比例为 4~6：1。也就是说，孕妇既要注意膳食中脂肪总量的摄入，又要保证脂肪酸的比例适宜。

其中，亚麻酸的摄入更为重要。这是因为，亚麻酸对胎儿的脑部、视网膜、皮肤和肾功能的发育十分重要，长期缺乏亚麻酸会影响注意力和认知发育。从怀孕 26 周至出生后两岁，是脑部和视网膜发育最为重要的阶段。由于母亲是胎儿和婴儿营养的主要提供者，因此孕期和哺乳期的妈妈要特别注意亚麻酸的摄入。

核桃不但含有亚麻酸和磷脂，并且富含维生素 E 和叶酸，孕期和哺乳期妈妈不妨多吃一些。

7 肥胖准妈妈要注意平衡孕期营养

准妈妈肥胖可导致巨大儿，还易造成妊娠期糖尿病、妊娠期高血压疾病、剖宫产、产后出血情况增多等并发症。因此一定要注意孕期营养，平衡膳食，不可暴食，注意防止肥胖。肥胖的孕妇不应通过药物来减肥，可在医生指导下，通过调节饮食来控制肥胖。肥胖的准妈妈饮食要注意以下几点：

控制进食量：肥胖的孕妇应控制摄入糖类食物和脂肪含量高的食物，米饭、面食等粮食均不宜超过每日标准供给量。动物性食物中可多选择含脂肪相对较低的鸡、鱼、虾、蛋、奶，少选择含脂肪量相对较高的猪、牛、羊肉，并可适当多吃豆类食品，这样可以保证蛋白质的供给，又能控制脂肪量。少吃油炸食物、坚果、植物种子等脂肪含量较高的食物。

多吃蔬菜水果：当主食和脂肪进食量减少后，往往饥饿感较明显，可以多吃一些蔬菜水果，注意要选择含糖分少的水果，既能缓解饥饿感，又可增加维生素和矿物质的摄入。

养成良好的膳食习惯：有的孕妇喜欢吃零食，边看电视边吃东西，不知不觉进食了大量的食物，这种习惯非常不好，容易造成营养过剩。肥胖孕妇要注意饮食有规律，按时进餐。可选择热量比较低的水果作为零食，不要选择饼干、糖果、瓜子、油炸土豆片等热量比较高的食物作为零食。

8 准妈妈饮食状况会影响宝宝未来健康

研究表明，采用合理膳食结构的实验白鼠所生出来的后代活得更健康，更长寿。研究结果还显示，那些在母体里得不到良好营养供给的白鼠在出生后死得早。

研究人员表示，尽管他们的研究结果不能直接用于解释人类的健康问题，但是却可以充分证实那些"轻量级"的婴儿在长大成人后更容易患上心血管疾病与其在母体中的营养供应有关。研究发现，由于得不到良好的营养供应，白鼠胎儿的一些关键器官如肾脏受到了损害。同样，出生体重过大的新生儿将来患糖尿病、高血压等代谢性疾病的机会远远高于正常体重的新生儿。

根据实验结果推算，妊娠期间孕妇的营养供应状况对孩子寿命影响很大，甚至可以影响孩子是活到 50 岁还是活到 75 岁。

9 准妈妈要保证吃早餐

有的孕妇存在不吃早餐的不良习惯，这对身体非常不利。

人们通常上午工作劳动量较大，所以在工作前应摄入充足营养，才能保证身体需要。孕妇除日常工作外，还多了一项任务，就是要供给胎儿营养。如果孕妇不吃早餐，不仅饿了自己，也饿了胎儿，不利自身的健康和胎儿的发育。

为了克服早晨不想吃饭的习惯，孕妇可以稍早点起床，早饭前活动一段时间，比如散步、做操和参加家务劳动等，激活器官活动功能，促进食欲，加速前一天晚上剩余热量的消耗，以产生饥饿感，促使多吃早饭。

早晨起床后，可以饮一杯温开水，通过温开水的刺激和冲洗作用，激活器官功能，使肠胃功能活跃起来。体内血液被水稀释后，可增加血液的流动性，进而活跃各器官功能。

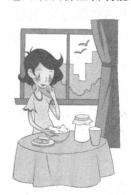

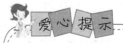 爱心提示

养成早晨起来大便一次的习惯，排出肠内废物，也有利于进食早餐。

⑩ 准妈妈晚餐不宜多吃

有些孕妇白天忙忙碌碌，到了晚上则大吃特吃，这对健康是不利的。

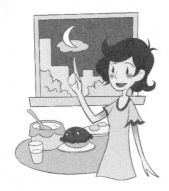

晚饭既是对下午劳动消耗的补充，又是对晚上及夜间休息时热量和营养物质需求的供应。但是，晚饭后人的活动毕竟有限，晚间人体对热量和营养物质的需求量并不大，特别是睡眠时，只要能提供较少的热量和营养物质，使身体维持基础代谢的需要就够了。所以，晚上饭菜不必吃得过于丰盛。如果晚饭吃得过饱，营养摄入过多，还会增加胃肠负担，特别是饭后不久就睡觉，人在睡眠时胃肠活动减弱，更不利于消化食物。

爱心提示

晚餐宜少，并以稀软清淡为宜，这样有利于消化，也有利于睡眠，还可为胎儿正常发育提供条件。

⑪ 孕妇饮水不宜过多

水是人体必需的营养物质，约占人体总量的60%。它能够参与人体其他物质的运载和代谢，调节体内各组织间的功能，并有助于体温的调节。孕妇和胎儿都需要水分，因此，孕妇比孕前的用水量明显增加，孕妇每天必须从饮食、饮水中摄取足够的水分。

但是，孕妇饮水量也应有一定限度，并非多多益善。如果孕妇水分摄入过多，就无法及时排出，多余的水分就会潴留在体内，引起或加重水肿。一般来说，孕妇每天喝 1~1.5 升水为宜。当然这也不是绝对的，要根据不同季节、气候、地理位置以及孕妇的饮食等情况酌情增减，但不要超过 2 升。特别是妊娠晚期，更应控制饮水量，每天 1 升以内为宜，以免对自己及胎儿造成不良影响。

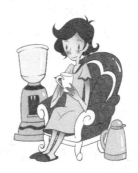

医师指导

孕妇应适时饮水，如果等渴了再饮水，就说明体内已经缺水，应以既不缺水，又不过多饮水为宜。

12 孕妇不宜贪吃冷饮

有的妇女怀孕后由于内热而喜欢吃冷饮，这对身体健康是不利的。

孕妇胃肠对冷热刺激很敏感，多吃冷饮会使胃肠血管突然收缩，胃液分泌减少，消化功能降低，从而引起食欲不振、消化不良、腹泻，甚至引起胃部痉挛，导致腹痛。

孕妇的鼻、咽、气管等呼吸道黏膜常常充血，并有水肿现象，若贪食冷饮，充血的血管突然收缩，血流减少，可致局部抵抗力降低，使潜伏在咽喉、气管、鼻腔、口腔里的细菌乘虚而入，引起嗓子痛哑、咳嗽等，严重时还能诱发上呼吸道感染或扁桃体炎等。

吃冷饮除可使孕妇发生以上病症外，胎儿也会受到一定影响。有人发现，腹中胎儿对冷的刺激也很敏感。当孕妇喝冷水或吃冷饮时，胎儿会在子宫内躁动不安，胎动会变得频繁。孕妇吃冷食一定要有节制，切不可因贪吃冷食而影响母子的健康。

13 孕妇不宜多饮汽水

孕妇不宜经常饮用汽水，因为汽水饮用过量可能导致缺铁性贫血。

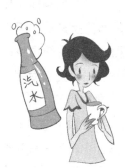

汽水中含有磷酸盐，进入肠道后能与食物中的铁发生化学反应，形成难以被人体吸收的物质排出体外，所以大量饮用汽水会大大降低血液中的含铁量。正常情况下，食物中的铁本来就很难被胃肠道吸收，怀孕期间，孕妇本身和胎儿对铁的需要量比任何时候都要多，如果孕妇多饮用汽水，势必导致缺铁，从而影响孕妇的健康及胎儿的发育。另外，充气性汽水内含有大量的钠，若孕妇经常饮用这类汽水，会加重水肿。由此可见，孕妇不宜经常饮用汽水。

14 孕妇不宜过多饮茶

妇女在怀孕期间过多饮茶对胎儿会产生危害。茶叶中含有较多的鞣酸，鞣酸可与食物中的铁元素结合成一种不能被机体吸收的复合物。孕妇如果过多饮用浓茶，就有可能引起妊娠贫血，也将给胎儿留下先天性缺铁性贫血的隐患。科学家进行实验，用三氯化铁溶液作为铁质来源给人服用，发现饮白开水者铁的吸收率为21.7%，而饮浓茶水者铁的吸收率仅为6.2%。

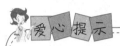

爱心提示

为避免影响对铁的吸收，孕妇不妨在饭后或服用铁制剂60分钟后再饮茶，最好是妊娠期停止饮茶。有饮茶习惯的孕妇可喝些果汁代替饮茶。

⑮ 准妈妈水肿的饮食调理方法

孕妇下肢或全身浮肿，同时伴有不适，如心悸、气短、四肢无力、尿少等，出现这些情况就属于异常。营养不良性低蛋白血症、贫血和妊娠期高血压疾病是孕妇水肿的常见原因。因此当出现较严重的水肿时，要赶快去医院检查和治疗，同时要注意饮食调理。

进食足够量的蛋白质。水肿的孕妇，特别是由营养不良引起水肿的孕妇，每天一定要保证进食肉、鱼、虾、蛋、奶等动物类食物和豆类食物。这类食物含有丰富的优质蛋白质。贫血的孕妇每周要注意进食2~3次动物肝脏，以补充铁。

进食足够量的蔬菜水果。孕妇每天要保证进食蔬菜和水果。因为蔬菜和水果中含有人体必需的多种维生素和矿物质，多吃可以提高机体的抵抗力，加快新陈代谢，还可解毒利尿。

不要吃过咸的食物。水肿时要吃清淡的食物，不要吃过咸的食物，特别不要多吃咸菜，以防水肿加重。

控制水分的摄入。水肿较严重的孕妇应适当控制水分的摄入。

少吃或不吃难消化和易胀气的食物。油炸的糯米糕、白薯、洋葱、土豆等都属于易胀气的食物。准妈妈要少吃这些食物，以免引起腹胀，使血液回流不畅，加重水肿。

孕妇由于下腔静脉受压，血液回流受阻，在妊娠后期，足踝部常常出现体位性浮肿，经过休息后消失。如果休息后浮肿仍不消失，或浮肿较重又无其他异常，就称为妊娠水肿。可用冬瓜和西瓜食疗：

冬瓜：冬瓜富含钙、磷、铁以及多种维生素等。冬瓜水分丰富，性寒味甘，有利尿消肿、消暑解闷、解毒化痰、生津止渴的功效，可治疗妊娠水肿。取鲜冬瓜500克，活鲤鱼1条，加水煮成冬瓜鲜鱼汤，味道鲜美，可治妊娠水肿及小便短赤。

西瓜：西瓜瓤多汁、甜，富含水分、果糖、维生素C、钾、苹果酸、氨基酸、胡萝卜素等营养成分，具有清热解毒、利尿消肿的作用，适于治疗妊娠水肿。

（孕21~24周）
孕六月产前检查

怀孕以后，孕妇不仅需要定时到医院妇产科进行母子保健检查，还要学会自己在家里监护胎儿。这样能早期发现异常，及时采取措施，减少早产和胎儿死亡。家庭监护胎儿主要是听胎心和数胎动。

❶ 孕六月产前检查项目

准妈妈在孕六月的产前检查项目包括B超检查及其他相关检查等。

孕中期系统超声筛查

妊娠20~24周，医生会建议你进行孕中期系统超声筛查，有些医院也叫"排畸检查"，系统了解胎儿的发育情况有无异常。在妊娠的前半期，利用B超可诊断妊娠、死胎、葡萄胎、异位妊娠、妊娠合并肿瘤、子宫畸形、脑积水、无脑儿等，这些诊断均应在膀胱充盈时进行。

妊娠后半期，利用B超可诊断胎位、双胎或多胎、羊水过多或过少、胎儿畸形、胎盘定位、妊娠晚期出血的原因、胎儿头径线测量、胎儿宫内情况，通过胎盘分级、羊水量多少、胎儿双顶径等来判断胎儿的成熟度和预测胎龄。

孕20~24周，羊水相对较多，胎儿大小比较适中，在宫内有较大的活动空间。此时行B超检查，能清晰地看到胎儿的各个器官，可以对胎儿进行全身检查。这是整个孕期最重要的一次超声检查。

如果检查发现胎儿畸形或存在异常，就应及时咨询医生。尽管B超检查可以发现很多畸形和异常，但有些异常超声根本就不能发现，如先天性耳聋、手指异常、生殖器异常等。B超检查的准确性也受客观条件的限制，如仪器的分辨率不够高、胎儿的位置固定不动、羊水过少、没有很好的对比度等。

B超监测胎儿畸形的最佳时间

有的孕妇认为，胎儿越大，检测出胎儿畸形的机会越多，这种想法是不对的。我国卫生部规定B超检查胎儿畸形的最佳时期为怀孕18~24周。

虽然随着胎儿的长大，畸形的表现会更加明显，但是影响B超检查的因素也会随之增多，如胎儿长大，位置就会相对固定，羊水量也会有所减少，胎儿的活动就会受到限制，肢体、躯干叠加，这都给B超检查带来诸多的不便。

孕20~24周，胎儿各系统已经发育完成，羊水和胎儿的比例适合胎儿活动，这个时间是B超检查的最佳时间。

孕 20~24 周是超声检查胎儿心血管系统及神经系统的最佳时间，准妈妈们不要错过这个最佳时间。

B 超可监测的胎儿畸形

B 超检查对胎儿及新生儿先天畸形的诊断效果比较好，尤其对胎儿神经管缺陷的诊断准确性高，可筛查无脑儿、脊椎裂及脑积水等神经管畸形；对胎儿腹部脏器（如肝、胆、脾、肾等）先天畸形的诊断效果也比较好；彩色多普勒诊断先天性心脏病效果比较好，利用超声心动图也可诊断先天性心脏病。

通过 B 超检查，可以提早发现唇裂、心脏结构异常、脑积水、肿瘤等重大问题或畸形。一旦发现胎儿存在重大畸形，或身体出现严重异常，以致出生后存活不久，或出生后会对家庭造成沉重的负担，医生就会建议准妈妈终止妊娠。

B 超不一定能监测到某些胎儿异常

B 超检查并不是万能的。由于 B 超检查必须以水作为介质来传导，羊水量、胎儿位置、准妈妈的肚皮脂肪厚薄程度等因素都会影响 B 超的检查结果，再加上医生的检测技术和判断能力也会影响 B 超的检测结果，因此不能保证经过 B 超筛查后，就一定不会生出畸形宝宝。

通过 B 超检查可得知胎儿的身体构造是否正常，如果构造有问题，功能通常就会有缺陷，不过无法通过 B 超检查来判断功能是否异常，如视力、听力、无肛、内生殖器、外生殖器等。

无论 B 超仪器的清晰度有多高，都有三至四成的盲点，有些看不出的问题多半是轻微畸形，虽令人有些遗憾，但不影响孩子的生存和健康，也可以治疗和矫正，如两根手指粘在一起、少或多一段指节、小肿瘤等。

❷ 听胎心

怀孕 6 个月以后，孕妇的亲人、家人可将耳朵贴在孕妇的腹部听到胎心，取脐部上、下、左、右四个部位。时间为每天 1 次，每次 1 分钟，正常胎心跳动一般在 120~160 次之间，如果每分钟心跳多于 160 次或少于 120 次，或胎心不规律，就要到医院检查了。

❸ 数胎动

怀孕 5 个月后，在孕 18~20 周，孕妇就可以自己感到胎动，开始很轻微。在孕 28~32 周（怀孕 7~8 个月），胎动最剧烈，也最频繁。孕 36 周（怀孕 9 个月）以后，胎动次数没有明显变化，但幅度减小，有时为蠕动感。

孕六月不适与疾病用药

❶ 减轻色素沉淀的方法

在孕期，许多准妈妈的面部出现褐色斑块，腹部、乳房、大腿等部位出现色素沉淀。这是由于准妈妈体内激素改变所致。肌肤暗沉的问题则会因为每个人体质不同而有个别差异，有些人日后可能会消失，有些人则可能只会变淡。准妈妈可以多吃富含维生素 C、维生素 A 的食物，以便减轻色素沉淀现象。

❷ 减轻黄褐斑的方法

孕期黄褐斑的出现原因

随着孕期的推进，准妈妈的脸上容易出现深褐色的对称斑点，这便是黄褐斑。黄褐斑的发生与孕妇体内的雌孕激素升高密切相关，如何调节人体的激素平衡，纠正内分泌紊乱是防斑治斑的关键。

孕期黄褐斑的对策

★ 准妈妈可多吃能直接或间接合成谷胱甘肽的食物，如番茄、洋葱等。这些食品不仅可减少色素的合成和沉积，还可使沉着的色素减退或消失。

★ 多吃富含维生素 C 的食物，如鲜枣、柑橘、柠檬、绿色蔬菜等。维生素 C 能抑制皮肤内多巴醌的氧化作用，使深色氧化型色素还原成浅色氧化型色素。

★ 忌食姜、葱、辣椒等刺激性食物。花菜、海藻、豆类、芝麻可以抑制黄褐斑的发展。

★ 食用含硒丰富的食物，如蚕蛹、田鸡、鸡蛋白、海产品、动物肝、肾、葡萄干等。硒是谷胱甘肽过氧化物酶的重要成分，不仅有预防和治疗黄褐斑的功能，还有抗癌作用。

★ 常吃富含维生素 E 的食物，如卷心菜、花菜、海藻、豆类等。维生素 E 可阻止过氧化脂质的形成，减缓皮肤的衰老。

❸ 孕妇下肢浮肿的治疗

在孕中晚期，由于增大的子宫压迫下腔静脉，影响下肢静脉回流，孕妇容易出现踝部及小腿下半部轻度浮肿，休息后便可消退，这属于正常现象。若水肿明显，且无缓解，则应进一步检查有无其他妊娠合并症，及时诊断与治疗。若为单纯性下肢浮肿，在睡眠时应取侧卧位，下肢抬高15°，有利于下肢血液回流，可减轻浮肿。

❹ 孕妇下肢静脉曲张的治疗

孕妇怀孕时，常会出现下肢和外阴部静脉曲张，且往往随着妊娠月份的增加而逐渐加重。静脉曲张常伴随有许多不适，如腿部沉重感、热感、肿胀感、蚁走感或疼痛、痉挛等。这种不适可由于站立、疲劳和天气炎热而加重，在黄昏时会更为严重。有的孕妇由于静脉曲张不适，便不愿活动，这样不好。

为了防止和减轻静脉曲张的不适，可采取以下措施：

★ 适当注意休息，不要久坐或负重，要减少站立、走路的时间。

★ 每天步行半小时，穿合脚的鞋子，不穿高跟鞋或高筒靴。下班回家后，赤脚或穿拖鞋可改善足部血液循环，使肌肉得到锻炼。

★ 午休或晚间睡眠时两腿宜稍微抬高，比如在脚下垫一个枕头或坐垫，使足部抬高 30 厘米以上。

★ 尽量减少增加腹压的因素，如减少咳嗽、便秘等症。如厕的时间不宜过长。

★ 避免使用可能压迫血管的物品，不要穿太紧的袜子和靴子，不要用力按摩腿部。

★ 已出现静脉曲张的孕妇应避免长时间进行日光浴，应避免靠近热源，如暖气片、火炉或壁炉等，因为热气能使血管扩张。

★ 不要用太热或太冷的水洗澡，洗澡用水的温度要与人体温度相同。

★ 下肢静脉曲张比较严重的孕妇需要卧床休息，用弹力绷带缠缚下肢或穿专用的压力弹力袜，以预防曲张的静脉结节破裂出血。

★ 少吃高脂肪食物，少吃糖和咸食。

★ 一般静脉曲张在分娩后会自行消退，有时静脉曲张发展严重，产后需要考虑外科手术治疗。

❺ 孕妇为什么容易腿抽筋

半数以上的孕妇在孕期会发生腿部抽筋。这是因为孕妇在孕期中体重逐渐增加，双腿负担加重，腿部的肌肉经常处于疲劳状态。另外，怀孕后对钙的需要量明显增加，如果膳食中钙及维生素 D 含量不足或缺乏日照，会加重钙的缺乏，从而提高肌肉及神经的兴奋性，容易引起腿抽筋。夜间血钙水平比日间要低，故小腿抽筋常在夜间发作。

一旦抽筋发生，只要将足趾用力向头侧或用力将足跟下蹬，使踝关节过度屈曲，腓肠肌拉紧，症状便可缓解。

为了避免腿部抽筋，应注意不要使腿部肌肉过度疲劳。不要穿高跟鞋，睡前可对腿和脚进行按摩，平时要多摄入一些含钙及维生素D丰富的食品，适当进行户外活动，多接受日光照射，必要时可加服钙剂和维生素D。

下肢肌肉痉挛多见于妊娠后期，是孕妇缺钙的表现，出现痉挛时可行局部按摩，痉挛症状常能迅速缓解。已出现下肢肌肉痉挛的孕妇应及时补充钙质，多晒太阳。

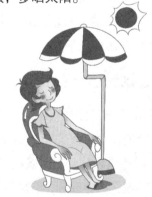

医师指导

孕妇决不能以小腿是否抽筋作为需要补钙的指标，因为个体对缺钙的耐受值有所差异，所以有些孕妇在缺钙时，并没有小腿抽筋的症状。

⑥ 孕妇便秘怎么办

孕妇容易出现便秘，可能是由于肠管平滑肌正常张力和肠蠕动减弱，腹壁肌肉收缩功能降低，加上饮食失调，如食物过于精细或偏食，食入的粗纤维过少，或饮水太少以及运动量减少等因素所造成。到妊娠晚期，增大的子宫和胎儿先露部压迫直肠，也能导致排便困难。

患有便秘的孕妇，轻者食欲有所降低，导致肠功能失调；严重者容易诱发自身中毒，这是因为体内许多代谢产物要从粪便排出。重度便秘时，在肠管内积聚的代谢产物又被吸收而导致中毒。这对孕妇和胎儿都是不利的。

孕妇预防便秘的方法有以下几种：

★ 准妈妈应养成定时大便的良好习惯，不管有没有便意，在晨起、早餐后或晚睡前都应按时去厕所，久而久之就会养成按时大便的习惯。

★ 要注意调理好膳食，多吃一些富含纤维素的绿叶蔬菜和水果。

★ 适当进行一些轻量活动，促进肠管运动增强，缩短食物通过肠道的时间，并能增加排便量。

★ 可在每天早晨空腹饮一杯开水或凉开水，这也是刺激肠管蠕动的好方法，有助于排便。

★ 蜂蜜有润畅通便的作用，可调水冲服。

采取以上方法仍发生便秘者，可以服用石蜡油等，也可在肛门内放入开塞露或甘油栓，使大便润滑后得以排出，但必须注意在医生指导下进行。

孕妇便秘应采用综合的方法治疗，单纯用药的效果往往不能持久，且长期用泻药可使肠道吸收受到影响。养成良好的定时如厕的习惯，是纠正便秘的重要方法之一。一定注意不要用强泻药，如硫酸镁、大黄、芒硝等，也不宜灌肠。

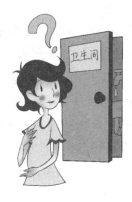

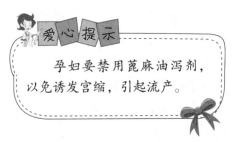

爱心提示

孕妇要禁用蓖麻油泻剂，以免诱发宫缩，引起流产。

❼ 妊娠期痔疮处理方法

孕妇很容易患痔疮。这是因为妊娠期间，盆腔内的血液供应增加，长大的子宫压迫静脉，造成血液的回流受阻，再加上妊娠期间盆腔组织松弛，都会使痔疮发生和加重。分娩以后，这些因素自然会逐渐消失，痔疮的症状也会得到改善，甚至消失。

如果在妊娠期间对脱出来的痔疮进行套扎、冷冻、激光等特殊治疗或手术切除，孕妇会冒一定风险。因此，只要不是大量或经常出血，还是等到分娩后再进行彻底治疗。

妊娠期间，应以食疗为主，多吃含粗纤维的蔬菜和水果，如油菜、韭菜、香蕉、梨等，经常食用一些润肠通便的食品，如蜂蜜等。上厕所时应采取蹲坑式，排便时间不宜过长。

如果排便时痔疮脱出，就应及时进行处理：洗净肛门，躺在床上，垫高臀部，在柔软的卫生纸或纱布上放些食用油，手拿油纸，将痔疮轻轻推入肛门深处，然后塞进一颗肛门栓。不要马上起床活动，做提肛运动5~10分钟。如果在走路、咳嗽时痔疮脱出，那么按上述方法处理后，在肛门口还要用多层纱布固定。另外，可用1%~2%的苏打水坐浴，每晚1次，保持外阴部位清洁。

❽ 妊娠性皮痒症

在怀胎十月的过程中，每5个孕妇当中就有1个会发生皮肤瘙痒，而其中大多数患者在皮肤上可以找到病变，如疥疮、湿疹、荨麻疹、药物疹、妊娠性多形性皮痒症及妊娠性痒性结节等。

由于这种瘙痒会影响孕妇的日常生活，因此一定要找医生帮助解决。发生妊娠性皮痒的真正原因目前尚无定论，但有学者认为，这与怀孕后期胎儿快速长大造成孕妇肚皮张力过大有关，怀双胞胎或多胞胎的孕妇易患此病。

妊娠期肝内胆汁淤积症是一种以全身瘙痒为主的病症，一般从手掌、脚掌、脐周开始瘙痒，发生时要尽快去医院检查，以免发生胎死宫内等严重并发症。

（孕 21~24 周）
孕六月胎教方案

❶ 胎儿也有性格

研究发现，在子宫内，有爱动的胎儿，也有不爱动的胎儿；有的准妈妈能感受到强烈的胎动，有的准妈妈只能感受到柔和的胎动。出生后，这些婴儿也具有不同的个性：有爱睡觉的婴儿，有睁着眼睛四处望的婴儿，有手足乱动的婴儿，也有爱哭的婴儿。在哭泣方式上，有喜欢大声哭泣的婴儿，也有低声长时间哭泣的婴儿。由于母体内环境及母子组合不同，婴儿的性格也存在着明显的差异。

研究人员发现，即使在出生当天，有的新生宝宝就能紧紧盯着研究人员的眼睛，当研究人员上下左右晃动自己的头部时，他会继续追踪；而有的新生宝宝看了一下就不再理睬他了。有的新生宝宝很快就习惯听那些令人讨厌的噪声而马上入睡；而有的宝宝对外部刺激十分敏感，并且开始哭泣。有的宝宝经过安抚之后马上就停止哭泣，有的宝宝如果不抱起来摇晃，就一直不会安静下来。

出院一个月后，将这些婴儿抱回来再次检查时，研究人员发现婴儿的性格又会发生变化。例如，有一名出生后一周内很有持久力及情绪稳定的婴儿，在外婆家生活一个月后，由于外婆外公过分疼爱，其控制自己的能力有所减弱，对外界刺激的反应也有所减弱。

还有其他很多类似的例子，例如日本的婴儿由于得到很好的照顾，情绪很稳定，注意力也容易集中；美国的情况则不同，美国父母更注重训练婴儿掌握控制自己的能力。

❷ 胎儿也有喜怒哀乐

怀孕 6 个月以后，由于胎儿大脑发育已成熟，胎儿开始有明显的自我意识，并能把感觉转换为情绪，能感知母亲的喜怒哀乐。当受到外界的压迫时，他会猛踢子宫壁以示抗议。当听到讨厌的声音时，宝宝会因为不快而躁动，或拼命吮吸手指。

日本幼儿开发协会理事长井深大先生曾利用超声波观察到令人吃惊的胎儿活动。有一位孕妇怀孕 17 周时，发生了胎膜早破，尽管羊水还很充分，由于孕妇得知破水了，便惊惶失措地哭起来，说："不，不，连胎儿脸都见过了，名字都起好了，可别让她流产！医生，请你想想办法吧！"医生告诉她说："这是假羊水，没有关系！"并花费了很长时间进行安慰工作，此期间一直用仪器监测胎儿的情况。

从影像来看，胎儿活动发生了戏剧性变化：刚开始，胎儿动作比较缓慢，接着是吃惊般的动作，后来动作越来越奇怪，出现头部、胸部和腹部抽动，并出现轻微痉挛，最后全身抽搐起来，动作是突发和没有连贯性的，各部分还有微小活动。

还有一个案例：母亲因高兴而哭泣，她已经30岁了，一直想要孩子，现在终于怀孕了，她通过超声波看见了自己的孩子，激动地哭起来。此时，在超声下见到胎儿一直在缓慢活动，中间出现了胎心率加快，但没有出现痉挛等特殊动作，且一直是比较舒畅的大动作。

❸ 胎儿也有记忆

胎儿不但会有记忆，而且会产生固定的条件反射，这会对胎儿出生后的发育产生很大的影响。原苏联著名小提琴家科根曾经讲述了自己一段有趣的经历。

他在一次音乐会上演奏过一首新乐曲，此前他曾在妻子的伴奏下练习过这首乐曲，当时妻子临近产期，不久后生下一个儿子。

儿子长到4岁便学会了拉提琴。有一天，他突然演奏出了一段他从未学过的旋律，正是演奏会上科根演奏过的那支曲子，而这支曲子仅在那次演奏会上演奏过一次，也未灌制成唱片，他的儿子在出生后也从未听到过这支曲子。这实在是不可思议的记忆。

❹ 胎儿也有自己的生活习惯

胎儿也有自己的生活习惯，主要表现在睡眠与觉醒的交替周期上。虽然生活在漆黑的子宫内，但胎儿通过母亲的生活习惯，能够通过大脑感觉到昼夜的区别。

瑞士儿科医生舒蒂尔曼博士研究发现，新生儿的睡眠类型与怀胎母亲的睡眠类型相关。

在婴儿出生前，胎儿和母亲就形成了相似的生活习惯。这一研究证明，母亲和子宫内的胎儿存在沟通。孩子出生后母子间的情感沟通是孕期的延续。

❺ 胎儿也有听觉能力

美国心理学家德卡斯普教授做了一个实验，他把两个减小了音量的耳机戴在新生儿的耳朵上，又给他一个有橡皮奶头的奶瓶，奶瓶与一根橡皮管相连，当改变橡皮管的压力时能够触发录音机的选择开关。结果教授发现，新生儿更愿意听母亲的声音。胎儿还十分熟悉母亲的声音和心跳声。例如，孩子出生后，当哭泣时，若听到母亲的声音或躺在母亲的怀中听到其心跳声，就会停止哭泣，全身放松，产生一种安全感。

有人做了这样的实验，孕妇给胎儿起了乳名，在孕期经常向腹中的胎儿呼唤乳名。孩子出生后，当听到妈妈叫自己的乳名时，会突然停止吃奶或从哭闹中安静下来，有的还露出高兴的表情。实验说明，胎儿不但具有一定的听力，而且具有一定的领悟能力。

⑥ 古典音乐对宝宝的作用

依斯特曼音乐学院的谢特勒教授做了一个著名的胎教实验。他用14年的时间研究孕妇在怀孕期间听古典音乐对儿童智力产生的影响。实验是这样进行的：一组孕妇从怀孕5个月一直到分娩，每天坚持听特定的古典音乐两次，每次5分钟；另一组孕妇不接受音乐刺激。两组孕妇的孩子出生后，谢特勒每隔1~2周就去拜访实验中所有的父母和孩子，这种访问持续了10年。

通过实验，谢特勒发现音乐胎教组儿童比无音乐胎教组的儿童提前3~6个月开始说话。他们有更好的音乐天赋，学习效果也更好。这充分说明了胎教对孩子语言和音乐等方面的认知能力的发展有显著的影响。

⑦ 色彩环境能促进胎儿的发育

不同的颜色对人的情绪有不同的影响。实验发现，长期处在黑色调房间的人，会感到心烦意乱、情绪低沉、躁动不安和极度疲劳。淡蓝色、粉红色等温柔的色调会给人洁净安静的感觉，在这种房间工作，人会变得宁静友好，性情比较柔和。红色会使人感到心情压抑和疲劳。白色会给人清洁、朴素、坦率、纯洁的感觉。

如何选择恰如其分的色彩环境来促进胎儿的发育呢？

孕妇居室的色彩应该清新温馨，可采用乳白色、淡蓝色、淡紫色、淡绿色等。孕妇在这样的环境里，内心会变得平和安详，心情也会变得稳定。

如果孕妇工作比较紧张繁忙，家中可用粉红色、橘黄色、淡黄色布置，因为这些颜色都会给人一种轻松、活泼、悦目、希望的感觉。孕妇从紧张的工作环境中回到轻松温馨的家里，可以放松心情，缓解疲劳和压力，有利于胎儿的发育。

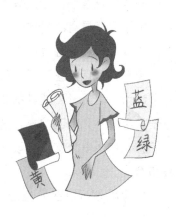

❽ 进行胎教时切莫累坏宝宝

统计表明，如果宝宝在胎儿期就开始接受教育，出生后思维反应敏锐，接受能力强，学习成绩优秀。特别指出的是，胎儿也有自己的作息规律，无休止的胎教也会累坏胎儿。各种胎教应相互交替进行，所有胎教都应选在傍晚至睡前的休息时段里进行。

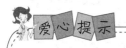

爱心提示

如果在胎儿期就开始进行科学胎教，出生后的孩子思维反应敏锐，接受能力强，学习成绩优秀。

❾ 准爸妈一起给宝宝进行抚摩胎教

孕妇本人或者丈夫用手在孕妇的腹壁轻轻地抚摩胎儿，引起胎儿触觉上的刺激，以促进胎儿感觉神经及大脑的发育，称为抚摩胎教。

医学研究表明，胎儿体表的绝大部分细胞已经具有接受信息的初步能力，并且能够通过触觉神经来感受体外的刺激，而且反应渐渐灵敏。有关专家认为，父母可以通过抚摩和话语与子宫中的胎儿沟通信息，这样做可以使胎儿产生安全感，让孩子感到舒服和愉快。

抚摩胎教可以在妊娠 20 周后开始，与胎动出现的时间吻合，并注意胎儿的反应类型和反应速度。如果胎儿对抚摩的刺激不高兴，就会用力挣脱或者用蹬腿来反应。这时，父母应该停止抚摩。如果胎儿受到抚摩后，过了一会儿才用轻微蠕动来做出反应，这种情况可继续抚摩。

抚摩应从胎儿头部开始，然后沿背部到臀部及肢体，要做到轻柔有序。每晚临睡前进行，每次抚摩以 5~10 分钟为宜。抚摩可与数胎动及语言胎教结合进行，这样既落实了围产期保健，又可使父母和胎儿的生活妙趣横生。

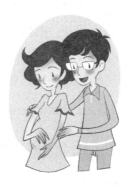

❿ 准爸爸是胎教的主力军

胎儿对男性低频率的声音比对女性高频率的声音还敏感。男性特有的低沉、宽厚、粗犷的嗓音更适合胎儿的听觉功能，所以胎儿会对爸爸的声音表现出积极的反应。

准爸爸平时可为准妈妈朗读富有感情的诗歌散文，常同腹中的宝宝说话，哼唱轻松愉快的歌曲，给宝宝更多的父爱。丈夫这样做对妻子的心理也是极大的慰藉。

胎儿也非常喜欢爸爸的爱抚。当妻子怀孕后，丈夫可隔着肚皮经常轻轻抚摩胎儿，胎儿会对父亲手掌的移位动作做出积极的反应。

准爸爸参与胎教，能让准妈妈感觉受到重视与疼爱，胎儿也能感受到愉快的心情，使得胎儿日后成为一个快乐的孩子，因此准爸爸在胎教中所扮演的角色非常重要。

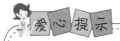

爱心提示

未来的父亲，请您及时准确地进入胎教的角色，用您深沉的父爱去培育妻子腹中那个幼小的新生命。

⑪ 用亲切的乳名呼唤腹中的宝宝

宝宝出生后，家中的长辈都会给宝宝取个响亮的名字。在怀孕第六个月，就应当给腹中的宝宝取一个乳名。准爸妈经常用亲切的乳名呼唤宝宝，并且经常和宝宝说话，这样可以更好地和宝宝进行感情交流。

⑫ 准妈妈教宝宝唱歌

在准妈妈唱歌给宝宝听的同时，还可以教给宝宝唱歌。准妈妈可以想象腹中的宝宝会跟着自己一起唱，唱的时候，每当唱完一段音符，就等待几秒钟，这段时间留给宝宝唱，然后反复进行，所唱歌曲要旋律优美且节奏简单。

⑬ 准妈妈爱学习，宝宝也进步

怀孕后，很多准妈妈都会感到特别疲惫，容易犯懒，什么也不想干，甚至什么也不愿想。很多人认为这是孕妇的生理特性，是正常情况。殊不知，准妈妈可能会失去一个让宝宝增长心智的良机。

在怀孕期间，准妈妈的思想活动对胎儿大脑发育的影响至关重要。母体与胎儿之间有着天然和密切的信息交流。肚里的宝宝虽小，却能感知母亲的思想。妊娠期间，准妈妈如果能经常读书学习，勤于动脑，对生活和工作充满积极性，保持旺盛的求知欲，那么，胎儿也将能从母体获取到这些积极的信息，从而促进大脑生长发育，形成进取向上的求知精神。

在胎儿发育的每个月份，科学地提供视觉、听觉、触觉等方面的刺激，使胎儿的大脑神经细胞不断增殖，神经系统和各个器官的功能得到合理的开发和训练，以最大限度地发掘胎儿的智力潜能。

14 孕期要有目的地训练宝宝的听力

胚胎学研究证明，胚胎从第8周开始神经系统初步形成，听神经开始发育。当胎儿发育进入5~7个月时听力完全形成，能分辨出各种声音，并在母体内做出相应的反应。胎儿通过辨别不同的声响，表示出对自己母亲的声音特别敏感。

研究者在怀孕最后5~6周时让孕妇给胎儿朗读一篇故事，历时5个多小时，当胎儿一出生后进行吸吮实验。先准备两篇韵律完全不同的儿童读物，一篇是孕妇曾经给胎儿朗读的故事，另一篇是胎儿在母亲体内没听到过的故事。婴儿通过不同的吸吮方法才能听到这两篇不同的儿童读物。结果发生了让人非常惊喜的事情，这些婴儿完全选择了他们出生前听过的故事。

当准爸爸通过话筒直接与胎儿讲话和唱歌时，研究发现，如果胎儿喜欢听某种声音，就会表现得安静，而且胎头会逐渐移向妈妈腹壁；如果听到不喜欢听的声音，胎头就会马上扭开，并且用脚踢妈妈的腹壁，表示不高兴。

以上这些事实说明胎儿在未出生前已经具备了听力。专家发现，如果胎儿在母体内患有先天性耳聋，通过听力训练可以做出初步的诊断，当胎儿一出生就可以采取相应的措施。

15 轻拍腹中的宝宝

孕六月，准妈妈可配合音乐轻拍肚子，用双手轻轻推动宝宝。研究表明，轻拍运动是一种很好的胎教。需要注意的是，到了38周后不宜进行。

★ 轻拍宝宝的手法要有规律，动作注意轻柔，时间不宜过长，每次以5~10分钟为宜。最好在晚上9~10点时开始练习，这时胎儿的活动较为频繁。

★ 如果胎儿出现"拳打脚踢"的反应，表示不舒服了，应该停止。

★ 运动练习要循序渐进，一开始以每周3次为宜，根据具体情况逐渐增加次数。

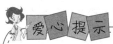
爱心提示

如果准妈妈注意给予宝宝适当的物理刺激，将有助于孩子的大脑发育。研究结果表明，胎儿发育到第四周时，神经系统已经开始建立；第8~11孕周时，胎儿对压触觉有了反应，所以在孕三月，准妈妈可以轻轻拍打、抚摸腹部，这种触摸刺激可通过腹壁、子宫壁促进胎儿的感知觉发育。

Part8
怀孕第七个月

孕七月，准妈妈腹部凸出明显，容易出现腰酸背痛、下肢浮肿或静脉曲张，应避免激烈活动，以防早产。本章详细讲述了孕七月宝宝的发育状况和准妈妈的身体变化，为准妈妈的生活起居、日常饮食、孕期检查、不适与疾病预防、胎教等方面给予体贴入微的指导。

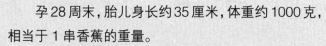

~（孕25~28周）~

怀孕 7 个月

小宝宝的发育状况

　　孕28周末，胎儿身长约35厘米，体重约1000克，相当于1串香蕉的重量。

　　胎儿上下眼睑已形成，眼睛半张开，鼻孔开通，容貌可辨，但皮下脂肪还很少，皮肤暗红色，皱纹较多，脸部如老人一般，脑部逐渐发达，四肢活动好，有呼吸运动。

　　胎儿已经在子宫内听见一些声音。孕28周，胎儿眼睛对光开始出现反应。男胎的睾丸还未降至阴囊内，女胎的大阴唇也尚未发育成熟。胎儿还没有完全具备在体外生活的适应能力，若在此时出生，往往需要精心护理，严密监护，才能存活下来。

准妈妈身体的变化

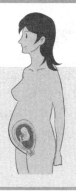

　　子宫底高23~26厘米，上腹部已明显凸出、胀大。腹部向前凸出成弓形，并且常会有腰酸背痛的感觉。子宫对各种刺激开始敏感，胎动亦渐趋频繁，偶尔会有收缩现象，乳房更加发达。

准爸爸的任务

　　孕七月，准妈妈腹部向前凸出成弓形，看不到自己的脚，准爸爸要更加留意准妈妈的行动安全，以免发生早产的危险。准妈妈去做产检时准爸爸最好全程陪护，一起去孕妇学校学习。准爸爸要准备丰富的食物，为准妈妈提供均衡的营养。继续和准妈妈一起测量胎动次数与胎心情况，同时进行胎教，加深与母子的交流。

准妈妈注意事项

由于大腹便便，准妈妈的身体重心容易不稳，眼睛无法看到脚部，特别是在上下楼梯时要十分小心。这段时间母体若受到外界过度的刺激，会有早产的危险，应该避免激烈运动，避免压迫腹部的姿势。

长时间站立或压迫下半身，很容易造成静脉曲张或足部浮肿，应时常把脚抬高休息。若出现静脉曲张，则应穿弹性袜来减轻症状。

在饮食方面，依然要注意摄取均衡的营养，尤其应多吃富含钙质、铁质的食物。

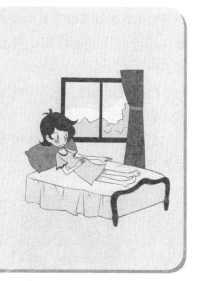

准妈妈七月指南

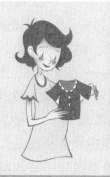

在此时期出生的胎儿是发育不足的早产儿，为防万一，住院用品应及早准备齐全。

此外，婴儿床、婴儿房等都应准备妥当。孕妇可以在此时去美容院换一款比较清爽的发型。

孕七月，你的腹部将继续增大，当你活动的时候，要更加小心。

（孕 25~28 周）

孕七月生活细安排

❶ 孕晚期居家注意事项

卧床休息：采取左侧卧位，可减轻子宫对下腔静脉的压迫，使右旋的子宫复位，增加胎儿的供血量。

维持高蛋白的饮食：每天摄取 80~90 克的蛋白质，可补充尿中流失的蛋白质，减少水肿的危险。

观察水肿：孕妇在怀孕末期大都会出现足部水肿，但妊娠期高血压疾病导致的水肿通常会在妊娠中期（怀孕4~6个月）开始出现，且会发展到眼睑。

自行监测血压：可早晚各测量1次，并做记录。

每1~2周做一次身体检查：一旦有异常，应提早就诊。

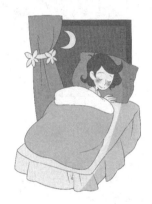

❷ 孕晚期准妈妈活动安全细则

准妈妈俯身弯腰的正确方法：孕中晚期，胎儿的体重会让准妈妈的脊椎压力增大，并引起孕妇背部疼痛。因此，准妈妈要尽量避免俯身弯腰的动作，以免给脊椎造成重负。如果孕妇需要从地面捡拾起什么东西，俯身时不仅要慢慢轻轻向前，还要屈膝，同时把全身的重量分配到膝盖上。孕妇在清洗浴室或是铺沙发时也要参照此动作。

准妈妈起身站立的正确方法：孕中晚期，准妈妈在起身站立时要缓慢有序，以免腹腔肌肉过分紧张。仰躺着的孕妇在起身前要先侧身，肩部前倾，屈膝，然后用肘关节支撑起身体，盘腿，以便腿部从床边移开并坐起来。

准妈妈正确站立姿势：站立时，准妈妈应选择最舒适的姿势。比如，收缩臀部，就会体会到腹腔肌肉支撑脊椎的感觉。需要长时间站立的孕妇，为促进血液循环，可以尝试把重心从脚趾移到脚跟，从一条腿移到另一条腿，来回交替。

准妈妈正确的坐姿：孕妇正确的坐姿是要把后背紧靠在椅子背上，必要时还可以在背后放一个小靠垫。

准妈妈徒步行走的正确方法：徒步行走对孕妇很有益，可增强腿部肌肉的紧张度，预防静脉曲张，还可强壮腹腔肌肉。一旦准妈妈行走时感觉疲劳，就应马上停下来，找身边最近的凳子坐下歇息5~10分钟。走路时，准妈妈要注意保持直立，双肩放松。散步前要选择舒适的鞋，以低跟、掌面宽松为好。

> **医师指导**
>
> 孕中晚期，准妈妈腹部更大，内脏受到压迫，不适明显，会出现心悸、腹胀、呼吸困难、食欲不振等现象，因身体笨重而行动不便，需要特别注意活动安全。

❸ 孕晚期准妈妈干家务安全细则

孕晚期准妈妈干家务要以缓慢为原则。随着妊娠周数的增加，准妈妈的肚子越来越大，身体负担越来越重，所以在做家务时，要以缓慢为原则，同时一定要采用不直接压迫到肚子的姿势。准妈妈不要将全部家事一口气做完，而是要分段进行。

孕晚期准妈妈不要长时间站立干家务。建议准妈妈在做了 15~20 分钟家务后，要休息 10 分钟左右。

孕晚期准妈妈最好降低家务的清洁标准。如果有些准妈妈平时对家务卫生要求比较严格的话，怀孕以后最好稍微降低清洁的标准。当然，最重要的是，家中的其他成员能适当地分担家务劳动，让准妈妈安心休息。

孕晚期准妈妈干家务要以不影响舒适为原则。如果突然出现腹部阵痛，这表示子宫收缩，也就是活动量已超过孕妇身体可以承受的范围，此时要赶紧停止手里的家务活，并躺下休息。如果还不能缓解不适，就应赶紧就医。

爱心提示

孕晚期，准妈妈体力大减，容易疲倦，为了储备体力准备生产，应该有充分的睡眠与休养，做完家务事后的休息时间也应加长。

❹ 准妈妈出游做足安全准备

对于准妈妈来说，出游时要特别注意旅途安全。

制订合理的旅行计划。准妈妈在旅行时，最好不要参加行程紧凑的旅行团，不要使身体过度疲劳，保证充分的休息。此外，在出发前必须查明旅游地区的天气、交通、医疗与社会安全等状况，要根据具体情况或准妈妈的身体状况，随时改变行程。

旅行途中要有人全程陪同。准妈妈不宜独自出游，最好有亲朋好友在身边陪伴，这样不但会使旅程较为愉快，而且当你觉得累或不舒服的时候，也有人可以照顾你。

衣物准备齐全。出行时，准妈妈的衣着以穿脱方便的保暖衣物为主，如帽子、外套、围巾等，以防感冒。若旅游地区天气比较热，帽子、防晒油、润肤乳液则不可少。准妈妈最好穿轻便的平底鞋，方便走路。必要时可佩戴托腹带，以减轻不适。

注意饮食卫生。准妈妈应避免吃生冷、不干净或吃不惯的食物，以免造成消化不良、腹泻等身体不适。

选择好出行地区。准妈妈不要去交通不便的地区，也不要去蚊蝇多、卫生差的地区，更不要去传染病流行的地区。

准妈妈在坐车、搭飞机时一定要系好安全带。要先了解一下最近的洗手间在哪里，因为准妈妈容易尿频，而且憋尿对准妈妈不利。最好能每小时起身活动 10 分钟。不要搭坐摩托车或快艇，登山时要注意安全，不要损耗太多体力，一切都要量力而行。

运动量不要太大或太刺激。运动量太大会使准妈妈体力损耗过多，容易导致流产、早产或破水。准妈妈不宜参与太刺激或危险性高的活动，如云霄飞车、海盗船、自由落体、高空弹跳、冲浪、滑水等。

5 双胞胎孕妇注意事项

孕妇怀双胞胎或多胎后，母体处于超负荷状态，若不合理调节，就会在妊娠、分娩和产后的不同阶段发生各种异常情况。因此，怀双胞胎的孕妇要特别注意以下事项：

预防双胞胎出现意外

★ 双胞胎孕妇应加强营养，以免发生贫血。通过加强营养，摄入足够的蛋白质、维生素，并加服铁剂、叶酸，以保证母婴的健康。

★ 双胞胎孕妇在妊娠晚期容易发生急性羊水过多、胎膜早破、早产、胎儿过小等情况，死亡率也较高。对此，应在医生的指导下加强预防。

★ 双胞胎孕妇容易合并妊娠期高血压疾病、仰卧位低血压综合征及胎儿生长受限等，应增加就诊的频率，请医生经常检查。

★ 由于子宫过度伸展，胎盘过大，有时容易形成胎盘前置或低置，发生产前出血，也可因产后子宫收缩不良引起产后大出血，应特别注意。

★ 如果第一个胎儿是臀位，第二个胎儿是头位，羊膜破后，分娩时可发生两胎头交锁，导致难产。

★ 预防早产。由于两个胎儿在子宫内同时生长，常导致子宫过度膨胀，如果并发羊水过多，子宫的肌张力就更大，往往难以维持到足月而提前分娩。妊娠 28~37 周，尤其是 34 周后，卧床姿势最好采取左侧卧，不宜取坐位、半坐位及平卧位。若出现先兆流产征兆，则应及时住院接受治疗。

预防双胞胎分娩并发症

对双胞胎孕妇采取保健措施后，一般均能使孕期延长到 37 周左右。这时胎儿各方面都已发育成熟，基本上具备了存活能力，以后随着胎龄的增长，胎儿不断增大，母体子宫肌肉长期处于高张力状态，如果缺乏充分的准备，突然进入分娩期，就容易发生宫缩无力、产程延长、胎膜早破、胎盘早期剥离、脐带脱垂、胎位异常、产后流血、产褥期感染等严重并发症。应对孕妇分娩并发症的措施有以下几种：

★ 当妊娠已近 37 周时，可停止保胎，入院待产，以便请医生帮助分娩。

★ 孕妇应保证充足的休息。

★ 医生可进行人工破膜，为发动宫缩打下良好的基础。对做了人工破膜的产妇，医生可在产程中适当给予静脉滴注低浓度催产素，以调解产力，防止子宫破裂、脐带脱垂和胎盘早期剥离。

★ 分娩以后，适当合理地应用一些子宫收缩剂和抗生素，有利于预防产后出血及产褥期感染。

（孕25~28周）
孕七月营养饮食指导

1 孕晚期膳食原则

妊娠晚期，孕妇的食欲继续增强，胎儿的发育很快，所以营养一定要跟上。在饮食上，要增加富含蛋白质的豆制品，如豆腐和豆浆等。多食用海产品，如海带、紫菜等，多食用动物内脏和坚果类食品。注意控制盐分和水分的摄入量。

怀孕第七个月：胎儿发育仍比较快，皮肤与生殖器的发育处在重要阶段，孕妇体内钙的水平较低，有可能出现抽筋，循环血量增多。此时，在保证全面营养的同时，着重补充钙与维生素E，应多吃大豆、牛奶、猪排骨汤、胡萝卜、玉米等食品。

怀孕第八个月：胎儿发育仍较快，对营养需求量较大。应继续保证全面营养，多吃豆制品等，同时应限制对食盐的摄入。

怀孕第九个月：在保证全面营养的同时，要限制钠的摄入，增加铁及维生素K的摄入，为分娩做好准备。

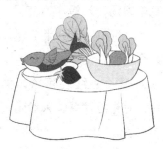

怀孕第十个月：胎儿即将出世，母体即将放下重负。应多吃富含维生素K、维生素C、铁的食物，如牛奶、紫菜、猪排骨、菠菜、豆制品、胡萝卜、鸡蛋等。

2 孕晚期准妈妈日常饮食要点

添加零食和夜餐

孕晚期除正餐外，准妈妈要添加零食和夜餐，如牛奶、饼干、核桃仁、水果等食品，夜餐应选择容易消化的食品。

摄入充足的维生素

孕晚期需要充足的水溶性维生素，尤其是维生素 B_1。如果准妈妈缺乏维生素 B_1，就容易引起呕吐、倦怠，并在分娩时子宫收缩乏力，导致产程延缓。

忌食过咸过甜或油腻食物

过咸的食物可引起或加重水肿；过甜或过于油腻的食物可致肥胖。孕妇食用的菜和汤中一定要少加盐，并且注意限制摄入含盐分较多的食品。

忌食刺激性食物

刺激性食物包括浓茶、咖啡、酒及辛辣调味品等。特别是怀孕7个月以后，这些刺激性食物易导致大便干燥，会出现或加重痔疮。

❸ 孕妈咪七月饮食指导

孕七月的胎儿生长速度依然较快，准妈妈要多为腹中的宝宝补充营养。在保证营养供应的前提下，坚持低盐、低糖、低脂饮食，以免出现妊娠期糖尿病、妊娠期高血压疾病、下肢水肿等现象。

孕七月准妈妈对蛋白质的摄入量每天应增加25克。平均每天主食（谷类）400~450克，植物油25克左右，总脂肪量60克左右。准妈妈还要注意维生素、铁、钙、钠、镁、铜、锌、硒等营养素的摄入，进食足量的蔬菜水果。

❹ 适合孕七月的食物

孕七月应多吃富含钙质、铁质、维生素E的食物。孕七月，胎儿生长速度较快，脑组织快速增殖，皮肤与生殖器的发育处在重要阶段，需要丰富的营养。准妈妈要注意保证全面营养，尤其是钙质、铁质、维生素E含量丰富的食物更应多吃，如大豆、牛奶、猪排骨汤、胡萝卜、玉米等。

孕七月应采取低盐、低糖、低脂饮食。准妈妈孕七月容易出现妊娠期糖尿病、妊娠期高血压疾病、下肢水肿，应坚持低盐、低糖、低脂饮食，以预防上述疾病。

孕七月应多吃利尿、消水肿的食物。准妈妈要多吃冬瓜、萝卜等可以利尿、消水肿、顺气的蔬菜。

孕七月要少吃或不吃难消化或易胀气的食物。准妈妈应少吃或不吃难消化或易胀气的食物，如油炸的糯米糕、白薯、洋葱、土豆等，以免引起腹胀，使血液回流不畅，加重水肿。

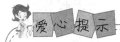

爱心提示

孕七月，准妈妈体内钙的水平较低，有可能出现抽筋的现象，要注意补钙。

❺ 孕妈咪七月健康食谱

孕七月准妈妈一天食谱参考：

★ 早餐：花生米粥1碗，肉包1个，煮鸡蛋1个。

★ 加餐：牛奶1杯，腰果几枚。

★ 午餐：炒木耳卷心菜，砂仁炖鲫鱼，韭菜炒虾仁，当归生姜羊肉汤，米饭150克。

★ 加餐：橘子汁1杯，香蕉2个。

★ 晚餐：红烧带鱼，糖醋藕片，海米炝芹菜，人参粥，馒头100克。

清汤平菇

原料 平菇250克，青菜心50克，冬笋50克，精盐、鸡汤、绍酒各适量。

制作 ① 平菇洗净，切成片，入沸水锅中略烫，捞出，沥去水分。青菜心洗净，一切为二，用开水烫一下。冬笋去皮洗净，切片。

② 锅置旺火上，倒入鸡汤、绍酒、精盐，下入平菇、笋片、菜心，煮沸5分钟左右，撇去浮沫，倒入汤碗即成。

功效 降低血压，降低胆固醇，减肥。

花生米粥

原料 花生米、粳米、冰糖各100克。

制作 ① 将花生米用清水浸泡5~6小时，换水洗净。粳米淘洗干净。

② 锅置火上，放入适量清水、粳米，先用旺火烧沸，加入花生米，转用文火煮至粥成，用冰糖调味，即可食用。

特点 甜香黏稠。

功效 养血补血，补脾止血，滋补润肺。

糖醋藕片

原料 莲藕500克，花生油30克，白糖35克，香油、料酒、米醋、精盐、花椒、葱花各适量。

制作 ① 将莲藕去节、去皮，粗节一剖两半，切成薄片，用清水漂洗干净。

② 净锅置火上，放入花生油，烧至七成热，投入花椒，炸香后捞出，再下葱花略煸，倒入藕片翻炒，加入料酒、精盐、白糖、米醋，翻炒均匀，待藕片熟后，淋入香油即成。

特点 脆嫩爽口，酸甜适中。

功效 此菜含有丰富的碳水化合物、维生素C及钙、磷、铁等营养素。莲藕是传统止血药物，有止血、止泻的功效，孕妇食用，有利保胎，防止流产。

人参粥

原料 粳米100克，人参末3克，冰糖少许。

制作 将粳米淘洗干净，下入锅中加水、人参末煮成粥。喜甜者可加入冰糖，早晚空腹服。

特点 甜香黏稠。

功效 人参大补元气，益补气血。怀孕妇女食用此粥，可以防止妊娠血虚导致的小腹痛（按之痛减）、面色萎黄、头晕心悸等。

砂仁蒸鲫鱼

原料 鲫鱼1条(约500克),砂仁5克,姜、葱、精盐、淀粉、料酒、花生油、香油各适量。

制作 ① 将砂仁洗净,捣碎。姜、葱洗净,切成丝。鲫鱼去鳞、鳃及内脏,洗净,抹干放入鱼盘内,将精盐、淀粉、料酒拌匀涂匀鱼身,砂仁放在鱼腹内及鱼身上。

② 把鱼盘放入蒸笼中,蒸约15分钟,至熟,取出。

③ 炒锅内下入花生油,烧热,下入姜丝及葱丝爆香,放在鱼上,淋少许香油,即可趁热进食。

特点 鱼肉鲜嫩,味清香。

功效 此菜营养丰富,含有优质蛋白质。鲫鱼可改善食欲不振、脾胃虚弱、反胃等症状,砂仁能治疗消化不良、食欲不振、胎动不安、呕吐等症。砂仁蒸鲫鱼可减轻孕妇的呕吐反应,并能促进食欲,更有安胎的作用。

红烧带鱼

原料 鲜带鱼500克,料酒、酱油、精盐、葱段、姜片、白糖、花生油、面粉各适量。

制作 ① 将带鱼去鳃、鳍、内脏,洗净,斩段。

② 锅中放入花生油,烧热,将带鱼段裹上面粉下入锅内煎至

海米炝芹菜

原料 嫩芹菜300克,海米20克,精盐、料酒、花椒、生姜、花生油各适量。

制作 ① 将海米用温水泡好。生姜去皮洗净,切细丝。芹菜去根和叶洗干净,切成3厘米长的段,放入开水中余一下,捞出控净水分,装入盘内。趁热撒上海米、姜丝,放入精盐、料酒拌匀。

② 锅中倒入花生油,放入花椒,炸出香味,捞出花椒,将油倒在芹菜上,调拌均匀,用盘子扣好,稍闷片刻即成。

特点 色泽红绿相间,清脆爽口。

功效 此菜含有蛋白质、钙、磷、铁及纤维素、维生素A和维生素C等,孕妇食用,既可滋补,又可润肠。

金黄色,再加适量水、精盐、料酒、酱油、糖、葱、姜,烧至汤汁浓稠,带鱼已熟烂入味时即可。

特点 鱼肉鲜嫩,鲜香适口,不腥不涩。

功效 带鱼含蛋白质、脂肪、钙、磷、铁、碘、维生素A、维生素B_1、维生素B_2等成分,它丰富的油脂中还含有多种不饱和脂肪酸。因此带鱼可补气暖胃,补虚泽肤,孕妇常食不仅使皮肤滑润光泽,还有利于胎儿生长发育。

炒木耳卷心菜

🔪 **原料** 水发木耳 50 克，卷心菜 300 克，葱、生姜、精盐、酱油、花生油、醋、白糖、湿淀粉、香油各适量。

🍴 **制作** ① 将木耳择洗干净，挤去水分，撕成小片。卷心菜洗净去老叶，撕成小片，沥干水分。葱、生姜洗净，切成丝。

② 炒锅放入花生油，烧至七成热，下入葱、生姜丝爆锅，放入卷心菜、木耳煸炒，加酱油、精盐、白糖，烧滚后用湿淀粉勾芡，加醋，淋上香油，即起锅装盘。

🍚 **特点** 清淡，酸甜，爽口。

🍄 **功效** 卷心菜含有蛋白质、碳水化合物及多种矿物质。此菜适宜于孕妇食用，具有益肾、填髓、健脑的作用。

扒烧蹄筋

🔪 **原料** 水发猪蹄筋 30 根，水发香菇 50 克，冬笋片 50 克，熟火腿肉 50 克，青菜心 8 棵，鲜汤 250 毫升，植物油、葱、生姜片、黄酒、虾仁、精盐、湿淀粉各适量。

🍴 **制作** ① 发好的猪蹄筋洗净切段，放入碗中。碗中加入葱、生姜片、黄酒、鲜汤，上笼蒸 10

当归生姜羊肉汤

🔪 **原料** 羊肉 650 克，当归、生姜片各 20 克，盐、料酒、酱油各适量。

🍴 **制作** ① 将羊肉洗净，除去筋膜，放入沸水锅内，焯去血水后，过清水洗净，斩成小块。生姜切成薄片。当归洗净，切成片。

② 将瓦煲洗净，加入清水适量，置于火上，用旺火煮沸，加入当归片、羊肉块、料酒，煲加盖，用文火煲 3~4 小时后，再调入盐调味，即可食用。

🍚 **特点** 羊肉软烂，汤清。

🍄 **功效** 补气养血，温中暖肾。

分钟，取出滤取汤汁。熟火腿切片。

② 青菜心洗净，切去菜叶，沸水中略焯。炒锅上火，放油烧热，下青菜心略煸后取出。

③ 锅内加汤汁、水发香菇、冬笋片、熟火腿肉片、猪蹄筋、虾仁、精盐，烧沸后放青菜心，沸后用湿淀粉勾芡即成。

🍚 **特点** 软烂可口。

🍄 **功效** 富含胶原蛋白，可提高皮肤弹性，预防妊娠纹。

鳗鱼饭

原料 鳗鱼150克,笋片50克,青菜100克,米饭100克,精盐、料酒、酱油、糖、高汤各适量。

制作 ① 鳗鱼中放入精盐、料酒、酱油等调味品,腌制片刻。

② 开烤炉,温度调至180℃。将腌制好的鳗鱼放入烤盘,烤熟。

③ 将笋片、青菜放入油锅中稍翻炒,加入鳗鱼,放入高汤、酱油、糖等调味,至水收干后出锅,将做好的鳗鱼浇在饭上即可。

特点 鲜香可口。

功效 鳗鱼含有丰富的蛋白质、钙、磷、维生素等营养成分,且含有较多的不饱和脂肪酸,尤其含有对胎儿大脑发育极为有利的DHA,适合准妈妈孕晚期食用。

6 准妈妈食用西红柿须知

西红柿富含维生素C、胡萝卜素、矿物质等,不仅价廉物美,酸甜可口,还可美容养颜。吃西红柿可使皮肤色素沉着减退,还可用于治疗蝴蝶斑。

要选择个大、圆润、丰满、外观漂亮的西红柿。准妈妈在选购西红柿时,要选择个大、圆润、丰满、外观漂亮的,不要吃长有赘生物的西红柿。

不吃未成熟的西红柿。因为青色的西红柿含有大量的有毒番茄碱,孕妇食用后,会出现恶心、呕吐、全身乏力等中毒症状,对胎儿的发育有害。

不要空腹吃西红柿。西红柿含有大量胶质、果质、柿胶粉、可溶性收敛剂等成分,这些物质容易与胃酸起化学反应,生成不易溶解的块状物,阻塞胃出口,引起腹痛。

7 准妈妈切莫吃得过多

整个孕期,孕妇体重应增加10~15千克,食量比平时增加10%~20%。然而很多准妈妈生怕孕期营养不够,猛吃猛喝。专家提醒,如果吃得过多,体形过胖,反而不利于孕妇和胎儿的健康,营养并非越多越好。

据了解,现在准妈妈和家属大多怀有一种在怀孕期要多吃多补的心理。很多准妈妈都认为,只要是对胎儿有帮助的东西,不论多贵,只要经济上能承受,她们都会买来吃,蛋白粉、叶酸、鱼肝油、铁、锌和钙等滋养补品统统买来,而且不少购买的全是进口、知名品牌,而且一天吃上好几顿。

专家指出,孕妇食物应多种多样,均衡营养。如果准妈妈吃得太多太好,运动太少,就会造成摄入和消耗不均衡,导致超重。

准妈妈超重带来的后果是不可轻视的,不仅在孕期容易导致孕妇并发症,不利于胎儿成长,在分娩时也会有困难,产后难以恢复体形。超重的准妈妈应及时咨询营养医生,调整饮食结构,合理调配营养。

大多数准妈妈都是健康的，她们只需在医生的指导下补充所需的食物和营养即可。而对那些身体欠佳的准妈妈来说，也不要盲目乱补，应在医生指导下缺什么补什么。

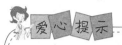

爱心提示

药补不如食补，食补不如心补，每天都怀有一份健康、愉快的心情，相信自己会拥有一个活泼可爱的宝宝，这才是最有效的。

⑧ 孕妇如何选择饮料

水是生命之源，也是六大营养素之一，可通过从饮料或食物中补充水分。

开水经过煮沸消毒后清洁卫生，饮用开水是孕妇补充水分的主要方法。孕妇不要喝生水，以防腹泻或感染其他疾病。咖啡和浓茶具有较强的兴奋性，应该少喝。矿泉水中含有许多矿物质，可以经常饮用。市场供应的许多饮料含糖分高，不宜多饮。夏天吃西瓜既可补充水，又可补充一些矿物质，还可消暑解热。

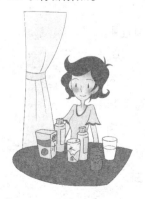

医师指导

孕妇不论喝什么饮料，均不宜冰镇时间过长，太冷的饮料对消化道有刺激作用，会使胃肠血管痉挛、缺血，以致胃痛、腹胀、消化不良等。

⑨ 孕妇不宜用饮料代替白开水

有些孕妇常用饮料代替开水喝，并且认为这样做既能解渴，又能增加营养。其实这种认识是错误的。

研究证明，白开水是补充人体水分的最好物质，它有利于人体吸收，且极少有副作用。各种果汁、饮料都含有较多的糖及其他添加剂，含有大量的电解质。这些物质能较长时间在胃里停留，会对胃产生许多不良刺激，不仅直接影响消化和食欲，而且会增加肾脏过滤的负担，影响肾功能。摄入过多糖分还容易引起肥胖。因此，孕妇不宜用饮料代替白开水。

⑩ 孕妇不宜大量饮用含咖啡因的饮料

研究表明，过量的咖啡因对孕妇和胎儿有着很大的危害。如果孕妇过量饮用咖啡或其他含咖啡因的饮料，胎儿就会直接受到咖啡因的不良影响；咖啡因还可随乳汁分泌，而影响依赖母乳的婴幼儿健康。

专家认为，每天喝8杯以上咖啡或其他含咖啡因饮料的孕妇，她们生下的婴儿没有正常婴儿活泼，肌肉发育也不够健壮。这就是饮料中咖啡因强烈刺激作用的结果。孕妇如果嗜好咖啡，还会影响胎儿的骨骼发育，诱发胎儿畸形，甚至会导致死胎。

茶叶中含有2%~5%的咖啡因，如果每日喝5杯浓茶，就相当于服用0.3~0.35毫克咖啡因。咖啡因具有兴奋作用，会刺激增加胎动，甚至危害胎儿的生长发育。有关专家已经证实，孕妇若每天饮5杯浓红茶，就可能使新生儿体重减轻。

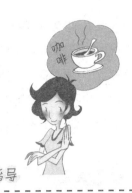

医师指导

孕妇在妊娠期间最好停止饮用咖啡和其他含咖啡因的饮料，多到室外呼吸新鲜空气，多摄入高蛋白食物，做做轻松的体操，这样也可以起到提神醒脑的作用。

⑪ 患妊娠期高血压疾病的孕妇饮食调养

患妊娠期高血压疾病的孕妇宜多吃芹菜。芹菜纤维较粗，香味浓郁，富含芫荽苷、胡萝卜素、维生素C、烟酸、甘露醇以及粗纤维素等。芹菜有镇静降压、醒脑利尿、清热凉血、润肺止咳等功效。常吃芹菜对于妊娠期高血压疾病、妊娠水肿、缺铁性贫血及肝脏疾患的疗效比较显著。

取芹菜连根120克，洗净切碎，加粳米200克，同煮成降压芹菜粥，分早、晚顿服，尤其适宜于有肝阳上亢、头痛眩晕、面红口苦、心烦易怒、大便秘结、小便短赤、舌红苔黄者。

患妊娠期高血压疾病的孕妇宜多吃鱼。鱼富含优质蛋白质与脂肪，其所含的不饱和脂肪酸比任何食物都多。不饱和脂肪酸是抗氧化的物质，它可降低血中的胆固醇和甘油三酯，抑制血小板凝集，从而有效地防止全身小动脉硬化及血栓的形成。所以，鱼是孕妇防治妊娠期高血压疾病的理想食品。

患妊娠期高血压疾病的孕妇宜多吃鸭肉。鸭肉性平和而不热，脂肪高而不腻。它富含蛋白质、脂肪、铁、钾、糖等多种营养素，有清热凉血、祛病健身的功效。不同品种的鸭肉，食疗作用也不同。其中，纯白鸭肉可清热凉血，妊娠期高血压疾病患者宜常食。研究表明，鸭肉中的脂肪不同于黄油或猪油，其化学成分近似橄榄油，有降低胆固醇的作用，对防治妊娠期高血压疾病有益。

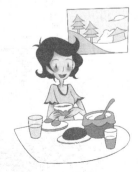

⑫ 吃黄鳝可防治妊娠期高血压疾病和糖尿病

每 100 克鳝鱼肉中含蛋白质 18.8 克、脂肪 0.9 克、磷 150 毫克、钙 380 毫克、铁 16 毫克、维生素 A 428 国际单位，还含有黄鳝素 A、黄鳝素 B 及维生素 B_1 等。鳝鱼是高蛋白、低脂肪食品，能补中益气，治虚疗损，是身体羸弱、营养不良者的理想滋补品。孕妇吃黄鳝可防治妊娠期高血压疾病和糖尿病。

需要注意的是，黄鳝一旦死亡，就和蟹与鳖一样，体内细菌大量繁殖并产生毒素，故以食用鲜活黄鳝为佳。

⑬ 巧做低盐食物对抗孕期水肿

准妈妈在妊娠中晚期常出现水肿，这不仅加重了怀孕的辛苦，还容易发生妊娠期高血压疾病。为了对抗水肿，准妈妈需要限制饮食中的盐分。可是盐为百味之首，怎样在少盐的情况下烹制出美食呢？可借助甜、酸来调剂食物味道，或充分发挥食材本身的鲜香。这里为准妈妈推荐几款用甜味和酸味来调剂的美食：

番茄炖牛肉：番茄中含有的有机酸不仅可以调剂低盐对食物口味的影响，还有助于让纤维粗大的牛肉变得软烂易熟。准妈妈每餐进食 1 克食盐，全天不超过 3 克，即可满足孕妇水肿时对低盐饮食的要求。

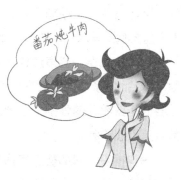

醋烹翅中：醋烹能让餐桌上荡漾着诱人的醋香，可弥补低盐使食物味道不足的缺憾，同样适用于其他食材的烹制。

酸辣冬瓜汤：夏天孕妈咪胃口较差，低盐酸辣冬瓜汤兼有消暑开胃、补水利水的功效，是孕妈咪的理想选择。

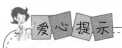
爱心提示

所谓忌盐饮食，是指每天摄入氯化钠不得超过 3~5 克。

（孕 25~28 周）
孕七月产前检查

① 孕晚期应做的检查

孕 28 周以后为妊娠晚期，这期间，孕 36 周前要每两周做一次产前检查，孕 36 周后每周做一次产前检查。

一般检查：通过一般检查，了解准妈妈的妊娠时间，有无不适症状，有无慢性疾病史、遗传史、早产、流产、宫外孕、胎盘早剥、前置胎盘史等，测血压、数脉搏、听心肺等，检查有无贫血，检查下肢有无水肿。通过心电图检查孕妇的心脏功能。

孕 28 周后，准妈妈体重每周增长约 350 克。如果连续数周不增，表明宝宝生长发育缓慢，可能是孕妈咪的不良饮食习惯造成；如果体重增长过快，可能存在妊娠期糖尿病、妊娠期高血压疾病或羊水急性增多等情况。

超声波检查：超声波检查可以帮助了解胎位，了解胎儿发育是否正常，必要时了解胎儿的性别。前置胎盘也需用超声波诊断。

妇科检查：腹部检查包括测量腹围和宫高、检查胎位和胎心、了解胎头是否入骨盆、估计胎儿大小等。通过骨盆测量了解骨盆的大小，以便准确估计能否自然分娩，是否需要剖宫产，以便医生和孕妇都能心中有数。

借助阴道检查了解产道有无异常。通过肛门检查，了解骨盆有无异常，包括坐骨棘、尾骨等。

实验室检查：包括血常规、尿常规、大便常规、妊娠糖尿病筛查等。

糖尿病筛查：随着妊娠月份的增大，孕妇体内及胎盘分泌的激素有对抗胰岛素的作用，造成胰岛素功能相对不足，所以妊娠期有可能发生糖尿病，容易影响胎儿的发育，最直接的危害是导致胎儿过大，造成难产。如果孕妇以前未患过糖尿病，孕期发生糖尿病的概率是 5%。

目前通用的方法为 75 克口服葡萄糖耐量试验 (oral glucose tolerance test, OGTT)，75 克 OGTT 应在妊娠 24~28 周时做，方法为禁食 8 小时以上，将葡萄糖粉 75 克溶于 300 毫升水中，5 分钟内服完，分别抽取服糖前 1 小时、服糖后 1 小时和 2 小时的静脉血测定血糖值，服糖前及服糖后 1 小时、2 小时的血糖正常值应分别低于 5.1，10.0，8.5 微摩尔 / 升 (92，180，153 毫克 / 分升)。任何一项血糖值达到或超过上述标准即诊断为妊娠期糖尿病。

② 通过 B 超筛查胎儿畸形

B 超检查的项目包括胎盘位置、胎盘成熟度、胎儿位置、胎儿双顶径、胎儿头围、胎儿腹围、胎儿股骨长、胎心率、胎儿中枢神经、颜面、唇、心脏、胃、肾、膀胱、四肢、脐动脉血流、羊水指数、胎儿是否脐带绕颈等。

孕晚期通过B超检查可了解胎位、羊水量、胎盘位置和功能。一般来说，孕妇整个孕期至少需要做3~4次超声检查，主要是孕12周左右、孕22周左右筛查胎儿畸形，孕晚期了解胎位、胎盘位置、羊水量、胎盘功能等。当医生发现胎儿可能存在异常情况时，随时要做超声检查。

重度子痫患者每1~2周做1次B超检查，以便了解胎儿的发育情况。羊水减少时，医生随时要了解羊水的消长情况，以便决定什么时候终止妊娠。

③ 教你读懂孕期B超检查单

超声检查报告单包括胎囊、胎头、胎心、胎动、胎盘、脐带、股骨、脊柱等指标。

胎囊：胎囊在孕早期可见。胎囊位置在子宫宫底、前壁、后壁、上部、中部都属正常；形态圆形、椭圆形、清晰为正常；如胎囊为不规则形、模糊，且在下部，伴有腹痛或阴道流血时，可能要流产。

胎头：胎头轮廓完整属于正常情况，胎头轮廓缺损、变形为异常，脑中线无移位和无脑积水为正常。BPD代表胎头双顶径，是指胎儿头顶横向最宽的距离，怀孕到足月时应达到或超过9.3厘米。按一般规律，在怀孕5个月后基本与怀孕月份相符，也就是说，妊娠28周时BPD约为7.0厘米，孕32周时约为8.0厘米，以此类推。孕8个月后平均每周增长约0.2厘米为正常。

胎动与胎心：有胎动、胎动强属于正常情况，无胎动、胎动弱可能表明胎儿在睡眠中，也可能为异常情况，要结合其他项目综合分析。有胎心、胎心强为正常，无胎心、胎心弱为异常。胎心频率正常为每分钟120~160次。

胎盘与脐带：通过B超检查胎盘在子宫壁的位置；胎盘的正常厚度应在2.5~5厘米之间；钙化报告单上分为三级，Ⅰ级为胎盘成熟的早期阶段，回声均匀，在怀孕30~32周可见到此种变化；Ⅱ级表示胎盘接近成熟；Ⅲ级提示胎盘已经成熟。

越接近足月，胎盘越成熟，回声越不均匀。在正常情况下，脐带应漂浮在羊水中，如果在胎儿颈部见到脐带血液信号，就可能为脐带绕颈。

羊水：羊水指数在8~18厘米之间为正常，超过20厘米为羊水过多，小于8厘米为羊水过少。

脊椎：胎儿脊柱连续为正常，缺损为异常，可能存在脊柱畸形。

股骨长度与双顶径：股骨长度是胎儿大腿骨的长度，它的正常值与相应的怀孕月份的胎头双顶径值差2~3厘米，比如说胎头双顶径为9.3厘米，股骨长度应为7.3厘米；胎头双顶径为8.9厘米，股骨长度应为6.9厘米。

（孕 25~28 周）
孕七月不适与疾病用药

❶ 孕晚期会出现的异常情况

阴道流血：一旦出现阴道流血，要警惕前置胎盘和胎盘早剥，应立即去医院就诊。

阴道流水：临产前发生胎膜破裂，称胎膜早破，表现为阴道流水。胎膜破裂后，胎儿就失去了完整的羊膜保护，受感染的机会较多，同时脐带也容易脱垂，会造成胎儿死亡。因此，一旦出现阴道流水的情况，要立即去医院检查。

面部和四肢浮肿现象迅速加重：当孕妇发生妊娠期高血压疾病时，就会出现浮肿。严重者因水肿一周内体重会增加 500 克以上。如属此

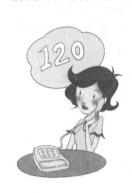

病，胎盘血管会发生痉挛，易造成胎儿血液和营养供应不良，严重时胎儿血供可减少 2/3，胎儿发育会明显迟缓，出生时常属低体重儿。

胎动过多或过少：如胎儿缺氧、胎盘功能不佳，都易造成胎动过多或过少，胎动消失意味胎儿已经濒临死亡或已经死亡。

对于上述几种异常情况，一定要引起重视，及早就医。

❷ 妊娠纹

妊娠纹是疤痕的一种，形成的原因主要有两个：

★ 一是怀孕时，肾上腺分泌的类皮质醇（一种荷尔蒙）数量会增加，使皮肤的表皮细胞和纤维母细胞活性降低，以致真皮中细细小小的纤维出现断裂，从而产生妊娠纹。

★ 二是怀孕中后期，胎儿生长速度加快，或是孕妇体重短时间内增加太快等，肚皮来不及撑开，都会

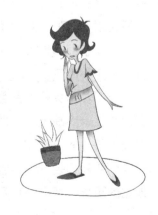

造成皮肤真皮内的纤维断裂，从而产生妊娠纹。

妊娠纹常出现在肚皮、大腿、臀部和乳房等部位，皮肤表面出现看起来皱皱的细长型痕迹，这些痕迹最初为红色，微微凸起，慢慢地，颜色会由红色转为紫色，而产后再转为银白色，形成凹陷的疤痕。

妊娠纹一旦产生，将会终生存在。避免体重突然增加，适当的运动与按摩，是避免妊娠纹产生最有效的方法。

❸ 减轻妊娠斑和妊娠纹的方法

注意以下几个方面会对减轻妊娠斑和妊娠纹有所帮助：

★ 怀孕前应注意皮肤护理和体育运动，如果皮肤具有良好的弹性，将有利于承受孕期的变化。

★ 怀孕期间应避免体重增加过多，一般不要超过 10~15 千克。

★ 沐浴时，坚持用冷水和热水交替冲洗相应部位，促进局部血液循环。

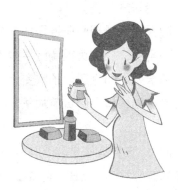

沐浴后，在可能发生妊娠纹的部位涂上滋润霜。

★ 可选用对皮肤刺激少的护肤品，避免浓妆艳抹。

★ 日光的照射会使妊娠斑加重，因此孕期应注意避免日光的直射。

❹ 准妈妈腹部过分下垂可用托腹带

使用托腹带的原因

随着怀孕月份的增加，准妈妈腹部逐渐增大，如果腹肌较紧，腹部无明显下垂，就不需要使用托腹带。但如果出现特殊状况，如巨大儿、羊水过多、双胎或身材矮小等，就会导致腹肌过于松弛，形成悬垂腹，身体重心明显前移，脊柱负担过大，造成准妈妈活动不便或增加疲劳感，就需要使用托腹带托起下垂的腹部，同时这种支撑也有利于下肢血液循环通畅，减少或减轻下肢浮肿与下肢静脉曲张。

使用托腹带的注意事项

★ 用托腹带的部位应稍低一点，将下垂的腹部向上兜起，发挥支撑作用。

★ 松紧要适度，太松不起作用，太紧会妨碍孕妇的呼吸与消化功能，而且对胎儿发育极为不利。

★ 托腹带的布料要选用柔软的纯棉制品。有些孕妇为保持体形美观，盲目选用面料很差的托腹带将腹部束起来，这种做法很不科学。

⑤ 仰卧位低血压综合征的防治

仰卧时，增大的子宫会压迫下肢静脉，使下肢静脉血液回流受阻，容易引起下肢及外阴部水肿、静脉曲张；由于回心血量减少，造成全身器官供血量减少，从而引起胸闷、头晕、恶心、呕吐、血压下降，医学上称为仰卧位低血压综合征。

为避免仰卧位低血压综合征，孕妇睡觉时应取左侧卧位，不要长时间仰卧或右侧卧，这样才有利母子健康。

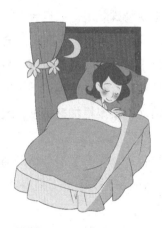

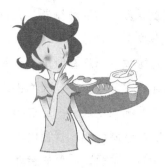

孕期胃部烧灼的对策

★ 按时进食：吃好每一顿正餐，不要让胃空着。

★ 少食多餐：少食多餐是防止胃烧灼痛的好办法。包括下午茶和夜宵在内，一天可进食 4~5 次。

★ 拒绝刺激性食物：忌吃过酸的食物、味道浓烈的食物和碳酸饮料。这些食物和饮料会刺激胃酸分泌，加重胃灼痛。

★ 就医指征：如果胃部疼痛同时伴有恶心、呕吐，更典型的症状是随后疼痛转至右下腹，要小心是否发生了急性阑尾炎。如果胃部烧灼痛的同时，伴有恶心和发烧，并且进食后疼痛加重，就应及时就医。

⑥ 准妈妈胃部烧灼怎么办

孕期胃部烧灼的发生原因

准妈妈在孕期常有胃部胀气和饱满感，有的准妈妈还经常出现胃部烧灼或返酸水。胃部烧灼痛是因为怀孕后内分泌改变，受孕激素影响，平滑肌张力降低，胃贲门括约肌松弛，胃酸容易逆流至食管下部，从而产生胃烧灼感。

⑦ 准妈妈心悸怎么办

孕期心悸的发生原因

妇女在妊娠期间血量增加，将血液送往全身，心脏负担就比平常大得多。随着妊娠的进展，子宫变大，压迫心脏和肺，使心脏负荷加重，心率增快。

此外，在伴有眩晕和浮肿的同时，可能患有心脏病、贫血、高血压等病，也可能引起心悸。因此，平时毫不费力的动作也会引起心悸，呼吸急促，大口喘气，有时还会出现心律不齐。

孕期心悸的预防措施

为避免发生心悸和呼吸困难，孕妇不要勉强去干费力的活，上下楼梯要慢走，如在走路中发生心悸和呼吸困难，要站立或坐下休息。平时要多卧床休息。

准妈妈饮食应以高蛋白、高维生素、低脂肪及低盐为宜，孕晚期，每日食盐量不宜超过 5 克。宜多吃些桑葚、松子仁、枸杞子、葡萄等食品。忌食胡椒、辣椒、花椒、肉桂、紫苏、茴香、烧酒、丁香、葱、姜、蒜等辛热香燥之物。要适当控制体重，以免加重心脏负担。

8 准妈妈为什么容易手腕疼

妊娠期腕管综合征

有不少准妈妈在孕期会感到手指肿胀或手腕疼，无法握拳和手持重物，夜里有时会疼醒，其发生率可在 2%~2.5%，这是妊娠期腕管综合征的表现。

妊娠期腕管综合征与怀孕后激素水平的改变及水肿有关。有手指肿胀史、年龄偏大、体力劳动过重、外伤史、风湿性关节炎、颈椎病、全身水肿、妊娠期高血压疾病或糖尿病的孕妇容易发生腕管综合征。

由于怀孕引起的腕管综合征一般预后好，几乎所有患者的症状可以在产后数周消失。如果症状不严重，孕期也不需要治疗，注意休息就可以了。如果疼得厉害，可以局部封闭或用腕部夹板固定等。

狭窄性腱鞘炎

狭窄性腱鞘炎也会引起妊娠期手腕疼，由于大拇指肌肉和肌腱受压引起，水肿可能是诱发原因。狭窄性腱鞘炎常常发生在孕中晚期或产后，产后症状突然加重，劳累会使症状更重，症状一般持续到停止喂奶。治疗方法与妊娠期腕管综合征的治疗方法一样。

9 孕妇不宜忽视某些疼痛

头痛：有些孕妇在怀孕早期会出现头昏、轻度头痛等现象，这是较常见的妊娠反应。若在妊娠后 3 个月突然出现头痛，要警惕子痫的先兆，特别是血压升高和浮肿严重的孕妇尤应注意，应及早就医诊断。

胸痛：孕期胸痛时有发生，好发于肋骨之间，犹如神经痛。此种情况可能是

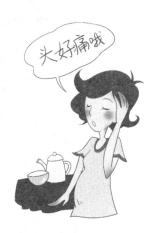

由于孕妇缺钙或膈肌抬高所致。可适当补充一些高钙食物。

腹痛：有些准妈妈下腹两侧经常会有抽痛的感觉，尤其在早晚上下床之际，总会感到一阵抽痛，这种抽痛一般是因为子宫韧带拉扯而引起的抽痛感，并不会对怀孕过程造成危险。

如果下腹感觉到规则的收缩痛，就要怀疑是不是由于子宫收缩引起的，应该尽快到医院就诊，检查是否出现早产。如果的确属于早产前兆，应在子宫口尚未打开前赶快到医院就诊，只要找出早产的原因，还是可以顺利安胎的。如果延误了就诊时机，等到子宫口已开了3厘米以上，想安胎就很难了。

腰背痛：随着怀孕月份的增加，不少孕妇常感到腰背痛。这是为调节身体平衡，孕妇过分挺胸而引起的脊柱痛。一般在晚上及站立过久时疼痛加剧。孕妇可适当减少直立体位，经常变换体位，或适当活动，可改善疼痛。

骨盆区痛：孕晚期，随着子宫的增大，骨盆关节韧带处于被压迫牵拉

状态，常会引起疼痛，稍用力或行走时疼痛会加重。此类疼痛无需治疗，休息后可减轻。

腿痛：孕妇腿痛一般是腿部肌肉痉挛引起的，往往是孕妇缺乏钙质或B族维生素所致。可服用钙片或B族维生素药品，或多吃富含钙和B族维生素的食品。

臂痛：妊娠晚期，当孕妇把胳膊抬高时，往往感到一种异样的手臂疼痛，或有种蚂蚁在手臂上缓慢爬行的感觉。这种情况是因为怀孕以后脊柱神经受到压迫的缘故。孕妇平时应避免做牵拉肩膀的运动和劳动，可减少疼痛，分娩后即可恢复正常。

⑩ 如何进行双胎的孕期监护

双胎属于高危妊娠，需要进行更细致的产前检查和超声监测，建议在孕中期每月至少进行一次产前检查，孕晚期每1~2周产检一次，至少每月进行一次超声检查，评估胎儿生长发育、羊水情况和检测脐带血流情况。

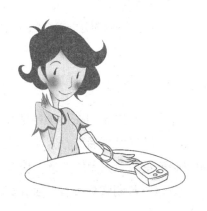

~~~~~（孕 25~28 周）~~~~~
孕七月胎教方案

❶ 准妈妈要经常读绘本给宝宝听

为培养孩子丰富的想象力、创造力，准妈妈可读绘本给孩子听。绘本的内容应有利胎儿健康成长，如颂扬理想、幸福、勇敢、坚强、智慧的童话题材或历史故事。

在读绘本时，准妈妈一定要将感情倾注到故事的情节中去，通过生动的语气和丰富的表情给宝宝讲故事，将书中积极健康的精神传递给孩子。

❷ 准爸妈要经常和腹中的宝宝对话

准爸妈要经常和腹中的宝宝对话，这对宝宝将来建立安全感和健康的人格很有利。每次和宝宝的对话时间不要太长，内容简洁，语调轻松愉快。有的话可以重复讲，比如"宝宝真乖""爸爸在和你说话""听到爸爸的声音了吗"。

❸ 准妈妈要为宝宝进行美感胎教

准妈妈每天都认真梳洗打扮，告诉腹中的宝宝妈妈今天穿的什么漂亮衣服，包括衣服的款式、明快的颜色、舒适的布料、精神的发型、健康的气色等，让宝宝得到美的熏陶。

❹ 准妈妈要多读好书

准妈妈要多读书，可以让大脑充满活力。通过多读好书，可以让准妈妈产生敏捷的思维和丰富的联想，从而对宝宝的大脑发育产生积极的影响。

适合准妈妈读的好书是那些看后使人精神振奋、情绪良好的图书，如名人传记、抒情散文、诗歌、游记、童话故事、美术作品，以及有关孕产育婴保健知识的书刊等。阅读这类图书，有利于准妈妈和宝宝的身心健康。一位哲人说过："读一本好书，就像与一位精神高尚的人谈话。那精辟的见解，深刻的哲理，风趣的谈吐，会使人精神振奋，耳目一新。"

❺ 母亲通过情感调节来促进宝宝的记忆

很多母亲都有这样的体会，刚出生的宝宝哭闹不止时，将宝宝贴近母亲胸口，母亲心跳的声音传到宝宝耳朵里，宝宝就会立即停止哭闹，安静入睡。这是因为胎儿对母亲心跳声有记忆,当听到熟悉的心跳声音时,会产生一种安全感,哭闹立刻停止。

研究表明,胎儿对外界激励行为的感知体验将会长期保留在记忆中直到出生,而且对婴儿将来的智力、能力、个性等有很大影响。由于胎儿在子宫内通过胎盘接受母体供给的营养和母体神经反射传递的信息,使胎儿脑细胞在分化、成熟过程中不断接受调节与训练。因此,孕期母体七情调节与子女记忆形成、才干发展有很大关系。

6 母亲要用爱心带给宝宝美好的初始记忆

一位催眠医学专家在治疗患者的过程中,发现了胎儿期的潜在记忆对人的一生将产生巨大的影响。

有位患者在遭受剧烈不安时,常出现暂时性发热感觉。为查明原因,催眠医学专家将患者引入睡眠状态,于是这位患者回想起胎儿7个月前的情况时,语调平缓,神情自若。当继续讲述其后的情况时,突然嘴角僵硬,浑身颤抖,身体发高烧,露出惊惧的神色。

显而易见,这位患者回忆起了导致他出现这一症状的胎儿时期的体验。医生走访了这位患者的母亲。据患者的母亲说,当她妊娠7个月后曾洗过热水浴,试图堕胎。

在出生前数月内,胎儿的行为渐趋复杂、成熟。这是因为迅速增多的记忆储存促进了自我的形成,并开始引导胎儿行为的发展。

在某一阶段内,人的对立情绪皆起源于记忆,不管这记忆是有意识的,还是无意识的。譬如说,在这名患者的记忆中并未储存不安的发生源,但从其发生源中产生的恐怖并未因此而销声匿迹。因为二十年来,胎儿期的深刻记忆一直潜在支配着患者的行为。

每个人都有自己曾经忘却的记忆,胎儿期的记忆会对人的一生产生着巨大的影响。准妈妈要用自己的爱心带给宝宝美好的初始记忆。

7 准妈妈紧张的人际关系会影响胎儿

调查发现,孕妇紧张的人际关系会对胎儿产生影响,其中夫妻吵架、邻里不和导致的不良心境对胎儿影响较大。孕妇发怒时大声哭叫能引起胎儿的不安和恐惧。孕妇发怒时体内分泌大量去甲肾上腺素,使血压上升,胎盘血管收缩,会引起胎儿缺氧,影响宝宝健康。

8 准妈妈的饮食胎教

宝宝出生后的饮食习惯深受胎教的影响。临床发现,有些宝宝出现食欲不振、吐奶、消化不良、偏食等现象,其母亲怀孕时的饮食状况也不是很好。如果希望日后宝宝能有良好的饮食习惯,就应注意饮食胎教。营养师建议准妈妈要做到三餐定时、定量、定点,最好以天然食物为主。

Part9
怀孕第八个月

孕八月，准妈妈下腹部更加凸出，会感到心慌、憋气、呼吸不畅、腹胀、食欲变差、腰酸背痛等。妊娠纹和黄褐斑也会明显。本章详细讲述了孕八月宝宝的发育状况和准妈妈的身体变化，为准妈妈的生活起居、日常饮食、孕期检查、不适与疾病预防、胎教等方面给予体贴入微的指导。

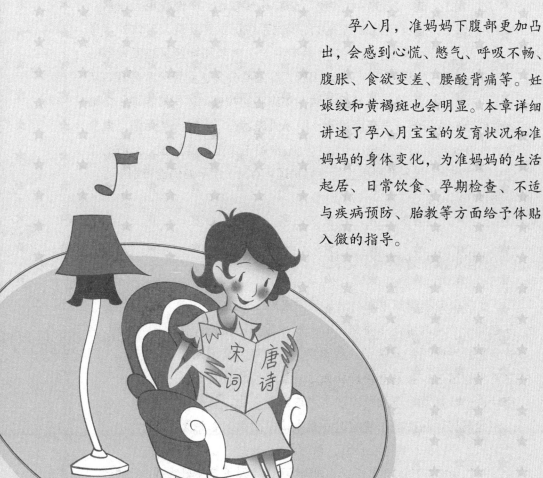

~（孕29~32周）~
怀孕8个月

小宝宝的发育状况

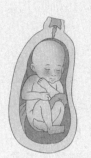

孕32周末，胎儿身长约40厘米，体重约1700克，相当于8个橙子的重量。胎儿主要器官已经基本发育完成，皮肤深红，皮下脂肪逐渐增厚，面部毳毛已脱落，脸部仍然布满皱纹。听觉系统已发育完成，对体外声音有反应，也能对光线有感应。大脑和神经系统发育到一定程度，到孕28周时，脑细胞分裂达到第一个高峰。从孕28周至分娩，胎儿脑细胞的数量、体积显著增长，脑皮质沟回形成得十分显著而迅速。胎儿肌肉发育了，动作更活泼，力量更大，有时会踢母亲腹部。此时胎儿头部朝下才是正常胎位。此时的胎儿生活力尚可，虽然此时出生后好好护理可存活，但孕妇仍需特别小心，预防早产的发生。

准妈妈身体的变化

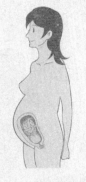

此时孕妇下腹部更加凸出，子宫底高26~29厘米。升高的子宫将内脏向上推挤，心、肺、胃受到压迫，有时会感到呼吸不畅、腹胀、食欲变差。随着子宫增大，血管受到压迫，容易导致静脉曲张、痔疮、腰酸背痛等症状进一步加重。下肢可出现水肿或静脉曲张，钙质摄入不足易导致腿抽筋，晨起时手指发麻。随着血容量逐渐增加，孕妇有时会感到心慌、憋气。

孕妇腹部皮肤的皮下组织出现断裂现象，从而产生妊娠纹。下腹部、乳头四周及外阴部等处的皮肤有黑色素沉淀，皮肤颜色变深，妊娠黄褐斑也会非常明显。

这时期孕妈妈对丈夫和家人更加依赖，丈夫应陪伴其左右，使孕妇更有安全感。

准爸爸的任务

　　孕八月，准妈妈腹部更大，不适明显，准爸爸在家仔细监测准妈妈血压、胎动、胎心，一有异常，及时陪准妈妈就诊。多做分娩前的准备，随时应对可能发生的早产情况。继续进行对话胎教，加深与母子的交流。

准妈妈注意事项

　　从孕八月起，定期产前检查最好改为两周一次，准妈妈平时应多休息，不可过度疲劳，并且控制水分和盐分的摄取量。此外，还应严防流行性感冒，尽量别出远门，适时停止工作，提前为分娩和哺乳多做准备。

准妈妈八月指南

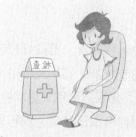

　　开始为生产做准备，练习分娩时的呼吸方法、按摩方法及用力方法。孕八月准妈妈一定要警惕，因为这段时期容易出现早产，应该避免过度疲劳和强烈刺激，并且不要使腹部受压。

（孕 29~32 周）
孕八月生活细安排

① 孕晚期不宜远行

　　怀孕晚期，孕妇生理变化很大，适应环境的能力远不如平时，长时间的车船颠簸会使孕妇难以入睡，精神烦躁，身体疲惫，而且旅途中孕妇免不了要经常受到碰撞、拥挤。车船上空气一般都很污浊，各种致病菌也比其他环境多，很容易使孕妇感染疾病。在这种条件下，孕妇往往容易发生早产、急产等意外。孕妇分娩绝非小事，稍有不慎，将会危及孕妇和胎儿生命。因此，孕妇在怀孕晚期一般不要离家远行。

如果孕妇必须远行，应从以下几方面做准备：

★ 不要临近预产期时才开始动身，最好提前1~2个月动身，以免途中早产。出发前最好随身带些临产用的东西，如纱布、酒精、止血药品等。若有医护人员护送，最为理想。

★ 外出最好乘火车，并购买卧铺票，以便孕妇中途休息，尽量不要乘坐汽车。

★ 应事先考虑目的地的气候条件，带好必要的衣物，以免受凉受寒。

★ 有晕车、晕船现象的孕妇应带上一些防晕车的药物，必要时遵医嘱服用。因为晕车、晕船造成的恶心、呕吐易诱发子宫的收缩，导致早产。

★ 出现腹部阵痛、阴道出血等分娩先兆症状时，应立即报告车船上的工作人员，以便采取紧急救护措施。

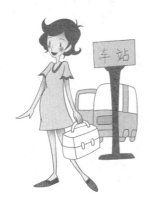

② 孕妇不宜过度肥胖

有些妇女怀孕后食欲特别好，消化能力强，再加上现在生活水平比较高，所以是三天一只鸡，两天一只鸭，体重猛增，那么孕妇是不是越胖越好呢？

妇女怀孕后，体重增加是自然现象。孕期体重增加与怀孕前体重有关，即体重指数（BMI）越大，增重越少；体重指数越小，增重越多。如果孕妇体重过度增加，容易诱发糖尿病、高血压或高脂血症，同时营养过度，脂肪堆积，胎儿往往也长得过大，容易造成难产，使剖宫产的概率增加。如果产妇体重过高，将不利于产后体形恢复。

还有另外一种情况，若在妊娠晚期孕妇体重急剧增加，则可能不是由于脂肪堆积，而是因为出现妊娠水肿。如果水肿同时伴有血压升高，则可能存在严重的病理情况——妊娠期高血压疾病，应该高度警惕，及时诊断和治疗。

③ 孕妇不宜过度消瘦

妊娠前体重指数（BMI）过低，可能导致孕妇分娩小于胎龄儿的风险增加，约为妊娠前体重指数正常孕妇的两倍。如果妊娠期间体重增加过少，会进一步增加分娩小于胎龄儿的风险，可能对胎儿的生长潜力造成影响。

也有研究表明，妊娠前偏瘦的孕妇出现早产的风险较大。所以说，孕前消瘦的孕妇，如果合并妊娠期体重增长过少，可能导致小于胎龄儿、低出生体重儿、早产儿和新生儿窒息的风险增加。因此，孕前应该把体重调整到正常，孕期保持合理增重，这样才会获得良好的妊娠结局。

❹ 准妈妈宜适时停止工作

★ 准妈妈在怀孕期间同样可以做到怀孕工作两不误，但在投入工作的同时，千万别忘了量力而行，适时停止工作。

★ 如果准妈妈的工作环境相对安静清洁，危险性较小，或长期坐在办公室工作，身体状况良好，那么可在预产期的前一周或两周回到家中，静静地等待宝宝的诞生。

★ 如果准妈妈的工作需要长期使用电脑，或在工厂操作间等阴暗嘈杂的环境工作，那么建议准妈妈在怀孕期间调动工作，或选择暂时离开工作岗位，待在家中。

★ 如果准妈妈是饭店服务人员或商场销售人员，或每天工作期间至少需要行走4小时以上，那么建议准妈妈在预产期的前两周半就离开工作岗位回到家中待产。

★ 如果准妈妈的工作量相当大，那么建议提前一个月开始休产假，以免发生意外。

★ 通常妊娠反应在怀孕三个月后自动消失，如果准妈妈的反应一直未见好转，就应尽快到医院咨询医生，以免耽误病情。

★ 在孕晚期，准妈妈可能会感觉到行动特别不便，如果准妈妈的工作不属于体力劳动，工作强度不是很大，那么孕晚期还可以坚持工作，只是要避免上夜班、长期站立、抬重物及颠簸较大的工作。

★ 按照有关规定，育龄妇女可享受不少于158天的产假。怀孕满38周的上班族准妈妈就可在家中休息，为临产做准备。

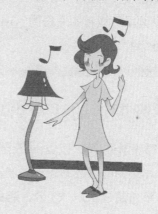

⑤ 孕晚期准妈妈要学会腹式呼吸法

孕晚期，很多准妈妈都会出现呼吸困难或胸闷憋气的感觉。也许医生没有告诉你，怀孕最后3个月，准妈妈应学会腹式呼吸。

孕晚期准妈妈的耗氧量明显增加，而且胎儿生长发育最快，胎儿需要的氧气更多，如果准妈妈练习腹式呼吸，不仅能给胎儿输送新鲜的空气，而且可镇静神经，消除紧张与不适，在分娩或阵痛时还能缓解紧张心理。

腹式呼吸法的具体做法是：先平静心情，并轻轻地告诉胎儿："宝宝，妈妈给你输送新鲜空气来啦。"然后，背部紧靠椅背挺直，全身尽量放松，双手轻轻放在腹部，在脑海里想象胎儿此时正舒服地居住在一间宽敞的大房间里，然后鼻子慢慢地长吸一口气，直到腹部鼓起为止，最后缓慢呼出。每天练习不少于3次。

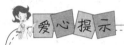

爱心提示

准妈妈腹式呼吸法的练习最好请专业人士指导后再进行，以免做法不得当。

⑥ 孕八月如何运动

怀孕8个月以后的孕妈妈，运动以"慢"为主，因为此时要防止早产。另外，孕晚期的孕妈妈体重增加，身体负担重，运动时一定要特别注意安全，不能过于疲劳。孕妈妈要根据自己的身体状况来选择何种运动，同时在运动中要根据自己的舒适程度及时调整，如果身体感到不适，必须立即停止运动，向医生咨询。

孕妈妈应以休息放松为主，不适宜剧烈运动，胎儿稳定最重要。适合的运动项目包括散步、瑜伽、呼吸练习、坐姿练习、侧卧摆腿、球操、半蹲等。运动频率可以控制在每周4~6次，保持一定的运动量，可以增加血液循环，加强心肺功能。

⑦ 孕晚期运动注意事项

★ 循序渐进，持之以恒，贵在坚持。

★ 学会用心率控制运动强度，运动中心率勿超过150次/分，避免过度运动。

★ 如遇感冒等不适，应减少运动量或暂停运动。

★ 最好在饭后半小时开始运动，不提倡空腹运动。

★ 每餐后运动不少于30分钟。

如果在每餐后 45 分钟内运动，对餐后血糖控制较佳。

★ 运动时应着棉质、透气、易于吸汗的衣服，鞋应舒适。

★ 天气不好时，改为室内运动。

★ 避免猛烈跳跃、弹跳或其他大幅度动作的运动，以免跌倒损伤胎儿。

★ 怀孕期间的生理改变会导致韧带松弛，伸展时须避免过分拉扯肌肉及关节。

8 孕期练瑜伽的好处

★ 有利于缓解孕期的紧张情绪，使孕妇心情愉悦，充满活力。

★ 能够按摩五脏六腑，调理内分泌，减缓妊娠反应。

★ 能够促进血液循环及消化功能，缓解孕期常见的不适症状。

★ 有助于增强骨盆和脊椎的灵活性，缓解孕期腰酸腿疼，增强肌肉的力量，利于分娩。

★ 可以锻炼肌肉的弹性，有助于产后形体的恢复。

★ 能与宝宝建立更亲密的联系。

★ 分娩时更容易听从身体发出的讯息及指令，有助于缩短产程。

9 孕八月适宜的瑜伽动作

由于腹部膨大，压迫下肢，准妈妈的运动不能随心所欲，加之水肿、尿频、便秘、腰背疼痛、静脉曲张等症状的出现，易使准妈妈烦躁不安，还容易被激怒。孕妈妈可以在身体允许的情况下多做一些瑜伽练习，缓解水肿、便秘、静脉曲张等孕晚期易出现的症状，同时多活动脚关节，增强肛门功能，这对顺产大有好处。

胸部练习

★ 采用跪坐姿势，注意保持上半身挺立。两臂向旁侧平伸，手心朝前，与肩平行。

★ 深吸气的同时双手臂尽力向后张开，略仰头部，眼睛向上看，保持均匀呼吸。

★ 吸气，双臂回到身体两侧，再慢慢收拢至胸前，掌心相碰，略低头，调整气息，彻底放松胸腔。

功效：锻炼胸部肌肉，扩展胸腔，让准妈妈充分地感受到呼吸，为腹中小宝宝提供氧气，促进乳腺发育，释放紧张情绪。

单腿坐立前屈式

吸气：坐在垫子上，两腿向前伸直。弯曲左膝，左脚跟放在会阴部。右脚脚趾向上翘起，右脚跟拉伸，双手放在两侧髋关节上，身体前后摆动。身体向前运动时，脊柱要保持直立。吸气的同时缓慢地把手臂举过头顶，双手合十或手心相对，双臂尽量贴近耳后。

呼气：呼气的同时手臂向前伸直。手指尽量接触右脚，但不必勉强，以不压迫腹部为宜。注意脊柱不要弯曲，进行有规律的呼吸。然后缓慢放下手臂，放于身体两侧，换腿练习。

功效：这个姿势帮助脊柱挺立伸长，可以舒展腿部韧带、脊柱和髋部肌肉，还有助于改善消化系统和泌尿系统功能。

爱心提示

准妈妈在孕晚期运动时，一定要注意安全，千万不能过于疲劳。存在前置胎盘、先兆早产、胎盘早剥、臀位等情况的孕妇不适宜多运动。

⑩ 孕晚期应为母乳喂养做准备

如果决定要用自己的乳汁喂养宝宝，那么从怀孕开始就应该为将来的母乳喂养做好各方面的准备。

注意孕期营养：母亲营养不良会造成胎儿宫内发育不良，还会影响产后乳汁的分泌。在整个孕期和哺乳期，都需要摄入足够的营养，多吃富含蛋白质、维生素和矿物质的食物，为产后泌乳做准备。

注意对乳头和乳房的保养：乳房、乳头的正常与否直接影响产后哺乳的顺利与否。在孕晚期，可在清洁乳房后用羊脂油按摩乳头，增加乳头的

柔韧性；使用棉制乳罩支撑乳房，防止乳房下垂。乳头扁平或凹陷的孕妇，应在医生指导下，使用乳头纠正工具进行矫治。

定期进行产前检查：发现问题及时纠正，保证妊娠期身体健康及顺利分娩，是妈妈产后能够分泌充足乳汁的重要前提。

了解有关母乳喂养的知识：准妈妈应取得家人的共识和支持，树立信心，下定决心，这样母乳喂养才能够成功。

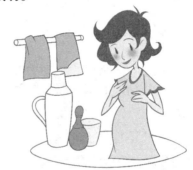

⑪ 孕期乳头护理注意事项

准妈妈洗完澡以后，可以在乳头上涂上油脂，然后用拇指和食指轻轻地抚摩乳头及其周围部位。不洗澡时应用干净的软毛巾擦拭，也可用以上方法按摩乳头。如果乳头上有硬痂样的东西，不要生硬取掉。晚上睡觉前，在乳头上覆盖一块涂满油脂的纱布，次日早晨起床后再擦掉。孕妇平时不要留长指甲，以免在做乳头养护时使其受到损伤。

为开通乳腺导管，促进乳腺发育，可用温热毛巾敷在乳房上，在毛巾上

面把乳房夹在手掌和肋骨之间进行按摩。从怀孕的第33周起，用手指把乳晕周围挤压一下，使分泌物流出，以预防乳腺导管不通，造成产后乳汁淤积。

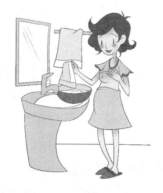

⑫ 孕期乳房保健注意事项

女性乳房哺育婴儿有重要意义，因此，在孕期必须对乳房进行保健。采取以下措施可保持乳房美观和方便哺乳：

切不可挤压乳房。睡眠时要侧卧或仰卧，不要俯卧，以免使乳房受到挤压。

不要穿过紧的衣服。不要束胸，否则会影响乳腺的发育，甚至会造成乳腺导管的阻塞，使产后乳汁排出不畅，造成乳腺炎。

勤洗澡，勤换内衣，保持乳房清洁。常用温开水清洗乳头，用毛巾将乳头擦洗干净，这样既可保持卫生，又可增加乳头表皮韧性，以便将来喂奶时经得起孩子的吸吮。如果乳头内陷，擦洗时可用手轻轻拉出乳头。

如果在孕期乳房出现异样疼痛和外形改变，应及时就诊。如果乳房胀痛，可用手轻轻按摩对侧乳房，两手交替进行。

禁用丰乳霜或减肥霜。丰乳霜和减肥霜都含有激素或其他药物成分，无端使用会影响乳房正常发育。

要戴松紧适宜的乳罩。既不束缚乳房的正常发育，以便分娩后哺乳，又能使乳房不过于下垂，保持乳房的形象美。

按摩乳头。将按摩油或按摩膏涂在乳头和乳房上，轻轻按摩，使乳头表皮富有弹性，乳房皮肤光滑，帮助促进乳腺导管发育成熟。按摩后，清洗掉按摩油或按摩膏，再涂上润肤霜。

防止出现大小乳房。怀孕期间，由于雌激素增多，乳腺导管出现增生，血量供应增加，乳房内基质增多，脂肪沉积，乳房此时的体积和重量都在增大。此时，睡觉时尽可能不要经常性地侧向固定的一边，要均匀地两边侧睡，以免产后乳房变成一边大一边小。也可适当多按摩稍小的乳房。

少刺激乳头。乳头分布有丰富的神经，在怀孕期间乳头更敏感，因此在怀孕期间少刺激乳头，以免刺激其过大增长，同时还可避免子宫的过多收缩，避免流产。

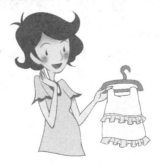

（孕29~32周）
孕八月营养饮食指导

❶ 孕妈咪八月怎么吃

自孕28周开始，准妈妈进入了妊娠的第三个阶段——孕晚期。孕晚期是胎儿加足马力，快速成长的阶段，此时胎儿生长迅速，体重增加较快，胎儿出生时体重的一半是在孕晚期增加的，对营养的需求也达到高峰。

为了迎接分娩和哺乳，准妈妈在孕晚期的营养摄入量较孕中期应有所增加和调整，为了适应胎儿的生长发育，蛋白质的需要量较孕中期又增加了10克。胎儿开始在肝脏和皮下储存糖原及脂肪，为保证热量的供给，需要摄入大量葡萄糖供胎儿迅速生长和体内糖原、脂肪储存。

不饱和脂肪酸有助于宝宝眼睛、大脑、血液和神经系统的发育，整个孕期都需要，尤其最后三个月是孩子大脑迅速发育的关键时期，特别需要不饱和脂肪酸的补充。为了减轻水肿和预防妊娠期高血压疾病，在烹饪食物时要少放食盐。

❷ 孕晚期饮食指南

★ 适当增加鱼、禽蛋、瘦肉、海产品的摄入量。

★ 适当增加奶类的摄入量。

★ 多吃含铁丰富的食物。

★ 适量活动，维持体重的适宜增长。

★ 戒烟戒酒，少吃刺激性食物。

❸ 孕晚期膳食清单

★ 谷类薯类及杂豆350~450克，其中杂粮不少于1/5。

★ 蔬菜类300~500克（绿叶菜占2/3），水果类200~400克。

★ 鱼、禽、蛋、肉类（含动物内脏）200~250克，其中鱼类、禽类、蛋类各50克。

★ 奶类及奶制品250~500克，大豆类及坚果60克。

★ 油20~30克，盐6克。

④ 妊娠期糖尿病孕妇该怎么吃

孕妇在妊娠 24~28 周被诊断为妊娠期糖尿病后，需要进行饮食控制，如果能正确地进行饮食控制，大部分孕妇的血糖可以达到正常的标准，就能对母婴的影响降到最低。

传统观念认为，孕妇应多吃"营养的""大补的"食物，殊不知，多数孕妇吃下的多是高脂肪或高糖分的食物。这样一方面会造成孕妇的过度进补，另一方面则会导致某些营养素的严重缺乏。科学的说法是：孕期营养既要保证胎儿生长发育的基本需要和平衡，又要保证孕妇自身生理代谢的需要，还要保证分娩、哺乳的需要。简单说来，就是要做到以下几点：

作息有序，少吃多餐。晚上保证 8 小时睡眠，午间 0.5~1 小时午睡；每日 3 顿正餐、3 顿加餐。早餐要吃好，主食最重要；两餐之间用水果、牛奶代餐。

食物品种多样化，控制食用量，合理营养，平衡膳食。减少精白米面的摄入，做到粗细粮、谷薯类搭配。每天摄入蔬菜 500 克，其中绿色茎叶菜占一半以上，经常食用菌藻类食物。选新鲜当季水果，每天摄入 200 克。多吃鱼虾、鸡鸭、瘦肉、豆制品等含优质蛋白质高和低脂肪的食物，少喝荤汤。食谱灵活搭配，同类食物互换，做到食物多样，满足孕妇每日营养所需。

多吃含铁质、钙质丰富的食物。常吃含铁丰富的食物，如动物血、肝脏、瘦肉、红枣、黄花菜等，可预防贫血，新鲜蔬菜可促进铁的吸收。要想补钙可多喝牛奶，多吃豆制品、芝麻、虾皮、带骨小鱼虾等食物，常晒太阳和勤运动，都可以促进钙的吸收。

主餐七八分饱，加餐"点"到为止。进餐时避免狼吞虎咽，养成细嚼慢咽的好习惯，每口饭咀嚼 30~50 次，进餐时间不少于 30 分钟，少吃零食、饮料，改变睡前、夜间进食的不良习惯。

科学搭配，避免片面摄取。在一日饮食中注意荤和素、粗和细、米和面、干和湿的搭配，做到花色品种多样化。烹调用油选择植物油，不要煎炸食物，尽量用蒸、煮等烹调方式。

用新鲜的原料做新鲜的食物，尽量每顿做，每顿清。街头摊点、超市里袋装或盒装的即买即食的食品要少买或不买。外出就餐时要注意卫生和食物新鲜度，避免食物中毒。

既要减少农药残留，又要避免营养素丢失。淘米时要少揉搓，用淘米水浸泡瓜果、蔬菜，可减少农药残留。用淡盐水、面粉水浸泡可以减少水果上的农药。蔬菜、瓜果尽量先洗后切。生食熟食最好分开处理存放，避免二次污染。

做好孕期体重自我管理。怀孕期间，孕妇应该定期称量体重，宜在清晨空腹时，穿着内衣、赤脚称量，坚持使用同一台体重计，每周在固定时间称量体重，并做好记录。

5 孕妈咪需要补充DHA吗

DHA 在脑细胞膜和视网膜中大量存在，占大脑多不饱和脂肪酸总量的 35%~45%，对智力及视力发育至关重要，被誉为"脑黄金"。研究显示，脑部发育从胎儿期就开始了，胎儿期至 3 岁这段时间宝宝脑部发育最快，到 3 岁时，脑重就达到成年人的 85%。因此，这段时间被称为"脑部发育黄金期"，在这段时期，及时补充足量的"脑黄金"DHA 也就显得极为重要。

研究结果显示，婴儿血液中的二十二碳六烯酸（DHA）的含量水平提高，有以下作用：

★ 促进认知发展。

★ 视敏度提高。

★ 特别有利于早产儿。

胎儿所需的 DHA 必须通过胎盘由母亲供给。美国卫生研究院和国际脂肪酸及油脂学会推荐，怀孕妇女及哺乳期妇女每天至少应摄入 DHA 300 毫克。我国孕妇日常膳食中 DHA 含量常常达不到推荐量，因此建议孕期及哺乳期适量补充 DHA。

6 孕妈咪如何补钙

孕晚期钙的每日推荐摄入量为 1500 毫克，由于中国传统膳食不含或少有奶制品，膳食钙摄入量约为 400 毫克/天，低于钙的推荐摄入量，因此孕晚期每天至少摄入 300 毫升牛奶，同时补充 300 毫克钙，或喝 400~500 毫升低脂牛奶，这样才能满足钙的需要。另外，胎儿的钙储备主要是在妊娠的最后 3 个月，所以孕晚期尤其要注意钙的补充。

7 孕妈咪补钙的注意事项

★ 不要空腹服用钙剂，最好在进食时服用，或晚上服用。

★ 钙剂不宜和牛奶同服，否则会造成钙质的流失，至少间隔 1~2 小时。

★ 若日光照射不足，补钙的同时要补充维生素 D，维生素 D 既有利于钙的吸收，又有利于骨的形成。

★ 补钙的同时要多喝水，以增加钙的溶解度。

★ 胃酸缺乏者不宜选用碳酸钙（其溶解需要较低的 pH 值），可选用枸橼酸钙或柠檬酸钙等。

8 准妈妈进食不宜狼吞虎咽

如果孕妇在进食时狼吞虎咽，就会使食物不经过充分咀嚼进入胃肠道，这样的弊端有以下几种：

不能使食物与消化液充分接触。食物未经充分咀嚼就进入胃肠道，食物与消化液接触的面积大大缩小，影响食物与消化液的混合，有相当一部分食物的营养成分不能被人体吸收，这就降低了食物的营养价值。此外，食物咀嚼不够还会加重胃的消化负担或损伤消化道黏膜，易患肠胃病。

使消化液分泌较少。人体将食物的大分子结构变成小分子结构，有利于消化吸收。这种变化过程是靠消化液中的各种消化酶来完成的。人在进食时，慢慢咀嚼食物，可通过神经反射引起唾液和胃液的分泌，使消化液增多，这无疑对人体摄取食物营养是有利的。

咀嚼食物引起的胃液分泌量比食物直接刺激胃肠而分泌的胃液量更多，含酶量高，持续时间长。可见，咀嚼食物对消化液的分泌起着重要作用。

医师指导

我们提倡细嚼慢咽，增加对食物的咀嚼次数，有利于人体对营养的吸收。对一般人来说是如此，对需要更多的营养成分的孕妇更为必要。

⑨ 孕妇饮食不宜饥饱不一

有的孕妇对饮食不加节制，大吃特吃，吃得过饱会造成肠胃不舒服。一次吃得过多，人体大量的血液就会集中到胃里，造成胎儿供血不足，影响胎儿生长发育。也有的孕妇长期饮食过量，这样不但会加重孕妇的胃肠负担，还会造成胎儿发育过大，导致分娩时难产。

同样，有的孕妇由于妊娠反应的干扰，不愿吃饭，可能孕妇本人并不觉得饥饿，但实际上因身体得不到营养的及时供应，对胎儿生长发育不利。

爱心提示

孕妇一定要做到定时定量、正常用餐，以保证自身和胎儿营养的及时补充和均衡吸收。

⑩ 孕晚期不宜大量进补

孕晚期不必大量进补，孕妇的过度肥胖和巨大儿的发生对母子双方健康都不利。孕妇在怀孕期的体重增加10~12.5千克为正常，准妈妈体重超标，极易引起妊娠期糖尿病。新生婴儿也并非越重越好，2.5~3.5千克为正常出生体重。

健康小百科

从医学角度看，2.5千克是及格的出生体重，超过4千克属于巨大儿，巨大儿出生后对营养的需求量大，但自身摄入能力有限，所以更容易生病，此外巨大儿的母亲产道损伤、产后出血概率也比较高。

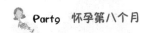

⑪ 准妈妈不宜营养过剩

如果孕妇每日各种食物吃得过多，特别是摄入糖类和脂肪过多，出现营养过剩，会导致孕妇血压偏高和胎儿长成巨大儿。如果孕妇过胖，还容易造成哺乳困难，不能及时给孩子喂奶，以致乳腺导管堵塞，引起急性乳腺炎，并且容易导致产后体重超标，还会引起慢性病的发生。

⑫ 孕八月体重增加多少合适

孕期体重增长是反映孕妇营养状况的重要指标，而且与胎儿的出生体重密切相关。很多研究发现，胎儿的出生体重与妈妈的孕期增重呈正相关。孕期体重增长过多，将导致胎儿过度生长，出现巨大儿，增加难产及剖宫产的风险。体重增长过少，除了会影响母亲的健康外，还会导致胎儿营养不良、胎儿生长受限和低出生体重儿，从而增加成年后慢性疾病（高血压、心脏病、糖尿病等）的风险。

通常单胎妊娠整个孕期增长 10~15 千克，怀孕 20 周后，平均每周体重增长不超过 0.5 千克。如果超过了这个增长速度，就要咨询医生，查找原因。

理想的孕期每周体重增长范围

	孕早期 （孕 1~12 周）	孕中期 （孕 13~28 周）	孕晚期 （孕 29~40 周）
胎儿生长速度	缓慢	16~28 周为加速期	29~36 周为最大加速期，37 周后为减速期
母亲体重增长速度	共增长 1~1.5 千克	每周增长 0.25~0.35 千克，共增长 7~9 千克	每周 0.5 千克，共增长 10~15 千克

也可以根据孕前体重指数（body mass index，BMI）推荐的孕期体重增长范围进行监测。

根据不同的孕前体重指数推荐的孕期体重增长范围

孕前体重指数（BMI）	孕期增加的体重（千克）	平均每周增加的体重（千克）
< 18.5	12.7~18	0.51（0.44~0.58）
18.5~24.9	11.5~16	0.42（0.35~0.50）
25~29.9	7~11.5	0.28（0.23~0.33）
≥ 30	5~9	0.22（0.17~0.27）

BMI= 体重（千克）/ 身高^2（米^2）

⑬ 孕妈咪体重增长不理想，饮食管理是关键

并不是所有的准妈妈都能维持一个正常的体重增长速度，很多准妈妈会因为这样那样的原因导致体重增长不理想，不是过快就是过慢。为了避免可能由此带来的不良影响，应该及早采取措施，让体重增长恢复正常，而自我饮食控制就能帮准妈妈有效地达成这一目标。

孕期体重增长过快的原因

★ 食欲旺盛，进食量过多：尤其是摄入高油脂和精细加工的食品比例过高，如油炸食品、甜食、精白米面等。

★ 运动量不足：每天多静坐或躺卧，缺乏活动。

★ 盲目增加食物的进食量：尤其是摄入过多鸡鸭肉蛋奶等高能量、高蛋白、高脂肪的食物。

孕期饮食管理原则

★ 控制全天食物的进食量：全天膳食的总能量一般不超过推荐一日膳食总能量的10%，最好保持在90%左右，膳食能量水平由专业人员给予测定。

★ 控制膳食中高能量、高脂肪、高蛋白食物的量：鱼禽蛋肉类食物每天不宜超过350克，如果饮用奶超过550克，建议部分选用脱脂牛奶。

★ 主食不要过分精细：适当食用部分粗粮和杂粮，如玉米、全麦面、糙米、小米等。

★ 适当增加蔬菜、水果摄入量：尤其多吃糖分低的蔬菜、水果，如菠菜、白菜、苹果、梨等，少吃糖分高的蔬菜、水果，如山药、土豆、芋头、香蕉等。选择适当的水果、蔬菜可以摄入更多的营养素，食欲旺盛者可以增加饱腹感。

★ 安排好一日三餐和加餐：加餐以水果为主，克服不断吃零食的习惯，除正餐和加餐外，一般不要再吃其他零食，正餐时可以先喝汤，再吃蔬菜，最后吃主食，蔬菜烹调少用油。

★ 适当增加活动：增加站立和散步时间，或适当多做家务，每天进行不少于30分钟的低强度活动，最好每天进行1~2小时的户外运动，如散步或体操等，适宜的活动有助于进食量和体重适宜增长的平衡。

★ 每周准确测量体重（穿内衣裤，赤脚测量）：根据体重增长情况调整膳食量及运动量。

⑭ 孕八月推荐食谱

孕八月准妈妈一天食谱参考：

★ 早餐：鸡丝粥1碗，煎鸡蛋1个，肉包子1个。

★ 加餐：牛奶1杯，两片饼干。

★ 午餐：抓炒鱼片，炝腰片，芹菜炒肉丝，榨菜丝鸡蛋汤，米饭100克。

★ 加餐：酸奶1杯，腰果几枚。

★ 晚餐：清炖牛肉，枸杞松子爆鸡丁，安胎鲤鱼粥，荞麦面条1碗。

榨菜丝鸡蛋汤

原料 榨菜 30 克，鸡蛋 2 个，熟猪油、花生油、肉汤各适量。

制作 ① 将榨菜稍洗一洗，切成丝，放冷水中稍泡，除去咸味。将鸡蛋磕入碗内打匀。

② 炒锅上火，加少量花生油，烧热，下榨菜丝稍炒，加入肉汤，烧沸，淋入蛋液，再浇上点猪油盛汤碗内即成。

特点 黄绿相间，菜汤鲜香。

功效 此汤富含钙和优质蛋白质，孕妇食用可开胃健脾，增加食欲。

安胎鲤鱼粥

原料 鲤鱼 1 尾（重约 500 克），苎麻根 1.5 克，糯米 100 克，精盐、葱末、姜末各适量。

制作 ① 将鲤鱼去鳞、鳃及内脏，洗净后切成块，放入锅内煮成鱼汤，倒出，去肉留汤。再把苎麻根放入锅内，煮成苎麻根汤，去渣取汁。糯米淘洗干净。

② 将鲤鱼汤、苎麻根汤、糯米、精盐、葱末、姜末等一同放入锅内，小火煮成稀粥，加精盐调味即可。

特点 粥黏糯，鱼鲜嫩，清香。

功效 此粥具有安胎、止血、消肿的作用，怀孕妇女食用，可防治妊娠下血、胎动不安或尿少浮肿等症。

抓炒鱼片

原料 鳜鱼肉 150 克，料酒、精盐、白糖、醋、酱油、葱姜末、湿淀粉、花生油、清汤各适量。

制作 ① 把鳜鱼肉去净皮和刺，片成片，用湿淀粉抓匀浆好。

② 将花生油倒入炒锅中，置于旺火上，烧到冒青烟时，将浆好的鱼片逐片放入炒锅内炸，这样可避免鱼片粘在一起或淀粉与鱼片脱开。待外皮焦黄，鱼片已熟捞出。

③ 把酱油、醋、白糖、绍酒和湿淀粉一起调成芡汁。炒锅内倒入熟猪油，置于旺火上烧热，加入葱末、姜末稍炒一下，再倒入调好的芡汁，待炒成稠糊状后，放入炸好的鱼片翻炒几下，使汁挂在鱼片上，再淋上熟猪油即成。

特点 色泽金黄，外脆里嫩，明油亮芡，入口香脆，酸甜咸鲜。

功效 富含蛋白质、钙、磷等营养物质，易于消化吸收。

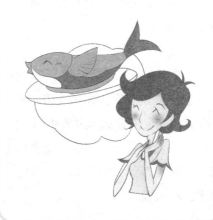

清炖牛肉

原料 黄牛肋条肉 500 克，青蒜丝 5 克，植物油、精盐、料酒、葱段、姜块、胡椒粉各适量。

制作 ① 牛肋条肉洗净，切成小方块，放入沸水锅内焯一下，捞出用清水漂清。

② 炒锅置旺火上，加油烧热，下入牛肉块、葱段、姜块煸透，再倒入砂锅内，加入适量清水，以漫过牛肉为度，烹入料酒，盖好锅盖，烧开后用小火炖至牛肉酥烂时，加入精盐、胡椒粉，盛入汤碗内，撒入青蒜丝即成。

特点 牛肉酥烂，汤清味鲜。

功效 此菜富含蛋白质、脂肪、钙、磷、铁、锌、维生素等营养素，能补脾和胃，益气增血，强筋健骨。孕妇经常吃可以强身，还可以促进胎儿的健康发育。

鸡丝粥

原料 母鸡 1 只，粳米 100 克，精盐适量。

制作 ① 将母鸡宰杀，用沸水烫过，煺毛，去内脏，用清水洗净，放入砂锅内，倒入适量水，置于文火上熬鸡汁，将鸡汁倒入大汤碗内。

② 将粳米淘洗干净，放入锅内，加入鸡汁、撕成丝的鸡胸肉、

炝腰片

原料 猪腰子 300 克，冬笋 20 克，黄瓜 30 克，花生油、花椒、精盐、料酒、姜各适量。

制作 ① 将猪腰外面的薄皮扒掉，片成两片，再切去腰臊，切成片，洗净，放入开水锅内烫熟，捞出，控净水。将冬笋洗净，切成象眼片，放入开水锅内烫透捞出，控净水。再将黄瓜洗净，用凉开水冲洗干净，切成象眼片。将姜洗净，用刀拍散切成细末。

② 将腰片、冬笋片、姜末、黄瓜片同放入一个汤碗中，再放入精盐、料酒。

③ 炒锅置火上，倒入花生油，油热后放入花椒，炸至花椒变色有香味时，捞净花椒，把炸好的花椒油浇在汤碗中，搅拌均匀，装盘即成。

特点 嫩脆，清鲜味美。

功效 此菜含蛋白质、钙、铁、维生素及纤维素，有益补肾虚的作用。孕妇食用可防止发生水肿，强身壮体。

精盐，锅加盖置于火上，煮至成粥。离火前撒些油菜或小白菜，营养更佳。

特点 鲜香黏稠。

功效 滋补五脏，补益气血。

芹菜炒肉丝

原料 芹菜300克，瘦肉100克，花生油、精盐、酱油、料酒、花椒各适量。

制作 ① 将芹菜择洗干净，切成3厘米长的段，放滚水里焯一下，捞出，用清水浸凉，控净水分。将肉洗净切成细丝。

② 锅置火上，加油烧热，放入花椒，炸至变色有香味，将花椒捞出，下肉丝炒至变色，烹入酱油、料酒炒匀，装盘内。

③ 锅中再加油，油热下芹菜，翻炒片刻，放入肉丝、精盐，炒匀即可。

特点 清鲜脆嫩，鲜香爽口。

功效 此菜含优质动物性蛋白质和丰富的钾、钙、铁、维生素A、维生素C和纤维素。孕妇食用此菜，可增加母体及胎儿的营养素，预防孕妇便秘和妊娠期高血压疾病。

木耳肉丝蛋汤

原料 瘦猪肉50克，鸡蛋1个，菠菜50克，水发木耳5克，水发笋片25克，水发海米10克，酱油、精盐、香油、高汤各适量。

制作 ① 猪肉切成细丝。鸡蛋打入碗内搅匀。

② 菠菜择洗干净切成段，木耳切成块，笋片切成细丝。

③ 炒勺内放入高汤烧沸，放

枸杞松子爆鸡丁

原料 鸡肉250克，枸杞子10克，松子、核桃仁各20克，鸡蛋1个，食用油500克，姜末、葱末、蒜末、精盐、酱油、料酒、胡椒粉、白糖、玉米粉、鸡汤各适量。

制作 ① 将鸡肉洗净，剁成丁，加入精盐、料酒、酱油、胡椒粉、鸡蛋、玉米粉抓匀，入热油锅内滑熟，捞出控去油。

② 炒锅置火上，烧热，放入核桃仁、松子炒熟。枸杞子放入小碗内蒸20分钟。

③ 锅再置火上，放入葱末、姜末、蒜末、精盐、酱油、料酒、胡椒粉、白糖、玉米粉、鸡汤调成的调料汁，然后倒入鸡丁翻炒，再下核桃仁、松子仁翻炒即成。

特点 滑嫩鲜香。

功效 此菜富含蛋白质、钙、磷、铁、锌、钾和维生素类等多种营养素，有养目提神、健脑、生智、生发、护肝、养血补气的作用。孕妇食用有利母体健康和胎儿大脑的发育。

入肉丝、海米、木耳、笋丝、菠菜，加精盐、酱油调味，汤沸后把碗内的蛋液倒入汤内，倒入香油即可。

特点 汤鲜色美，营养丰富。

功效 有利于孕妇营养补充和胎儿生长发育。

（孕 29~32 周）
孕八月产前检查

1 孕八月的产前检查项目

健康教育与指导

健康教育与指导包括分娩方式指导、开始注意胎动、母乳喂养指导和新生儿护理指导等内容。

常规保健

★ 询问：包括胎动、阴道出血、宫缩、饮食、运动等情况。

★ 身体检查：测量血压、体重，评估孕妇体重增长是否合理；测量宫底高度和腹围，评估胎儿体重增长是否合理；测定胎心率。

必查项目

★ 常规检查：包括血常规、尿常规等。

★ 超声检查：胎儿生长发育情况、羊水量、胎位、胎盘位置。

备查项目

针对早产高危者，需要进行检查项目包括超声测量宫颈长度，在宫颈阴道分泌物中检测 fFN（胎儿纤维连接蛋白）水平。

2 摸摸宝宝胎位是否正常

宝宝的头呈圆球状，相对较硬，是最容易摸清楚的部位。因此，胎位是否正常可通过监测胎头的位置来确定。在怀孕早、中期时，胎儿往往还漂浮在羊水中，加之活动，所以胎位会发生变化，在 32 孕周后就比较固定了。

若是正常胎位，可以在下腹中央即耻骨联合上方摸到胎儿头部，如果在这个部位摸到圆圆、较硬、有浮球感的东西，那就是胎头。要是在上腹部摸到胎头，在下腹部摸到宽软的东西，表明胎儿是臀位，属于不正常胎位；在侧腹部摸到胎头，胎体呈横宽走向时为横位，也属于不正常胎位，这两种胎位均需在医生指导下采取胸膝卧位纠正，每次 15~20 分钟，早晚各 1 次。

存在脐带绕颈的孕妇在进行胸膝卧位纠正时，一定要在医生指导下进行，谨防出现胎儿窒息。

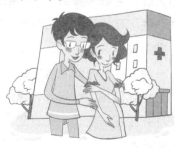

爱心提示

不正常的胎位即使已经纠正过来，还需坚持监测，以防再次发生胎位不正。

（孕29~32周）

孕八月不适与疾病用药

1 孕晚期全身骨关节疼痛怎么办

随着妊娠月份的增加，几乎所有的准妈妈都会感到全身骨关节不适，甚至疼痛，如腰腿疼、手腕疼、耻骨疼、髋骨疼等。怀孕后，准妈妈内分泌发生改变，胎盘分泌雌激素、松弛激素，腹部增大造成身体负担加重，导致全身骨关节发生病理性变化，从而出现不适或疼痛等骨关节症状，称为妊娠期骨关节病。

妊娠期骨关节病的表现包括耻骨联合变宽、耻骨联合分离、股骨头缺血性坏死、髋部一过性骨质疏松症、腰痛、腕管综合征、狭窄性腱鞘炎等。以上症状有的不用治疗就可以自行缓解；有的则会影响到活动，孕妇需要休息；有的甚至会在分娩后发展成慢性病。

耻骨联合变宽和耻骨联合分离

人体两侧耻骨由软骨和韧带连接在一起，连接部位叫作耻骨联合。孕妇耻骨联合变宽属于生理现象，不用治疗；耻骨联合分离是一种病。

怀孕期间，由于内分泌的变化，孕妇骨盆关节变得松弛，耻骨联合变宽，骨盆腔变大，有利于分娩。耻骨联合变宽的正常幅度很小，一般不超过1厘米，大多无症状，少数孕妇感觉耻骨联合疼痛，不会影响活动和休息，不用治疗，产后即可自愈。

耻骨联合分离是指耻骨联合变宽超过1厘米或耻骨联合处完全分开。耻骨联合分离一般发生在孕晚期或分娩期，是胎头下降或分娩时胎头通过产道太快、难产或胎儿太大等造成的。孕妇患软骨病、结核病、缺钙、关节炎等疾病也会造成耻骨联合分离。耻骨联合分离表现为耻骨联合局部疼痛难忍，孕妇行走和睡觉翻身都很困难，有时还在耻骨联合局部形成血肿。

耻骨联合分离的治疗方法主要是卧床休息、局部封闭等，久治不愈或再次复发者可考虑手术治疗。

妊娠期股骨头缺血性坏死

妊娠期股骨头缺血性坏死的病因不明，可能与妊娠期内分泌改变、怀孕后胎儿的压迫及脂肪栓塞有关。症状是髋骨疼或大腿根部疼痛，可放射到大腿、背部和膝部。妊娠期股骨头缺血性坏死的治疗方法与非孕期相同，应由骨科医生专门治疗。

一般来说，与妊娠有关的股骨头缺血性坏死的预后比较好，经治疗后可使坏死组织恢复，未见发生股骨头萎缩的病例。

妊娠期髋部一过性骨质疏松症

妊娠期髋部一过性骨质疏松症是孕晚期罕见的骨代谢紊乱，病因不明。表现为髋部疼痛以及活动受限，行走时需要拄双拐，甚至坐轮椅。X线检查可见股骨头骨质疏松和髋部骨质丢失。

妊娠期髋部一过性骨质疏松症的不良后果是：当孕妇在无保护的情况下负重时，有可能引起股骨颈骨折、永久性髋关节骨关节炎或坏死性改变。在治疗上主要是加强保护，避免骨折，若未发生严重的骨坏死，产后可自愈，功能自然恢复。

❷ 孕晚期耻骨痛怎么办

孕晚期耻骨疼痛的原因

骨盆由骶骨、尾骨、髂骨、坐骨、耻骨组成。左、右耻骨在骨盆前方连接，形成耻骨联合，其间有纤维软骨，上下附有耻骨韧带。

根据统计，一位未怀孕的女性，其两块耻骨间的正常距离为4~5毫米，一旦怀孕，在激素的作用下，骨盆关节的韧带变得松弛，耻骨联合之间的缝隙至少会增加2~3毫米，使骨盆容积在分娩时略有增加，便于胎头通过。

若耻骨间宽度在9毫米以下，在妊娠的情况下属于正常范围，通常没有症状，即便有疼痛也不太明显；尤其到孕晚期，不断增大的胎儿压迫耻骨，使耻骨难以承受沉重的负担，从而导致耻骨分离，一旦耻骨之间的距离超过10毫米，就属于耻骨联合过度分离，骨盆韧带过度松弛，骨盆就变得不稳定，孕妇坐、立或卧床翻身均困难，走路时迈不开腿，用不上劲，若耻骨间隙能够插进指尖，说明耻骨联合分离，有时合并纤维软骨炎，就会引起较严重的疼痛，这种现象多发生在孕9~10月。

孕晚期耻骨疼痛的症状

孕晚期耻骨疼痛的症状包括以下几方面：

★ 耻骨疼痛延伸到两侧股骨转子，使髋关节无法内收或外展，或造成下肢疼痛。

★ 任何抬脚或使两腿分离的动作都会引起特别的疼痛。

★ 有的孕妇甚至从床上起身或在床上翻身都很困难，很多以前做起来非常轻松的动作都会变得难以完成。

★ 有的孕妇同时会感到坐骨神经疼，走起路来骨盆会咔哒作响，出现摇摇摆摆的步伐。

★ 严重时，甚至伴随膀胱功能障碍或大便失禁等情形。

孕晚期耻骨疼痛的处理

凡有上述症状的孕妇要减少活动，甚至卧床休息直至分娩。临近预产期时，应估计胎儿大小，正常大小的胎儿可从阴道分娩，但要避免使用产钳、胎头吸引器等助产工具，以免耻骨联合组织在胎头娩出时承受过大的压力而加重分离；胎儿超过4千克或骨盆狭窄者，则应考虑剖宫产。产后因激素作用消退，韧带张力逐渐恢复，有的耻骨联合分离的产妇仍要卧床1~2个月才能正常活动。用弹性腹带或弹性绷带固定骨盆可有所帮助。

孕晚期耻骨疼痛的缓解方法

一般而言，耻骨联合分离所造成的疼痛大部分在产后几周内就会明显改善。下面这些方法可以减轻这种结构变化所带来的不适。

★ 在床上移动脚和臀部时，尽量平行缓慢地行动。

★ 站立时两腿要对称站立。

★ 睡觉时放置枕头于两腿间。

★ 避免跨坐。

★ 尽量坐着穿衣。

★ 坐着时背后放置腰枕。

★ 进行下肢按摩。

★ 避免提重物。

❸ 孕晚期坐骨神经痛怎么办

怀孕期间发生坐骨神经痛，一般是腰椎间盘突出引起的。怀孕后内分泌的改变使关节韧带变得松弛，这是为胎儿娩出做准备。但腰部关节韧带或筋膜松弛，稳定性就会减弱。另外，怀孕时体重增加加重了腰椎的负担。若发生腰肌劳损和扭伤，就很有可能导致腰椎间盘突出，压迫坐骨神经起始部，引起水肿、充血等病理改变，刺激产生症状。

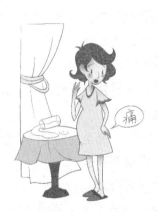

X线拍片或CT检查是诊断椎间盘突出的好办法，但孕妇却不宜采用，以免影响胎儿发育，诊断只能靠临床表现。

很多治疗腰椎间盘突出的方法都不适用于孕妇，如活血化瘀的中成药或膏药可影响胎儿，佩带腰围会限制腹中胎儿活动，不利于胎儿发育。

孕妇要避免劳累，不穿高跟鞋，睡硬板床，休息时在膝关节下方垫上枕头，使髋关节、膝关节屈曲，以减少腰部后伸，使腰背肌肉、韧带、筋膜得到充分休息。为减少分娩时的痛苦和困难，可选择剖宫产。分娩后，腰椎间盘突出常能缓解。如不缓解，可以采取常规的治疗方法。

④ 什么是早产

早产是指妊娠 28~37 周之间分娩。此时娩出的新生儿发育尚未成熟，体重多在 2500 克以下。早产占所有分娩的 5%~15%。早产儿由于各器官系统尚未发育成熟，抵抗力较差，容易感染疾病，如肺部疾病、颅内出血、感染、硬肿症等。部分早产儿需要用暖箱保育，给予特殊护理。

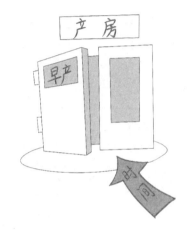

⑤ 引起早产的原因

引起早产的原因有以下几种：

★ 孕妇年龄过小，如小于 18 岁；或年龄过大，如大于 40 岁；孕妇体重过轻，轻于 45 千克；有吸烟、酗酒习惯者。

★ 孕妇曾有过流产、早产史。

★ 孕妇生殖器官异常，如子宫肌瘤、双子宫、子宫颈内口松弛等。

★ 孕妇患急性传染病或慢性疾病，如严重贫血、心脏病、肾病、阑尾炎、原发性高血压、甲状腺功能亢进等。

★ 胎儿及胎盘的原因有双胎、羊水过多、前置胎盘、胎盘早期剥离、胎位不正、胎膜早破等。

★ 孕妇营养不良或过于劳累，或遭受严重的精神刺激或创伤。

★ 医源性因素，如孕妇有内科、外科合并症或产科合并症，必须提前终止妊娠。

⑥ 准妈妈如何避免早产

早产是新生儿出生后最常见的死亡及致病原因之一，准妈妈应注意下列事项，增进母子健康，预防早产：

★ 早进行产前检查，找出自己的危险因子，评估营养、身心及过去的生产史。

★ 多补充钙、镁、维生素 C、维生素 E 等营养素。深海鱼油中含有亚油酸，可以调节免疫功能，预防早产，同时使新生儿将来患多动症的机会减少。

★ 充分休息，减少压力。

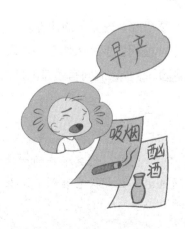

★ 如有下腹不适、分泌物大量增加、膀胱不适、尿频及阴道点状出血等症状，应尽早就医。

★ 注意宫缩情况，如果有不规则收缩增加或疼痛逐渐规则的情形，就尽快就医。

★ 若患有生殖道感染疾病，则应及时请医生诊治。

★ 孕晚期最好不长途旅行，避免路途颠簸劳累。

★ 不要到人多拥挤的地方去，以免腹部受到冲撞挤压。

★ 走路时，特别是上、下台阶时，一定要注意一步一步地走稳。

★ 不要长时间持续站立或下蹲。

★ 在孕晚期，须禁止性生活。

★ 怀孕期间，孕妇要注意改善生活环境，减轻工作和劳动强度，增加休息时间。

★ 孕妇心理压力越大，早产发生率越高，特别是紧张、焦虑和抑郁与早产关系密切。因此，孕妇要保持心境平和，消除紧张情绪，避免不良精神刺激。

★ 要摄取合理充分的营养。

★ 孕晚期应多卧床休息，并采取左侧卧位，减少宫腔向宫颈口的压力。

医师指导

在临床上，预测早产的方法是通过阴道 B 超检查宫颈长度及宫颈口漏斗形成情况。

7 孕晚期坚持工作的准妈妈要警惕早产

在孕晚期，坚持工作的准妈妈一定要警惕，因为这段时期非常容易出现早产，注意避免工作过度疲劳和强烈的刺激，并且不要使腹部受压。

爱心提示

准妈妈如果有早产征兆，或怀了双胞胎，或患有妊娠期高血压疾病或先兆子痫，或曾有过流产经历，或胎儿生长出现问题，都应马上停止工作。

8 早产儿容易发生哪些疾病

早产儿又称未成熟儿，是指母亲怀孕未满 37 周生下的孩子。早产儿容易发生以下疾病：

感染

由于早产儿的抵抗力差，从母亲那里得到的抗病物质又比足月的婴儿少，因此，早产的孩子容易发生感染，包括皮肤或伤口感染、全身性感染、肺炎和消化系统的感染等。

新生儿硬肿症

早产儿产热少，保温能力差，体温调节功能不健全，再加上早产儿皮下脂肪中易凝固的不饱和脂肪酸含量高，易发生新生儿硬肿症。硬肿症患儿体温不升，皮肤发花，皮肤和皮下脂肪逐渐变硬，最后因为呼吸肌变硬，孩子不能呼吸，很快因缺氧而死亡。

出血性疾病

早产儿毛细血管网未发育成熟，易破裂和坏死，缺乏凝血因子容易发生出血性疾病，如新生儿肺出血、颅内出血及缺血缺氧性脑病等。

新生儿肺出血的死亡率可高达50％。轻微的颅内出血及缺血缺氧性脑病的孩子表现为前囟门隆起、精神差、吐奶、哭闹、口周发青等症状，严重时孩子可发生抽搐、尖叫、呼吸困难、心跳变慢，甚至死亡。患有严重的颅内出血和缺血缺氧性脑病的婴儿，即使抢救过来也会造成永久性的脑损害，导致孩子智力和运动障碍。

新生儿呼吸窘迫综合征（肺透明膜病变）

早产儿肺发育不良，肺泡缺乏肺表面活性物质，这种物质的缺乏会使肺泡无法正常充气和排气，肺没有了换气的功能，就等于孩子不会呼吸，孩子出生后不久就出现进行性青紫，很快因缺氧而死亡。怀孕未满34周就出生的早产儿容易发生呼吸窘迫综合征。

发生呼吸窘迫综合征的高危因素包括双胎妊娠，前一胎有过呼吸窘迫综合征的母亲再生产，母亲患有妊娠期高血压疾病、妊娠期糖尿病等合并症，孕妇吸烟吸毒，新生儿窒息等。其中男婴的发生率高于女婴。

消化系统问题

早产儿吸吮能力比较差，容易吐奶，容易发生低血糖和营养不良；肝脏发育不良会导致凝血因子缺乏，易导致出血性疾病、黄疸加重、维生素缺乏等。

高胆红素血症

早产儿易发生高胆红素血症，甚至导致核黄疸。

远期影响

早产儿的远期影响包括体质差、神经系统发育异常、慢性肺病、听力异常、视力异常、学习能力差等。早产儿死亡占新生儿死亡的3/4。

9 准妈妈要预防胎儿生长受限

什么是胎儿生长受限

胎儿生长受限是指孕37周后，胎儿出生体重小于2500克；或经超声评估，胎儿体重低于相应孕周应有胎儿体重的第10百分位数，低于第3百分位数为严重胎儿生长受限。

胎儿生长受限的病因

胎儿生长受限的病因多而复杂，有40％的病因尚不明确，其危险因素涉及母亲、胎儿及胎盘脐带三方面因素。

胎儿生长受限的病因

母亲因素	胎儿因素	胎盘脐带因素
孕妇年龄、地区、经济状况等	多胎妊娠	单脐动脉
妊娠并发症与合并症，如慢性高血压、糖尿病、甲状腺功能亢进症、自身免疫性疾病、心脏病等，均可使胎盘的血流量减少，灌注下降	宫内感染，如风疹、巨细胞病毒、弓形虫、梅毒等	帆状胎盘
孕妇偏食，妊娠剧吐，摄入蛋白质、维生素及微量元素不足，造成营养不良或体重较低	先天畸形与染色体异常，如 21- 三体综合征。一旦发现胎儿生长受限，首先应该排除胎儿畸形。生长受限的胎儿染色体异常率可高达 19%	副叶胎盘
药物暴露与滥用，如苯妥英钠、丙戊酸、华法令、烟草、酒精、可卡因等		小胎盘

胎儿生长受限的预防措施

★ 定期产前检查：早发现，早诊断，早治疗。

★ 小剂量阿司匹林：对于有胎盘血流灌注不足疾病史（如胎儿生长受限、子痫前期、抗磷脂抗体综合征）的孕妇，可以在妊娠 12~16 周服用小剂量阿司匹林，直至妊娠 36 周。肥胖、年龄大于 40 岁、慢性高血压、孕前糖尿病、有胎盘早剥史的孕妇，可以在医生指导下孕早期口服阿司匹林进行预防。

★ 孕期加强卫生宣教：注意营养，减少疾病，避免接触有害毒物，注意胎儿生长受限的诱发因素，积极防治妊娠合并症和并发症。

★ 戒烟：妊娠期应停止吸烟。

★ 吸氧：吸氧可以增加胎儿的体重。

★ 其他预防措施：通过增加饮食、补充孕激素或静脉补充营养来预防胎儿生长受限。

⑩ 孕妇应重视前置胎盘

正常情况下，胎盘附着在子宫后壁、前壁或侧壁。妊娠 28 周后，如果胎盘下缘达到或覆盖宫颈内口处就称为前置胎盘。根据胎盘下缘与子宫内口的关系，分为完全性前置胎盘、部分性前置胎盘和边缘性前置胎盘。前置胎盘典型的症状是妊娠 8 个月以后或分娩时，出现无明显原因的无痛性的反复阴道流血，其危险在于失血过多。

前置胎盘多发生于生育过多、过频或子宫内膜已受损伤的孕妇身上。为预防前置胎盘，要做好计划生育，加强避孕措施，避免反复流产或刮宫，防止子宫内膜受损，还要预防妇科炎症的发生，这些都是行之有效的预防措施。

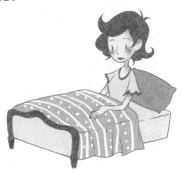

一旦发生前置胎盘，其治疗原则是尽快制止出血，抑制宫缩，纠正贫血和预防感染。如果怀孕不足 37 周，出血较少，孕妇一般情况良好，可以继续保守治疗，尽可能延长孕周。孕妇最好卧床休息，密切观察阴道出血情况。多吃含铁丰富的食物，或服用硫酸亚铁 0.3 克，每日 3 次，以纠正贫血。如果发生大出血休克或反复大量出血，危及孕妇安全，无论胎儿成熟与否，都需要立即终止妊娠。

⑪ 妊娠期肝内胆汁淤积症的防治

妊娠期肝内胆汁淤积症的主要症状

★ 皮肤瘙痒：瘙痒往往是最初的症状，一般发生在怀孕 30 周以后，也有在怀孕 12 周就发生的病例。开始时是手脚心发痒，逐步发展到四肢、胸腹部和全身，但没有皮疹和皮肤的损害。

★ 黄疸：患有肝内胆汁淤积症的孕妇有 20％ 会出现轻度黄疸，一般发生在皮肤瘙痒后 2 周。

★ 实验室检查：多数肝内胆汁淤积症患者有转氨酶轻至中度升高现象；胆汁酸升高，可达正常孕妇的 100 倍左右；胆红素升高，但很少超过 171 微摩尔／升。

妊娠期肝内胆汁淤积症对母儿的影响

妊娠期肝内胆汁淤积症除了会引起皮肤瘙痒外，一般对孕妇没有什么不良的影响和后果，妊娠期出现的症状和化验方面的异常也会在产后数周内恢复正常。妊娠期肝内胆汁淤积症主要会对胎儿产生不良影响，如引起早产、胎儿窘迫、胎死宫内和死产等，使围生儿的患病率和死亡率增加。

妊娠期肝内胆汁淤积症的治疗原则

妊娠期肝内胆汁淤积症的治疗原则是降低孕妇胆汁酸的水平，改善孕妇的症状，防止胎儿发生意外。

★ 在孕期，尤其是孕晚期，出现皮肤瘙痒症状的孕妇要及时检查肝功能，发现患有妊娠期肝内胆汁淤积症后应及时治疗。

★ 口服考来烯胺、地塞米松、苯巴比妥、乌索脱氧胆酸等降低胆汁酸的药物，可以减轻症状。

★ 监测胎儿情况，从孕34周开始每周进行胎心监护，必要时进行胎儿生物物理评分，以便及早发现胎儿隐性缺氧情况，预防胎死宫内的发生。根据病情选择适当时机终止妊娠，可防止胎儿发生意外和改善围生儿预后。

⑫ 妊娠期尿路感染的防治

急性肾盂肾炎是妊娠期常见的泌尿系统疾病，易发生在有泌尿道感染史的孕妇身上。

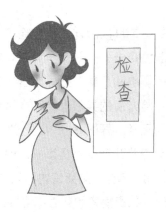

妊娠期急性肾盂肾炎的主要症状

怀孕期间，如果孕妇所患的急性肾盂肾炎病情较轻，一般仅有腰酸痛、发低热、尿频及排尿困难等症状，严重病例可出现寒战、高热、腰疼、尿急、尿痛等症状。尿液化验检查可有大量的白细胞、脓细胞、红细胞、白细胞管型等。

妊娠期急性肾盂肾炎的发生原因

★ 怀孕以后，胎盘分泌的大量激素会使泌尿道的组织变得肥厚，平滑肌松弛，蠕动减弱，膀胱排尿不完全，残余尿增多，为细菌繁殖创造条件。

★ 增大的子宫会对输尿管产生压迫，造成尿路不畅，容易发生肾盂积尿。通常怀孕的子宫会向右旋，造成右侧肾盂积尿的机会更多，使右侧肾盂更容易发生肾盂肾炎。

★ 孕妇常有生理性糖尿，尿中氨基酸及水溶性维生素等营养物质多，适合细菌的生长。

★ 孕妇身体的抵抗力比较低，容易发生泌尿道和生殖道的感染，患有外阴阴道炎、尿道炎的孕妇更容易发生肾盂肾炎。

妊娠期急性肾盂肾炎对母亲与胎儿的危害

如果孕早期发生急性肾盂肾炎，就会引起高热，可能造成胎儿畸形及流产，尤以无脑畸形为主。妊娠期妇女抵抗力低，肾盂肾炎导致的感染治疗困难，易发生感染性休克。妊娠期急性肾盂肾炎发生感染性休克的比例约为3%。

妊娠期急性肾盂肾炎的治疗

★ 一旦确诊，应住院治疗。

★ 治疗原则是支持疗法、保持泌尿道通畅和抗感染。

★ 孕妇最好卧床休息，侧卧位可以减轻子宫对输尿管的压迫。

★ 鼓励孕妇多饮水，保持每日尿量在 2000 毫升以上，达到对尿路的冲洗和引流作用。

★ 抗感染药物选用青霉素类、头孢菌素类、红霉素及林可霉素，对胎儿的影响较小。当急性症状控制后，酌情改为肌肉注射或口服。

★ 治疗至少 2~3 周，完成治疗后 7~10 日复查尿培养。

⑬ 妊娠期甲状腺功能亢进症（甲亢）的防治

引起甲亢最常见的病因是毒性弥漫性甲状腺肿，约占甲亢患者的 85%。

甲亢对母婴的影响

控制良好的甲亢对妊娠的影响不是很大，重症甲亢或控制不好的甲亢易引起流产或早产。甲亢孕妇代谢亢进，无法为胎儿提供足够营养，容易导致胎儿生长受限和低出生体重儿。治疗甲亢的药物通过胎盘可引起胎儿、新生儿甲状腺功能低下，有些药物还可造成胎儿畸形。甲亢控制不当的孕妇，由于分娩时的应激、精神心理压力、劳累、感染及不适当停药，均可引起甲亢危象。若处理不及时，孕妇死亡率较高，需要及早防治。

甲亢危象的诊断

甲亢孕妇如果出现高热 39℃以上、脉率大于 160 次 / 分、脉压增大、大汗淋漓、腹泻、脱水、心律失常及心力衰竭、肺水肿等情况，就可诊断为甲亢危象。

⑭ 妊娠期甲状腺功能减退症（甲减）的防治

随着妊娠期甲状腺激素代谢发生改变，血清甲状腺指标参考值也会发生变化。2011 年美国甲状腺学会推荐 TSH（促甲状腺激素）参考值，妊娠早期为 0.1~2.5mIU/L，妊娠中期为 0.2~3.0 mIU/L，妊娠晚期为 0.3~3.0mIU/L。

妊娠期甲减包括妊娠前确诊甲减以及妊娠期初诊甲减。妊娠期甲减的诊断指的是：

★ 临床甲减：TSH 升高，TT_4（血清总甲状腺素）/FT_4（血清游离甲状腺素）降低。

★ 亚临床甲减：TSH 升高，TT_4/FT_4 正常。

妊娠期临床甲减的诊断标准

TSH>妊娠期参考值上限，且 FT_4<妊娠期参考值下限；妊娠早期如果 TSH >10mIU/L，无论有无 FT_4 降低，都可以诊断为临床甲减。

临床甲减对胎儿发育的影响

未经治疗的临床甲减孕妇的胎儿死亡、流产、循环系统畸形和低出生体重儿的发生率显著增加。当妊娠期临床甲减接受有效治疗后，一般不会发生不良妊娠结局，也不会影响胎儿智力发育。

临床甲减的治疗目标

左甲状腺素是治疗妊娠期临床甲减的有效药物，治疗临床甲减时 TSH 的目标值是：妊娠早期 0.1~2.5mIU/L，妊娠中期 0.2~3.0 mIU/L，妊娠晚期 0.3~3.0mIU/L。

妊娠期亚临床甲减的诊断标准

妊娠期亚临床甲减的诊断标准是指：孕妇血清 TSH 水平高于妊娠期特异的参考值上限，而 FT_4 水平在妊娠期特异的参考值范围之内。

妊娠期亚临床甲减需要治疗吗

妊娠期亚临床甲减会增加不良妊娠结局和胎儿神经智力发育受损害的风险。甲状腺过氧化物酶抗体（TPOAb）呈阳性的亚临床甲减孕妇，

应当接受左旋甲状腺素治疗，治疗目标同临床甲减。对于甲状腺过氧化物酶抗体（TPOAb）阴性的亚临床甲减孕妇，既不反对治疗，也不推荐治疗。

哪些人是甲减的高危人群

甲减的高危人群包括以下几种：

★ 存在甲状腺疾病个人史和家族史者。

★ 有甲状腺肿、甲状腺手术切除、[131]I 治疗史者。

★ 既往发现血清 TSH 增高或甲状腺自身抗体阳性者。

★ 有其他自身免疫性疾病个人史和家族史者。

⑮ 胎盘早剥的防治

胎盘早剥的定义

妊娠 20 周以后或分娩期正常位置的胎盘在胎儿娩出前，部分或全部从子宫壁剥离称胎盘早剥。胎盘早剥具有起病急、发展快的特点，是妊娠晚期严重并发症，若处理不及时可危及母婴生命。

胎盘早剥的原因

★ 孕妇血管病变：孕妇患有子痫前期、慢性高血压或慢性肾脏病时，胎盘早剥的发生率增加。

★ 机械性因素：孕妇受到外伤，尤其是腹部受到撞击或挤压，或脐带过短，分娩过程中胎儿下降牵拉脐带，都会造成胎盘早剥。

★ 宫腔压力骤减：羊水过多，人

工破膜后羊水流出过快，使宫腔压力骤减，子宫收缩导致胎盘早剥。

★ 子宫静脉压突然升高：妊娠晚期或临产孕妇长时间仰卧位容易导致部分或全部胎盘早剥。

★ 胎盘早剥复发：有胎盘早剥史的孕妇再次发生胎盘早剥的危险性比无胎盘早剥史的孕妇高 10 倍。

胎盘早剥的临床表现

根据病情的轻重，胎盘早剥分为 Ⅰ ～ Ⅲ 度。

★ Ⅰ 度：胎盘剥离面小，有轻微的腹痛，无明显贫血体征。

★ Ⅱ 度：胎盘剥离面 1/3 左右，主要症状为突然发生的持续性腹痛、腰背痛，无阴道流血或流血量少。

★ Ⅲ 度：出现休克症状，恶心，呕吐，面色苍白，血压下降。宫缩无间歇，子宫硬如板状，胎心消失，可伴有凝血机制异常。

胎盘早剥对母儿的影响

胎盘早剥对母儿预后影响很大，剖宫产、贫血、产后出血、DIC（弥散性血管内凝血）的发生率都会升高。胎盘早剥出血引起的胎儿急性缺氧、新生儿窒息、早产的发生率明显升高，围生儿死亡率升高。

胎盘早剥的治疗

对于处于休克状态的危重患者，迅速进行抢救，纠正休克，输血输液。对于重型胎盘早剥的孕妇，一旦确诊应该及时终止妊娠；对于轻度胎盘早剥的孕妇，如果胎儿一般情况良好，孕周小，可以继续等待，严密监测胎儿及孕妇的情况。

胎盘早剥的预防

★ 积极防治妊娠期高血压疾病、慢性高血压、肾脏疾病。

★ 羊膜腔穿刺检查应在超声引导下进行。

★ 妊娠晚期或分娩期，鼓励孕妇做适量的运动，避免长时间仰卧，避免腹部外伤和剧烈的运动。

★ 孕期性生活要轻柔，孕晚期应避免性生活。

★ 一有可疑症状要及时看医生，及早发现胎盘早剥的情况，发现得越早，治疗的效果就越好。

⑯ 妊娠期高血压疾病的防治

妊娠期高血压疾病是妊娠期特有的疾病，该病严重影响母婴健康，是造成孕产妇和围生儿患病或死亡的主要原因。

妊娠期高血压疾病的分类及临床表现

★ 妊娠期高血压：血压 ≥ 140/90 毫米汞柱，妊娠期首次出现，并于产后 12 周恢复正常；尿蛋白呈阴性；患者可伴有上腹不适或血小板减少，产后方可确诊。

★ 子痫前期轻度：血压 ≥ 140/90 毫米汞柱，孕 20 周以后出现；尿蛋白 ≥ 300 毫克/24 小时或呈阳性（＋）；

患者可伴有上腹不适、头痛等症状。

★ 子痫前期重度：血压 ≥ 160/110 毫米汞柱；尿蛋白 ≥ 2 克 /24 小时或呈阳性（++）；血肌酐 > 106 微摩尔 / 升；血小板 < 100×10^9/ 升；微血管病性溶血（血 LDH 升高）；血清转氨酶升高；持续性头痛或其他脑神经或视觉障碍；持续性上腹不适。

★ 子痫：子痫前期孕妇抽搐不能用其他原因解释。

妊娠期高血压疾病的治疗

★ 妊娠期高血压：要保证充分休息，可在家静养，也可住院，密切监测母儿情况，每隔两天监测尿常规。饮食注意低盐清淡，保证充足的蛋白质。

★ 子痫前期：应住院治疗，预防子痫的发生。治疗原则为镇静、解痉、降压、合理扩容和必要时利尿，密切监测母儿状态，适时终止妊娠。

★ 子痫：此为妊娠期高血压疾病最严重的阶段，应积极处理。控制抽搐，纠正缺氧和酸中毒，控制血压，抽搐控制后终止妊娠。

妊娠期高血压疾病的预防

★ 加强健康教育，定时产检。

★ 指导孕妇合理饮食。应进食富含蛋白质、维生素、钙、铁、锌等营养素的食物及新鲜蔬果，减少动物脂肪及过量盐的摄入。

★ 保持足够的休息和愉快心情，坚持左侧卧位，增加胎盘血供。

★ 补钙可以预防妊娠期高血压疾病。

⑰ 妊娠期急性阑尾炎的防治

急性阑尾炎是妊娠期最常见的外科疾病。妊娠各期均可发生急性阑尾炎，但在妊娠头 6 个月比较常见。妊娠期急性阑尾炎表现不典型，诊断难度增加，使孕妇和胎儿的并发症和死亡率提高。

妊娠期急性阑尾炎的特点

妊娠期阑尾的炎症容易扩散，病情发展快，易发生坏死、穿孔及腹膜炎。

妊娠期急性阑尾炎的发病原因

★ 妊娠期盆腔血液及淋巴循环旺盛。

★ 增大的子宫将腹壁与发炎阑尾分开，腹壁的防御能力减弱。

★ 子宫使大网膜不能发挥防卫作用。

★ 炎症诱发子宫收缩，宫缩又促使炎症扩散，易导致弥漫性腹膜炎。

★ 妊娠期阑尾位置上移，容易漏诊，从而延误治疗时机。

妊娠期急性阑尾炎的治疗

妊娠期急性阑尾炎不主张保守治疗，一旦确诊，应在积极抗炎治疗的同时，立即手术治疗，尤其在妊娠中、晚期。应及早做剖腹手术探查，有产科指征者可同时行剖宫产术。

术后需继续抗炎治疗。继续妊娠者，需选择对胎儿影响小的抗生素。可选用甲硝唑同时与青霉素、氨苄西林、头孢菌素类等配伍使用。同时术后 3~4 天给予抑制宫缩的保胎治疗。

18 妊娠合并急性胰腺炎的防治

急性胰腺炎可发生于整个妊娠期，以妊娠晚期及产褥期居多。重症急性坏死性胰腺炎发病急，病情重，威胁母儿生命。妊娠期急性胰腺炎产妇死亡率（33.3%）高于非孕妇（22.2%）。

急性胰腺炎的病因很多，以胆道疾病最为多见，约占50%，其中以胆石症居多。根据病变程度的轻重，胰腺炎分成急性水肿性胰腺炎和急性出血坏死性胰腺炎两类。

急性胰腺炎的临床表现

★ 腹痛：此为本病主要临床症状，腹痛剧烈，起于中上腹，也可偏重于右上腹或左上腹，并放射至背部，累及全胰则呈腰带状向腰背部放射痛，常在饱餐后12~48小时发病。疼痛轻重不一，呈持续性，进食可加剧。

★ 恶心、呕吐：呕吐剧烈而频繁，呕吐后腹痛不见减轻。

★ 发热：38℃左右，合并胆管炎时可有寒战、高热。胰腺坏死伴随感染时，高热为其主要症状之一。

★ 腹膜炎体征：压痛明显，并有肌紧张和反跳痛，范围较广，且延及全腹。

★ 辅助检查：血、尿淀粉酶异常升高。超声检查胰腺水肿。

妊娠合并急性胰腺炎的早期诊断很重要

妊娠期急性胰腺炎来势凶猛，病情进展迅速，预后极差，是妊娠期母婴死亡率较高的疾病之一。早期确诊重症胰腺炎是降低母婴死亡率的关键。

妊娠合并急性胰腺炎的保守治疗

★ 禁食，胃肠减压。

★ 补液，防休克。

★ 解痉止痛。

★ 抑制胰腺分泌，使用胰酶抑制剂，药物虽能通过胎盘，但病情危重时仍须权衡利弊使用。

★ 使用抗生素。

妊娠合并急性胰腺炎的产科处理

★ 预防早产，妊娠合并急性胰腺炎的早产率可达60%。

★ 密切监护胎儿宫内情况。

★ 对终止妊娠及手术时机、指征的选择：多数妊娠晚期重症胰腺炎可以用非手术方法治愈，待病情基本控制（3~8.5天）后再终止妊娠。病情危重时亦可考虑立即剖宫产，终止妊娠，以抢救母儿生命。在治疗期间应严密观察宫缩情况，如果孕妇已临产，就可自然分娩；如果确认死胎，就可引产；如果胎儿出现窘迫，但有生存能力，就应及时剖宫产。

★ 急性胰腺炎的预防措施是：预防胆石症，忌暴饮暴食。

19 妊娠期急性脂肪肝的防治

妊娠期急性脂肪肝是妊娠晚期特有的、少见的致命性疾病。该病起病急骤，病情变化迅速，可发生在妊娠28~40周，多见于妊娠35周左右的初产妇，妊娠期高血压疾病、双胎和男胎较易发生。

妊娠期急性脂肪肝的临床表现

起病初期仅有持续性恶心、呕吐、乏力、上腹痛或头痛等症状。数天至一周后孕妇出现黄疸，且进行性加深，常无瘙痒。腹痛可局限于右上腹，也可呈弥散性。病人常有高血压、蛋白尿、水肿，少数人有一过性多尿和烦渴，如不分娩，病情将继续进展，出现凝血功能障碍，如皮肤淤点或淤斑、消化道出血、齿龈出血等，还会出现低血糖、意识障碍、精神症状及肝性脑病、尿少、无尿和肾功能衰竭，常在短期内死亡。

妊娠期急性脂肪肝的治疗

一旦确诊或被高度怀疑为妊娠期急性脂肪肝，无论病情轻重早晚，都应尽快终止妊娠。妊娠期急性脂肪肝处理时间的早晚与本病的预后密切相关，保守治疗母婴死亡率极高，应尽可能早期行肝穿刺确诊。肝功能衰竭后有出血倾向时做肝穿刺有危险，不宜进行。确诊后应迅速分娩和给予最大限度的支持治疗。

⑳ 妊娠期贫血的防治

贫血是妊娠期最常见的合并症，贫血在妊娠各期对母儿均可造成一定危害。其中缺铁性贫血最常见，占妊娠期贫血的95%。资料显示，缺铁性贫血是最常见的营养缺乏病，是全球四大营养性疾患之一。

我国孕妇缺铁性贫血（iron deficiency anemia, IDA) 的患病率为19.1%，妊娠早、中、晚期IDA患病率分别为9.6%、19.8% 和33.8%。当母体铁储存耗尽时，胎儿铁储存也随之减少。补铁可增加母体铁储存。

缺铁性贫血的定义

妊娠期血红蛋白浓度 <110 克 / 升时，可诊断为妊娠合并贫血。根据血红蛋白水平分为轻度贫血 (100~109 克 / 升)、中度贫血 (70~99 克 / 升)、重度贫血 (40~69 克 / 升) 和极重度贫血 (<40 克 / 升)。

妊娠期为何易发生缺铁性贫血

★ 妊娠中期是孕妇血容量增加速度最快的时期，血液相对稀释，易导致生理性贫血。

★ 我国膳食中多依靠植物性食品补充铁，每日饮食提供铁一般为10~15毫克，其吸收率为 10%~15%，孕期吸收率为30%~40%，实际得到铁 3~6 毫克，故孕期所需要的铁很难从膳食中得到满足。因此孕期必须用其他方式补充铁，否则就会发生缺铁性贫血。

★ 在没有外界干预的情况下，孕妇的铁缺乏程度随孕期的进展而加剧，这是一种自然的生理过程。

★ 孕妇缺铁或者缺铁性贫血，如不及时补铁，就不会自然好转，只会越来越严重。

缺铁性贫血的临床表现

缺铁性贫血的临床症状与贫血程度相关。疲劳是最常见的症状，贫血严重者有脸色苍白、乏力、心悸、头晕、呼吸困难和烦躁等表现。血红蛋白下降之前体内储存的铁即可耗尽，故尚未发生贫血时也可出现疲劳、易怒、注意力下降及脱发等铁缺乏的症状。孕妇铁缺乏的高危因素包括曾患过贫血，多次妊娠，在 1 年内连续妊娠及长期素食等。

妊娠期贫血对母亲的影响

★ 易发生妊娠期高血压疾病，容易导致情绪紧张。

★ 由于心肌缺氧，分娩时易发生心力衰竭。

★ 对分娩、手术及失血的耐受力降低，因贫血、出血而死亡者，占孕产妇死亡的 20%~30%。

★ 抵抗力下降，易并发产褥感染。

★ 更容易发生产后大出血。

★ 当血红蛋白低于 100 克 / 升，孕妇发生子痫的概率是正常孕妇的 3 倍多。

★ 分泌的乳汁减少，乳汁含铁降低。

妊娠期贫血对妊娠结局和分娩方式的影响

★ 更容易发生流产，甚至死胎。

★ 早产发生率更高，国外研究发现，患有妊娠期贫血的孕妇早产率是正常孕妇的 3 倍多。

★ 易发生胎膜早破和产程异常延长。

★ 低体重儿出生率更高，贫血孕妇所生的新生儿出生体重明显低于正常孕妇所生的新生儿。

★ 多有缺血缺氧，故易发生胎儿宫内窘迫，导致剖宫产率增加。

妊娠期贫血对胎儿、婴儿的影响

孕妇缺铁会影响新生儿体内的铁水平，孕妇在孕中晚期严重缺铁会影响新生儿的铁储备，轻度缺铁性贫血对新生儿脐血和婴儿的铁水平也会产生影响。

孕妇铁代谢状况对胎儿的铁储存有明显影响，婴幼儿出生后 1~2 年内，血红蛋白的 70% 以及铁的 40% 都是胎儿时期通过母体摄取的。

婴幼儿铁缺乏、缺铁性贫血将导致以下不可逆的发育障碍：

★ 听力、视力障碍。

★ 智力水平低。

★ 认知能力下降。

★ 学习能力下降。

★ 运动能力低。

★ 行为改变异常。

妊娠期缺铁性贫血的补铁疗法

★ 轻、中度的缺铁性贫血者以口服铁剂治疗为主，并改善饮食，进食富含铁的食物。

★ 重度缺铁性贫血者可口服铁剂或注射铁剂，还可以少量多次输注浓缩红细胞。

★ 极重度缺铁性贫血者首选输注浓缩红细胞，待血红蛋白达到 70 克 / 升，症状改善后，可改为口服铁剂或注射铁剂治疗。当血红蛋白值恢复正常后，应继续口服铁剂 3~6 个月或至产后 3 个月。

★ 患有缺铁性贫血的孕妇每天应补充铁 100~200 毫克，治疗两周后复查血红蛋白评估疗效，通常两周后血红蛋白水平增加 10 克/升，3~4 周后增加 20 克/升。

妊娠期缺铁性贫血的饮食治疗

膳食铁分为来自动物性食物的血红素铁和来自植物性食物的非血红素铁。血红素铁吸收利用率高，不易受膳食因素干扰。非血红素铁吸收利用率差，很容易受膳食中的干扰因素影响，但也有一些因素可促进其吸收。膳食中的植酸、草酸、膳食纤维会影响膳食铁吸收，而维生素 C、柠檬酸、氨基酸、乳酸、乳糖等可促进膳食铁的吸收。

通过饮食调整可增加铁摄入和促进铁吸收。铁吸收量取决于生理需求量、食物含铁量和生物利用度。孕妇对铁的生理需求量比月经期高 3 倍，且随妊娠进展增加，妊娠中晚期每天需要摄入铁元素 30 毫克。

膳食铁中 95% 为非血红素铁。血红素铁比非血红素铁更容易被人体吸收。含血红素铁的食物有红色肉类、鱼类及禽类等。水果、土豆、绿叶蔬菜、菜花、胡萝卜和白菜等含维生素 C 的食物可促进铁吸收。牛奶及奶制品可抑制铁吸收，其他抑制铁吸收的食物还包括谷物麸皮、高精面粉、豆类、坚果、茶、咖啡、可可等。

缺铁性贫血的预防措施

★ 妊娠前积极治疗失血性疾病，如月经过多等，以增加铁的贮备。

★ 孕期加强营养，鼓励进食含铁丰富的食物，如猪肝、鸡血等动物性食物。

★ 产前检查时，孕妇应定期检查血常规，尤其在妊娠晚期应重复检查。

★ 从妊娠 4 月起应常规补充铁剂，每日口服硫酸亚铁 0.3 克。

㉑ 准妈妈不宜滥服补药

有些孕妇觉得自己腹中的胎儿生长发育所需的营养物质全靠自己供给，"一个人吃，两个人用"，害怕自己供给不足，宝宝长得不壮，因此便想多吃些滋补药。她们常自作主张，买回很多滋补药品，如人参蜂王浆、鹿茸、鹿胎胶等，长期服用，希望使自己的身体由弱变强，保证胎儿顺利生长发育。

然而，孕妇滥用补药弊多利少，常常造成事与愿违的不良后果。孕妇不宜滥用补药的原因有以下几种：

任何药物，包括各种滋补品，都要在人体内分解、代谢，并有一定副作用，包括毒性作用和过敏反应。可以说，没有一种药物对人体是绝对安全的。如果用之不当，即使是滋补性药品，也会对人体产生不良影响，给孕妇以及腹中的胎儿带来种种损害。蜂王浆、洋参丸和蜂乳等大量服用时均可引起中毒或其他不良后果。鱼肝油若被孕妇大量服用，会造成维生素 A、D 过量而引起中毒。

母体摄入的药物都会通过胎盘进入胎儿的血液循环，直接影响胎儿的生长发育。妊娠期间，母体内的酶系统会发生某些变化，影响药物在体内

孕八月不适与疾病用药

的代谢过程，使其不易解毒或不易排泄，因而比常人更易引起蓄积性中毒，对母体和胎儿都有害，特别是对娇嫩的胎儿危害更大。孕妇如果发生鱼肝油中毒，可引起胎儿发育不良或畸形。有些药物还能引起流产或死胎。

滋补药的作用被显著地夸大了。孕妇即使每天饮用两支人参蜂王浆，由于其含量甚少，没有什么特殊成分，不会产生什么显著作用，产生不了多大的滋补作用，仅仅是心理上的安慰而已。

孕期滥用大量滋补药品也是很大的浪费。各种滋补性药品都很昂贵，孕妇长期服用花费很大，而效果并不理想，实属浪费。

孕妇应以食补为主。胎儿生长发育需要的蛋白质、脂肪、糖、矿物质和多种维生素等营养素广泛存在于各种食物中。

当然，也不是对孕期服用滋补药品一律排斥，经过医生检查，确实需要服用滋补性药品的孕妇应该在医生指导下正确合理地服用。孕妇应该在吃得好、吃得全、吃得香上下功夫，这才是体弱孕妇滋补身体的最佳选择。

22 准妈妈不宜多服温热补品

不少孕妇常吃人参、桂圆等补品，以为这样可使胎儿发育更好。其实这类补品对孕妇和胎儿利少弊多，可能造成不良的后果。

中医学认为，妊娠期间，妇女月经停闭，脏腑经络之血皆注于冲任以养胎，母体全身处于阴血偏虚、阳气相对偏盛的状态，因此孕妇容易出现"胎火"。

孕妇由于血液量明显增加，心脏负担加重，子宫颈、阴道壁和输卵管等部位的血管也处于扩张、充血状态，加上内分泌功能旺盛，分泌的醛固酮增加，容易导致水、钠潴留而产生水肿、高血压等病症。另外，孕妇由于胃酸分泌量减少，胃肠道功能减弱，会出现食欲不振、胃部胀气及便秘等现象。

在这种情况下，如果孕妇经常服用温热性的补药、补品，如人参、鹿茸、桂圆、鹿胎胶、鹿角胶、阿胶等，势必导致阴虚阳亢，因气机失调、气盛阴耗、血热妄行，会加剧孕吐、水肿、高血压、便秘等症状，甚至会发生流产或死胎等。

因此，孕妇不宜长期服用或随便服用温热补品。

305

23 孕期能打疫苗吗

原则上，妊娠期不进行任何预防接种。不建议在妊娠期注射流感疫苗，如果要注射，也绝对不要在妊娠头 3 个月注射。

平时常用的疫苗有以下几种：

★ 活病毒疫苗：如麻疹、风疹、脊髓灰质炎疫苗等。

★ 灭活的细菌疫苗：如肺炎球菌、脑膜炎双球菌、伤寒杆菌、炭疽杆菌疫苗等。

★ 类毒素疫苗：如破伤风类毒素疫苗。

★ 免疫球蛋白疫苗：如乙肝、狂犬病、破伤风、水痘疫苗等。

24 解读误区：剖宫产不痛苦，顺产分娩太痛苦了

不少孕妇心理上过分依赖剖宫产，其实自然分娩是一种生理现象，是最有利于母婴健康的一种方式。对母亲来说，其创伤小，较安全，产后出血、感染等并发症较少，而且产后体力恢复较快，对体形恢复有益。

胎儿经阴道自然分娩，子宫有节奏地收缩，使胎儿胸部受到压缩和扩张，使出生后婴儿的肺泡富有弹性，容易扩张。胎儿头部受到挤压，可提高呼吸中枢的兴奋性，有利于新生儿出生后建立正常呼吸。

产道的挤压，可使呼吸道内的羊水及黏液排出，新生儿窒息及肺炎的发生率大大减少。胎儿在产道内受到触觉、味觉、痛觉及本位感的锻炼，促进大脑及前庭功能发育，对今后运动及性格均有好处。另外，自然分娩的婴儿以后发生过敏的风险减少。

剖宫产的缺点

★ 剖宫产手术对母亲是有创伤的，且产后开奶时间晚。

★ 手术麻醉意外虽然极少发生，但是有发生的风险。

★ 术中可能发生大出血，损伤周围的器官，术后还有可能发生腹壁切口感染、愈合不良，甚至裂开，子宫切口愈合不良、裂开等并发症。

★ 剖宫产后再次妊娠有发生切口妊娠的可能，两年内怀孕有发生子宫破裂的危险。

★ 新生儿未经产道的挤压，易发生新生儿窒息、吸入性肺炎及剖宫产儿综合征，包括呼吸困难、紫绀、呕吐、肺透明膜病等。剖宫产新生儿以后发生感觉统合失调、感染、过敏等风险增加。

（孕29~32周）孕八月胎教方案

1 准妈妈要教宝宝算术和图形

在对宝宝讲话、读画书、讲故事、唱歌的基础上，准妈妈可以教宝宝算术和几何图形。将抽象的数字和图形联想成具体的形象，会让宝宝更感兴趣。例如，将数字"1"联想为一支铅笔或一个苹果，教宝宝1加1等于2的时候，可以说："这里有一个苹果，又拿来一个苹果，现在就有两个苹果了。"

2 想象会使宝宝更聪明

准妈妈在欣赏文学作品或绘画作品时，可以积极展开对情节场景或画面意境的联想，将美好的感受传递给腹中的宝宝，孩子接收到良好的意识信息，从而促进意识的萌芽和心智的发育，让宝宝更加聪明。

3 记录宝宝对音乐的反应

音乐是情感的表达，是心灵的语言，能让人张开幻想的翅膀。准妈妈经常听一些旋律优美的乐曲，能够唤醒孩子的心灵，促进孩子的健康成长和性格完善。准妈妈在欣赏乐曲时，

要注意腹中宝宝情绪的反应和胎动的变化，并将其记录下来，这样就可以摸索出宝宝喜欢哪种类型的音乐。

4 母亲的情感可以向宝宝传递

母亲与胎儿不但血脉相连，而且心灵情感相通。母亲的情感，诸如怜爱、喜欢胎儿，以及恐惧、不安等信息，也将传递给胎儿，进而对胎儿产生影响。

当母亲心情愉快地散步时，这种信息便传递给胎儿，使胎儿体验到母亲恬静的心情，随之安静下来。当母亲愤怒时，胎儿则迅速捕捉到来自母亲的情感信息，变得躁动不安。据报道，一些毫无医学原因的自然流产正是由于母亲的极度恐惧不安造成的。

爱心提示

充分的事实证明，凡是生活幸福美满的母亲所生的孩子大都聪明伶俐，性格外向；而生活不幸福的母亲所生的孩子易出现反应迟钝、自卑怯懦等心理缺陷。

5 母亲的爱能让宝宝发育得更好

婴儿对于爱的感受力是很敏锐的，准妈妈千万不要以为腹中的小生命懵懂无知，如果母亲不喜欢这个婴儿，婴儿出生后就会感觉出自己不受欢迎。只靠充分的营养和完善的护理是远远不够的。没有爱的滋润，孩子的生长发育会显得迟滞缓慢。腹中的宝宝同样需要母爱，就如同植物需要阳光一样，被母亲的爱保护着的孩子是幸福而安定的。

6 锻炼宝宝的记忆能力

研究表明，胎儿具有记忆能力。在孕八月，宝宝的脑神经已较发达，这个时期应多对宝宝进行固定、反复刺激，让宝宝产生固定的条件反射。如重复诵读诗歌、散文等文学作品，也可重复播放几首悦耳的曲子，可促进宝宝记忆能力的发展。

很多年轻的母亲都有过这样的体会，当刚出生的宝宝哭闹不止时，如果将宝宝的耳朵贴近母亲的胸口，母亲心脏跳动的声音传到宝宝耳朵里，宝宝就会立即停止哭闹，安静地入睡。这是因为胎儿对母亲心跳声有记忆，一旦又听到了熟悉的心脏跳动声音，马上就产生一种安全感，立刻停止哭闹，安静入睡。

专家分析，胎儿对外界刺激的感知体验，将会长期保留在记忆中直到出生后，而且对婴儿的智力、能力、个性等均有很大的影响。由于胎儿在子宫内通过胎盘接受母体供给的营养和母体神经反射传递的信息，使胎儿脑细胞在分化、成熟过程中不断接受母体神经信息的调节与训练。因此，妊娠期母体"七情"的调节与子女记忆的形成、才干的发展有很大的关系。

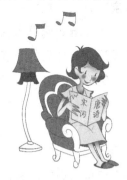

7 受过胎教训练的宝宝更聪明

研究表明，人类大脑细胞分裂增殖主要是在胎儿期完成的，其中包括两个高峰期。第一个高峰期是怀孕第2~3个月，第二个高峰期是怀孕第7~8个月。如果在大脑细胞分裂增殖的高峰期，适时地供给胎儿丰富的物质和精神营养，大脑细胞的分裂便可趋于顶峰，为孩子具有高智商奠定了基础。

调查表明，受过良好胎教训练的孩子与未受过胎教的孩子相比，其智商和情商有明显的优势。受过良好胎教训练的孩子具有以下优势：不爱哭，能较早与人交往，较早学会发音，较早地理解语言，较早学会说话。

Part10
怀孕第九个月

孕九月，准妈妈腹部越来越大，内脏受到挤压，腹部会发硬紧张，开始准备待产。本章详细讲述了孕九月宝宝的发育状况和准妈妈的身体变化，为准妈妈的生活起居、日常饮食、孕期检查、不适与疾病预防、胎教等方面给予体贴入微的指导。

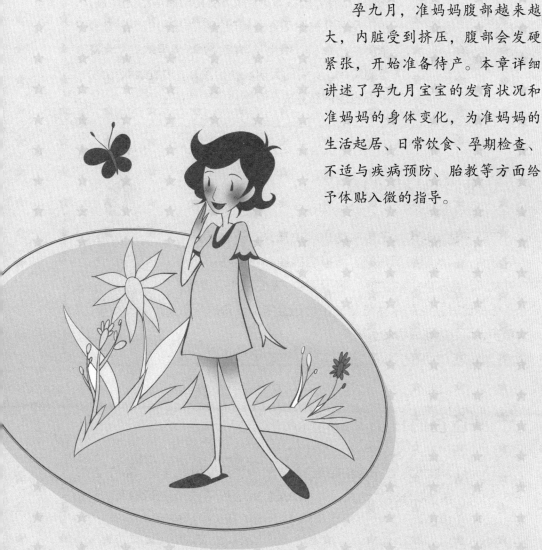

~（孕33~36周）~
怀孕9个月

小宝宝的发育状况

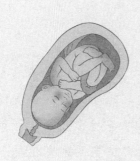

到孕36周末，胎儿身长约45厘米，体重约2500克，相当于1个西瓜的重量。可见完整的皮下脂肪，身体圆滚滚的，肢体变得弯曲。脸、胸、腹、手、足等处的胎毛逐渐稀疏，皮肤呈粉红色，皱纹消失，指甲和趾甲也长至指尖处。男婴的睾丸下降至阴囊中，女婴的大阴唇开始发育，内脏功能完全，肺部机能调整完成，可适应子宫外的生活。

准妈妈身体的变化

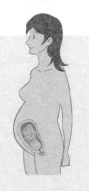

肚子越来越大，子宫底高30~32厘米。子宫胀大，导致胃、肺与心脏受压迫，所以会感到心中闷热，不想进食，心跳加速，气喘加剧，呼吸困难。有时腹部会发硬、紧张，此时就应卧床休息。分泌物还会增加，排尿次数增多，而且排尿后仍会有尿意。

准爸爸的任务

孕九月，准妈妈已开始准备待产，准爸爸要提前做好准备，备齐生产用的物品，多了解些分娩的知识，帮助准妈妈放松精神，消除准妈妈对分娩的紧张恐惧情绪。

准妈妈注意事项

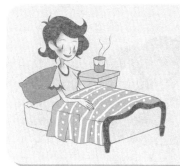

此时不可随意刺激子宫，最好能停止性生活。孕妈咪不要一次进食太多，以少食多餐为佳，多摄取易消化且营养成分高的食物。不管到哪里，可以随身带着些水果、坚果、瓜子等零食，以便在感到饥饿时食用。

准妈妈九月指南

日渐膨胀的子宫让孕妈咪感觉不适感越来越强，尿频、尿失禁、便秘、腰酸背痛的情况更加突出，还容易感到气喘、心悸、疲倦，容易出现产前忧郁症，需要亲人的照顾和关心。

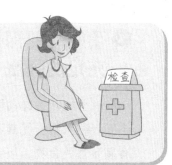

（孕 33~36 周）
孕九月生活细安排

① 去产房看看

生孩子前如果对你所要待的产房环境有所了解，你就不会那么紧张了。

产床：产床上设有利于产妇分娩的支架，有些部位可抬高和降低，床尾可去掉。

胎儿监护仪：可时刻记录下宫缩和胎儿心跳，通过这种仪器可了解胎儿情况。

保温箱：由于新生儿热量易丧失，为防止体温降低，有时将其放入保温箱内。

吸氧设备：当子宫收缩的时候，胎儿的血液和氧气供应都会受到影响，吸氧能够使产妇的氧气储备增加，提高对子宫收缩的耐受能力，对产妇和胎儿都有好处。

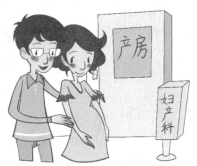

吸引器：胎儿在母体内处于羊水包围之中，口腔和肺内有一定量的羊水存在，新生儿受到产道的挤压，羊水被挤压出去，可减少肺部疾患的发生。少数新生儿口腔内仍有羊水，甚至还会有胎粪，就需要用吸引器吸出，它是产房必备的设备。

❷ 孕妈咪要保持充足的睡眠

★ 孕妈咪在睡前两小时内不宜大吃大喝，尤其不要食用有刺激性的食物，以免造成大脑兴奋，难以入睡。

★ 睡前冲个热水澡或用热水泡泡脚，可以增强血液循环，让孕妈咪舒服自在。

★ 将硬床垫换成软床垫，让它更贴合孕妈咪的身体。孕妈咪身体朝左侧躺下，右腿向前蜷起，不要压左腿，至少用5个软硬适度的枕头来垫身体——2个放在头下面；2个放在蜷起的右腿下面；1个塞在后背和床垫之间。另外还可将1个小枕头放在腹部和床垫之间，会更舒适。

❸ 做好生产准备

★ 孕九月，准妈妈已开始准备待产，准爸爸要提前做好准备，备齐生产用的物品，多了解些分娩的知识，帮助准妈妈放松精神，消除准妈妈对分娩的紧张恐惧情绪。

★ 想回娘家待产的孕妇，最好此刻就开始动身，应选择震动性不大的交通工具。最好到预定生产的医院做一次检查，不要忘了携带以往的检查记录。

★ 应仔细检查生产所需的用品，避免遗漏任何物品。

★ 在怀孕36周左右时，就可以准备尺码合适的哺乳胸罩了。

（孕33~36周）

孕九月营养饮食指导

1 孕九月准妈妈的饮食对策

★ 准妈妈胀大的子宫容易使胃、肺与心脏受到压迫，因此不要一次进食太多，最好采取少量多餐的进餐方式，多摄取易消化且营养价值高的食物。

★ 保证全面营养，限制钠的摄入，增加铁、钙与维生素 K、维生素 B_1 的摄入，为分娩做好准备。

★ 准妈妈要注意调整食量，在为孕九月的准妈妈设计营养配餐时，要注意使胎儿保持一个适当的出生体重，这样才有利于婴儿的健康生长。宝宝出生体重过低或过高均会影响其生存质量及免疫功能。

2 孕九月准妈妈所需营养素

蛋白质：准妈妈孕九月每天要多摄入优质蛋白质 25 克，蛋白质食物来源以鸡肉、鱼肉、虾、猪肉等动物蛋白为主，可以多吃一些海产品。

碳水化合物：准妈妈保证每天主食（谷类）400 克左右。

脂肪：准妈妈保证每天总脂肪量 60 克左右。孕九月时，胎儿大脑还在迅速发育，因此，准妈妈需要适量补充脂肪，其中植物油也是必需的。富含脂肪的食物有核桃、芝麻、栗子、黄花菜、香菇、虾、鱼头、鹌鹑、鸭等。

维生素：孕九月的准妈妈应注意补充维生素，其中水溶性维生素以维生素 B_1 最为重要。本月如果准妈妈维生素 B_1 补充不足，易出现呕吐、倦怠、体乏等现象，还可能影响分娩时子宫收缩，使产程延长，分娩困难。富含维生素 B_1 的食物有小米、玉米、葵花子、猪肉、肝脏、蛋类等。

如果准妈妈缺乏维生素 K，将会造成新生儿在出生时或满月前后出现

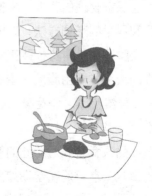

颅内出血，因此应注意补充维生素K。富含维生素K的食物有菜花、白菜、菠菜、莴苣、番茄、瘦肉、肝脏等。

为了促进钙和铁的吸收，还要注意补充维生素A、维生素D和维生素C。

铁质：准妈妈在此时应补充足够的铁。胎儿肝脏以每天5毫克的速度储存铁，直到存储量达到240毫克。如果此时准妈妈铁摄入不足，可影响胎儿体内铁的存储，出生后易患缺铁性贫血。富含铁质的食物包括动物肝脏、菠菜、芝麻、黑木耳等。

钙质：准妈妈在此时还应补充足够的钙。胎儿体内的钙一半以上是在怀孕期最后两个月存储的。如果孕九月准妈妈钙摄入量不足，胎儿就要动用母体骨骼中的钙，致使母亲发生软骨病。富含钙质的食物有虾皮、核桃、牛奶、南瓜子、鱼松等。

水分：准妈妈进餐前不要大量饮水，以免影响进食。

❸ 准妈妈要多吃有助胎儿智力发育的食物

为获得健康聪明的后代，准妈妈在孕期应保证合理的营养、平衡的膳食调配和科学的烹调方法，以满足孕期胎儿大脑发育所需的各种营养素。

人的大脑主要由脂肪、蛋白类、糖类、B族维生素、维生素C、维生素E和钙等营养成分构成。

孕妇的饮食营养对胎儿的智力有明显的影响。准妈妈在孕期如果保证脂肪、蛋白类、糖类、B族维生素、维生素C、维生素E和钙等营养成分的摄取量，就能促进胎儿大脑细胞的发育。

富含这几类营养素的食品被称为益智食品。益智食品主要包括大米、小米、玉米、红小豆、黑豆、核桃、芝麻、红枣、黑木耳、金针菜、海带、紫菜、花生、鹌鹑蛋、牛肉、兔肉、羊肉、鸡肉、草莓、金橘、苹果、香蕉、猕猴桃、柠檬、芹菜、柿子椒、莲藕、西红柿、萝卜叶、胡萝卜等。

健脑食品主要包括菠菜、韭菜、南瓜、葱、花椰菜、豌豆、蒜苗、开心果、腰果、松子、杏仁等。

爱心提示

上述益智健脑食品搭配食用，营养效果会更理想。如小米或玉米与红枣、黑豆煮粥，鸡肉与柿子椒、鹌鹑蛋与黑木耳、花生与芝麻搭配等。

❹ 准妈妈进食蔬菜水果的学问

孕期多吃蔬菜水果，是保证矿物质和维生素供给的重要途径，有利于孕妇的健康及宝宝的成长。在蔬菜水果的选择上，还是有一定学问的。

看蔬菜水果的颜色：一般来说，颜色较深的蔬菜，如青椒、胡萝卜、韭菜、绿菜花等，富含叶绿素、叶酸、β－胡萝卜素、维生素C等孕妇所需的重要营养成分。

看蔬菜水果上市的季节：一般来说，新鲜采摘的水果和蔬菜比长期存放的要营养丰富，比如新鲜大白菜与贮存了一年的大白菜相比，不但口感好，而且营养丰富。

正确掌握蔬菜水果的清洗和烹饪方法：蔬菜水果在食用前要注意用专用清洗剂洗干净，以免残留农药对人体造成危害。蔬菜加工时要先洗后切，以免营养成分丢失。剩菜不宜存放时间过长，以免产生有害物质——亚硝酸盐。不用铜锅炒菜，且急火快炒，菜汤不要丢掉，以减少营养成分的丢失。

⑤ 准妈妈可适当吃点坚果

坚果中含有大量的脂肪和蛋白质，这无论对于准妈妈自己的能量补充，还是腹中胎儿的成长，都是不可或缺的。

坚果含有的油脂虽多，却多以不饱和脂肪酸为主。对于胎儿大脑发育来说，需要的第一营养成分就是不饱和脂肪酸。据研究，大脑细胞由60%的不饱和脂肪酸和35%的蛋白质构成。另外，坚果类食物中还含有15%~20%的优质蛋白质和十几种重要的氨基酸，这些氨基酸都是构成脑神经细胞的主要成分。

坚果还含有对大脑神经细胞有益的维生素B_1、维生素B_2、维生素B_6、维生素E及钙、磷、铁、锌等营养素。因此无论是对准妈妈，还是对胎儿，坚果都是补脑益智的佳品。

核桃：补脑、健脑是核桃的首要功效，另外，核桃含有的磷脂具有增强细胞活力的作用，能够增强机体的抵抗力，还可以促进造血和伤口愈合。此外，核桃仁还具有镇咳平喘的作用。经历冬季的准妈妈可以把核桃作为首选的零食。

花生：花生的蛋白质含量高达30%左右，其营养价值可与鸡蛋、牛奶、瘦肉等媲美，而且易被人体吸收。花生皮还有补血的功效。

瓜子：多吃南瓜子可以防治肾结石病；西瓜子具有利肺、润肠、止血、健胃等功效；葵花子所含的不饱和脂肪酸能起到降低胆固醇的作用。

松子：松子含有丰富的维生素A、维生素E，以及人体必需的脂肪酸、油酸、亚油酸和亚麻酸。它具有防癌抗癌、益寿养颜、祛病强身的功效。

榛子：榛子含有不饱和脂肪酸，并富含磷、铁、钾等矿物质，以及维生素A、维生素B_1、维生素B_2、烟酸，经常吃可以明目健脑。

爱心提示

坚果对准妈妈身体保养和胎儿发育虽然有诸多好处，但凡事要有度，过犹不及。由于坚果类食物油性大，孕妇消化功能在孕期会减弱，如果食用过多的坚果，就会引起消化不良。

6 孕九月适宜的运动

体操：孕晚期准妈妈运动的目的是舒展和活动筋骨，以稍慢的体操为主。舒展体操运动能加强骨盆关节和腰部肌肉的柔软性，既能松弛骨盆和腰部关节，又可以使产道出口肌肉柔软，同时还能锻炼下腹部肌肉。体操可选择以下几种，注意以安全为原则。

双膝摇摆：平躺在床上，屈膝，双手抱头，放松背部肌肉。双膝同时倒向身体的一侧，尽量靠近床面，回到原位，再倒向另一侧。这种体操可以有效地练习骨盆的肌肉和骨骼，有助顺产。

腹肌练习：平躺在床上，双手压在腰下，屈膝。腰部用力向下压手，然后放松。这个运动很轻松，很简单，却可以有效地锻炼腹肌，有助顺产。

散步：准妈妈要多外出散步，呼吸新鲜空气，增强心肺功能，为分娩储备体力。

孕妇瑜伽：孕妇瑜伽对于分娩时调整呼吸很有帮助。

棋类活动：棋类活动能够起到安定心神的作用。

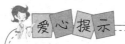

爱心提示

准妈妈在孕晚期运动时，一定要注意安全，千万不能过于疲劳。

7 孕九月准妈妈的体重增长参考值

到了妊娠后期，腹部增大的速度比较快，体重平均每周可增长 500 克。到了孕 9 月末，如果准妈妈的体重比孕前增长了 15 千克，说明准妈妈和胎儿的营养状况不错。不要试图再增加食量，体重增长过多，不但会给准妈妈带来很大负担，比如活动不便、喘气费劲、腰背酸痛、下肢静脉曲张、睡眠障碍等，也会使胎儿巨大，给分娩带来困难。

孕妇不能节食，更不能减肥，但如果体重增长过快，适当控制热量的摄入非常必要。采取高蛋白质、低热量、富含维生素和矿物质的饮食，不但可避免孕期过胖和胎儿巨大，还可避免胎儿营养不良。

含热量高的饮食包括高糖、高脂饮食，如巧克力、蛋糕、油炸主食、奶油、奶酪、黄油等。蔬菜是含维生素丰富且低热量的食物。如果你感觉体重增长过多，又很难从饮食上调节，可找医院的营养师或保健医师，根据具体情况为你制订一套饮食方案。

⑧ 孕期营养不是越多越好

在孕期加强营养是必须的，但营养摄入绝非多多益善。太多的营养摄入会加重身体的负担，并积存过多的脂肪，导致肥胖和冠心病的发生。体重过重还会限制准妈妈的体育锻炼，致使抗病能力下降，并造成分娩困难。孕妇吃得过多，热量超标，营养失衡，导致胎儿过大，易发生妊娠期糖尿病和出现巨大儿，妊娠期糖尿病可导致严重的母婴合并症和并发症。

香菜牛肉末

原料 牛肉 200 克，香菜 100 克，葱、生姜、酱油、糖、花生油、清汤、香油、胡椒粉、精盐各适量。

制作 ① 将牛肉洗净，沥干水剁碎。香菜择洗干净，滴干水，切成小段。葱、生姜洗净，切成末。

② 净锅置火上，放入花生油烧热，下入葱、生姜末煸香，放入牛肉煸炒，炒至水分干时加上酱油、糖、清汤，用小火煨至牛肉熟烂，放入精盐、香油、香菜段、胡椒粉调味即可。

特点 鲜嫩，清香，可口。

功效 此菜内含蛋白质、脂肪、钙、磷、铁、维生素 B_1、维生素 B_2 及纤维素等，营养丰富，适宜于孕妇食用。

⑨ 孕妈咪九月健康食谱

孕九月准妈妈一天食谱参考：

★ **早餐**：豆浆 1 杯，煮鸡蛋 1 个，面条 1 碗。

★ **加餐**：牛奶 1 杯，开心果几枚。

★ **午餐**：柏子仁煮猪心，香菜牛肉末，凉拌素什锦，海带排骨汤，米饭 100 克。

★ **加餐**：酸奶 1 杯，钙奶饼干 2 片。

★ **晚餐**：肉炒百合，红烧海参，口蘑鸡片，大枣枸杞粥。

柏子仁煮猪心

原料 猪心 500 克，柏子仁 20 克，酱油、料酒、精盐、葱段、姜片、花椒、大料各适量。

制作 ① 将猪心洗净，去其血管，放入开水锅中煮一下，捞出。

② 将锅置于火上，放清水、猪心、酱油、料酒、精盐、葱段、姜片、花椒、大料、柏子仁烧沸，去掉浮沫，用小火煮至熟烂。捞出猪心，凉透后切片，即可食用。

特点 软烂，味香，略甜。

功效 此菜具有补心血、益气、安心神、健脑、益智等作用，孕妇食用，可安胎补气及促进胎儿大脑的发育。

海带排骨汤

原料 猪排骨 500 克，海带 50 克，葱段、姜片、精盐、料酒、香油各适量。

制作 ① 将海带放入清水锅中煮约半小时，取出再用清水浸泡，洗净控水，切成长方块。排骨洗净，用刀顺骨切开，横剁成约 4 厘米的段，入沸水锅中氽一下，捞出用温水泡洗干净。

② 净锅内加入适量清水，放入排骨、葱段、姜片、料酒，用旺火烧沸，撇去浮沫，再用中火焖烧约 20 分钟，倒入海带块，再用旺火烧沸 10 分钟，拣去姜片、葱段，加入精盐，淋入香油即成。

特点 肉烂脱骨，海带滑烂，味美，汤鲜。

功效 此汤含有蛋白质及钙、碘、锌等元素，具有补肝益血、生肌壮骨的功效，孕妇食用有利于胎儿生长发育。

肉炒百合

原料 百合 50 克，里脊片 50 克，盐、蛋清、湿淀粉、植物油各适量。

制作 ① 百合洗净，掰成小瓣，入沸水焯烫后捞出备用。

② 将百合、里脊片用盐、蛋清抓渍，再用湿淀粉拌和，同

红烧海参

原料 水发海参 100 克，瘦肉、白菜各 200 克，生姜丝、葱丝、高汤、酱油、精盐、糖、淀粉、蚝油、香油、胡椒粉、花生油各适量。

制作 ① 将精盐、糖、酱油、料酒、高汤调成煨料，再将蚝油、淀粉、香油、胡椒粉、清水调成芡汁。

② 将海参、姜、葱放入开水内煮 5 分钟，除去内脏洗净，切丝。瘦肉切成丝，加入酱油、淀粉、花生油拌匀，待用。白菜洗净，入沸水中焯一下捞出。

③ 锅中下入花生油，烧热，放入姜、葱爆香，加入海参及煨料煮至海参软烂，放入瘦肉丝，炖两分钟后加入白菜、芡汁，炒熟上盘即成。

特点 菜质松软，味道香郁。

功效 海参的营养价值极高，含丰富的优质蛋白质、钙和钠，是滋补营养食品，具有补血调经、安胎及利于生产的作用，最适宜怀孕妇女食用。

入油锅中翻炒至熟，加入调味品即成。

特点 醇而不腻，脆甜清香。

功效 补益五脏，养阴清热。

凉拌素什锦

原料 鲜香菇、鲜口蘑、黄瓜、胡萝卜、西红柿、西蓝花、玉米笋、马蹄、莴苣各 100 克，食用油、高汤、盐、酱油、花椒、糖各适量。

制作 ① 将鲜香菇、鲜口蘑、黄瓜、胡萝卜、西红柿、西蓝花、玉米笋、马蹄、莴苣择洗干净。

② 黄瓜、胡萝卜、莴苣切成寸段，鲜香菇、鲜口蘑、马蹄、西蓝花、西红柿切片。

③ 将诸原料焯熟，锅中放入油，热后放入花椒炸出香味后拣出，倒入诸原料，烹入高汤、盐等调味料，稍煮后收汁即成。

特点 口味清爽。

功效 此菜营养全面，尤其富含维生素。

萝卜鲤鱼汤

原料 鲤鱼 1 条（约 250 克），萝卜片 50 克，冬瓜皮 30 克，冬瓜子 30 克，葱段、生姜丝、精盐、麻油各适量。

制作 ① 将鲤鱼去鳞、鳃、内脏，洗净，与冬瓜皮、冬瓜子、萝卜片一起入锅。

② 锅中再加适量清水和葱段、姜丝、精盐，先用武火烧开，

口蘑鸡片

原料 鸡肉 150 克，水发口蘑 50 克，鸡蛋清 30 克，油菜心 15 克，笋片 15 克，青豆 15 克，料酒、精盐、湿淀粉、香油、猪油、鸡汤各适量。

制作 ① 将鸡肉片成薄片，加鸡蛋清、淀粉调匀。菜心片成片，下沸水锅焯一下，捞出。水发口蘑切片，用少许精盐搓一下，洗净。

② 锅置火上，放入猪油烧热，下入鸡肉片，用筷子拨开，滑熟，用漏勺捞出沥油。

③ 锅内留底油，加入鸡汤、青豆、笋片、精盐、料酒烧沸，撇去浮沫，用湿淀粉勾稀芡，加上口蘑片、鸡肉片、菜心片，烧至入味出锅，淋上香油，装盘即成。

特点 色泽艳丽，鲜嫩清香。

功效 此菜有滋补强身、增进食欲、帮助消化、补益健身的功效。

再用文火煮至汤汁稠浓，停火前淋上麻油即成。

特点 味鲜可口。

功效 利水消肿，止咳化痰，适用于孕妇双下肢水肿、咳嗽等症。

（孕 33~36 周）
孕九月产前检查

❶ 孕九月准妈妈产前检查项目

健康教育及指导

健康教育及指导内容包括：分娩前生活方式的指导；分娩相关知识（临产的症状、分娩方式指导、分娩阵痛）；新生儿疾病筛查；抑郁症的预防。

常规保健

常规保健内容包括：询问胎动、阴道出血、宫缩、皮肤瘙痒、饮食、运动、分娩前准备情况；身体检查；与妊娠30~32 周的产前检查项目相同。

必查项目

必查项目包括尿常规、血常规等。

备查项目

★ 妊娠 35~37 周进行 B 族链球菌（GBS）筛查：针对具有高危因素的孕妇（如合并糖尿病、前次妊娠出生的新生儿有 GBS 感染等），取肛门与阴道下 1/3 的分泌物培养。

★ 妊娠 32~34 周进行肝功能和血清胆汁酸检测：主要针对妊娠期肝内胆汁淤积症（ICP）高发病率地区的孕妇。

★ 从妊娠 34 周开始进行电子胎心监护：通过对胎心率的动态变化的连续观察和记录，评估胎儿情况，高危孕妇可提前进行胎心监护。

★ 心电图复查：主要对高危孕妇进行检查。

❷ 孕九月进行胎心监测

胎心监测是指用胎心监护仪检测胎儿的心率，同时让孕妇记录胎动，观察这段时间内胎心率情况和胎动以后胎心率的变化。医生据此来了解胎儿宫内是否缺氧和胎盘的功能。

胎心监测一般在妊娠 34 周后进行。进行胎心监测时，医生会在准妈妈腹部涂上超声耦合剂，将胎心监护仪上的带子绑到宫底和胎心最强的位置上，仪器就可显示胎儿心率及子宫收缩的频率和强度。记录需 20~40 分钟。

正常情况下，20 分钟内应有 3 次以上的胎动，胎动后胎心率每分钟会增快 15 次以上。如果有宫缩，宫缩后胎心率则不易下降。不要空腹做胎心监护，否则会出现假阳性的情况。一般在孕 36 周后每周行一次胎心监护，如果孕妇属于高危妊娠，如妊娠合并糖尿病等，就应每周做两次监护。

❸ 孕九月查查胎盘功能

自孕 36 周开始，应定期到医院做有关胎盘功能的检查，关注胎盘的健康状况。医生会根据你的综合情况来判定是否存在胎盘功能不全，或做进一步干预措施。下面列出了胎盘功能的检查方法。

胎动计数：因为胎动和胎盘供血状态有密切联系，如果胎盘功能减退，胎儿可因慢性缺氧而减少活动。

如果胎儿在 12 小时内的活动次数少于 10 次，或逐日下降超过 50% 而不能恢复，或突然下降超过 50%，就提示胎儿缺氧。孕妇应高度重视，及时采取左侧卧位，增加胎盘血流，并到医院进一步检查和治疗。

化验检查：胎盘分泌人绒毛膜促性腺激素、孕激素、胎盘生乳激素等，借助对胎盘分泌的这些激素的检查，可以看出其胎盘功能是否正常。

胎心率监测：目前大都使用"非加压试验"(NST)，如果胎动时呈现胎心率加速变化，就属于正常反应，说明胎盘功能还不错，一周内将不会发生因胎儿、胎盘功能减退所致的胎儿死亡。

B 超检查：B 超检查内容包括胎儿双顶径大小、胎盘功能分级、羊水量等。

❹ CT、磁共振、超声检查对胎儿有影响吗

大部分影像检查都是有伤害的，尤其是对胎儿及婴幼儿，孕妇应该尽量避免一些伤害较大的检查。

核医学相关检查：核医学检查需要受检者注射具有放射性的药物，这些药物通过血管直接注射进入受检者体内，这些放射性的物质基本上与胎儿（或卵子）零距离接触，危害可想而知。孕妇不仅不能做这些检查，还要避免与刚做过这些检查的患者及其排泄物、分泌物直接或间接接触，因为这些患者在一段时间内的排泄物及分泌物都有一定的放射性。

CT 及普通 X 线检查：这种检查会让受检者吸收大量的 X 射线，尤其是 CT 检查，对胎儿有极其严重的致畸可能。

磁共振（MRI）检查：目前为止尚未发现该检查对胎儿有伤害性，该检查对于孕妇来说，必要时可以谨慎应用。

超声检查：大多数的孕期影像检查都是通过超声检查获得的。如果孕妇在怀孕早期就过频、过多地给宝宝做超声检查，甚至给肚子里的宝宝拍超声录像，那就无法保证宝宝的绝对安全。即使在较低的声强下可以不考虑震动和空化效应造成的损伤，长时间接受超声照射的组织也会因为加热效应而升温，从而增加宝宝受伤害的危险。

但是，如果在医生的指导下，进行规范的超声检查，对准妈妈和宝宝造成伤害的可能性就微乎其微了。所以，医生把超声检查作为给准妈妈们做检查的首选。

〜（孕 33~36 周）〜

孕九月不适与疾病用药

① 孕晚期腹部为何发硬

孕晚期腹部发硬的现象通常称为希克收缩。这种子宫收缩的作用在于可为胎儿娩出后子宫能迅速收缩做准备。

希克收缩通常为无痛性的，极少数孕妇会有不适感。希克收缩开始于子宫顶部，一直向下延续，一般持续 30 秒，也有持续 2 分钟者。怀孕 9 个月时，随着妊娠接近尾声，希克收缩越来越多，有时甚至出现疼痛。

希克收缩的力量虽然不能娩出胎儿，但这种子宫收缩有助于促进子宫颈变短及扩张，在临产前为分娩助一臂之力。在这种子宫收缩期间，

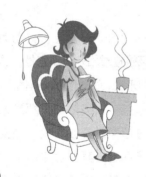

为缓解不适，可试着躺下来并放松，或站起来四处走动，变换姿势会使宫缩停止。

希克收缩并不是真正的阵痛，孕妇不容易分辨希克收缩和引起早产的子宫收缩，应在就诊时向医生描述这种子宫收缩的情形。如果属于早产高危孕妇、子宫收缩过频（每小时达 4 次或更多）、子宫收缩伴阴道分泌物增多或下腹部疼痛，就应及时就诊。

② 孕晚期为何容易气喘

孕妇在孕晚期容易出现气喘，这是孕期正常的反应，并不属于病理情况，准妈妈不必担心。

造成准妈妈气喘的原因往往是由于孕妇子宫体积增大，往上顶压腹部膈肌，减少了胸廓的体积，造成孕妇时而呼吸短促，甚至有憋气窒息感。一旦胎头下降进入骨盆，准妈妈气喘的感觉便会消失。

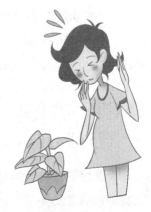

当准妈妈出现气喘时，如果较轻微，一般不必就诊，为了减轻气喘不适，可尽量减少体力消耗。若出现严重的呼吸困难，则应去医院就诊。

❸ 孕晚期胀气怎么办

怀孕期间，体内激素改变，黄体素分泌明显活跃，这种激素虽可抑制子宫肌肉收缩以防止流产，但会使肠道蠕动减慢，产生胀气。孕期大量进补，消化不良，或摄取较多产气食物等，均可导致胀气。

少量多餐：准妈妈要想缓解胀气，先从饮食入手。当胃部胀气时还进食大量食物，就会增加肠胃的负担，使胀气更加严重。孕妇不妨少量多餐，每餐分量减少，不要进食过多，也不宜只吃流质食物，因为流质食物并不一定会好消化，可以选择半流质饮食。

多吃富含纤维素的食物：孕妇可多吃富含纤维素的食物，如蔬菜、水果等，因为纤维素能促进肠道蠕动。

少吃易产气的食物：易产气食物包括豆类、油炸食物、马铃薯等。避免饮用苏打类饮料，因为苏打能在胃里产生气泡，会加重胀气的感觉，加上其中含钠较多，不适合孕妇饮用。

多喝温水：如果大便积存在大肠内，不及时排出，胀气就会更加严重，

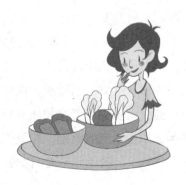

所以孕妇要多喝温水，每天至少喝1.5升水，充足的水分能促进排便。喝温水较冷水适合，因为喝冷水易造成肠绞痛。汽水、咖啡、茶等饮料少喝为宜。

❹ 及时发现胎动异常

胎儿在孕晚期的睡眠周期一般为 20~40 分钟，睡 20~40 分钟，醒 20~40 分钟，然后又睡 20~40 分钟。胎儿醒的时候动得多，睡眠的时候动得少，通常早晨胎动最少，晚上 6~11 点胎动最活跃。

有的胎儿爱动，有的胎儿不怎么爱动；有的胎儿动得多，有的胎儿动得少。据统计，怀孕 20 周时，平均 12 小时胎动数为 200 次；怀孕 32 周时，平均 12 小时胎动数为 575 次；到临近分娩时，平均 12 小时胎动数下降为 282 次。

由于孕妇敏感性、腹壁厚度、胎儿活动程度的不同，胎动计数会有一定的误差，但经过重复练习，孕妇就可以逐渐掌握胎动计数的方法。如果出现以下情况，就说明胎动异常，需及时去医院就诊。

★ 如果观察 1 小时胎动不到 4 次，就应该再观察 1 小时；如果胎动依然不到 4 次，就说明胎儿可能有危险，要及时到医院检查。

★ 如果今日的胎动数比昨日胎动数下降30%，就应严密注意，及时做胎心监护，以便及早发现胎儿窘迫的情况。

★ 12 小时胎动结果超过 30 次属于正常，12 小时胎动少于 20 次属于异常。如果胎动下降后还能回升，就说明胎儿宫内缺氧能够缓解；如果持续下降，就说明胎儿宫内缺氧情况没有改善，应做缩宫素激惹试验，了解胎儿胎盘的储备能力，以决定下一步该如何处理。

★ 如果胎动消失 12~24 小时，胎心消失，就说明胎儿宫内死亡。因此，当发现胎动异常时要及时就诊，即使胎动消失，也还有抢救胎儿的可能。

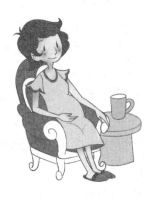

5 谨防胎膜早破

胎膜早破的症状是突然阴道排液，排液的量可多可少。排液通常为持续性，持续时间不等，开始量多然后逐渐减少，少数为间歇性排液。阴道排液通常与孕妇体位变动、活动与否有关。正常的破水时间应该在怀孕足月、孕妇临产后。在没有临产前就发生破水的情况叫胎膜早破，习惯称早破水。

胎膜早破对准妈妈的危害

★ 早破水易造成感染。羊膜破裂后，阴道内的细菌进入子宫腔，细菌繁殖会造成感染，严重感染可导致孕妇发生感染性休克和生命危险。破水时间越长，发生感染的机会就越多。

★ 早破水常意味着有可能存在骨盆狭窄、胎位不正的问题。

★ 胎膜早破后羊水流失，无法起到缓解子宫收缩时对胎儿的压力、保持子宫收缩协调的作用，容易导致子宫收缩乏力和不协调宫缩，使难产的机会增加。

胎膜早破对胎儿的危害

★ 发生早破水后 50% 的孕妇就会临产。如果早破水发生在怀孕 37 周前，就会造成早产。

★ 感染和破水后，子宫的不协调收缩对胎儿产生的压迫易造成胎儿窘迫。宫内感染势必会造成胎儿宫内感染和新生儿感染。

★ 破水后没有胎膜的保护，脐带容易滑出，导致脐带脱垂。脐带脱垂、脐带受压有可能导致胎儿窘迫和胎死宫内。

★ 胎膜早破还会造成胎儿脑出血以及呼吸系统疾病等，使胎儿或婴儿的发病率和死亡率增加。

胎膜早破的发生原因

★ 感染：由细菌、病毒、支原体、衣原体、淋菌等病原体造成的感染可使胎膜肿胀、变脆、易破裂，炎症易刺激产道分泌前列腺素类物质。前列腺素类物质是子宫收缩剂，胎膜变脆和子宫收缩可导致胎膜早破的发生。

★ 子宫内压力的异常：双胎、羊水过多、胎位不正、剧烈咳嗽、提重物、便秘、骑自行车等都是胎膜早破的好发因素。

★ 缺乏某种营养物质：如果孕妇缺铜、维生素 C、锌等营养物质，就易发生胎膜早破。

胎膜早破的预防措施

★ 孕期要进行生殖道检查和化验，患有淋病、衣原体感染、支原体感染或各种阴道炎的孕妇，要采取有效的治疗措施，在分娩前把病治好。

★ 加强产前检查，及时纠正羊水过多、胎位不正、便秘、剧烈咳嗽等异常症状，孕期避免提重物，减少性生活的次数，避免腹部创伤和受压。

★ 孕妇应多吃新鲜的蔬菜和水果，适量补充多种维生素和矿物质。

胎膜早破的治疗原则

胎膜早破总的处理原则就是预防感染和胎儿早产，为母婴争取最好的妊娠结局。

★ 卧床休息，保持外阴清洁，使用消毒卫生垫，大小便后冲洗外阴部，以预防感染。

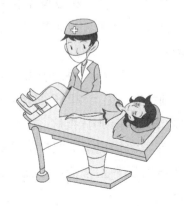

★ B 超观察羊水量，观察孕妇有无感染的体征，如羊水有臭味、发热、脉搏加快、胎心加快等。加强对感染指标的监测，如做阴道分泌物培养看有无致病菌，检查血象，看白细胞是否增高，观察胎心是否异常等。

★ 破水超过 24 小时，羊水中细菌的检出率可达 54%，因此，如果破水超过 12~24 小时，应用抗生素预防感染。

★ 应用保胎药物预防早产。

★ 如果羊水过少，单个羊水池的深度小于 2 厘米，而且出现感染，就要及时引产，以免发生严重后果。

★ 如果早破水发生在孕 36 周后，此时胎儿已基本成熟，破水后 12~24 小时还不临产，就需要采取引产措施，以免造成母婴宫内感染。

★ 孕 34 周以前的胎儿肺发育尚不成熟，出生后容易发生呼吸窘迫综合征，呼吸窘迫综合征是一种致命的疾病，因此，在对不足 34 周的胎儿引产前，要给予促胎儿肺成熟的治疗。

★ 如果早破水发生在孕 28 周前，胎儿太小，破水时间一长，容易导致胎儿肺发育不全等，一般也需引产，不提倡保胎治疗。

★ 若早破水发生在孕 28~35 周，可采取期待疗法，努力延长怀孕时间，争取胎儿存活。

6 二次剖宫产注意事项

现在生二胎的准妈妈越来越多，也有很多准妈妈第一胎就是剖宫产，那么，在生第二胎的时候需要注意些什么呢？第一次剖宫产术后再孕的产妇，第二次分娩有80%要进行剖宫产，主要是因为剖宫产会比阴道分娩要安全很多。再次剖宫产的手术时机应该选择适当，比较早，胎儿很难存活；比较迟，就会导致子宫破裂或者死胎。只要胎儿发育成熟，就能够进行手术，不一定要等到临产才进行手术。

★ 出现腹痛，要及早就医：瘢痕子宫到妊娠晚期有可能发生自发性破裂，子宫破裂的时候会出现轻重不等的腹痛。有的时候，腹痛比较轻，但是子宫已经发生了破裂，一定要提高警惕。

★ 妊娠晚期避免腹部受压：为了避免出现子宫瘢痕处裂开，还应该注意保护，不能让腹部受到挤压。准妈妈在妊娠晚期应该注意避开拥挤的人群，家务劳动应该适量，睡眠最好采取仰卧或者侧卧，尽量不要进行性生活，不要让腹部受到撞压。

★ 注意胎动：胎动是指胎儿在子宫内的躯体活动，胎动情况是胎儿在宫内是否安全的早期表现。通常在妊娠中晚期每小时都会有3~5次胎动，或一天最少要有10次以上胎动。剖宫产术后，子宫出现了伤痕，再次怀孕后若有轻微的子宫破裂或者胎盘的异常，都有可能导致胎儿死亡，二胎孕妇需严密注意胎动。

7 双胎妊娠注意事项

双胎妊娠并不少见。据统计，每80例妊娠中就有1例是双胎妊娠。因为双胎妊娠是同时怀有两个胎儿，与单胎妊娠相比有许多不同，所以，怀了双胎的孕妇，在感到欣喜的同时，还应对以下事项多加注意。

★ 双胎孕妇在孕期要增加营养。双胎孕妇需要更多的热量、蛋白质、矿物质、维生素等营养素，以保证两个胎儿的生长发育。双胎妊娠时孕妇的血容量增加比单胎时多，从饮食摄取的铁质也常不能满足两个胎儿的需要，所以很容易发生缺铁性贫血，故还应补充铁剂，预防贫血。

★ 双胎子宫增大的速度高于单胎，增大的程度比单胎更明显，特别是在怀孕24周以后，尤为迅速。双胎孕妇在孕晚期很容易产生心慌、呼吸不畅、下肢浮肿及静脉曲张等压迫症状，故在孕晚期要注意避免劳累。在孕30周后须多卧床休息，这对减轻压迫症状、增加子宫的血流量、增加胎儿体重和预防早产都有好处。如果有条件，双胎孕妇应及早住院待产，这样可保证孕妇休息和减少早产的发生。

★ 此外，双胎孕妇还应重视定期做产前检查。因为双胎孕妇容易发生贫血、妊娠期高血压疾病、羊水过多、早产等异常情况，定期产前检查就能及早发现不正常情况，及时给予治疗。

⑧ 妊娠合并乙型肝炎注意事项

★ 妊娠合并乙型肝炎的孕妇需加强围生期保健，重视孕期监护，加强营养，提高蛋白质、碳水化合物和高纤维素食物的摄入量，定期复查肝功及肝炎病毒血清学标志。

★ 除积极配合医生的治疗外，根据自己的病情，采取合理的饮食，要做到低脂肪、低糖、高营养、高维生素饮食，注重一日三餐的合理搭配。采取软硬适宜的清淡饮食，可在一定程度上促进肝细胞的恢复和再生，且有利于病情的及早康复。

★ 适当锻炼身体，劳逸结合，定期复查。日常多注意养肝护肝，修复受损的肝细胞，调节肝脏免疫力。

★ 孩子出生后及时注射肝炎疫苗和高效价的免疫球蛋白，可以阻断肝炎的垂直传播，使下一代免受肝炎之苦。

★ 分娩必须去正规的医院，尽量争取阴道分娩，不要认为剖宫产更为安全。产褥期尤应加强个人卫生，保持阴部清洁，勤换衣裤，保持室内空气流通，一定要做到饭后漱口，睡前刷牙，以保持口咽部清洁。饮食要比普通孕妇更注意，不吃不新鲜的食物。

⑨ 准妈妈要注意胎儿六大危险信号

准妈妈孕育宝宝的过程，既充满希望和快乐，又潜伏着危险。准妈妈需要严密注意胎儿传递的危险信号。

危险信号 1：阴道出血

阴道出血是流产的主要症状。如果准妈妈在妊娠尚未满 28 周时出现阴道流血，就表明有先兆流产的可能。此时准妈妈不必太过紧张，最简单的方法就是左侧卧位休息，放松精神。若情况没有改善，反而严重，则应及时就医。如经治疗，出血停止且腹痛消失，说明胎儿能保住，否则可发展为难免流产。

孕妇在孕晚期如果出现前置胎盘或胎盘早剥的现象，通常会突然出现阴道大量出血。此外，子宫颈长息肉或罹患癌症，也会出现阴道流血现象，需要及时就医。到达医院后，医生先要检查胎儿的心跳是否仍然存在。如果心跳仍在，只是有所减弱，就可能需要立即将胎儿产下。

危险信号 2：不明原因的腹痛

在怀孕过程中，孕妇在某些阶段

会感觉轻微的腹部闷痛，这种状况大都正常。但如果是突如其来的腹部疼痛，并且是痉挛性的，这就需要引起重视。在孕早期，剧烈的下腹疼痛并伴有阴道出血，可能是宫外孕或先兆流产的预警。如果是宫外孕，腹腔出血会导致一阵一阵如撕裂般的强烈疼痛，阴道有出血现象；若是先兆流产，孕妇的腹部会有明显的下坠感，腹部疼痛不是很剧烈，阴道有出血现象。一旦出现上述症状，孕妇需及时去医院就诊。

危险信号3：胎动减少

胎动是胎儿生命征兆之一，孕妇经常掌握胎动情况，可以了解胎儿的安危，及时发现问题。

当胎盘功能发生障碍、脐带绕颈、孕妇用药不当或遇外界不良刺激时，就可能引起不正常的胎动。若在1小时以内胎动少于3次，或12小时胎动少于10次，则说明胎儿有宫内缺氧危险，应去医院检查，及时处理。

危险信号4：子宫增长过缓

宫底达不到孕周应有的高度，这是胎儿宫内生长受限的信号。一般认为，胎儿宫内生长受限与遗传因素、胎盘与血管因素、母亲营养及母体妊娠合并症或妊娠并发症有关。正常情况下，孕妇的体重从孕13周起至足月，体重以平均每周增加350克的速度增长。

从孕13~28周起，孕妇体重的增加是以自身重量增加为主，孕28周后则以胎儿的体重增加为主。孕28周后，如产前检查发现孕妇的宫高低于该孕周宫高的第10百分位数，就有胎儿生长受限的可能。最后要由有经验的医师根据宫底高度测量和B超检查的结果来综合判断并确诊。如确诊为胎儿宫内生长受限，应遵照医生的建议进行合理的治疗。

危险信号5：临产提前

怀孕中晚期，如果出现腹部胀痛、破水，或者阴道见红，子宫强烈收缩并引起下坠感，肚子明显变硬，这些是早产的迹象。早产儿因未成熟，出生后容易出现各种并发症，如呼吸窘迫、颅内出血、低血糖等，早产儿的死亡率远高于足月儿。据统计，除去致死性畸形，75%以上的围产儿死亡与早产有关。早产儿即使存活，未来的身心发育也会受到一定影响。因此，准妈妈要定期进行产前检查，对可能引起早产的因素给予充分重视，尽量避免早产的发生。

危险信号6：预产期超过两周仍不分娩

孕妇在接近预产期时应到医院进行产前检查，如果超过预产期仍未出现宫缩，就应到医院进行胎盘功能检查和胎儿状况的检查，这对于制订处理方案是很必要的。若超过预产期10天仍未分娩，则应住院引产。确诊为过期妊娠，且胎儿大、颅骨较硬、羊水较少，尤其是对于有其他妊娠并发症者，医生可能会建议用剖宫产的方法来终止妊娠。

⑩ 什么是巨大儿

胎儿出生体重达到或超过4千克，称为巨大儿。巨大儿男胎多于女胎。近年来由于生活水平提高，超过4.5千克的胎儿有增多的趋势。若产道、产力及胎位均正常，仅胎儿巨大，即可出现头盆不称，从而发生分娩困难，如肩难产等。

出现巨大儿的原因

★ 母亲患糖尿病、肥胖是形成巨大儿的危险因素。

★ 双亲身材高大，尤其是母亲。

★ 某些经产妇胎儿体重随分娩次数增多而增加。

★ 部分过期妊娠可能导致巨大儿。

★ 孕妇进食过多，且活动太少。

★ 羊水过多者巨大儿发生率相对较高。

巨大儿对胎儿的影响

胎儿过大，手术助产机会相应增加，容易引起胎儿臂丛神经损伤、锁骨骨折、颅内出血、肩难产、新生儿窒息，甚至死亡。

巨大儿对母体的影响

产妇在分娩巨大儿时，容易出现软产道裂伤，甚至子宫破裂、尾骨骨折、尿瘘、粪瘘等，增加手术助产概率，易导致感染。由于子宫过度扩张、子宫收缩乏力、产程延长，易导致产后出血。由于盆底组织损伤，日后容易导致子宫脱垂。

巨大儿的诊断方法

★ 有巨大儿分娩史、糖尿病史及过期妊娠史，孕妇肥胖或身材高大，妊娠晚期出现呼吸困难、腹部沉重及两肋胀痛等症状，孕期体重增加迅速。

★ 孕妇腹部明显膨隆，胎体大，宫底明显升高，子宫长度约为35厘米，先露部高浮，听诊胎心正常有力但位置稍高，若为头先露，多数胎头跨耻征为阳性。当子宫长度加腹围约140厘米时，巨大儿发生率为57.3%，可作为筛选方法之一。需与双胎妊娠、羊水过多、胎儿畸形、妊娠合并腹部肿物相鉴别。

★ 通过B超检查，发现胎体大，测胎儿腹围大于37厘米，应考虑巨大儿。若肩径及胸径大于头径者，发生肩难产的概率升高。

巨大儿的处理措施

★ 孕期发现胎儿巨大或有分娩巨大儿史者，应检查孕妇有无糖尿病。若查明患有糖尿病，应积极治疗，并于妊娠36周后，根据胎儿成熟度、胎盘功能及糖尿病控制情况，择期终止妊娠。

★ 临产后，由于胎头大且硬，不易变形，不宜试产过久。若非糖尿病孕妇胎儿体重达到或超过4500克，糖尿病孕妇胎儿体重达到或超过4000克，且属于正常女性骨盆，为防止母儿产时损伤，应行剖宫产结束分娩。

★ 若第一产程及第二产程延长，胎儿体重达到或超过4000克，胎头停滞在中骨盆，也以剖宫产为宜。

★ 若胎儿双顶径已达坐骨棘水平以下，第二产程延长，应做较大的会阴后侧切开，用产钳助产，同时做好处理肩难产的准备工作。

★ 分娩后应进行宫颈及阴道检查，了解有无软产道损伤，并预防产后出血。

★ 预防新生儿低血糖，于生后1~2小时开始喂婴儿糖水，及早开奶。积极治疗高胆红素血症，多选用蓝光治疗。新生儿易发生低钙血症，应补充钙剂，多用 10% 葡萄糖酸钙 1 毫升 / 千克加入葡萄糖液中静脉滴注。

⑪ 如何预防巨大儿

准妈妈应避免体重增长过多

实践证明，胎儿出生体重与孕妇孕前体重以及妊娠期体重增长呈正相关，孕妇孕前体重较重，孕期体重增长较多，胎儿的出生体重就相应高；孕妇孕前体重较轻，孕期体重增长较少，胎儿的出生体重就相应轻。因此，可以通过孕妇体重增长情况来估计胎儿大小及孕妇的营养摄入是否合适。

一般来讲，如果孕妇孕期体重增长过多，就提示孕妇肥胖和胎儿生长过快（水肿等异常情况除外）。当胎儿体重超过 4000 克（巨大儿）时，分娩困难以及产后患病的概率就会增加。

事实证明，胎儿出生时的适宜体重为 2.5~3.5 千克，孕妇整个孕期体重增长平均为 12.5 千克，孕前体重过低者可增加 15 千克，孕前超重者以增加 10 千克为宜。

准妈妈应避免营养过剩

如果孕妇营养过剩，就会使胎儿吸收过多的营养，生长发育过快，造成巨大儿（体重大于 4000 克）的机会增加。胎儿过大会增加分娩的困难，容易造成难产、手术产，孩子容易在出生过程中造成产伤。体重适中的胎儿（3000~3449 克）阴道分娩的机会大大增加，难产概率小，损伤的概率也就小。巨大儿出生后容易出现低血糖、低血钙、高胆红素血症等合并症。

孕期营养不但会影响胎儿在子宫内的发育状况，而且会影响孩子成年后的健康状况。研究表明，胎儿时期的营养状况与成年后的健康状况密切相关。如果孩子出生时体重适中，成年后发生慢性疾病的风险就比较低。

如果胎儿在宫内发育过快或属于巨大儿，成年后出现肥胖的风险就会很高，出现与肥胖有关的慢性疾病如高血压、糖尿病、心血管疾病等的风险也会随之增高。如果母亲怀孕时患有糖尿病，这种风险就更大。宫内发育过快、胎儿期高血糖、高胰岛素血症是孩子成年时肥胖、高血压及糖尿病的重要根源。

准妈妈应注意预防糖尿病

妊娠期糖尿病是指妊娠期发生的或首次发现的糖尿病。妊娠期糖尿病的发病原因是因为受孕以后分泌的激素有抵抗胰岛素的作用，随着孕周的增加，特别是在怀孕 24~28 周时会达到高峰，准妈妈应该在此阶段进行糖尿病筛查。近年来，妊娠期糖尿病的发生率有逐年升高的趋势，这可能与孕妇过度补养、饮食不合理等因素有关。

妊娠期糖尿病容易导致巨大儿，使难产、产伤和胎儿死亡率增加，还会导致羊水过多，容易造成胎膜早破和早产。准妈妈在孕期应严密控制血糖水平，注意饮食均衡，控制热量摄入，适当运动，密切观察体重增加情况，必要时进行自我血糖监测和尿酮测试。

准妈妈应避免过期妊娠

凡平时月经周期规则，妊娠达到或超过 42 周尚未分娩，就属于过期妊娠。过期妊娠者如果胎盘功能正常，胎儿就会继续生长，有 25% 的胎儿体重继续增加，从而成为巨大儿，胎儿颅骨钙化明显，不易变形，容易导致阴道分娩困难，难产率和新生儿发病率增加。已确诊过期妊娠者，应酌情终止妊娠，以免胎儿过大。

⑫ 脐带绕颈不一定都需要剖宫产

由于羊水过多、脐带过长、胎动过于频繁、胎儿较小或胎位的反复变化等原因，经常会发生脐带缠绕胎儿的现象，如绕颈、绕四肢、绕胎儿身体等。最常见的是脐带绕颈，脐带绕颈一周的发生率可达 20%。

脐带缠绕的后果是导致脐带过短。脐带过短的程度和脐带的长度、缠绕的周数、缠绕的松紧度等有直接关系。缠绕的周数越多、越紧，对胎儿的影响就越大。

据统计，由于胎儿的胖瘦不同，脐带绕颈一周浪费的长度为 14~17 厘米。根据从宫底到阴道口的距离推算，如果脐带长度超过 32 厘米，分娩就应该是安全的，脐带的平均长度是 55 厘米，绕颈一周减掉 14~17 厘米，还剩 38~41 厘米。由此可见，脐带绕颈一周通常对胎儿影响不大，不需要做剖宫产。

据统计，54.7% 的头位脐带绕颈自然分娩（即阴道分娩）时并没有发生胎儿宫内窒息和新生儿窒息。因此，即使存在脐带绕颈，也应首先选择阴道分娩，不要因过分担心而采取不必要的剖宫产手术。

只要脐带没有缠绕得过紧，孕期对胎儿的影响一般不大，生产时由于胎儿下降的原因，缠绕的脐带会被拉紧，就有发生胎儿宫内窘迫的可能，此时胎心监护也会出现异常的图形。当出现这些异常表现时，应及时采取相应的措施，保证胎儿的安全。

除胎心监护发现胎心减速外，当 B 超提示有脐带缠绕时，孕妇一定要注意观察胎动。尤其在孕晚期和临产前，当脐带缠绕过紧或胎儿出现宫内缺氧时，一般都会表现为胎动减少。因此当出现胎动减少时，一定要及时到医院做检查，以免发生意外。

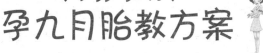

（孕33~36周）
孕九月胎教方案

❶ 把良好的生活情趣带给宝宝

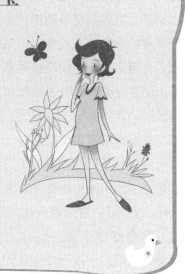

怀孕期间，准妈妈可以多学一点小手艺，如插花、毛衣编织、十字绣、手工制作、绘画、摄影等，这样既丰富了自己的生活，又可以使自己心情愉快，还给腹中的胎儿创造良好的生长环境。

良好的生活情趣有助于调节情绪，陶冶情操。母亲如果拥有良好的生活情趣，会对孩子产生深刻的影响，可以促进宝宝身心健康发育。

❷ 通过胎教把自己的爱好传给孩子

研究发现，准妈妈个人的爱好和才能可以通过胎教传给孩子。因此，准妈妈千万不要因为怀孕就放弃自己的爱好。当然，危险的运动项目一定要除外。

有报道说，记者向一位著名的乐团指挥提问怎样对音乐发生兴趣的，这位乐团指挥回答在他出生之前音乐就已经是他的一部分了。原来，他的母亲是一位大提琴演奏家，即使在怀孕期间也从未间断自己的爱好。

❸ 妈妈勤动脑，宝宝才聪明

腹中的宝宝能够感知母亲的思想，如果准妈妈在怀孕期间既不勤思考，又不多学习，宝宝也会受到影响，变得懒惰起来，这对宝宝大脑的发育不利。

如果准妈妈一直勤于思考，勇于探索，工作上积极进取，生活中注意观察分析，同时把自己看到的、听到的信息传递给宝宝，让宝宝不断接受积极的刺激，从而促进大脑神经和细胞的发育，宝宝会变得更加聪明。

4 莫让准妈妈烦躁的情绪影响胎教的效果

胎教最大的障碍是母亲烦躁不安的心情。准妈妈要时刻让自己心情平静，头脑清醒，尽量放松。尤其在胎教训练开始前，准妈妈一定要稳定情绪，让注意力集中，尽量让腰背舒展，全身放松，衣服也要尽可能宽松些，多做几次深呼吸，这样才能保证胎教效果。

5 准妈妈多和宝宝进行情感交流

怀孕期间，胎儿既要从母体获取营养物质而发育生长，又要和母亲进行心理沟通，以培养独立的个性。

在整个孕期，母子间便通过心理上的相互作用、生物节律的逐渐同步，以及听觉、视觉、动觉、触觉的相互感应，而建立起密切的信息沟通。例如：怀孕时，连续轻轻敲打腹部时，胎儿便会感到是在被呼唤，会将头转向被敲打的部位。

虽然准妈妈与胎儿间没有直接的神经联系，但当准妈妈紧张、焦虑、愤怒、悲伤时，准妈妈的情绪会通过神经系统的调节而影响内分泌系统，产生相关激素，使准妈妈的心脏搏动加快，血压升高，这些变化会通过胎盘的血液循环影响胎儿的情感、性格或心理的发育。特别是在怀孕早期，妈妈情绪的极端变化有可能造成胚胎分化异常，如新生儿唇腭裂等畸形。

从怀孕开始，母子信息的沟通就已经建立。所以，准妈妈要注意自己的情绪与心理变化，特别要调整好自己的心理状态，以平和稳定的情绪面对所发生的一切，多和胎儿进行良好的信息沟通与情感交流。这些信息沟通便是对胎儿实施的教育。

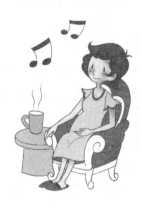

6 准爸妈多谈论快乐的话题

如果准妈妈脑子里想的总是生孩子多么疼，担心自己生产时会遇到各种危险情况，心情当然不会好了。准爸爸要帮助快要临产的妻子转移注意力，不要谈论这些令人不快的话题。准爸爸要巧妙地把话题转移到其他高兴的事上，比如商量一下宝贝的名字，计划一下还需要给宝贝再准备些什么东西，等等，这些话题都是准妈咪比较感兴趣的。

❼ 经常抚摸胎儿益处多

在妊娠期间，孕妇经常抚摸一下腹内的胎儿，可以激发胎儿运动的积极性，并且可以感觉到胎儿在腹内的活动，这是发回给母亲的信号。这是一种简便有效的胎教运动，值得每一位孕妇积极采用。

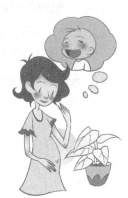

通过对胎儿的抚摸，沟通了母子之间的信息，并且也交流了感情，从而激发了胎儿运动的积极性，可以促进出生后动作的发展。如翻身、抓、握、爬、坐、立、走等动作，都有可能比没有经过这项运动训练而出生的婴儿要出现得早一些。在动作发育的同时，也促进了大脑的发育，从而会使孩子更聪明。

❽ 从孕期开始培养宝宝良好的习惯

一个人的习惯是什么时候养成的呢？有人说是儿童时期养成的，也有的人说是出生后开始逐渐养成的。其实孩子的生活习惯在母亲腹中就受到母亲本身习惯的影响，而潜移默化地继承下来。

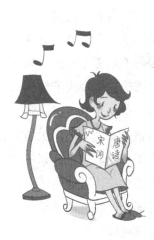

实验结果证明，新生儿的睡眠类型是由母亲怀孕后几个月内的睡眠类型所决定的。一般将孕妇的睡眠类型分为早起型和晚睡型两种。通过对孕妇进行追踪调查，结果发现，早起型的母亲所生的孩子天生就有同妈妈一样的早起习惯，而晚睡型母亲所生的孩子也同妈妈一样喜欢晚睡。

宝宝在出生前的几个月内，就可能和母亲在某些方面有着共同的节律了。母亲的习惯将直接影响到胎儿的习惯。如果有些母亲本身生活无规律或习惯不良，那么从您怀孕起，就要养成一个良好的习惯，这样才能培养出具有良好习惯的孩子。

Part11
怀孕第十个月

孕十月，分娩临近，胎头入盆，准妈妈腹部凸出稍减，开始出现生产征兆。本章详细讲述了孕十月小宝宝的发育状况和准妈妈的身体变化，为准妈妈的生活起居、日常饮食、孕期检查、不适与疾病预防、胎教等方面给予体贴入微的指导。

（孕37~40周）
怀孕 10 个月

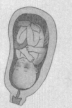

小宝宝的发育状况

怀孕 40 周末，胎儿身长约 50 厘米，体重约 3400 克，相当于两个哈密瓜的重量。

胎儿皮下脂肪继续增厚，体形圆润，毳毛明显减少，面部皱褶消失。皮肤没有皱纹，呈淡红色。骨骼结实，头盖骨变硬，指甲越过指尖继续向外生长，头发长出 2~3 厘米，男性睾丸已降至阴囊内，女性大小阴唇发育良好，内脏、肌肉、神经等都非常发达，已完全具备生活在母体之外的条件。胎儿的身长约为头的 4 倍，正常情况下头部嵌于母体骨盆之内，活动力比较受限。

准妈妈身体的变化

子宫底高 30~35 厘米。胎儿位置有所降低，腹部凸出部分有稍减的感觉，胃和心脏的压迫感减轻，膀胱和直肠的压迫感却大为增强，尿频、便秘更加严重，下肢也有难以行动的感觉。身体为生产所做的准备已经成熟，子宫颈和阴道趋于软化，容易伸缩，分泌物增加。子宫收缩频繁，开始出现生产征兆。约 80% 的胎儿多在妊娠期 280 天的前后 10 天里分娩。

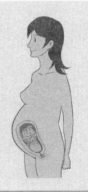

准妈妈注意事项

孕十月，因随时有可能破水、阵痛而生产，准妈妈应该避免独自外出或出远门，最好留在家中。适当的运动不可缺少，但不可过度，以免消耗太多的精力而妨碍生产，营养、睡眠和休养也必须充足。

准妈妈若发生破水或出血等生产征兆，就不能再行洗浴，所以在此之前最好每天淋浴。准备好待产包，随时做好入院的准备。

准爸爸的任务

孕十月，分娩临近，准爸爸要做好分娩的所有准备，时刻陪伴在准妈妈的身边，等待分娩时刻的到来，帮助准妈妈顺利生产。

准妈妈十月指南

终于接近生产的时刻，孕妇的心情一定既紧张又喜悦。为防止胎儿发生异常情况，必须每周进行一次定检。检查准备事项是否还有遗漏之处，譬如与家人的联络方法、前往医院的交通工具等是否安排就绪，以便随时到医院生产。此外，还需了解生产开始的各种症候以及住院、分娩和产褥期的相关知识。

（孕 37~40 周）孕十月生活细安排

1 适度运动有利分娩

有些准妈妈担心活动会伤胎，不敢参加劳动或运动，这是不对的。适当的运动能使准妈妈全身肌肉得到活动，促进血液循环，增加母亲血液和胎儿血液的交换；能增进食欲，使胎儿得到更多的营养；能促进胃肠蠕动，减少便秘；还可以增强腹肌、腰背肌和骨盆底肌的能力，有效改善盆腔充血状况；能够有助分娩时肌肉放松，减轻产道的阻力，有利顺利分娩。

2 提肛运动有助分娩

盆底肌肉支撑着直肠、阴道、尿道，通过提肛运动可以增强盆底肌肉的强度，增加会阴的弹性，可以让准妈妈更容易分娩，避免分娩时会阴部肌肉被撕伤，还有助于准妈妈避免孕中后期出现的尿失禁现象。

提肛运动的方法：用中断排尿的方法用力收缩肛门，收缩盆底肌群 10~15 秒，放松 5 秒钟；重复做 10~20 次，一天做 3 次。准妈妈在站立、坐或躺下时都可以做这项运动。

3 准爸爸时常为准妈妈做按摩

准妈妈在孕晚期，不仅行动不方便，而且会有很多不适。准爸爸每天给妻子做按摩，对缓解妻子身体不适会很有帮助，而且准爸爸的体贴还会让准妈妈心理放松。一开始准爸爸可能笨手笨脚，不知道该如何做，试过几次，就会找到妻子喜欢的方式了。如果准爸爸的手比较粗糙，记着在按摩的时候使用按摩油或润肤油。

4 接近预产期应控制运动强度

接近预产期的准妈妈体重增加，身体负担很重，时刻准备着分娩的到来，这段时间可以经常散散步，或者进行一些适合自然分娩的辅助体操。

这时准妈妈运动要注意安全，本着对分娩有利的原则，千万不能过于疲劳。在运动时，控制运动强度很重要，脉搏不要超过140次/分，体温不要超过38℃，时间以30~40分钟为宜。不要久站久坐或长时间走路。

5 哪些准妈妈不适合做家务

★ 体态臃肿、灵活度不够者。

★ 医师告知有早产、需要卧床休息者。

★ 正在有活动性出血或出现破水者。

★ 即使只做简单家务，但也会诱发子宫收缩者。

★ 做家务时出现呼吸急促（每分钟超过30次）、心跳加快（每分钟超过100次）者，表明家务劳动对孕妇的心肺造成过度负荷，因而产生生理上的不适。

6 产时心理保健应从孕期开始

怀孕期间，许多心理和生理的变化交织在一起，形成孕妇独特的心理应激反应。这些心理和情绪的变化会延续到分娩时刻，并且逐渐加重。孕妇对分娩的认识，对疼痛的心理准备，以及家庭成员和周围朋友的态度，都将对分娩过程产生巨大的影响。因此，产时心理保健应该从孕期开始，消除对分娩的紧张恐惧心理。

了解分娩知识

分娩能否顺利完成，取决于产力、产道、胎儿这三大要素。最近研究认为，精神因素对分娩过程影响非常大，被认为是第四要素。这四个要素中任何一个不正常，都会影响产程顺利进行。只有这四个因素相互协调配合，才能顺利完成分娩过程。

了解正常分娩过程

自然分娩一般经历三个阶段，称为三个产程。产妇只有充分了解分娩中各个产程的具体特点，并且在分娩前开始积极做好充分的心理准备，分娩的时候才能充满信心，积极与医护人员配合。

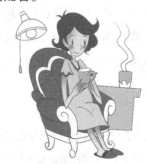

（孕37~40周）
孕十月营养饮食指导

① 孕妈咪十月饮食指导

孕十月，准妈妈每天应摄入优质蛋白质80~100克，为将来给宝宝哺乳做准备。

为了保证生产时的体力，准妈妈仍要以富含纤维素的蔬菜、水果为主，同时保证摄取足量的蛋白质、碳水化合物以及钠、钾、钙、铁和磷等营养元素。可多喝粥或面汤，容易消化，要注意粗细搭配，避免便秘。

孕十月，准妈妈食谱要多种多样，每天保证食用两种以上蔬菜，保证营养全面均衡。除非医生建议，准妈妈在产前不要再补充各类维生素制剂，以免引起代谢紊乱。

② 孕十月准妈妈饮食对策

孕十月，准妈妈已经进入冲刺阶段，胃部不适感会有所减轻，食欲会有所增加，但往往会对分娩过程产生恐惧心理，心情紧张而忽略饮食，这时，准爸爸应帮助准妈妈调节情绪，做一些准妈妈爱吃的食物，以减轻心理压力，正常地摄取营养。

孕十月，准妈妈应限制脂肪和碳水化合物的摄入，以免胎儿过大，影响顺利分娩。

为了储备分娩时消耗的能量，准妈妈在临产时应多吃富含蛋白质、糖类的食品。在孕十月，由于胎儿的生长发育已经基本成熟，如果准妈妈还在服用钙剂和鱼肝油的话，就应停止服用，以免加重代谢负担。

③ 临产产妇的饮食安排

初产妇从有规律性宫缩开始到宫口开全，大约需要12小时。如果是初产妇，无高危妊娠因素，准备自然分娩，可准备易消化吸收、可口味鲜的食物，如面条鸡蛋汤、面条排骨汤、牛奶、酸奶、巧克力等食物，让产妇吃饱吃好，为分娩准备足够的能量。

如果产妇吃不好，睡不好，紧张焦虑，容易导致疲劳，将可能引起宫缩乏力、难产、产后出血等危险情况。

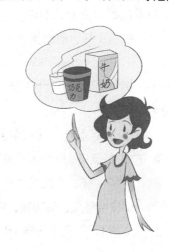

4 孕十月体重增加多少合适

孕期体重的增加并非按照时间顺序均等平摊。只有科学遵循孕期体重增长曲线的规律，才能保证孕妈妈和宝宝的健康。一定范围的体重增加对胎儿的健康是很重要的。同时，体重的增加并不是越多越好，体重增加过多和胎儿过大将不利于分娩，对胎儿和母亲都是有害的。孕妈妈应将孕期体重的增长控制在一定范围内。

到了孕晚期，有的孕妈妈无所顾忌地大吃大喝，导致体重增加过多。此时孕妈妈的体重增长仍应控制在每周 350~500 克。研究显示，60% 的多余体重都是孕晚期疯长的结果。这段时期是身体感觉最不方便的时期，迅速增长的体重影响了孕妈妈的运动和消耗，多余的卡路里也就迅速变成脂肪储存在体内。此时，吃得少而精、少量多餐才是聪明的选择。

5 孕妈咪十月健康食谱

孕十月准妈妈一天食谱参考：

★ 早餐：牛奶 1 杯，煎鸡蛋 1 个，花卷 1 个。

★ 加餐：苹果胡萝卜榨汁 1 杯，消化饼 2 片。

★ 午餐：虾皮萝卜丝，瑶柱鲜芦笋，炒白菜，羊肉冬瓜汤，馒头 100 克。

★ 加餐：酸奶 1 杯，西红柿 1 个。

★ 晚餐：虾皮烧冬瓜，焖鸡翅，凉拌苦瓜，山药瘦肉乳鸽煲，芝麻汤圆 1 碗。

羊肉冬瓜汤

🥄 **原料** 瘦羊肉 100 克，冬瓜 250 克，酱油、精盐、葱花、姜末、植物油各适量。

🍴 **制作** ① 羊肉洗净，切成薄片，用酱油、精盐、葱花、姜末拌好。冬瓜去皮洗净，切成片。

② 炒锅上火，放入植物油烧热，下入冬瓜片略炒，加少量清水，放入拌好的羊肉片，烧熟即成。

🍲 **特点** 汤汁清淡，口味鲜美。

🍢 **功效** 羊肉含蛋白质、脂肪、钙、磷、铁、多种维生素，有营养滋补的作用。冬瓜含有丰富的维生素 C、维生素 B_1、维生素 B_2、钙、磷、铁、蛋白质等成分，是利尿消肿的营养食品。此汤菜是孕妇补精血、益虚劳的滋补佳品。

凉拌苦瓜

🥄 **原料** 鲜苦瓜 100 克，盐、香油各适量。

🍴 **制作** 将鲜苦瓜去皮和籽，洗净，再用凉开水冲洗一下，切成薄片，用盐、香油调拌。

🍲 **特点** 味道清淡。

🍢 **功效** 清热解毒，止渴除烦，可预防妊娠期糖尿病。

虾皮萝卜丝

/ **原料** 粉丝 100 克,白萝卜 100 克,葱姜末、虾皮、酱油、盐、香油各适量。

制作 ① 将粉丝用温水泡软,控水,切段备用。白萝卜洗净切丝。

② 锅中下油,加入葱姜末炒香,下虾皮,翻炒几下,加入萝卜丝翻炒,放入酱油调味,见萝卜丝开始出水时加入粉丝,烹入盐调味,收汁后淋上香油即成。

特点 口感清爽。

功效 顺气通便。

凉拌芹菜叶

/ **原料** 芹菜嫩叶 200 克,酱香豆腐干 40 克,精盐、白糖、香油、酱油各适量。

制作 ① 将芹菜叶洗净,放开水锅中烫一下,捞出摊开晾凉,剁成细末。

② 酱香豆腐干放开水锅中烫一下,捞出切成小丁,加盐、白糖、酱油、香油拌匀即可。

特点 清爽可口,味道鲜美。

功效 含芹菜素、胡萝卜素、维生素 C、磷、铁等营养成分,适合孕妇食用。

炝腰片

/ **原料** 猪腰子 300 克,冬笋 20 克,黄瓜 30 克,花生油、花椒、精盐、料酒、姜各适量。

制作 ① 将猪腰片成两片,去腰臊,切成片,放入开水锅内烫熟,捞出。将冬笋切片,放入开水锅内烫透捞出。黄瓜切成片。姜切成细末。

② 将腰片、冬笋片、姜末、黄瓜片同放入一个汤碗中,再放入精盐、料酒。

③ 炒锅置火上,倒入花生油,油热后放入花椒,炸至变色有香味时,捞净花椒,把炸好的花椒油浇在汤碗中,搅拌均匀,装盘即成。

特点 清香适口。

功效 此菜有补益肾虚的作用。

糯米百合粥

/ **原料** 百合 100 克,糯米 100 克,红糖 50 克。

制作 ① 将百合、糯米先浸泡两小时,洗净。

② 将泡好的百合、糯米入开水锅内熬煮成粥,再加适量红糖入锅,搅匀煮开即可。

特点 清香可口。

功效 清心安神。

木耳煲猪肚

原料 猪肚半只，马蹄8只，木耳100克，支竹50克，鲜白果30克，红枣10克，姜3克，盐、胡椒粉各适量。

制作 ① 将猪肚用粗盐反复搓擦，洗净，放入滚水中煮5分钟，取出切大块待用。马蹄去皮，木耳洗净，切大块。支竹用温水浸软，切成长8厘米的段待用。

② 将所有材料放入煲内，加清水煲滚，再用慢火煲两小时，加入调料即成。

特点 软烂爽口。

功效 此菜有补气健胃、润燥、利水消肿等作用，特别适宜妊娠晚期使用，对孕妇水肿、便秘有一定的疗效。

焖鸡翅

原料 黄豆50克，水发海带50克，胡萝卜条50克，鸡翅4只，葱、姜、花椒、精盐、食用油各适量。

制作 ① 黄豆、海带加葱姜等调料煮熟，鸡翅用花椒水、姜汁、盐、葱等腌制入味。

② 炒锅加油，烧至八成热，下入腌好的鸡翅，翻炒至变色，加其他原料及适量汤，转小火，一同焖至汁浓即成。

特点 味美香醇。

功效 富含钙质。

山药瘦肉乳鸽煲

原料 淮山药20克、瘦肉100克，莲子25克，乳鸽1只，葱、姜、清汤、精盐各适量。

制作 ① 将乳鸽治净，放入开水锅内与姜、葱共煮10分钟，取出。淮山药、莲子洗净。瘦肉洗净切成丁。

② 砂锅中加清汤煮滚，加入乳鸽、瘦肉丁、姜片、淮山药、莲子烧沸10分钟，改小火再煲1小时，下精盐调味即成。

特点 肉酥烂，汤浓香。

功效 此菜内含蛋白质、脂肪、碳水化合物、钙、磷、铁、B族维生素及游离氨基酸等，可预防妊娠贫血症。

海参烧木耳

原料 水发海参200克，水发木耳50克，西芹100克，姜、葱、盐、鸡汤、素油各适量。

制作 ① 把发透的海参去肠杂，顺切薄片，木耳洗净，去杂质及蒂根，西芹洗净，切成4厘米长的段，姜切片，葱切段。

② 炒锅置武火上烧热，至六成热时，加入葱、姜爆香，加入海参、木耳、西芹、盐炒匀，放入鸡汤，用文火煮25分钟即成。

特点 清淡可口。

功效 补肝肾，益气血，适合孕妇体虚乏力、便秘、高血压等症。

（孕37~40周）
孕十月产前检查

① 孕十月产前检查与指导

健康教育及指导

健康教育及指导内容包括：分娩相关知识（临产的症状、分娩方式指导、分娩镇痛）；新生儿免疫接种指导；产褥期指导；胎儿宫内情况的监护；孕周≥41周，住院并引产。

常规保健

常规保健内容包括：询问胎动、见红、宫缩等；身体检查，包括血压、体重；评估孕妇体重增长是否合理；测量宫底高度和腹围，评估胎儿体重增长是否合理，胎心率测定；行宫颈检查及宫颈评分检查。

必查项目

★ 超声检查：评估胎儿大小、羊水量、胎盘成熟度、胎位和S/D比值等。

★ 胎心监护检查：每周一次。

② 进行胎心率电子监护

用来监测胎心的仪器叫胎心监护仪。胎心监护仪是把仪器的两个探头放置在孕妇腹壁上，连续观察并记录胎心率和宫缩变化，以便间接了解胎儿在宫内的健康状况。

胎心率受胎儿交感神经和副交感神经的相互作用会有正常的变异，胎心监护仪可记录胎儿的胎心率基线，即在没有宫缩和胎动影响时10分钟以上胎心率的平均值（正常为每分钟120~160次），还可记录每分钟胎心的变化情况及胎动或宫缩后胎心的反应。

如果胎心率基线和变异情况正常，在胎动或宫缩后的加速反应正常，就说明胎儿健康状况良好。反之，如果胎心基线超出正常范围或变异消失，胎动或宫缩后没有反应，或胎心率反而下降，就证明胎儿存在宫内窘迫的情况，可能有危险，需进一步检查。

③ 监测胎儿成熟度

当孕妇因某些疾病需要提前分娩，或对怀孕的确切时间搞不清楚的时候，为了避免娩出的胎儿没有发育成熟，就需要做胎儿成熟度的检查。

通过B超测量双顶径，双顶径＞8.5厘米，提示胎儿已成熟；通过胎盘的分度了解胎儿是否成熟；抽取羊水做生化监测，如羊水中的肌酐值、卵磷脂和鞘磷脂的比值、羊水中的胆红素值等，可以了解胎儿肺、肾、肝等各脏器的成熟情况。

④ B超诊断羊水过多或过少

B超检测羊水有两个指标：羊水最大暗区垂直深度和羊水指数。

★ 羊水最大暗区垂直深度：羊膜腔内最深的羊水池的垂直深度，称为羊水最大暗区垂直深度（简称 AFV）。当 AFV 大于 8 厘米时，说明羊水过多；当 AFV 小于 3 厘米时，说明羊水过少。

★ 羊水指数：以孕妇的肚脐为中心点画两条垂直线，将孕妇腹部（实际是将羊膜腔）分为 4 个区，测定各区的最大羊水垂直深度，然后把 4 个数值加在一起算出的数值叫作羊水指数（AFI）。

例如，测得的数值是 5，6，4，0，4 个数相加的数值是 15，就说明羊水指数为 15 厘米。当 AFI 大于 20 厘米时，说明羊水过多；当 AFI 小于 8 厘米时，说明羊水较少；当 AFI 小于 5 厘米时，说明羊水过少。

⑤ 羊水过多的危害

怀孕期间，羊水量超过 2000 毫升或羊水指数大于 20 称为羊水过多，羊水过多的发生率为 0.5%~1%，孕妇合并妊娠糖尿病时，羊水过多的发生率可达 20%。羊水过多属于高危妊娠，需要慎重处理。

导致羊水过多的原因

★ 孕妇患有某些疾病：如糖尿病、母儿血型不合、妊娠期高血压疾病、急性肝炎、严重贫血等。妊娠期糖尿病使胎儿血糖高，产尿多，导致羊水过多；某些妊娠期疾病可以引起胎盘水肿，影响羊水的重吸收，从而导致羊水增多。

★ 胎儿畸形：羊水过多的孕妇，18%~40% 合并有胎儿畸形，多见于消化系统和中枢神经系统，以消化道闭锁、无脑儿、脊柱裂最为常见。无脑儿、脊柱裂等神经管畸形可以导致脑脊膜渗出增加，造成羊水过多。消化道闭锁可以影响羊水的重吸收，从而使羊水增多。

★ 双胎或巨大儿：单卵双胎是指一个受精卵分裂成的双胎。两个胎儿之间的血循环有沟通，其中一个胎儿给另一个胎儿输血，这种情况称为双胎输血综合征。该病使被输血的胎儿血容量增加，尿量增加，从而造成羊水过多。另外，巨大儿也易导致羊水过多。

羊水过多的危害

★ 羊水过多一方面会给孕妇造成痛苦，另一方面也会造成胎位异常。

★ 破水后容易发生脐带脱垂、胎盘早剥。

★ 分娩时容易出现宫缩乏力，使产后出血发生率增加。

⑥ 羊水过少的危害

羊水量少于 300 毫升或羊水指数小于 8 厘米称为羊水过少。羊水过少的发生率为 0.4%~4%。羊水过少可发生在怀孕的各阶段，以孕晚期最常见。

导致羊水过少的因素

★ 胎儿畸形：胎儿存在泌尿系统畸形，如先天肾脏缺如（胎儿没有长肾脏）、肾发育不全、输尿管或尿道不通或狭窄等，导致尿少或没有尿。

★ 胎盘功能异常：当孕妇出现过期妊娠、胎儿宫内生长受限、妊娠期高血压疾病、胎盘发生退行性改变等情况时，都可能造成胎盘功能减退，这时胎儿在子宫内缺血缺氧，导致尿量减少，表现为羊水过少。

★ 羊膜病变：有些原因不明的羊水过少，可以发现羊膜有病变，但具体原因不明。

★ 母亲因素：羊水量还常和孕妇身体的水化状态有关。如果孕妇发生严重的呕吐、腹泻、水分摄入量不足，就可能出现羊水过少。另外，某些药物也可以导致羊水过少。

羊水过少的危害

羊水是胎儿生长发育不可或缺的环境，孕期胎儿肺内吸入羊水有助于肺脏的发育。

如果羊水过少发生在孕早期，就容易造成胎儿畸形，如胎体粘连、肢体短缺、肺发育不全等；如果发生在孕中期，由于胎儿没有羊水的保护，周围的压力直接作用在胎儿的身上，就可以造成胎儿肌肉骨骼系统的畸形，如斜颈、驼背、手足畸形等；如果孕晚期和分娩期羊水过少，容易造成胎儿宫内窘迫、新生儿窒息等，给胎儿的健康和生命安全造成威胁。

羊水过少是胎儿危险的信号，必须高度重视。如果已经怀孕足月，经补水治疗效果不好，就应该让孩子早一点娩出。如果怀孕未足月，确诊胎儿没有畸形，可以采用羊膜腔温盐水灌注的方法治疗，待胎儿成熟后终止妊娠。

🕖 羊水的来源

充满在羊膜腔内的液体称为羊水。在妊娠的不同时期，羊水的来源、容量及组成均不同。在不同孕周的羊水量见下表。

不同孕周的羊水量

孕周	羊水量
孕 8 周	5~10 毫升
孕 20 周	400 毫升
孕 34~38 周	1000 毫升
足月	800 毫升
过期妊娠	羊水量明显减少
羊水过少	小于 300 毫升
羊水过多	大于 2000 毫升
40 周末	脐与剑突之间或略高

★ 早期妊娠时，羊水主要来自母体血清，经胎膜进入羊膜腔。胎儿血液循环形成后，水分可通过胎儿皮肤排出，成为羊水的来源之一。

★ 中期妊娠时，胎儿尿液排入羊膜腔，胎儿会吞咽羊水，使羊水量平衡。此时胎儿皮肤已角化，不再是羊水的通道。

★ 晚期妊娠时，羊水除了来自胎尿的排泄及胎儿对羊水的吞咽外，又增加了胎肺吸收羊水这一运转途径。

8 羊水的作用

保护胎儿：羊水能够使子宫膨胀，为胎儿提供适当的活动范围，使胎儿在子宫内可做呼吸运动及肢体活动，以助胎儿发育，防止肢体粘连、畸形或关节固定等。羊水还可以使胎儿与外界环境隔离，以免感染。

保持恒温环境：羊水能够使胎儿在恒温下进行代谢、生长、发育。

调节胎儿体液平衡：当胎儿体内液体较多时，可随尿液排至羊水内；当体内液体少时，胎儿可吞咽羊水作为补充。

缓冲外来压力：羊水可以缓冲外界压力，以减少胎儿的直接损伤，同时可保护脐带，避免受压，以防胎儿缺氧。

促进产程：临产时，子宫开始收缩，宫腔内的压力由羊水传到宫颈，以扩张宫颈口及阴道，可避免胎儿头部直接压迫母体组织，引起母体软组织损伤。

检测胎儿宫内情况：羊水中含有丰富的胎儿代谢产物，可用于测定胎儿宫内情况，如性别、血型、胎儿发育成熟度、胎儿缺氧情况、胎儿畸形、遗传病等。B 超下羊水指标见下表。

B 超下羊水指标

羊水过少	最大羊水深度小于 2 厘米，羊水指数小于 8 厘米
羊水过多	最大羊水深度大于 7 厘米，羊水指数大于 18 厘米

9 产道的检查

产道是胎儿娩出的通道，分为骨产道和软产道，是影响分娩的重要因素。骨盆外测量不能预测产时的头盆不称，因此孕晚期不需要常规检查骨盆外测量，对于阴道分娩的孕妇，妊娠晚期可测量骨盆出口径线。

10 注意胎头入盆的时间

孕 36 周后，准妈妈要注意胎头进入骨盆的情况。在正常情况下，初产妇 38 周左右，宝宝的头部已进入母体的骨盆中。如果有的宝宝此时仍然没有入盆，就要考虑有头盆不称的可能。

（孕37~40周）
孕十月不适与疾病用药

1 需要马上停止工作的异常情况

★ 有临产征兆或怀了双胞胎。

★ 患有妊娠期高血压疾病或先兆子痫。

★ 宫颈功能不全，有过流产经历。

★ 胎儿生长出现问题。

2 什么是过期妊娠

妊娠达到或超过42周（即超过预产期2周）称为过期妊娠，发生率为8%~10%。有人认为，胎儿在母体内多待一段时间，可以长得更大一些，更成熟一些，对胎儿更好，其实过期妊娠有许多危害。

由于妊娠过期，胎盘会有所老化，容易出现退行性改变，绒毛间隙血流量明显下降，形成梗塞，使血流量进一步减少，供应给胎儿的氧气和营养物质减少，胎儿就无法继续生长。过期妊娠的胎儿头骨会变硬，胎头不易塑形，因此不易通过母体狭窄、曲折的产道，会造成难产。

同时，过期妊娠的胎儿长得较大，羊水量较少。上述因素均容易造成难产，分娩时容易损伤母体产道软组织，还会造成胎儿锁骨骨折，严重时胎儿可因缺氧窒息而死亡。

过期妊娠的胎儿皮肤皱缩，呈黄绿色，头发指甲很长，外表像个"小老头"，哭声轻微，健康状况远较正常分娩儿差。

因此，妊娠超过41周时，产妇应及时看医生。医生会根据实际情况决定终止妊娠的方案，如引产或剖宫产等。

3 过期妊娠对母婴的影响

过期妊娠的重要病理变化主要在胎盘，一般会出现以下两种情况：

★ 如果胎盘功能正常，胎儿就可以继续生长，大约25%的胎儿会长成巨大儿，颅骨钙化明显，不易变形，使难产和胎儿损伤的概率增加。

★ 如果胎盘老化、胎盘功能减退，会导致胎儿宫内缺血、缺氧，可使胎儿出现过熟的状态。

胎儿过熟程度严重者，由于宫内

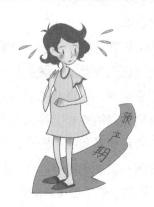

缺氧，造成胎儿在宫内提前排出胎便，使羊水粪染，胎儿、脐带、胎膜被污染成黄色或黄绿色，使发生胎儿宫内窒息、新生儿窒息、新生儿吸入性肺炎的概率增加，使新生儿病死率增高。

一旦胎儿出现上述情况，必然造成难产和剖宫产的机会增加，给产妇增加痛苦，给孩子造成危险。

❹ 过期妊娠的处理原则

仔细核对预产期

据统计，超过 42 周的妊娠占妊娠总数的 6%~7%，其中有 40%~60% 实际是足月妊娠，并非过期妊娠，可能是因为平时月经不准，算错怀孕日期。

预产期只是对分娩时间的大致预测，并非精确到某天分娩。观察表明，预产期当日分娩的只占分娩总数的 5%；预产期前后 3 天分娩的占 29%；预产期前后两周之内分娩的占 80%。因此，即使到了预产期还没有生，孕妇也不必着急，要知道急躁的情绪对分娩是不利的。

通过核对孕周，如果属于过期妊娠，就要积极处理。早孕检查越早，孕周核对的准确性就越高。

认真记胎动

当发生胎儿宫内缺氧时，首先会表现为胎动减少，因此，在孕晚期，尤其是超过预产期时，准妈妈一定要认真地数胎动。

使用胎儿监护仪监测

孕 40 周后，每周做无应激试验（NST）1~2 次，如果出现无反应型的结果，就要做催产素应激试验；催产素应激试验阳性者，提示胎盘功能减退，胎儿缺氧。

孕 40 周后做超声波检查

此时每周检查 1~2 次，观察胎动、胎心、羊水量、胎盘分级情况，可根据胎儿生物物理评分，评价胎盘功能和胎儿的安危。

综合考虑分娩方式

根据胎儿的情况、胎盘功能、子宫口的成熟度，以及自然分娩能否顺利等情况综合考虑分娩方式，以争取胎儿最好的妊娠结局。

❺ 什么是脐带先露和脐带脱垂

胎先露是指分娩时胎儿最先露出的部位，比如胎儿是头位时，最先露出的是头的顶骨；胎儿是臀位时，最先露出的是臀或足。若未破水前，脐带在先露的前方，即最先露出的是脐带，就叫脐带先露。破水后脐带进一步下滑到阴道内，甚至阴道口外，就叫脐带脱垂。

脐带先露和脐带脱垂主要发生在胎头不能进入骨盆时。胎头和骨盆入口之间有空隙，当宫缩或破水后，脐带滑至胎先露的前面，甚至脱出阴道口外。脐带先露和脐带脱垂的原因包括骨盆狭窄使胎先露不入盆、头盆不相称、臀位、羊水过多、脐带过长等。

6 脐带先露和脐带脱垂对胎儿的危害

脐带先露和脐带脱垂对胎儿的危害是在临产宫缩后，胎先露下降的过程中使脐带受压，导致脐带血循环受阻。因为宫缩是一阵阵的，所以脐带血管受压开始时也表现为一阵阵的，随着胎先露的继续下降，脐带血管会处于完全受压的状态。

脐带血管受压容易导致胎儿宫内缺氧，易发生胎儿宫内窒息和吸入性肺炎，严重时可导致脐带血循环断阻，当脐带血循环断阻超过 7 分钟，就可能导致胎儿死亡。

孕晚期行 B 超检查有助于脐带先露的诊断。为了防止发生脐带先露和脐带脱垂，当未临产发生胎膜早破时，如果胎先露还未入骨盆，孕妇要立即平卧，抬高臀部，急送医院。

7 脐带过短过长的坏处

脐带过短可能造成的后果

★ 如果脐带过短，分娩时脐带的牵拉会影响胎儿娩出，造成产程延长。

★ 如果脐带过短，脐带的牵拉还会造成胎盘早剥。

★ 如果脐带过短，在胎儿娩出的过程中会发生脐带血循环断阻，造成胎儿宫内窘迫或死胎。

如果胎盘不是附着在子宫底部，而是附着在子宫底部以下的位置，那么从胎盘到阴道口的距离没有那么长，脐带即便稍微短一些，也不会产生严重的后果。

脐带过长可能造成的后果

脐带过长容易造成脐带缠绕、脐带打结、脐带脱垂或脐带受压等后果。

8 脐带扭转和脐带打结的后果

正常情况下，由于胎动的原因，脐带可以有 6~11 周的扭转，但如果脐带过分扭转，尤其是在胎儿肚脐以上的部位（即脐带的根部）发生扭转，就会使脐带根部变细，血管扭转，血循环受阻，胎儿就有生命危险。

脐带打结的道理也是一样的，如果结打得不紧，就可能影响不大；如果结打得过紧，就会使胎儿血循环受阻，给胎儿带来生命危险。

9 胎盘钙化表示胎儿有危险吗

临近预产期的孕妇，有时 B 超检查会报告胎盘钙化。胎盘钙化是由于妊娠晚期胎盘发生局灶性梗死引起的，梗死灶越多，出现的钙化点就越多，B 超下表现的较强光斑点就越多。

可根据胎盘钙化斑点的分布大小及胎盘小叶的分枝情况，将胎盘成熟度分为三级，即 I 度、II 度、III 度。B 超诊断的钙化情况不一定与实际相符，须通过产后检查胎盘钙化面积来确诊。

胎盘钙化的不良后果是胎盘血流减少，胎盘功能减退。这是妊娠晚期不可避免的现象。胎盘钙化并不一定会引起胎盘功能严重减退而危及胎儿。正常情况下，孕足月后，B超检查均会发现胎盘 II~III 度成熟，这是胎儿已近足月的间接标志。只有当 III 度成熟并伴有羊水过少时才提示胎盘功能不良，胎儿有危险，这时须提前住院做计划分娩。

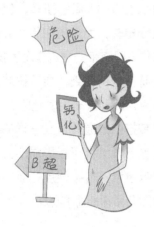

⑩ 孕晚期腹痛莫大意

孕晚期腹痛不可大意。孕晚期时，随着胎儿不断长大，准妈妈的腹部逐渐隆起，全身负担逐渐加重，再加之接近临产，准妈妈出现腹痛的次数会比孕中期明显增加。

生理性腹痛

★ 子宫增大压迫肋骨：随着胎儿长大，准妈妈的子宫也在逐渐增大。增大的子宫不断刺激肋骨下缘，可引起准妈妈肋骨钝痛。一般来讲，这属于生理性疼痛，不需要特殊治疗，左侧卧位有利于缓解疼痛。

★ 假临产宫缩：到了妊娠晚期，可因假宫缩而引起下腹轻微胀痛，常常会在夜深人静时发作，而在天明的时候消失，宫缩频率不一致，持续时间不固定，间歇时间长且不规律，宫缩强度不会逐渐增强，无下坠感，白天症状缓解。假宫缩预示孕妇不久将临产，应做好准备。

★ 胎动：自孕 32 周后，胎儿逐渐占据子宫的空间，活动空间也将越来越小，但是宝宝偶尔还是会很用力地踢你。当宝宝的头部撞在骨盆底肌肉时，您会突然觉得被重重一击。胎动可以自测：从妊娠28周起，每日早、中、晚 3 次卧床计数胎动，每次 1 小时，相加乘以 4 即为 12 小时胎动，12 小时胎动次数 ≥ 30，或每小时胎动次数 ≥ 3 为正常。

病理性腹痛

★ 胎盘早剥：多发生在孕晚期，下腹部撕裂样疼痛是典型症状，多伴有阴道流血。

★ 子宫先兆破裂：没有动过手术的子宫，发生破裂的机会极为罕见。子宫破裂较常发生于子宫曾有过伤口

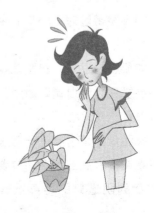

的孕妇。子宫破裂会因出血量大，而造成孕妇及胎儿双双发生休克、缺氧及死亡的可能。

子宫破裂常在瞬间发生，之前产妇感觉下腹持续剧痛，呼吸急促，此时为先兆子宫破裂；子宫破裂瞬间撕裂样剧痛，破裂后子宫收缩停止，疼痛可缓解，随着血液、羊水、胎儿进入腹腔，腹痛又呈持续性加重，孕妇呼吸急促，面色苍白，脉搏细数，血压下降，陷于休克状态。

为了避免意外情况的发生，孕妇需和经验丰富的医生保持联系，并定期进行跟踪检查，以便医生掌握最为准确的情况。一旦出现特殊症状，一定要及时去医院就诊。

⑪ 谨防胎儿宫内窘迫

胎儿宫内窘迫又叫胎儿宫内窒息，是胎儿在子宫内因缺氧及酸中毒而发生的一组危及胎儿健康和生命的综合表现。

导致胎儿宫内窘迫的原因

导致胎儿宫内窘迫的原因主要来自孕母、胎盘、脐带、胎儿自身等几个方面，具体介绍如下：

★ 孕母因素：能造成孕妇血液含氧量下降的因素都可以引起胎儿宫内窘迫，如严重的心脏病、肺病、肝病、肾病、妊娠期高血压疾病、妊娠期糖尿病、过期妊娠、前置胎盘、胎盘早剥、大出血或严重的贫血、各种原因引起的休克、各种原因导致的中毒（如药物或一氧化碳中毒）、精神过度紧张、子宫收缩过强、长时间仰卧造成的体位性低血压、胎膜早破、产程延长等。

★ 胎盘和脐带因素：胎盘和脐带是胎儿和母亲进行氧和物质交换的唯一通道，如果这个通道出现问题，就会导致胎儿宫内窘迫，甚至胎死宫内。

胎盘因素是指导致胎盘功能减退的各种因素，如过期妊娠、胎盘炎症、胎盘过小、胎盘过薄，以及妊娠并发症造成的胎盘功能异常等。

脐带因素包括脐带过短、脐带打结、脐带扭转、脐带过长、脐带脱垂、单脐动脉等异常。

★ 胎儿自身的原因：胎儿自身的原因包括胎儿患有严重的心血管疾病、胎儿畸形、母儿血型不合、胎儿宫内感染、胎儿颅内出血等。

胎儿宫内窘迫的主要表现

★ 胎心异常：正常的胎心率是120~160 次 / 分，规律有力，宫缩和胎动后胎心有加快的表现。当发生胎儿宫内窘迫时，胎心率不在正常范围

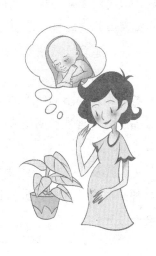

内，或快或慢，宫缩和胎动后胎心不加快，甚至减慢。

★ 羊水被胎粪污染：如果发生宫内缺氧，胎儿就会在子宫内排便和提前呼吸，排出的胎粪会把羊水污染成黄色或黄绿色；子宫内没有氧气，胎儿提前呼吸，就会将带有胎粪的羊水吸到肺里，出生后易患胎粪吸入性肺炎。

★ 胎动异常：胎儿宫内缺氧，开始可表现为躁动，逐渐发展为胎动减少和消失。出现慢性胎儿宫内窘迫时，常表现为胎动异常。

★ 辅助检查：通过胎心监护、胎儿生物物理评分、胎盘功能检查、羊水镜等可发现有异常表现。

胎儿宫内窘迫的预防措施

胎儿宫内窘迫是一种严重威胁胎儿生命的并发症，一定要及早发现和及时处理。定期进行产前检查、及时发现可能造成胎儿宫内窘迫的各种母婴因素、加强孕妇自我监护、安全度过分娩期是避免胎儿宫内窘迫的有力措施。

⑫ 巨大儿和肩难产

凡胎头娩出后，胎儿前肩被嵌顿在耻骨联合上方，用常规助产方法不能娩出胎儿双肩，称为肩难产。胎儿体重 ≥ 4000 克，肩难产的发生率为 3%~12%；胎儿体重 ≥ 4500 克，肩难产的发生率为 8.4%~22.6%。

肩难产的病因

★ 胎儿属巨大儿。

★ 胎儿胸径大于胎头双顶径 1.3 厘米、胸围大于头围 1.6 厘米或肩围大于头围 4.8 厘米时，有肩难产的危险。

★ 巨大胎儿合并产程延长或第二产程超过 1 小时，肩难产率增至 35%，故将巨大儿加第二产程长作为肩难产的预诊信号。

★ 宫口开全后胎头双顶径仍滞留在中骨盆平面，胎头位置较高。

★ 孕母患有妊娠期糖尿病的巨大儿，其躯干比胎头长得更快。

肩难产对母儿的影响

对孕妈妈的影响：产后出血是孕妈妈最主要的危险，通常是由于子宫收缩乏力、宫颈和阴道裂伤所致，严重时会造成会阴Ⅲ度及Ⅳ度裂伤等并发症。

对胎儿及新生儿的影响：可造成胎儿窘迫、胎死宫内、新生儿窒息、臂丛神经损伤、锁骨骨折、肱骨骨折、颅内出血、神经系统异常等，甚至会造成死亡。

（孕37~40周）
孕十月胎教方案

① 孕十月胎教方案

孕十月可选用胎教方法包括音乐胎教、语言胎教、光照胎教、文学作品欣赏胎教、画画剪纸胎教、美学胎教、环境胎教、美术胎教及编织胎教等。在各种胎教活动正常进行的同时，孕妇应适当了解一些分娩知识，消除害怕心理，保持企盼、愉快的心态。孕妈咪要养精蓄锐，避免劳累，为分娩做准备。

② 临近产期不宜多进行拍打或抚摩胎教

对胎儿的拍打或抚摩胎教在怀孕3个月内及临近产期时均不宜进行，先兆流产或先兆早产的孕妇也不宜进行。曾有过流产、早产、产前出血等不良产史的准妈妈，也不宜进行抚摩胎教，可用其他胎教方法替代。

③ 美术胎教与编织胎教

绘画：绘画不仅能提高人的审美能力，产生美好的感受，还能通过笔触和线条释放内心情感，调节心绪平衡。即使不会绘画，在涂涂画画之中也会自得其乐。

剪纸：剪纸也属于胎教的内容。可先勾画轮廓，然后用剪刀剪，剪个"胖娃娃""双喜临门""喜鹊登梅""小儿放牛"，或孩子的属相，如猪、狗、猴、兔等。通过剪纸进行美术胎教，向胎儿传递美的信息。

学习美学知识：孕妈咪学点美学知识，能陶冶情操，改善情绪，让宝宝得到美的熏陶。准妈妈学习的内容包括园艺、插花、宝宝服装和孕妇服装设计、编织、烹调、茶艺及美容护肤等。

手工编织：孕期勤于编织的孕妇所生的孩子都会心灵手巧。编织动作精细灵敏，可促进大脑皮层相应部位的活动，提高思维能力，促进胎儿大脑发育和手指的精细动作。准妈妈编织胎教包括以下内容：

> ★ 亲自设计宝宝毛衣的图案，给宝宝编织毛衣、毛裤、毛袜、线衣、线裤、线袜等。
>
> ★ 编织其他手工艺品，如枕巾、壁挂或贴花等。
>
> ★ 用钩针钩织各种婴儿用品，如小披肩、小外套等。
>
> ★ 传统绣花或十字绣。

❹ 光照胎教

光照胎教的方法是：用普通的手电筒对准孕妇腹部，照射胎儿头部，照射的时间不宜过长，每次 5 分钟左右。胎头会转向光照方向，而后眨眨眼睛，同时胎心率会发生改变。

定时定量的光照刺激，能够促使胎儿视网膜光感细胞中的感光物质发生光化学反应，可把光能转化为电能，产生神经冲动传入大脑皮层，在大脑皮层产生复杂的生理变化，使宝宝的视觉水平提高。

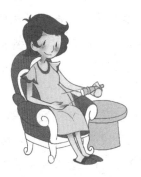

❺ 准爸爸多呼唤宝宝

胎儿非常喜欢准爸爸低沉而浑厚的声音，父亲亲切的语调，低沉而富有磁性的声音会通过语言神经的震动传递给胎儿，使胎儿产生安全感，促进大脑发育，并产生美好的记忆。此外，还能加深宝宝与父亲的感情，对宝宝出生后的早期教育有极大的促进作用。

在和宝宝对话时，准爸爸应轻声呼唤宝宝的小名，同时用手抚摩准妈妈的腹部，经过一段时间，宝宝就能对自己的名字产生特定反应了，常表现为惬意地蠕动或兴奋地扭动。

准爸爸在给宝宝讲话时，不要与妻子离得太远，以保持 0.5 米的距离为宜。语言要柔和、平缓，根据故事的情节慢慢提高到平时说话的分贝，不要高声喊叫，以免让宝宝受到惊吓，反而带来不良的影响。

❻ 胎教和早教的衔接

出生后的头 6 个月，是宝宝脑细胞发育的高峰期，一定要抓住时机，创造条件进行早期智力开发。新爸妈要做好以下几项工作：

★ 加强感觉刺激。出生后妈妈立即将宝宝抱在怀里，让孩子与自己肌肤相亲，每天都要给孩子以爱的抚摸。

★ 继续听胎教音乐，每天 3~4 次，每次 15 分钟左右。

★ 爸爸妈妈尽量多和宝宝说话、聊天。用丰富的表情注视着宝宝，经常逗笑宝宝。

★ 爸爸妈妈要坚持每天帮宝宝做婴儿操，促进其运动能力的发展，增强肌肉关节的张力。

★ 抓好时机，适时地训练宝宝抬头、翻身、踏步等大动作，促进其综合感觉健康发展。

★ 宝宝出生的时候，大脑的大小和重量已经达到成年人的 1/3，但是神经元网络还比较稀疏，因此，出生后，爸爸妈妈应继续训练孩子的听觉、视觉和触觉，给予宝宝的感觉器官更多的良性刺激，以兴奋神经元，促进宝宝大脑功能的发育。

Part12
分娩时刻

分娩前夕，准妈妈出现临产先兆后应及时入院待产，生产时正确配合助产人员，以便顺利分娩。本章详细介绍了分娩前应做的各种准备，指导准妈妈生产时进行食物补充，让准妈妈轻松面对分娩过程中容易出现的各种问题。

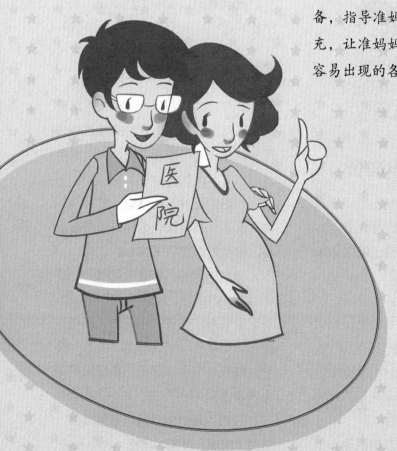

分娩前的准备

❶ 分娩前的思想准备

分娩临近，孕妇及家属应及早做好分娩的思想准备，愉快地迎接宝宝的诞生。丈夫多多给予妻子关怀和爱护，周围的亲戚、朋友及医务人员也多多给予产妇支持和帮助。实践证明，思想准备越充分的产妇，难产的发生率越低。

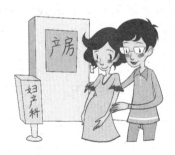

❷ 分娩前的身体准备

预产期前两周随时有发生分娩的可能。分娩前两周，孕妇每天都会感到几次不规则的子宫收缩，经过卧床休息，宫缩就会很快消失。这段时间，孕妇需要保持正常的生活和睡眠，吃些营养丰富、容易消化的食物，如牛奶、鸡蛋等，为分娩准备充足的体力。

睡眠休息：分娩时体力消耗较大，因此分娩前必须保证充足的睡眠时间，午睡对分娩也比较有利。

生活安排：接近预产期的孕妇尽量不要外出和旅行，但也不要整天卧床休息，做一些力所能及的轻微运动还是有好处的。

性生活：临产前应绝对禁止性生活，免得引起胎膜早破和产时感染。

洗澡：孕妇注意保持身体的清洁，由于产后不能马上洗澡，因此，住院之前应洗澡，以保持身体的清洁。若到公共浴室洗澡，必须有人陪伴，以防止湿热的蒸汽引起孕妇的昏厥。

家属照顾：妻子临产期间，丈夫尽量不要外出，夜间要在妻子身边陪护。

❸ 分娩前的物质准备

怀孕第 10 月时，分娩时所需要的物品都要陆续准备好，要把这些东西归纳在一起，放在家属都知道的地方。这些东西包括：

产妇的证件：医疗证（包括孕妇联系卡）、挂号证、劳保或公费医疗证、孕产妇围产期保健卡等。

婴儿的用品：奶瓶、奶嘴、奶嘴消毒器、奶瓶刷、胶漏斗、棉质内衣、外套、包布、尿布、小毛巾、围嘴、垫被、小被子、婴儿香皂、肛表、扑粉、椭圆形浴盆、奶粉、鱼肝油等均应准备齐全。

产妇入院时的用品：包括面盆、脚盆、暖瓶、牙膏、牙刷、大小毛巾、卫生巾或纸内裤、卫生纸、喂奶内衣、棉质内裤、厚袜子、乳头霜或乳液等。

食物：分娩时需吃的点心、巧克力、饮料也应准备好。

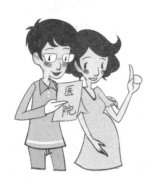

④ 分娩前妈妈的准备

★ 要将坐月子所穿的内衣、外衣准备好，洗净后放置在一起。内衣要选择纯棉制品，因纯棉制品在吸汗方面较化纤制品优越，穿着比较舒服。上衣要选择易解、易脱的样式，这样就比较适宜产期哺乳和室内活动的特点。衬衣要选择能够保护身体、方便哺乳的样式。

★ 裤子可选购比较厚实的针织棉纺制品，如运动裤，既保暖，又比较宽大，穿着舒适，同时还很容易穿脱。坐月子洗澡不便，多准备几套内衣，以便换洗。准备专用的洗脸毛巾、洗澡毛巾和10包左右的卫生垫（纸）。

★ 宝宝的衣服保暖性要好，对皮肤没有刺激，质地要柔软，吸水性强，颜色要浅淡，最好选择纯棉制品。宝宝的衣服要适当宽大，便于穿脱，衣服上不宜有纽扣，以免损伤宝宝皮肤。宝宝的各种衣裤都要准备2~3套，便于更换。

★ 临产前要保证会阴清洁，每天应洗一次澡，至少要清洗一次会阴。

⑤ 分娩前爸爸的准备

在妻子临产的前一个月，丈夫就要开始忙碌了，做好妻子产前的各项准备，迎接小宝宝的诞生。

清扫布置房间。在妻子产前应将房子清扫布置好，要保证房间的采光和通风情况良好，让妻子愉快地度过产褥期，让母子生活在一个清洁、安全、舒适的环境里。

拆洗被褥和衣服。在孕晚期，妻子行动已经不方便了，丈夫应主动将家中的衣物、被褥、床单、枕巾、枕头拆洗干净，并在阳光下暴晒消毒，以便备用。

购置食品。购置挂面或龙须面、小米、大米、红枣、面粉、红糖，这是产妇必需的食品。还要准备鲜鸡蛋、食用油、虾皮、黄花菜、木耳、花生米、芝麻、黑米、海带、核桃等食品。

购置洗涤用品。洗涤用品包括肥皂、洗衣粉、洗洁精、去污粉等。

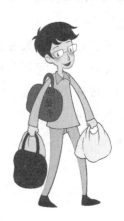

6 丈夫应帮助妻子顺利生产

一起参加产前训练班。丈夫与妻子可以一起参加产前训练班，一起了解生产的过程，做好充分的思想准备，尽量为妻子减轻痛苦，帮助妻子顺利生产。

学一套缓解妻子痛苦的"奇招"。

招数一	多鼓励，多安慰，用话语为妻子树立顺利生产的信心
招数二	为妻子按摩。在整个生产过程中，通过对妻子背部、腰部、腹部等部位的按摩，可以使妻子的疼痛得到缓解
招数三	制造轻松气氛。在阵痛间隙，可以和妻子一起想象宝宝的模样，讲讲将来怎样培养他，宝宝会如何调皮，如何可爱，生活会如何精彩，等等，努力制造轻松气氛

"兵马"未动，"粮草"先行。要准备好充足的水、点心或妻子平时喜欢吃的小零食，最好再准备一些巧克力，随时补充能量。

7 丈夫是最佳的生产陪护人

产妇生产时，最佳的陪护人应该是丈夫。丈夫陪伴在妻子身边，可以帮助妻子克服紧张心理，丈夫温柔体贴的话语可以使妻子得到精神上的安慰，丈夫的鼓励和支持可以增强妻子顺利分娩的信心。

有丈夫在身边，产妇感觉自己有了强大的支持。丈夫可以分担妻子的痛苦，也可以分享婴儿安全降生的快乐，这对于增进夫妻感情来说，也是至关重要的。

8 分娩前准妈妈贴心提示

★ 自我监测胎动是准妈妈分娩前的主要任务，因为胎动是评判胎儿是否宫内缺氧的最敏感指标。

★ 避免远足或外出旅行，因为随时都会分娩启动。

★ 准备好待产包，以便在任何时候能尽快赶到医院。

★ 如果发生胎膜早破，没有采取平卧位来医院，就容易发生脐带脱垂，尤其是胎位不正者。

★ 有妊娠合并症或并发症但产前未经治疗的孕妇，直到临产才找家医院分娩，对母子都极不安全，孕产妇死亡往往发生在初诊孕妇身上。

分娩时刻的食物补充

① 产前吃巧克力好

产妇在临产前要多补充些热量，以保证有足够的力量，屏气用力，顺利分娩。很多营养学家和医生都推崇巧克力，认为它可以充当"助产大力士"，并将它誉为"分娩佳食"。

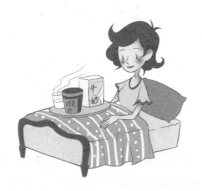

★ 一是由于巧克力营养丰富，含有大量的优质碳水化合物，而且能够在很短时间内被人体消化吸收和利用，产生出大量的热能，供人体消耗。

★ 二是由于巧克力体积小，发热多，而且香甜可口，吃起来也很方便。产妇只要在临产前吃一两块巧克力，就能在分娩过程中产生热量。

医师指导

让产妇在临产前吃些巧克力，对分娩十分有益。

② 产妇在分娩时应重视食物补充

产妇在分娩过程中，要消耗极大的体力，而且分娩时间较长，一般产妇整个分娩过程要经历 12~18 小时，这一过程消耗的能量相当于走完 200 多级楼梯或跑完 1 万米所需要的能量，可见分娩过程中体力消耗之大。

这些消耗的能量必须在分娩过程中适时给予补充，才能适应产妇顺利分娩的需要。这些能量消耗光靠产妇原来体内贮备的能量是不够的，如果不在分娩中及时补充，产妇的产力就容易不足，分娩就有困难，甚至延长产程或出现难产。

分娩时给产妇补充哪些食品好呢？专家向广大产妇推荐被誉为"分娩佳食"的巧克力，巧克力含有丰富的营养素，每 100 克巧克力中含碳水化合物 55~66 克，脂肪 28~30 克，蛋白质约 15 克，还含有矿物质铁、钙以及维生素 B_2 等。同时，巧克力中的碳水化合物可以迅速被人体吸收利用，增强机体的能量，比鸡蛋要快得多。

医师指导

　　产妇在分娩之前，应当准备优质巧克力，以便在分娩过程中及时补充体力消耗所需的能量，有益于保持产力，使分娩尽快结束。

③ 生产时的饮食

　　生产相当于一次重体力劳动，产妇必须有足够的能量供给，才能有良好的子宫收缩力，宫颈口开全后，才能将孩子娩出。如果产妇在产前不好好进食、饮水，就容易造成脱水，引起全身循环血容量不足，供给胎盘的血量也会减少，容易使胎儿在宫内缺氧。

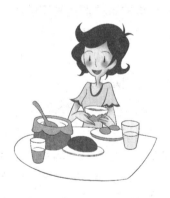

　　第一产程中，由于不需要产妇用力，因此产妇可以尽可能多吃些东西，以备在第二产程时有力气分娩。所吃的食物应以富含碳水化合物的食物为主，因为它们在体内的供能速度快，在胃中停留时间比蛋白质和脂肪短，不会在宫缩紧张时引起产妇的不适或恶心、呕吐。食物应稀软、清淡、易消化，如蛋糕、挂面、甜粥等。

　　第二产程中，多数产妇不愿进食，此时可适当喝点果汁或菜汤，以补充因出汗而丧失的水分。由于第二产程需要产妇不断用力，产妇应进食高能量、易消化的食物，如牛奶、糖粥、巧克力等。如果实在无法进食时，也可通过输入葡萄糖、维生素来补充能量。

④ 分娩期的饮食要领

　　分娩一般要经历 12~18 小时，宫缩和分娩疼痛会让产妇体力消耗很大，如果产妇既不喝水，又不好好吃东西，就会导致脱水、酸中毒。因此产程中一定要关注产妇的饮食。

　　多吃富含锌和钙的食物可减少分娩时的疼痛，还可以预防分娩前发生痉挛抽筋。准妈妈应多补充维生素 B_2，如果缺乏维生素 B_2，会影响分娩时子宫收缩，使产程延长，分娩困难。

　　分娩期食物要富于营养，易消化，最好给予清淡的半流食或流食，如牛奶、面条、馄饨、鸡汤等。既要补充营养，又要注意水分的补充。

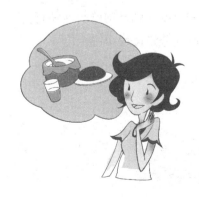

轻松面对分娩时刻

1 孕妇临盆入院不宜过早或过晚

正常的孕妇在出现临产先兆时应及时入院。如果入院太早，时间过长不生孩子，就会精神紧张，也容易疲劳，往往引起滞产；如果入院太晚，又容易产生意外，危及大人和小孩生命。一般说来，出现以下征兆后入院比较合适。

临近预产期：如果平时月经正常的话，基本上是预产期前后分娩。所以，临近预产期时就要准备入院。

子宫收缩增强：当宫缩间歇由时间较长，转为逐渐缩短，并持续时间逐渐增长，且强度不断增加时，应赶紧入院。

尿频：孕妇本来就比正常人的小便次数多，间隔时间短，但在临产前会突然感觉离不开厕所，这说明小儿头部已经入盆，即将临产了，应立即入院。

见红：分娩前24小时内，50%的妇女常有一些带血的黏液性分泌物从阴道排出，称"见红"，这是分娩即将开始的一个可靠征兆，应入院。

肾脏有重压感：由于子宫内神经支配的关系，肾区（后腰稍上方）有一种模糊的重压感。

以上这些临产分娩的征兆，并非每一个孕妇全部都会出现，个体征兆不同，程度也有差别。即使出现这些征兆，也不要慌张，因为这并不代表马上就要分娩，也不需要马上住院，但要密切观察进展，做好随时住院分娩的准备。

高危孕妇应提早入院：高危孕妇应早些入院，以便医生检查和采取措施。有以下异常情况时，也应及早入院。

★ 妊娠合并内科疾病，如心脏病、肝、肾疾患等。

★ 过去有过不良生育史，如流产3次以上、早产、死胎、死产、新生儿死亡或畸形儿史等。

★ 本次妊娠出现某些异常现象，如妊娠期高血压疾病、羊水过多、羊水过少、前置胎盘、胎位不正等。

★ 存在其他特殊情况，如高龄产妇、身材矮小、骨盆狭窄等。

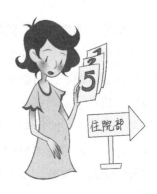

❷ 需要提前入院待产的情况

经系统产前检查，如果发现孕妇有下列情况，就应按医生建议提前入院待产，以防发生意外。如果孕妇患有内科疾病，如心脏病、肺结核、高血压、重度贫血等，应提前住院，由医生周密监护，及时掌握病情，及时进行处理。

出现以下情况就需要提前入院待产：

★ 经医生检查确定骨盆及软产道有明显异常者，不能经阴道分娩，应适时入院，进行剖宫产。如果孕妇患有中、重度妊娠期高血压疾病，或突然出现头痛、眼花、恶心、呕吐、胸闷或抽搐，应立即住院，以控制病情的恶化，待病情稳定后适时分娩。

★ 如果胎位不正，如臀位、横位等，或多胎妊娠，就需随时做好剖宫产准备。

★ 有急产史的经产妇应提前入院，以防再次出现急产于院外分娩。

★ 前置胎盘或过期妊娠者应提前入院待产，加强监护。

总之，对于患有妊娠并发症的孕妇，医生会根据具体病情决定其入院时间，孕妇及其亲属应积极配合，不可自作主张，以防发生意外。

❸ 待产中的突发情况

在医院待产时，如果出现突发情况，准妈妈一定不要慌张，冷静理智地配合医生，这样才能保证母子平安。待产中可能出现的突发情况有以下几种：

胎儿窘迫：如果胎儿心跳频率下降，可能是胎儿脐带受到压迫，胎头下降受到骨盆压迫。此时医生会先给产妇吸氧、打点滴。如果胎心音仍未恢复正常，就应该立即行剖宫产。

胎头骨盆不对称：如果胎头太大或产妇骨盆腔过于狭窄，子宫颈无法开全，或胎头不再下降，医生就会采用剖宫产。

胎盘早期剥离：在待产过程中，若阵痛转变为持续性的腹痛，且阴道出血有所增加，就表明可能是胎盘早期剥离，如确诊为胎盘早期剥离，医生就应紧急为产妇实施剖宫产。

脐带脱垂：脐带脱垂大多发生在早期破水、胎头尚在高位及胎位不正时。脱垂的脐带会受到胎头压迫，中断胎儿的血液及养分供应，并危及胎儿的生命。如果出现这种状况，就应立即实施剖宫产。

4 临产征兆

当准妈妈出现以下症状时，说明产期已近，分娩可能随时发生。

宫底下降：胎头入盆，子宫开始下降，减轻了对横膈膜的压迫，孕妇会感到呼吸困难有所缓解，胃的压迫感消失。

腹坠腰酸：胎头下降使骨盆受到的压力增加，腹坠腰酸的感觉会越来越明显。

大、小便次数增多：胎头下降会压迫膀胱和直肠，使得小便之后仍感觉有尿意，大便之后也不觉舒畅痛快。

分泌物增多：自子宫颈口及阴道排出的分泌物增多。

不规律宫缩：从孕20周开始，时常会出现不规律宫缩。如果孕妇较长时间用同一个姿势站立或坐下，就会感到腹部一阵阵变硬，这就是不规律宫缩。其特点是出现的时间无规律，程度弱。临产前，由于子宫下段受胎头下降所致的牵拉刺激，不规律宫缩会越来越频繁。

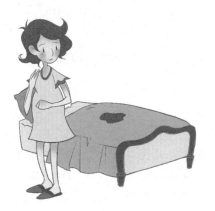

见红：阴道排出含有血液的黏液白带，称为见红。一般在见红几小时内应去医院检查。但有时见红后仍要等数天才开始出现有规律的子宫收缩。一般见红后24~48小时就会临产。

5 正式临产的条件

正式临产有以下三个条件：

★ 规律宫缩：正式临产的宫缩和临产先兆的假宫缩大不一样。临产宫缩的特点是宫缩间隔时间规律，一般开始时间隔10多分钟，逐渐增加到每10分钟有2~3次宫缩。宫缩持续时间刚开始约30秒，随着产程的进展，宫缩时间逐渐延长，最长可达1分钟。

★ 宫口进行性扩张，胎先露进行性下降：随着一阵阵加剧的子宫收缩，宫口不断开大，胎儿先露部分进一步下降。

★ 宫缩不能制止：临产宫缩与临产先兆假宫缩不同，用镇静药物不能抑制。

6 产妇临产时应克服恐惧

临产是指成熟或接近成熟的胎儿及其附属物（胎盘、羊水）由母体产道娩出的过程，又称为分娩，民间称为临盆。有的孕妇，尤其初产孕妇对临产非常恐惧，害怕分娩痛苦和出现意外，其实这是不必要的。

十月怀胎，一朝分娩，就是指妇女受孕后怀胎10个月，即胎儿在母体内生长发育280天左右（即将近10个月），胎儿便发育成熟。当胎儿发育成熟后，子宫发生强烈收缩，此时孕妇感到腹部阵阵疼痛，然后宫颈口扩张，胎儿及其附属物经母体阴道排出，便是分娩，即临产的全过程结束。

怀孕、分娩都是生理功能的一种自然现象，是一种平常而又正常的事，符合女性的生理特点，所以产妇不必惊慌、恐惧，顺其自然，又有接生医生的帮助，自会顺利分娩。相反，如果临产时精神紧张，忧心忡忡，将会影响产力，从而导致产程延长，造成分娩困难，带来不必要的麻烦和痛苦。

❼ 产妇待产时不宜精神紧张

临产妇的情绪对能否顺利分娩起着相当重要的作用，所以医务人员要特别重视产妇的心理保健。

医务人员需要向产妇讲解分娩的知识和安全问题，同时，更需要家属的积极配合，尤其是孕妇的丈夫，应该给予即将分娩的妻子无微不至的关心和照顾，针对妻子思想上存在的一些不必要的顾虑，要耐心地解释，特别是在妻子分娩期间，尽量不要外出，要守在妻子身边，做好妻子的心理安慰工作。

作为产妇母亲和婆婆，应该采取"现身说法"的方法给临产妇解除精神负担。特别是对生男生女亲人都不要在意，应该说，男孩女孩都是家里的好宝宝。

家里的亲人通过细致的工作，给产妇创造一个安静、轻松的临产环境。那种为生男生女向产妇施加精神压力的做法，不仅无济于事，而且会给本来思想负担就很重的产妇火上浇油，使其精神更加紧张，容易出现各种意外。

产妇过于紧张或恐惧还会引起大脑皮质失调，往往使子宫收缩不协调，子宫颈口不易扩张，产程就会延长。孕妇精神轻松，子宫肌肉收缩规律协调，宫口容易开大，就会使产程进展顺利。

另外，精神过度紧张的产妇往往不会利用宫缩间隙时间休息，休息不好，饮食就少，在分娩过程中得不到充分热量和水分的补充，就不能满足分娩期消耗的需要，容易疲劳，延缓分娩进程；或者不能正确使用腹压，影响子宫协调有力的收缩，妨碍胎儿的顺利娩出。

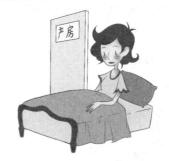

医师指导

产妇应对分娩有正确认识，消除精神紧张，学习缓解阵痛的方法，也可向助产人员诉说自己的感觉，寻求帮助。

⑧ 保证分娩安全顺利

分娩期保健的重点内容是五防，即防滞产、防感染、防产伤、防出血、防新生儿窒息，同时要对孕期筛查出的高危妊娠及产时出现的高危情况加强监护和管理，使产妇和婴儿安全度过分娩期。

分娩期是围产期保健的重要环节，孕妇要经过一个长时间的分娩过程，体力和精力的消耗非常大。患有合并症或并发症的孕妇在分娩时，会使原来的并发症或合并症病情加重，甚至造成生命危险。

胎儿要经过几个甚至十几个小时的宫缩和分娩过程，分娩中的任何失误都可能导致产伤、死产，或给孩子带来终生的损害。

在整个围产期，分娩期是最容易发生危险的阶段。因此，无论是孕妇本人，还是妇产科医护人员以及家属，都必须积极应对，要把每一位产妇都当作高危人群来对待，密切观察母婴情况，一旦出现异常，就应及时处理，切不可掉以轻心。

⑨ 如何才能安全分娩

树立顺利分娩的信心

分娩临近时，很多孕妇会担心分娩不顺利，对分娩疼痛非常恐惧，害怕孩子出现畸形。这种恐惧焦虑的心理反应会影响宫缩，可能会使本来顺利的分娩过程变成难产。因此，孕妇和家属要常和医生沟通，满怀信心地迎接小宝宝的到来。孕妇应掌握分娩的知识，努力和医务人员配合，以便顺利生产。

采取最合适的助产模式

整个分娩过程中，家属和有经验的助产人员的陪伴，即导乐分娩，可改善产妇精神状态，增强分娩信心和对子宫收缩疼的耐受力，加快产程的进展，降低剖宫产率。

采用最合理的分娩方式

随着产期的临近，分娩方式的选择成为困扰产妇和家属的主要问题。

阴道分娩对产妇来说产时出血少，危险性低，远近期得病的概率低，产后恢复快，下奶快；对孩子来说，

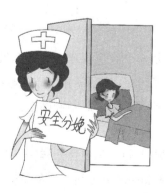

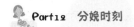

婴儿患病率低且产道的挤压对新生儿心、肺、脑的功能都是一个极好的锻炼，有利于孩子的身心发育。阴道分娩无疑是分娩的最好途径。

对患有妊娠合并症或并发症的产妇及可能难产的产妇来说，剖宫产是最好的分娩方式。目前，剖宫产手术已经挽救了无数孕产妇和婴儿的生命。无论孕妇本人还是家属，都应根据具体情况选择最适合的分娩方式。

⑩ 分娩顺利的因素

每一位孕产妇都希望分娩顺利，母婴平安。分娩能否顺利，关键取决于四个方面的因素，即产力、产道、胎儿和产妇精神心理因素。如果这四个方面都没有问题，一般都可以顺利生产。

产道因素

产道是胎儿分娩的通道，包括骨产道和软产道。软产道包括子宫、子宫口、阴道、外阴等。如果孕妇存在骨盆狭窄或骨盆偏斜，软产道有肌瘤阻挡、阴道横隔、阴道纵隔等情况，或子宫颈不能很好地扩张，就会导致分娩受阻，甚至难产。

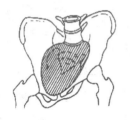 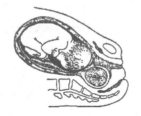 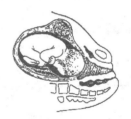

图1 骨盆偏斜　　　图2 子宫肌瘤影响胎头下降　　　图3 子宫肌瘤不影响胎头下降

如果产妇的骨盆情况良好，胎位正常，胎儿也不太大，只要在不同的产程进行相应的配合，增加分娩时的产力，分娩就会比较顺利。初孕的妇女没有生孩子的经验，可能不了解分娩过程是怎样的，因而对分娩怀有神秘感，甚至有畏惧感，但当你了解了分娩的全过程后，这种神秘感和畏惧感就会大大减轻，也可以按产程的规律与医生配合，这对顺利分娩大有益处。

胎儿因素

胎儿在分娩中的作用也很重要，原因是产道是一个圆形管道，其内容积对于胎儿通过并不宽松，胎儿的胎位、姿势皆可影响正常分娩。在正常情况下的枕前位，即胎头缩屈，胎儿面部向着孕妇的后面，枕骨向着前方时可以顺利娩出，而其他胎先露和方位可能会造成不同程度的难产。

胎儿身体最大、最硬的部分是头部，就像过小山洞、钻栅栏一样，只要头过去，身子就好办了。所以，一般来说，分娩时只要胎头顺利通过，别的就轻松了。

胎儿头骨是由 5 块骨骼组成，但并未像成人一般固定，因而在通过狭窄的产道时，这些骨骼会重叠起来，使头部变小，位于最前的头部会变尖，以便顺利娩出。新生儿出生数日后，头形即可恢复原形。

胎儿因素包括胎儿的大小和胎儿在子宫内的位置。胎儿体重在 3500 克以下，对于骨盆正常的妇女来说，分娩应该是没有困难的。孕妇应控制体重，避免因营养过剩而使胎儿过大，导致难产。胎儿在子宫内的位置包括以下几种：

★横位：横位是指胎儿的身体和母亲的身体呈十字状，无法自然分娩，必须行剖宫产术（见图 4）。

★臀位：臀位是指胎头在子宫的上部，胎臀在子宫的下部，俗称坐胎，占分娩总数的 3% ~4%。臀位不一定非要剖宫产分娩，尤其是经产妇（见图 5）。

★头位：头位是指胎头在子宫的下方，占分娩总数的 90% 以上（见图 6）。

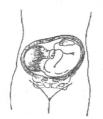 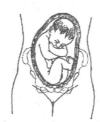 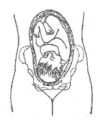

图 4 横位　　　　　　图 5 臀位　　　　　　图 6 头位

胎儿入盆时通常处于枕横位，产程中在子宫收缩的作用下会从枕横位旋转成枕前位。

在头位中 93% ~94% 的胎儿是以枕前位的胎位娩出，另有 6%~7% 的胎儿是以其他胎位娩出，包括枕横位、枕后位、高直位、颜面位等。

★枕前位：枕前位是指胎儿的枕骨（俗称后脑勺）在妈妈骨盆的前方，胎头低位，呈俯屈状，以头部最小的径线娩出，是分娩时正常的胎位（见图 7）。

★枕横位：胎儿的枕骨在妈妈骨盆的一侧（见图 8）。

★枕后位：胎儿的枕骨在妈妈骨盆的后方（见图 9）。

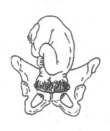 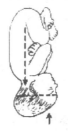 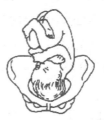 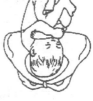

图 7 枕前位　　　　　图 8 枕横位　　　　　图 9 枕后位

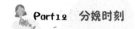

★高直位：胎儿的头不是呈俯屈状伸直的，胎儿的头顶在最前面（见图10）。

★颜面位：胎头向后仰伸，面部在最前方，亦称面先露（见图11）。

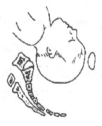

图 10 高直位

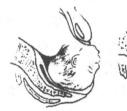
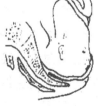
图 11 颜面位

当胎儿以枕横位、枕后位、高直位、颜面位姿势娩出时，并不是以胎头最小的径线娩出，易造成头位难产。据报道，头位难产占分娩总数的23.9%，占难产总数的81.63%。因此，孕妇应该了解，即使是头位，在产程中仍有发生难产的可能。

产力因素

产力是子宫收缩的力量。如果产力好，即使产妇存在轻度头盆不称，也可以克服这些分娩中的阻力，把本来可能存在的难产转化为顺产。如果产力不好，经过处理不能好转，就可能使本来顺利的分娩转化成难产。因此，产力在分娩中起着关键的作用，而产力的好坏又与产妇的精神因素密切相关。

精神因素

分娩虽是一种正常的生理现象，但其过程对产妇是一种强烈的精神刺激和严重的体力消耗。对分娩的各种恐惧心理，如怕疼、怕大出血、怕孩子有问题等，还有待产室的陌生环境、周围产妇的叫嚷，以及子宫收缩带来的分娩疼痛等，都可使产妇发生一系列不良反应，如吃不下饭、睡不着觉、呼吸和脉搏加快、血压升高等，会直接影响子宫的收缩力，进一步影响产程进展和胎儿在宫内的安危，最终导致难产。

⑪ 产程的三个阶段

胎儿离开母体要经过三个阶段，医学上称为三个产程。这三个产程就是从子宫有节奏的收缩到胎儿胎盘娩出的全部过程，完成这个过程，才算分娩结束。

三个产程所需要的时间为：初产妇12~18小时，经产妇6.5~7.5小时。下面就三个产程进行简要介绍。

第一产程

第一产程开始时，子宫每隔10多分钟收缩1次，收缩的时间也比较短。后来，子宫收缩得越来越频繁，每隔1~2分钟就要收缩1次，每次持续1分钟左右。当宫缩越紧，间歇越短时，宫口就开得越快，产妇的疼痛感就越明显。当子宫收缩时，产妇会有子宫发紧、发硬的感觉，下腹部或腰部疼痛，并有下坠感。

有些产妇对分娩异常恐惧，精神紧张，临产后子宫收缩引起的正常疼痛，对她们来说都成为难以忍受的巨大痛苦，不休息，不吃东西，大喊大叫，结果使体力大大损耗，没有足够的力量来增加腹压，娩出胎儿。

宫缩无力往往使本来可以顺产的分娩变成难产，所以待产的准妈妈一定要以充足的精力和良好的心态迎接宝宝的诞生。

助产人员会及时为产妇测量血压，听胎心，观察宫缩情况，了解宫口是否开全，还要进行胎心监护，医生会针对产妇的具体情况，做出正确的判断和及时处理。

第二产程

这时，产妇要躺在产床上等候，助产人员会帮助分娩。产妇用力的大小和正确与否，都直接关系到胎儿娩出的快慢、胎儿是否缺氧，以及你的会阴部损伤轻重程度。所以，这时产妇要按照助产师的指导，该用力时用力，不该用力时就抓紧时间休息。

这一时期，宫缩痛明显减轻，子宫收缩力量更强。出现宫缩时，产妇双脚要蹬在产床上，两手紧握产床扶手，深吸一口气，然后屏住，像解大便一样向下用力，并向肛门屏气，持续的时间越长越好。如果宫缩还没有消失，就换口气继续同样用力使劲。胎儿顺着产道逐渐下降。这时子宫收缩越来越有力，每次间隔只有1~2分钟，持续1分钟，胎儿下降很快，迅速从宫颈口进入产道，然后又顺着产道达到阴道口露头，直到全身娩出。

在宫缩停止的间歇期里，产妇要全身肌肉放松，抓紧时间休息，切忌大喊大叫或哭闹折腾。当宫缩再次出现时，再重复前面的动作。

当胎头即将娩出时，助产人员会提醒产妇不要再用力了。此时，产妇可以松开手中紧握的产床扶手，双手放在胸前，宫缩时张口哈气，宫缩间歇时，稍向肛门方向屏气。这时，助产人员会保护胎头缓慢娩出，同时认真保护产妇的会阴部位，防止严重撕裂。当胎儿娩出的时候，产妇的臀部不要扭动，保持正确的体位。

这个阶段，初产妇一般需要1~2个小时，经产妇只需要半个小时或几分钟。

第三产程

胎儿娩出，产妇顿觉腹内空空，如释重负，子宫收缩，待5~30分钟后，胎盘及包绕胎儿的胎膜和子宫分开，随着子宫收缩而排出体外。如果超过30分钟胎盘不下，就应听从医生的安排，由医生帮助娩出胎盘。胎盘娩出意味着整个产程全部结束。

⑫ 影响产程长短的因素有哪些

产妇的精神状况

产妇的精神状态对分娩进展是否顺利具有重要的影响。产妇过度紧张，会使大脑皮层神经功能失调，致使子宫收缩不协调，子宫颈口不易扩张，还可使产妇无法利用宫缩间歇休息，容易导致疲劳，这都会使产程延长。

产妇的年龄

产妇年龄超过 35 岁的高龄初产妇，机体软组织弹性较差，宫颈及盆底组织、阴道、外阴变硬，宫口不易扩张或扩张较慢，才会导致产程延长。

子宫颈口与骨盆底组织的松弛程度

经产妇的子宫颈和骨盆底组织较初产妇松软，其宫口开得快，产程会较短。即使是相同年龄的初产妇，其子宫颈的松软度也有所不同，宫颈组织的厚硬程度也有差异，产程时间也不会完全相同。

胎儿在子宫中的位置

正常胎儿在子宫中的位置是枕前位，即头朝下，背贴近妈妈的腹侧，脸朝后。枕前位有利于胎儿下降和娩出，不会延长产程。如果处于其他位置的胎儿娩出较困难，会使产程延长。

⑬ 产妇怎样配合接生

分娩需要医生或助产人员帮忙，也需要产妇正确的配合。

分娩第一阶段的配合方法

在分娩的第一阶段，宫口未开全，产妇用力是徒劳的，过早用力反而会使宫口肿胀、发紧，不易张开。此时产妇应做到以下几点：

★ 思想放松，精神愉快。紧张的情绪会使食欲减退，引起疲劳、乏力，直接影响子宫收缩，影响产程进展。

★ 注意休息，适当活动。利用宫缩间隙休息，

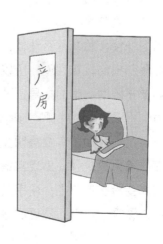

节省体力，切忌烦躁不安，消耗精力。如果胎膜未破，可以下床活动，适当的活动能促进宫缩，有利于胎头下降。

★ 采取最佳的体位。除非是医生认为有必要，不要采取特定的体位。只要能使你感觉阵痛减轻，就是最佳的体位。

★ 补充营养和水分。尽量吃些高热量的食物，如粥、牛奶、鸡蛋等，多饮汤水，以保证有足够的精力来承担分娩重任。

★ 勤排小便。膨胀的膀胱有碍胎先露下降和子宫收缩。应在保证充足的水分摄入前提下，每2~4小时主动排尿1次。

分娩第二阶段的配合方法

第二产程所用的时间最短。宫口开全后，产妇要注意随着宫缩用力。在宫缩间隙，产妇要抓紧休息，放松，喝点水，准备下次用力。当胎头即将娩出时，产妇要密切配合接生人员，不要再用力屏气，以免造成会阴严重裂伤。

分娩第三阶段的配合方法

在第三产程，产妇要保持情绪平稳。分娩结束后两小时内，产妇应卧床休息，进食半流质饮食，补充消耗的能量。一般产后不会马上排便，如果产妇感觉肛门坠胀，有排大便之感，要及时告诉医生，医生要排除软产道血肿的可能。如有头晕、眼花或胸闷等症状，也要及时告诉医生，以便及早发现异常，并给予处理。

⑭ 选择合适的分娩体位

★ 仰卧位：分娩的体位有多种，目前最常用的是仰卧位，即产妇平躺在床上，双腿屈曲。仰卧位便于助产人员观察产妇、听胎心和助产操作，但是产妇不易用力，骨盆的扩展性差，产程容易延长，而且子宫压在腹主动脉上容易发生仰卧综合征。因此，仰卧位不是最好的分娩体位。

★ 坐位：现在已有专门为坐位分娩设计的分娩椅。坐位分娩克服了仰卧位分娩的缺点，使分娩时间缩短，产妇产痛减轻，但接生并不方便。如果分娩时间过长，就会造成产妇会阴部水肿；分娩太快则易造成会阴部撕裂伤。

★ 蹲位和侧卧位：蹲位和侧卧位的优缺点基本和坐位一样。如果蹲的时间或侧卧的时间太久，产妇更容易疲劳，接生也更不方便。

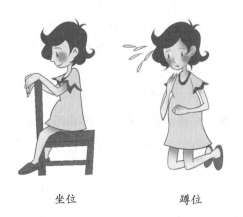

坐位　　　　　　蹲位

★ 自由体位：自由体位是指蹲、站、跪、坐、卧等体位任产妇自己选择。这种方式产妇最易接受，对分娩的促进作用也最好，一般在子宫口开全以前，即第一产程建议采取这种方式，但第二产程则应根据具体情况选择最适宜的分娩方式。

⑮ 产妇分娩时的生理和心理反应特点

准妈妈分娩时生理反应的特点表现

★ 准妈妈分娩时，血压会升高，心率会加快，呼吸频率增加，血糖有所升高，肌肉变得紧张。

★ 准妈妈分娩时，内分泌系统会发生一系列变化，尤其是垂体－肾上腺皮质系统，使得肾上腺素分泌增加，导致子宫收缩乏力，影响产程的顺利进展。

准妈妈分娩时心理反应的特点表现

★ 焦虑、恐惧、抑郁是心理应激最常见的反应。适度的焦虑可提高个体适应环境的能力，而准妈妈过度焦虑则不利于适应环境，易导致子宫收缩乏力，是增加助产率和产后出血的可能因素。

★ 不良的情绪反应可使痛阈值下降，加重疼痛。紧张－疼痛综合征可使产程延长，同时减少子宫血供，使胎儿缺氧。

★ 处在应激状态的产妇心理承受能力下降，自我评价下降，缺乏自信。

★ 由应激引起的强烈情绪反应，会使产妇分娩的自控力降低或丧失。

⑯ 学习减轻分娩疼痛的心理疗法

★ 增强分娩信心：增强分娩的信心，保持良好的情绪，可提高对疼痛的耐受性。

★ 想象与暗示：想象宫缩时宫口在慢慢开放，阴道在扩张，胎儿渐渐下降，同时自我暗示："生产很顺利，很快就可以见到我的宝宝了。"

★ 有助于放松的方法：有助于放松的方法有肌肉松弛训练、深呼吸、温水浴、按摩、改变体位等。

★ 分散注意力：看看最喜欢的照片或图片，或读书、看电视、听音乐、交谈等。

★ 呻吟与呼气：借助呻吟和呼气等方法减轻疼痛。

医师指导

焦虑、恐惧等不良情绪反应可加重疼痛，疼痛又加重焦虑、恐惧等情绪，形成恶性循环。产妇应正确对待产痛，学会减轻产痛的方法。

⑰ 产妇在分娩时不宜大声喊叫

产妇如果在分娩时大声喊叫，既消耗体力，又会使肠管胀气，不利宫口扩张和胎儿下降。

产妇在分娩时正确的做法应该是，要对分娩有正确的认识，消除精神紧张，抓紧宫缩间歇休息，按时进食、喝水，使身体有足够的体力贮备。这样不但能够促进分娩，而且大大增强了对疼痛的耐受力。如果确实疼痛难忍，也可以做如下动作，以进一步减轻疼痛。

深呼吸：子宫收缩的时候，先用鼻子深吸一口气，然后慢慢用口呼出。每分钟做 10 次，宫缩间歇时暂停，产妇休息片刻，下次宫缩时重复上述动作。

按摩：在深呼吸的同时，配合按摩效果会更好。吸气时，两手从两侧下腹部向腹中央轻轻按摩；呼气时，从腹中央向两侧轻轻按摩。每分钟按摩次数与呼吸相同，也可用手轻轻按摩不舒服处，如腰部、耻骨联合处。

压迫止痛：在深呼吸的同时，用拳头压迫腰部或耻骨联合处。

适当走动：产妇若一切正常，经医生同意后，可适当走动一下，或靠在椅子上休息一会儿，或站立一会儿，都可以缓解疼痛。

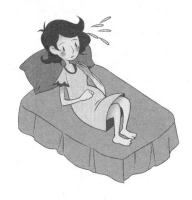

18 自然分娩好

事实上，剖宫产并非十全十美。对于多数孕妇来讲，最好还是选择自然分娩方式。原本只针对不能自然分娩孕妇的剖宫产，今天在我国却成为某些孕妇的首选生产方式，专家对此非常忧虑。

剖宫产对母婴造成的影响和危害必须引起重视。剖宫产属于手术产，一般来说，医生不建议没有任何手术指征的健康孕妇选择剖宫产。

与正常的阴道分娩相比较，剖宫产术后的并发症比较多，手术期间出血量增多，手术后易发生感染。剖宫产术后不能很快地恢复进食，会引起泌乳减少，使哺乳的时间推迟，不能及时给孩子喂奶。剖宫产恢复起来也没有自然的阴道分娩那么快。通常自然分娩 3~5 天后即可出院，剖宫产6~7 天伤口才能愈合。

通过剖宫产生下的孩子，因为没经过产道挤压，并发症发生率会比自然分娩的孩子高。剖宫产婴儿患羊水吸入性肺炎和湿肺的可能性大，严重时可危及生命。

与自然分娩的孩子相比较，剖宫产孩子由于缺乏分娩过程中的应激反应，更易患小儿多动症和小脑不平衡综合征。观察发现，4~5 岁的多动症患儿有 60%~70% 是剖宫产孩子。

小脑不平衡综合征的主要表现为精细运动协调能力下降，不能胜任如穿针、走平衡木等活动。研究表明，剖宫产孩子抗感染能力也较差。进行剖宫产手术的孕妇，不但在手术中出血多，产后不易恢复，母乳喂养困难，而且因手术带来的瘢痕、腹腔粘连都可对产妇造成长期影响。

⑲ 阴道产的优缺点

阴道产的优点

胎儿经阴道自然分娩，子宫有节律地使胎儿胸部受到压缩和扩张，使出生后婴儿的肺泡富有弹性，容易扩张。胎儿头部受到挤压，可提高呼吸中枢的兴奋性，有利于新生儿出生后建立正常呼吸。产道的挤压，可以将胎儿呼吸道内的羊水及黏液排出，新生儿窒息及肺炎的发生率大大减少。胎儿在产道内受到触觉、味觉、痛觉及本位感的锻炼，促进大脑及前庭功能发育，对今后运动及性格均有好处。另外，自然分娩的婴儿以后发生过敏的风险减少，自然分娩对妈妈的创伤小。

阴道产的缺点

阴道产的缺点有以下几个方面：

★ 产程较长。

★ 存在产前阵痛、阴道松弛、子宫膀胱脱垂后遗症、会阴损伤或感染、外阴血肿等情况。

★ 胎儿难产或母体精力耗尽，需用产钳或真空吸引协助生产时，会引起胎儿头部血肿。

★ 胎儿过重，易造成肩难产，导

致新生儿锁骨骨折或臂神经丛损伤。羊水中产生胎便，导致新生儿胎便吸入症候群。

★ 胎儿在子宫内发生意外，如脐绕颈、打结或脱垂等现象。

★ 毫无预警地发生羊水栓塞。

⑳ 剖宫产的优缺点

剖宫产的优点

剖宫产的优点有以下几个方面：

★ 剖宫产的产程比较短，且胎儿娩出不需要经过骨盆。当胎儿宫内缺氧、属巨大儿或产妇骨盆狭窄时，剖宫产更能显示出它的优越性。

★ 由于某种原因，绝对不可能从阴道分娩时，施行剖宫产可以挽救母婴的生命。

★ 如果施行选择性剖宫产，于宫缩尚未开始前就施行手术，可以让母亲免受阵痛之苦。

★ 腹腔内如有其他疾病时，也可一并处理，如合并卵巢肿瘤或浆膜下子宫肌瘤等，均可同时切除。

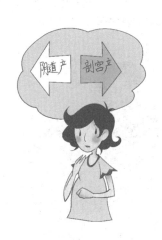

★ 做结扎手术也很方便。

★ 对已有不宜保留子宫的情况，如严重感染、子宫破裂、多发性子宫肌瘤等，亦可同时切除子宫。

由于近年来剖宫产术安全性的提高，因妊娠并发病和妊娠合并症需终止妊娠时，临床医生多选择剖宫产术，避免了并发病和合并症对母儿的影响。

剖宫产的缺点

★ 剖宫手术对母体是有创伤的，术后恢复慢。

★ 手术时麻醉意外虽然极少发生，但有可能发生。

★ 手术时可能发生大出血及损伤腹内其他器官。

★ 术后可能出现发热、腹胀、伤口疼痛、腹壁切口愈合不良或裂开、血栓性静脉炎、晚期产后出血等。

★ 再孕有子宫破裂、疤痕处妊娠的危险。

★ 新生儿易发生吸入性肺炎及剖宫产儿综合征，包括呼吸困难、紫绀、呕吐、肺透明膜病等。

㉑ 哪些情况需要进行剖宫产

适当的剖宫产手术可以降低孕产妇和围产儿的患病率和死亡率，但是如果任意扩大剖宫产手术范围，不但不能取得完美的妊娠结局，而且会使母婴的患病率增加，导致诸多不良结果。据有关统计，剖宫产对产妇的相对危险度是自然分娩的 7 倍。

要想降低剖宫产率，就一定要严格掌握剖宫产的手术指征。当孕妇出现哪些情况时，应该考虑通过剖宫产手术来结束分娩呢？

剖宫产的手术指征

★ 发生胎儿窘迫说明胎儿在子宫内有危险，需要马上终止妊娠，将胎儿娩出。如果短时间胎儿无法通过阴道娩出，就应采取剖宫产手术，以挽救胎儿的生命。

胎儿窘迫具体表现为：羊水被胎粪严重污染；胎心率超过180次/分或低于100次/分；胎心监护图形显示频繁的胎儿心跳减速。

★ 因各种原因导致的严重胎盘功能减退，需要进行剖宫产。

★ B 超检查发现脐带绕颈3 周以上，或脐带绕颈虽不到3 周，但伴有胎心率降低，需要进行剖宫产。

★ 骨盆狭窄、头盆不称或横位，需要进行剖宫产。

★ 过期妊娠或胎膜早破，且不具备阴道引产的条件，或引产失败，需要进行剖宫产。

★ 羊水过少，短时间不能结束分娩，需要进行剖宫产。

★ 胎儿过大，无法顺产者需要进行剖宫产。

孕妇患有某些疾病需进行剖宫产

孕妇患有以下疾病时，需要进行剖宫产：

★ 心脏病，心功能三级以上。

★ 重度胆汁淤积症。

★ 重度妊娠期高血压疾病，且治疗不理想，需要终止妊娠。

★ 母子 Rh 血型不合，抗体效价在 1 ：32 以上。

★ 前置胎盘、胎盘早剥合并活动性出血。

★ 患有在分娩过程中可能感染胎儿的性病或生殖道感染性疾病。

★ 早产或胎龄较小的胎儿无法耐受阴道分娩。

★ 孕妇有反复流产、早产及死胎、死产史。

★ 高龄初产妇应放宽剖宫产的手术指征。

★ 不适合阴道分娩的臀位，如足先露、双膝或单膝先露等。

★ 胎头过度仰伸伴脐带绕颈。

★ 子宫有过手术史（如剖宫产、子宫肌瘤摘除术）等。

★ 孕妇患有无法承受自然分娩的其他合并症和并发症。

总之，剖宫产只有对需要手术产的孕妇来说才是必需的。对于不需要做剖宫产手术的孕妇来说，阴道分娩才是最安全、最好的分娩方式，如果只是因为害怕分娩就做剖宫产手术，实在是不明智的选择。

㉒ 剖宫产的过程

在进行剖宫产以前，护士会彻底清洁产妇的下腹表面，有必要的话，还需要除去表面毛发。医生会在膀胱中放置一条导管，将膀胱中的尿液清空，以便减少其受损机会，然后在手臂或大臂的静脉血管中插入针头，连接输液管，为手术过程中的液体和药物注射做准备。医生开始实施麻醉，然后对腹部进行消毒，并且放置一块挡板。

一旦麻醉药开始生效，手术就可以开始。医生会切开腹部和子宫壁，产妇可能会感觉到有受力，但并没有任何痛感。一般医生会采取水平方向的切割方法，除非胎位的特殊情况，才会采用垂直式切口。羊水会流出，胎头通过医生的手移到切口处，然后医生按压产妇腹部，将胎儿从子宫中取出。这时通过真空吸取的方式抽出新生儿嘴部和鼻子里的液体，脐带会被剪断，胎盘会被移除，最后医生会对产妇的腹部和子宫进行缝合，缝线会在日后自行溶解。

㉓ 剖宫产的小孩聪明吗

许多人认为，剖宫产的小孩比阴道分娩所生的孩子更聪明。理由是剖宫产的小孩不受挤压，不会有脑部缺血、损伤等情况的发生。其实正常分娩时，虽然胎儿头部会受到挤压而变形，但一两天后即可恢复正常。胎儿受压是对脑部血液循环加强的刺激，为脑部呼吸中枢提供更多的刺激，出生后更容易激发呼吸。此外，胎头经过子宫收缩与骨盆底的阻力，可将积存在胎儿肺内以及鼻、口中的羊水和黏液挤出，有利于防止吸入性肺炎的发生。这些好处都是剖宫产所不及的。

资料证实，剖宫产与自然分娩的孩子智力并无太大差异，剖宫产小孩聪明的说法是不科学的。选择哪种分娩方式应本着保证母子健康的原则，由医生根据产前检查结果而定。

㉔ 剖宫产孩子的训练

越来越多的妈妈选择剖宫产来生孩子。心理学家研究发现，剖宫产的孩子由于没有经过产道的挤压，容易产生情绪敏感、注意力不集中、手脚笨拙等问题。

专家建议，针对剖宫产出生的孩子，要注意加强以下几个方面的训练。

大脑平衡功能的训练：出生后前3个月，要适当地摇抱孩子，或让孩子躺在摇篮里，训练他们的前庭平衡能力。7~8个月时，可以多让宝宝爬行，不要过早地使用学步车。学会走路以后可以训练走独木桥、荡秋千等。

本体感的训练：剖宫产出生的孩子对自己的身体感觉不良，身体协调性差，动作磨蹭，写作业拖拉，有的孩子还会出现语言表达障碍和尿床等问题，可以训练他们翻跟头、拍球、跳绳、游泳、打羽毛球等活动。

触觉训练：2~3岁的孩子若常吃手，则不用限制他，如果孩子再大一些还有咬指甲、咬笔头、爱玩生殖器等习惯，就是孩子触觉敏感的反映。有些剖宫产孩子容易发脾气、胆小、紧张、爱哭、偏食、爱惹人等。可以让孩子玩水、土、沙子，游泳、赤脚走路及洗澡后用粗糙的毛巾擦身体等，和小朋友一起玩需要身体接触的游戏。

㉕ 无痛分娩是让疼痛减轻的自然分娩

分娩带来的疼痛会对胎儿产生不利的影响。资料显示，当人体感到严重的疼痛时，会释放一种叫儿茶酚胺的物质（主要由肾上腺素和去甲肾上腺素组成），这种物质对产妇和胎儿都会产生不利的影响。

儿茶酚胺的增多会减弱子宫收缩的协调性，不协调的宫缩能够使宫颈扩张速度减慢，新生儿的血液和氧气供应都有可能受到影响。

无痛分娩是一种能够让疼痛减轻的自然分娩。一项随机调查显示，

93.6% 的孕妇期望自然分娩，但却担心分娩疼痛，担心胎儿的安全。也正是基于这些担心，很多产妇及其家人选择了剖宫产。

专家指出，剖宫产是处理高危妊娠和难产的有效方法，但它毕竟是一种手术，有可能对新生儿和产妇自身造成不必要的损伤。自然分娩的产妇产后恢复快，自然分娩的婴儿有经过产道挤压的过程，因此在呼吸系统等方面的发育也较好。两者利弊显而易见，无痛分娩为害怕生产疼痛的产妇提供了自然分娩的机会。

㉖ 无痛分娩的特点

在产程中镇痛的方法主要有以下几种：

精神无痛分娩法：医生给产妇及家属讲解有关妊娠和分娩的知识，让产妇对分娩中所发生的阵痛有所了解，对分娩的安全性产生信心，这样可以使产妇消除恐惧、焦虑心理，分娩时产生强有力的宫缩，有助于产程顺利进展。

指导产妇在宫缩增强以后，进行缓慢的深呼吸，以减轻阵缩时的疼痛感觉。目前开始提倡家属陪伴待产与分娩。痛苦之时，有亲人在旁守护，产妇会感到无限安慰，增强对疼痛的耐受性。

药物镇痛：药物镇痛可以起到镇静、安眠、减轻惧怕和焦急心理的作用。临床中，常用的镇痛药物有安定、杜冷丁等药物，但不可大量使用，尤其是胎儿临近娩出前 3~4 小时内，以免影响宫缩和抑制新生儿呼吸。

使用镇痛分娩仪：当产妇出现规律性宫缩后，可使用镇痛分娩仪，临床中已收到良好效果。

硬膜外腔阻滞镇痛：镇痛效果较为理想的是硬膜外腔阻滞镇痛，通过硬膜外腔阻断支配子宫的感觉神经，减少疼痛，由于麻醉剂用量很小，产妇仍然能够感觉到宫缩的存在。产程有可能会因为使用了麻醉剂有所延长，但是可以通过注射催产素加强宫缩，加快产程。

硬膜外腔阻滞镇痛有一定的危险性，如麻醉剂过敏、麻醉意外等。由于在操作时程序比较繁琐，在整个分娩过程中需要妇产科医生与麻醉科医生共同监督、监测产妇情况。

其他镇痛方法：孕期应加强对肌肉、韧带和关节的锻炼，放松思想，培养松弛和想象的艺术，创造良好的分娩环境，或者在分娩时身体浸在水中，这些方法都可减轻分娩时的疼痛。

医师指导

确切地说，无痛分娩也不是绝对"无痛"，只是让疼痛减轻，让产妇变得容易忍受。

㉗ 选择自然分娩、无痛分娩还是剖宫产

目前医院所采取的三种分娩方式——自然分娩、无痛分娩与剖宫产，到底哪种对妈妈和宝宝最好？三种分娩方式有什么区别？

自然分娩：自然分娩是指胎儿通过阴道自然娩出，不用施行药物或助产手术。

剖宫产：剖宫产是指不通过产道将胎儿取出。剖宫产的方法有好几种，大部分采取子宫下段横切口，即切开产妇的下腹部和子宫下段的方法。

无痛分娩：无痛分娩其实是自然分娩的一种方式，是指在自然分娩过程中，对孕妇施以药物麻醉，使其感觉不到太多疼痛，婴儿从产道自然娩出。近年来，开展较多的是用硬膜外腔阻滞麻醉镇痛。

既然有三种方式可供选择，不同的分娩方式是由什么来决定的？

医院会对产妇做详细的全身检查和产科检查，检查胎位是否正常，估

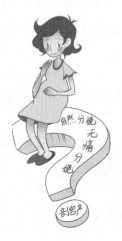

计分娩时胎儿有多大，测量骨盆大小是否正常等，如果一切正常，就应采取自然分娩的方式。如果有问题，就采取剖宫产。无痛分娩则是由患者自身来决定的，不想忍受产程剧痛又能自然分娩的人可选择无痛分娩。

什么情况下医生会建议采取剖宫产？医生决定剖宫产的情况有两种：

一种情况是产前就清楚地知道不能自然分娩，能够预测到自然分娩会对胎儿和母亲都有危险。这种情况有很多，例如胎儿过大而母亲骨盆过窄，胎儿宫内缺氧，孕妇有心脏病、高血压、慢性肾炎等。

另一种情况是在自然分娩过程中发生异常情况，必须紧急取出胎儿，如胎儿发生脐带缠绕，在生产过程中出现急性宫内缺氧，那时就必须立刻施行剖宫产了。

自然分娩、剖宫产和无痛分娩这三种分娩方式，哪一种安全系数更高？

在正常情况下，当然是自然分娩对母亲的伤害最小。自然分娩中，孕妇的每次宫缩就是对胎儿的按摩，对日后小孩皮肤感官系统的形成很有帮助。而且，通过正常产道的挤压，可以使胎儿把吸入肺里的羊水吐出，可降低发生娩出后窒息的概率。

剖宫产原本是为了将母子从危险中抢救出来不得不采用的方法。然而，现在有一种不良倾向，不少产妇在临产前即使能自然娩出，也要求施行剖

宫产，她们认为阴道分娩太痛苦，还不如一刀干脆爽快，而且不会使阴道松弛。其实，剖宫产毕竟是手术，有手术就会有风险，对于母子来说，都会有不利的影响。

无痛分娩相对来说也比较安全，对母亲及胎儿几乎没有什么影响。

㉘ 什么是导乐分娩

导乐分娩是指让丈夫和一名导乐（既有医学知识又有处理产程经验的助产士）对产妇从临产到产后两小时进行全程陪护，特别是在整个分娩过程中持续地给予产妇以生理、心理、感情上的支持与鼓励，使产妇在舒适、安全、轻松的环境下顺利分娩。

㉙ 什么是水中分娩

水中分娩就是产妇在子宫口开大7厘米时，进入35~37℃的温水中分娩，胎儿娩出后即刻出水，产妇在胎盘娩出前出水。

据观察，水中分娩具有诸多好处，可以使产妇精神放松，减少产痛，促进子宫收缩，缩短产程，提高会阴部的弹性，减少会阴侧切术。

存在难产、感染、胎儿窘迫、妊娠合并症、妊娠并发症、会阴太紧的孕妇不宜在水中分娩。水中分娩对分娩水池的水和环境也有一定的要求，在我国尚未广泛开展。

㉚ 什么是会阴侧切

会阴是指阴道口到肛门之间长2~3厘米的软组织。在分娩过程中，由于阴道口相对较紧，影响胎儿顺利娩出，需要做会阴侧切术，扩大婴儿出生的通道。会阴侧切术是产科常见的一种手术。

据抽样调查，目前在经阴道分娩的产妇中，会阴侧切率越来越高，已高达86%。究其原因，当前人们的生活水平日益提高，孕妇在怀孕期间营养充足，劳动强度相对降低，胎儿发育良好，个头普遍较大，体重比以前增加，给分娩带来困难。如果片面强调实施会阴保护，就容易造成阴道撕裂，严重时会危及胎儿的生命。做会阴侧切术可以使胎儿顺利娩出。

医师指导

产妇会阴侧切后，阴道和会阴大约在一周内愈合，再经过一段时间即可完全恢复正常。

㉛ 分娩时为何要做会阴侧切

产妇分娩时，通常有以下几种情况要做会阴侧切：

★ 胎儿过大，第二产程延长，胎儿出现宫内窘迫。

★ 施用产钳术、胎头吸引术、足月臀位或牵引术时。

★ 产妇患有严禁加大腹压的心肺疾病。

★ 产妇曾做过阴道损伤修补术及会阴发育不良。

★ 会阴比较紧，不切开将发生会阴严重撕裂者。

★ 早产（以减少颅内损伤）或胎儿须迅速娩出者。

对于会阴侧切，不少产妇都会感到恐惧。其实，进行会阴侧切对产妇和胎儿有时是必需的。胎儿出生时要经过子宫口、阴道和会阴等，会阴是产道的最后一关。子宫口与阴道需胎儿先露部分慢慢将其扩展，会阴也需要一定时间才能扩松。胎儿通过产道时间越长，缺氧的可能就越大。所以，做侧切可以扩大会阴，保护胎儿，使其尽快出生。资料证明，有侧切指征时，做会阴侧切与不做会阴侧切，和胎儿有无缺氧、有无新生儿窒息有直接关系。

在做侧切时一般要用少量麻醉药，产妇可无痛觉。胎儿娩出后，将侧切部分对齐缝好，5天后拆线，便可恢复如初。

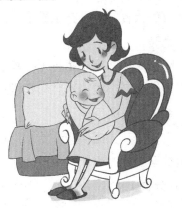

㉜ 紧急分娩时应如何应对

紧急分娩时产妇需采取以下步骤：

★ 产妇应尽量保持镇静，家人则应迅速找医生或接生员，同时安慰产妇，使其充满信心。

★ 产妇应用哈气方式呼吸，以防胎儿娩出。

★ 如果时间允许，用清洁剂或肥皂水清洗会阴部，接生者的双手也应进行消毒。

★ 在产妇臀部下面垫上干净的毛巾和折叠的衣服或枕头，以便使产妇臀部抬高，有利胎儿肩膀娩出。

★ 用报纸、毛巾等物品保持分娩地面干净。

★ 当胎儿头部生出后，告知产妇哈气（不是用力），必要时反向压迫，以免胎头生出过快。

★ 胎头娩出后，从脖子及下巴轻轻向上挤压，从鼻子部位轻轻向下挤压，以挤出胎儿口腔内的黏液和羊水。

★ 接着用双手托住胎头，并轻轻下压，同时要产妇用力，把婴儿肩膀娩出。然后小心把胎头抬高，再把胳膊下半部分娩出。之后，胎儿的其他部位可自然滑出。

★ 用干净的衣物把婴儿包住。

★ 不要尝试用牵拉脐带方法娩出胎盘。如果在医生到来前胎盘已经娩出，用毛巾把它包住，并放到高于婴儿位置水平。不要自行把脐带剪掉。

★ 在医生到来前，要注意为产妇和婴儿保暖。

分娩过程容易出现的问题

① 什么是高危妊娠

怀孕是一个生理过程，一般来说，多数妇女都能安全度过，也有少数孕妇在妊娠期存在一定的危险性，母子的健康和生命受到威胁，这些情况称为高危因素，这种妊娠过程称为高危妊娠。

高危妊娠对孕妇和胎儿都是不利的，因此及早诊断出高危孕妇，是孕妇保健的一个重要措施。初次产前检查时，医生根据孕妇的病史、全身及妇科检查、实验室检查结果，评定孕妇是否属于高危妊娠。

高危妊娠的孕妇和新生儿的发病率及死亡率均明显高于正常妊娠，因此应该对高危孕妇进行系统的孕期管理，防止可能导致胎儿及孕妇死亡的各种危险情况出现，以保证母亲及胎儿顺利地度过妊娠期与分娩期。

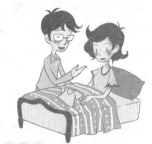

医师指导

做好各种预防措施后，高危孕妇也可像正常孕妇一样度过孕产期，顺利生出健康的宝宝。

② 高危妊娠的处理

高危妊娠对孕妇及胎儿的危害是很大的。对于医生和孕妇来说，更重要的是采取措施，将对孕妇及胎儿的危害降低到最低程度，以确保母子的健康和安全。

对于高危妊娠的妇女，其第一胎患有遗传性疾病的，应经过遗传咨询门诊确诊后，来决定对第二胎的处理措施。对于妊娠特发症（妊娠期高血压疾病）及合并内、外科疾病者，除应在医生的指导下及时诊治外，还应注意以下几个方面：

增加营养：孕妇的健康及营养状态对胎儿的生长发育极为重要。凡营养不良、显著贫血的孕妇所分娩的新生儿，其出生体重均较正常者轻，故应给予孕妇足够的营养，并积极纠正贫血。对伴有胎盘功能减退、胎儿宫内生长受限的孕妇，应给予高蛋白、高能量的饮食，并补充足量维生素和铁、钙等。

卧床休息：卧床休息可改善子宫胎盘血液循环，减少水肿和妊娠对心血管系统造成的负担。

改善胎儿的氧供应：给胎盘功能减退的孕妇定时吸氧，每日3次，每次30分钟。

❸ 宝宝臀位怎么办

预产期到了，可宝宝明明就要出来了，还把小屁股朝着下面坐得稳稳的，称为"臀位宝宝"，该怎么生呢？

宝宝臀位并不表示一定非剖宫产不可。医生会权衡剖宫产和自然分娩的风险，然后根据具体情况给予最好的建议。

医生会指导产妇，让宝宝在母体内转向。半数左右的宝宝一开始，也就是在怀孕早期都是臀部朝下的。到了孕26~28周，才变成头朝下。如果宝宝到了孕28周还没转向，很可能就会一直保持臀位。如果你的宝宝到了孕28周还没有自行转向，医生会教你采取胸膝卧位纠正，或进行外部胎位倒转术，也就是在你的腹部推挪，帮宝宝转为头向下的姿势。外部胎位倒转术有60%~70%的成功率。有些宝宝还会再转回来，所以需要再实施一次倒转术。

如果宝宝足部先露或膝先露，体重超过3500克，或是早产儿，医生可能就会选择以剖宫产方式生产。

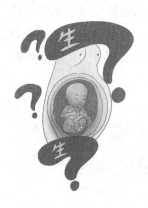

❹ 什么是难产

需要剖宫产和需要阴道助产（指吸引器或产钳助产）才能完成的阴道分娩均为难产。吸引器或产钳助产都会对母子造成一定的损伤。难产的发生率各地区有所不同，约占分娩总数的30%，其中头位难产占难产总数的81.63%。

❺ 什么是产钳助产

产钳分为两叶，两叶之间形成与胎头大小类似的空间，将胎头环抱保护起来，以免胎头受到挤压。助产者手扶钳柄，轻轻向外牵拉，帮助将胎头娩出。产钳是助产的方法，当出现胎儿低位难产时，大夫会用产钳，只要手法得当，放置产钳的位置得当，应该对胎儿没有什么损伤。由于有器械的操作，有可能导致阴道裂伤，很快就能愈合。

❻ 什么是吸引器助产

吸引器助产指的是，在分娩过程中，医生把一个柔软的、圆形杯子紧贴在产道内宝宝的头上，杯子与一个电动吸引泵或小型手动泵相连，这两种泵产生的真空压力，正好可以安全地使杯子托住宝宝的头。另外，杯子上还有一个把手，当医生轻柔地拉动这个手柄时，会同时让产妇向下用力，帮助宝宝下降，并最终从产道中娩出。

经过胎头吸引出生的宝宝，头部顶端很可能会出现一个鼓起的包块（称胎头血肿），不过，没有经过真空吸引的宝宝有时也会出现这种情况。这个包块一般会在几周之内消失，有时也许需要稍长一些时间。如果宝宝出现包块，就容易发生黄疸，因为包块内部的红细胞破裂后，释放出了胆红素，从而引起黄疸的发生。

采用真空吸引助产，宝宝发生其他较为严重并发症的情况相对罕见。真空吸引助产会增加产妇阴道、会阴和肛门括约肌发生撕裂的危险，但与产钳助产相比，这种情况发生的概率还是相对比较低的。

❶ 梗阻性难产对婴儿有哪些危害

梗阻性难产对产妇的危害

由于产道或胎儿（如胎儿过大、双胎、胎位异常等）的原因，造成分娩过程中胎儿下降受阻，导致分娩困难，就叫梗阻性难产。其中头位的梗阻性难产又称头盆不称。梗阻性难产如果处理不当，就会导致一系列严重后果，应极力避免。

梗阻性难产对产妇的危害包括产程过长引起感染、宫缩乏力、产后出血、子宫破裂导致大出血和失血性休克等。如果抢救不及时，就会危及产妇生命。

梗阻性难产对胎婴儿的危害

★ 导致胎儿窘迫和新生儿窒息：发生梗阻性难产时，会造成产程延长，胎头在产道内长时间受压，会严重变形，长时间的子宫收缩会导致胎盘供血不足，引起胎儿宫内缺氧，甚至发生胎儿宫内窘迫。具体表现为胎心率下降、羊水胎粪污染、胎心监护出现异常等。

新生儿窒息是胎儿窘迫的延续。宫内窒息的胎儿出生后就表现为新生儿窒息，如果在短时间内抢救成功，婴儿可不留后遗症，但重度新生儿窒息可导致新生儿缺血缺氧性脑病。

★ 新生儿吸入综合征：胎儿宫内缺氧使胎儿在子宫内提前呼吸，进而吸入羊水、胎粪等物质，导致胎儿发生吸入性肺炎、肺不张和肺大泡等，病死率极高。

★ 新生儿脑损伤：包括新生儿颅内出血和缺血缺氧性脑病等。

产程过度延长会使胎儿头部长时间受压和头颅高度变形，导致胎儿大脑镰和小脑幕的撕裂、脑出血以及新生儿缺血缺氧性脑病。

脑损伤患儿由于大脑缺血、缺氧，造成脑组织的损害，病死率高，并可遗留永久性的神经系统功能异常，导致不同程度的智力和精神障碍。

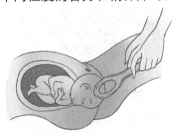

8 矮小的孕妇一定难产吗

这是许多孕妇普遍关心的一个问题。不少身材矮小的妇女怀孕后总是担心自己会不会难产。其实这种担心是多余的。

因为胎儿能否顺利娩出与骨盆的形态有关。一个人身材的高矮与骨盆的大小不一定成正比，有些身高超过 1.70 米的女性，有着男子型的骨盆，盆腔呈漏斗状，骨质厚，内径小而深，胎儿不易通过。而许多身高不足 1.60 米的女性，臀部宽，呈典型的女性骨盆，盆腔呈桶状，宽而浅，骨质薄，内径大，胎儿很容易通过。

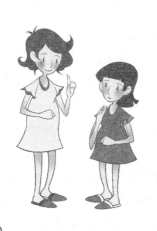

此外，胎儿的大小与骨盆是否相称也是衡量能否顺产的因素。因此，身材矮小的孕妇大可不必忧心忡忡。骨盆的形态是否正常，通过骨盆外测量及内测量就可以得出。利用超声检查可以准确地测量出胎儿的大小。因此临产时，医生完全可以预测出你的生产过程是顺产还是难产。即使真的难产，还可采取剖宫产手术。

即使身材过矮的孕妇，相对骨盆小，如身高低于 1.5 米，也可行剖宫产。个子矮小的女士尽可放心，只管一心一意地孕育自己的宝宝好了。

9 肥胖孕妇容易发生难产

临床观察证实，如果孕妇在孕期中体重增加过多，就容易造成难产，对胎儿健康也不利。

一般来讲，如果孕期体重增加 15 千克以上，就可称作是孕期肥胖。但这一标准也不是绝对的，应视孕妇自身情况而有所不同。如高个孕妇体重增加多些也属正常，而矮个孕妇体重增加不到 15 千克也可能属于孕期肥胖。

造成孕期肥胖的原因有很多。有的孕妇认为胎儿的生长发育需要增加大量营养，于是就多吃多餐，以致能量摄入过多，从而形成肥胖。

有的孕妇认为多吃水果可使婴儿皮肤白嫩，于是进食大量水果，甚至拿水果当主食吃，而多数水果含糖分较高，过多的糖类进入体内会转化成过多的脂肪，最终导致肥胖。

也有的妇女怀孕后就不再上班工作，孕期的体力活动和锻炼大大减少，这也使摄入的能量相对过多，而使孕妇形成肥胖。

⑩ 什么是羊水栓塞

羊水栓塞是在分娩过程中因羊水进入母体血液循环，引起肺栓塞、休克、弥散性血管内凝血等一系列严重并发症的产科危重症。羊水栓塞的患病率低，但病死率高，对此绝不可掉以轻心，必须及早防范。

当病人出现寒战、呛咳、呼吸困难、休克与出血量不成比例、多部位出血、血液不凝时，应首先考虑羊水栓塞，边进行实验室检查，边进行抢救。

抢救羊水栓塞病人的方法包括面罩法加压给氧、纠正呼吸循环衰竭、抗休克、防治心衰、抗过敏、防治弥散性血管内凝血、防治肾衰竭等。

当病情好转后，迅速终止妊娠，宫口未开全者行剖宫产，盆腔留置引流管，以便于观察出血情况。宫口已开全者行产钳术或胎头吸引术助产，产后密切注意子宫出血情况。

预防羊水栓塞的关键是了解可能引起羊水栓塞的高危因素，并加以积极干预。下面归纳了容易导致羊水栓塞的各种高危因素。

过强宫缩容易导致羊水栓塞

过强宫缩会增高宫内压力，子宫收缩过强时羊膜腔压力随之增高。因此，宫缩药的使用必须小心谨慎，严格掌握适应证。必须用时用小剂量即可增强宫缩，应避免剂量过大，防止引发强制性宫缩而增加羊水栓塞的发生率。

胎膜早破或人工破膜易导致羊水栓塞

羊水栓塞大多发生在胎膜早破及人工破膜之后，偶尔可在尚未破膜之时。胎膜早破时要防止生殖道感染；孕晚期要禁止性交，避免负重和防止腹部被撞击；分娩时合理使用宫缩药；若为头盆不称，最好选择剖宫产，以及注意人工破膜的正确操作等，这些措施可减少胎膜早破的发生，降低羊水栓塞的风险。

高龄产妇及多胎产妇易出现羊水栓塞

高龄妊娠和多胎妊娠是羊水栓塞的高危因素。因此，高龄产妇和多胎产妇分娩时要严密观察，一旦出现异常现象，就要果断采取措施终止妊娠，一般采用剖宫产终止妊娠，可减少羊水栓塞的发生机会。

过期妊娠、巨大儿及死胎容易导致羊水栓塞

过期妊娠和巨大儿都易发生难产、滞产，使产程延长，胎儿宫内窘迫的发生率增加；死胎可使胎膜强度较弱，渗透性增加，这些情况都可成为羊水栓塞的高危因素。因此，必须加强孕妇孕期保健和产前检查，防治妊娠合并糖尿病，以减少巨大儿的发生率。

如果孕期超过40周，就应及时检查胎儿状况，决定是否终止妊娠，以降低羊水栓塞的危险。

其他易导致羊水栓塞的危险因素

其他容易导致羊水栓塞的危险因素包括前置胎盘、胎盘早剥、羊膜腔穿刺、剖宫产手术、人工流产及引产术等，在这些情况下必须严密观察，正确处理，以免造成病理性血窦开放，从而诱发羊水栓塞。

Part13
产褥期保健

新妈妈在产褥期应注意休息和饮食调养，以促进身体恢复。本章破除传统坐月子的陋习，详细介绍了新妈妈产褥期的身体变化和科学护理方法，列出了新妈妈产后锻炼和饮食调养方法，为新妈妈产褥期常见问题、疾病防治、用药等方面给予体贴入微的指导。

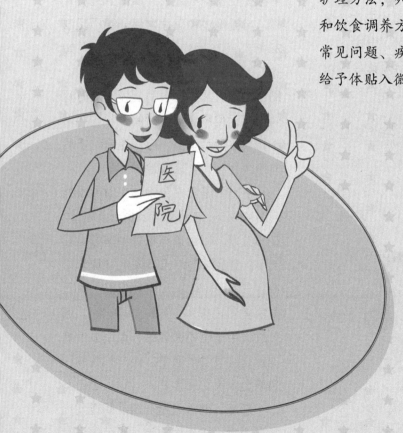

新妈妈产褥期生理变化

① 医生要观察产妇哪些情况

产妇分娩后两小时内，要留在产房内观察。医生要观察产妇阴道流血情况、子宫收缩情况，以及血压、心率和呼吸，鼓励产妇及时小便，帮助产妇进行母婴皮肤接触，产后1小时内开奶。

② 产妇要在医院住多久

★ 如果是顺产，母婴均无异常情况，一般产后3天后就可以出院。

★ 如果产妇分娩时会阴破裂或行切开术，产后3天伤口愈合良好即可出院。

★ 剖宫产的产妇术后4~5天出院。如果有其他异常情况，就需要根据病情来决定。

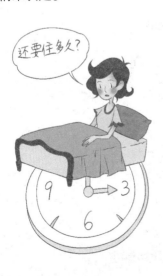

还要住多久？

③ 坐月子是30天还是42天

分娩过后，婴儿虽然降生了，但产妇的身体还要经过一段时间才能复原。从胎盘娩出到全身各器官（除乳房外）恢复或接近未孕状态的时间需要大约42天，这一时期称为产褥期，俗称"月子"。

产褥期的特点如下：

全身状况：产后体温在一般情况下都在正常范围内，产后第一天略升高，与分娩过程有关，但一般不超过38℃。在产后的3~4天，乳房开始充盈，血管扩张，产妇会感觉胀痛，局部皮肤发热，也会引起体温短时间内升高，但不会持续时间太长。产后脉搏比平时稍慢些，呼吸略深。产后血压变化不大，较稳定。

子宫：子宫在分娩结束时就收缩到脐部以下，在腹部可触摸到子宫体，又圆又硬，以后逐渐恢复到非妊娠期大小。宫底平均每天下降1~2厘米，产后10天子宫降入骨盆腔内，真正要恢复到正常大小需要6周时间。这个过程中子宫不断收缩，最明显的感觉就是阵发性的腹痛。经产妇腹痛比较明显。

恶露：恶露是指产后从阴道流出的排泄物，主要由血液、脱落的子宫蜕膜组织、黏液等组成。正常情况下，在产后1周内，恶露为鲜红色，量比较多。第2周，血量逐渐减少，恶露为淡红色。以后逐渐成为淡黄色，白色黏液。产后3~4周基本干净。恶露有血腥味，但不应有臭味。

产褥汗：产妇出汗多属生理现象，出汗是排泄体内水分的方式。妊娠期母体内增加了很多水分，产后主要通过出汗排泄掉。

便秘和小便困难：产妇产后活动较少，容易发生便秘。分娩时胎儿头部压迫膀胱时间较长，产后腹腔压力有所改变，使膀胱收缩力差，容易造成排尿困难。

爱心提示

经历了妊娠和分娩的产妇都希望得到安静的休养，但需要哺育新生儿，常会因婴儿的啼哭、溢奶或奶水不足而焦虑，因此需要家庭、社会予以关注，各方面给予关怀和指导，为产妇创造一个良好的休养环境，营造一种欢乐和谐的气氛，使产妇顺利度过产褥期，早日康复。

❹ 产褥期易发生哪些疾病

产后24小时内是产后出血的高发时间

产后24小时内，尤其是产后2小时内，是产后出血的高发时间，尤其是阴道血肿或少量持续的阴道出血，很容易被忽视，以致贻误抢救时间，造成严重后果。

有学者提出第四产程的概念，是指从胎盘娩出到产后2小时的时间，此时应严密观察产妇产后恢复的情况，包括血压、脉搏、呼吸、子宫收缩以及产后出血情况等。由于产后大出血有一半是发生在此阶段，因此观察产后出血情况是第四产程的重要任务。

容易发生产褥感染

★ 产妇产后体力和抵抗力都明显下降，易发生产后感染。

★ 分娩后胎盘从子宫壁剥离，子宫壁上会形成一个创面，这个创面要到产后6周左右才能完全长好，而产后10日内子宫口还没有闭合，阴道内的细菌可以上行造成这个创面的感染。

★ 产后阴道的流出物称为恶露，恶露需要4~5周才能完全排干净。

★ 产妇的乳房、会阴部或剖宫产的伤口，如果护理不当，很容易发生感染。

产褥期产妇存在多种不适反应

不适反应包括产后24小时内的低热、尿潴留、出汗多（称作产褥汗）、便秘、痔疮等，需要加强护理，否则就会导致不良后果。

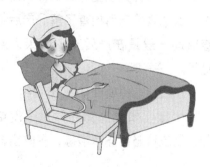

⑤ 产褥期生活注意事项

产后 24 小时内，应以卧床休息为主，保证充分的睡眠时间，不要做重体力劳动，以免发生子宫脱垂。

产后尿量增多，应及时排小便，以免胀大的膀胱妨碍子宫收缩。产后 3 日内应排大便。如有便秘，可用开塞露、肥皂水灌肠等进行处理。每日可用温开水或消毒液冲洗阴部 2~3 次，保持会阴部清洁干燥。

宫底高度逐日复原，产后 10 日应在腹部摸不到子宫，剖宫产产妇复原较慢，应适当用宫缩剂，恶露有臭味应进行抗炎治疗。

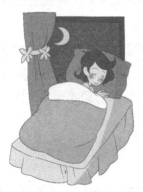

⑥ 产后 42 天检查哪几项

经过产褥期的休息和调养，产妇身体各器官究竟恢复得怎么样，需要做一次认真的产后检查了解。产后检查时间一般是在产后 42~56 天之间进行。

产后检查的项目有以下几种：

体重：如果产褥期体重过度增加，就应该坚持体育锻炼，多吃富含蛋白质和维生素的食物，减少糖类和主食的摄入量。

血压：无论妊娠期的血压是否正常，产后都应测量血压。如果血压尚未恢复正常，就应进一步治疗。

尿常规、血常规：患妊娠期高血压疾病的产妇要注意恢复情况，并做尿常规检查。妊娠合并贫血或产后出血的产妇要检查血常规，如有贫血应及时治疗。患有心脏病、肝炎、泌尿系统感染或其他合并症的产妇应到内科或其他科进一步检查和治疗。

盆腔器官检查：检查会阴及产道的裂伤愈合情况，骨盆底肌、组织紧张力恢复情况，以及阴道壁有无膨出。若有子宫壁膨出或者盆底功能障碍，则需要进行恢复治疗。检查阴道分泌物的量和颜色，如果是血性分泌物且量多，就表明子宫复旧不良或子宫内膜有炎症。检查子宫颈有无糜烂，如果有，可于 3~4 个月再复查及治疗。检查子宫大小是否正常和有无脱垂，若子宫位置靠后，则应采取侧卧睡眠，并且要每天以胸膝卧位来纠正。检查子宫的附件及周围组织有无炎症及包块。

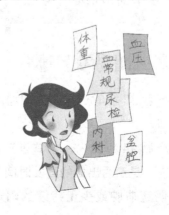

内科检查：患有合并症的产妇，如患有肝病、心脏病、肾炎等，应到内科检查病情变化。怀孕期间患有妊娠期高血压疾病的产妇要检查血和尿是否异常；患有妊娠期高血压疾病的产妇还要检查血压是否仍在继续升高，如有异常，应及时治疗，以防转为慢性高血压。

⑦ 产后恢复需要多久

产褥期产妇变化最大的是生殖系统。在此期间，产妇由于妊娠分娩而发生变化的全身各器官将逐渐恢复到妊娠前的状态，乳腺开始分泌乳汁。

产妇产后生殖器官的主要变化有：

子宫：分娩结束6~8周后，子宫逐渐恢复至未孕状态，这个过程称为子宫复旧。子宫复旧的过程包括子宫肌纤维的缩复、子宫颈的复原、子宫内膜的再生等变化。除了子宫体由大变小以外，子宫内膜也需要一定的时间恢复正常。子宫颈在分娩时发生最大限度的扩张，宫颈口可扩大到直径10厘米。大约在产后4周，子宫颈可以完全恢复正常。

阴道与外阴：阴道壁和阴道口在分娩时也发生极度扩张，黏膜皱褶消失。分娩后，阴道变为松弛的管道，阴道周围组织和阴道壁出现水肿，淤血呈紫红色。

在产褥期，产妇阴道壁的张力逐渐恢复，产后3周，阴道皱褶重新出现，阴道逐渐缩小变窄，但是无法恢复到原来的程度。分娩时发生的裂伤或手术切口逐渐愈合。处女膜在分娩时撕裂成为残缺不全的痕迹，产后无法恢复。

盆底：分娩过程中，由于长时间的压迫与扩张，使盆底肌肉和筋膜过度伸展，弹性降低，并有可能伴有部分肌纤维断裂。如果没有严重的损伤，产后1周内，水肿和淤血就可迅速消失，组织的张力逐渐恢复。如果产后过早劳动，特别是体力劳动，就可引起阴道壁膨出及子宫脱垂，应特别注意。这段时间最好结合盆底功能锻炼，以促进盆底肌的恢复。

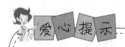
爱心提示

1. 盆底肌锻炼：做缩紧肛门阴道的动作，每次收紧不少于3秒后放松，连续做15~30分钟，每日进行2~3次，或每日做150~200次。

2. 产后阴道和外阴在抵御细菌感染方面的屏障作用降低，是经产妇容易感染妇科炎症的原因。

⑧ 产褥期出汗的原因及护理方式

产妇分娩后总是比正常人出汗多，以夜间睡眠时和初醒时更加明显，一般产后头三天比较明显，大多在产后1周内好转。这是正常的生理现象，称为产褥汗。因为妊娠期体内聚积很多水分，产妇皮肤的排泄功能变得比较旺盛，会将妊娠期间积聚在体内的水分通过皮肤排泄出体外，所以产后出汗多不是病态，不必担心，但要加强护理。

首先，室内温度不宜过高，要适当开窗通风，保持室内空气流通、新鲜。

其次，产妇穿着要合适，不要穿戴过多，盖的被子不宜过厚。出汗多时用毛巾随时擦干。每晚应洗淋浴或用温水擦洗身体，不要受凉。产妇的内衣裤要及时更换。

有人认为，产妇产后怕见风，要捂着，即使在炎热的夏天，也要门窗紧闭，穿厚衣，戴厚帽，实际上是没有科学根据的，容易使产妇产后中暑、虚脱，给易出汗的产妇"火上浇油"，应该避免这些不良习惯。

产妇产后经皮肤和泌尿系统排泄，出汗就多，排尿增多，尿中可出现微量蛋白，偶尔可出现糖尿。此外，产妇的甲状腺功能比正常人亢进，产后脂肪、糖、蛋白质代谢旺盛，因此多汗。许多产妇进食较多的高能量食物，又多喝汤水，这也是产后多汗的原因之一。

❾ 产后头几天为什么起床会头晕

产妇突然起床下地时常有头晕现象，这主要是因为头部一过性缺血造成的。产妇身体一般都比较虚弱，加之较长时间卧床，不适

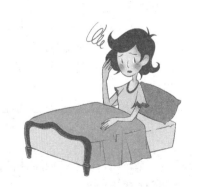

应突然的直立状态，就会出现晕厥。若产后出血较多，则更易出现头晕症状。一旦发生晕厥，不要惊慌，立即让产妇平躺，一会儿就可恢复，不需特别处理。

因此，产妇在下地前，先要有一个适应的过程，在床上先坐一会儿，感觉没有不适时再下地活动，而且家人要注意搀扶和保护。

⑩ 产后心理问题莫忽视

产妇经过十月怀胎，一朝分娩后，整个身心发生较大变化。体重减轻，腹部恢复平坦，但不会有轻松的感觉，你会感到特别劳累，因为你的宝宝夜晚经常哭闹。如果你亲自哺乳，还会感到整天被孩子纠缠，特别烦躁。如果是人工喂养，更会被孩子一天数次的吃、喝折磨得疲惫不堪。

由于长期抱孩子，产妇会感到背痛或其他部位的疼痛，常会出现产后心理适应不良、睡眠不足、照料婴儿过于疲劳等情况。

有的产妇会感觉没有人关心自己，孤独、失望、委屈，经常无缘无故地流眼泪。许多妇女产后会认为自己体态臃肿而失去魅力。如果正处在哺乳期，乳头胀痛，奶水向外渗，很难感到性交的快乐，缺乏性欲。有时会感到受挫、迷茫和无助，情绪低落，郁闷不乐。这是因为产后体内雌激素和孕激素水平下降，与情绪波动有关的儿茶酚胺分泌减少，体内内分泌调节处在不平衡状态，使产妇心绪和感情非常敏感，情绪容易波动。

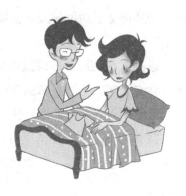

⑪ 产后心理调整很重要

产妇家属应了解产妇产褥期这一特殊生理变化，体谅产妇，帮助调节产妇的情绪，对产妇给予照顾和关怀。特别是丈夫，应该拿出更多的时间来陪伴妻子，经常进行思想交流，设法转移产妇的注意力，帮助妻子料理家务或照顾婴儿。

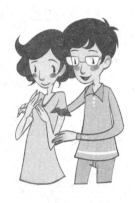

产妇要学会自我调整，自我克制，试着从可爱的宝宝身上寻找快乐。这一时期要尽可能地多休息，多吃水果和粗纤维蔬菜，不要吃巧克力和甜食，少吃多餐，身体健康可使情绪稳定。尽可能地多活动，如散步、做较轻松的家务等，但应避免进行重体力运动。不要过度担忧，应学会放松。不要强迫自己做不想做或可能使你心烦的事。

产妇可以把自己的感受和想法告诉丈夫，让他共同承担并分享，这样就会渐渐恢复信心，增强体力，愉快地面对生活。

新妈妈产褥期生活护理

① 产褥期护理误区

误区一：产妇要避风

不少人以为风是"产后风"（指产褥热）的祸首。其实，产褥热是藏在产妇生殖器官里的致病菌在作怪，多源于消毒不严格的产前检查或产妇不注意产褥卫生等。另外，夏日里门窗紧闭，裹头扎腿还会引起产妇中暑，实不可取。

误区二：越晚下床越好

许多人认为，产妇体质虚弱，须静养，就让其长期卧床。一般情况下，顺产后当天就应该下床行走，这样才有利于产后恢复。

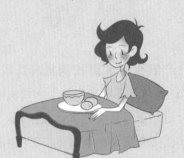

误区三：初乳不能喝

有的产妇认为初乳是"灰奶"，不让婴儿吮吸，而事实上初乳营养价值很高，含有丰富的免疫抗体，因此不应浪费。

误区四：鸡蛋吃得越多越好

鸡蛋营养丰富，也容易消化，适合孕产妇食用，但并不是吃得越多越好。产妇每天吃 2~3 个鸡蛋足矣。

② 产褥期要劳逸结合

产妇在产褥期要休养好身体，要做到劳逸结合，合理安排作息时间，保证充分的休息时间，否则就会感觉疲倦、焦虑、精神抑郁，还会影响乳汁的分泌。

如果自然分娩较为顺利，产后24小时可以随意活动，并做产后保健操，但要避免长时间站立、久蹲或做重活，以防子宫脱垂。

剖宫产产妇产后 6 小时以内需绝对卧床休息，第二天可在床边活动，第三天或第四天逐渐增加活动量。

产后第二周，若恢复情况良好，便可下床做一般的事情，产后两周还可以做膝胸卧位（见下图），以防止子宫后倾。从产后第三周起大致可以恢复正常生活了。

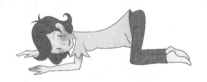

膝胸卧位图

产妇及早活动有利于产后体力和身体的恢复，还可以增加食欲，有助于消化。由于要照顾宝宝，新妈咪睡眠常常不足，因此还必须注意休息，不可太疲劳，要学会把握机会多睡一会儿。不一定要躺在床上休息，下午小睡时可在沙发、躺椅上放松自己，可能会得到意想不到的松弛。还可在医生指导下做做产褥体操，帮助身体复原。产后8周可逐渐恢复正常活动。

③ 产后活动很重要

受传统观念影响，很多妇女认为产褥期必须静养，过早下床活动会伤身体，其实产后进行适当活动，身体才能较快恢复。

如觉体力较差，下床前先在床上坐一会儿。若不觉得头晕、眼花，可由护士或家属协助下床活动，以后可逐渐增加活动量，在走廊、卧室中慢慢行走，循序渐进地做几节产后保健操，活动活动身体，这样有利于加速血液循环、组织代谢和体力恢复。

及早下床活动可使产妇体力和精神得到较快恢复，并且随着活动量的加大，可增进食欲，有助于乳汁分泌，促进肠道蠕动，使大小便通畅，可防止便秘、尿潴留和肠粘连的发生，这对剖宫产的产妇是很重要的。及早下地活动还可促进心脏搏动，加快血液循环，有利于子宫复旧和恶露的排出。

活动不及时容易导致恶露排出不畅，子宫复旧不良，长时间卧床还会造成产妇下肢静脉血栓。产后血流缓慢，容易形成血栓。及早下地活动可以促进血液循环与组织代谢，防止血栓形成，这对有心脏病及经剖宫产的产妇尤为重要。

肌肉的功能用进废退，产妇及早进行活动，可加强腹壁肌肉收缩力，使分娩后腹壁松弛的情况得到及时改善，有助于产妇早日恢复苗条的身材，防止发生生育性肥胖。

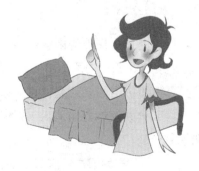

④ 科学坐月子

★ 产妇的生活环境要清洁、舒适、方便，温度以22~24℃为宜，相对湿度以50%~60%为宜。

★ 房间要有充足的阳光，但不要直接照在母婴的身上。室内禁止吸烟，经常开窗换空气。换气时母婴可以到别的房间，不要直接吹风。产褥期应尽量减少亲友探视。

★ 冬天空调温度不应超过25℃，夏天不应低于25℃，否则就会感到过热或过冷。

★ 产妇衣着要合适，乳罩不宜过紧，适当使用腹带。

★ 产妇要讲究卫生，勤换衣服，注意保持会阴部的清洁和干燥。

★ 没有伤口的产妇第三天可以淋浴，但不能盆浴，以免脏水灌进阴道造成感染。

★ 洗澡水温以34~36℃为宜，过高或过低对产妇均不利。每次洗澡时间不宜过长，以5~10分钟为宜。产妇可以把洗头和洗澡分开，以节省每次洗澡的时间，防止受凉。

⑤ 产妇自身保养

产妇坐月子中保养的内容很多，大体上包括以下五个方面：

身体保养：产妇要注意休息，以恢复妊娠和分娩对体力的消耗，以保养和恢复元气。

饮食保养：产妇因产后脾胃虚弱，必须注意饮食调理，要多进食富含高蛋白质的营养食物，多食用新鲜蔬菜、水果；身体虚弱者还应适当搭配滋补药膳，忌食过咸、过硬、生冷及辛辣刺激性食物。

精神调养：产妇为了早日康复，应保持精神愉快，避免各种不良情绪刺激，不要生气，不要发怒，不要郁闷，不要受到惊吓。

环境调适：要注意保持室内温度适宜，预防寒湿热的侵袭，并保持通风照阳，空气新鲜。

讲究个人卫生：产妇应注意个人卫生，保证身体清洁卫生，勤换洗衣服，防止感染疾病。

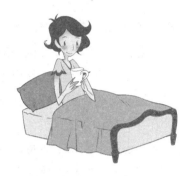

⑥ 产后丈夫该怎么做

妇女分娩后，身体和心理都发生很大变化，丈夫应对这些变化有足够的了解，尽自己最大努力使妻子身心得到放松。

丈夫要注重夫妻间情感的交流，很多夫妻因为有了孩子以后生活变得忙乱，从而忽略了情感交流，时间长了两个人之间就会变得陌生，没有共同语言，进而导致感情的裂痕。其实，丈夫的一句温暖、体贴的话语有时候比什么都重要。

丈夫还要给妻子创造一个清洁舒适的环境。添置了儿童床、婴儿车、学步车以及各种玩具，家几乎变成了仓库。因此，无论如何也要把家整理得干净利索。丈夫应该在早晨起床后，立即打开门窗通风透气，让妻子有一个良好的心情。产妇在月子里经常出汗，换下了很多衣服，再加上宝宝的脏衣服，丈夫尽量在当天就洗出来，待洗的衣物不要放在卧室里。

丈夫不要在孩子的问题上埋怨妻子，因为每个妈妈都会努力地尽母亲的责任，即使出现什么差错，那也是疏忽或经验不足造成的，所以这时应给妻子安慰，而不是埋怨。

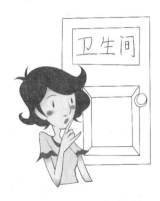

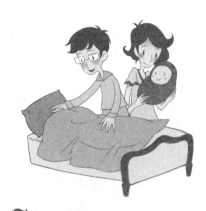

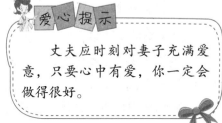

丈夫应时刻对妻子充满爱意，只要心中有爱，你一定会做得很好。

❼ 产妇应重视产后第一次大小便

由于生理原因，产后第一次排尿不像常人那样容易，有的产妇不习惯在床上排尿，易造成精神紧张，解不出小便。产妇要重视产后第一次解小便，避免引起小便不畅或尿潴留。最

好的方法是产后4小时内主动排尿，不要等到有尿意方解。排尿时尽量放松，无特殊情况可起床或如厕排尿。有的人只要用手按一按腹部下方或用温水袋敷小腹就会有尿意。大多数产妇经过这样的辅助措施就可顺利进行第一次排尿，以后会更顺利。

分娩后第一次大便也很重要。产妇应多喝水，多喝稀饭和带汤水的面条，不要吃易导致上火的食物，以防便秘。特别对于做过会阴侧切的产妇，本来就使不上劲，再加上便秘，结果十分痛苦，甚至影响伤口愈合。

医师指导

一旦发生便秘，也不要急，可多吃些蔬菜、水果，多喝些水，能使粪便软化，容易排出。也可采取润肠通便的食疗法，如睡前饮1小杯蜂蜜水，每天早晨空腹吃香蕉1~2根，每晚空腹吃苹果1~2个，三餐喝稀饭，均可缓解便秘。必要时，可在医生指导下服用果导片，或使用甘油栓、开塞露，均可见效。

8 产妇衣着的选择及注意事项

衣着应宽大舒适。产妇衣着应略宽大，贴身衣服应选择棉制品，腹部可适当用收腹带，以防腹壁松弛下垂，但不可过紧，以免影响腹腔脏器的生理功能。

衣着要做到厚薄适中。产妇产后抵抗力有所下降，衣着应根据季节变化注意增减。如果天气较热，就不一定要穿长衣长裤，不要怕暴露肢体。

不必包裹过紧。冬天如果房间密封较好，就不用戴帽子或包裹头部。冬季外出时，可适当系上围巾，但不要包得太紧。

弃用高跟鞋。产妇不要穿高跟鞋，因为高跟鞋可使身体重心改变，加重腰部和腿部的负担，易引起腰酸腿疼。即使在家里或夏天也不要赤脚，应穿棉袜或毛袜，以防脚底痛。

选择透气性好的胸衣。胸衣能起到支撑、扶托乳房的作用，有利于乳房的血液循环，对产妇来讲，不仅能使乳汁增多，还可避免乳汁淤积而得乳腺炎。胸罩能保护乳头免受擦伤和碰痛，避免乳房下垂，减轻运动时乳房受到的震动。胸衣应选择透气性好的纯棉布料，可以穿着在胸前有开口的喂奶衫或专为哺乳设计的胸罩。

不宜穿戴过多。为了排出体内过多的水分，产后皮肤排泄功能特别旺盛，所以出汗特别多，如果汗不擦干直接吹风，就容易感冒。有的产妇不管冷热，不分冬夏，总是多穿多捂，这样身体过多的热不能散发出去，结果出汗过多，变得全身虚弱无力，盛夏时还会发生中暑，导致高热不退，昏迷不醒，甚至危及生命。

9 产后卫生要重视

★ 良好的个人卫生习惯是产妇避免产褥期感染的重要措施。

★ 要勤洗澡，勤换内衣，保持皮肤清洁与干燥。

★ 产妇使用的卫生护垫、会阴垫要经过消毒。

★ 若有会阴侧切，伤口尚未拆线，每日要清洗外阴。

★ 要破除产后不刷牙、不洗澡、不梳头等旧风俗习惯。经常不刷牙，易导致牙龈炎。刷牙时用温水，牙刷不要太硬。如果您真的感觉牙齿松动，应请医生检查是否需要补钙。

★ 洗澡尽量用淋浴。会阴伤口处

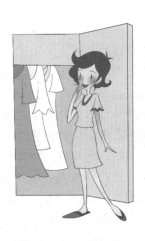

不要用肥皂。刚刚洗浴完毕，不宜进入通风的环境，不要让空调和电风扇直接对着吹，不要用吹风机吹干头发。剖宫产的产妇可在2周后开始洗澡。

★ 护理会阴。为使婴儿顺利产出，减少阴道裂伤，通常医生会做会阴侧切术，使伤口相对整齐，容易愈合。术后为防止感染，应由护士每日冲洗会阴部两次，保持会阴干净，并观察出血情况。大小便后用温水冲洗外阴。

★ 防止便秘和痔疮。便秘者可服用缓泻药物。痔疮患者局部可热敷，痔疮肿胀明显时，可用25%硫酸镁湿热敷，以上治疗均应听从医生指导。

★ 处理恶露。要注意保持会阴部清洁，预防感染。

⑩ 产后梳头注意事项

梳头可以去掉头发中的灰尘、污垢，还可刺激头皮，对头皮起到按摩作用，促进局部皮肤血液循环，满足头发生长所需的营养，达到防止脱发的作用。另外，梳头还可使人神清气爽，面貌焕然一新，达到美容的效果。

产妇不要用新梳子梳头，因为新梳子的刺比较尖，不小心会刺痛头皮。最好用牛角梳，可起到保健作用。梳头应早晚进行，不要等到头发很乱，甚至打结了才梳，这样容易损伤头发和头皮。头发打结时，从发梢梳起，可用梳子蘸75%的酒精梳理。最好产前把头发剪短，以便梳理。

⑪ 月子中怎样刷牙漱口

月子里可以照常刷牙，以保护牙齿健康。有人认为月子里不能刷牙，这是不对的。产妇在月子中须进食大量的糖类、高蛋白类食物，进食的次数也会增加，如果不刷牙，很容易损坏牙齿，引起口臭和口腔溃疡。漱口刷牙能清除食物残渣及其他酸性物质，保护牙齿和口腔。

产妇应该每天早晚各刷一次牙，刷牙时要用温水，牙刷不要太硬。刷牙时，不能横刷，要竖刷，即上牙应从上往下刷，下牙从下往上刷，而且里外都要刷到。

饭后要漱口。中医主张产后用手指漱口。方法是：将右手食指洗净，或用干净的纱布裹住食指，再将牙膏挤于指上，犹如使用牙刷一样来回上下揩拭，然后按摩牙龈数遍。在月子中，这样漱口能防止牙龈炎、牙龈出血、牙齿松动等。也可采取盐水漱口、药液漱口等办法，如用陈皮6克，细辛1克,用沸水浸泡,待温后去渣含漱。

⑫ 产后如何正确洗澡

传统观念认为，产妇分娩时失血，分娩后大量出汗，气血两虚，产后洗澡容易感受外邪，因此不主张洗澡。其实这种认识是不符合卫生要求的。

产后皮肤排泄功能旺盛，出汗较多，乳房还会分泌乳汁，阴道不断有恶露排出，尤其是夏天，短时间内就会出现难闻的气味。不仅产妇本人感到不适，细菌也会乘虚而入，所以需要比平时更讲卫生，保持全身清洁，预防乳腺炎和子宫内膜炎。与不洗澡的产妇相比，产后洗澡者皮肤清洁，会阴部或其他部位感染炎症的发生率明显降低。

如果产妇身体健康，分娩顺利，完全可以照常洗澡。勤洗澡可保持汗腺通畅，有利于体内代谢产物排出，还可以调节植物神经，恢复体力，解除肌肉和神经的疲劳。淋浴对乳腺分泌乳汁也有一定的促进作用，可以提高乳汁的质量，而且婴儿患鹅口疮的发生率也比较低。

产妇产后洗澡应该做到"冬防寒，夏防暑，春秋防风"。在冬天洗澡时，浴室宜暖，浴水须热，但不要大汗淋漓，汗出太多会伤阴耗气，易致头昏、胸闷、恶心、欲吐等。在夏天洗澡时，浴室空气要流通，水温应接近体温，在37℃左右，不可贪凉用冷水，图凉快而后患无穷。产后触冷会导致月经不调、身痛等病。

产妇宜采用淋浴，不宜盆浴，以免污水进入阴道，从而引起感染。每次洗澡时间不要太长，以5~10分钟为宜。

洗澡后，应及时将身体和头发擦干，穿好衣服以后再走出浴室。最好将头发用干毛巾包起来，不要使头部受风着凉，否则，头部的血管遇冷会骤然收缩，有可能引起头痛。

沐浴后若头发未干，不要马上睡觉，否则湿邪侵袭而致头痛。饥饿和饱食后不宜洗澡，洗澡后应吃点东西，以补充耗损的体力。

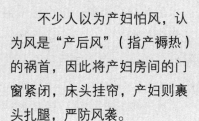

13 产妇怕风吗

不少人以为产妇怕风，认为风是"产后风"（指产褥热）的祸首，因此将产妇房间的门窗紧闭，床头挂帘，产妇则裹头扎腿，严防风袭。

其实自然界的风何罪之有？产褥热其实是产妇生殖器官受致病菌感染所致的产后发热，多是由于消毒不严格的产前检查或产妇不注意产褥卫生的结果。如果室内卫生环境差，空气混浊，反而更容易使产妇、婴儿患上呼吸道感染而发热。如果夏日里门窗紧闭，裹头扎腿，还会引起产妇中暑，实不可取。

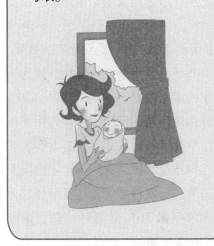

14 产后休养环境

产妇需要一个安静的休养环境，房间不一定大，但要安静、舒适、整洁、阳光充足、空气新鲜，要避免对流风。每天至少开窗通风1小时，新鲜的空气有助于消除疲劳，恢复健康，给母婴提供足够的氧气，但要避开风口。室温一般应保持在20~25℃，湿度为60%~65%。

在干燥的冬季，为保持室内的湿度，可在暖气或炉火上放个水盆，让水气蒸发出来。

在炎热的夏季，可根据需要适当打开空调，但应注意出风口不要正对产妇和新生儿，以免冷气直接吹拂产妇和新生儿。另外，空调的温度不要太低，一般以26℃左右为宜，而且应间断使用，早晚定时开窗换气。

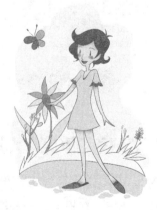

医师指导

产褥期最好不要频繁接待亲友探望，以免感染各种病菌，不利于母亲休养与恢复。

15 产褥期如何招待来访者

产褥期内会有很多亲朋好友来探望你和小宝宝，但是你正处于产后恢复期的时候，无力也无暇去招待他们，那怎么办呢？

你可以依旧穿着睡衣在床上坐着或躺着。当看到你穿着睡衣的时候，大多数人都考虑到你的身体还没有完全恢复，就不会逗留很长时间。你的丈夫或者父母可以帮助你招待来访者，并且帮助你送客。别担心，这并不会被认为是无礼。不要把你的宝宝在客人中传来传去，因为来访者很可能将外界的致病菌传染给你的宝宝。像你一样，你的宝宝也需要时间去适应新环境。

16 产妇不宜多看电视

月子里产妇应注意休息，要适当控制看电视的时间，否则眼睛会感觉疲劳。一次观看电视的时间不要超过1小时，观看过程中，可闭上眼睛休息一会儿或起身活动一下。

电视机的高度要合适，略低于水平视线。产妇要与电视机保持一定距离，距离为电视机屏幕对角线的5倍，以减轻眼睛疲劳。

最好不要把电视机放在卧室内，不要边哺乳边看电视。因为这样会减少母亲和宝宝感情交流的机会，宝宝听到的是电视里发出的喧闹声，听不到母亲轻柔的话语，看不到母亲温馨的微笑，这对婴儿大脑的发育很不利。而且在观看电视时，母亲往往被电视情节所吸引，会影响乳汁的分泌。

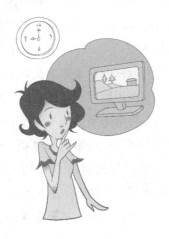

⑰ 产妇不宜多看书、手机、电脑

在产褥期，特别是产后 1 月内，产妇应以休息、适当活动、增加营养、恢复体力为主。

有的产妇，尤其是职业女性，由于平时工作和家务十分紧张，很少有空余时间，就在产前准备了大量的书籍，想利用产褥期看些小说，充分利用这难得的休息时间。

但看书需要长时间盯着书本，会使眼睛过于疲劳，时间一久就会出现看书眼痛的毛病。同样的产褥期尽量少使用手机、电脑。

⑱ 产妇不宜长时间仰卧

经过妊娠和分娩后，维持子宫正常位置的韧带变得松弛，子宫的位置可随体位的变化而变化，如果产后常仰卧，可使子宫后位，从而导致产妇腰膝酸痛、腰骶部坠胀等不适。因此，为使子宫保持正常位置，产妇最好不要长时间仰卧。

产妇早晚可采取俯卧位，注意不要挤压乳房，每次时间 20~30 分钟，平时可采取侧卧位，这种姿势不但可以防止子宫后倾，还有利于恶露的排出。分娩后几天起，早晚各做一次胸膝卧位，胸部与床紧贴，尽量抬高臀部，膝关节呈 90 度。

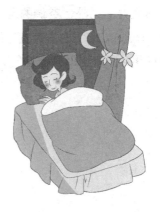

⑲ 产妇不宜睡席梦思床

席梦思床虽然很舒服，但并不十分适合产妇。有报道，一些产妇因睡太软的席梦思床而引起耻骨联合分离，骶髂关节错位，造成骨盆损伤。为什么会这样呢？

这是因为在妊娠期和分娩时，人体分泌一种激素，使生殖道的韧带和关节松弛，有利于产道的充分扩张，从而有助于胎儿娩出。分娩后，骨盆尚未恢复，缺乏稳固性，如果产妇这时睡太软的席梦思床，左右活动都有阻力，不利于产妇翻身坐起，若想起身或翻身，必须格外用力，很容易造成骨盆损伤。

医师指导

建议产妇产后最好睡硬板床，如没有硬板床，则选用较硬的弹簧床。

20 产妇不宜吸烟喝酒

吸烟不仅对常人不利，对产妇和新生儿更不好。母亲吸烟会使乳汁分泌减少。对婴儿来说，烟草中的尼古丁、一氧化碳、二氧化碳、焦油、吡啶等会随乳汁进入婴儿体内，影响婴儿的生长发育。被动吸烟容易使婴儿呼吸道黏膜受伤，引起呼吸道感染，抵抗力下降。

产妇饮酒后，酒精会通过乳汁进入婴儿体内，影响婴儿的生长发育，特别是大量饮酒后，可引起婴儿酒精中毒，出现嗜睡、反应迟钝、出汗、呼吸加深等现象，婴儿肝脏解毒的功能尚不健全，受损害的程度更大。另外，啤酒中的大麦芽成分还有回奶的作用，可使母亲乳汁减少。

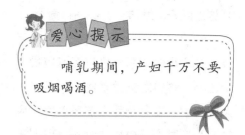

爱心提示

哺乳期间，产妇千万不要吸烟喝酒。

21 剖宫产后自我护理

剖宫产是在产妇小腹部做一条长8~10厘米的切口，打开腹腔，切开子宫，取出胎儿，然后层层缝合。产科医生一般经慎重考虑后才会施行此项手术。剖宫产常见的并发症有发热、子宫出血、尿潴留、肠粘连，远期后遗症有慢性输卵管炎、宫外孕、子宫内膜异位症等。预防并发症一方面靠医生，另一方面需要病人的配合。所以术后加强自我保健与护理，对于顺利康复是很重要的。

采取正确体位。剖宫产后，产妇应采取正确体位，去枕平卧6小时，后采取侧卧或半卧位，使身体和床呈20~30度角。

坚持补液，防止血液浓缩，血栓形成。所输液体有葡萄糖、抗生素等，

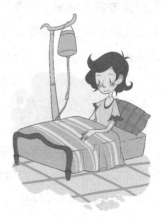

可防止感染、发热，促进伤口愈合。

合理安排产妇产后的饮食。术后经过 6 个小时，顺利排气后可以进食蛋花汤、藕粉等流质食物。术后第二天可吃粥、鲫鱼汤等半流质食物。应注意补充富含蛋白质的食物，以利于切口愈合。

剖宫产产妇还可选食一些有辅助治疗功效的药膳，以改善症状，促进机体恢复，增加乳汁分泌。

产妇应及早下床活动。麻醉消失后，可做些上下肢收放动作，术后 12 小时应练习翻身、坐起，术后 24 小时慢慢下床活动。这样可促进血液流动，防止血栓形成，促进肠蠕动，防止肠粘连。

要注意阴道出血。如超过月经量，要通知医生，及时采取止血措施。剖宫产妇出院回家后如恶露明显增多，如月经样，应及时就医。最好直接去原分娩医院诊治，因其对产妇情况较了解，处理方便。

适时恢复性生活。剖宫产后 100 天，若无阴道流血，可恢复性生活，但应及时采取避孕措施。因为一旦受孕做人工流产时，特别危险，容易造成子宫穿孔。

防止腹部伤口裂开。产妇咳嗽、恶心、呕吐时应压住伤口两侧，防止缝线断裂。

及时排尿。手术留置的导尿管在手术后第二天补液结束后即可拔除，拔除后 3~4 小时应及时排尿。

注意体温。停用抗生素后可能会出现低热，这常是生殖道炎症的早期表现。若体温超过 37.4℃，则应留院观察处置。无低热出院者，回家 1 周内，最好每天下午测 1 次体温，以便及早发现低热，及时处理。

22 剖宫产前后三不宜

剖宫产术前不宜进补人参。有人以为剖宫产出血较多，影响母婴健康，因而在术前进补人参以增强体质。这种做法很不科学。因为人参中含有人参皂苷，该物质具有强心、兴奋等作用，用后会使产妇大脑兴奋，影响手术的顺利进行。另外，食用人参后，会使产妇伤口渗血时间延长，有碍伤口的愈合。

剖宫产术后不宜过多进食。因为剖宫产手术时肠管受到刺激，胃肠道正常功能被抑制，肠蠕动相对减慢，如进食过多，肠道负担加重，不仅会造成便秘，而且产气增多，腹压增高，不利于康复。所以，术后 6 小时内应禁食，6 小时后，待顺利排气后再少量进食。

剖宫产后不宜吃产气多的食物。产气多的食物有黄豆、豆制品、红薯等，食后易在腹内发酵，在肠道内产生大量气体而引起腹胀。

㉓ 哺乳期需要避孕吗

由于产后内分泌的变化，大多数妇女卵巢不能立即恢复功能，因此在产后会有一个闭经阶段。

有人认为，妇女在产后哺乳期不排卵，也不来月经，这种说法并不正确。妇女产后不排卵的时间平均只有70天，约有40%的妇女产后第一次排卵发生在月经恢复以前。因此，尽管没有恢复月经，有的人已经恢复排卵，要注意避孕。

产后恢复月经的时间因人而异，一般在产后6个月左右恢复，哺乳对部分人有推迟月经恢复的作用。

㉔ 产后还能找回从前的性快感吗

夫妻之间的性生活是夫妻交流感情的重要手段，是精神生活中无法替代的形式，也是追求身心快乐的好方法。资料表明，至今尚未发现生育一定会对性生活带来不利的影响。当然，妊娠期女性的性欲要求大大减少，有些妇女甚至从妊娠开始到分娩后的较

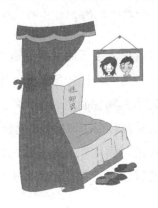

长的一段时间根本没有性欲要求，这也是事实。不过，这种情况主要是心理因素影响所致。

分娩后的妇女自身情况各有不同，不少人只有到了这个阶段，才会出现较多的性欲和快感，但也有些人会对性生活失去曾有过的快感和向往。年龄和健康等多种因素会造成激素水平的改变，在一定程度上会影响性生活。

近年来，诸多研究表明，更能影响产后性快感与性欲的是社会因素与心理因素，如夫妻关系、家庭状况、经济条件、婆媳关系等，其中最关键的因素是夫妻之间调适性生活的能力。

爱心提示

一个新生命的诞生会激起一阵令人喜悦的浪花，同时也荡起一层层使人手忙脚乱的涟漪。怎样重新调整夫妻生活是对年轻父母感情的一大考验。通过这一考验，夫妇间将更加相知相惜，感情才会更加稳固。

㉕ 产后开始性生活的时间

产后康复顺利者，于产褥期过后可以恢复性生活，但是如果还有恶露，就要绝对禁止性生活。

产褥期是产妇身体各个器官，尤其是生殖器官恢复到妊娠以前状态的时期。

在正常情况下，一般到产后6周，子宫才能恢复到接近妊娠以前的大小，而子宫腔内胎盘附着部位的子宫内膜需要4~6周才能恢复。

如果恶露尚未干净，就表明子宫还没有复原，假如这时开始性生活，就会把男性生殖器和产妇会阴部的细菌带入阴道，引起子宫或子宫附近组织的炎症，有时还可能引起腹膜炎或败血症，严重地影响产妇的身体健康，甚至危及生命。

如果产妇的会阴或阴道有裂伤，过早开始性生活，还会引起剧烈的疼痛或伤口感染，影响伤口的愈合。同时，性生活的机械刺激会使未完全恢复的盆腔脏器充血，降低对疾病的抵抗力，引起严重的产褥感染，阴道也很容易受伤，甚至引起致命的产后大出血。

因此，从妊娠晚期到产后的2个月内，夫妇要充分了解不应有性生活的原因，互相体谅、合作，等女方身体完全恢复后，再开始性生活。

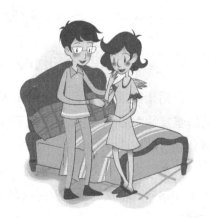

26 产后性生活注意事项

产后性生活刚恢复时，丈夫要特别体贴妻子，动作要轻柔。妻子产后卵巢分泌的性激素水平较低，阴道柔润度和弹性都差一些，润滑阴道的腺体功能尚未恢复正常，此时应使用润滑剂或润滑膏。此时妻子的阴道组织比较脆弱，如果动作过于粗暴，就容易造成裂伤，甚至大出血。产后第一次性生活持续的时间不宜过久，动作不宜过于激烈。

另外，由于产后哺育婴儿的疲劳，初次性生活的紧张或局部的疼痛，都会使性生活出现不和谐，所以双方一定要互相谅解，"事前戏"很重要，要有耐心，引发妻子的激情。只要相互配合，很快就能找到往日的和谐。

医师指导

约有20%的哺乳产妇月经虽未恢复，表现为闭经，但却可以排卵，甚至怀孕，故在产褥期仍需采取避孕措施。

27 产后阴道松弛怎么办

分娩时，由于胎儿经阴道自然娩出，使阴道和外阴极度扩张，常常造成阴道组织和会阴的裂伤，因此，产后妇女普遍存在阴道松弛的情况。

经过产后休养，大多数妇女的阴道都能够恢复正常，但也有些妇女阴道的收缩力和紧握力会有所下降。在进行性生活时，空气进入阴道，会像拉风箱一样发出很大的响声。这不但会使人产生心理压力，而且性快感也不如从前，严重时还可能导致夫妻感情淡漠，甚至家庭破裂，因此需要认真对待。

产妇产后可以进行一些"爱肌"的锻炼。如缩肛运动，用力收缩并上提阴道和肛门肌肉，停顿片刻，然后放松，每天反复做 20~30 次。还可以进行排尿中断训练，排尿时有意识地使尿道括约肌收缩，中断尿线。同时可以进行产后盆底功能康复及锻炼，加快其恢复。

还可以通过手术纠正阴道松弛，这种手术称为阴道紧缩术。在国外，阴道紧缩术是十分普遍的妇科整形术。近年来，随着人们对性生活质量要求的提高，国内也逐渐开展这种手术。很多人术后反映，性生活会有很大的改善。

医师指导

选择做妇科整形手术，还需要提醒三点：

★ 要到正规的大医院做手术。

★ 术后要休息一星期，并注意会阴部的清洁。

★ 一个月内禁止性生活。

28 做过会阴侧切会影响以后的性生活吗

据调查，产妇及其家属在分娩时最怕进行会阴侧切，除怕手术痛苦外，最大的担忧还是"动剪刀"会影响术后的性生活。

实践证明，做过会阴侧切术的产妇，在产后性生活中并未受到影响。阴道是进行性生活的主要器官，阴道具有黏膜皱襞和丰富的弹性纤维，弹性良好，在性交过程中能适应阴茎的插入和抽动。

有人担心会阴侧切术会损伤"性神经"，留下的疤痕会影响性生活。其实，会阴侧切对阴道的损伤很小，伤口缝合后，阴道和会阴在 5 天左右就可愈合，阴道黏膜上的疤痕十分柔软，性生活时不会有异物感。随着阴道皱襞的出现和弹性的恢复，大部分女性可以恢复到未孕的状态，阴道仍然保持良好的弹性，性生活不会受到影响。

因此，产妇及其家属都应当消除做会阴侧切术的畏惧心理。在分娩后，大多数妇女经过 3 个月的调理，产道和外生殖器的损伤已经完全康复，卵巢开始排卵，月经也恢复正常，性欲逐渐增强，就可以过正常的性生活了。

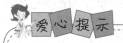

爱心提示

只要夫妻双方用心营造，产后的性生活仍然会浪漫如初。

㉙ 产后束腰的危害

不少年轻的母亲产后为了恢复体形，常常束紧腰部。孩子一生下来，就将自己腰部腹部紧紧裹住，以至于弯腰都十分困难。其实这样做是不科学的。

产褥期束腰，不仅无法恢复腹壁的紧张状态，而且会因腹压增加、产后盆底支持组织和韧带对生殖器官的支撑力下降，导致子宫下垂、子宫严重后倾后屈、阴道前后壁膨出等。因生殖器官正常位置的改变，使盆腔血液运行不畅，抵抗力下降，容易引起盆腔炎、附件炎、盆腔淤血综合征等各种妇科疾患，严重影响产妇健康。

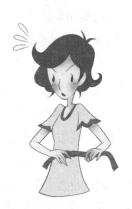

㉚ 产后避免发胖的方法

如何在产后避免发胖，尽快恢复苗条的体形是每一个产妇都关心的事情。

坚持母乳喂养。母乳喂养不但有利于婴儿的生长发育，还能促进乳汁分泌，将体内多余的营养成分输送出来，减少皮下脂肪的积蓄，从而达到减肥的目的。

坚持合理饮食，不要暴饮暴食。产后食物应以高蛋白、低脂肪、低糖为主，荤素搭配，多吃新鲜水果和蔬菜。不要过度补充营养，以免造成脂肪堆积。不要过多吃甜食和高脂肪食物，可多吃瘦肉、豆制品、鱼、蛋、蔬菜、水果等，这样既能满足身体对蛋白质、矿物质、维生素的需要，又可防止肥胖。

睡眠要适中。睡眠过多是造成肥胖的原因之一。产褥期要养成按时起居的习惯，不要贪睡恋床。既要控制睡眠时间，又要保证睡眠质量。

要勤于活动。如无身体不适，顺产后两天即可下床做些轻微的活动，随着时间的推移，应逐步增加运动量。满月后，适当做些家务劳动。随着体力的恢复，每天应坚持做健美操，促进腹壁肌肉、盆底组织及韧带的恢复，还可调节人体新陈代谢的功能，消耗体内过多的脂肪。

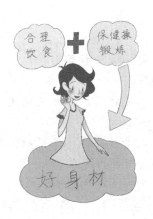

合理饮食 + 保健操锻炼

好身材

新妈妈产褥期锻炼

① 不喂奶就能快速减肥吗

在怀孕过程中，孕妇的体重都会有所增加。婴儿娩出以后，有些产妇认为不给婴儿喂奶就能尽快减肥，恢复体形。其实这种想法是错误的。婴儿对乳头的吸吮能反射性地促进母亲体内催产素和催乳素的分泌，从而促进宫缩，有利于子宫复旧。而且乳汁中的热能除了大部分由乳母饮食提供外，有20%由妊娠期体内储存的脂肪提供，因此哺乳有利于产妇体形的恢复。

产妇要想尽快恢复体形，一方面要采取合理的饮食，另一方面则需要适当的产后体操锻炼。产妇在产褥期要避免整日卧床不动，在正常分娩第二天就可进行适当的活动，这样不仅有利于消除体内多余的脂肪，而且能促进产道、子宫、会阴肌肉的恢复，还能预防便秘。

② 产妇过早过度减肥的危害

正常情况下，妇女怀孕后，新陈代谢比较旺盛，各系统功能加强，食欲大增，所以孕妇的体重一定会有所增加，通常要比怀孕前增加10~15千克，而宝宝降生后，体重还要比怀孕前重5千克左右，而且有部分人会出现下丘脑功能轻度紊乱，导致脂肪代谢失调，引起生育性肥胖。妇女怀孕后增加的体量包括增大的乳房、子宫和脂肪，这些重量在度过产褥期和哺乳期后会逐渐减少。

但有的妇女为尽早恢复体形而过早参加大运动量的运动，甚至节食减肥，反而适得其反。通常健美运动主要侧重于躯干和四肢的运动，在运动的过程中，腹肌紧张，腹压增加，使盆腔内的韧带、肌肉受到来自上方的压力，加剧了松弛的状态，容易造成子宫脱垂、尿失禁和排便困难。

有的产妇为尽早恢复体形，在孩子刚满月时就开始跑步，而且每顿饭只吃一点羹汤，并早早地束腰，虽然体重明显下降，但随后会出现头晕、头痛、失眠、小便失禁等疾病，精神状态越来越差，甚至影响到工作。因此，产妇不宜过早过度减肥。

> **医师指导**
>
> 只要保持积极的心态，采取科学合理的饮食，坚持母乳喂养，积极进行体育锻炼，大部分妇女的身材都可以恢复到未孕状态，所以新妈妈分娩后不要急于将这部分增加的体重减去。

3　产妇应通过体育锻炼来恢复体形

产妇要想恢复原来体形，应在分娩后进行必要的身体锻炼，不能用少进食或不哺乳婴儿的方法来使自己变瘦。进行锻炼可以使产妇尽早恢复全身肌肉的力量，减少脂肪，增加肌肉，提高腹肌及会阴部肌肉的张力，消除腹部、臀部、大腿等处的多余脂肪，这对恢复产妇的健美身材是十分有益的。

4　产妇随时可进行的锻炼方式

产后锻炼不一定要拿出完整的一块时间，生活当中随时都可以进行锻炼。

在等待红绿灯时，不要只是站着，可以做紧缩臀部的动作。打电话时，用脚尖站立，使腿部和臀部的肌肉绷紧。孩子睡着时，为避免发出声响，也可以踮着脚尖走路。拿着较重的物品时，可以伸屈手臂，锻炼臂部的肌肉。因为产后忙于换尿片及抱孩子，总是弯腰，所以有机会要深呼吸，伸直背，挺直腰杆。

平时乘坐电梯时，尽量贴墙而立，将头、背、臀、脚跟贴紧墙壁伸直，这样做可以使你的身材保持挺拔。

5　哪些产妇不宜做体操

产后的体操锻炼是产妇恢复体形的方式，但是，凡属于下列情况的产妇不宜做体操锻炼：

★ 产妇体虚发热者。
★ 血压持续升高者。
★ 有较严重心、肝、肺、肾疾病者。
★ 贫血及有其他产后并发症者。
★ 做剖宫产手术者。
★ 会阴严重撕裂者。
★ 产褥感染者。

6　产后锻炼注意事项

产后进行适当运动可促进血液循环，增加热量消耗，防止早衰，恢复原有的女性美。要注意时间不可过长，运动量不可过大。

根据个人体质情况逐渐延长时间，适当加大运动量，由室内走向户外，可选择散步、快步走、保健操等，动作幅度不要太大，用力不要过猛，要循序渐进，量力而行。

如果你通过阴道分娩，可尝试双膝并拢，摇动骨盆。如果你已适应了

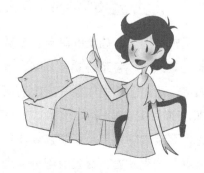

这种锻炼方式，再试着在户外缓慢行走，也可推着宝宝散步，不要使心跳加速，只需感觉血液循环加快就行了。逐渐把散步的时间延长到 10~15 分钟，然后再延长到 30 分钟。

当你感觉身体能够承受这样的运动量时，在医生的允许下，可选择安全的健身运动，逐渐加大运动量，千万不要太勉强或过于劳累，以精神愉快、不过度疲劳为限。

适合产后进行的运动有散步、脚踏车、游泳、运动量不大的健身操等。运动前应排空膀胱。不要在饭前或饭后一小时内运动。运动出汗后，要及时补充水分。每天早晚各做 1 次，至少持续两个月，时间由短渐长。

⑦ 产后开始锻炼的时间

产后适当活动，进行体育锻炼，有利于促进子宫收缩及恢复，帮助腹部肌肉、盆底肌肉恢复张力，保持健康的形体，有利于身心健康。顺产的产妇在产后 12~24 小时就可以坐起，还可下地做简单活动，产后 24 小时就可以锻炼。

医师指导

在进行产后锻炼时，如果恶露增多或疼痛明显，一定要暂停运动，等身体恢复正常后再开始。

⑧ 产后第一周保健操

腹式呼吸

时间：产后第 2 天做到第 4 周末，每次 10 遍，每日 3 次。

方法：平躺，嘴闭紧，用鼻孔缓缓吸气，同时将气往腹部送，使腹部鼓起，再慢慢呼出，腹部会渐渐凹下去。

作用：增加腹肌弹性。

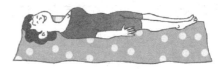

腹式呼吸

抬头运动

时间：产后第 3 天开始，每次 10 遍，每日 3 次。

方法：平躺，保持身体其他部位不动，举起头尽量弯向胸部。

作用：此活动有利于颈部和背部肌肉得到舒展。

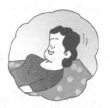

抬头运动

上肢运动

时间：产后第 3 天开始，每次 10 遍，每日 3 次。

方法：平躺，两手臂左右平伸，上举至胸前，两掌合拢，然后保持手臂伸直放回原处。

作用：增加肺活量，恢复乳房弹性。

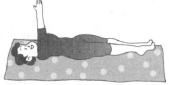

上肢运动

下肢运动

时间：产后第 10 天开始，每次 5 遍，每日 3 次。

方法：平躺，一腿膝盖弯曲，让大腿靠近腹部，脚跟贴近臀部，伸直放下，再弯曲另一条腿重复做。

作用：帮助臀部和大腿肌肉恢复弹性及曲线。

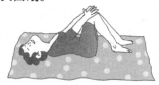

下肢运动

屈膝抬臀运动

时间：产后 14 天开始，每次 5 遍，每日 3 次。

方法：平躺，弯曲两腿成直角，抬高臀部，挺起身体，用肩部支撑，两膝并拢脚分开，同时收缩臀部肌肉，重复几次。

作用：收缩阴道肌肉，预防子宫、阴道、膀胱下垂。

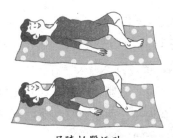

屈膝抬臀运动

膝胸卧式

时间：产后 14 天开始，最初做两分钟，以后增加至 8 分钟。

方法：身体呈跪伏姿势，头侧向一边，双手伏于床上，双腿分开与肩宽，大腿与地面垂直。

作用：帮助子宫恢复正常位置。

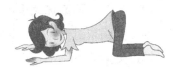

膝胸卧式

提肛运动

时间：产后第 14 天开始，每次 20 遍，每日 3 次。

方法：平躺，嘴闭紧，缓缓吸气，同时收缩会阴部和肛门，维持此姿势数秒钟，然后还原。

作用：可以预防子宫、阴道、膀胱下垂。

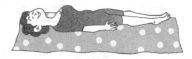

提肛运动

踝部操

时间：产后第 14 天开始，每次各做 10 遍，每日 2~3 次。

方法：左右双脚相互交错做伸屈运动，脚踝左右交替转动。

作用：踝部操可以加速脚部血液循环，加强腹肌，有助子宫早日恢复。

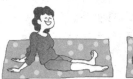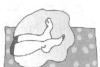

踝部操

骨盆倾斜操

时间：产后第 14 天开始，每次 5 遍，每日 3 次。

方法：仰面朝上平躺，脊背贴紧床面，双手放在腰上。右侧腰向上抬起，停顿两秒钟后再恢复初始状态，然后抬起左侧腰，左右交替进行，注意不能屈膝。

作用：骨盆倾斜操可以使腰部变得苗条。

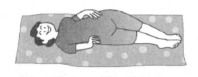
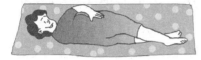

骨盆倾斜操

⑨ 产后第二周至产后一个月健美操

产后第二周后，可逐渐再增加一些运动。每项运动都要重复多次，但都要以感到舒适为准。

向后弯曲运动：坐直，两腿弯曲并稍微分开，两臂在胸前合拢，然后呼气，与此同时你的骨盆稍向前倾斜，并将身体慢慢向后弯，直到你感觉腹部肌肉被拉紧为止。在你感到舒适的情况下，尽量将这种姿势保持长一些时间。在保持阶段，可以采取正常的呼吸方式，然后放松，吸气坐直，准备再进行下一次练习。

向前弯曲运动：仰卧在床上，两腿弯曲，两脚少许分开，两手靠放在大腿上。呼气，抬起头部及两肩，身体向前伸，使两手尽可能碰到双膝。如果你的双手一开始不能碰到两膝，也不要紧，继续做下去，做完吸气并放松。

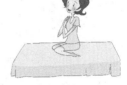

向后弯曲运动

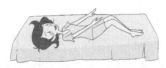

向前弯曲运动

侧向转体运动：仰卧在床上，两臂平放在身体两侧，手掌分别靠拢在大腿外侧，头部微微抬起，身体向左侧偏转，左手滑动到达小腿。再仰卧，然后向右侧重复上述动作，左、右两侧交替做 2~3 次。

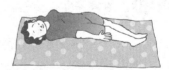

侧向转体运动

⑩ 产后第二个月健美操

经过一个月的锻炼后，可做以下动作，坚持锻炼两个月。

仰卧抬臀运动：屈膝仰卧，两腿外展，两脚掌相对，然后向上抬臀，收缩骨盆底肌。主要锻炼腰背部、大腿后侧、骨盆底肌,有利于子宫的恢复。

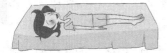
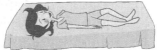
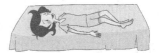

仰卧抬臀运动

弓背挺胸运动：跪立，两手撑地，然后收腹弓背，低头，收缩骨盆底肌，再抬头，挺胸塌腰，反复做。可以收缩骨盆底肌，有利于产道的恢复。

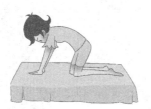
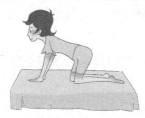

弓背挺胸运动

跪坐直起运动：跪坐在脚跟上，然后跪立，收缩臀肌和骨盆底肌，然后再坐下、起来，反复做。这项运动除可以锻炼骨盆底肌以外，还可以锻炼大腿前侧肌肉。

腰部环绕运动：两腿分开站立，然后上身在双手的带动下，分别向顺时针和逆时针方向做环绕运动，幅度越大越好。可以增加腰部和腹部的柔韧性和灵活性。

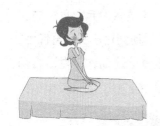
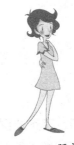
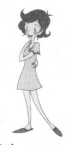

跪坐直起运动　　　　　　　腰部环绕运动

直立踢腿运动：手扶椅背站立，然后两腿分别向前、向侧、向后踢腿，如此反复运动。可以增加髋关节的灵活性，增加大腿前侧、外侧、后侧的力量，保持健美的腿形。

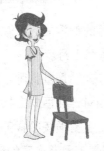
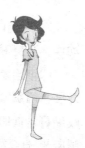
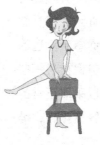
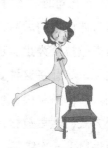

直立踢腿运动

⑪ 产后恢复局部曲线的运动

头颈部运动

目的：收缩腹肌，使颈部和背部肌肉得到舒展。

时间：自产后第三天开始。

方法：仰卧床上，全身放平，手脚均伸直，将颈部抬起，尽量向前屈，使下颏贴近胸部，重复 10 次，每日做 1 次。做此运动时注意不要牵动身体其他部分。

头颈部运动

胸部运动

目的：可使背部挺直，乳腺导管泌乳通畅，乳房弹性增强而渐趋坚挺，防止松弛下垂。

时间：自产后第六天开始。

方法：平躺，双手平放在身体两侧，将双手向前直举，双臂向左右伸直平放，然后上举至双掌相遇，再将双臂向下伸直平放，最后回前胸复原，重复 5~10 次。盘膝坐在床上，双手紧握脚跟处，头向后仰，做 30 次。

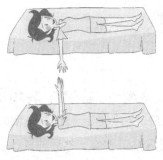

胸部运动

腹部肌肉收缩运动

目的：增强腹肌力量，减少腹部赘肉。

时间：自产后第 14 天开始。

方法：平躺，两手掌交叉托住脑后，用腰部及腹部力量坐起，用肘部碰脚面两下后再慢慢躺下，重复做 5~10 次，待体力增强后可增至 20 次。

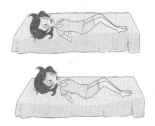

腹部肌肉收缩运动

会阴收缩运动

目的：收缩会阴部肌肉，促进血液循环和伤口愈合，减轻疼痛肿胀，改善尿失禁状况，帮助缩小痔疮。

时间：自产后第八天开始。

方法：仰卧或侧卧，吸气，紧缩阴道周围及肛门口肌肉，屏住气，坚持 1~3 秒后再慢慢放松吐气，重复 5 次。平躺在床上，双腿弯曲，悬空，分开，双手抱住膝盖，向身体靠拢，同时收缩肛门，然后将双腿分开放到床上，并放松肛门，如此重复 5 次。平时在床上随时都可做收缩肛门及憋尿的动作，每天 30~50 次，以促进盆底肌肉张力的恢复。

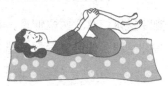

会阴收缩运动

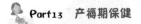
阴道肌肉收缩运动

目的：使阴道肌肉收缩，预防子宫、膀胱、阴道下垂。

时间：自产后第 14 天开始。

方法：平躺，双膝弯曲，大腿和小腿呈垂直角度，两脚打开，与肩同宽，利用肩部及足部力量将臀部抬高成一个斜度，并将两膝并拢，数 1，2，3 后再将腿打开，然后放下臀部，重复做 10 次。

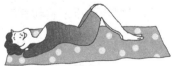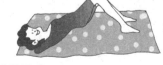

阴道肌肉收缩运动

腰部运动

目的：每天做数次腰部运动，2~3 周后可使腰身变细，并增强阴道收缩力和肛门括约肌舒缩力，有恢复性感和防止便秘的功效。

方法：仰卧床上，两手臂齐肩平放，让骨盆连同脊背、腰、大腿抬高，然后左右反复地扭摆腰肢，扭摆前先吸气，随着转动再呼气。

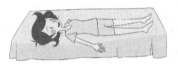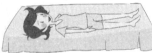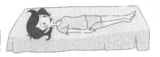

腰部运动

腿部运动

目的：可以促进子宫及腹肌收缩，减少臀部和大腿的赘肉，使臀部恢复浑圆结实的线条，使两腿变得修长结实。

方法：平躺，举右腿，使左腿与身体呈直角，然后慢慢将腿放下，交替同样动作，重复 5~10 次。

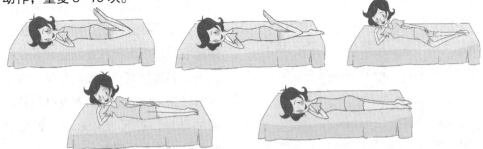

腿部运动

侧卧屈腿，然后两腿伸直，右侧卧，屈左腿。左侧卧，屈右腿，5~10 次。

俯卧屈腿，俯卧，两腿伸直平放，然后，屈膝，脚跟靠近臀部，一侧做完再做另一侧，5~10 次。站立，向后抬小腿，脚部慢慢贴近臀部，然后伸直、放下，再抬起另一条腿，做同样动作，重复 5~10 次。

新妈妈产褥期饮食调养

1 产褥期饮食原则

新妈妈胃口大开，家里的老人或者亲朋好友也会"献上"妙方，但是专家认为，新妈妈在坐月子期间饮食应有所讲究。

进食量不宜过多：产后过量的饮食对于产后的恢复并无益处。如果准妈妈奶水很多，进食量可以比孕期稍多；如果准妈妈的奶量正好够宝宝吃，进食量与孕期等量即可；如果没有奶水或是不准备母乳喂养，进食量和非孕期差不多就可以了。

食物品种多样化：产后饮食虽有讲究，但不宜过分忌口。进食的品种越丰富，营养就越平衡和全面。除了明确对身体无益的食物和吃后可能会过敏的食物外，荤素菜的品种尽量丰富多样。

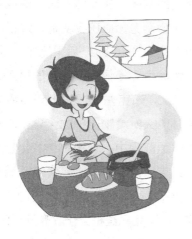

食物中的水分要充足：新妈妈需要摄入充足的水，才能保证乳汁的分泌。此外，产妇出汗较多，体表的水分挥发也多于平时。因此，产妇饮食中的水分可以多一点，如多喝汤、牛奶、粥等。

2 产褥期饮食注意事项

多吃蔬菜，适量吃水果

在产褥期，新妈妈可以适当多吃蔬菜和水果，只要不是入口感觉特别冰凉或容易让宝宝腹泻的水果，就可以适当地吃。蔬菜含有大量的维生素，对新妈妈的精神恢复是大有好处的。蔬菜中的水分和纤维素，还有水果中的果胶，对防治产后便秘也是有利的。所以新妈妈产后应多吃蔬菜，适当地吃水果。在天气炎热的夏天，适量地吃水果还能防止中暑。

红糖吃十天

民间历来有产后吃红糖的习惯，因为红糖具有益气及化食之功，能健脾暖胃，散寒活血。此外，红糖还含有丰富的胡萝卜素和某些微量元素，这些都是新妈妈必不可少的营养。但是，无限制地食用红糖会适得其反，会造成慢性失血性贫血，反而影响子宫复原和新妈妈的健康。所以产后吃红糖十天左右最好。

喝催奶汤有讲究

鸡汤、排骨汤和猪蹄汤有利于泌乳，因为乳汁的主要构成成分是水，营养汤在提供营养的同时也提供足够的水分。新妈妈也要吃肉，以保证奶水的营养。但要注意，产后头三天不要喝大量的汤。因为此时乳腺管还未完全通畅，如果太急着喝催奶的汤，在产后头两三天的涨奶期可能会很痛。

不要吃得太油腻

喝汤时，应把上面的一层油撇掉，汤中的油多了，奶水中的脂肪量也会增加，新生儿的消化功能还不完备，奶水中过多的脂肪有可能会让宝宝拉肚子。如果在第一个月，宝宝大便次数很多，且没有其他原因，多半是妈妈吃得太油了。

清淡为宜

顺产的妈妈出了产房，只要想吃，就可以吃点东西，一开始以清淡为宜。如果是母乳喂养，新妈妈就要多吃利乳通乳的食物，不要吃人参，人参会回奶。

忌生冷

新妈妈由于分娩消耗大量体力，分娩后体内激素水平大大下降，新生儿和胎盘的娩出，都使得代谢降低，体质大多从内热变为虚寒。因此，中医主张产后宜温，过于生冷的食物不宜多吃。如冷饮、冷菜、凉拌菜等，从冰箱里拿出来的水果和菜最好热过再吃。

食物宜富营养且易消化

剖宫产的妈妈在术后6小时内应当禁食，6小时后宜服用米汤，以增强肠蠕动，促进排气。易发酵产气多的食物，如糖类、黄豆、豆浆、淀粉等，剖宫产产妇尽量少吃，以防腹胀。排气后，再由流质改为半流质，所吃食物应富有营养且易消化，如蛋汤、烂粥、面条等，以后再逐渐恢复到正常。切忌过早食鸡汤、鲫鱼等油腻肉类汤和催乳食物。

❸ 产褥期饮食误区

误区一：月子饮食应禁盐

产后烹调应以清淡为主，但并不等于越清淡越好，所有食物都不放盐或其他调味品是不正确的。

钠是人体中必不可少的重要元素，食盐是人体获得钠的主要来源。产妇产后大量出汗，特别是在夏天生产，出汗更多，带走了大量的钠。如果不适当补钠，时间长了，血中钠的浓度就无法维持在正常水平，不但影响体液的平衡，还会影响肌肉的应激性，人会无力，血压会变低，过低的血压易造成脑部缺血，后果比较严重。

营养学会提倡孕产妇钠的摄入量每天2500毫克左右，如出汗多者酌量增加。天然食物中钠的含量一般较低，普通膳食中，食物中钠的含量约500毫克，余下的由盐或酱油等调味品提供，一般1克食盐含钠约400毫克，而1克食盐相当于5毫升酱油，产后每天需 5~6 克的盐或 30 毫升的酱油，不主张多吃盐腌食品或罐头食品。

误区二：产后体虚，应多吃老母鸡

母鸡一直被认为营养价值高，能增强体质，增强食欲，促进乳汁分泌，是产妇必备的营养食品。但是科学证明吃母鸡、喝母鸡汤会出现回奶现象。由于产后血液中激素浓度大大降低，这时催乳素就会发挥催乳作用，促进乳汁分泌。而母鸡中含有大量的雌激素，产后大量食用母鸡，会增加产妇体内雌激素的含量，致使催乳素功能减弱，甚至消失，导致回奶。

另外，母鸡体内的脂肪含量比较高，经过长时间熬制的母鸡汤里脂肪含量也很高，产妇喝了易发胖，也会使乳汁中脂肪含量过高，容易让婴儿发生消化不良、腹泻。而公鸡体内所含的雄激素有对抗雌激素的作用，因此会使乳汁增多。公鸡所含脂肪较母鸡少，不易导致肥胖，可以避免因为乳汁中脂肪含量高而引起宝宝消化不良、腹泻的情况。

因此，产后多食公鸡对母婴有利。另外，鱼汤、羊肉汤、排骨汤等营养又丰富，都是不错的选择，是产后必备的食品。

误区三：为了早产奶，产后马上多喝汤

从分娩到产奶中间有一个环节，就是要让乳腺导管全部畅通。如果乳腺导管没有全部畅通，而产妇又喝了许多汤，那么分泌的乳汁就会堵在乳腺导管内，严重的还会引起产妇发热。所以，要想产后早产奶，一定要让新生儿早早吮吸妈妈的乳房，刺激妈妈的乳腺管多泌乳。待乳腺导管全部畅通后，再喝些清淡少油的汤，如鲫鱼豆腐汤、黄鳝汤等，对妈妈下奶会有所帮助。

误区四：汤比肉有营养

产褥期应该常喝些鸡汤、排骨汤、鱼汤和猪蹄汤，以利于泌乳，但同时也要吃些肉。肉比汤的营养要丰富得多，那种"汤比肉更有营养"的说法是不科学的。

误区五：产后出血多，吃桂圆、红枣、赤豆补补血

桂圆、红枣、赤豆是活血的食物，新妈妈产后吃了这些食物反而会增加出血量。桂圆、红枣、赤豆都是高糖食物，有的产妇在床上吃，又不及时刷牙，这样很容易引起蛀牙。一般在产后两周以后或恶露干净后，才适合吃。

误区六：月子里不能吃水果

水果里含有多种维生素和矿物质，特别是产后 3~4 天里不要吃特别寒性的水果，如梨、西瓜等，在接下来的日子里，在保证宝宝不会腹泻的前提下，新妈妈可以适当吃点水果。有的产妇在吃水果的时候会用微波炉将其加热，这样做其实是不科学的。因为水果里的维生素很容易氧化，加热或久置都会使营养成分损失。

❹ 产褥期营养食谱

乌鸡白凤汤

🥄 **原料** 乌骨鸡 1 只（约 1000 克），白凤尾菇 50 克，黄酒 10 克，葱、姜各适量。

🍴 **制作** ① 鸡宰杀去血。清水煮至四周冒泡时，加 1 匙盐离火，将鸡浸入，见鸡毛湿即提出，脱净毛及嘴尖、脚上硬皮，剪去爪尖，剪开鸡屁股，去内脏，冲洗干净。

② 清水加姜片煮沸，放入鸡，加黄酒、葱，用小火焖煮至酥，放入白尾凤菇，调味后煮沸 3 分钟即可。

🎵 **特点** 肉烂，营养丰富。

🍄 **功效** 此汤有补益肝肾、生精养血、养益精髓、下乳增奶等功效。

花生猪蹄汤

🥄 **原料** 花生米 200 克，猪蹄 2 只，葱、生姜、精盐、黄酒、清汤各适量。

🍴 **制作** ① 将猪蹄刮洗干净，顺猪爪劈成两半。把花生米洗净，用温水泡涨。葱、生姜洗净，葱切成段，生姜切成块。

② 净砂锅上火，倒入清汤，放入猪蹄、花生、葱段、姜块、黄酒，用旺火烧开，撇去浮沫，改用小火煨炖至猪蹄软烂，加入

八宝鸡汤

🥄 **原料** 净鸡肉 200 克，猪肉 100 克，党参、茯苓、熟地各 5 克，炒白术、甘草、白芍、当归、川芎各 1 克，葱、姜、精盐、肉汤各适量。

🍴 **制作** ① 将八种药物用清水洗净，用纱布袋装好，扎紧袋口。将鸡肉、猪肉分别洗净。将生姜洗净拍碎，葱洗净切成段。

② 将猪肉、鸡肉和药袋放入锅中，加适量肉汤烧沸，撇去浮沫，加葱、姜用小火炖至鸡肉熟烂，将药袋、姜、葱拣出，再捞出鸡肉和猪肉，稍凉后，将猪肉切成条，鸡肉切成块，放入碗中，用精盐调味，倒入鸡肉碗中即成。

🎵 **特点** 鸡肉烂、香、咸，略有草药味。

🍄 **功效** 此汤用八味中药与鸡肉、猪肉相合而成，称为八珍汤，为气血双补的有名方剂。可用来治疗气血两虚、面色苍白、食欲不振、四肢倦怠、头晕、目眩等症。产妇食用可滋补虚弱、强壮身体。

精盐调味即可食用。

🎵 **特点** 蹄肉软烂，味道浓香而不腻。

🍄 **功效** 此菜富含优质胶原蛋白、钙及维生素，有补脾益气、养血生肌、通乳、美容的功效。产妇坐月子时食用，可预防产后缺乳。

牡蛎紫菜蛋汤

原料 牡蛎肉 200 克，鸡蛋 2 个，紫菜 15 克，鸡汤、香油、精盐、姜片各适量。

制作 ① 将鸡蛋磕入碗内，打散成糊。

② 净锅置火上，锅中加鸡汤适量，放入姜片，烧沸，捞出姜片，加入牡蛎肉煮熟，加入紫菜、精盐，浇上鸡蛋糊，倒入香油调味即成。

特点 肉熟烂，菜滑润，味鲜香。

功效 牡蛎肉含有蛋白质、脂肪、碳水化合物、钙、磷、铁、维生素 A、B 族维生素、铜、锌、锰、钡等营养素，有滋阴养血、解毒等作用。紫菜含碘、胆碱、钾、糖、维生素等成分，有软坚散结、化痰、清热利尿的作用。各料配成汤，营养丰富，适用于产妇坐月子时食用，以调养身体。

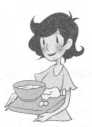

大枣养血汤

原料 大枣 50 克，生姜 5 克，红糖、鸡汤各适量。

制作 将大枣、生姜洗净，

牛骨萝卜汤

原料 牛骨 1000 克，胡萝卜 200 克，番茄、椰菜花各 100 克，洋葱 1 个，精盐、花生油各适量。

制作 ① 将牛骨大块斩断，洗净，放入沸水锅中焯一下，取出冲净血水。胡萝卜洗净，去皮切大块。番茄洗净，一开四块。椰菜花切大块，洋葱剥去外皮，切成块。

② 净锅上火，烧热，下入花生油，慢火炒香洋葱，放入适量水烧沸，放入牛骨用文火煮约 1 小时，捞出牛骨，放入萝卜稍炖，加入椰菜花，烧沸，放入精盐调味即成。

特点 菜熟烂，汤浓香，味微酸。

功效 牛骨含丰富的钙质，配以各料，又增加了维生素、碳水化合物等成分，对产妇及婴儿都很有益，特别是婴儿骨骼的生长发育非常需要钙质，产妇宜常食用。

切成片。净砂锅上火，放入适量鸡汤、大枣、生姜片，旺火烧沸后，改小火煮约 20 分钟，加入红糖搅匀，趁热饮用。

特点 汤色深红，味甜微辣，清鲜。

功效 此汤具有补益气血、养血润燥之功效。适用于产后气血不足所致的面黄、心悸怔忡、气短乏力、脾胃虚寒等症。

人参鸡片汤

🎵 **原料** 鸡脯肉200克，人参5克，冬笋50克，鸡蛋清1个，精盐、料酒、葱、姜、香菜、鸡汤、猪油、香油各适量。

🍴 **制作** ① 将鸡肉、人参、冬笋洗净，切成片。葱、姜洗净，切成丝。香菜择洗干净，切成段。

② 炒锅置火上，把猪油放入锅内，烧至五成热时下鸡肉片翻炒至熟，盛出。

③ 锅内加油，烧热，下入葱丝、姜丝、笋片、人参片、鸡蛋清煸炒，倒入鸡肉片炒匀，加精盐、鸡汤、料酒调味，放上香菜段、香油即成。

🍒 **特点** 清淡适口，略有人参甜味。

🍄 **功效** 鸡脯肉含蛋白质、钙、磷、铁、碳水化合物、B族维生素等，与人参相配，有大补元气、止渴生津、填精补髓、活血调经的功效。适用于产后体弱或体弱消瘦者补养。

黄豆排骨汤

🎵 **原料** 猪排骨500克，黄豆50克，大枣10枚，黄芪、通草各20克，生姜片、精盐各适量。

🍴 **制作** ① 将猪排骨洗净，剁成块。黄豆、大枣、生姜洗净。

清炖鲫鱼

🎵 **原料** 鲫鱼500克，香菇25克，香菜、色拉油、葱、姜、精盐各适量。

🍴 **制作** ① 将鲫鱼去鳞、内脏，洗净。香菇用热水发开去蒂，洗净切丝。香菜择洗干净，切成末。葱、姜洗净切成丝。

② 净锅上火，放入色拉油，烧热后放鲫鱼两面煎黄，下入葱丝、姜丝略炒，放入香菇、清水用大火煮开后改小火，炖至汤白时，加入精盐、香菜末即可食用。

🍒 **特点** 味道鲜美，肉质细嫩，汤味清淡。

🍄 **功效** 鲫鱼含有丰富的优质蛋白质，具有和中补虚、益气健脾、通络下乳等功效。非常适合产妇坐月子时食用，有利于母子健康。

黄芪、通草洗净用纱布包成药包。

② 净锅内加水，用中火烧开，放入排骨、黄豆、大枣、生姜和药包，用文火煮两小时，拣去药包、姜片，加精盐调味即成。

🍒 **特点** 肉、豆软烂，汤鲜香。

🍄 **功效** 此菜含有丰富的胶原蛋白、钙、磷、铁及碳水化合物，具有益气养血、通经络等功效。适用于产妇坐月子时气血虚弱所致的缺乳、少乳等。

龙眼莲子粥

原料 龙眼肉、莲子各30克，白木耳15克，糯米适量。

制作 ① 将莲子去心，与龙眼肉一起洗净。把白木耳用温水泡开，去蒂根，换清水洗净，撕成小朵。将糯米淘洗干净。

② 净锅置火上，加清水适量，把莲子、龙眼肉、白木耳、糯米一起放入锅内，先用旺火煮沸，再改用文火煮约1小时，至粥黏稠即可食用。

特点 粥稠糯软，香甜适口。

功效 龙眼有补心健脾、养血安神、补精益智等作用。白木耳有益气和血、强心补脑、滋阴降火等作用。此汤健脾胃、养心安神、补血益智，特别适合脾胃虚弱的产妇坐月子时食用，可以增强产妇体质，有益于婴儿智力发育。

红杞鲫鱼汤

原料 鲫鱼3条，枸杞15克，姜、葱、盐各适量。

制作 ① 将活鲫鱼宰杀，去鳞、腮和内脏，洗净。

② 锅内放油烧热，放入姜片和鲫鱼略煎，加水烧开后，加葱花，改小火炖至汤白肉烂即可。使用时加入少许盐调味。

功效 温中益气，健脾利湿，下乳。

清炖甲鱼

原料 甲鱼1只，水发冬菇50克，鸡腿肉100克，香菜、精盐、葱、姜、绍酒、鸡汤各适量。

制作 ① 将甲鱼剁头，控净血，用凉水洗净，放沸水中烫一下，捞出，再放入冷水内，刮去黑皮，撬开甲鱼盖，去掉内脏，剁去爪尖，用水洗净，剁成块，再放沸水内烫一下捞出，控净水。将鸡腿肉切成块，香菜切成段，冬菇一切两半，葱切成段，姜切成块。

② 净锅上火下油，用葱、姜爆锅，下入鸡汤，加精盐、绍酒、冬菇、鸡块，放入甲鱼块，用旺火烧滚，用小火慢炖至熟烂，取出葱、姜，加香菜段即可。

特点 肉鲜嫩，味道鲜美，清香适口。

功效 甲鱼含丰富的胶原蛋白、脂肪、钙、维生素B_1、维生素B_2等营养素，营养极为丰富，具有补血、滋阴潜阳、益肾健骨的功效，是滋补身体的佳肴。尤其是产妇在坐月子时食用更佳。

枣桃粥

原料 大枣15枚，核桃仁60克，糯米200克。

制作 核桃仁捣碎，大枣去核，与糯米同煮成粥。

功效 温阳补肾，健脾益气，润肠通便，尤其适宜产后肾虚腰痛、畏寒怕冷、便秘者。

⑤ 坐月子吃的食物越多越好吗

一般人都知道在坐月子期间应该增强营养，以恢复分娩时消耗的体力，并且为宝宝提供高质量的乳汁，所以把好吃的东西统统拿出来，每顿都是蹄膀汤、鱼汤或大鱼大肉。其实这个时期吃东西很有学问。坐月子期间食物并非越多越好，应以充足的热量、高蛋白质、适量的脂肪、丰富的矿物质和维生素、充足的水分为原则。

热量是保证泌乳量的前提，热能不足将导致泌乳量减少 40%~50%，食物应以奶制品、蛋类、肉类、豆制品、谷类、蔬菜为主，搭配适量的油脂、糖、水果。

食物应清淡、易于消化，烹调时应少用油炸油煎的方法，每餐应干稀搭配、荤素结合，少吃或不吃生冷或凉拌的食物，以免损伤脾胃，影响消化功能。

产后虽不需要忌口，但要注意不食辛辣之物，如辣椒、大蒜、酒、茴香等，以免引起便秘或痔疮发作。

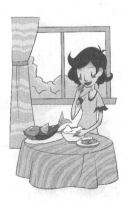

⑥ 适合产妇食用的食物

炖汤类：如鸡汤、排骨汤、牛肉汤、猪蹄汤、肘子汤等，可轮换着吃。猪蹄能补血通乳，可治疗产后缺乳症，猪蹄炖黄豆汤是传统的下奶食品。营养丰富，易消化吸收，可以促进食欲及乳汁的分泌，帮助产妇恢复身体。莲藕排骨汤可治疗月子期间的贫血症状，莲藕具有缓和神经紧张的作用。

鸡蛋：鸡蛋的蛋白质、矿物质含量比较高，消化吸收率高，蛋黄中的铁质对产妇贫血有疗效。鸡蛋可以做成煮鸡蛋、蛋花汤、蒸蛋羹或打在面汤里等。每天吃 2~3 个鸡蛋已完全可以满足营养需求，吃得太多人体也无法吸收。

小米粥：富含 B 族维生素、膳食纤维和铁。可单煮小米或与大米合煮，有很好的滋补效果。

红枣、红小豆等红色食品：富含铁、钙等，可提高血色素，帮助产妇补血、祛寒。

鱼：营养丰富，通脉催乳，味道鲜美。其中鲫鱼和鲤鱼是首选，可清蒸、红烧或炖汤，汤肉一起吃。

芝麻：富含蛋白质、铁、钙、磷等营养成分，滋补身体，多吃可预防产后钙质流失及便秘，非常适合产妇食用。

花生：能养血止血，可治疗贫血出血症，具有滋养作用。

蔬菜：富含维生素 C 和各种矿物

质，有助消化和排泄，增进食欲。西芹纤维素含量很高，多吃可预防产妇便秘。胡萝卜含丰富的维生素，是产妇的最佳菜肴。

水果：各类水果都可以吃，但由于此时产妇的消化系统功能尚未完全恢复，不要吃得过多。冬天如果水果太凉，可以先在暖气上放一会儿或用热水烫一下再吃。

❼ 适合产妇食用的蔬菜

莲藕：莲藕含有大量的淀粉、维生素和矿物质，营养丰富，清淡爽口，健脾益胃，润燥养阴，行血化瘀，清热生乳，是祛瘀生新的佳蔬良药。产妇多吃莲藕，能及早清除腹内积存的淤血，增进食欲，帮助消化，促进乳汁分泌，有助于对新生儿的喂养。

黄花菜：黄花菜含有蛋白质、磷、铁、维生素 A、维生素 C 及甾体化合物，营养丰富，味道鲜美，尤其适合做汤用。中医书籍记载，黄花菜有消肿、利尿、解热、止痛、补血、健脑的作用，产褥期产妇容易腹部疼痛、小便不利、面色苍白、睡眠不安，多吃黄花菜可消除以上症状。

黄豆芽：黄豆芽富含蛋白质、维生素 C、纤维素等，蛋白质是组织细胞的主要原料，能修复分娩时损伤的组织。维生素 C 能增加血管壁的弹性和韧性，防止产后出血。纤维素能润肠通便，防止产妇发生便秘。

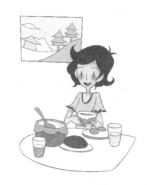

海带：海带富含碘和铁，碘是合成甲状腺素的主要原料，铁是制造血细胞的主要原料，产妇多吃这种蔬菜，能增加乳汁中碘和铁的含量，有利于新生儿的生长发育，防止发生呆小症。

莴笋：莴笋是春季的主要蔬菜之一，含有多种营养成分，尤其富含钙、磷、铁，能助长骨骼，坚固牙齿。中医认为，莴笋有清热、利尿、活血、通乳的作用，尤其适合产后少尿及无乳的产妇食用。

❽ 吃海鲜会引起刀口发炎吗

刀口发炎，是由于刀口感染细菌而引起的炎症反应，局部表现为红肿、发热、疼痛，严重的可引起刀口化脓、愈合不好，甚至开裂。会阴部切口由

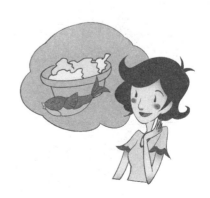

于恶露的不断排出，局部不能保持干燥，容易受细菌污染，刀口感染发生率较高。因此，刀口感染与否与吃海鲜无关。海鲜属于高蛋白食物，产后适当食用有利于身体的恢复和刀口的愈合。

爱心提示

有部分人对海鲜食物过敏，那么在刀口愈合之前最好不要吃虾、螃蟹和贝类食物。

9 产妇为什么容易发生消化不良

产后随着胃、小肠、大肠的位置恢复正常，胃肠道的功能也逐步恢复正常。但产妇常常卧床，如果再进食较多的油腻食物，较少的蔬菜水果，胃肠道的蠕动就会减少，常常会出现胀气、食欲不振，甚至恶心、呕吐等症状。

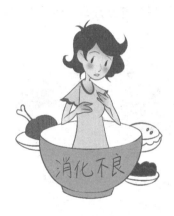

医师指导

产妇应少吃过于油腻和不易消化的食物，要多吃蔬菜水果。要少食多餐，适当活动。除此之外，还可服用一些助消化的药物，如多酶片、益生菌等。另外，常喝酸奶也可助消化。

10 产后补血食物大搜罗

★ 金针菜：金针菜含铁质较多，还具有利尿和健胃的作用。

★ 龙眼肉：龙眼肉是民间熟知的补血食物，所含的铁质比较丰富。龙眼汤、龙眼胶、龙眼酒等都是很好的补血食物，适合产后妈咪食用。

★ 发菜：发菜色黑似发，质地粗而滑，内含铁质，常吃既能补血，又能使头发乌黑。妇女产后可用发菜煮汤做菜。

★ 胡萝卜：胡萝卜富含B族维生素和维生素C，且含有一种特别的营养素——胡萝卜素。胡萝卜素对补血极有益，用胡萝卜煮汤是很好的补血汤饮。

★ 面筋：面筋的铁质含量相当丰富，是一种值得提倡的美味食品。

⑪ 产妇应少吃辛辣、生冷、坚硬的食物

产妇在产后1个月内饮食应以清淡、易于消化为主，食物品种应多样化。如果产后饮食护理得当，产妇身体很快就会康复。在月子里，产妇一定要忌食辛辣温燥和过于生冷的食物。辛辣温燥之食可助内热，使产妇上火，引起口舌生疮，大便秘结，或痔疮发作。母体内热可通过乳汁影响到婴儿内热加重。所以，产妇在1个月内应禁食韭菜、大蒜、辣椒、胡椒、茴香、酒等。

生冷、坚硬食物易损伤脾胃，影响消化功能。生冷之物还易致淤血滞留，可引起产后腹痛、产后恶露不尽等。如食坚硬之物，还易使牙齿松动疼痛。

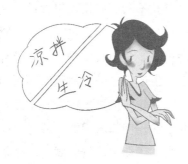

⑫ 产后不宜滋补过量

不少产妇认为，为了怀孩子、生孩子，自己的身体做了很大"付出"，吃了很大"亏"，孩子既已产下，可该好好滋补了。于是，天天鸡鸭鱼肉不离口，水果罐头不离手，大补特补。

其实，滋补过度不仅是一种浪费，而且有损身体健康。

滋补过量容易导致肥胖，而肥胖往往是患高血压、冠心病、糖尿病的诱因；滋补过量会使产妇奶水中的脂肪含量增高，造成婴儿肥胖，或导致婴儿出现长期慢性腹泻，这都不利于婴儿的健康成长。

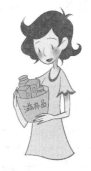

医师指导

产妇不宜过度滋补，只需适当增加营养，能保证营养全面，满足需要就可以了。

⑬ 产妇不宜急于服用人参

有的产妇产后急于服用人参，想补一补身子。其实产妇急于用人参补身子是有害无益的。

人参含有多种有效成分，这些成分能对人体产生广泛的兴奋作用，服用者会出现失眠、烦躁、心神不安等不良反应。产妇刚生完孩子，精力和体力消耗很大，需要卧床休息，如果此时服用人参，反而会兴奋得难以安睡，影响精力的恢复。

人参是补元气的药物，如果服用过多，会加速血液循环，促进血液的流动，这对刚刚生完孩子的产妇十分不利。产妇分娩后，内外生殖器的血管多有损伤，如果服用人参，就可能影响受损血管的愈合，造成流血不止，甚至大出血。

人参属热性药物，如果服用人参过多，还会导致产妇上火或引起婴儿食热。

医师指导

产妇在生完孩子的一个星期之内，不要服用人参，分娩7天以后，产妇的伤口已经基本愈合，此时服点人参有助于产妇的体力恢复，但不宜服用过多。

⑭ 产妇不宜多喝黄酒

产后少量饮黄酒可以祛风活血，有利于恶露排出，子宫复旧，有舒筋活络的功效，但过量或饮用时间过长可助内热，使产妇上火，并通过乳汁影响婴儿，还会使恶露排出过多或持续时间过长，不利于产后恢复。饮用时间以产后二周为宜。

⑮ 产妇不宜多喝茶

产妇不宜多喝茶，这是因为茶叶中含有鞣酸，它可与食物中的铁相结合，影响肠道对铁的吸收，从而引起贫血。茶水浓度越大，鞣酸含量越高，对铁的吸收影响就越严重。

茶叶中还含有咖啡因，饮用茶水后，使人精神兴奋，不易入睡，会影响产妇休息，还可通过乳汁进入婴儿体内，也会使婴儿精神过于兴奋，不能很好睡觉，容易出现肠痉挛和忽然无故啼哭的现象。

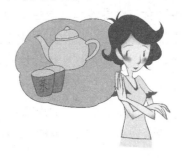

⑯ 产妇不宜多吃味精

味精的主要成分是谷氨酸钠，在肝脏中的谷氨酸丙酮酸转氨酶的作用下，转化成人体需要的氨基酸，它对成年人没有什么危害，但对12周以内的婴儿不利。如果乳母食用过多味精，谷氨酸钠就会通过乳汁进入婴儿体内，与婴儿血液中的锌发生特异性结合，生成无法被机体吸收利用的谷氨酸，并随尿液排出体外，从而导致婴儿缺锌，使其出现味觉减退、厌食等症状，还会造成智力减退、生长发育迟缓、性晚熟等不良后果。

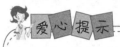

爱心提示

乳母在用乳汁喂养孩子时，至少在3个月内应少吃或不吃味精。

新妈妈产褥期常见问题

① 如何对付产后变丑

女性生育以后，体形、面容都会发生不同程度的变化，好像变丑了。专家认为，可从五个方面采取措施，防止这种后果。

面容：妇女产后要日夜看护婴儿，往往睡眠不足，时间一长，面部皮肤就会松弛，眼圈发黑。此时，每天应保证8小时以上高质量的睡眠。面部出现蝴蝶斑的产妇，应避免过多日照，局部涂搽品质好的祛斑霜，可使蝴蝶斑自然消退。

头发：妇女产后容易脱发，因此应注意饮食多样化，补充丰富的蛋白质、维生素和矿物质。要养成经常洗头的习惯。发型要整齐，最好剪成易梳理的短发。

牙齿和眼睛：产妇产后牙齿容易松动，牙龈容易发炎，应注意坚持刷牙，并且适当补充钙质。为使眼睛秀美明亮，应注意预防眼病，并且补充

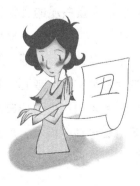

维生素A和维生素B_2，这些营养成分在动物肝脏、绿色蔬菜和水果中含量较高。

体态：妇女会因生育引起生育性肥胖症。妊娠期间和产褥期间，妇女要注意饮食合理搭配，坚持适当运动，避免脂肪在体内堆积。

精神面貌：不要认为产后生活忙乱就可以忽略你的形象，要始终保持向上的精神和愉快的心情，注意身体和衣着的整洁。衣着要得体，如果你现在有些发胖，就要更换衣服的尺码，不要将怀孕以前的衣服勉强裹在身上，因为这样会更加暴露你身材上的缺点。

② 产后祛斑的方法

在孕期出现的面部色素沉着称为黄褐斑，由于黄褐斑在鼻尖和两侧面颊最为常见，且对称分布，形状像蝴蝶，也称为蝴蝶斑。这是由于怀孕后胎盘分泌雌激素、孕激素增多而产生的。由于存在个体差异，有的孕妇黄褐斑明显一些，有的孕妇则比较淡。产后体内雌激素、孕激素分泌恢复到怀孕前的正常状态，大部分产妇脸上的黄褐斑会自然减轻或消失，但也有人依然如故，这就需要由内到外进行调节。

目前流行的几种祛斑方法有以下几种：

★ 激光法：用先进的激光仪器除去色斑。

★ 果酸法：用高浓度果酸剥脱表皮，较以往的化学剥脱安全可靠，可达到"换肤"目的。

★ 磨削法：用机械磨削的方法，祛除表层色斑。

★ 针灸法：通过调节经络，改善人体内分泌来达到祛斑的目的。

★ 药物法：口服维生素 C，结合静脉注射。

★ 中草药法：遵循中医学原理，服用具有相应功能的中草药制剂，外加敷中草药面膜，由内而外治愈色斑。

3 产后面部护理

怀孕和产后由于机体状态和生活规律的改变，面部会出现一些黄褐斑或色素沉着。在日常生活中，应注意以下几个方面，做到养护结合，逐步消除黄褐斑。

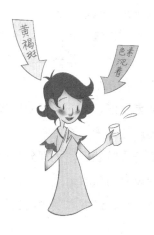

★ 不急不躁不忧郁，保持平和的心态和愉快的情绪。产妇要保持积极的心态，把烦恼和不愉快的事情忘掉。只有保持愉快的心情，皮肤才会好。

★ 每天要保证充足的睡眠。睡眠是女人最好的美容剂，要保证每天 8 小时以上的睡眠，要学会利用空闲时间休息。只有保证良好的睡眠，才会有好的气色。

★ 多喝开水。及时补充面部皮肤的水分，加快体内毒素的排泄。

★ 养成定时大便的习惯。如果一天不大便，肠道内的毒素就会被身体吸收，肤色就会变得灰暗，皮肤也会显得粗糙，容易形成黄褐斑、暗疮等。

★ 选择适当的护肤品。选用天然成分及中药类祛斑化妆品，可以用粉底霜或粉饼对色斑进行遮盖，选用的粉底应比肤色略深，这样才能缩小色斑与皮肤的色差，起到遮盖作用。避免日晒，根据季节的不同选择防晒系数不同的防晒品。和宝宝一起进行日光浴时，要用防紫外线的太阳伞遮挡面部，因为紫外线照射可引起面部色素沉着。

★ 注意日常饮食。多食含维生素 C、维生素 E 及蛋白质的食物，如西红柿、柠檬、鲜枣、芝麻、核桃、薏米、花生米、瘦肉、蛋类等。维生素 C 可抑制代谢废物转化成有色物质，从而减少黑色素的产生，美白皮肤。维生素 E 能促进血液循环，加快面部皮肤新陈代谢，防止老化。

蛋白质可促进皮肤生理功能，保持皮肤的弹性。少食油腻、辛辣、刺激性食品，忌烟酒，不喝过浓的咖啡。

★ 自制简便易用的面膜。将冬瓜捣烂，加蛋黄一只，蜂蜜半匙，搅匀敷脸，20分钟后洗掉。或将黄瓜磨成泥状，加入一小匙奶粉和面粉，调匀敷面，15~20分钟后洗掉。还可以将香蕉捣成泥状，直接敷于面部，20分钟后洗掉。

★ 平时可以因地制宜，利用手头上能够利用的东西进行美容。例如，在给宝宝蒸鸡蛋羹时，可将贴在鸡蛋皮上的蛋清刮下敷于面部，也可用黄瓜汁、冬瓜汁、柠檬汁等涂擦面部，若持之以恒，均会奏效。

④ 产后妊娠斑和妊娠纹能否消失

在妊娠的中期和末期，如果孕妇的皮肤过度绷紧，超出了它正常的弹性范围，弹力纤维断裂，就会形成妊娠纹。体重过度增加也会引起妊娠纹。妊娠纹呈紫红色，易出现在大腿、腹部或乳房等部位。

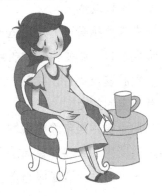

产后由于弹力纤维断裂不能恢复，使皮肤变薄，局部比怀孕前松弛。妊娠纹在产后很少能完全消失，颜色会逐渐变浅，成为有银色光泽的细条纹。妊娠纹是一种生理变化，一经出现，就无法消退，但不会损害健康。

怀孕前应注意皮肤护理和体育运动，良好的皮肤弹性有利于承受孕期的变化。怀孕期间，应避免体重增加太快，不宜超过10~15千克。沐浴时可以用冷水和热水交替冲洗相应部位，促进局部血液循环。

妊娠斑是由于孕期内分泌的变化引起的色素沉着。产后会逐渐减轻或消失。日光的照射会加重妊娠斑的颜色，因此，孕期应注意避免日光的直射。可选用对皮肤刺激少的护肤品，不宜浓妆艳抹。

爱心提示

沐浴后在有可能发生妊娠纹的部位涂上护肤品，这样可减少妊娠纹的出现。

⑤ 产后脱发的原因

不少妇女原来有一头乌黑光亮的秀发，但在分娩后2~6个月头发会逐渐变黄，并有不同程度的脱发，医学上称为"分娩后脱发"。据统计，35%~45%的产妇会出现脱发。

头发和其他组织器官一样，也要进行新陈代谢。一般来说，人的头发每隔 5 年就要全部更换一次，平时头发的更新是分期分批进行的，人们不易觉察。产褥期妇女头发更换的速度较快，与女性体内的雌激素水平有关。雌激素水平高时，头发更新速度就会变慢；雌激素水平低时，头发的更新速度就会加快。妇女在妊娠期间，身体内分泌的"总管家"——脑垂体会出现生理性肥大，受其影响，孕妇分泌的雌激素也比平时多。这样一来，头发的寿命就延长了，脱发的速度也就变慢了，大量的头发"超期服役"。分娩之后，体内雌激素水平恢复正常，那些"超期服役"的头发便纷纷"退役"，于是就发生产后脱发。

此外，产后脱发还与精神因素有关。有的妇女头脑里存在重男轻女的偏见，一心希望生男孩，一旦生了女孩，便情绪低落，郁郁寡欢，就会脱发。如果产妇受到了其他不良的精神刺激，大脑皮层功能失调，植物神经功能紊乱，控制头皮血管的神经也会失调，使头皮供血减少，以致毛发营养不良而脱落。

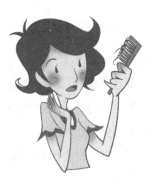

有些妇女在怀孕期间饮食单调，不能满足母体和胎儿的营养需求，体内缺乏蛋白质、钙、锌、B 族维生素，就会影响头发的正常生长，头发容易折断、脱落。如果产妇坐月子期间不常洗头，致使头皮上积聚一层油脂和灰尘，加之产后出汗又多，容易引起毛囊炎，就会加重脱发。

6 产后脱发的预防

产后脱发大多属于生理现象，一般在 6~9 个月后即可恢复，重新长出秀发，不需要特殊治疗。

预防产后脱发应注意以下几点：

★ 妇女在孕期和哺乳期要保持心情舒畅、乐观，避免出现紧张、焦虑、恐惧等不良情绪。

★ 注意平衡膳食，不要挑食、偏食，多食新鲜蔬菜、水果、海产品、豆类、蛋类等，以满足头发对营养的需要。

★ 经常用木梳梳头，或用手指按摩头皮，可促进头皮的血液循环，有利于头发的新陈代谢。经常洗头可清除掉头皮上的油脂污垢，保持头皮清洁，有利于新发生长。

★ 在医生指导下，产后适当服用一些维生素 B_1、维生素 B_6、谷维素、养血生发胶囊及钙片，对防止产后脱发也有一定的益处。

★ 用生姜片经常涂擦脱发部位，可促进头发生长。将何首乌浸泡在醋液中，一个月后，取醋液与洗发水混合洗头，吹干后再将何首乌醋液喷一些在头发上，不仅可防止脱发，还有美发、养发的功效。

★ 将黑芝麻炒熟、捣碎，加糖拌匀，每天 2~3 次，每次 1~2 勺，持续服用一个月，会有明显的效果。

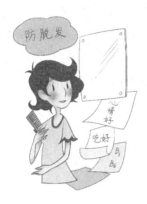

7 产后恶露应何时干净

正常情况下，恶露持续 4~6 周，总量约 500 克，有血腥味，但不臭。根据产后时间的不同，恶露的量和成分也随之发生变化。

一般在产后 3~7 天内为血性恶露，量较多，颜色鲜红，含有大量血液，有时有小血块、黏液及坏死的蜕膜组织，有血腥味，随着子宫内膜的修复，出血量逐渐减少。

再过 3~4 天逐渐变为淡红色，形成浆液性恶露，量减少，颜色较淡，内含少量血液，宫颈黏液相对增多，且含坏死蜕膜组织及阴道分泌物和细菌。

再过 2~4 周变为白色或淡黄色，形成白色恶露，含有大量的白细胞、坏死蜕膜组织、表皮细胞及细菌，量

更少，不再有血液，一般持续 3 周左右停止。

通过观察恶露的性质、气味、量及持续时间，可以了解子宫的复原情况，判断子宫有无感染。如果血性恶露持续两周以上，量多，常提示胎盘附着处复原不良或有胎盘胎膜残留。如果恶露持续时间长且为脓性，或有臭味，表示有宫腔内感染。如果伴有大量出血，子宫大而软，常提示子宫复旧不良。

8 产后会阴胀痛的处理方法

造成会阴胀痛的原因很多，在处理之前应首先明确原因，然后根据不同的原因分别进行处理。

分娩时，如果会阴保护不当，或胎儿较大，或会阴体较长、较紧，就可造成会阴裂伤。做会阴缝合术也可使会阴部形成伤口，并可继发感染。先露部压迫会阴时间过久可造成会阴水肿。会阴伤口缝合时血管结扎不彻底，会形成会阴血肿。痔核脱出、肿胀等，都是导致会阴胀痛的常见原因。会阴胀痛会影响产妇的饮食、休息和全身的康复，故应及时处理。针对造成会阴胀痛的不同原因，分别给予相应的处理。

会阴有伤口者，应加强会阴护理，保持会阴清洁，用 1∶5000 高锰酸钾液进行会阴擦洗，每天两次，并使用消过毒的会阴垫。

如发现伤口感染，及时就医。对会阴严重水肿者，可给予 50% 硫酸镁湿敷，每天两次，每次 15~20 分钟，以促进水肿消失。痔核脱出者可给予还纳，水肿明显者可局部涂抹痔疮膏，或 1：5000 高锰酸钾溶液坐浴。

⑨ 会阴伤口的清洁方法

如果在分娩时会阴部有伤口，就要注意护理。在产后的头几天里，恶露量较多，应使用消过毒的卫生垫，并经常更换。大小便后要用清洁的水清洗外阴，以保持伤口的清洁干燥，以防感染。

伤口痊愈情况不佳时要坚持用 1：5000 高锰酸钾液坐浴，每天 1~2 次，每次 10~20 分钟，持续 2~3 周，这对伤口复原效果明显。坐浴前要先清洗肛门，以免造成污染。

睡觉的体位对伤口也有影响。如果伤口在左侧，就应靠右侧睡；如果伤口在右侧，就应靠左侧睡。

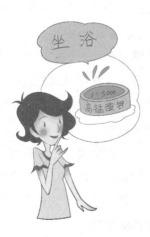

⑩ 产后为何还会出现阵阵腹痛

在产后的一周内，有些产妇时常出现阵发性下腹痛，尤其是在最初的 3~4 天内更为明显，这种疼痛称为产后宫缩痛。多见于经产妇，特别是急产后，并随妊娠分娩次数的增多而疼痛逐渐加重，哺乳时尤为显著。初产妇的宫缩痛相对较轻，这是生理现象。

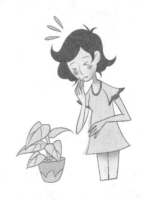

腹痛的主要原因是由于在产后子宫复原的过程中，子宫发生阵发性收缩，引起局部血管缺血，组织缺氧，神经纤维受到强烈挤压所致。随着生育胎次的增加，子宫肌肉内含弹性纤维的平滑肌逐渐减少，而弹性差的结缔组织逐渐增加，使子宫肌层的弹性降低，子宫肌肉的收缩力不正常，恢复受到影响，容易出现痉挛性收缩，因此经产妇宫缩痛较重，而且哺乳时疼痛加重。

产后宫缩是子宫复原的表现，具有止血和排出宫腔内积血和胎膜的作用。在宫缩时，于下腹部可摸到隆起变硬的子宫。哺乳时婴儿吸吮乳头可引起反射性子宫收缩，疼痛会加剧。

宫缩产生的腹痛一般持续 3~4 天，然后自然消失，不需做特殊护理。重者可做下腹部热敷、按摩，也可应用适量的镇静止痛药物。

医师指导

腹痛剧烈时，应及时请医生检查，排除胎盘、胎膜残留或其他疾病后，再按产后宫缩痛处理。

⑪ 产后排尿困难的原因

许多产妇，尤其是初产妇，在分娩后会出现小便困难，有的产妇膀胱里充满了尿，但尿不出来；有的产妇即使能尿，也是点点滴滴地尿不干净；还有的产妇膀胱里充满了尿，却毫无尿意。这是怎么引起的？

这是因为产后腹压有所下降，腹壁变得松弛，加上妊娠期膀胱紧张度减低，膀胱容积大，对内部的张力增加不敏感，无法产生尿意。还由于分

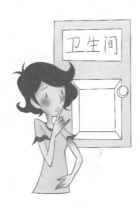

娩时产程过长，胎儿头部在产道内的位置不正常，长时间压迫膀胱，使膀胱和尿道黏膜充血水肿，膀胱张力下降，收缩力差，尿意迟钝和逼尿肌无力，无力将尿液排出，造成排尿困难。产后膀胱失去子宫的承托作用，膀胱和尿道间形成一定角度，增加了排尿阻力，产妇对尿胀不敏感，增加了排尿的困难。

另外，会阴有伤口的产妇因害怕疼痛而主动抑制了排尿，而小便时尿液刺激伤口引起疼痛，会导致尿道括约肌痉挛，也是产后小便困难的原因。

有些产妇不习惯在床上小便，个别病人因精神紧张、怕人、不能下床或对自己排尿缺乏信心，而不能排尿。等到膀胱胀大到一定程度，就会出现麻痹，造成尿潴留。

⑫ 产后排尿困难的解决方法

产后小便困难是一件很难受的事。预防产后排尿困难的方法有以下几种：

★ 在产后 4 小时主动排尿，不要等到感到有尿意再解。解除产妇对小便引起疼痛的顾忌，并鼓励和帮助产妇下床排尿。排尿时要增加信心，放松精神，平静自然地排尿，要把注意力集中在小便上。

★ 如不能排出尿液，可在下腹部用热水袋热敷或用温水熏洗外阴和尿道口周围，也可用滴水声诱导排尿。

★ 为促进膀胱肌肉收缩，可用针灸关元、气海、三阴交等穴位。

★ 如果以上方法都没有效果，就应该在严密消毒下导尿，并将导尿管留置 24~48 小时，先持续开放 24 小时，使膀胱充分休息，然后夹住导尿管，每 4 小时开放 1 次，待其水肿、充血消失后，张力自然恢复，48 小时拔除，一般都能恢复排尿功能。在留置导尿管期间应多饮水，使尿量增加，以减少尿路感染。每天冲洗会阴两次，保持外阴清洁。

⑬ 产后小便失禁的原因

一些产妇产后在咳嗽、打喷嚏、大笑、走路急或跑步时不能控制小便而出现尿失禁。这可能只是一时尿道括约肌功能失调，但如果时间较久，就属于病态，叫作产后尿失禁。

这是因为产妇在分娩过程中，胎儿通过产道时压迫盆底组织和韧带，造成损伤，致使盆底肌肉韧带松弛，膀胱和尿道括约肌功能不良，不能承受腹压向下的压力，从而造成张力性尿失禁。

⑭ 产后小便失禁的处理方法

产妇出现尿失禁后不必害怕，不要经常下蹲，尽量避免重体力劳动，不要提重物，以免增加腹压。积极治疗咳嗽，多吃蔬菜水果，保持大便通畅，减少腹压。每天进行盆底肌肉功能锻炼，有节奏地收缩肛门和阴道，每次 5 分钟，每天 2~3 次，一个月后会有明显效果。

⑮ 产后便秘的原因

在产褥初期，腹胀与便秘是常见现象。引起产后便秘的原因主要有以下几种：

★ 产后卧床时间较长，活动量少，胃液中盐酸量减少，胃肠功能降低，蠕动缓慢，肠内容物停留过久，水分被过度吸收。

★ 怀孕期间，腹壁和骨盆底的肌肉松弛，收缩力量不足，排便无力。

★ 分娩晚期会阴和骨盆或多或少受到损伤，通过神经反射，抑制排便动作。

★ 产后饮食过于讲究高营养，缺乏纤维素，食物残渣较少。

★ 下床活动不便，许多产妇不习惯在床上用便盆排便。

★ 有的产妇 3~5 天或更长时间不解一次大便，结果造成排便更加困难，会引起肛裂、痔疮、腹胀等多种不良后果。

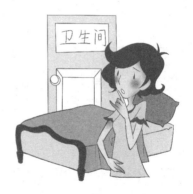

16 产后便秘的处理方法

产妇便秘的处理方法有以下几种：

★ 用黑芝麻、核桃仁、蜂蜜各 60 克，先将黑芝麻、核桃仁捣碎，磨成糊，煮熟后冲入蜂蜜，分两次 1 日服完，能润滑肠道，通利大便。

★ 严重者可在医生指导下，应用一些缓泻药，如果导、开塞露等，还可以请护士进行温肥皂水灌肠。不要盲目用力，以防子宫脱垂及直肠脱出。

17 产后便秘的预防措施

预防产妇便秘，可采取以下措施：

★ 适当活动，不要长时间卧床。产后头两天，产妇应勤翻身，吃饭时应坐起来。健康、顺产的产妇，在产后第二天即可开始下床活动，逐日增加起床时间和活动范围。

★ 在床上做产后体操，进行缩肛运动，锻炼骨盆底部肌肉，促使肛门部血液回流。

★ 产妇饮食要合理搭配，荤素结合，多吃一些含纤维素多的食物，如新鲜的蔬菜瓜果等，香蕉就有较好的通便作用。

★ 少吃辣椒、胡椒、芥末等刺激性食物，尤其是不可饮酒。要多喝汤、饮水。

★ 每日进餐时，应适当吃一些粗粮，做到粗细粮搭配，力求主食多样化。麻油和蜂蜜有润肠通便作用，产后宜适当多食用。

★ 平时应保持精神愉快，心情舒畅，避免不良的精神刺激，因为不良情绪可使胃酸分泌量下降，肠胃蠕动减慢。

★ 注意保持每日定时排便的习惯，以便形成条件反射。

★ 每天绕脐按顺时针进行腹部按摩 2~3 次，每次 10~15 分钟，可以帮助排便。

18 产后痔疮的预防措施

产妇产后由于子宫收缩，直肠承受胎儿的压迫突然消失，使肠腔舒张扩大，粪便在直肠滞留的时间较长，容易形成便秘。加之在分娩过程中撕裂会阴，造成肛门水肿疼痛等。因此，产后注意肛门保健和预防便秘是预防痔疮发生的关键。

勤喝水，早活动。由于产后失血，肠道津液水分不足，以致造成便秘，而勤喝水，早活动，可增加肠道水分，促进肠道蠕动，预防便秘。

少吃辛辣精细的食物。多吃富含粗纤维的食物，搭配芹菜、白菜等，这样消化后的食物残渣就比较多，大便容易排出。

勤换内裤，勤洗浴。这样不但保持了肛门清洁，避免恶露刺激，还能促进肛门周围的血液循环,消除水肿,预防外痔。

产后应尽快恢复排便习惯。一般产后3日内一定要排一次大便,以防便秘。产后妇女不论大便是否干燥,第一次排便一定要用开塞露润滑,以免损伤肛管黏膜而发生肛裂。

⑲ 产后手脚疼痛的原因

有些妇女在产后经常出现手脚疼痛,很多人认为是因为在"月子"里受了风所致。其实这种认识是错误的。

妇女产后手痛常常发生在手腕和手指关节等部位。现代医学认为,妇女在产后和哺乳期间,由于身体内部内分泌激素的变化,常常使肌肉、肌腱的弹性和力量有不同程度的下降,关节囊和关节附近的韧带也会出现张力下降,因此导致关节的松弛。

在这种情况下,如果产妇不注意休息,从事较多的家务劳动,将会使本来已经薄弱的关节、肌腱、韧带负担过重,从而出现疼痛。如果产妇在

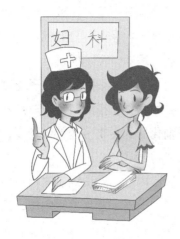

家务劳动时使用冷水或受到寒冷的刺激,就会出现手痛的症状。

妇女产后脚痛常常发生在脚跟部,这是由于脚跟脂肪垫退化所引起的。产后产妇在月子里如果不注意下地活动,脚跟脂肪垫就会出现退化现象,这样一旦下地行走,由于退化的脂肪垫承受不了体重的压力和行走时的震动,就会出现脂肪垫水肿、充血等炎症,从而引起疼痛。

⑳ 产后手脚疼痛的预防措施

★ 注意充分的休息,不宜做过多的家务劳动,特别要注意减少手指和手腕的负担,例如,给孩子洗澡时,夫妻两人应相互配合,避免由产妇一个人一手托头一手洗。洗尿布时一定要用温水,避免寒冷的刺激。

★ 在休养的同时应适当下床活动。特别是坐月子后期,要经常下地走动,这样不仅能防止脚跟脂肪垫退化,避免产后脚痛的发生,而且能防止产妇体重过分增加,还可调节神经功能,对改善睡眠和增进食欲十分有利。

★ 如果不慎患上产后手脚痛,可以进行热敷和按摩。热敷用热毛巾即可,如能加上一些补气养血、通经活络、祛风除湿的中草药,则效果更佳。若采用按摩手法,一般是在痛点处先轻压后重压,压30秒,放开15秒,交替进行,注意按压时不要揉捏,否则会使疼痛加重。

㉑ 产后颈背酸痛的预防措施

一些产妇在给小孩喂奶后，常感到颈背有些酸痛，随着喂奶时间的延长，症状愈加明显，称为哺乳性颈背酸痛症。这主要是因为产妇不正确的哺乳姿势造成的。

一般乳母在给小孩喂奶时，都喜欢低头看着小孩吃奶，由于每次喂奶的时间较长，且每天数次，长期如此，就容易使颈背部的肌肉紧张而疲劳，产生酸痛不适感。

此外，为了夜间能照顾好小儿，或为哺乳时方便，产妇习惯用一个固定的姿势睡觉，会造成颈椎侧弯，引起单侧的颈背肌肉紧张，导致颈背酸痛。

一些乳母由于乳头内陷，婴儿吸吮乳汁时常常含不稳乳头，这就迫使母亲要低头照看和随时调整婴儿的头部，加之哺乳时间比较长，容易使颈背部肌肉出现劳损，从而感到疼痛或不适。

此外，如果产妇原本患有某些疾病，如颈椎病等，也会加剧神经受压的程度，导致颈背酸痛，以及肩、臂、手指的酸胀麻木，甚至还会出现头晕、心悸、恶心、呕吐、四肢无力等不适症状。

另外，颈背酸痛也与女性生理因素与职业因素有关。由于女性颈部的肌肉、韧带张力与男性相比显得相对较弱，尤其是那些在产前长期从事低头伏案工作的女性，如会计师、打字员、编辑、裁缝等，如果营养不足，休息不佳，加上平时身体素质较差，在哺乳时就更容易引起颈、背、肩的肌肉、韧带、结缔组织劳损，从而引发疼痛或酸胀不适。在明白颈背酸痛的原因后，即可找出预防此病的措施。

产后颈背酸痛的预防措施

★ 及时纠正不正确的哺乳姿势和习惯，避免长时间低头哺乳。在给小孩喂奶的过程中，可以间断性地做头往后仰、颈向左右转动的动作。

★ 夜间不要习惯于单侧睡觉，以减少颈背肌肉、韧带的紧张与疲劳，平时注意锻炼和活动。要防止乳头内陷、颈椎病等疾患，消除诱因。

★ 注意颈背部的保暖，夏天避免电风扇直接吹头颈部。

★ 要加强营养，必要时可进行自我按摩，以改善颈背部血液循环。

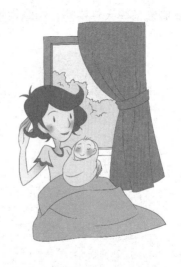

㉒ 产后腰腿疼痛的防治

很多产妇产后会觉得腰腿疼痛，这是因为耻骨联合分离、骶髂韧带劳损或骶髂关节损伤所致。

产妇在分娩过程中，骨盆的各种韧带会受到损伤，如果产程过长，胎儿过大，产时用力不当，姿势不正确或者腰骶部受寒等，再加上产后过早劳动和负重，都会增加骶髂关节的损伤机会，引起关节囊周围组织粘连，影响了骶髂关节的正常运动，或者当骨盆某个关节有异常病变，均可造成耻骨联合分离或骶髂关节错位，从而产生疼痛。

此外，当韧带尚未恢复时，若受到较强的外力作用，如负重下蹲、起坐过猛、过早进行剧烈运动等，均易发生耻骨联合分离，从而产生疼痛。如果产后休息不当，过早长久站立和端坐，就会使产妇松弛的骶髂韧带无法恢复，从而造成劳损。

另外，产后起居不慎，腰部受损，以及腰骶部先天性疾病，如隐性椎弓

裂、骶椎裂、腰椎骶化等，都会诱发腰腿痛。

产后腰腿痛以腰、臀和腰骶部疼痛为主，部分患者伴有一侧腿痛。疼痛部位多在下肢内侧或外侧，可伴有双下肢沉重、酸软等症状。

产后腰腿疼痛的预防措施主要是注意休息和增加营养，不要过早长久站立和端坐，更不要负重，注意避风寒，慎起居，每天坚持做产后操。

医师指导

一般来说，产后腰腿疼痛经过几个月，甚至1年左右，疼痛会自然缓解。如果长期不愈，可采用推拿、理疗等方法治疗，同时服用消炎止痛药，既可减轻疼痛，又可促进局部炎症吸收。

㉓ 什么是产后郁闷

经历了分娩的疼痛，大多数新妈妈产后都会感到很委屈，容易哭泣。一般把从开始分娩至产后第7天出现的一过性哭泣或忧郁状态，均归为产后郁闷。

据调查，50%~70%的新妈妈均发生过产后郁闷。发生这种情况的原因是分娩后体内孕激素和雌激素急速降低，引起情绪不稳。其诱因多种多样，如家属没有来探视，丈夫沉默不语；担心新生儿出现黄疸，担心孩子夜哭或乳汁分泌过少；产科方面的原

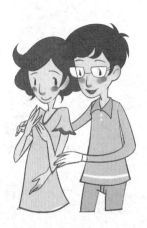

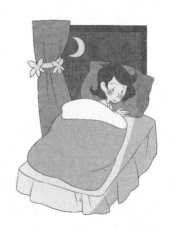

因包括想到分娩疼痛、拖延了出院的日期等。这些均可导致新妈妈情绪低落，以致哭泣。

这些症状大多在产后一周内发生，病程短暂，一般预后良好，但有的可发展为产后抑郁。因此要做好新妈妈早期心理调适工作，家属应了解新妈妈产褥期感情脆弱、易受伤害的特点，应给予足够的理解、关心、体贴和照顾，当新妈妈哭泣或发脾气时，要多安慰，使新妈妈顺利度过这一时期。

㉔ 疲倦是产后情绪低落的主因

疲倦是造成新妈妈产后情绪低落的主要原因。在护理新生宝宝阶段，新妈妈最缺乏的就是睡眠。

新生宝宝每天需喂食很多次，新妈妈晚上睡觉时，也要起来喂好几次奶。极度的疲乏往往使新妈妈感到生活没有乐趣，忙乱不堪，心情烦乱低落。

在这一阶段，新妈妈应在白天尽量多休息，在晚上尽早入睡，以保证足够的睡眠时间。可以配合宝宝的作息时间，趁宝宝睡觉时，妈妈也抓紧睡一会儿，而不要再去做家务。

㉕ 产后失眠的纠正

部分产妇产后会出现失眠现象，这是因为产妇的睡眠往往被婴儿不规律的生活扰乱，想睡觉时宝宝也许正在哭闹，而当宝宝睡着以后你反而没有了睡意，生物钟出现紊乱。产后失眠可通过改变生活习惯来纠正。比如减少或取消午睡，饭后多散步，增加每天的活动量，使白天稍微疲劳些，晚上又不要睡得过早，也许对纠正失眠有所帮助。

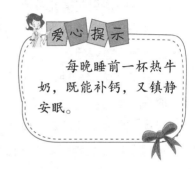

爱心提示

每晚睡前一杯热牛奶，既能补钙，又镇静安眠。

新妈妈产后用药与疾病防治

❶ 产妇应慎用西药

产妇在分娩后生病用药应十分慎重。大多数药物可通过血液循环进入乳汁，或使乳汁量减少，或使婴儿中毒，影响乳儿健康，如损害新生儿的肝功能、抑制骨髓功能、抑制呼吸、引起皮疹等。

对乳儿影响较大的药物

对乳儿影响较大的药物有以下几种：

★ 乳母服用氯霉素后，可使婴儿腹泻、呕吐、呼吸功能不良、循环衰竭及皮肤发灰，还会影响乳儿造血功能。

★ 四环素可使乳儿牙齿发黄。

★ 链霉素、卡那霉素可引起乳儿听力障碍。

★ 乳母服用磺胺药可产生新生儿黄疸。

★ 巴比妥长时间使用，可引起乳儿高铁血红蛋白症。

★ 氯丙嗪能引起婴儿黄疸。

★ 乳母服用甲硝唑，则可能使乳儿出血、厌食、呕吐。

★ 麦角生物碱会使乳儿恶心、呕吐、腹泻、虚弱。

★ 利血平使乳儿鼻塞、昏睡。

★ 避孕药使女婴阴道上皮细胞增生。

对新生儿、婴儿影响较大的药物

对新生儿、婴儿影响较大的药物主要有以下几类：

★ 抗生素：如氯霉素、四环素、卡那霉素等。

★ 镇静、催眠药：如阿米托、氯丙嗪等。

★ 镇痛药：如吗啡、可待因、美沙酮等。

★ 抗甲状腺药：如碘剂、甲巯咪唑等。

★ 抗肿瘤药：如 5- 氟尿嘧啶等。

★ 其他：如异烟肼、阿司匹林、水杨酸钠、利血平等。

医师指导

产妇用药、打针要在医生指导下进行。如果治疗需要上述药物，应暂时停止哺乳，采取人工喂养。

② 产妇不宜滥用中药

产妇产后服用某些中药，可以达到补正祛瘀的作用，如产后保健汤，包括以下草药：当归、川芎、桃仁、红花、坤草、炙甘草、连翘、败酱草、枳壳、厚朴、生地、玄参、麦冬等，可以滋阴养血，活血化瘀，清热解毒，理气通下，还可以改善微循环，增强体质，促进子宫收缩，促进肠胃功能恢复及预防产褥感染。但是，如果产妇一切正常，最好不要用中药，需吃药时，应在医生指导下进行。

产后用药的一个关键问题是要注意不影响乳汁的分泌，以免影响哺乳，对婴儿不利。产后一定要忌用中药大黄，大黄不仅会引起盆腔充血、阴道出血增加，还会进入乳汁中，使乳汁变黄。炒麦芽、逍遥散、薄荷有回奶作用，所以乳母忌用。

③ 什么是子宫复旧不全

怀孕期间，母体为适应胎儿生长发育的需要，进行一系列生理变化，其中以子宫的变化最大，子宫腔的容积由非孕时的 5 毫升增大到足月时的 5000 毫升，子宫的重量由非孕时的 50 克增加到足月时的 1000~1200 克。

分娩后，由于子宫收缩，子宫体积明显缩小，胎盘剥离面亦随着子宫的缩小和新生内膜的生长而得以修复。一般在产后 5~6 周可恢复到非孕状态，这个过程称为子宫复旧。当复旧功能受到阻碍时，即引起子宫复旧不全。

子宫复旧情况可以通过产后宫底下降的情况和恶露的量来观察。

正常情况下，当胎盘娩出后，子宫底降至脐下，12 小时后由于盆底肌肉的恢复，子宫底上升与脐平，以后每天下降 1~2 厘米，大约在产后 1 周子宫缩小至 12 周妊娠大小，可在耻骨联合上方扪及，在产后 20 天降至骨盆腔内，腹部检查摸不到宫底，产后 42 天完全恢复至正常大小。

子宫复旧不全时，血性恶露持续的时间延长，可达 7~10 天或更长时间，量明显增多，有时可出现大量流血，恶露混浊或伴有臭味。在血性恶露停止后还可有脓性分泌物排出。产妇多感觉腰痛及下腹坠胀。偶尔也有恶露量少而腹痛剧烈者。

如子宫复旧不全未能及时纠正，因伴有慢性炎症，会使子宫壁内纤维组织增多，从而形成子宫纤维化。纤维化子宫可引起月经期的延长和月经量的增多。

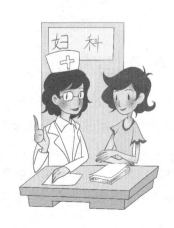

④ 子宫复旧不全的应对措施

★ 应给予子宫收缩剂，以促进子宫收缩，如麦角流浸膏 1 毫升，每日 3 次，共两日；亦可用催产素 10 单位，肌肉注射，每日 1~2 次，连续 3 日。

★ 伴有炎症现象时，应给予广谱抗生素消炎治疗。

★ 中药活血化瘀，促进子宫收缩，如益母草膏 2~3 毫升，每日 3 次。

★ 子宫后倾时，产妇应经常采取胸膝卧位，以纠正子宫位置。每日 1~2 次，每次 10~15 分钟。

★ 如果怀疑有胎盘或大块胎膜残留，就应该行刮宫疗法。

★ 子宫肌瘤合并子宫复旧不全者，应该采用保守治疗。

★ 产妇应该注意休息，保持良好的情绪，加强营养，大小便要通畅。

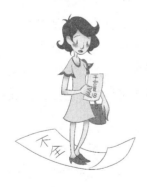

⑤ 什么是产后出血

在胎儿娩出后 24 小时内，阴道出血量达到或超过 500 毫升者，称为产后出血。产后出血是产科常见的严重并发症之一，也是我国产妇死亡的主要原因。产后出血的发生率约占分娩总数的 2%，严重者可发生休克，抢救不及时，可造成死亡。

产后出血还会使产妇抵抗力下降，易发生产褥感染，遗留后遗症，所以必须积极防治产后出血。

⑥ 产后出血的原因与预防

产后出血的原因有子宫收缩乏力、胎盘滞留、软产道裂伤、凝血功能障碍等，其中最常见的原因是子宫收缩乏力，多见于产程过长、胎儿过大、产妇思想紧张、过度疲劳等。

因此，在分娩过程中产妇要听从医生的指导，精神不要紧张，不要大声喊叫而浪费体力，要积极进食，注意休息，保持体力。对有可能出现子宫收缩乏力的，在胎儿娩出后立即注射缩宫素，促进子宫收缩。

有的产妇，特别是多次流产的产妇，胎盘可能会娩出困难，或有部分胎盘滞留于宫腔内，这样可能会造成出血不止。这样的病人可能需要医生协助剥离胎盘或刮宫。

若胎儿过大、会阴发育不良、急产或手术助产，则可出现软产道裂伤，因此对这类病人必要时可行会阴侧切术，若有裂伤，则应尽快缝合止血。

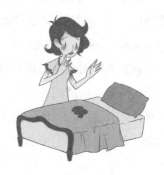

❼ 什么是晚期产后出血

一般产后两小时内阴道流血量较多，两小时后流血逐渐减少。分娩24小时后阴道大量出血，且出血量超过400毫升者，称为晚期产后出血。晚期产后出血是严重的病症，多见于产后1~2周，也有产妇在6~8周才发病。阴道流血可持续或间断，也可表现为急剧大量出血，可伴有低热，患者常常因失血过多而导致严重贫血和失血性休克。

❽ 晚期产后出血的治疗

晚期产后出血的治疗方法因病因和病情的不同而不同。少量或中量阴道出血，应使用足量广谱抗生素、子宫收缩剂，一般会有明显的效果，阴道流血会逐渐减少或停止。若疑有胎盘、胎膜残留或胎盘附着部位复旧不全，在给予抗生素治疗的同时或控制感染后，应做清宫术，刮出物送病理检查，以明确诊断，单纯药物治疗效果不佳。

爱心提示

发生急性大量出血的产妇，应及时入院输液、输血治疗，以避免发生休克。剖宫产后子宫切口感染出血，治疗无效时需做子宫次全切除术。

❾ 什么是盆腔淤血综合征

妊娠期间，由于大量雄激素、孕激素的影响，再加上增大的子宫对子宫周围静脉的压迫，会引起子宫周围静脉扩张。便秘也会影响直肠的静脉回流。肛门充血必然引起子宫阴道充血，从而引起盆腔淤血。

盆腔淤血综合征主要的症状是下腹部疼痛、低位腰痛、性感不快、极度疲劳感、淤血性痛经和经前期乳房痛等。

不少病人是在产后或流产后不久就出现以上症状，疼痛往往是在月经前数天加重，来潮后第一天或第二天减轻，亦有少数持续疼痛的病例。当病人长时间站立及跑、跳或突然坐下时疼痛会加重，性交后亦会加重，下午比上午重。

除疼痛外，白带多、便秘、膀胱痛、性情烦躁等，也是盆腔淤血综合征的常见症状。妇科检查时，宫颈、后穹隆、子宫体可有触痛，附件区有压痛，似有增厚感，宫旁组织触痛亦多见。

医师指导

症状轻微的盆腔淤血患者一般不需要用药物治疗，可针对其有关病因，给予卫生指导，使病人对本病的形成及防治有充分的了解。如每日中午或晚上休息时，改仰卧位为侧俯卧位，纠正便秘，节制房事，做适当的体育锻炼，以增进盆腔肌张力，改善盆腔血循环，一般效果较好。

⑩ 什么是产褥感染

产褥感染是指由于致病细菌侵入产道而引发的感染，这是产妇在产褥期易患的比较严重的疾病。正常妇女的阴道、宫颈内存在着大量的细菌，但大多数细菌并不致病。产后由于机体抵抗力下降，而且子宫腔内胎盘附着部位遗留下一个很大的创伤面，子宫颈、阴道和外阴筋膜可能遭到不同程度的损伤，这些创伤都给致病细菌提供了侵入的机会。

细菌侵入后，轻者会阴、阴道、宫颈伤口感染，局部出现红肿、化脓，压痛明显，重者引起子宫内膜炎、子宫肌炎、盆腔炎、腹膜炎、败血症等。患产褥期感染的产妇在产后 48 小时会出现寒战、发热，伴有下腹痛，恶露有臭味，量多，腹部压痛，反跳痛。

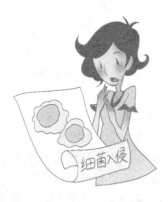

⑪ 产褥感染的原因

致病菌可能是在妊娠期就已经存在于产妇体内，也可能是在临产前、产时或产后从外界侵入的。

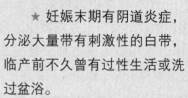

致病菌可能的来源

★ 妊娠末期有阴道炎症，分泌大量带有刺激性的白带，临产前不久曾有过性生活或洗过盆浴。

★ 胎膜早破，阴道和宫颈内的细菌可经过胎膜破口处侵入盆腔引起感染。

★ 接生人员未经正规训练，双手或接生器械消毒不严格。

★ 产程过长，肛门检查或阴道检查次数过多。

★ 产妇的衣服被褥不卫生，或用未经消毒的纸或布做会阴垫。

★ 产妇的呼吸道、胃肠道、泌尿系或皮肤上的细菌，可通过血液或双手的散播侵入阴道。

★ 同产妇接触的人，上呼吸道内有细菌，通过谈话、咳嗽、喷嚏传播给产妇。

★ 产妇产后出血过多，抵抗力下降，如果休息不好，营养跟不上，极易发生感染。

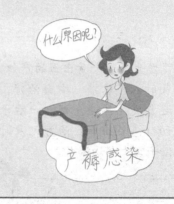

⑫ 产褥感染的症状

产褥感染的病情轻重根据致病菌的强弱和机体抵抗力的不同而不同，发病前可有倦怠、无力、食欲不振、寒战等症状。

轻微的产褥感染，常常在会阴、阴道伤口处发生感染，局部出现红肿、化脓、压痛明显等症状，拆线以后刀口裂开。

如果感染发生在子宫，就可形成子宫内膜炎、子宫肌炎、脓肿。发热、腹痛、体温升高是产褥感染的一个重要症状。

大部分产妇发病于产后3~7天，体温常超过38℃，热度持续24小时不退。子宫复旧差，恶露量多，有臭味，子宫有压痛。

如果继续扩散，可引起盆腔结缔组织炎，炎症蔓延到腹膜，就可引起腹膜炎。这时除寒战、高热外，还会出现脉搏增快、腹痛加剧、腹胀、肠麻痹等症状。若细菌侵入血液，则可发生菌血症、败血症，这时体温的变化很大，而且出现全身中毒症状，情况比较严重，如不及时治疗，则可危及生命。

发热

⑬ 产褥感染的预防

由于轻度产褥感染会影响产妇健康，延长产后恢复时间，而重度产褥感染则会危及生命，因此必须重视预防。

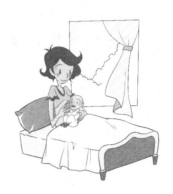

临产时，应多进食和饮水，抓紧时间休息，避免过度疲劳，以免身体抵抗力降低。

积极治疗急性外阴炎、阴道炎及宫颈炎，避免胎膜早破、滞产、产道损伤及产后出血。有胎膜早破或产前出血等感染因素存在时，必须住院治疗，用抗生素预防。接生时避免不必要的阴道检查及肛诊。产后要注意卫生，保持外阴清洁，尽量早期下床活动，以使恶露尽早排除。

医师指导

如果已经发生产褥感染，应加强营养，及时补充足够的热量，尽快纠正贫血等。取半卧位，这样有利于恶露排出，将炎症局限于盆腔，减少炎症扩散。由医生根据情况使用消炎药。如果形成盆腔脓肿，需手术切开引流。

14 产后发热都是感染引起的吗

产后妇女体温大多正常，如果产程延长，产妇过度疲劳，可出现低热，大都在 24 小时后恢复正常。产后3~4天，由于乳房血管淋巴管充盈、乳房胀痛，亦可引起低热，但也不会超过 38℃，乳汁分泌畅通后即恢复正常。如果产后体温超过 38℃或持续升高，多由感染引起。

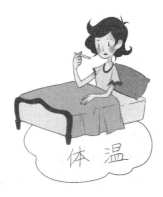

15 产后发热应考虑哪些疾病

上呼吸道感染：产后体虚、多汗，常致感冒，主要症状有头痛、咳嗽、咽痛等，伴有发热。

急性乳腺炎：常因乳头破裂或乳汁淤积所致。乳房红肿、疼痛，伴有高热、寒战，体温可达 38~40℃。

急性肾盂肾炎：持续发热，肾区有叩击痛，腰痛。导尿镜检有大量脓球。

产褥感染：由生殖道感染引起，畏寒，发热持续不降，腹部疼痛，子宫压痛，恶露增多，混浊有臭味。

16 产妇应注意预防感冒

产妇分娩后 10 天内，一般出汗较多，这是因为通过排汗协助排出体内积蓄的废物和过多的水分，此属正常生理现象。但是，产妇出汗过多，毛孔张开，如受风寒，极易感冒。产妇感冒不但对产后恢复健康不利，还会感染婴儿发病。婴儿发病比产妇更不好治疗。

因此，产妇应十分注意抵御风寒，防止感冒。产妇的室内温度要适宜，不可有冷风吹进，产妇的穿衣也要冷暖适度，不要穿得过少，也不要穿得过多，更不能一会儿穿，一会儿脱，冷热不均。被子厚薄也要适当，如果盖的被子很厚，夜间踢开被子，就会造成产后受寒。

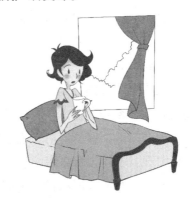

17 产褥中暑的防治

产褥中暑是指产妇在高温、闷热的环境中，体内余热不能及时散发，导致中枢性体温调节功能障碍，而发生的急性病，严重者可导致死亡。在温度高、通风不良的环境，产妇更容易中暑。

产妇中暑时首先出现心悸、恶心、四肢无力、头痛、头晕、口渴多汗、胸闷等，继之体温升高，皮肤干燥无汗，脉搏和呼吸增快，胸闷烦躁，口渴，进一步高热，体温可达 40~42℃，继而尿少、神志不清、谵妄、狂躁、昏睡、昏迷、抽搐，严重时引起死亡。检查可发现颜面潮红，脉细数，瞳孔缩小，呼吸短促，皮肤灼热，干燥无汗。

事实上，产妇的生活环境应该与普通人是一样的。选择朝向好、通风好的房间，炎热的季节注意室内空气流通，让室内温度维持在 28℃ 左右。空调要间断开启，不要连续运转，而且要经常开窗通风。产妇应每天用温水洗澡，经常洗头。夏季产妇衣服要宽大，凉爽，舒适，透气，利于散热。多喝开水，可以吃生津解暑的食物，如西瓜、西红柿、黄瓜等，少吃过于油腻的食品。产妇还要注意休息，保证足够的睡眠，以加快恢复、增强体质，提高对环境的适应能力。做到以上这些，就可以预防产褥中暑。

产妇一旦出现中暑症状，轻者可以立即将其移到通风良好的地方休息，用冷水、酒精擦浴，尽快降低病人的体温，按摩四肢促进血液循环，多喝些盐水，中暑严重者应立即送医院治疗。

⑱ 产后谨防静脉栓塞

静脉栓塞是围产期的一种严重并发症，应引起警惕。静脉栓塞以下肢发生静脉栓塞最为常见，还可发生于门腔静脉、肠系膜静脉、肾静脉、卵巢静脉及肺静脉等。孕产妇容易发生静脉栓塞的主要原因有以下两个方面：

★ 一是血液的凝血因素多了，而溶解血块的因素少了。

★ 二是静脉血管血流速度变慢，深部静脉受压，血流瘀滞，再加上产妇活动少，静脉中处于高凝状态的血液容易凝结成块（即血栓），从而阻塞血管（即栓塞）。

所以，对孕产妇来说，预防静脉栓塞最好的办法是多活动。在妊娠末期，不要因为行动不便而停止活动，应坚持散步或做适量家务。产后第一周是栓塞的多发期，产妇应早下床，并做适量运动，即使是手术后，也应尽量在床上做翻身、伸屈肢体等运动。只要深部静脉血管内的血能不停地流动，血栓就难以形成了。

如果发现下肢肿胀、疼痛、发凉、青紫等情况，要及时就医，如早期采用抗凝药物治疗，则无需开刀。如果延误了诊治，就需手术取出血块。

对孕产妇来说，及早注意预防静脉栓塞为上策。

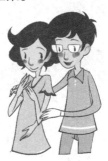

⑲ 妊娠合并心脏病的产妇产后注意事项

产妇如在产前已患有心脏病，心脏功能属于Ⅰ级的（即可以从事正常生活劳动），产后一周后就会完全恢复正常。心脏功能属于Ⅱ级的（即心脏病患者在轻度劳动之后即有症状出现的），病情可能由轻变重，严重时甚至出现心力衰竭。

分娩是对心脏的考验。因为在临产时，每一次子宫收缩，可将400~500毫升的血液从子宫排出，进入血液循环，增加心脏的负担。

当产妇在用力屏气娩出胎儿时，产妇的血压上升，肺部的循环压力加大，氧气的消耗量增加，但又得不到充分补充，这时产妇就会出现青紫现象。

当胎儿娩出，胎盘排出，子宫骤然缩小，原来与胎盘建立起来的血液循环也突然停止，这时子宫内的血液突然都进入母体的血液循环，从而增加心脏的负担。

另外，原来下腔静脉受到的子宫压力也骤然减轻，由下腔静脉回心的血液大大增加。横膈下移，心肺的位置也相应地回到孕前的位置。这一系列的变化，一颗健康的心脏尚可胜任，但对心脏病患者来说，往往是使病情加重的直接原因。

患有风湿性心脏病、先天性心脏病的产妇产后往往病情加重，甚至发展为心力衰竭。

医师指导

妊娠合并心脏病的产妇产后会感到心慌、胸闷、不能平卧、气急等，一般在产后24~48小时症状最为明显，需住院观察，直到心脏恢复正常后方能出院。

⑳ 患妊娠期高血压疾病的产妇产后注意事项

妊娠期高血压疾病的症状有高血压、蛋白尿、水肿等，这些症状可以同时出现，也可以单独出现。因为妊娠期高血压疾病是由妊娠引起的疾病，一旦妊娠终止，症状一般会很快消失。但是，偶尔也会有个别病例仍有症状，特别是重度妊娠期高血压疾病，有可能遗留肾脏损害，出现蛋白尿持续很长时间，甚至造成慢性肾病。

因此，产后要注意休息和饮食，进行严密观察，如有症状应系统治疗，避免遗留永久性损害。

另外，本次患有妊娠期高血压疾病的产妇，如果下次怀孕，还有可能再次患此病，而且病情会加重，所以应避免再次妊娠，或注意观察，出现症状及早治疗。

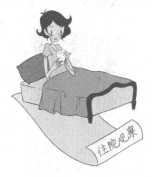

住院观察

㉑ 什么是产后抑郁症

据观察发现，约有 2/3 的产妇在产后会出现一定程度的焦虑、不安、情绪低落，容易发生产后抑郁。发生抑郁前，产妇常有产后心理适应不良、睡眠不足、照料婴儿过于疲劳等情况出现，但大多程度较轻，而且对产妇的生活及哺育婴儿等方面没有什么影响，属于一种正常的情绪反应。

而产后抑郁症则不同，它的程度比较重，是由生理、心理、社会等多方面因素作用而产生的情感性精神病。产后抑郁症多在产后两周发病，产后 4~6 周症状明显。主要特征为：

★ 常感到心情压抑、沮丧、情感淡漠，表现为孤独、害羞、不愿见人或伤心、流泪，甚至焦虑、恐惧、易怒，每到夜间加重。

★ 自我评价较低，自暴自弃，自责，或对身边的人充满敌意或戒心，与家人关系不和谐。

★ 创造性思维受损，主动性降低。表现为反应迟钝，注意力难以集中，工作效率和处理事物的能力下降。

★ 对生活时常缺乏信心，觉得生活没有意义。

患有产后抑郁症的产妇会伴有厌食、睡眠障碍、易疲倦、性欲减退等症状，还可能伴有一些躯体症状，如头昏、头痛、恶心、胃部烧灼感、便秘、呼吸加快、心率加快、泌乳减少等。重者甚至会觉得绝望，出现自杀或杀婴的倾向，有时陷于错乱或昏睡状态。

大多数产后抑郁症患者可在 3~5 个月恢复。一般认为产后抑郁症的预后较好，约 2/3 的患者可在一年内康复，若再次妊娠，则有 20%~30% 的复发率。

㉒ 产后抑郁症的起因

科学家认为，许多因素与产后抑郁症有关。

分娩前后的紧张心理：由于分娩带来的疼痛与不适，会使产妇感到紧张与恐惧。出现滞产、难产时，如果产妇的心理准备不充分，紧张与恐惧的程度就会增加。如果产程持续时间较长，就会导致躯体和心理的应激增强，容易造成心理的不平衡，从而诱发产后抑郁。

角色的突然变换：产妇往往对突然进入的母亲角色毫无心理准备，无法马上适应，有关照料婴儿的一切事务都要从头学起，这会对产妇造成一定的心理压力。孩子出生后的头一年，母亲觉得日子非常难过，手忙脚乱，精疲力竭，尤其是睡眠不足。如果孩子经常哭闹，或缺少家人的情感

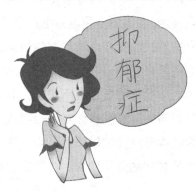

支持，特别是缺少来自丈夫和长辈的帮助，加上大家关注的焦点也转向了婴儿，这对心理未成熟的女性是难以忍受的，非常容易出现情绪困扰，从而诱发产后抑郁。

有躯体疾病或残疾的产妇易发生产后抑郁：尤其是感染、发热时，对产后抑郁症的发生有一定影响。有精神病家族史，特别是有家族抑郁症病史的产妇，产后抑郁症的发病率较高。这说明家族遗传可能影响到某一妇女对抑郁症的易感性。如果产妇此前曾经患过抑郁症，出现产后抑郁症的可能性就会增加。观察发现，产后抑郁症患者中约有 1/3 以前曾出现过抑郁症。

社会因素：产后抑郁症还与产妇的年龄、民族、职业、文化程度、孕产期保健服务质量、产后母乳喂养、产妇成长过程中所经历的不幸事件等因素有关，居住环境差、家庭经济条件差、产后亲属冷漠等都是引发产后抑郁症的危险因素。

产妇体内激素的骤然变化：另一个与产后抑郁症发病有关的因素是产妇产后体内激素的骤然变化。孕妇在怀孕期间，体内的雌激素水平很高，一旦分娩，其激素水平就会急剧下降。这种突然的改变与产后抑郁症的发生也有关系。此外，怀孕期间，孕妇体内的内啡肽类物质也有所增加，而这些物质与人的愉悦感有关。一旦分娩，体内的内啡肽类物质骤然下降，使产妇患抑郁症的危险增加。产后抑郁症

多见于以自我为中心、心理成熟度不够、敏感（神经质）、情绪不稳定、好强求全、固执、认真、保守、严守纪律、社交能力不良、与人相处不融洽和内向性格的人群中。

23 产后抑郁症的预防

产后抑郁症不仅会影响产妇和婴儿健康，还会影响婚姻、家庭和社会。因此，对产后抑郁症应给予充分重视，应从多方面积极预防。

★ 不仅要重视围产期母儿生理、生长发育变化，还应关注孕产妇个性特征和分娩前后心理状态变化。

★ 应运用医学心理学、社会学知识，采取不同的干预措施，减轻产妇心理负担和躯体症状。对具有抑郁倾向的妇女实施孕期干预，降低产后抑郁症发病率。

★ 加强围产期保健。在产前检查中，要向孕妇提供与分娩相关的知识，帮助孕妇了解分娩过程，教给孕妇分娩过程中的放松方法，以减轻产妇的紧张恐惧心理。

★ 积极处理孕期异常情况，消除不良的精神与躯体刺激。进行孕产妇

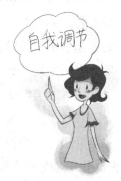

自我调节

心理卫生保健，了解孕妇个性特点和既往病史，及时消除孕产妇不良心理因素。对于存在不良个性的孕妇，应给予心理指导，避免精神刺激。

★ 对既往有精神异常病史或抑郁症家族史的孕妇，应定期请心理卫生专业人员进行心理辅导，并让其充分休息，避免疲劳过度和长时间的心理负担。

★ 对高龄初产妇及纯母乳喂养的产妇，应当给予更多的关注，指导和帮助她们处理、减轻生活中受到的应激压力。

★ 对于有焦虑症状、手术产的产妇，存在抑郁症高危因素的产妇，应给予足够的重视，提供更多的帮助，使其正确认识社会，正确处理生活难题，树立信心，从而改善不良心理状态，提高其心理素质。

★ 发挥社会支持系统的作用，尤其是要对丈夫进行教育和指导，改善夫妻关系和婆媳关系，改善家庭生活环境。

★ 妇女在怀孕、分娩期间的部分压力来源于医护人员的态度。因此，医护人员在与产妇接触过程中，应格外注意自己的言行，用友善、亲切、温和的语言表达出更多的关心，使产妇具有良好的精神状态，顺利度过分娩期和产褥期，降低抑郁症的发生率。

㉔ 产后抑郁症的应对措施

通过对产后抑郁症患者的心理治疗，可以增强患者的自信心，提高其自我价值意识，了解患者的心理状态和个性特征，给予患者足够的社会支持。根据国外的经验，将有类似情况的产妇集中在一起，互相分享各自的感受，对于缓解症状非常有用。

如果患者病情较严重，可用药物治疗。现在可供选择的药物品种很多，患者可到专科医生处就诊，获得系统治疗。对于有感染、贫血症状的产妇，应及时给予抗生素、铁剂、维生素C，以增强机体抵抗力。对于轻度抑郁症患者，可给予安定类药；对于重度抑郁症患者，主要采用抗抑郁治疗和对症治疗。

值得注意的是，许多母亲都不知道或害怕去看医生，她们害怕一旦接受治疗就会被迫与自己的宝宝分开，还有的人害怕服用药物会影响孩子，担心药物会通过乳汁进入孩子体内，因此贻误了病情。虽然治疗抑郁症的药物可通过乳汁进入孩子体内，但其含量极其低微，不会对孩子产生什么影响。

㉕ 产后抑郁症的危害

产后抑郁症会给产妇本人带来痛苦。她们情绪低沉，郁郁寡欢，有时则觉得有乌云压顶之感，严重者觉得生不如死。

一旦出现产后抑郁症，产妇往往不能很好地履行做母亲的职责。对于一个健康的产妇而言，养育孩子也是一件非常繁重的工作，若产妇患了抑郁症，则往往更难于应付，会有力不从心之感，有的产妇则根本无法照顾小宝宝，从而影响了宝宝的生长发育。

由于母亲终日情绪低落，也会对小宝宝的心理发育产生不良影响。

产妇一旦患了抑郁症，对夫妻关系也会产生不利影响。研究发现，产妇一旦患了抑郁症，就很难与丈夫进行有效的交流。

26 产后抑郁症对孩子的影响

产后抑郁症可造成母婴连接障碍。母婴连接是指母亲和婴儿间的情感纽带，通过母婴间躯体接触、婴儿行为和母亲情绪来传递。母婴情感障碍常会对孩子造成不良影响。

母婴连接不良时，母亲可能拒绝照管婴儿，从而影响婴儿生长发育。孩子多动症与婴儿时期的母婴连接不良有关。患产后抑郁症的母亲常不愿抱婴儿，或不愿给婴儿有效喂食，不愿观察婴儿温暖、饥饿与否。婴儿的啼哭无法唤起母亲的注意。由于缺少母亲关爱，婴儿变得难以管理。母亲与婴儿相处不融洽，母亲往往厌恶孩子或害怕接触孩子，甚至会出现一些妄想。

母亲患产后抑郁症，会令孩子在出生后头3个月出现行为困难，婴儿较紧张，较少满足，易疲惫，动作发展不良。母亲患产后抑郁症会影响婴儿认知能力和性格的发展。母亲产后抑郁症的严重程度与婴儿的不良精神和运动发展呈正比。在产后第一年患抑郁症的

母亲，她孩子的运动能力和认知能力均显著低于健康妇女所生的孩子。

医师指导

一旦确诊为产后抑郁症，应立即治疗。这样不仅可以防止母亲病情加重，避免向产后精神病发展，也可使婴儿尽早地感受到母亲的关心和爱护，健康快乐地成长。

27 新爸爸也要警惕产后抑郁

在现代快节奏的生活方式下，产后抑郁症的诸多症状正在扩散到新爸爸身上。新爸爸出现产后抑郁症的原因如下：

★ 妻子生宝宝，丈夫同样会感到疲劳，除了正常工作外，还要照顾妻子和宝宝。

★ 妻子产后或多或少都会把很多的精力花在宝宝身上，精神依托也会由丈夫转移到宝宝，从而淡薄了对丈夫的关心和体贴。

★ 对宝宝的降生没有任何心理准备，难免带来精神负担。准爸爸产后抑郁的表现有脾气暴躁，不想上班，对任何事情都没有兴趣，严重的可能伤害幼儿，造成家庭破裂。

对于男性产后抑郁症，只有找到病因才能彻底解决。要做足心理准备，学习育儿知识，注意心理调节，从容面对困难。多与亲人朋友沟通，倾诉苦恼，寻求帮助。还可寻求心理医生的帮助，必要时辅以药物治疗。

Part14
哺乳期保健

母乳是宝宝最理想的食物，新妈妈应保持情绪稳定，睡眠充足，营养充分，掌握正确的哺乳方法，才能保证乳汁充足。本章详细介绍了新妈妈在哺乳期生活护理、饮食调养和哺乳方法，为新妈妈哺乳期常见问题、用药与疾病防治等方面给予体贴入微的指导。

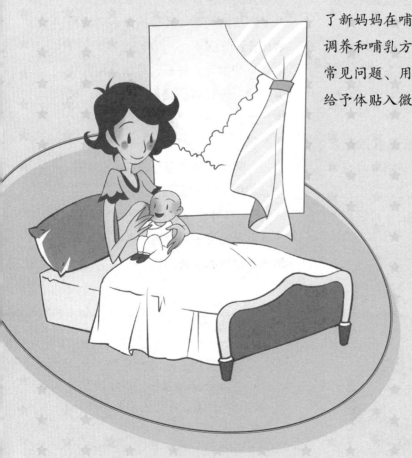

新妈妈哺乳期生活护理

① 哺乳期乳房护理

★ 孕晚期要开始进行乳头的护理，使用乳头滋润膏，使乳头的痂垢变软，再用温水擦洗乳房、乳头及乳晕。这样做是为了彻底清除乳头内深藏的污垢和细菌，以免引起新生儿胃肠道感染，并增强皮肤耐擦力。

★ 产妇不要留长指甲，因为指甲缝易存污垢，还易划伤婴儿娇嫩的皮肤，喂奶前要洗净双手。可以轻轻按摩或热敷乳房，以协助排乳，减轻乳房胀痛。每次喂奶先吃空一侧乳房，再吃另一侧，下次喂奶反顺序进行。

★ 喂奶后乳房里若仍有残存乳汁，需要用手挤空或用吸奶器吸空剩余的乳汁，以利乳汁分泌，挤出几滴乳汁涂抹在乳头和乳晕上，可起到保护作用。要选择纯棉质地的胸罩，注意不要太紧。

★ 乳房胀痛有硬块时，用温水毛巾湿敷，再把乳汁挤出或吸出，保持乳腺导管通畅，防止发生乳腺炎，如果仍不缓解，尽快去医院就诊。

★ 喂奶后要清洗乳房，以防小儿鼻咽处的细菌侵袭，引起乳腺炎。再涂上乳头滋润霜，轻轻按摩，这样可增加乳汁分泌。

★ 如果乳头破裂，可以使用乳头保护器，同时纠正婴儿含接姿势，破裂严重时应暂停喂奶，等结痂长好后再喂奶。

★ 乳汁的多少与产妇饮食、睡眠、休息和精神状态有关。营养充足，生活规律，精神愉快都可促进乳汁分泌。乳汁不足时可多喝鸡汤、鱼汤、肉汤、蹄汤，也可服中药下奶。

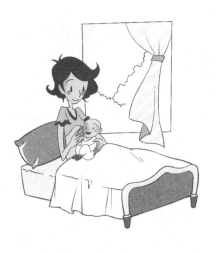

医师指导

如果有疾病或其他原因不能喂奶，应在产后24小时内开始回奶。炒麦芽水煎服代茶饮亦可，尽量少饮汤水协助回奶。

❷ 如何保证乳汁充足

保证乳汁充足的注意事项

母乳喂养的优越性和重要性已被大多数人所认识，怎样才能保证乳汁充足？应注意以下事项：

★ 坚定母乳喂养的信心，保持愉悦的心情，可以促进乳汁的分泌。

★ 在分娩后一小时内就让婴儿吸吮。婴儿吸吮刺激越早，母亲乳汁分泌就越多。哺乳时要按需哺乳，奶胀了就喂，婴儿饿了就喂，频繁吸吮可以增加乳汁的分泌。

★ 饮食合理、营养丰富是母亲分泌乳汁的基础。母亲要多吃含蛋白质、脂肪、糖类丰富的食物，多吃新鲜水果和蔬菜，保证维生素的需要，同时汤类食物也必不可少。

★ 喂奶时先让比较胀的一侧乳房吃空，然后再吃另一侧，吃不完的奶要挤出来，不要让乳汁淤积。如果产妇乳汁淤积，没有及时排空，就会影响进一步泌乳。

★ 含接姿势要正确。婴儿吸吮时应含住母亲大部分乳头，正确的含接姿势可以避免乳头皲裂。一旦乳头破裂，细菌侵入，就会引起乳腺炎。发病后，病人有发热、患侧乳房胀痛、局部红肿、压痛等症状。倘若没有及时治疗，发生脓肿，需手术排脓，不但痛苦，而且影响哺乳。

★ 不要随意给婴儿添加牛奶或糖水，不要给婴儿使用带有橡皮奶头的奶瓶。因为橡皮奶头可以使婴儿产生乳头错觉，会使其不愿意用力吸吮母乳，从而使母乳分泌越来越少。

促进乳汁分泌的关键因素

促进产后泌乳最关键的一点在于母亲乳头接受婴儿吸吮动作的刺激。

被婴儿吸吮后，乳头产生的感觉冲动传入下丘脑，再分别刺激垂体前、后叶，促使泌乳素和催产素的合成和释放增加，共同作用于乳房，使乳汁大量分泌和喷射。泌乳素主要促使乳汁的分泌，催产素除了促进子宫收缩外，还促使乳汁的喷射（下奶）。

由于婴儿频繁吸吮，乳汁分泌就会不断增多，完全能满足婴儿的需要。

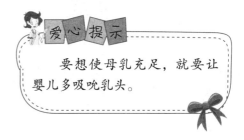

爱心提示

要想使母乳充足，就要让婴儿多吸吮乳头。

❸ 如何避免乳房下垂

妇女在妊娠期和哺乳期受体内激素的影响，为适应孩子哺乳的需要，乳房会增大。这时你需要做的是保持乳房的弹性，具体措施如下：

★ 在妊娠期和哺乳期，妈妈白天、晚上都应佩戴不带钢圈的胸罩（孕期专用），将乳房托起。

★ 有奶胀的感觉就应该尽快喂奶，这样不仅可促进乳汁分泌，而且可防止支持组织和皮肤过度伸张而使弹性降低。

★ 哺乳时不要让孩子过度牵拉乳头。每次哺乳排空后，按摩乳房约10分钟。

★ 每天至少用温水清洗乳房两次，这样不仅有利于乳房清洁，而且能增强韧带的弹性，从而防止乳房下垂。

★ 肥胖也是导致乳房松垂的重要原因之一，因此应适当控制脂肪的摄入量，多进食水果、蔬菜。同时，产后适当运动，做做产后胸部健美操，可以使胸部肌肉发达有力，对乳房弹性的恢复也会有帮助。

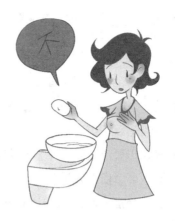

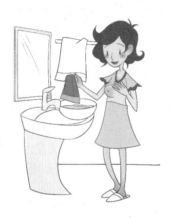

❹ 莫用香皂、肥皂洗乳房

乳房皮肤分布有皮脂腺及大汗腺，乳房皮肤表面的油脂就是乳晕下的皮脂腺分泌的。妇女在怀孕期间，皮脂腺的分泌增加，乳晕上的汗腺也随之肥大，乳头变得柔软，而汗腺与皮脂腺分泌物的增加也使皮肤表面酸化，导致角质层被软化。此时，如果总是用香皂类的清洁物品，会从乳头

上及乳晕上洗去这些分泌物。此外，用香皂清洗，还洗去了保护乳房局部皮肤润滑的物质——油脂。因此，要想充分保持乳房局部的卫生，最好还是选择温开水清洗。

因此，如果哺乳期妇女经常使用香皂、肥皂擦洗乳房，不仅对乳房保健毫无益处，而且还会因乳房局部防御能力下降，乳头干裂，从而导致细菌感染。

> **医师指导**
>
> 要想充分保持哺乳期乳房局部的卫生，让宝宝有足够的母乳，最好还是用温开水清洗，尽量不用香皂。如果迫不得已需要用香皂或酒精清洗消毒，就应注意尽快用清水冲洗干净。

❺ 哺乳期需要避孕吗

刚刚分娩的女性，在哺乳期月经尚未恢复时进行性生活，如果不采取避孕措施，就有可能怀孕。

哺乳确实能使某些妇女卵巢和子宫的功能受到抑制，从而停止排卵和行经。但是，这种作用并不持久，一段时间后就会恢复排卵和月经周期。有不少产妇在月经恢复以前就已经排卵了。在哺乳期不知不觉怀孕的现象被老百姓称为"暗怀"。

通常情况下，产后一个月，产妇如果不喂奶，卵巢的排卵功能就开始恢复。即使是哺乳的妇女，产后三个月也会恢复排卵。月经一般在排卵后半个月出现，在这期间如果不采取避孕措施，就有可能怀孕。因此，不能以月经是否来潮来决定是否避孕。

因此，哺乳期妇女最好在产后三个月就开始采取避孕措施。如果在此时不小心再次怀孕，不仅会使乳汁分泌减少，使婴儿的生长发育受到影响。由于刚刚生产不久的子宫肌肉比较脆弱，如果此时选择做人工流产，对产妇身体健康不利，尤其是剖宫产者，子宫上的伤口刚刚愈合，如再行人工流产手术，技术上比较困难，对产妇的身体更是不利。因此，产妇在产后必须注意及时采取避孕措施。

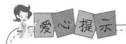

爱心提示

在哺乳期不要抱有侥幸心理，一定要坚持避孕。产后避孕方法一般以选用工具或宫内节育器避孕比较适宜。

⑥ 哺乳期避孕方法

哺乳期的妇女不宜口服避孕药，因为服用后不仅会减少乳汁分泌，避孕药物的某些成分还会通过乳汁进入婴儿体内，对婴儿造成不良影响。通过延长哺乳期和体外射精来避孕并不可靠，因此产后一般选用工具或宫内节育器进行避孕。避孕工具有男用的阴茎套、女用阴道隔膜和宫内节育器等。

使用阴茎套	使用方法比较简单，效果比较可靠，只要坚持正确使用，避孕成功率高于其他方法
使用阴道隔膜	虽然没有异物感，但使用技术要求比较高，必须先请医生指导，根据阴道的大小选配合适的型号
使用宫内节育器	效果也很理想，具有高效长期的特点，使用方便，不影响性感，是目前最受欢迎的女用避孕工具
如果不想再生育	可以采取绝育措施，做输卵管或输精管结扎手术。男方结扎后还得避孕一段时间，待精液检查确实未见精子时，才可以不避孕

7 产后开始锻炼的时间

从我国传统习惯来看，新妈妈需要有近一个月的休养时间，同时提倡用科学合理的方法调整产后生活。产后运动应采取强度适宜、循序渐进和动静交替的原则。顺产后12~24小时新妈妈就可以坐起，下地进行简单活动，生产24小时后就可以进行简单的锻炼。剖宫产的妈妈应从术后3天开始运动。妈妈们可以根据自己的身体条件，逐步进行俯卧运动、仰卧屈腿、仰卧抬腿、盆底肌与臀部肌肉的收缩运动。注意不要劳累，开始时每次锻炼15分钟为宜，每天1~2次。

8 产后瘦身黄金期

产后半年为产后瘦身黄金期，主要是以下两个原因：

★ 据统计，新妈妈在生完宝宝至第三个月之间，体重减轻最多，之后则以缓慢而稳定的速度持续下降至第六个月，若是太晚开始健身，可能会使体内的脂肪趋于平稳，使瘦身难度增加。

★ 减肥是一项需要意志力的工作，时间久了，体内脂肪可能变得厚实，不易削减，人的意志力也会削弱。

顺产妈妈可以在恶露排完，身体基本恢复后开始瘦身，通常在产后3个月；剖宫产妈妈要等到产后4个月，待伤口与身体、精力皆已恢复时，再开始通过饮食配合运动来瘦身。

产后6个月，妈妈新陈代谢率高，所以瘦身效果好，最好能在产后12个月内恢复身材。过了这段时间再瘦身就会比较辛苦，必须具备更强的毅力和恒心，并且选对方法，方可达到目的。

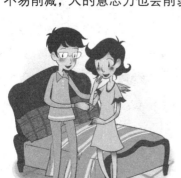

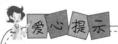

爱心提示

宝宝在吸吮母乳的过程中，妈妈可以消耗许多热量，并且促进子宫收缩，小腹会变得平坦一些。

新妈妈哺乳期饮食调养

1 喝催乳汤的学问

为了尽快下乳，许多产妇产后都有喝催乳汤的习惯。但是，产后什么时候开始喝催乳汤和喝多少催乳汤都是有讲究的。过早喝催乳汤，乳汁下得过快，会使产妇乳腺导管堵塞而出现乳房胀痛。若喝催乳汤过迟，乳汁下得过慢过少，也会使产妇因无奶而心情紧张，分泌乳量会进一步减少，形成恶性循环。产后喝催乳汤一般要遵循以下两点：

掌握乳腺的分泌规律。一般来说，孩子生下来以后头七天乳腺分泌的乳汁比较黏稠，略带黄色，这就是初乳。初乳进入婴儿体内，使婴儿体内产生免疫球蛋白A，可以保护婴儿免受细菌的侵害。初乳的分泌量不是很多，应让婴儿反复吮吸乳头，来刺激乳汁的分泌。乳胀期在2~4天，乳胀期应减少汤类的摄入，7天以后分泌的是过渡乳，10天左右分泌成熟乳。

注意产妇身体状况。若是身体健康、营养好、初乳分泌量较多的产妇，可适当推迟喝催乳汤的时间，喝的量也可相对减少，以免乳房过度充盈，从而引起不适。如果产妇身体比较差，就可早些服用催乳汤，喝的量也适当多些，但也要适可而止，以免增加胃肠的负担，而出现消化不良。

2 新妈妈催乳食谱

排骨大白菜

原料 猪排骨500克，大白菜250克，香菜、精盐、花生油、葱、姜各适量。

制作 ① 将大白菜去外帮，洗净，切成长4厘米、宽3厘米的长方块。

② 将香菜择洗干净，切成2厘米长的段。葱、姜洗净，葱切段，姜切片。

③ 将猪排骨洗净，剁成5厘米长的段，放入沸水锅内，烫一下捞出，再用水冲洗去血沫，控净血水。

④ 净锅上火，加油烧热，下葱段、姜片炝锅，放入猪排骨急火煸炒一会儿，注入适量开水，中火烧至排骨熟时，再放入白菜块烧至半熟时，加入精盐，改用小火炖烂，加上香菜段即成。

特点 肉烂脱骨，味鲜香，清淡不腻。

功效 此菜含有丰富的优质蛋白质、脂肪，还含有多种矿物质和维生素，产妇食用，可补钙、生肌、润肠胃，有利于产妇强身壮体。

山药猪蹄煲

🥄 **原料** 猪蹄 500 克，山药 200 克，莲子肉 20 克，陈皮 2 克，精盐、姜块、葱段各适量。

🍴 **制作** ① 将山药去皮，洗净，切成块。陈皮洗净。莲子肉洗净，捅去心。猪蹄刮洗干净，砍成块，下入沸水锅中，氽一下捞出。

② 净砂锅中加入适量清水，用旺火烧至水沸，加入猪蹄、山药、莲子肉、陈皮、姜块、葱段，改用小火煮约 1 小时，去掉葱、姜、陈皮，加精盐调味即成。

🌸 **特点** 蹄肉软烂脱骨，清香诱人。

🍄 **功效** 此菜含有胶原蛋白、钙质等，具有健脾益气、补血开胃的作用。适宜脾胃虚弱的产妇食用。

胡萝卜猪肝汤

🥄 **原料** 胡萝卜 150 克，猪肝 60 克，姜、盐酌量。

🍴 **制作** ① 将胡萝卜、猪肝分别洗净，切成片。

② 锅中加水及姜、盐少许，烧沸后下猪肝，待猪肝熟后，饮汤食肝及胡萝卜。

🌸 **特点** 汤鲜味美。

🍄 **功效** 能明目，补血，补铁，改善贫血和营养不良。孕产妇皆宜。

鲫鱼豆腐汤

🥄 **原料** 鲫鱼 1 条，豆腐 250 克，油、葱、姜、清汤、料酒、精盐各适量。

🍴 **制作** ① 鲜鲫鱼去鳞、内脏、腮，洗净。豆腐切成方块。

② 锅置火上，加底油，下葱段、姜片爆出香味，放入鲫鱼，加料酒、清汤烧开，撇去浮沫，放入豆腐，旺火煮数分钟，转小火煨至肉烂，汤成乳白色，加入适量精盐即可。

🌸 **特点** 汤鲜味美。

🍄 **功效** 健脾利湿，通乳，补脾益胃，生津润燥，清热解毒。用于治疗产后缺乳。

薏米红枣汤

🥄 **原料** 生薏米 100 克，红枣（去核）12 粒，水 4 碗。

🍴 **制作** 生薏米用水浸洗。将 4 碗水及生薏米倒入煲中。最后放入红枣（去核），用文火煲 45 分钟后，即可饮用。

🌸 **特点** 汤甜味美。

🍄 **功效** 妇女产后饮用滋补汤水，既可调理身体，亦可滋润皮肤。饮薏米红枣汤，可活血养颜，减少脸部蝴蝶斑，还可以改善恶露不绝。红枣性平，有补气、补血、健脾、养心、安神的功用。

萝卜鲢鱼汤

🥄 **原料** 鲢鱼500克，萝卜250克，料酒、精盐、葱、姜、白糖、胡椒粉、花生油各适量。

🍴 **制作** ① 将萝卜洗净，切成薄块。将鲢鱼去鳞、鳃、内脏后，洗净。葱、姜洗净，葱切成段，姜切成片。

② 净锅上火，放入花生油烧热，下入鲢鱼稍煎，再加入料酒、精盐、糖、萝卜片、葱、姜，注入适量清水，烧煮至鱼肉熟烂入味，撒入胡椒粉调味，出锅即成。

🌰 **特点** 菜鲜嫩，汤鲜香清淡。

🍄 **功效** 此汤内含蛋白质、脂肪、糖类、钙、磷、铁、维生素等成分，可利水消肿、减肥通乳，润肤泽肤，清热消渴，产妇常食，能通乳增乳，还有减肥、润肤、健美的作用。

花生炖猪蹄

🥄 **原料** 猪蹄两只（重约500克），花生米、盐适量。

🍴 **制作** 将猪蹄洗净，用刀划口，加花生米、食盐，再加适量水，先旺火烧开，撇去浮沫，用小火炖至熟烂，骨能脱掉时即可。分顿连续吃肉喝汤。

🌰 **特点** 汤鲜味美。

🍄 **功效** 胶原蛋白质丰富，有养血益阴的作用，可通乳，适合乳少或停乳的产妇食用。

月母鸡

🥄 **原料** 小母鸡1只（重约1000克），生姜、葱、精盐、料酒、胡椒粉、猪油、汤各适量。

🍴 **制作** ① 将小母鸡宰杀煺毛，除去内脏，斩去爪尖，洗净，剁成块，下入沸水锅中汆一下，捞出控净血水。生姜、葱洗净，生姜切成片，葱切成段。

② 净炒锅上火，加油烧至六成热时，下入姜片、葱段爆锅，加入鸡块翻炒，烹入料酒、汤，旺火烧沸后，改用小火慢炖至鸡酥烂，加入精盐、胡椒粉调味即可食用。

🌰 **特点** 鸡肉酥烂，鸡汤清香适口。

🍄 **功效** 此菜有温中益气、填精补髓、活血调经之功效。适用于产妇哺乳期食用，可滋补通乳，有利于母子生肌壮骨、强身健体。

枣桃粥

🥄 **原料** 大枣15枚，核桃仁60克，糯米200克。

🍴 **制作** 核桃仁捣碎，大枣去核，与糯米同煮成粥。

🍄 **功效** 温阳补肾，健脾益气，润肠通便，尤其适宜产后肾虚腰痛、畏寒怕冷、便秘者。

猪骨炖莲藕

原料 猪腿骨 1000 克，莲藕 400 克，豆腐 200 克，红枣 300 克，生姜、精盐各适量。

制作 ① 将猪腿骨洗净，斩成块，放入沸水锅中焯一下，捞出，沥净血水。莲藕去皮，洗净，切成块。生姜洗净，切成片。豆腐切成块，红枣洗净。

② 锅置火上，放入适量清水、骨块，煮开撇去浮沫，加入莲藕块、生姜片、豆腐、红枣，烧沸，改小火慢煮至熟烂，加入精盐，调味后稍煮，即可食用。

特点 肉、莲藕酥烂，清香，味鲜适口。

功效 此菜富含优质蛋白质、钙、维生素、碳水化合物及矿物质，具有益气补血、润肠清热、凉血安神的作用。产妇哺乳期食用可通络下乳、补钙。

健脾补肾猪尾汤

原料 猪尾 1 条，黑豆 150 克，红枣 12 粒，陈皮 1 块，水 10 碗，盐 1 茶匙。

制作 陈皮浸洗干净。黑豆浸洗干净，用干锅炒至皮裂，过清水沥干备用。猪尾去毛斩件、洗净，连同其他材料洗净一并放入煲内煮滚，改用文火煲 3 小时，下盐调味即可饮用。

特点 汤鲜味美。

功效 产妇分娩后脾肾皆虚，会出现耳鸣、心跳、头晕眼花、四肢无力的现象。常饮用黑豆煲猪尾汤，能收到滋补强身的疗效。黑豆又名乌豆，以外青肉黑者为佳，将黑豆炒过后煲汤更有味。猪尾有补肾、补腰、益血、强壮筋骨的作用。

木耳红枣瘦肉汤

原料 木耳 25 克，红枣 12 粒，瘦肉 250 克，盐半茶匙。

制作 ① 瘦肉切片。木耳浸软后，剪去蒂部。

② 红枣去核，并用水洗净。

③ 将全部材料放入煲内煮滚后，再改用文火煲两小时，下盐半茶匙调味即成。

特点 汤鲜味美。

功效 妇女产后虚劳贫血，血虚，容易头晕，若饮用木耳红枣瘦肉汤，就可以增进食欲，而且可以补血止血，对产后贫血、痔疮出血有疗效。木耳含有蛋白质、糖类、脂肪、胡萝卜素和维生素，性味平，具有止血、养血、益胃的功效。木耳以耳面乌、有光泽、耳背灰白色者属优品。感冒发热或脾虚者不宜饮用木耳红枣瘦肉汤。

养颜燕窝鹌鹑蛋汤

原料 燕窝 25 克，花旗参 15 克，鹌鹑蛋 5 只，水 5 碗，姜 1 片，盐半茶匙。

制作 花旗参洗净、切片。鹌鹑蛋煮熟、去壳。燕窝浸洗，拣去杂质，将所有材料一并放入煲内煮滚，改用文火煮 3 小时，下盐调味，即成。

特点 汤鲜味美。

功效 用花旗参、燕窝、鹌鹑蛋煲汤做食疗滋补，能增强智力，光滑皮肤，滋阴补气，而且补而不燥，是爱靓妈妈的上佳补品。燕窝有滋养强壮的功能，最宜体弱者食用，但燕窝食疗效果缓慢，要长期食用才有效果。花旗参以皮带黑、参身起横纹、入口甘苦者为正货。咳嗽、伤风感冒者不宜饮养颜燕窝鹌鹑蛋汤。

❸ 新妈妈营养不良影响宝宝智力发育

新妈妈营养不良会影响宝宝神经细胞数目增殖和体积的发育。动物实验发现，断乳前营养不良可引起脑重量及脱氧核糖核酸含量减少，其中小脑最为明显，而且这种损害在宝宝断乳后即使补充营养也无法弥补。

在对产后第 1 年内因严重营养不良而死亡的婴儿进行检查时发现：脑组织脱氧核糖核酸、核糖核酸和蛋白质含量及脑重量，都明显低于正常婴儿。产后新妈妈早期营养不良，会严重影响宝宝大脑各部位细胞数量的增长，以及脱氧核糖核酸的堆积。此外，产后营养不良还可影响脑的髓鞘化及细胞内酶的成熟，影响宝宝的智力发育。

❹ 乳母应多吃健脑食品

从宝宝出生到 1 周岁期间，母乳是宝宝的主要食物和营养来源。在这一阶段，又是宝宝大脑发育的关键时期，因此为宝宝提供高质量的母乳是非常重要的。

据研究，0~1 岁宝宝的脑重量几乎平均每天增长 1000 毫克。出生后 6 个月内平均每分钟增加脑细胞 20 万个。出生后第三个月是脑细胞生长的第二个高峰。为了促进宝宝的大脑发育，除了要保证母乳充足以外，还要保证母乳的质量，因此新妈妈需要多食用健脑食品，以保证母乳能为宝宝大脑发育提供充足的营养。

在日常的饮食中，有许多食品都具有健脑益智的功能，如动物脑、肝、血；鱼、虾、鸡蛋、牛奶；豆腐、豆芽等各类豆制品；芝麻、核桃、花生；胡萝卜、菠菜、金针菇、黄花菜；香蕉、苹果、橘子；小米、玉米、红糖等。

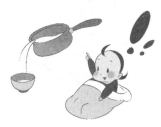

新妈妈哺乳知识详解答

1 珍贵的初乳

很多产妇认为初乳就是产后第一次喂养新生儿前挤出的乳汁，其实这个观念是错误的。初乳是产后5天内分泌的乳汁，呈淡黄色。初乳的量很少，较黏稠。但与成熟乳汁相比，初乳中富含抗体、蛋白质、胡萝卜素，以及宝宝所需要的各种酶类、碳水化合物等，这些都是其他任何食品都无法提供的。

最重要的是初乳中含有母体的免疫物质，其中的免疫球蛋白A，宝宝吃后可以黏附在胃肠道的黏膜上，抵抗和杀死各种细菌，从而防止宝宝发生消化道、呼吸道的感染性疾病。此外，初乳中的巨噬细胞、T淋巴细胞和B淋巴细胞可吞噬有害细菌，具有杀菌和免疫作用。

初乳还有促进脂类排泄作用，可以减少黄疸的发生。妈妈一定要珍惜自己的初乳，一旦错过，对孩子将是巨大的损失。

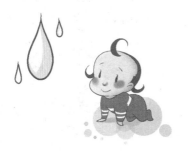

早产儿妈妈的初乳中各种营养物质和氨基酸含量更多，能充分满足早产宝宝的营养需求，而且有利于早产宝宝的消化吸收，还能提高早产宝宝的免疫能力，对抗感染有很大作用，所以一定要喂给孩子吃。

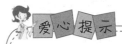

爱心提示

初乳被人们称为第一次免疫，对宝宝的生长发育具有重要意义，是任何营养保健品所无法替代的。

2 母乳为什么比牛奶好

母乳是婴儿最理想的食物，母乳含有丰富的蛋白质、脂肪、糖以及各种矿物质，而且营养比例最适合婴儿消化吸收，其成分及比例还会随着婴儿月龄的增长而有所变化，即与婴儿的成长同步变化，以适应婴儿不同时期的需要。

初乳：因含 β－胡萝卜素而颜色呈黄色，分娩后第1~5天；产量小，密度高；富含各种营养成分和免疫球蛋白。

过渡乳：蛋白质含量逐渐减少，而脂肪和乳糖含量逐渐增加，是初乳向成熟乳的过渡。

成熟乳：大约 10 天以后，产量高，密度低，含有母乳的各项营养成分。

母乳和牛奶相比，有以下优点：

★ 母乳分为前奶和后奶。前奶俗称"开胃菜"，含有多量的水和糖，能解渴；后奶俗称"正餐"，含有丰富而高热量的脂肪，能耐饿。牛奶容易导致热量摄入过多，引起儿童肥胖。

★ 母乳的抗菌力比牛奶高很多，这是其他任何食品不能比拟的。母乳中含有丰富的分泌型免疫球蛋白 IgA，能保持婴儿免受各种病邪的侵袭，增强婴儿抗病能力。所以，母乳喂养的孩子在 4~6 个月之前很少得病，这种免疫作用是母乳所特有的。虽然牛奶中的 IgG 比母乳多，但有时可引起婴儿肠绞痛。

★ 母乳中牛磺酸的含量是牛奶中的 80 倍，其作用是促进婴儿脑、神经、视网膜的发育，对神经传导进行调节，对细胞膜的恒定性等具有重要的生理作用。

★ 母乳对早产儿的智力发育尤为重要。母乳喂养的早产儿脑功能的发育较为良好，智商较高。哺乳时，母婴间皮肤的频繁接触、感情的交流、母亲的爱抚与照顾都有利于孩子的心理和社会适应性的健全。而且，母乳既经济又卫生，温度适宜，不易造成肠道感染和消化功能紊乱。

★ 乳铁蛋白可结合铁，对肠道内的某些细菌有抑制作用，可预防某些疾病。乳铁蛋白在母乳中的含量比牛奶高。

★ 牛奶中酪蛋白的 as 成分在胃中容易形成凝乳，难以消化，母乳中只含微量 as 成分，所以母乳比牛奶更容易消化。

★ 牛奶中 β–乳球蛋白含量较多，β–乳球蛋白容易引起过敏反应，而母乳中则无此种成分。

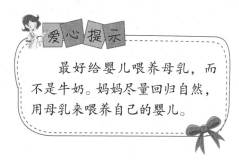

爱心提示

最好给婴儿喂养母乳，而不是牛奶。妈妈尽量回归自然，用母乳来喂养自己的婴儿。

③ 提倡母婴同室与按需哺乳

母婴同室，就是在医院分娩后让母亲和孩子一天 24 小时都待在一起，每天分离不超过 1 小时。这是建立母婴关系、母子感情的良好开端。除非新生儿因为早产、抢救等一些因素，原则上应该满足母婴同室的要求，因为母婴同室可以促进婴儿吸吮，越早吸吮，母亲分泌的乳汁就越多。母亲放松身心，才有可能分泌出大量的母乳来喂哺婴儿，而母婴同室恰恰促进了这种良性循环的喂哺方式。

另外，母乳喂养还能够促进子宫收缩，减少产后出血，减少妇科疾病的发生，如乳腺癌、卵巢癌等。

所谓按需哺乳，就是孩子饿了，就开始哺乳，不硬性规定时间。母亲感觉乳房胀满或孩子睡眠时间超过 3

小时,就要把孩子叫醒予以喂奶。

为什么要这样做呢?因为产后一周是逐步完善泌乳的关键时刻。泌乳要靠频繁吸吮来维持,乳汁越吸才能越多。

此外,对新生儿来说,在最初一周内要适应与在子宫内完全不同的宫外生活,非常需要安慰,而吸吮乳头则是他们所渴求的最好安慰。

正因为婴儿的不断吸吮,才会使母亲泌乳功能不断完善,而乳汁大量分泌,既满足了孩子生理上的需要,又满足了心理上的需要。

让婴儿睡在母亲身旁,当母亲看到孩子各种可爱的表情,听到孩子的哭声时,便能促使泌乳反射的产生。

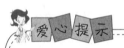

爱心提示

宝宝经常看到母亲微笑的面容,闻到奶香的气息,听到母亲熟悉的声音,得到深情的爱抚,不但能增进食欲,而且有利于神经系统的发育。

④ 什么叫早接触和早吸吮

在婴儿出生后的1小时内,让婴儿趴在母亲胸前,在助产士的帮助下让婴儿吸吮母亲的乳头。这样的接触最好能持续30分钟以上。

为什么要这么早就开始吸吮母亲乳头呢?而且还要持续一定的时间呢?

因为新生儿在出生后20~50分钟时正处于兴奋期,他们的吸吮反射最为强烈,过后可能会因为疲劳而较长时间处于昏昏欲睡的状态中,吸吮力也没有出生时那么强了。

因此要抓住出生后20~50分钟这一大好时机,让孩子尽早地接触母亲,尽早地吸吮乳汁,这样会给孩子留下一个很强的记忆。未经早吸吮的孩子往往要费很大力气才能教会他如何正确吸吮乳汁。

由于尽早地让婴儿吸吮了乳头,能够使母亲体内产生更多的泌乳素和催产素,而母婴间持续频繁的接触,会使这些反射不断强化,从而达到了理想的程度,这样有助于母亲的乳汁分泌。而没有经过早吸吮的母亲,大约在两天后才开始泌乳。

当母亲看到孩子学会了吸吮,自己的乳汁正源源不断地流入孩子的口中,心中无比欢欣,对进行母乳喂养一定会满怀信心。

⑤ 正确的哺乳方法

乳汁分泌的多少与母亲喂哺的技巧有着一定关系。正确的哺乳方法可减轻母亲的疲劳,防止乳头的疼痛或损伤。无论是躺着喂,还是坐着喂,母亲全身肌肉都要放松,体位要舒适,这样才有利于乳汁排出,同时眼睛注视着孩子,抱起婴儿,孩子的胸腹部要紧贴母亲的胸腹部,下颏紧贴母亲的乳房。

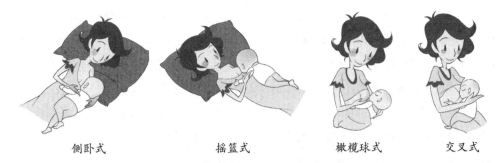

侧卧式　　　　　　　摇篮式　　　　　　　橄榄球式　　　　　　　交叉式

　　母亲将拇指和四指分别放在乳房的上、下方，托起整个乳房（成锥形）。先将乳头触及婴儿的口唇，在婴儿口张大，舌向外伸展的一瞬间，将婴儿进一步贴近母亲的乳房，使其能把乳头及乳晕的大部分吸入口内，这样婴儿在吸吮时既能充分挤压乳晕下的乳窦（乳窦是贮存乳汁的地方），使乳汁排出，又能有效地刺激乳头上的感觉神经末梢，促进泌乳和喷乳反射。只有正确的吸吮动作才能促使乳汁分泌更多。

　　如果婴儿含接乳头姿势不正确，比如单单含住乳头，就无法将乳汁吸出，婴儿吸不到乳汁，就拼命挤压乳头，会造成乳头皲裂、出血，喂奶时母亲会感到疼痛，从而减少哺乳次数，缩短哺乳时间，乳汁分泌就会减少。

　　哺乳时间与次数不必严格限定，奶胀了就喂，婴儿饿了就喂，吃饱为止，坚持夜间哺乳。如果乳汁过多，婴儿不能吸空，就应将余乳挤出，以促进乳房充分分泌乳汁。要树立母乳喂养的信心，不要轻易添加奶粉，那样容易使母乳越来越少。如果乳汁确实不足，就应补充配方奶粉，但仍要坚持每天母乳哺乳。

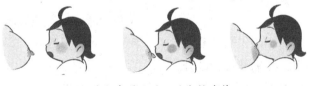

哺乳中婴儿的正确含接姿势

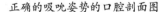

正确的吸吮姿势的口腔剖面图　　　　　　不正确的吸吮姿势的口腔剖面图

⑥ 正确的挤奶方法

　　挤奶的目的是为了及时排空乳汁，减轻乳房胀痛，促进乳汁的分泌。在母亲或婴儿生病、母亲外出或工作时，正确的挤奶可以保证母亲乳汁的持续分泌。

　　母亲在每次哺乳后应挤净乳房内的余奶。手工挤奶的方法为：挤奶前洗净双手，用毛巾清洁乳房，将乳头和乳晕擦洗干净。准备清洁消毒的盛奶器具，母亲身体略向前倾，用手托起乳房。大拇指放在离乳头二横指（约3厘米）处，其他手指在对侧，向胸壁的方向挤压乳晕，手指固定，不要在皮肤上移动，重复挤压，一张一弛，并沿着乳头（从各个方向）依次挤净所有的乳窦，以排空乳房内的余奶，在产后最初几天起就要做此项工作。

实践证明，及时排空多余的乳汁能促进乳汁分泌。因为每次哺乳后将乳房排空能使乳腺导管始终保持通畅，乳汁的分泌排出就不会受阻。所以乳量少的妈妈们不要攒攒再给宝宝吃，否则会使乳汁减少，排出不畅，引起乳腺炎。乳汁排空后乳房内张力降低，乳房局部血液供应好，也避免了乳腺导管内过高的压力对乳腺细胞和肌细胞的损伤，从而更有利于泌乳和喷乳。

乳房是个非常精细的供需器官，婴儿吸吮次数越多，即需要多，乳汁分泌也就越多，排空乳房的动作类似于婴儿的吸吮刺激，可促使乳汁的分泌。有些婴儿可能在出生的最初几天吸吮无力或吸吮次数不足，因此，在吸吮后排空乳房就显得非常有必要。如果手动挤奶次数太多，妈妈过于劳累，可以通过吸奶器的辅助帮助解决困难。这额外的刺激能通过泌乳反射促使下次乳汁分泌增多，这样才能满足婴儿日益增长的需要。

另外，每次哺乳后仍能挤出多量的乳汁也是对母亲的一种最好的精神安慰，可以表明自己的奶量是绰绰有余的，不必再因担心乳汁不足，而去添加牛奶等辅助食品，从而专心致志地进行纯母乳喂养。这样就可以形成一个良性循环。

母亲要有充分的信心，相信自己有足够的乳汁来喂养婴儿，直至婴儿出生后的4~6个月。

7 母乳质量巧改善

早开奶，勤哺乳。开奶时间越早，越能刺激乳母分泌乳汁。尽早让母子皮肤接触，24小时母婴同室。

早开奶、多吸吮、按需哺乳是促进乳汁分泌的有效措施。不要因为最初几天乳汁不足，就放弃母乳喂养。

因为母亲在分娩后2~7天正处在泌乳期，乳汁由少到多要有个过程，在此期间，只要给宝宝频繁哺乳，母乳就一定会多起来。

食量充足，营养丰富。母乳是由母体营养转化而成，所以喂奶的妈妈应该食量充足，多进食营养丰富的食物，以满足自身需要和泌乳需要。

乳母食物中蛋白质含量应该多一些，因为食物中的蛋白质仅有40%转化成母乳中的蛋白质。乳母还应摄入足够的热量和水，较多的钙、铁、维生素 B_1 和维生素 C。

此外，乳母不应偏食、挑食，否则会影响母乳质量。如果肉、蛋、青菜吃得少，乳汁就会缺乏叶酸和维生素 B_{12}，婴儿易患大细胞性贫血。

乳母一般每天应吃粗粮 500 克，牛奶 250 克，鸡蛋两个，蔬菜 500 克，水果 250 克，油 50 克，适量的肉类和豆制品。

保持心情稳定。泌乳和排乳受中枢神经系统和内分泌调节，不良情绪刺激会干扰这种调节作用，所以，乳母应力求保持轻松愉快的情绪。

避免疲劳。产妇在分娩时，精神、体力消耗极大，需要较长时间的恢复。然而许多母亲需昼夜照料孩子，得不到充分的休息，就会影响泌乳的质量。所以，丈夫和家人要多分担孩子的护理工作，使妻子有较多时间休息。休息不等于卧床，乳母也应进行适度活动，才有助于身体恢复，也有助于泌乳。

谨慎用药。许多药物都能通过乳汁进入婴儿体内，所以，母亲用药要慎之又慎，最好按医生指导用药。应该避免用下列药物：安定、异烟肼、可待因、氯霉素、红霉素、四环素、磺胺类药、氯丙嗪、阿托品、阿司匹林、苯巴比妥等。

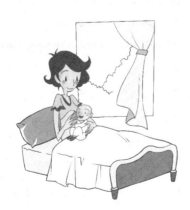

不要让宝宝吸橡皮奶嘴。母乳中的营养成分和水分能满足新生宝宝生长发育的全部需要，不必再加糖水、菜水和其他代乳品。宝宝出生头几天，即使初乳分泌量较少，也不必用橡皮奶嘴喂食。吸橡皮奶嘴会导致"乳头错觉"，使宝宝拒奶、烦躁，从而导致母乳喂养失败。

⑧ 母乳是否充足的判断方法

很多母亲担心自己的奶水不够，怕孩子吃不饱，那么怎样知道母乳是否够吃呢？

宝宝睡眠：如果婴儿吃饱了，就会自动吐出奶头，安静入睡 2~3 小时，如果婴儿睡 1 小时就醒来哭闹，喂奶后又入睡，反复多次；或者喂奶后哭闹，无法入睡，说明婴儿没吃饱。

宝宝大小便次数：每天小便次数应大于 6 次，大便 2~3 次，稠粥样。

宝宝体重：宝宝在出生后 7~10 天属于生理性体重减轻阶段，10 天后宝宝体重就会增加。10 天后每周为宝宝称重 1 次，将增加的体重除以 7，如果结果低于 20 克，就表明母乳不足。

哺乳时间长短：如果哺乳时间超过1小时，孩子吃奶时总吃吃停停，而且吃到最后还不肯放奶头，可结合体重增长情况来判断是否为乳汁不足。

哺乳间隔时间长短：出生两周后，哺乳间隔时间仍然很短，吃奶后才1个小时左右又闹着要吃，也可断定母乳不足。

9 宝宝不宜平躺吃奶

宝宝平躺在床上吃奶或者用奶瓶吃奶，虽然有利于宝宝入睡，但非常容易引起中耳炎。这主要是因为宝宝的咽鼓管比成人短，但粗细相同，而且几乎呈水平状态。宝宝平躺吃奶容易发生溢奶或呕吐，呕吐物容易通过咽鼓管进入中耳内，从而引起发热、耳痛和慢性中耳炎。因此，宝宝吃奶时不宜平躺，吃奶后应轻轻拍打宝宝后背，以防溢奶、呕吐和中耳炎。

10 产后回奶的方法

婴儿长至1岁左右就可以断奶，就可选用下列方法回奶：

★ 在饮食方面要适当控制汤类，不要再让孩子吸吮乳头或挤乳。

★ 在乳汁尚未分泌之前，用芒硝250克，分两包用纱布包好，分别敷在乳房处，再行包扎。24小时更换1次，连用3天。

★ 口服生麦芽冲剂回乳。

★ 回奶期间减少对乳房的刺激，不做乳房按摩，不挤乳。

★ 使用药物回奶需要遵医嘱。

11 正确的断奶方法

婴儿满1岁时就可以断奶。如果断奶时期正好赶上炎夏或寒冬季节，可以稍稍推迟一些，因为夏季断奶，婴儿易得肠胃病；严冬断奶，婴儿易着凉。如果婴儿太晚断奶，由于婴儿月龄较大，其所需的营养物质会不断增加，单纯依靠母乳就不能满足要求，势必影响婴儿的生长发育。

给婴儿断奶应该逐步进行，不可采取强硬的方法，以免造成婴儿心理上的痛苦和恐惧。若突然改变婴儿的饮食习惯，婴儿的肠胃无法适应，会影响婴儿健康。断奶的方法是逐渐增加辅食，逐渐减少哺乳量，慢慢地过渡到新的喂食方式。等孩子对新的饮食习惯以后，就可自然而然地把奶断了。

断奶以后，乳母应该少喝汤水，以利于减少乳汁分泌和较快回奶。若乳汁仍然很多，乳胀严重，可先用按摩的方法挤出少量乳汁，以减少乳房胀痛，以后如果不感到乳房过胀，可不再挤奶，以免刺激乳房分泌乳汁。

新妈妈哺乳期常见问题

① 新妈妈乳房胀痛怎么办

产后 2~3 天产妇往往会感觉乳房胀痛，体温会轻微升高，最早可在产后 24 小时就胀奶。这是因为乳房充血，腺泡里开始蓄积乳汁，乳腺导管尚不通畅所致。有一部分产妇在腋窝下有副乳腺，腋下会出现肿胀、硬结、疼痛。如果乳房胀痛明显，如伴有持续体温超过 38℃ 以上，乳腺局部有红肿，伴有头痛，就应注意有发展成乳腺炎的可能，应及早就医。

让孩子早吸吮

让孩子早吸吮是解除乳房胀痛的最好办法。产后 30 分钟就开始让孩子吸吮乳头，此时虽然还没有明显的乳汁排出，但吸吮动作可促使乳腺导管开放，并及时将乳汁排出，减少乳汁淤积。

挤奶

婴儿吸吮力不足时，可使用手动挤乳，或者借助吸乳器把乳汁充分吸出。用吸乳器吸奶时手法要轻柔，负压不要过大，并随时变换角度。挤奶的同时进行乳房按摩，通过刺激与压力促进乳腺导管的开放，将过多的乳汁挤出来。

手动挤乳汁的方法：拇指与其余四指分开，四指并拢放在乳房下方或侧方，向胸壁方向轻轻用力，使压力沿乳房基底部向胸壁方向逐渐按摩，有助于改善乳房的静脉回流，再由乳腺基底部逐渐移向乳晕部。如此反复可使乳腺泡中的乳汁移向乳窦。最后拇指与食指在乳晕处向胸壁方向挤压，一张一弛，挤压各个方向。

乳腺导管通畅后，乳房胀痛就会缓解或消失。

冷敷法

用冷敷法也可缓解乳房胀痛。当乳汁分泌较多，乳腺导管尚不十分通畅时，冷敷法是简便有效的治疗方法。用温水（与体温相当）敷在乳房的周围，可以止痛，并暂时收缩血管，减少乳汁的分泌，为乳房按摩或挤奶赢得时间。

佩戴合适的乳罩

佩戴合适的乳罩，将乳房托起，有利于乳房的血液循环，可以减少疼痛，同时可以防止乳房下垂。

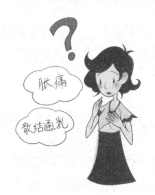

② 为什么一侧奶胀，另一侧奶少

有些新妈妈常常出现一侧乳房奶水充足，而另一侧较少的情况。这多是因为母亲往往喜欢让宝宝先吃奶胀的一侧乳房，当吃完这一侧乳房时，宝宝大多已经饱了，不再吃另一侧乳房，这样，奶胀的一侧乳房因为经常受到吸吮的刺激，分泌的乳汁越来越多，而奶水不足的一侧由于得不到刺激，分泌的乳汁就会越来越少。久而久之，就会出现妈妈的乳房一边大一边小，一边胀一边不胀，断奶以后再也难以恢复。

宝宝长期只吃一侧乳房的乳汁，时间长了，会造成偏头、斜颈、斜视，甚至宝宝的小脸蛋也会一边大一边小，后脑勺一边凸一边凹。这对宝宝的健康十分不利。

那么出现这种情况怎么办呢？具体方法是：每次哺乳时，先让婴儿吸吮奶少的一侧，这时因为宝宝饥饿感强，吸吮力大，对乳房刺激性强，奶少的那一侧乳房泌乳就会逐渐增多。大约经过 10 分钟，宝宝可以吃到乳房中大部分的乳汁，然后再吃奶胀的一侧。这样两侧乳房的泌乳功能就会一样强。

③ 乳房小，乳汁就少吗

乳房主要由脂肪和腺体组成。乳房的大小主要与脂肪的多少有关，而泌乳量与腺体多少以及对乳头的刺激有关，与乳房的大小无关。因此，只要坚持母乳喂养，让婴儿多吸吮，坚持夜间哺乳，就会使乳量增多。

医师指导

产妇不必担心，乳房小并不会影响乳汁分泌量。

④ 乳汁不足的原因

母亲在喂养孩子的过程中，最担心的就是乳汁不足。乳汁不足不仅影响婴儿的发育，而且费心劳神，十分麻烦。

乳汁不足的原因有以下几种：

精神心理因素

产妇由于分娩过度紧张，或因家属对婴儿的性别不满而感到委屈，或孩子早产、难产，产妇过于忧虑孩子的健康，以及其他社会心理刺激所造成的精神负担，都可引起乳汁不下。

要让产妇解除精神负担，及早让婴儿吮吸乳头，从而刺激乳房，使乳房能及时分泌乳汁。

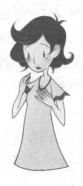

授乳方法不当

喂奶方法不当，会引起缺乳，母亲应学会帮助孩子正常吸吮乳汁。

产妇身体因素

产妇身体素质较差，如乳房发育不良，或身体患病，或贫血、气血不足等，也会引起缺奶。

睡眠不足

保持充足的睡眠对产妇来说也是非常重要的，跟随着婴儿的作息时间调整自己的睡眠时间是保持充足乳汁的必要条件。

爱心提示

乳汁不足的原因很多，应根据不同情况采取相应的措施，才能取得预期的疗效。

⑤ 扁平凹陷乳头的矫正方法

如果方便的话，针对扁平乳头的情况，最好从孕期开始干预。怀孕期间，孕妇需要掌握佩戴乳头罩的方法；在哺乳前进行乳头牵拉练习，用拇指及食指捏住乳头两侧向外牵拉。凹陷乳头还可通过做乳头十字操来纠正，用两手拇指平放在乳头两侧，慢慢地由乳头两侧向外牵拉，随后拇指平放在乳头上下侧，上下纵行牵拉，牵拉乳晕及皮下组织，目的是拉断使乳头凹陷的纤维组织，使乳头向外突出，但乳头的矫正不宜太早，太早刺激乳头会引起早产，应在孕37周后进行。

⑥ 乳头皲裂处理方法

乳头皲裂多是由于哺乳时婴儿含接乳头的方式不正确，没有把大部分乳晕含入口中造成的。发生乳头皲裂后，会给母亲造成很大的痛苦，如果不及时治疗，就容易引起乳腺炎。需要改进哺乳方法，加强乳头保护。为预防乳头皲裂，要从孕期开始纠正扁平内陷乳头，常用温水擦洗乳头，然后涂上乳头保护霜，使乳头变得坚韧。

哺乳前，先按摩乳房，并挤出少量乳汁涂在乳头和乳晕上，使之变软，以利于婴儿吸吮。如有轻度皲裂可继续哺乳，先让婴儿吸吮损伤较轻的一侧，再吸吮较重的一侧。要注意让婴儿张大嘴将乳晕和乳头部分全部吸住，这样就不易引起乳头皲裂。

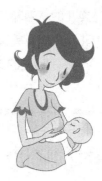

医师指导

哺乳后，可用乳汁涂抹皲裂部位。局部可涂乳头保护霜或者用乳贴治疗皲裂。若皲裂严重，可用乳头罩间接哺乳或将奶挤出用小勺喂给孩子吃。

哺乳期用药与疾病防治

❶ 急性乳腺炎的起因

　　不少初产妇往往在哺乳时未让婴儿将乳汁吸尽，致使乳汁淤积在乳腺小叶中。特别是一旦乳头发生皲裂，哺乳时会引起剧烈疼痛，更影响产妇的充分哺乳。此外，有些产妇的乳头发育不良（如乳头内陷），也会影响顺利哺乳。初产妇的乳汁中又含有比较多的脱落上皮细胞，更容易引起乳腺导管的阻塞，使乳汁淤积加重。乳汁的淤积又往往使乳腺组织的活力降低，为入侵细菌的生长繁殖创造了有利的条件。

　　急性乳腺炎的病原菌主要是金黄色葡萄球菌，链球菌引起的比较少见。细菌侵入的途径有三种：

　　★ 由于哺乳不当引起乳头皲裂，产妇双手不清洁，使细菌污染乳房，然后细菌从裂口侵入，再沿淋巴管蔓延至皮下和腺叶间的脂肪和结缔组织，引起蜂窝组织炎。

　　★ 另有一种在医院内流行的乳腺炎，多由耐青霉素的菌株引起，病菌通过婴儿的鼻咽部，在哺乳时直接沿乳腺导管逆行侵入乳腺小叶，在淤积的乳汁中生长繁殖，引起乳腺小叶的感染。

　　★ 产妇呼吸道感染或生殖道感染，细菌经血液循环到乳腺，造成感染。

❷ 乳腺炎的症状

　　乳腺炎发病早期，乳房疼痛伴发热，体温在 38℃左右，乳腺肿胀疼痛，出现界限不清的肿块，伴有明显的触痛，表面皮肤微红或颜色未变。乳房肿块主要是乳汁淤积和淋巴、静脉回流不畅所致，如能积极治疗，多能消散。

　　炎症继续发展，症状更为严重，多有寒战、高热。乳腺疼痛加剧，常呈搏动性。表面皮肤红肿发热，伴有

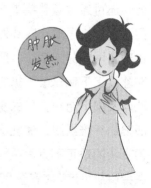

肿胀发热

静脉扩张。腋下可扪及肿大并有压痛的淋巴结。血白细胞计数明显增高。如系溶血性链球菌感染，则浸润更为广泛。感染严重时，可引起败血症。

炎症逐渐局限，从而形成脓肿。脓肿的部位有深有浅。表浅的脓肿波动明显，可向体表溃破，或穿破乳管从乳头排出脓液。深部的脓肿早期不易出现波动感，如未经及早切开引流，则慢慢向体表溃破，可引起广泛的组织坏死，也可向乳腺后的疏松结缔组织间隙内穿破，在乳腺和胸肌之间形成乳腺后脓肿。

③ 乳腺炎的早期发现

当哺乳妇女感到发冷、发热、全身不适、乳房局部红肿疼痛时，就应该及时就诊。

检查乳腺炎时，室内应光线明亮，病人端坐，两侧乳房充分暴露。

视诊：观察两侧乳房的大小、形态是否对称，有无局限性隆起或凹陷，乳房的皮肤有无红肿及橘皮样改变，浅表静脉是否扩张，乳头、乳晕有无糜烂。

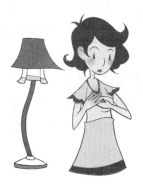

扪诊：检查者用手指掌面而不是指尖进行扪诊，不要用手指抓捏乳腺组织。检查顺序为乳房外上、外下、内上、内下各象限和中央区，先查健康的一侧，后查患病的一侧。

医师指导

如果确诊为乳腺炎，就应在医生的指导下服用抗生素及通乳药物。

④ 乳腺炎的预防

乳腺炎是初产妇常见的一种病症，轻者无法给婴儿正常喂奶，重者则要手术治疗。如果及早预防或发现后及时治疗，就可避免或减轻病症。预防急性乳腺炎的关键在于防止乳汁淤积和保持乳头清洁，避免损伤。

从孕晚期开始，常用温水清洗乳头，使用乳头护理霜。应定时哺乳，每次哺乳后都应使乳汁排净。如未能排净，哺乳后可扪及乳房肿块，此时应用手按摩乳房，挤出或用吸奶器吸出乳汁，防止乳汁淤积。

如已发生乳腺炎，应及时治疗，必要时应暂停哺乳，并用吸奶器吸尽淤积的乳汁。

产前每月在乳头及乳晕上擦一次花生油，妊娠8个月后每日用温水洗擦乳头、乳晕，使乳头皮肤变韧耐磨，预防产后婴儿吸吮而皲裂。有乳头内陷者应注意矫正。

产后每次喂奶前后用温水洗净乳头及乳晕。产后按需哺乳，哺乳前按摩乳房，哺乳后用吸奶器吸尽乳汁。

乳母应掌握正确的哺乳姿势，要让婴儿含住大部分乳晕，而不是只含乳头。每次喂奶时要让宝宝将奶汁完全吸空，如婴儿吸吮力不够，无法吸空时，可用吸奶器或手将乳汁挤出，不要让乳汁淤积在乳房内。如发生乳汁淤积，可局部热敷，每次 20~30 分钟，每天 3~4 次。用手从乳房四周向乳头方向轻轻按摩后，用吸奶器将乳汁吸出或用手挤奶，每天 7~8 次。

哺乳后应清洗乳头。不要让婴儿含着乳头睡觉。哺乳时间不宜过长，以防乳头破损或皲裂。若乳头皲裂，可在哺乳后挤出少量乳汁涂在乳头上，也可使用乳头护理霜或者乳贴预防和治疗乳头皲裂，喂奶前则要将药剂擦净。皲裂严重时需暂停喂奶，用手将乳汁挤出或用吸奶器将奶吸出，伤口愈合后再喂奶。乳头内陷的产妇，每天清洗后用手指向外牵拉乳头加以纠正。

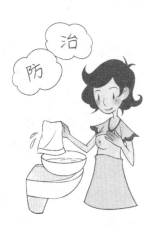

⑤ 乳腺炎的治疗

治疗乳腺炎可选用青霉素、氨苄青霉素、红霉素、头孢菌素等抗生素。处在乳汁淤积期的病人，可以继续哺乳。在局部硬结处可敷上卷心菜或仙人掌捣碎后外敷，2~3 天即可见效。

早期乳腺炎如果得到及时治疗，就可以治愈。炎症早期可继续哺乳，排空乳汁，防止乳汁淤积。感染严重时可用健侧乳房哺乳，喂完奶后用吸奶器吸尽残余乳汁。患侧乳房应等脓肿切开，排出脓液后才可哺乳。如已经形成脓肿，要及时请外科医生切开引流。

⑥ 乳房湿疹的症状

发生急性乳房湿疹后，乳房皮肤常出现粟粒大的小丘疹或小水疱，潮红，瘙痒，抓搔后湿疹易破损，出现点状渗出及糜烂面，有较多浆液渗出，可伴有结痂、擦烂、脱屑等。

亚急性乳房湿疹多由急性湿疹迁延而来。乳头、乳晕及其周围皮肤出现小丘疹、鳞屑和糜烂面结痂，皮损奇痒，有灼热感，夜间症状加重。

慢性乳房湿疹可由急性、亚急性湿疹反复发作、迁延而成。乳头、乳晕部皮肤增厚、粗糙，乳头皲裂，色素沉着，表面覆盖有鳞屑，伴有渗出液及阵发性疼痛。

7 乳房湿疹的治疗

乳房湿疹应采用综合治疗。尽量避免各种不良刺激，如致敏和刺激性食物、剧烈搔抓、热水洗烫等。紧张、劳累、情绪变化、神经系统功能紊乱，往往和湿疹的发病有着紧密关系。能够调节神经功能障碍的药物对湿疹也有较好的疗效，如维生素 B_1、维生素 B_{12}、谷维素、利服宁等。

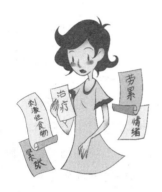

8 副乳需要治疗吗

有的妇女在哺乳期腋下会出现疙瘩，有时还会胀痛，还有液体溢出，去医院检查，医生说是副乳。什么是副乳呢？

副乳是指人在胎儿时期，长到约9毫米时，从腋窝一直到腹股沟这两条线上，有6~8对乳腺的始基，到出生前，除仅保留胸前的一对外，其余都退化了。

少数妇女有多余的乳腺没有退化或退化不全的异常现象，可发生在单侧或双侧。常见的部位在腋窝，亦可见于胸壁、腹部、腹股沟、大腿外侧，偶见于面颊、耳、颈、上肢、肩、臀、外阴等处，易被误认为皮下结节、淋巴结或肿瘤。

副乳常见有三种情况：

★ 有乳腺组织，无乳头。

★ 有乳头，无乳腺组织。

★ 有乳头，又有乳腺组织。

凡具有腺体组织的副乳，和正常乳房一样，受各种性激素的影响，呈周期性变化，月经前肿胀，有胀痛感，哺乳时还会分泌出少量乳汁。停止哺乳后，副乳缩小，分泌亦消失。

副乳不是病，无症状者不用治疗。

9 哺乳期禁用药物

母亲服用的大多数药物成分都可以通过血液循环进入乳汁，从而影响乳儿。由于乳儿的肝脏解毒能力差，即使母体仅仅使用治疗剂量，仍可使婴儿蓄积中毒，对早产儿更是危险，因此，产妇服用药物时，应考虑对婴儿的危害。

产妇在哺乳期不能服用以下药物：

★ 溴隐亭可以抑制泌乳。

★ 抗肿瘤药物，如环磷酰胺、阿霉素、氨苯蝶啶等，可抑制骨髓造血，并有致癌作用。

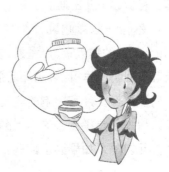

★ 抗精神病药物可影响婴儿智力发育，使肝脏受损。

★ 抗甲状腺药物，如他巴唑等，有可能造成婴儿甲状腺功能低下，影响智力发育。

★ 氯霉素可使婴儿出现灰婴综合征，表现为腹泻、呕吐、呼吸功能不良、循环衰竭及皮肤发灰等，还可影响婴儿骨髓造血，引起贫血。

★ 链霉素、卡那霉素、庆大霉素有可能损伤婴儿的听神经和肾脏，引起听力障碍和肾脏功能损害。

★ 喹诺酮类抗生素药物，如诺氟沙星、氧氟沙星等，可影响婴儿骨骼发育。

★ 四环素可影响婴儿牙齿和骨骼发育，造成牙釉质发育不全，婴儿牙齿发黄。

★ 磺胺药可引起婴儿肝脏和肾脏功能的损害。

★ 氯丙嗪和安定有可能引起婴儿黄疸。

★ 甲硝唑可使婴儿出现厌食、呕吐现象。

★ 利血平可使乳儿鼻塞、昏睡。

★ 抗凝药物，如阿司匹林、潘生丁等，可引起小儿出血。

★ 还有一些影响乳汁分泌的药物，如大剂量的雌激素、雄激素、麦芽、薄荷等有回奶的作用，乳母不宜服用。

对婴儿及乳汁有影响的药物还有很多，以上仅是举例，这里提醒产妇不要滥用药物，如果必须用药，就应在医生指导下使用。乳母在服用任何药物之前，应了解此种药物是否对孩子有影响，最好征求医生的意见。如果确需服药，可暂停哺乳或断奶。

⑩ 不宜母乳喂养的情况

母乳是婴儿最理想的食品，但确实有极特殊的情况不能进行母乳喂养，如不加以注意，会给婴儿带来不良后果。

乳房疾病：严重的乳头皲裂、急性乳腺炎、乳房脓肿等，可暂时停止哺乳。

感染性疾病：患上呼吸道感染伴发热，产褥感染病情较重者，或必须服用对孩子有影响的药物者。梅毒、结核病活动期也不宜哺乳。

心脏病：心脏病 Ⅲ ~ Ⅳ 级患者（轻微活动就会出现心慌、胸闷、憋气等症状）或孕前有心衰病史者不宜母乳喂养。

病毒感染：甲型肝炎病毒是经消化道传播的传染病，在急性期有较强的传染性，通过哺乳容易感染孩子，因此在急性期应暂停母乳喂养。

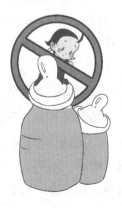

可每日将乳汁吸出，以保持乳汁的持续分泌，待康复后开始哺乳。乙型肝炎单纯表面抗原（HBsAg）阳性者不必禁止母乳喂养。如已确诊艾滋病病毒（HIV）感染，原则上提倡人工喂养，避免母乳喂养，杜绝混合喂养。

癫痫病：由于抗癫痫药对婴儿危害较大，故多主张禁止母乳喂养，但小发作或用药量少的，也可母乳喂养。

如果发生以上情形，产妇应尽量选取与母乳成分比较相似的专业婴儿配方奶粉。

⑪ 患急性乳腺炎要停止母乳喂养吗

乳腺炎的发生是因为乳汁没有及时从乳腺中排除，造成乳汁淤积，所以在感到乳房疼痛、肿胀、局部皮肤发红时，一般不要停止母乳喂养，而要勤喂奶，让孩子尽量把乳房的乳汁吃干净，否则可使乳腺炎继续加重。但在乳腺局部化脓时，不要让孩子吃患侧乳房，但可以吃健康一侧乳房的母乳。

只有当化脓较严重，外科医生切开后仍不能治愈，并且在乳腺上发生乳瘘时，才有必要暂时停止母乳喂养，但这种情况是极少发生的。

医师指导

患急性乳腺炎时一般不要停止哺乳，或听从医生的意见。

⑫ 哺乳期感冒能否喂奶

感冒是常见病，产褥期妇女易出汗，抵抗力降低，很容易患感冒。许多产妇不敢吃药，怕影响乳汁的成分而对孩子不利，又怕把感冒传给孩子，该怎么办呢？

如果感冒了，但不出现高烧，就应多喝水，多吃清淡易消化的食物，服用感冒冲剂或板蓝根冲剂，最好有人帮助照看孩子，自己能多点休息时间，仍可哺乳孩子，由于接触孩子太近，可在戴口罩的情况下喂奶，以防病毒通过呼吸道传染给宝宝，尽量不要用手去接触孩子的手、鼻子和嘴巴。

刚出生不久的孩子带有一定的免疫力，不用担心会将感冒传给孩子而不敢喂奶。

如果感冒后伴有高热，产妇不能很好地进食，十分不适，应到医院看病，医生常常会给予输液，必要时给予对乳汁影响不大的抗生素，同时仍可服用板蓝根、感冒冲剂等药物。

如果母亲感冒出现发热，体温在38℃以上，应暂时停止喂奶，待体温恢复正常后再喂。乳母在停止哺乳期间，应及时把乳汁挤掉，以防乳汁结块而影响乳汁分泌。

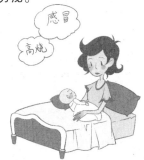

医师指导

高热期间可暂停母乳喂养1~2日，停止喂养期间，需每日6~8次将乳房乳汁吸出，以保证继续泌乳。产妇本人要多饮水或新鲜果汁，好好休息，很快就会好转。

⑬ 肝炎产妇能母婴同室并给婴儿喂奶吗

母乳是婴儿最理想的营养食品和饮料，含有婴儿4~6个月生长发育所需的全部营养要素，并且适合婴儿肠胃的消化和吸收。肝炎产妇能否与新生儿母婴同室，能否给婴儿喂奶，这是众多肝炎产妇较为关心的问题。

能否母婴同室取决于母亲是否会将疾病传染新生儿。如母亲在肝炎急性期或慢性急性发作期，就不能与新生儿同室。肝炎恢复期或肝炎病毒携带的产妇一般可实现母婴同室。

能否母乳喂养应视具体情况而定。孕妇感染甲肝病毒后，体内很快产生甲肝抗体，至今没有在甲肝产妇乳汁中发现甲肝病毒。某些地区戊肝流行时，戊肝母亲用乳汁喂养婴幼儿未见感染发病，说明戊肝病毒不经母乳传播。乙肝产妇乳汁是否有传染性尚不能定论，只要母亲乳头不破溃出血，就可以母乳喂养。不过乙肝大三阳的母亲最好不要给婴儿喂奶，因为有可能传染婴儿。研究表明，丙肝产妇和丙肝抗体阳性产妇的乳汁中存在丙肝病毒的可能性较小，可以给婴儿喂奶。

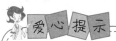

爱心提示

肝炎产妇的唾液中有肝炎病毒存在，故产妇不可口对口给孩子喂食，并要注意消毒隔离。

⑭ 哪些情况应暂停哺乳

母亲情绪差时：母亲情绪不佳、焦虑抑郁、烦恼生气时不宜哺乳。

母亲患有相关疾病：当母亲身体有比较明显的病变时，哺乳常使疾病恶化，甚至发生危险，如严重高血压、心脏病、糖尿病、肾功能不全、哮喘、肝硬化等。

婴儿患有某些疾病：婴儿患半乳糖血症、苯丙酮尿症等时，应禁止母乳喂养。

Part15
新生儿养育

新生儿降生后，生理调节和适应能力还不够成熟，容易出现一系列生理和病理变化，需要父母精心的护理和哺育。本章详细讲述了新生儿生理特征、日常护理、喂养、早期教育、容易出现的问题与常见疾病防治等内容。

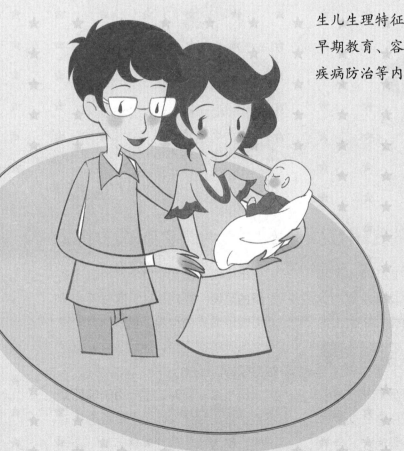

新生宝宝的生理特征

① 新生宝宝的发育参考值

自孩子出生后脐带结扎起至生后28天内，称为新生儿期。正常新生儿的体重在2500~4000克之间，身长在46~52厘米之间，头围平均为33~34厘米，胸围比头围略小1~2厘米。现如今生活水平提高，物质生活丰富，宝宝的发育常常超前，这些数值都只是参考值。

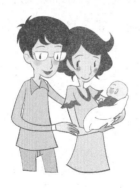

新生儿面临的第一个任务就是适应外界这个全新的生活环境。与子宫内环境相比，外面的世界陌生、寒冷、光线明亮、声音嘈杂，而且四周一下子变得那么开阔。

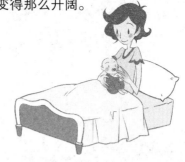

爱心提示

刚刚出生的宝宝喜欢被被子或毯子裹起来，这样会感到像在妈妈的子宫中一样温暖安全。

② 出生1周宝宝的发育状况

刚刚出生的宝宝皮肤红润，头发湿润地贴在头皮上，四肢蜷曲着，小手握得紧紧的，哭声响亮。新生儿头部相对较大，由于受产道挤压可能会有些变形。

新生宝宝头顶囟门呈菱形，大小约2厘米×2厘米，可以看到皮下软组织明显的跳动，是头骨尚未完全封闭形成的，此处要防止被碰撞。

③ 出生两周宝宝的发育状况

出生两周的宝宝继续努力适应这个新的环境。对他来说，有些不习惯外面喧闹明亮的世界，但是你会发现宝宝每天都在进步，他的适应能力是相当强的。

出生第一周时，宝宝由于哺乳量不足，排出胎便，体重大多数会暂时下降，称为"生理性体重下降"，一般下降不超过体重的10%。

随着吃奶量的增加，宝宝的体重从第 4~5 天开始回升，在第二周之内即可恢复到出生时的体重。对 10 日后体重仍然继续下降的宝宝，父母就应该多加注意。

此时宝宝的四肢运动是不自主的、无意识的条件反射，比如受到较大声音的惊吓时，四肢会下意识地向胸前抱拢，这就是新生儿特有的拥抱反射。

到第一个月的月末，你将会发现随着宝宝肌肉控制能力的发展，他的动作逐渐变成有意识的行为。

宝宝出生后第一周，母亲可能还没有真正下奶，这是正常现象，耐心地坚持下去，第二周后乳汁很快就会多起来。

新妈妈往往不能确定宝宝是否吃饱，特别是当宝宝总是哭闹或者刚喂完奶不久就又要吃的时候，妈妈就会感到很困惑。其实这是很正常的，因为这个时期的宝宝基本上仍是吃饱就睡，睡醒就吃，吃奶及大小便次数多且无规律。

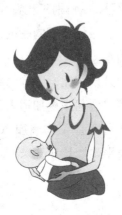

④ 出生 3 周宝宝的发育状况

出生 3 周的宝宝各种条件反射都已经建立。当妈妈打开宝宝紧握的小手，用一个手指轻触宝宝的掌心的时候，宝宝就会紧紧地握住妈妈的手指不松手。

当妈妈把宝宝抱在胸前，准备喂奶的时候，或是宝宝因饥饿而啼哭时，宝宝的头就会左右摇摆，张开小嘴，拱来拱去地找妈妈的乳头。宝宝已经可以很熟练地掌握吮吸乳汁的本领，小嘴吸吮得十分有力。

当妈妈把手慢慢凑近宝宝眼前，到一定距离时，宝宝就会不由自主地眨动眼睛。此时的宝宝已经能够和妈妈对视，但持续的时间还不长。

当宝宝注视妈妈时，妈妈也应很专注地看着宝宝，给宝宝一个充满爱意的笑脸，可对宝宝点点头，轻轻呼唤宝宝名字，这些都会让宝宝感到快乐。

宝宝现在还不会有意识地去触摸物体，但是喜欢妈妈给自己做按摩操，喜欢妈妈温柔的触摸、亲切的声音、和蔼的笑脸。这时宝宝的身体还很柔软，抱宝宝的时候一定要注意托住宝宝的颈部、腰部和臀部。

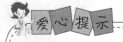
⑤ 出生4周宝宝的发育状况

　　宝宝已经满4周了，到这周末宝宝就该满月了！

　　此时期宝宝的颈部力量已有所加强，可以趴在床上或大人的胸前，以腹部为支撑，把头稍稍抬起一会儿，而且还能左右转动小脑袋。

　　如果妈妈把宝宝抱起来，或让宝宝靠坐在妈妈身上，宝宝的头已经可以直立片刻，但时间不要过长，以免宝宝感到疲劳。

　　出生4周的宝宝胳膊和腿的动作也更加协调，这说明宝宝控制肌肉的能力有所增强。

　　现在宝宝已初步形成了自己的睡眠、吃奶和排便习惯。有的宝宝夜里已能睡4~6小时的长觉，但宝宝之间的差异很大，有的宝宝夜里还需要妈妈喂2~3次奶。

　　特别是母乳喂养的宝宝，吃奶间隔时间比较短，因为母乳比较好消化，所以，吃母乳的宝宝大便次数也比吃配方奶的宝宝多，需要妈妈更多的照料。

　　这时的宝宝已能辨别妈妈的声音和气味，即使妈妈不在眼前，只要听到妈妈的声音，宝宝就会表现出兴奋的样子。

　　如果宝宝正在因为寂寞无聊而啼哭，一旦听到妈妈的声音，宝宝就可以很快安静下来。如果妈妈在怀孕时曾给宝宝做过胎教，现在试试看给宝宝播放胎儿时期常听的音乐或故事，宝宝很可能会有明显的反应呢！

　　现在宝宝已能判断声音的来源，如果听到不同方向传来的声音，宝宝的头就会转向这个方向。宝宝的四周最好能保持安静，巨大的声音往往使宝宝四肢抖动或惊跳。

　　宝宝的眼睛现在已经能够看清近距离的人和物，目光也会跟随眼前的物体水平移动，特别喜欢看线条较粗、图案简单、颜色鲜明的图画，尤其是人脸的图案。

　　与前几周相比，宝宝已经有了明显的进步，看起来更加招人喜爱。满月宝宝的体重应平均增加700~1000克，身长平均增长5厘米。

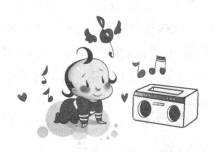

⑥ 新生宝宝的呼吸状况

新生宝宝鼻腔短、无鼻毛，后鼻道狭窄，血管丰富，容易感染，发炎时鼻腔易堵塞，易发生呼吸与吮吸困难。新生儿的呼吸肌发育差，呼吸时胸廓活动范围小，膈肌上下移动明显，呈腹式呼吸。

新生宝宝肺不能充分扩张、通气、换气，易因缺氧及二氧化碳潴留而出现青紫。月龄愈小，呼吸频率愈快。新生儿期由于呼吸中枢尚未完全发育成熟，还会出现呼吸节律不齐，尤以早产儿更为明显。

新生宝宝每分钟呼吸 40~50 次。宝宝的腹式呼吸和大人的胸式呼吸相比，能量消耗更大。正常情况下，宝宝脉搏次数为每分钟 120~140 次。

⑧ 新生宝宝的大便状况

新生宝宝大多在出生后 12 小时内开始排出墨绿色的黏稠大便，称为胎便。如果超过 24 小时仍没有排出胎便，就应到医院检查是否有先天性肛门闭锁症或先天性巨结肠症。

开始喂奶后，一般 3~4 天胎便即可排干净，大便逐渐转为黄色糊状。母乳喂养的新生儿通常大便次数较多，一般每日 3~5 次，有的几乎每次喂奶后均有大便排出，而且很软，有时会出现黏液或者排出绿色大便，只要喝奶及睡眠正常，就不必担心。

喂配方奶的宝宝大便次数则较少，有的甚至 2~3 天才排便 1 次，大便较干，颜色淡黄，只要新生儿吃奶好，体温不超过 37.5℃，都属于正常。

⑦ 新生宝宝的小便状况

新生宝宝出生时肾脏发育基本完成，但仍不够成熟，滤过能力低，浓缩能力差，故尿色清亮，淡黄，每天排尿 10 余次。新生儿出生后 12 小时应排第一次小便。

如果新生儿吃奶少或者体内水分丢失多，或者进入体内的水分不足，可出现少尿或者无尿。这时应该让新生儿多吸吮母乳，或多喂些糖水，尿量便会多起来。

⑨ 新生宝宝的睡眠状况

新生宝宝每天大部分时间都在睡觉，有 18~22 小时在睡眠中度过。只是在饥饿、尿布浸湿、寒冷或者有其他干扰时才醒来。也有少部分"短睡型婴儿"，出生后即表现为不喜欢睡觉，睡眠时间比一般婴儿少。

只要孩子睡眠有规律，睡醒后精力充沛、情绪愉快、吃奶情况良好，其体重、身长、头围、胸围等在正常的范围内增长，就说明孩子睡眠状况良好。

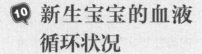

⑩ 新生宝宝的血液循环状况

新生宝宝出生后随着胎盘循环的停止，改变了胎儿右心压力高于左心的特点和血液流向。

新生儿心率较快，在睡眠时平均心率为每分钟120次，醒时可增至每分钟140~160次，且易受摄食、啼哭等因素的影响。新生儿的血流分布多集中于躯干和内脏，故肝、脾常可触及，四肢容易发冷和出现青紫。

⑪ 新生宝宝的体温

因为新生宝宝的体温调节中枢发育不完善，皮下脂肪薄，保温能力差，散热快，易受外界温度的影响，所以体温不稳定，应注意保暖。

特别是在出生时，随着环境温度的降低，新生宝宝在1小时内体温可以下降2℃，以后逐渐回升，12~24小时内应稳定在36~37℃之间。

⑫ 新生宝宝特有的原始反射

吮吸反射：吮吸触到嘴边的东西

将手指靠近宝宝嘴边，宝宝就会紧紧地把手指吮吸住。正是因为存在这种反射，刚出生的宝宝就会吮吸母亲的乳房。

牵引反射：试图抬起头来

让宝宝仰卧，慢慢拉起宝宝双臂，即使宝宝头部还不能挺立，依然会做出试图抬头的动作。

莫洛反射：听到大的声响后会张开双手

宝宝身体移动幅度过大或受到声响惊吓时，宝宝平时弯曲的手指会伸开，做出想抓取什么东西的姿势。

抓握反射：握住触到手心的东西

当有东西碰到宝宝手掌或手指时，宝宝会攥起拳头。对宝宝的脚掌做同样的刺激，宝宝也会弯起脚趾。这个反射要持续到出生以后5个月左右。

步行反射：宝宝就像会走路

扶着宝宝的两胁，让宝宝两脚着地，宝宝会自然向前迈动双脚，做出类似走路的动作。这个动作会持续到出生以后两个月，但与真正的步行完全不同。

新生宝宝的日常护理

① 什么样的环境适宜新生宝宝生活

★ 对于足月宝宝，室温应保持在 22~24℃，洗澡时可以达到 26~28℃，湿度以 50%~60% 为宜。

★ 阳光充足，空气新鲜，每日坚持开窗通风换气两次，每次 30 分钟，保持室内空气清新。

★ 新生儿的卫生很重要，衣服要勤换勤洗，每日或隔日沐浴一次，洗浴时要关闭门窗，注意保暖。

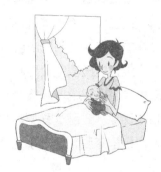

② 怎样保持新生宝宝鼻腔的通畅

有的宝宝呼吸时会发出呼哧呼哧的声音，这是因为宝宝的鼻腔狭窄，黏膜血管丰富，鼻腔分泌物阻塞了宝宝的鼻腔，可用小棉签蘸奶液、清水或婴儿油，清除宝宝鼻腔中的污物，动作一定要轻柔，小心扶住宝宝的头，不要让宝宝晃动。

③ 新生宝宝眼部分泌物怎样清理

分娩过程中，胎儿通过产道，眼睛易被细菌污染，有些新生儿眼部分泌物较多，因此要注意眼部护理。可用托百士眼药水滴眼，每日 2~3 次，以达到预防效果。如果宝宝眼睛有分泌物，可用干净的小毛巾或棉签蘸温开水，从眼内角向外轻轻擦拭。

④ 怎样护理新生宝宝的耳道

给宝宝洗澡时，注意不要将污水灌入宝宝耳内，洗澡后应用棉签擦干宝宝的外耳道及外耳。还要注意清洁宝宝的耳背，保持清洁干燥，一旦发生湿疹，可涂婴儿湿疹药膏。

⑤ 新生宝宝的脐带护理

正常情况下，脐带会在结扎后 3~7 天干燥脱落，血管闭锁变成韧带，外部伤口愈合向内凹陷形成肚脐。

由于新生儿脐带残端血管与其体内血管相连，因此如果发生感染是很危险的，容易发生败血症而危及生命。

新生儿出生后脐带即由医护人员给予消毒并结扎。24 小时之内要

密切观察有无出血，每天洗浴后要用75%酒精消毒，保持清洁干燥

如果脐带发红，有带臭味的或脓性分泌物等，有可能是脐部感染，应立即请医护人员协助处理。

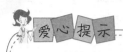

爱心提示

如果宝宝的肚脐发红，有分泌物排出，分泌物有臭味或呈脓性，应及早找医生治疗。

⑥ 新生宝宝的胎脂清理

刚出生的宝宝皮肤都会覆盖着一层灰白色胎脂，有保护皮肤和防止散热的作用。皮肤皱褶处的胎脂可于第二日沐浴时轻轻擦去。新生儿皮肤薄嫩，易受损而发生感染。洗澡宜用无刺激性的婴儿皂，浴后用软毛巾吸干体表，皱褶处可抹少许滑石粉。

⑦ 不宜将新生宝宝包裹成"蜡烛包"

很多家长用棉被包裹新生儿，为了防止新生儿蹬开被子而受凉，家长还常常将包被捆上几道绳带，像个"蜡烛包"，认为这样包裹既保暖，又可以使孩子睡得安稳。这种包裹法会给新生儿造成诸多不利后果。

新生儿离开母体后，四肢仍处于伸展屈曲状态，"蜡烛包"强行将婴儿四肢拉直，紧紧包裹，不仅妨碍新生儿的四肢运动，还会影响其皮肤散热，可能造成髋关节脱位。同时新生儿被捆绑后，手足不能触碰周围的物体，不利于新生儿触觉的发展。

提倡用婴儿睡袋替代包裹，这样既可以保暖，又不会影响婴儿的四肢运动，具有宽松、舒适的优点

⑧ 新生宝宝的衣着要求

新生儿的衣着要求主要是保暖、方便换洗、质地柔软、不伤肌肤。

新生宝宝的衣服质地应选用软棉布或薄绒布

新生宝宝的衣服最好选用纯棉制成的软棉布或薄绒布。要求面料质地柔软，容易洗涤，具有保温性、吸湿性、通气性好的特点，颜色以浅色为宜。

新生宝宝衣服要宽松易脱

新生宝宝衣服的衣缝要少，要将缝口朝外反穿。衣服式样要简单，衣袖宽大，易于穿脱，便于小儿活动。

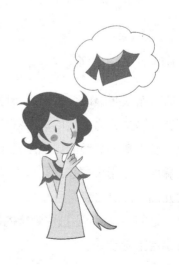

外衣要宽松，不要过紧，以免影响血液循环。

内衣最好不要有衣领，因为新生宝宝的脖子较短，骨骼较软，不能将身体伸展开，衣领会磨破宝宝下巴及颈部的皮肤。

新生宝宝的衣服不要有纽扣

新生宝宝的内衣开口要在前面，并用布带捆扎，不要用纽扣，以免被小儿吞入。新生儿不必穿裤子，可以用尿布裤。

⑨ 新生宝宝尿布的选择

可以为新生宝宝选择细腻柔软的棉布作为尿布，如大人的旧棉布衫、棉布裤、旧棉被里、旧床单等，剪成合适的大小，洗干净后用开水一烫，太阳晒干即可使用。

使用一次性尿布也很方便，一般不会损伤孩子肌肤，注意按时更换，保持宝宝皮肤干燥，以免引起尿路感染或尿布疹。

⑩ 勤换尿布以防尿布疹

宝宝的尿布被大小便污染，如果没有及时更换，长时间与婴儿皮肤接触，会刺激宝宝的皮肤。严重时，可在新生儿臀部看到尿布覆盖的区域皮肤发红，并伴有斑疹、丘疹、糜烂、脓疱等，形成新生儿尿布疹。为预防宝宝患尿布疹，应勤换尿布。

医师指导

当新生儿患尿布疹时，要注意保持新生儿臀部皮肤干燥、清洁，保持局部透气，很快就会痊愈。必要时可以在局部涂上护臀膏或红霉素眼膏，若出现脓疱，则需要医生处理。

⑪ 给宝宝擦屁股的注意事项

男孩子

★ 在小鸡鸡上盖上纸巾以防尿液飞溅：很多宝宝在家长解开尿布时会撒尿，男婴的尿液会飞溅很远。因此解尿布时，先用纸巾盖住宝宝的小鸡鸡，就会安心多了。

★ 擦屁股时莫忘擦宝宝小鸡鸡根部：污垢很容易在宝宝小鸡鸡根部、睾丸、皮肤褶皱间积聚。在宝宝大小便后更不能疏忽，要仔细擦拭干净。

★ 大腿根部也要检查：宝宝大小便时可能会流到大腿根部，这个部位要擦干净。如果擦不干净，就容易使宝宝皮肤发炎。

女孩子

★ 要从前向后擦：在给女婴擦屁股时，为防止大便污染阴道引起感染，一定要从前向后擦，从阴道口向肛门方向擦，要擦干净。

★ 要温柔地擦拭外阴：要仔细查看宝宝的外阴，轻柔地将外阴处的污垢擦洗干净。可以将湿巾或纱布缠到手指上擦拭。

⑫ 新生宝宝的正确抱法

★ 把宝宝抱起来：托着宝宝的脖子和屁股，将宝宝抱至胸口的位置，再用托着宝宝屁股的手向上托着宝宝的背部。

★ 将宝宝靠在妈妈胸口：让宝宝紧贴妈妈胸口，宝宝就会安静下来。妈妈用肘部内侧托起宝宝的头部。

★ 将手放到宝宝脖子下面：妈妈看着宝宝，一边对宝宝说话，一边将手伸到宝宝脖子下面，张开手掌，撑起宝宝的头和脖子。

★ 将另一只手放到宝宝屁股下面：将另一只手穿过宝宝的两腿之间，放在宝宝屁股下面，张开手掌，将宝宝的下半身撑起来。

⑬ 新生宝宝洗浴前的准备

★ 关闭门窗，避免空气对流，要求室温最好在 24~26℃。

★ 水温最好在 38~40℃之间，如果没有温度计，可将水滴在前臂或手背上，以感觉水温不冷不热为宜。

★ 洗澡时间最好选择在婴儿吃完奶 1 小时后，以减少吐奶。

★ 洗澡前要准备好物品，如大浴巾、小毛巾、纱布、大脸盆、棉棒、尿布、换洗的衣服、婴儿肥皂、浴液、爽身粉等。

★ 洗澡前要清洗双手，清洁浴盆。

⑭ 怎样给新生宝宝洗浴

★ 先倒凉水再倒热水，直至水深达 10 厘米为止。

★ 用温度计或前臂测水温，感觉温暖为合适。

★ 为宝宝脱去衣服，用一只手臂托住宝宝的头和肩部，手掌托住腋下，另一只手托着屁股，轻轻放入盆中，注意先让臀部入水。

★ 先洗头发，把洗发水、沐浴液均匀地涂抹于宝宝的头上和身上，轻轻揉搓，然后用海绵或纱布将头冲干净，再洗净全身。

★ 脸部用小毛巾轻轻擦拭，头部用手掌以画圈方式清洗。

★ 从胸部往下清洗至腹部。用左手撑住宝宝颈后，再从脖子往胸部和腹部清洗。

★ 清洗背部时，将宝宝的双臂靠在自己的手腕上，另一只手清洗宝宝的背部。

★ 新生儿的洗澡时间不要超过 2~3 分钟。洗完之后一只手紧托其腋下，另一只手紧托下身，用双手小心紧抱宝宝离开浴盆，小心手滑。

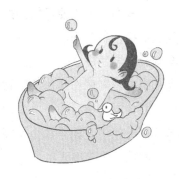

★ 用浴巾包裹宝宝，将少量爽身粉轻轻抹于宝宝的全身，尤其是颈下、两腋窝、两侧大腿内侧等有皱褶的地方，然后穿上干净衣服，换上新尿片。

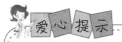

爱 心 提 示

洗澡时要紧抱宝宝，或者与宝宝谈话，给以微笑，让孩子有安全和轻松的感觉。

⑮ 新生宝宝洗浴注意事项

给宝宝洗澡时，要注意汗液、尿液、大便等污垢容易残留以及脏水易黏附的地方。要仔细进行冲洗，不要留有泡沫。

需要仔细清洗的部位有颈部、腋窝、肘部内侧、耳朵后面、膝盖内侧、大腿根部、屁股沟、外阴等。清洗时，可用纯棉毛巾擦拭，这样更容易洗掉污垢。

⑯ 新生宝宝应睡婴儿床

★ 新生宝宝最好有个婴儿床，可以确保安全。

★ 婴儿床以木床、平板床为宜，不要让宝宝睡弹簧床，以保证小儿脊柱、骨骼的正常发育。

★ 床的高度以便于父母照看为宜。一般床离地约76厘米、长约120厘米、宽约75厘米（可以用到5岁左右）。

★ 床的四周应设有床栏，两侧栏杆可以放下，栏杆之间距离不宜过大，也不可过小，以防夹住孩子的头和脚。

★ 床栏的高度离床褥约70厘米，小儿站立时肩部应在栏下。

★ 床的四周要求为圆角，无突出部分。

★ 婴儿床可以紧挨着墙壁或放在离墙壁50厘米左右的地方，以防止婴儿跌落后夹在墙壁和床之间而发生窒息。

★ 床的涂料中不要含铅，以防婴儿用嘴咬床栏后发生铅中毒。

⑰ 保证新生宝宝的日晒时间

新生宝宝在成长过程中，多接触阳光，多呼吸新鲜空气是很有好处的，可以预防小儿佝偻病，刺激骨髓造血功能，提高皮肤抗病能力。

日晒时应避免阳光直晒头部，避免强光刺激眼睛，时间宜选择在上午9~11时或下午3~6时，每次5~10分钟，夏天可选择暴露小儿的背部、臀部、胸腹部、四肢，冬天可选择暴露臀部。

⑱ 新生宝宝被动操

新生儿虽然弱小，但随着营养的增加，身体功能会不断增强，父母可以让孩子进行适宜的锻炼，以促进孩子身体健康。

运动对于宝宝来说非常重要，可以促进食欲，帮助发展肌肉的力量，从而有一个强壮的体魄。孩子在新生儿期和婴儿期需要在父母帮助下，进行适当的活动，如婴儿被动操等。

父母可以帮助宝宝做两手交叉屈伸运动、肘部屈伸运动、举腿运动等。

⑲ 为新生宝宝做健身

现代医学研究表明，不少的成人疾病，如肥胖、高血压、冠心病、糖尿病等，以及智力发育的好坏，都与新生儿以及婴儿时期的活动锻炼有着直接的关系。

这段时间的孩子过的是那种吃了睡、睡了吃的"摇篮"生活，由于自身活动不足，热能消耗过低，体内的脂肪容易堆积。医学家发现，人体脂肪细胞的生长增殖，在1岁以内处于最活跃的高峰阶段，此时，脂肪细胞数目的增多将遗留终身，是肥胖症和冠心病的祸根。为此，新生儿以及婴儿时期的身体锻炼，已经越来越引起人们的关注。"抱、逗、按、捏"是新生儿健身简便易行的有效办法，对新生儿身心健康有良好的作用。

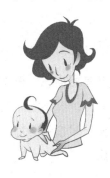

拥抱宝宝

当新生儿哭闹不止的时候，是最需要大人抱，从而得到精神安慰的时候。有的家长怕惯坏了孩子而不愿意抱，这对孩子的身心健康和生长发育是很不利的。

为了培养孩子的感情、思维，特别是在那种哭闹的特殊语言要求下，不要挫伤孩子幼小心灵的积极性，要适当地多抱一抱你的小宝宝。

和宝宝嬉戏逗笑

逗笑是新生儿期最好的一种娱乐形式，小宝宝会高兴得手舞足蹈，使全身的活动量进一步增强。

常被逗弄、与之嬉戏的孩子要比长期躺在床上很少有人过问的孩子表现得活泼可爱，对周围事物的反应显得更加灵活敏锐，这对孩子以后的智力发育有着直接的影响。

为宝宝按摩

家长应经常用手掌给孩子轻轻地按摩。按摩不仅能增加胸、背、腹肌的锻炼，减少脂肪的沉积，促进全身血液循环，还可以增强心肺活动量和胃肠道的消化功能。

捏揉宝宝

家长应经常用手指捏揉新生儿。捏可以比按稍加用力，可以使全身和四肢肌肉更加坚实。一般从四肢开始，再从两肩到胸腹，各做10~20次。

在捏的过程中，小儿胃液的分泌和小肠的吸收功能均有增进，特别是对脾胃虚弱、消化功能不良的小儿效果更加显著。

"抱、逗、按、捏"中除了"抱"以外，其他均不宜在进食中或食后不久进行，以免小儿呕吐，甚至呕吐物可能被吸入气管而导致呛咳、窒息。时间一般选择在食后两小时进行。

操作手法要轻柔，不要用力过度，以让新生儿感到舒适、满足为度。注意不要让新生儿受凉，以防感冒。与孩子逗玩时，表情要自然大方，不要过多做挤眉、斜眼、歪嘴等怪诞动作，以避免小儿留下深刻印象，经常模仿而养成不良习惯，将来不好纠正。

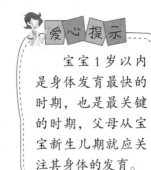

爱心提示

宝宝1岁以内是身体发育最快的时期，也是最关键的时期，父母从宝宝新生儿期就应关注其身体的发育。

⑳ 新生宝宝按摩操

第一节	孩子仰卧，双臂放于体侧，操作者用手指从肩到手按摩孩子胳膊4~6次
第二节	孩子仰卧，双臂放于体侧，操作者用手掌心顺时针方向按摩孩子腹部6~8次，然后再用双手掌面从孩子腹部中心向两胁腰间方向抚摩6~8次
第三节	孩子仰卧，操作者用一只手轻轻握住孩子的脚，用另一只手从内向外、从上向下，轻轻按摩孩子的腿部，然后换另一只脚。最后，轻轻地揉一揉孩子的腿部肌肉
第四节	孩子俯卧，操作者用手顺孩子脊椎骨从头部往臀部按摩，然后再从下往上按摩
第五节	孩子仰卧，操作者用两手食指托住孩子踝部，用两拇指按摩其脚背、脚踝周围

㉑ 常为新生宝宝做抚触

新生儿抚触可以促进母亲与新生儿之间的感情交流，增加新生儿体重，有利于新生儿身体健康和发育；同时可以减少新生儿吵闹，增加睡眠。

新生儿的注意力不能长时间集中，每个抚触动作不要重复太多。抚触时间应选择在新生儿不太饥饿或者不烦躁的时候，最好在婴儿沐浴后，或在给婴儿穿衣服的过程中。

抚触前短时间的准备也很重要，可以放一些柔和的音乐帮助放松，使婴儿感到更加舒适。抚触前要先温暖双手，倒一些婴儿润肤油于手掌心，然后轻轻地在婴儿肌肤上滑动，开始时轻轻地抚触，逐渐增加压力，孩子慢慢地就适应了。

抚触没有固定的模式，可以不断地调整，以适应婴儿需要。对于新生儿，每次抚触10分钟即可；对于大一点的婴儿，可以延长时间至20分钟左右。

新生儿抚触手法

头部	用双手拇指从前额中央向两侧滑动；用双手拇指从下颏中央向外侧、向上滑动；两手掌面从前额发际向上、后滑动，至后、下发际，并停止于两耳后乳突处，轻轻按压
胸部	两手分别从胸部的外下侧向对侧的外上侧滑动
腹部	两手从腹部右下侧经中上腹滑向左上侧；右手指腹自右上腹滑向右下腹；右手指腹自右上腹经左上腹滑向左下腹；右手指腹自右下腹经右上腹、左上腹滑向左下腹
四肢	双手抓住上肢近端，边挤边滑向远端，并揉搓大肌肉群及关节。下肢与上肢相同
手足	两手拇指指腹从手掌面根侧依次推向指侧，并提捏各手指关节。足与手相同
背部	婴儿呈俯卧位，两手掌分别由背部中央向两侧滑动

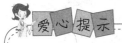

爱心提示

婴儿抚触最好从新生宝宝开始，对宝宝进行轻柔的爱抚，不仅仅是皮肤间的接触，而且是母子之间爱的传递，要让宝宝充分感受到妈妈的爱护和关怀。

22 怎样给新生儿喂药不易呕吐

新生儿的味觉非常灵敏，喜欢乳汁、糖水，如果喝带苦味的药，就会用舌头把匙子向外推出。给新生儿喂药应注意以下几点：

★ 苦味药物应放少许糖，以减轻苦味，使宝宝不致拒食。

★ 喂药前不要哺乳，以免宝宝拒食，饱食后喂药会引起宝宝呕吐。

★ 喂药时严禁捏宝宝鼻孔强行灌入，以免药物呛入气管而致窒息。

★ 应用小匙盛药，顺着口腔的颊侧慢慢地放入宝宝嘴内，这样不易导致呛咳。

★ 喂完药后，可喂少量温开水，将口腔中的药物全部冲入胃内。

★ 注意要将药片磨成细粉，调成糊状。

23 新生宝宝体温的测量方法

测量体温常用部位

给新生儿测体温常用的部位有腋下、口腔和肛门。

一般肛门温度最高，正常范围在36.5~37.5℃；口腔温度37℃以下为正常；腋下温度较肛温低0.5℃。肛温比较恒定可靠。

口腔温度受外界温度影响较大，尤其是喝热水后不久测量，影响会更大。

腋下温度可因夹得松或紧、摩擦、出汗等而有所变化，应该以夹紧、不摩擦、无汗为准。新生儿测体温常取腋下。

体温计使用方法

测量体温前，把体温计水银柱甩到35℃以下，用棉花蘸酒精擦拭消毒后再用。将体温计尖端放入宝宝腋窝内，经3~5分钟后取出。看体温计示数时，应横持体温计，缓慢转动，便可看清体温计所示的温度。体温计用完后，要用75%酒精消毒后存放备用。可用电子耳温体温计，快捷方便，宝宝不哭闹。

通过触摸宝宝额头或身体来测量体温

如果没有体温计，可通过触摸小儿额头或身体来确定是否发热或体温过低，这就全凭大人的感觉了。早产儿、重病小儿不但不发热，还可出现低体温。可触摸小儿小腿和腋窝来判断，如发冷，则说明体温不升。有时小儿包裹不当，手脚也会发凉。40℃以上为超高热，应当及时采取降温措施。

给宝宝测体温的注意事项

★ 腋下测体温较安全、卫生，先擦去腋下的汗，然后将体温计玻璃球

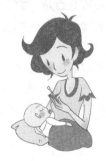

（含水银）一端放在腋窝中间夹紧，按住孩子的胳膊不准其乱动，测体温一般需要3~5分钟。

★ 体温计读数时，要横持缓缓转动，取水平线位置读取水银柱的示数。

★ 小孩哭闹时不要勉强测体温，等其安静下来再测为好。

★ 吃奶、饮水或吃饭后不宜立即测体温，易产生误差，一般应在饭后30分钟为宜。

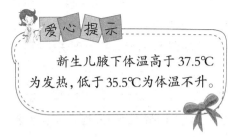

爱心提示

新生儿腋下体温高于37.5℃为发热，低于35.5℃为体温不升。

㉔ 为新生宝宝接种卡介苗和乙肝疫苗

卡介苗（BCG）

接种卡介苗能预防结核菌感染。新生儿出生一周内即可接种。宝宝若患有疾病，应推迟接种卡介苗。BCG的接种方法是在左上臂三角肌处皮内注射，接种后2~3个星期会局部红肿，大约4周结成疮痂，有时呈脓痂，不要用力摩擦，轻轻擦拭直到自然剥落为止。

乙肝疫苗

乙肝疫苗为B型肝炎遗传工程疫苗。接种年龄为生后0个月、1个月和6个月，共3次，接种后一般无不良反应。接种后如查乙肝表面抗体阳性，表示接种成功，可每两年加强一次。

新生宝宝的喂养

1 母乳喂养对母亲和宝宝都有利

新生宝宝所需的营养素不仅要维持身体的日常消耗，而且更重要的是要供给宝宝生长和发育之用。母乳是新生宝宝最科学、最理想的食品，母乳的作用是任何代乳品都无法比拟的。

★ 母乳含有新生儿生长发育所必需的各种营养成分，营养丰富，蛋白质、脂肪和糖的比例适当，而且容易消化吸收。

★ 母乳中的蛋白质、脂肪和乳糖最适合新生儿消化和吸收，不仅有利于宝宝体格的生长发育，而且是大脑发育不可缺少的原料。所以，母乳被称为新生儿生命之本，是新生儿健康成长的源泉。

★ 母乳中含有丰富的免疫球蛋白，尤其是初乳中含有大量的免疫物质及生长因子，使新生儿出生后接受了第一次被动免疫，对新生儿生长发育和抗感染十分重要。

★ 母乳量随着婴儿的生长而增加，乳汁温度与泌乳速度适宜，喂养方便，而且经济。

★ 母乳喂养有利于增进母子感情。母乳喂养使母子有更多的肌肤接触，通过母亲对新生儿肢体的触摸、亲吻及拥抱等，有利于建立婴儿对母亲的依恋之情，也有助于形成密切的亲子关系。

★ 母乳中钙磷比例适宜，易于宝宝吸收，较少发生低钙血症。

★ 哺乳过程对新生儿各种感官的刺激，都是对新生儿最早的智力开发。

★ 产后哺乳可以刺激母亲子宫收缩，促进母亲早日恢复。

★ 哺乳可以推迟月经复潮，有利于避孕。

★ 哺乳的母亲较少发生乳腺癌和卵巢癌。

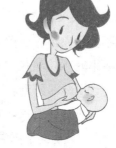

爱心提示

母乳中富含易被新生宝宝消化吸收的蛋白质、脂肪和糖，还含有大量免疫物质IgA和具有杀菌作用的物质溶菌酶。这些物质可以保护娇弱的宝宝不易患病，还可预防宝宝过敏。特别是初乳中含有的免疫物质最多。

② 新生宝宝需要的乳量

新生儿需要的乳量为：每 450 克体重每日需要乳汁 50~80 毫升。体重 3 千克的婴儿每日需要 400~625 毫升。母亲可在每次哺乳 3 小时后分泌乳汁 80~100 毫升，每日母亲分泌乳汁 720~950 毫升是足够的。

爱心提示

新生儿吃奶时看到母亲的笑脸和慈爱的目光，感受到母亲深厚的情感，这样可以促进孩子心理行为的发育。

③ 新生宝宝的喂奶频率

新生宝宝身体尚小，胃容积小，需要多次喂食。由于母乳吸收得更快，母乳喂养的婴儿可能比奶粉喂养的婴儿喂食次数更多。新生宝宝每两小时需喂奶 1 次，一天喂奶次数达 8~10 次。宝宝长大至 1 个月，通常每 3 小时进食 1 次；长至 2~3 个月时，则每 4 小时喂食 1 次。

④ 两侧乳房轮流哺乳

宝宝吃奶的劲头在最初的 5 分钟最为强烈，在最初的 5 分钟内就可以吃到 80% 的奶量。一般说来，每侧乳房哺乳时间的长短视婴儿吸吮的兴趣而定，但通常不超过 10 分钟。

婴儿吸吮 10 分钟后，乳房已排空，虽可能还在吸吮，但也许一会儿将乳头含入，一会儿吐出；也许转过脸去，停止吃奶；也许慢慢入睡。当婴儿显露出在一侧乳房已吃饱时，应把他轻轻地从乳头移开，把他放在另一侧乳房上。如果吸吮乳房睡着的话，就可能已经吃饱了。

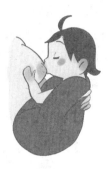

医师指导

哺乳过程是传递母爱的过程，母子间肌肤的接触、眼神的对视、母亲的爱抚都能使母子关系更加亲密深厚。

⑤ 正确的喂奶姿势

母亲可选择舒服轻松的姿势来喂哺婴儿，只要宝宝能含住乳头即可。可尝试多种喂奶姿势，采用最自如的一种。一天之内，要变换多种授乳姿势，这样可保证婴儿不会仅向乳晕一个部位施加压力，还可避免乳腺导管阻塞。如果坐着授乳，要让坐姿舒适。必要时，用软垫和枕头支持双臂和背部。

刚开始哺乳时，母亲所选择的哺

乳姿势可能会受到分娩的影响。若做过会阴侧切术，就会觉得坐起来非常不舒服，因此，侧卧哺乳更为适合。如果做过剖宫产手术，腹部有伤口，可把婴儿放在床上，靠在自己身旁哺乳。

在分娩后头几周的晚上，母亲应采取侧睡姿势。如果希望更舒服些，则可在母亲手臂下垫上枕头，轻轻地怀抱婴儿，让宝宝躺在枕头上，紧靠在母亲身旁，以便吸吮乳头。这时母亲一定要警醒，不可因劳累熟睡而压住孩子，以免孩子窒息。

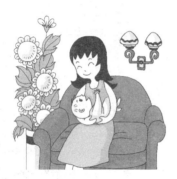

⑥ 喂完奶注意事项

喂完奶轻柔地移开宝宝

哺乳结束时，妈妈切勿将正在吃奶的宝宝从乳房上硬拉扯开，这样做只会弄伤乳头。为了把吃奶中的婴儿移开，可以轻轻压住宝宝的颏部，让宝宝松开口。

让宝宝松口的另一个办法是用手指滑入乳晕和婴儿颊部之间，将小手指放入宝宝的嘴角内。上述这两种方法都会使婴儿的嘴张开，并且使乳房容易滑脱，而不必使用其他方法把乳头弄出来。

在头几天里，这些做法十分必要，因为乳头需要变硬，以利哺乳。

喂完奶轻拍，躺下注意要让宝宝头偏向一侧

宝宝吃奶时会吸进很多空气，如果喂完奶立即让宝宝躺下，就容易吐奶。喂完奶后，可竖抱宝宝，从下往上轻轻地拍拍宝宝的后背，让宝宝打出嗝，排出吃奶时吸入的空气。让宝宝躺下时，将宝宝的头部稍微垫高一点，头偏向一侧，以免引起宝宝呕吐。

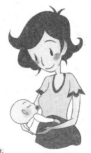

7 适当减少夜间喂食

当宝宝体重达到 4.5 千克时，或者夜间睡眠时间可达 5 小时以上，一般不会因饥饿而醒来，就可尝试把夜间两次喂奶之间的时间延长，以便能使母亲和宝宝获得 6 小时完整的睡眠。

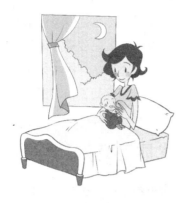

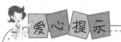

爱心提示

婴儿有自己的吃奶规律，巧妙地停止凌晨喂奶是比较合理的，以便母亲能按正常的作息时间休息。

8 宝宝不会吸乳头怎么办

刚出生不久的宝宝会出现不会吸乳头的情况。常见的原因多为妈妈乳头太大、太小或内陷等。有时宝宝感冒鼻塞，张嘴呼吸时也会不吸乳头，在这种情况下哺乳就比较困难。不过妈妈不必担心，可采取以下措施慢慢纠正：

★ 在喂奶前，妈妈应选择一个舒适的姿势，最好采取坐位。先用热毛巾敷乳房 3~5 分钟，再按摩乳房，促进排乳反射，挤出部分乳汁使乳晕变软，刺激乳头，使乳头立起，使宝宝大口将乳头及大部分乳晕含入口中，在口腔内形成一个长乳头，哺乳就成功了。

★ 宝宝饥饿时，吸吮力强，应先吸吮平坦乳头，比较容易成功。

★ 妈妈哺乳结束后应戴上乳头罩，以防止乳头下陷。

9 不要用奶瓶喂奶喂水

在喂哺新生儿时，有时会出现一种异常现象，孩子虽然很饿，但是不愿吸吮母亲的乳头，刚吸一两口就大哭不停。细问根由，原来这些孩子往往都使用过橡皮奶头。这种现象医学上称为"奶头错觉"。

因为用奶瓶喂养与母亲哺乳相比，婴儿口腔内的运动情况是不同的，用奶瓶喂养时，橡皮奶头较长，塞满了宝宝整个口腔，婴儿只需用上、下唇轻轻挤压橡皮奶头，不必动舌头，液体就会通过开口较大的橡皮奶头流入口内。

而吸吮母亲乳头时，婴儿必须先伸出舌头，卷住乳头拉入自己的口腔内，使乳头和乳晕的大部分形成一个长乳头，然后用舌将长乳头顶向硬腭，用这种方法来挤压出积聚在乳晕下（乳窦中）的奶汁。

相比之下，橡皮奶头和妈妈的乳头无论在形状、质地及宝宝吸吮过程中口腔内的动作上都截然不同。吸吮橡皮奶头省力，容易得到乳汁；而乳房必须靠有力的吸吮刺激才能泌乳和喷乳。如果婴儿拒绝吸吮母亲的乳头，就会严重影响母乳喂养的顺利进行。

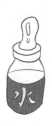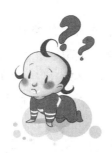

⑩ 母乳不足或宝宝过敏时可添加适宜的配方奶粉

母乳喂养的婴儿，如果体重增长不理想，则说明母乳不足，此时应选用配方奶或其他代乳品加以补充，这叫作部分母乳喂养，也称为混合喂养。

混合喂养虽然比完全人工喂养好，但是终究不如纯母乳喂养，而且加用奶瓶喂养，可使婴儿产生乳头错觉，从而不愿吸吮母亲乳头。

如果母乳分泌量不充足，就应设法增加乳汁分泌，保证充足的营养与睡眠，必要时进行催乳治疗，而不应轻易改为部分母乳喂养。

只有在母乳确实不足而又无法改善时，才不得不实行部分母乳喂养。一般应力争母乳喂养到 4 个月后再改为混合喂养或人工喂养。

混合喂养的过程一般是先喂母乳，再喂牛奶。乳汁及时排空能够促进再分泌和乳量的增加。开始时可不限制加喂牛奶的量，任婴儿吃，直到满足其食欲，然后观察婴儿大便情况，再确定是否增加乳量。

如果母亲白天上班无法喂奶，就可以每天喂数次配方奶代替母乳，但每天喂哺母乳不宜少于 3 次，否则，母乳的分泌有迅速减少的可能。

如果宝宝出现湿疹、呕吐、哭闹、大便带血等情况，怀疑牛奶蛋白过敏时，尽快到医院就诊，在医生指导下添加水解蛋白奶粉。

⑪ 优质婴儿奶粉的甄别

如果妈妈母乳不足，或由于其他原因而不能给宝宝喂奶，就要为宝宝精心选择优质的婴儿奶粉。

目前市场上销售的各种婴儿奶粉，其营养成分各有不同，质量存在很大差异，妈妈要仔细分辨。为了宝宝的身体健康和营养均衡，妈妈一定要为宝宝选择质量可靠、营养丰富的优质婴儿奶粉。如果条件允许，最好选择国际知名奶粉品牌，确认通过国际权威机构的严格质量检测。

另外，还要注意宝宝食用婴儿奶粉后的反应，当发现所食用的婴儿配

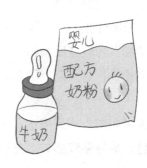

方奶粉与宝宝的体质不合时，应立即停止食用这个牌子的奶粉，改用其他品牌配方奶粉。

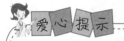

爱心提示

目前市面上出售的婴儿奶粉营养很丰富，只是不同厂家生产的婴儿奶粉成分会存在若干差异。刚开始最好买小罐装的奶粉，少量尝试，观察宝宝的反应，选择适合宝宝的优质奶粉。

⑫ 掌握好人工喂养的方法

★ 根据婴儿的月龄和具体消化情况，按比例配制好需要的奶。

★ 奶头孔的大小以瓶内盛水倒置可连续滴出为宜。

★ 奶的温度不宜过高，也不宜过低，以奶汁滴在大人手臂内侧感到不冷也不过热为宜。

★ 喂奶时应先把婴儿抱起，让婴儿斜卧在妈妈怀里，切忌平卧时喂奶、喂水，以免奶水呛入气管。

★ 喂奶时应将整个奶嘴充满奶液，以免宝宝吸入空气而引起溢乳。

★ 每次喂完奶以后，要将婴儿竖抱起来，头斜靠在大人肩上，轻拍背部，让婴儿打嗝，以便将吃奶时吸入的空气排出。稍后将婴儿放下，并使其略右侧卧，以防止奶液呛入气管。

★ 给3个月前的婴儿喂奶时，要

选择在婴儿清醒、比较兴奋的时间进行，但婴儿仍常常吃着吃着便睡着了。

★ 母亲在喂奶时要注意观察婴儿的动静，如发现他吮吸无力，节奏缓慢，就应适当地活动一下婴儿。

一般是用手轻轻揪搓耳朵，也可以改变一下抱姿，或有意将奶头从婴儿嘴中抽出等，以此唤起婴儿的兴奋，使其继续吃奶。如果仍然不能唤醒婴儿，就不必勉强，让他安然入睡。可视婴儿的需要，提前下次喂奶的时间。

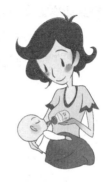

⑬ 掌握好配方奶的冲泡温度

★ 奶温过高的危害：如果奶温度太高，就会烫伤婴儿的口腔及食管黏膜，导致局部黏膜充血、水肿、疼痛感，造成口腔炎、食管炎，影响宝宝的进食。

★ 奶温过低的危害：如果奶温太低，就容易影响孩子胃肠道的功能，使胃肠蠕动增加，无法很好地消化吸收，从而出现腹泻。

★ 试奶温的方法：喂奶前，可先将乳汁滴于大人手腕内侧或手背皮肤上，以此来确定温度是否适宜。如果

感到不冷不热，与手的皮肤温度相似
（36~37℃），就可以给孩子吃了。此
方法既简单又可靠，家长不妨试一试。

在一个大杯子里倒入凉水，将奶
瓶放在其中来回摇动，可快速冷却。

⑭ 确保宝宝奶具安全无毒

在为宝宝选择奶嘴奶瓶时，要
选择用食品级硅胶制成的安全奶嘴，
口感柔软，方便宝宝吮吸。要确保奶
瓶的材质和瓶身印刷油墨不含任何重
金属成分。奶嘴和奶瓶各部件均可耐
120℃的高温，可在水中煮沸消毒不
变形。

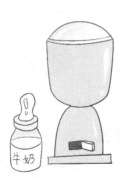

⑮ 给橡皮奶嘴开孔有讲究

如果橡皮奶嘴孔开得太小，乳汁
滴出速度慢，婴儿要费好大力气才吃
到少量奶，每次吃奶婴儿都要哭，长
时间会引起营养不良。

如果奶嘴孔开得太大，吸奶时奶
汁流出速度过快，婴儿来不及吞咽，
会引起呛咳，甚至引起窒息或吸入性
肺炎。

奶嘴孔的大小应根据婴儿吸吮能
力而定。开好孔后，将装满水的奶瓶
倒置，以连续滴出水滴为宜。

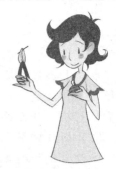

爱心提示

人工喂养应用直式奶瓶，
这样容易清洗，便于消毒。奶
嘴的软硬度和开孔大小都要恰
到好处。

⑯ 莫忘给宝宝的奶具消毒

奶具被细菌污染是导致婴儿腹泻
的主要原因，因此家长莫忘对奶具消
毒。奶粉渣滓很容易残留在奶嘴的头
部和内侧，清洗不净易滋生细菌，家
长一定要认真清洗消毒。可用奶具消
毒机消毒奶具，也可用水煮沸消毒。

婴儿用的食具，如奶瓶、奶嘴、
水瓶、小碗、小勺等，每日都要消毒。
宝宝食具的消毒方法是：将奶瓶洗干
净，放入锅内，锅内放入凉水，水面
要盖过奶瓶，加热煮沸5分钟，用夹
子夹出，盖好待用。橡皮奶嘴可在沸
水中煮3分钟。每次用完后，立即取
下清洗干净，待下次用时用沸水浇烫
即可。

新生宝宝的早期教育

❶ 新生宝宝视力训练

　　新生宝宝的双眼运动不协调，有暂时性的斜视，见光亮会眨眼、闭眼、皱眉，只能看到距离15厘米以内的物体，所以要想让宝宝看到你，就必须把脸凑近宝宝。

　　为了发展新生儿的视力，可让孩子的眼睛跟踪有色彩或者发亮和移动的物体。可以在宝宝的房间里张贴美丽或色彩斑斓的图画，悬吊各种颜色的彩球和铃铛。宝宝周围可见的刺激物越多，越能丰富新生儿的体验，促进其心理的发展。

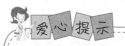

爱心提示

　　新生宝宝吮吸妈妈的乳汁时，眼睛距妈妈的脸约30厘米。妈妈给宝宝喂奶时一定要面带笑容。

❷ 新生宝宝听觉训练

　　宝宝刚出生的时候，耳朵里的羊水还没有清除干净，听觉还不很灵敏。随着宝宝的听觉慢慢改善，对强烈的声音刺激会产生震颤及眨眼反应。

　　如果用温和的声音在离宝宝耳朵10~15厘米处持续进行刺激，宝宝会转动眼球，甚至转过头来。当然，宝宝最喜欢听的还是妈妈的声音，这是因为在子宫里听惯了妈妈的语调。

　　孩子出生以后，很快便可以利用在胎儿期积累起来的经验，去探索周围丰富多变的声音世界。

　　新生儿出生后不久就有听觉反应；出生后2~3天就能对不同的声音建立起条件反射；5天就能辨别声音的位置，表现出对声音敏感的现象，即听见声音就能完全停止正在进行的动作。

　　为了发展新生儿听力，可以听音乐、玩有响声的玩具。通过听音乐可以训练孩子的听觉、乐感和注意力，陶冶孩子的性情。妈妈可以在给孩子喂奶时，放上一段旋律优美、舒缓的乐曲。

　　妈妈还要经常与新生儿进行交谈，虽然宝宝还听不懂妈妈的意思，但却为宝宝创造了一个训练听力和语言能力的好机会，并且还可以通过这种交谈方式进行母子感情的交流。

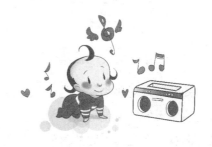

③ 新生宝宝触觉训练

新生儿最敏感的部位是皮肤，如果用手轻摸孩子的脸，他会转动头部，寻找刺激源。通过触觉的训练，可以扩大孩子认识事物的能力。

可以让孩子触摸粗细、软硬、轻重不同的物体以及圆、长、方、扁等不同形状的物体，还可以让孩子体验冷、热等温度的感觉，让孩子碰一碰那些没有危险的物体。这样通过多听、多看、多触摸，在日常生活中发展孩子的智力和生活能力。

宝宝的触觉在刚出生时就已经很灵敏了。宝宝喜欢妈妈怀里那种温暖的接触，喜欢大人轻柔地抚摸自己的身体，这种接触让宝宝感到安全，仿佛回到了在妈妈子宫里被羊水和软组织包裹的那段温暖的日子。

嘴唇和手是宝宝触觉最灵敏的部位，宝宝会经常吸吮手指来获得满足。

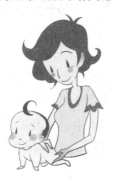

④ 新生宝宝知觉训练

知觉是人对事物整体的认识。刚出生后两天的宝宝就可以分辨人脸和其他形状，宝宝看人脸的时间比看圆形或不规则形状的时间长。

宝宝凝视人脸图片的时间几乎两倍于任何其他图片，宝宝似乎天生对人脸感兴趣。其实，宝宝并非对人脸感兴趣，而是对人脸的轮廓和曲度感兴趣。

既然新生宝宝对人物图片及人脸有与生俱来的敏感和喜爱，可多给宝宝观看人物图片，或多和宝宝面对面近距离交流，促使宝宝认识自身以外的人。

⑤ 新生宝宝味觉和嗅觉训练

宝宝一出生就有了味觉和嗅觉。宝宝能感受到什么是甜、酸和咸，对不喜欢的味道会表现出不愉快的表情，多数宝宝喜欢甜的味道。

宝宝还能区别不同的气味，喜欢妈妈身上的那种奶味，妈妈也能通过气味确定自己的宝宝，嗅觉成了母子之间相互了解的一种方式。4个月的宝宝能够比较稳定地分辨喜欢的气味和不喜欢的气味。

⑥ 多和新生宝宝说话

父母从孩子一生下来就应该注意训练宝宝的语言能力，要有意地在不同的场合、不同的时间给予宝宝语言刺激。在宝宝睡醒、吃奶、玩耍、做游戏、被爱抚时都要对宝宝说话。

比如在孩子吃奶时可以说"宝宝吃奶了"，玩耍时说"我们开始做游戏了"，听音乐时告诉孩子听的是什么曲子等。

孩子在2~3周时就会发出"哦哦"的声音来应答大人的声音。父母讲得越多，孩子应答得越勤。另外，可以多给孩子讲故事、说儿歌，来训练孩子的语言能力。

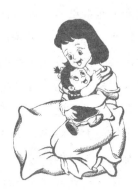

⑦ 新生宝宝的社会关系

新生儿的社会关系是非常简单的，宝宝主要是同照看人发生接触，而照看人一般是父母。

母亲和婴儿之间似乎多少有些神秘的色彩，彼此之间不用言语，却能很好地协调起来。当婴儿需要母亲的时候，母亲似乎总是恰好准备要去看她的小宝宝；而当母亲去看宝宝的时候，宝宝也似乎总是正在等待着她的到来。这种紧密协调的关系被称为母婴同步性。

出生仅仅几个星期的婴儿，在接触母亲时就会睁开或合上眼睛。母亲和她的宝宝之间存在着类似"交谈"的关系，在许多方面相似于大人间的对话，只是婴儿不会用词来表达而已。

这样的交流是如何进行的呢？一个母亲也许凝视着她的宝宝，平静地等待着宝宝的发声和动作。当宝宝天真地做出了反应时，母亲也许通过模仿婴儿的姿势，或者对着婴儿微笑，说某些事情来回答婴儿。

母亲每这样做一次，中间都要略有停顿，给婴儿一个"交谈"的机会，母亲要假定婴儿存在交流的能力。

当这种交流持续时，宝宝明显地表现出紧张，他的动作和声音不仅变得更频繁，而且更突然和不稳定。在某些时候，宝宝会放松这种紧张，不去注视他的母亲，而是用一小会儿时间注视或触摸其他物体。在一个适当的间隙之后，母亲和宝宝又都回到对彼此的注意上来，继续开始了他们的交流。

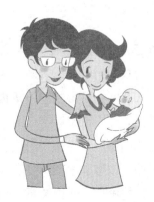

⑧ 关注新生宝宝的情绪发展

宝宝刚出生的头一个月里，由于刚开始适应新的环境，消极的情绪比较多。两个月以后，积极的情绪逐渐增加。当宝宝吃饱后，周身感到温暖舒适的时候，就会出现比较活泼的、微笑的表情。特别对妈妈或其他亲近的人，常有一种特别的表情。

5~6个月，宝宝对颜色艳丽或发声的玩具特别感兴趣。为了培养宝宝良好的情绪状态，经常跟宝宝交往，并且多给宝宝适当的玩具，是非常有必要的。

医师指导

如果宝宝没有活动的机会，没有适合的玩具，也不跟大人交往，即使充分满足生理需要（如吃、睡等），也不会有良好的情绪，会出现表情呆滞或爱哭等情况，这对宝宝身心发展不利。

⑨ 及早建立新生宝宝对父母的依恋

依恋是指婴儿和照看人之间亲密的、持久的情绪关系，表现为婴儿和照看人之间相互影响和渴望彼此接近，主要体现在母亲和婴儿之间。依恋的形成和发展分为四个阶段，包括前依恋期、依恋建立期、依恋关系明确期、目的协调的伙伴关系。

在新生儿期主要表现为前依恋期。前依恋期即从出生至两个月，宝宝对所有的人都做出反应，不能将他们进行区分，对特殊的人（如亲人）没有特别的反应。

刚出生时，宝宝用哭声唤起别人的注意，宝宝似乎懂得，大人绝不会对他们的哭声置之不理，肯定会与自己进行接触。随后，宝宝用微笑、注视和"咿呀"语与大人进行交流。这时的婴儿对于前去安慰自己的人没什么选择性，所以，此阶段又叫无区别的依恋阶段。

对新生儿影响最大的是孩子的母亲。母亲是否能够敏锐而且适当地对宝宝的行为做出反应，是否能积极地同宝宝接触，是否在孩子哭的时候给予及时的安慰，是否能在拥抱她的小宝宝时更加小心体贴，是否能正确认识小宝宝的能力，等等，这些都会直接影响着母子依恋的形成。

新生儿对母亲和父亲的依恋几乎是同等程度的，尽管通常是母亲和宝宝在一起的时间多。母亲和父亲在同宝宝的关系上有一些区别，父亲通常更充满活力，母亲则更温柔而且话语更多一些。

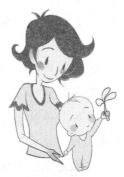

⑩ 新生宝宝的气质类型

新生儿时期宝宝尚未形成稳定的性格，但宝宝降生以后，就表现出一些行为上的差异。有的孩子生来好动，有的活泼，有的安静，有的急躁，这些个别差异也就是与生俱来的气质差异。把婴儿归纳为三种主要的气质类型：

婴儿的气质类型

容易护理的婴儿	婴儿的行为比较有规律性，容易感到舒适，有安全感，容易适应，会对新的刺激产生积极的反应
慢慢活跃起来的婴儿	婴儿很少表现强烈的情绪，无论是积极的还是消极的。婴儿总是缓慢地适应新环境，开始时有点"害羞"和冷淡，但一旦活跃起来，就会适应得很好
困难的婴儿	婴儿的吃、睡等活动都不规律，属于情绪型的，对新事物往往有强烈的反应，安全感较差

以上气质类型，在婴儿期表现得最充分。随着宝宝的长大，各种因素都会影响他们，那时的气质特征就比较复杂了。

宝宝的气质差异往往会影响父母对宝宝的照看方式。被认为"可爱"的宝宝往往会接受更多的爱抚，反之，如果父母一开始就发现自己的宝宝是属于"困难"类型的，也许会以对待"困难"宝宝的方式对待孩子，久而久之，这种方式会影响宝宝将来的性格发展，甚至会影响宝宝的智力发展、情绪特征和社会交往能力。这是父母和经常照看宝宝的人应当注意的。

⑪ 新生宝宝亲子游戏

游戏 1：抬抬头

目的：促进颈部张力发展。

方法：喂奶后竖抱宝宝，轻拍其背部，让宝宝头部自然直立片刻，以促进颈部肌肉张力发展。

游戏 2：视力集中

目的：认知测试与训练。

方法：在宝宝上方悬挂一些玩具，定时更换，使宝宝视力集中到玩具上。

游戏 3：逗笑

目的：提高认知和社交能力。

方法：父母要经常逗宝宝笑。专家认为，越早出现逗笑的婴儿越聪明。

游戏 4：视听定向

目的：促进视听发展。

方法：边摇晃边缓慢移动带响声的彩色玩具，让宝宝的视线随着玩具移动，这样可以促进宝宝视听识别和记忆的健康发展。

游戏 5：被动体操与按摩

目的：强壮身体，动作协调，愉快情绪。

方法：小儿清醒状态时，给小儿做四肢被动体操。将小儿置于铺好垫子的硬板床上，双手轻轻握住宝宝的手或脚，和着音节节拍，做四肢运动，使小儿感到舒适愉快。

宝宝空腹时，将宝宝放在妈妈胸腹前，妈妈双手在宝宝背部上按摩，逗引小儿抬头。两次喂奶中间，让小儿俯卧，抚摩小儿背部，用哗啦棒逗引小儿抬头，并左右转动头部。

⑫ 从新生儿期就开始进行早期教育

为什么对新生儿开展早期教育、促进智能发育的效果会如此明显呢？这是因为在孩子3岁以前大脑发育最快。

孩子出生时脑重量约为370克，此后第一年内脑重量增长速度最快，6个月时为出生时的两倍，达到成人脑重的50%，而儿童体重要到10岁才能达到成人体重的50%。可见婴儿大脑发育速度大大超过了身体发育的速度。

宝宝1岁时，脑的重量已接近成人脑重的60%；到两岁时，约为出生时的3倍，约为成人脑重的75%；到3岁时，宝宝的脑重已接近成人的脑重，在此之后，大脑的发育速度开始变慢。

人的大脑大约由1000亿个神经细胞（神经元）组成。脑的神经细胞看起来像一棵小树，神经细胞有树突、轴突和髓鞘，如同树枝、树根和树皮。

孩子刚出生时，大部分神经细胞就像一棵独立的小树，在出生后两年内，神经细胞迅速发育，每个神经细胞都与约1万个其他神经细胞相连接。

由此可见，大脑神经细胞之间的信息交流次数之多是无法计算的。大脑神经细胞之间的这些联系，在很大程度上是由婴幼儿生活时的经历决定的。大脑的发育状况与外界环境和教育状况密切相关。

专家对猫和鼠的研究证明，如果猫或鼠出生后生活在极单调的环境中，它们的大脑皮层就会萎缩，脑重量减轻，神经细胞之间的联系也会减少。人也是如此，在出生后2~3年内，良好的信息刺激对脑的功能和结构，无论在生理和生化方面，都有重要的影响。

婴幼儿时期是心理发展最迅速的时期，年龄越小，发展越快。在3岁以下，特别是在0~1岁，小儿的智能发展日新月异。

人学习的黄金时期是3岁以前，最好从新生儿期开始教育。从新生儿期开始进行早期教育的效果，已通过种种实验结果得到了证实。

对于人来说，无论学习音乐、舞蹈，还是体育、外语，都是早期效果较好。因为在人的这一行为可塑期，学习进步快。人的年龄越大，智力发展速度就越慢。但需要注意的是，早期教育虽然重要，却不等于过了婴幼儿期，环境和教育就不起作用了。这里只是强调，如果要发挥大脑的最大潜能，就应特别注重0~3岁孩子的早期教育。

有些父母总觉得新生宝宝太小，还不懂事，对新生宝宝进行早期教育为时过早，没有什么实际意义。在这些父母看来，让宝宝吃好、穿好、休息好、不生病就可以了。殊不知，现代医学对健康的解释不仅包括身体没有疾病，而且包括心理的健全和良好的适应能力。因此，如果父母只是一味地满足孩子的生理需要，而不对其进行早期教育，不但会错过早期教育的关键时期，还极有可能使孩子丧失好奇心与求知欲。从这一角度出发，父母应清楚地认识到早期教育的重要性，从思想和行为上重视早期教育。

⑬ 母亲在早教中的地位无可替代

母亲在早期教育中的地位是无可替代的。母亲的一言一行将在孩子幼小的心灵中播下人生的第一粒种子。

可是，现在有很多母亲为了工作放弃照看孩子，还有很多年轻的妈妈为了保持身材，不愿采用母乳喂养，热衷于为孩子添加额外营养或人工益智补品，这样不利于婴儿的智力发育。殊不知，这些母亲自私的行为将给自己孩子的一生带来不良影响。

据了解，现代父母大多数处于事业的繁忙阶段或巅峰期，无暇照顾宝宝。幼儿园拒收年龄较小的婴幼儿，这让大多数年轻父母感到在照顾孩子和发展事业之间存在极大的冲突。于是很多年轻父母把育儿的任务交给了祖辈或保姆，以便一心干好事业。但祖辈或保姆往往不懂如何对孩子进行早期教育，这就错过了婴幼儿神经系统迅猛发育与智力开发的最佳时期。

现代社会，无数女性开始走出家门，奔走打拼在职场上。当一缕倦意涌上心头时，她们会说："孩子，妈妈很忙！"可是忙碌并不应成为母亲推卸养育责任的借口。既然母亲在这

个世界上，就必须对孩子负责任，孩子不是父母生下来的玩具或解闷的工具。孩子从诞生的那一刻起，就开始用自己的眼睛观察周围的世界，所以母亲千万不要让孩子感到失望。

早教专家指出，母亲的素质决定了国家和民族的素质。孩子对父母的要求其实并不多，他需要的仅仅是父母的爱，是被父母关注、欣赏和赞美。

很多母亲也许并不知道，在孩子眼里，最贵的玩具其实也抵不上母亲温柔的微笑和抚摩。

对于小宝宝来说，没有比母爱更珍贵、更重要的精神营养了。宝宝最喜欢的是妈妈温柔的声音和笑脸。

当母亲搂抱、抚摩、轻柔地呼唤和逗引宝宝时，宝宝会报以微笑，这将在宝宝身上产生欢快的情绪，这是宝宝心理健康的重要标志。妈妈的爱抚和悉心照料会给宝宝的大脑发育提供不可或缺的营养素。

母爱是孩子最重要的营养素，它能促进宝宝的身心健康发展。母亲对孩子的早期教育是在生活的点点滴滴中进行的，母亲在生活中时时刻刻指引着孩子，以生活为课堂，以万物为教材，母亲可以按照自己的大纲来教育孩子。

早期教育并非具有某种特定的形式和内容，在家庭中，父母的一言一行，甚至爱好、打扮等，对孩子都是一种全景式的教育。因此，对孩子的爱应从对自身的约束和言传身教做起，千万别忽视孩子稚嫩和渴望的内心。

新生宝宝容易出现的问题

❶ 新生儿生理性体重下降

新生儿在出生后2~4天内体重可能下降6%~9%，最多不超过10%，一般在10天左右恢复至出生体重。

❷ 新生儿窒息

新生儿窒息指婴儿出生时无呼吸或呼吸抑制，是围产儿死亡或导致远期并发症和伤残的重要原因之一。

★ 母亲因素：母亲患全身性疾病，如糖尿病、心肾疾病、严重贫血、急性传染病等；或患产科疾病，如胎盘早剥、前置胎盘等；或母亲吸毒、吸烟等。

★ 分娩因素：脐带绕颈、打结、受压，分娩过程中麻醉药、镇痛剂或催产药物使用不当，手术产不顺利，都可引起新生儿窒息。

★ 胎儿因素：胎儿因素包括胎儿过小、胎儿过大、早产、畸形、羊水或胎粪吸入致呼吸道阻塞、宫内感染引起神经系统受损等。

年轻的父母们应针对以上几种容易导致新生儿窒息的因素，严加防范，避免宝宝因窒息而对身体产生不良影响。

如果新生儿出现重度窒息，就需要产科、儿科和麻醉科医生协作进行复苏。

注意监护体温、呼吸、心率、血压、尿量、肤色和窒息所致的神经系统症状，还应注意防止酸碱平衡失调、电解质紊乱、大小便异常、感染及不正确喂养等问题。

❸ 新生儿包茎

刚出生不久的男婴因包皮口狭小，紧紧地包住阴茎头，使包皮不能向后翻露出阴茎头，就称为包茎。包茎分先天性和后天性两类。

先天性包茎是指新生儿出生时就存在包茎，包皮和阴茎头之间有粘连。随着年龄的增长，阴茎和阴茎头也在发育，包皮和阴茎之间的粘连逐渐消失，并因阴茎的勃起等因素，使包皮自然而然地向后退缩，逐渐露出阴茎头，包茎随之消失。

后天性包茎是由于长期屡发包皮炎，包皮口形成瘢痕性挛缩，包皮不能向后退缩，这种包茎是不会自愈的。

平时家长将小儿的包皮拉起，将包皮口向外轻轻拉，经一段时间之后包皮口会逐渐放松，包皮向上易于翻出。将小儿的包皮反复向上翻，也可起到逐渐扩大包皮口的作用。

当阴茎头已能露出于包皮口后，要清除积聚的包皮垢。一次清除不了，可以下次再清除。涂些红霉素药膏，然后将包皮复原，操作时手法要轻。

如果包皮口红肿，就说明有炎症，需用1:5000的高锰酸钾溶液每日浸泡两次，每次10~15分钟，待炎症完全消退后再进行上述手法。否则，操作时小儿会感觉疼痛，甚至会有少量出血，下次再操作时会遭到小儿的抗拒。

少数小儿因为上述手法进行得较迟，包皮和阴茎头之间的粘连无法剥离，或者为后天性包茎，反复发作的阴茎头包皮炎、嵌顿性包茎需立即手术，否则会造成阴茎头坏死。

包茎如不手术，会限制阴茎的发育，另外还会使成年后患阴茎癌的机会增多。

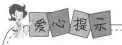

爱心提示

> 绝大多数的先天性包茎都能最终自愈。后天性包茎一般不会自愈。犹太民族有出生后即行包皮切除的习惯，所以阴茎癌的发病率明显降低。

❹ 新生儿生理性黄疸

新生儿黄疸是新生儿期的特殊现象，既包括生理性黄疸，也包括病理性黄疸。正常情况下，一般足月新生儿血清总胆红素水平不超过204微摩尔/升（12毫克/分升），早产儿不超过255微摩尔/升（15毫克/分升）。

新生儿生理性黄疸一般发生在出生后的第2~4天，7~10天消失，总胆红素水平一般在204微摩尔/升（12毫克/分升）以下，平均为119微摩尔/升（7毫克/分升）。

从外观上看，出现生理性黄疸的新生儿皮肤呈浅黄色，巩膜以蓝色为主，微带黄色，尿液微黄，不染尿布。

早产儿、低出生体重儿一般出现黄疸较晚，程度也重，血清总胆红素水平可达257微摩尔/升，两周后消退。

新生儿生理性黄胆一般不需要进行特殊治疗，早开奶或者给予葡萄糖水即可。出生后10天内，随着新生儿肝脏发育的逐渐完善，肝酶活力的不断提高，新生儿肠道菌群的建立，新生儿生理性黄疸就会逐渐自行消退。

❺ 新生儿病理性黄疸

凡黄疸发生的时间早，消退的时间晚（足月儿超过两周，早产儿超过4周），黄疸程度重于新生儿生理性黄疸；或血清总胆红素每日上升超过5毫克/分升；或新生儿生理性黄疸已经消退后又重新出现，均称为新生儿病理性黄疸。

根据胆红素代谢的过程，新生儿病理性黄疸按其发生的原因可以分为以下几种：

溶血性黄疸

新生儿溶血症的发生原因包括母子血型不合、创伤、感染、新生儿败血症、某些药物的影响等。新生儿产伤引起的头颅血肿、颅内出血、新生儿出血症等均能够引起红细胞的破坏，大量血红蛋白释放在血液中，引起溶血。

肝细胞性黄疸

新生儿发生感染时，细菌毒素对肝酶的抑制可使肝功能受损，导致血中未结合胆红素水平升高。细菌毒素或病毒导致的中毒性肝炎既能造成肝功能的破坏，又可导致肝胆管的堵塞，引起结合胆红素的排泄障碍，使血中的未结合胆红素、结合胆红素和尿胆原水平均升高。

各种原因引起的酸中毒，均可阻止血中的白蛋白与胆红素相结合，使血液中的未结合胆红素增加。

堵塞性黄疸

胆道先天畸形引起的胆道堵塞，导致血中的结合胆红素增加，从而导致堵塞性黄疸。

某些药物引起的黄疸

维生素 K_3、氯霉素、新霉素、磺胺类、樟脑、黄连等药物可引起新生儿溶血，同时这些药物的阴离子可竞争性地与胆红素争夺血中的白蛋白及肝内的 Z 蛋白和 Y 蛋白，导致血中未结合胆红素增加，从而导致药物性黄疸。

⑥ 母乳性黄疸

和母乳喂养有关的黄疸称为母乳性黄疸。母乳性黄疸分为以下两种：

早发性母乳性黄疸

早发性母乳性黄疸又称为母乳不足性黄疸，一般在孩子出生后 3~4 天出现，5~7 天有所加重，血清胆红素水平不超过 170 微摩尔 / 升（10 毫克 / 分升）。

迟发性母乳性黄疸

迟发性母乳性黄疸一般在出生后 6~8 天出现，7~10 天达到高峰，可持续 6~12 周。

⑦ 母乳性黄疸的发生原因和处理原则

早发性母乳性黄疸的发生原因与处理原则

早发性母乳性黄疸是由于母乳不足引起的，由于摄入量少，新生儿大小便的次数减少，造成胆红素的排泄减少，使血内胆红素水平升高，从而发生黄疸。

处理原则：增加喂奶的次数，必要时按医嘱加用配方奶粉，待奶量充足后，黄疸会很快消退。如果血清胆红素水平超过 204 微摩尔 / 升（12 毫克 / 分升），就会对孩子有影响，应该采用药物治疗。

迟发性母乳性黄疸的发生原因与处理原则

迟发性母乳性黄疸发生的原因尚不清楚，可能是由于母乳中有一种叫作 β - 葡萄糖醛酸苷酶的物质，可以造成肠道内结合胆红素的快速分解和重吸收增加，使血液内结合胆红素的量增加，导致婴儿的黄疸迟迟不退。

处理原则：患有迟发性母乳性黄疸的婴儿，如果精神、食欲好，体重增长正常，可以不用处理，一般最迟到出生 4 个月时可以消退。

若胆红素浓度达到或超过 204 微摩尔 / 升，则应及早就诊，排除其他原因造成的黄疸。

如果确诊是迟发性母乳性黄疸，婴儿肝功能正常，胆红素水平高于 340 微摩尔 / 升（20 毫克 / 分升）时，可停喂母乳 3 天，暂用配方奶粉喂养，黄疸便可消退。这是诊断迟发性母乳性黄疸的一种方法。一般再进行母乳喂养时黄疸不再出现或减轻。

❽ 新生儿黄疸的处理原则

查找病因：查找发生病理性黄疸的原因，对症进行治疗。

应用药物：应用白蛋白、葡萄糖、肝酶诱导剂、激素、肝太乐、碳酸氢钠、各种维生素等，加快胆红素的代谢过程。

光疗：当胆红素浓度达到 204~255 微摩尔 / 升（12~15 毫克 / 分升）时，均应进行光疗，采用蓝光、白光、日光持续照射或间断照射。

中医治疗：中医治疗包括服用茵栀黄口服液等。

换血疗法：凡血清胆红素浓度超过 340 微摩尔 / 升（20 毫克 / 分升），应考虑换血疗法。

❾ 哪些新生儿黄疸要引起重视

50%~70% 的新生儿会在出生后 2~3 天出现黄疸，4~5 天达到高峰，10~14 天消退，且宝宝一般情况良好，即吃奶好，睡眠好，体重增加，这种黄疸称为生理性黄疸。

需要引起重视的黄疸症状

黄疸是新生儿期常见的临床症状，由于发病机制不同，它既可能是生理现象，又可能是病理现象。

新生宝宝若出现下列黄疸症状，就要引起重视：

★ 黄疸出现过早，出生后第一日就出现黄疸，并且明显加深。

★ 黄疸退尽较晚，到出生后两个星期，黄疸还没有退尽。

★ 黄疸退而复现，出现的黄疸已经退去后再次出现黄疸。

★ 黄疸很深，例如黄得像黄金瓜那样，此时化验血清胆红素超过 205.2 微摩尔 / 升。

★ 与黄疸出现的同时，新生儿不吃、不哭、体温不升，甚至出现抽搐等。

★ 大便为陶土色，或者外观为黄色，内部为灰白色。

病理性黄疸的处理

新生儿出生后 24 小时内即有黄疸，或是黄疸程度较重并持续两周以上，早产儿延至4周以上仍未消退，或是消退后再次出现黄疸，多为病理性，应送医院检查治疗，查清楚是什么疾病引起的黄疸。另外，深度的黄疸会对脑细胞造成损害，将米会严重影响智力发育，故应及时治疗。

病理性黄疸的病因较复杂，常见的有新生儿溶血、新生儿败血症、新生儿肝炎、先天性胆道闭锁等。

母乳性黄疸近年发生率呈增高趋势，宝宝于出生后5~6天出现黄疸，持续时间较长，可达4~12周。

母乳性黄疸是由于母亲乳汁中β-葡萄糖醛酸苷酶水平较高，加重了宝宝肠道胆红素的再吸收，故除黄疸持续时间稍长外，无其他症状。

母乳性黄疸较轻者不必处理，重者可暂停哺乳2~3天，看黄疸是否减轻，而后恢复母乳喂养，绝对不能因母乳性黄疸而长期停喂母乳。

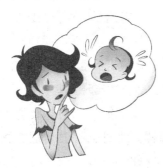

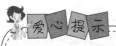

生理性黄疸不需要治疗，适当提早喂奶或糖水，促进胎粪排出，减少胆红素的再吸收，可以减轻黄疸的程度。

⑩ "马牙"是怎么回事

新生儿出生后往往在口腔黏膜上皮中线上有米粒大小的黄白色隆起颗粒，称为上皮珠，俗称"马牙"或"板牙"，是上皮细胞堆积或黏液腺分泌物潴留肿胀所致。数周至数月后可以自行消失，属于正常现象，注意不要挑破或磨破，以免发生感染。

⑪ 新生儿脱水热

少数新生儿在出生后的3~4天会出现一过性发热，体温骤然升高，有时可以达到39℃左右。于夏季多见，没有其他不适，如果及时补充水分，体温可以在短时间内恢复正常。

⑫ 新生儿尿酸梗塞

有的新生儿在出生后的2~5天，出现排尿前啼哭，尿布上出现砖红色斑，为尿液中尿酸过多沉积所致。只要多饮水，使尿液稀薄，很快尿液的颜色会恢复正常，但要注意与血尿鉴别。

⑬ 新生儿大便异常

新生儿出生后1~2天内排出的大便为褐绿色的黏稠糊状物，内含胎毛，主要由死亡的红细胞、吞咽的羊水和脂肪等组成，称为胎便。

哺乳开始后，宝宝大便渐渐变成黄色或黄绿色，若出现黑便或柏油样便，则说明宝宝有可能消化道出血。

新生儿大便异常的另一种情况是便秘，这是由于肠肌松弛、弹力不佳或结肠反应不敏感，导致肠蠕动减少，继而出现便秘。

新生儿大便异常的处理方法

如果新生儿消化道出血，应暂停喂奶，立即送医院诊治。如果宝宝2~3天没有大便，可做腹部按摩，宝宝如果出现腹胀、哭闹等情况，应及时去医院就诊。

⑭ 新生儿青紫

新生儿可能因为寒冷而出现皮肤青紫，一般保暖后即可好转。如果新生儿在啼哭时或者吸奶后出现青紫，就要考虑可能有先天性心脏病，应及时就诊。

⑮ 新生儿打嗝

新生儿的身体非常敏感，很多原因会使宝宝打嗝。喝太多的奶、尿布湿了、换尿布等，都会引起打嗝。打嗝是由于刺激了膈肌的神经而产生的，可以喂少量温水，轻拍背部。

⑯ 新生儿溢乳

溢乳就是漾奶，是新生儿常见现象。宝宝吃饱后，有时会顺嘴角往外流奶，或一打嗝就吐奶，这一般都属于生理性反应，与新生儿消化系统尚未发育成熟有关。新生儿胃容积小，呈水平位，幽门肌肉发达，闭合紧，贲门肌肉不发达，闭合不紧，当新生儿吃得过饱或吞咽空气较多时，就容易发生溢乳。

新生儿溢乳的处理方法

每次喂完奶后竖抱起新生儿，轻拍后背，即可把咽下的空气排出，就可以避免吐奶。宝宝睡觉时应尽量采取头稍高的侧卧位，可减少溢乳的发生。侧卧位还可预防奶汁被误吸入呼吸道引起的窒息。为了防止宝宝头脸睡歪，最好这次喂奶后采取右侧卧位，下次喂奶后采取左侧卧位。

若发生呛奶，应立即采取头俯侧身位，同时轻轻拍背，将吸入的奶汁拍出。

⑰ 新生儿呕吐

当宝宝呕吐时，先要搞清楚引起呕吐的原因。最多见的是喂养不当引起的漾奶或呕吐，父母应学会科学喂养和加强护理。

★ 母亲在孕期要注意乳房保护，有奶头凹陷者要逐渐将奶头提拉出来，以便于宝宝出生后吸奶。

★ 用奶瓶喂奶时，要注意橡皮奶头扎眼不宜过大，防止吸奶过急、过冲。

★ 喂奶次数不宜过多或喂奶量过大。

★ 喂奶前不要让宝宝过于哭闹。

★ 不要吸吮带眼的假奶头。

★ 喂奶时要使奶瓶中的奶水充满奶头，这样就可以防止宝宝胃内吸入过多的空气而致呕吐。

★ 喂奶后不要过早地翻动宝宝，最好把宝宝竖抱起来，轻轻拍打背部，使其打出几个饱嗝后，再放回床上，这样宝宝就不容易发生呕吐了。

★ 容易呕吐的孩子喂奶后，最好将他的床头抬高一些，头侧位睡，防止呕吐时发生窒息或引起吸入性肺炎。

以上为新生儿生理性呕吐，不需要特殊治疗，只需合理喂养和加强护理。随着宝宝月龄的增长和胃肠功能逐渐完善，呕吐现象就会慢慢好转。

如果您的宝宝生后24小时就开始呕吐，或吃后就吐，量较多，甚至呈喷射状呕吐，或者除呕吐外还伴有其他异常的症状体征，这表明您的宝宝是因生病而引起的呕吐（病理性呕吐），应及早送往医院进行治疗。

病理性呕吐的常见原因是食管闭锁、胃食管反流、肥厚性幽门狭窄、肠旋转不良等先天性消化道畸形，确诊后应手术治疗。

⑱ 新生儿功能性腹痛会导致剧烈哭闹

如果宝宝经常不明原因地啼哭和烦躁不安，父母怎么哄也不管用，严重时宝宝会出现阵发性剧哭，每次持续数分钟后才能安静下来，那么宝宝有可能是患了肠绞痛。

一般少数宝宝在出生后2~4周时，会出现肠绞痛的症状。发作的时候，宝宝不仅会长时间地啼哭，而且看上去很难受。如果宝宝有这种现象的话，父母恐怕就要很辛苦，因为这种腹痛是功能性的，经常会发作，没有特别好的治疗方法，等宝宝长大些自然会好。

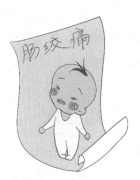

爱心提示

每次腹痛发作时，应该让宝宝采取俯卧位，轻轻按摩宝宝背部，以帮助他缓解疼痛，也可以根据医生的建议，服用小儿镇静药。

⑲ 找出宝宝哭闹的原因

对婴儿来说，哭是表达情绪的唯一方式，因此当宝宝哭闹时，说明其有所要求。正常情况下，宝宝哭闹，只要妈妈抱抱、哄哄便可停止，但如果抱起宝宝仍然痛哭不止，就应找出哭闹的原因。

宝宝哭闹的原因

★ 宝宝啼哭，抱着或喂奶仍哭个不停，且脸色不好、想吐或发现粪便混有血液或黏液时，有可能是肠套叠，要带孩子去医院治疗。

★ 夜啼原因很多，如太热、太冷、口渴、皮肤痒、异物刺痛皮肤等。此外，由于宝宝边吃奶边睡觉，吸进大量的空气，嗝打不出来也会哭。习惯于被抱着睡的婴儿，夜晚睡眠也会哭。佝偻病、肠痉挛、蛲虫病也是宝宝夜啼常见的原因。

★ 宝宝哭闹时把双腿朝肚子里缩，像虾一样弓着身体哭，通常提示肚子痛，如肠痉挛、肠套叠、肠道蛔虫等，应去医院请儿科医生诊断治疗。

★ 发热、摸到耳朵就哭、抓耳、摇头时，可能是中耳炎，应去医院。

★ 剧烈哭闹后突然停止呼吸几秒钟，起初脸色红润渐变成紫色，精疲力竭，属于剧哭晕厥。这种发作只是一下子，常见于情绪不稳的婴儿。

★ 发热、分开大腿换尿布时大哭，则可能是股关节炎，应尽早就诊。

★ 卧床不哭，抱起即哭（拒抱）和移动肢体时哭，应考虑肢体疼痛，如骨关节脱位、维生素C引起的坏血病、扭伤等。

★ 如排便时哭闹应考虑结肠炎、尿道炎、肛裂、便秘等疾病。

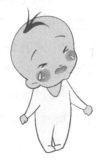

⑳ 新生儿喉鸣

许多婴儿在吃奶或睡眠时出现喘鸣，像是打呼噜。但只要吃奶正常，呼吸平稳，体重增加，父母就不必过于担心。

有时宝宝在早晨起床时会像有痰卡在喉咙般喘鸣，这是睡觉时分泌物积存在喉咙，又没咳出所致。轻轻拍背或喝点温开水即可消失。还有部分婴儿经常喉鸣，喉头凹陷，称为先天性喉喘鸣，多由低钙所致，大多数到了1岁就自愈，不妨一边向医生咨询，一边观察，必要时可适当补充钙剂。

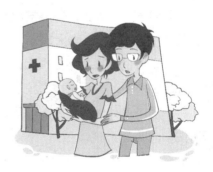

如宝宝突然发作的喘鸣伴有频繁痉咳，可能是呼吸道进入异物，要立刻去医院。常见异物有豆类、瓜子、花生、纽扣等，因此要把这些东西放在宝宝拿不到的地方。

高热、咳嗽、喘或伴有犬吠样咳嗽，声音嘶哑，大多是患有肺炎或急性喉炎，应立刻去医院就诊。

新生宝宝常见疾病防治

❶ 产伤

产瘤（先锋头）

胎儿经过产道时，由于挤压时间长而使头部某个部分形成肿胀，大部分发生于头顶部，出生时即可见到，触摸有囊性感，数天后即会消失，不必特殊处理。

头颅血肿

存在于头骨与骨膜之间的血肿，称为头颅血肿，类似产瘤。不同之处在于血肿限于一块骨头，不超越骨缝。出生后数小时至数天有增大趋势。

头颅血肿的危害并不是很大，有的患儿因血肿吸收，可加重黄疸。头颅血肿一般不必处理，大约数月后自行消失。

❷ 新生儿感冒

很多家长认为宝宝感冒是小毛病，往往不重视，其实这是不对的。由于新生儿抵抗力差，若不及时处理，轻则由鼻塞引起呼吸困难和哺乳困难，重则并发肺炎，因此对新生儿感冒一定要积极防治。

当宝宝有感冒症状时，一定要及时去看医生，当感冒后因鼻塞影响吮吸时，可在喂奶前用0.25%~0.5%麻黄碱滴鼻；如伴有发热，应使用抗生素。这些都应在医生的指导下使用，不可给宝宝自行治疗。

❸ 新生儿发热

新生儿体温超过正常体温称为发热。天气炎热时，新生儿的体温会随着环境温度的升高而升高；若水分摄入量太少，则会发生脱水热；感染或服用某些药物后也可引起发热。

平时应注意宝宝是否出现发热现象。若有怀疑，可用体温计测量。宝宝正常的腋温是36~37℃，正常的肛温是36.5~37.5℃。若超过上述温度，就属于发热。若无体温计，可用嘴唇轻触宝宝的额部，有过热感则可能为发热；当发热患儿口腔温度高时，母亲哺乳时奶头会有灼热感。

新生儿发热时不可随便使用退热药。如果体温未超过38℃，就不必服药，但要注意观察。如果因室内太热，衣着过多，散热不良，造成发热，就应开窗通风换气。通风时要给宝宝盖好被子，防止冷风直接吹到患儿身上。室内温度应保持在18~25℃，同时适当加减衣被，患儿体温便随外界温度的降低而降低。若属脱水热，则应多喂温开水或葡萄糖水。

新生儿发热时要加强营养和护理，当体温超过39℃时，要给予物理降温，可将冰袋或冷水袋置于宝宝的前额、枕部，温水擦浴等辅助治疗。若小儿发热且伴有嗜睡、惊厥等症状，或发热持续不退，则应及时送往医院诊治。

④ 新生儿湿肺症

新生儿湿肺症又名新生儿暂时性呼吸增快，多发生于足月儿或过期产儿。出生时有窒息史或剖宫产的新生儿易发病。

新生儿在出生后短时间内出现呼吸急促，呼吸频率在 60 次 / 分以上，有时伴皮肤青紫和呻吟，但一般情况尚佳。本病一般能在 2~3 天内恢复正常，有气急、皮肤青紫时可给予氧气吸入，并及时住院治疗，多见于剖宫产儿，症状轻，预后良好。

⑤ 新生儿肺透明膜病

新生儿肺透明膜病又称新生儿呼吸窘迫综合征，指出生后不久即出现进行性呼吸困难、青紫、呼气性呻吟、吸气性三凹征和呼吸衰竭。新生儿肺透明膜病多见于早产儿、窒息儿、糖尿病母亲的患儿、产程未开始的剖宫产儿。

新生儿肺透明膜病的治疗方法主要采用纠正缺氧、酸中毒、电解质紊乱和表面活性物质疗法。本病早期治疗效果好，存活 72 小时以上的婴儿如无严重并发症，病情可以逐渐好转，

如并发脑室出血者，预后则恶劣。预防早产，及早治疗糖尿病孕妇，剖宫产尽可能在分娩发作后施行，可预防本病。

⑥ 新生儿鹅口疮

新生儿鹅口疮是由白色念珠菌引起的疾病，一般发生在新生儿或婴儿的口腔黏膜上。新生儿鹅口疮主要表现为口腔黏膜上附着一片片膜状的、奶块状的白色小块，分布于舌、颊内侧及腭部，有时可以蔓延至咽部。边缘清楚，若用棉棒擦拭，不能擦掉。

轻者无明显症状，不影响宝宝吮乳，严重者其口腔内黏膜长满一层厚厚的白膜，充血、水肿且疼痛，会妨碍宝宝正常吮乳。鹅口疮是可以治愈的，但重在预防。

新生儿用具（奶嘴、奶瓶、毛巾、手绢等）要注意清洁，坚持消毒。母亲喂奶前要用湿毛巾将奶头擦洗干净，并注意给孩子多喂水，以利于病菌排出体外。

> **医师指导**
>
> 治疗新生儿鹅口疮可用制霉菌素液体涂抹局部，并增加维生素 B_2 及维生素 C 的摄入量。

⑦ 新生儿尿布疹

新生儿皮肤非常娇嫩，如果尿布湿了未及时换，尿液刺激宝宝皮肤，

就会引起红臀，严重时出现小水疱、糜烂等症状，这就是尿布疹。

新生儿尿布疹的处理方法

应选用质地柔软、吸水性强的纯棉布作为尿布，以免加重病情。要勤换尿布，尿湿后立刻更换干净的，并将换下的尿布用开水烫洗，要冲干净肥皂泡沫，在太阳下晒干后再用。如遇阴雨天，可用熨斗烫干，以避免滋生细菌。每次排大便后，应用温水洗净宝宝的屁股，擦干后再涂一层熬过的植物油保护皮肤。

对已发生红臀的新生儿，切勿用肥皂洗屁股。若皮肤局部有渗出可做湿敷，干后涂含有 0.5% 新霉素的炉甘石搽剂或红霉素药膏。

❽ 新生儿毒性红斑

新生儿毒性红斑是指宝宝臀部、背部皮肤毛囊周围出现的红斑，为良性，能自愈。

有 30%~50% 的新生儿生后 2~3 天出现，开始时为丘疹，第二天逐渐加重，成为红斑，第 7~10 天消失。

病变以红斑、丘疹及脓疱为特性，脓疱为无菌性。此红斑缺乏固定的形态，好发部位为背部、臀部及受压的皮肤。

新生儿毒性红斑病因不明，一般由胃肠道吸收致敏原或母体内激素经胎盘或乳汁进入宝宝体内引起变态反应所致。

❾ 新生儿脓疱病

新生儿脓疱病又称剥脱性皮炎。新生儿皮肤防御功能差，较易发生传染性脓疱病，并往往形成流行。病原菌大多为金黄色葡萄球菌或溶血性链球菌。病症重者长出大疱，内含混浊液体，但不化脓和结痂，称为新生儿脓疱疮，更重者由于表皮和真皮联系薄弱，脓疱破后发生表皮剥脱，则称为剥脱性皮炎。

新生儿脓疱病的临床表现

★ 单纯性脓疱病：新生儿表皮柔嫩，容易受到感染，从而出现细小的脓疱，患处大多位于皮肤皱褶处。脓疱的直径为 2~3 毫米，较周围的皮肤微高，基底微红，大都在出生后第一周出现。

★ 脓疱疮：脓疱较大，直径达 0.5~4 厘米，脓疱内含有透明或微浊的液体，当脓疱膨胀至一定程度时，就会破裂，破裂后形如灼伤。严重者可有全身症状，并且出现脱水及休克，轻者仅有微热或体温正常，经治疗约需两周即可痊愈。

★ 剥脱性皮炎：病重者皮肤感染迅速蔓延全身。先是皮肤发红，随即大片脱落，偶可先有少许脓疱疮，然后出现表皮剥脱，剥脱处红湿如火灼。往往出现一系列全身中毒症状，如发热、呕吐、腹胀、休克等，偶见黄疸，可于 2~3 日内发生性命危险。若幸免死亡，脱皮渐止，于 1 周后皮肤逐渐恢复原状。

新生儿脓疱病的处理方法

发病初期只有少量小脓疱时，将表皮穿破，吸去脓液，然后用2%硝酸银溶液点患处，或涂2%龙胆紫溶液（溶于水内或溶于25%酒精内），或涂0.5%新霉素油膏，或涂杆菌肽油膏（每克含400~500单位）。应每隔2~3小时用50%酒精涂抹患周的正常皮肤，以减少自身接触感染的机会。若表皮已大片剥脱，则应住院进行治疗。

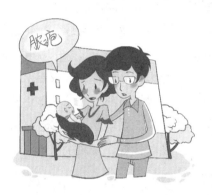

⑩ 新生儿脐部疾病

★ 脐炎：脐炎是指细菌入侵脐残端，并且生长繁殖所引起的炎症。金黄色葡萄球菌是最常见的病原菌，其次为大肠杆菌、铜绿假单胞菌、溶血性链球菌等。

脐炎患儿轻者脐部皮肤轻度红肿，或伴有少量浆液脓性分泌物。重者脐部和脐周明显红肿发硬，分泌物呈脓性且量多，常有臭味。可向周围皮肤或组织扩散，引起腹壁蜂窝织炎、皮下坏疽、腹膜炎、败血症、门静脉炎等，甚至以后发展为门静脉高压症、肝硬化。

正常新生儿出生后12小时脐部除滋生金黄色葡萄球菌外，还可能有表皮葡萄球菌、大肠杆菌、链球菌集落生长，局部分泌物培养阳性并不代表存在感染，必须具有脐部的炎症表现，应予以鉴别。轻者局部用2%碘酒及75%酒精清洗，每日2~3次；重者需选用适当的抗生素静脉注射；如有脓肿形成，则需行切开引流。

★ 脐疝：由于脐环关闭不全或薄弱，腹腔脏器由脐环处向外突出到皮下，从而形成脐疝。疝囊为腹膜及外层的皮下组织和皮肤，囊内为大网膜和小肠肠曲，与囊壁一般无粘连。

疝囊大小不一，直径为1厘米左右，偶有超过3~4厘米者，多见于低出生体重儿，出生体重低于1500克者75%有脐疝。

通常宝宝哭闹时脐疝外凸明显，安静时用手指压迫疝囊可使之回纳。疝囊较大、4岁以上仍未恢复者可手术修补。

★ 脐肉芽肿：脐肉芽肿是指断脐后脐孔创面受异物刺激（如爽身粉、血痂）或感染，在局部形成小的肉芽组织增生。脐肉芽组织表面湿润，有少许黏液或黏液脓性渗出物，可用酒精清洁肉芽组织表面，预后良好。顽固肉芽组织增生物呈灰红色，表面有脓血性分泌物，可用硝酸银烧灼或搔刮患部。

⑪ 先天性感染（TORCH 感染）

先天性感染包括一组疾病。TORCH 是以常见病原体的第一个英文字母组成，分别为弓形体（T）、其他病原体（O）、风疹病毒（R）、巨细胞病毒（C）和单纯疱疹病毒（H）。

孕妇妊娠期被其中的病原体感染，如呼吸道感染、风疹和生殖道感染，或有狗、猫接触史，病原体可通过胎盘传给胎儿，会引起胎儿的宫内感染性疾病。胎儿常见症状为早产、畸形、智力低下、黄疸、贫血、先天异常等。

除此之外，孕妇被柯萨奇病毒、梅毒、肝炎等病毒感染时，也可通过胎盘导致宝宝先天感染。

TORCH 感染的预防措施
★ 避免母亲孕期感染，对生殖道有感染者，可行剖宫产。
★ 注射疫苗，如风疹疫苗等。
★ 孕早期不宜饲养猫、狗等宠物。

⑫ 新生儿败血症

由于新生儿机体抵抗力低、皮肤黏膜娇嫩、脐部开放或生产消毒不严等，使细菌进入血液繁殖，产生毒素引起感染，导致新生儿败血症。新生儿败血症症状不典型，若观察不仔细，易延误患儿病情。

新生儿败血症主要表现为嗜睡、拒奶、不哭、不动、口周发绀、皮肤发花、体温不升或发热、哭声低弱，可伴有黄疸或原有黄疸加重。此病属儿科重症，应送医院就诊。

新生儿败血症的防治护理
★ 孕期有感染时应及早治疗。
★ 产妇如有较重感染性疾病，应禁止哺乳，应把乳汁挤出消毒后喂给宝宝，母子最好隔离。
★ 保护宝宝口腔黏膜，严禁挑马牙或用布擦洗口腔。
★ 每天用新洁尔灭或双氧水擦洗脐部，并保持脐部干燥。一旦发现脐部、皮肤等部位有感染，应及时处理。
★ 及时住院，采取抗菌治疗和支持疗法。

⑬ 新生儿破伤风

新生儿破伤风是一种因破伤风杆菌经新生儿的脐部侵入，其外毒素与神经组织结合导致牙关紧闭、全身强直性痉挛的严重感染性疾病。

新生儿破伤风的症状表现为食欲差、呕吐、发热、颈部强直、头后仰，还可出现张口困难，若刺激或移动体位可引起抽搐，死亡率高。

新生儿破伤风主要由于接生时消毒不严引起。产妇临产时，到医院接受无菌接生法，严格执行无菌操作，可以避免本病发生。

如果发生接生消毒不严的情况，要争取在 24 小时之内到医院剪掉残留脐带的远端，重新结扎，并对脐带近端进行清洗、消毒，还要同时给新生儿注射破伤风抗毒素或抗破伤风免疫球蛋白。一旦发生破伤风，则以控制痉挛、保证营养、预防感染为主。

14 新生儿硬肿症

新生儿硬肿症表现为皮下脂肪硬性水肿，常见部位是双臂上外侧及双下肢股外侧，严重者面部发硬，影响吮乳。胸、腹壁硬肿多说明病情危重，常因影响呼吸而死亡。寒冷、早产、严重感染、窒息等可致本病发生。表现为体温不升，常低于 35℃，哭声低微，不吃少动，四肢冰凉，皮肤发硬、水肿，重者可伴有酸中毒、肺出血及口鼻流血，死亡率极高。

新生儿硬肿症的防治护理

★ 预防早产、感染、窒息等情况的发生。

★ 在寒冷季节分娩时，要保证产房的温度，注意新生宝宝的保暖。

★ 宝宝娩出后立即擦干羊水，保暖并用温热毛毯包裹。

★ 尽早开奶，保证水分和热量的供应。

★ 吸吮时可喂给母乳或牛奶。

★ 在转送病儿途中要注意保暖，以免受寒加重病情。

★ 室温以 24~26℃为宜，轻者可用温暖的棉被包裹，包裹外放热水袋（瓶）数个，使患儿体温逐渐升高。有条件或住院时可用保温箱复温。一般经 6~12 小时即可恢复正常体温。

15 颅内出血

新生儿颅内出血的常见原因为急产、缺氧、窒息等，其症状表现为反应差、呻吟、尖叫，重者抽搐、昏迷，多有面色苍白、贫血等。脑 CT 有确诊价值。此病一般在新生儿刚刚出生后就出现症状，也可能在出生数天后症状明显。

颅内出血是新生儿急症，应在医院住院治疗。部分病儿可留有后遗症。

🔢16 出血性疾病

新生宝宝生后数天内，凝血功能尚未成熟，一旦缺乏维生素 K，就容易出血，尤其是未成熟儿。表现为脐残端渗血，呕吐咖啡色样物，粪便暗红，皮肤受压处出血，重者可颅内出血。应去医院给予维生素 K 肌注，必要时输血。

产前孕妇肌注维生素 K 或对早产儿、有产伤史者、消化道畸形者肌注维生素 K 有一定的预防作用。

🔢17 新生儿溶血

胎儿与母亲血型不合致使胎儿的红细胞受到破坏，大量血红蛋白释放血中，称为溶血。一旦发生，宝宝多会出现较严重的黄疸、贫血。

血型不合主要见于 Rh 血型及 ABO 血型两大类。前者发生率较低，后者发生率较高，每 80 个产妇就有 1 个。

一旦发生溶血，主要症状是黄疸与贫血，黄疸迅速加重，血色素降低，早产儿易引起核黄疸，表现为惊厥、意识障碍，出现核黄疸，死亡率高，很容易遗留后遗症。

本病患儿必须住院治疗。光照疗法和换血疗法比较有效。若处理得当，治疗及时，能很快痊愈，一般不留后遗症。

🔢18 缺氧缺血性脑病

缺氧缺血性脑病是指产前、生产过程中或产后新生儿窒息缺氧导致脑损伤。临床上出现一系列类似颅内出血的脑病表现，是导致早期新生儿发病和死亡的重要原因。头颅 CT 有确诊价值，一旦确诊，应立即住院进行治疗。

患儿经正规治疗，轻、中度预后良好，重度者如能存活，多留有后遗症。

🔢19 新生儿化脑

新生儿化脑多由败血症继发所致，早期的症状与败血症比较相似，如反应差、拒乳少吃、体温不升或发热等，渐出现呕吐、嗜睡、惊厥。

值得注意的是，新生儿惊厥症状并不典型，多表现为呼吸暂停、面色发紫，有时口角或手脚抖动，不仔细观察，极易疏忽。晚期前囟门隆起、四肢僵直。腰椎穿刺有确诊价值。

本病病情危重，并发症多，应送医院抢救治疗。预防与护理同新生儿败血症。预后情况因治疗早晚、症状轻重及并发症的不同而异。

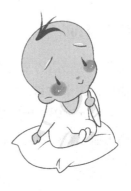

Part16
1~12 个月宝宝养育

1 岁以内，宝宝的身体发育和智力发育非常迅速，逐渐掌握坐立、爬行、翻身、站立、行走等本领，活泼淘气，需要父母精心的看护和养育。本章为年轻的父母们详细讲述了 1 岁以内各个月龄宝宝的生理特征、日常护理、喂养、早期教育等内容。

1~3个月宝宝发育特征

❶ 宝宝的发育参考值

婴儿出生后头 3 个月是生长发育最旺盛的时期。小儿体重增长是不等速的，年龄愈小，增长越快，生后头 3 个月是体重增长的第一个高峰。头 3 个月体重平均增长 700~800 克/月，其中第一个月体重增长可超过 1000 克，一般每天体重增长 30~40 克，3 个月时体重增长至出生时的两倍，约 6000 克。出生时身长约为 50 厘米，至满两个月约为 60 厘米。

❷ 宝宝的视觉和听觉

★ 3 个月的婴儿视觉功能有所增强，头眼协调较好，视线能跟随鲜明的物体移动，逐渐能够集中看距离较远的带有声音、色彩鲜艳、活动的物体，最远视觉距离逐步达到 4~7 米。

★ 3 个月的宝宝常常注视自己的小手，对亲近的人的面孔能注视很长时间。

★ 3 个月的宝宝听觉也有了明显的发展，头可以转向声源，听到悦耳的声音时能够微笑。孕期胎教的音乐可以定时播放，调整宝宝状态。

★ 3 个月的宝宝可以分辨妈妈的声音，如正在哭闹时听到妈妈的声音，

可停止哭闹，显出专心听的神态。妈妈可以轻声细语有目的地刺激宝宝对视与协调动作。

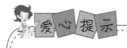

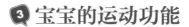
出生一个月后，就应带宝宝去医院儿童保健科做一次健康检查。

❸ 宝宝的运动功能

★ 3 个月宝宝的头能挺直，能更灵活地随视线转动。

★ 俯卧时能稳固地抬头。

★ 手能抓起身旁的衣被，经常把手放在嘴里，开始时将整个手放进嘴里，以后改吸吮 2~3 个手指，最后只吸吮 1 个手指。吸奶时能用手扶奶瓶。

★ 蹬腿动作比较有力，经常把腿脚举高又放下。

★ 拥抱反射在生后 3~4 个月消失。

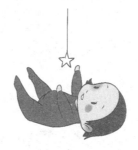

值得家长注意的是，如果宝宝出现目光呆滞或手脚抽动过于激烈，甚至熟睡时都会颤抖的话，千万不要迟疑，带宝宝尽快就医诊治。

④ 宝宝的味觉和嗅觉

宝宝出生两个月后，就能清楚区别酸、甜、苦等不同味道，并能表现出不同的反应。宝宝生来就喜欢甜味，对甜味有积极的反应，而对苦和酸的东西会产生特有的消极表情，如皱脸、闭眼、张嘴等。

宝宝出生三个月后就能够区别出喜欢闻和不喜欢闻的气味，对喜欢闻的气味表示出愉悦的表情。

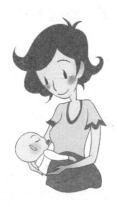

⑤ 宝宝的大便状况

★ 母乳喂养的婴儿，大便呈黄色或金黄色，稠度均匀，如膏状或糊状，偶尔稀薄而微呈绿色，有酸味但不臭，每天排便 2~4 次。

★ 人工喂养的婴儿，大便色淡黄或呈土灰色，质较干硬，条状，常带奶瓣，有明显臭味，大便每天 1~2 次。

★ 有的宝宝经常 2~3 天或 4~5 天才排便一次，但粪便并不干结，仍呈软便或糊状便，排便时要用力屏气，脸涨得红红的，好像排便困难，这其实并不属于便秘。宝宝几天不排大便，可能是因为宝宝根本没吃饱，所以家长要保证宝宝每天都能吃饱。

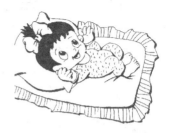

⑥ 宝宝的社会行为与语言发育

新生儿会对大人的声音和触摸产生反应，包括看、听、表现安静和愉快等。2~3 个月时，宝宝能通过微笑、啼哭、伸手、眼神和发声来表达情绪变化。两个月的婴儿有愉快或不高兴的面部表情。3 个月的婴儿，当感到愉快时会微笑，还可以大声笑。

婴儿期是语言发育的准备阶段和开始阶段。1 个月是反射性发声阶段，由生理上的需要做出哭喊反射。1 个月后出现条件反射性发声，用不同的声音表示不同的意思。2~3 个月开始"咿呀"学语，以发声为快乐，可以发"啊""咿""唔"等音。

1~3个月宝宝日常护理

① 宝宝的衣着要求

★ 婴儿的衣服及尿布应选用柔软的浅色纯棉织物，宽松而少接缝，以避免摩擦皮肤，便于穿脱。

★ 要随季节气候的变化给婴儿更换及增减衣服。

★ 在冬季，婴儿的服装应该保暖轻柔，棉衣里面需要穿内衣，以利于保暖和换洗。

★ 棉衣不宜穿得过厚，以免影响四肢活动和血液循环。

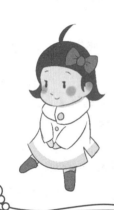

★ 棉袄可做和尚领，不用纽扣，只用两条带子松松系上。

★ 棉裤可用腈纶棉代替棉花，以便换洗，可做成系背带的连脚开裆裤。

★ 襁褓不应包裹过紧，应让婴儿活动自如，保持下肢屈曲姿势，有利于髋关节的发育。

★ 婴儿最好穿连衣裤和背带裤，裤腰不要用松紧带，以利于胸廓发育。

② 莫给宝宝捂盖太多

有的家长总是怕孩子受凉，即使天气已经暖和，到了大人穿单衣的季节，却还给婴儿穿着毛衣，外面用小被子包得严严实实，冬天还未到就早早地穿上了厚厚的棉衣，戴上了棉帽。其实这样做并不好。

给婴儿穿戴过多，盖被过厚，可造成婴儿闷热综合征。一方面可造成机体不同程度的缺氧；另一方面可使机体丧失大量水分，出现不同程度的脱水症状。

由于婴儿大脑发育尚未成熟，体温调节能力比较差，当体内大量失水后，容易导致脱水热，体温可高达40℃。这些情况均可造成小儿神经系统及内脏器官的损害，表现为大汗淋漓、高热、神志不清、双眼凝视、拒食、惊厥、面色青灰、皮肤干燥、大便稀薄而恶臭，严重时可导致婴儿死亡。

家长应随气温的变化而及时增减婴儿的被褥与衣服。如果不分季节、不分场合地捂盖太多、太严实，会造成孩子抵抗力低下，非常容易感冒。

要注意避免宝宝被棉被窒息，禁止把宝宝独自放在通风不佳的汽车内睡觉，以防中暑或窒息。

③ 常给宝宝剪指甲

1~3 个月的婴儿，手经常随意、不协调地乱动，指甲长了会把自己的脸抓伤。3 个月的婴儿喜欢把手放入嘴里，如果指甲长了就会藏有污垢，把细菌带入体内，就会引起疾病。另外，如果婴儿的脚趾甲过长，就会经常与裤袜摩擦，易发生劈裂。所以，应经常给婴儿剪手指甲和脚趾甲。

爱心提示

婴儿指甲细小薄嫩，剪时要当心，不可剪得太深，不要剪伤婴儿的手指。在婴儿睡着后再剪较为安全。

④ 给宝宝理发

由于婴儿颅骨比较软，头皮柔嫩，如果理发稍有不慎，极易擦破宝宝的头皮，从而发生感染。因此，最好在婴儿 3 个月后再开始理发。夏季，为避免婴儿头上生痱子，可适当理发。给婴儿理发的工具最好先用 75% 的酒精消毒，不要用剃头刀为婴儿剃头。

⑤ 保护宝宝的眼睛

眼睛是人的重要视觉器官，人人都希望自己的孩子有一双健康明亮的大眼睛。眼睛又是十分敏感的器官，极易受到各种侵害，如温度、强光、尘土、细菌或异物等。婴儿的眼睛需要大人来保护，那么如何保护婴儿的眼睛呢？

保护婴儿眼睛的措施如下：

平时要讲究眼睛的卫生，防止感染性疾病。婴儿要有自己的专用脸盆和毛巾，每次洗脸时应先洗眼睛，眼睛若有分泌物，可用消毒棉签或毛巾擦去。

防止强烈的光线直射眼睛。不要选择中午太阳光直射的时候带宝宝到户外活动，外出要戴太阳帽。家中的灯光要柔和，注意不要让灯光直射宝宝的眼睛。

防止锐物刺伤眼睛。给婴儿玩圆钝、柔软的玩具，不要让孩子玩棍棒类玩具，以免刺伤眼睛。

防止异物进入眼内。洗完澡涂爽身粉时，避免爽身粉进入眼睛，防止尘沙、小虫等进入眼睛。

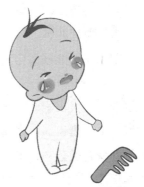

一旦异物进入眼睛，不要用手揉擦，要用干净的棉签蘸温水冲洗眼睛。

不要让宝宝看电视。宝宝对电视显像管发出的Ｘ线特别敏感，如果大人抱着孩子看电视，使婴儿吸收过多的Ｘ线，婴儿就会出现乏力、食欲不振、营养不良、白细胞减少、发育迟缓等现象。

及时治疗眼疾。如果发现宝宝存在眼睛疾患，如出现眼睛分泌物多、眼疖子等，就要及时去医院就诊。

给宝宝调换色彩鲜明的玩具。经常为宝宝调换不同颜色的玩具，多带宝宝到外面欣赏大自然的风光，有助于提高婴儿的视力。

6 保护宝宝的听力

听力是人的中枢神经系统和听觉器官联合活动所产生的一种反应能力。听力在胎儿期就已经形成，婴儿出生后听力逐步发展。如何保护婴儿的听力呢？

预防能损害宝宝听觉的疾病

要防止某些损害婴儿听觉器官的疾病的发生，如流脑、乙脑、病脑、结脑、麻疹、中耳炎等。

慎用或禁用可能损害宝宝听力的药物

链霉素、庆大霉素、卡那霉素、妥布霉素、小诺霉素、巴龙霉素、新霉素等氨基糖苷类药物，这些药物有较强的耳毒性，可引起听神经的损害。

婴儿对这些抗生素反应的差异性较大，有的打一针可引起耳聋；有的打几天以后，耳部出现嗡嗡响声，若及时停药，造成的危害会小得多；若继续用药，则会造成终身残疾。

抗生素引起的耳聋与用药剂量和时间长短有关，用药剂量越大，时间越长，造成的危害越大。

不要让宝宝接受噪声刺激

婴儿的听觉神经和器官发育还不够完善，外耳道比较短而且窄，耳膜比较薄，所以不宜接受强声刺激。各种噪声对婴儿不利，会影响婴儿的听觉器官，使听力降低，甚至引起噪声性耳聋。

精心保护宝宝的耳朵

不要给婴儿挖耳朵，防止耳道内进水，否则会引起耳病，影响听力。

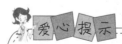

爱心提示

除上述保护措施外，还要为婴儿创造一个安静、和谐、悦耳的声响环境，对婴儿说话时，声音要轻松柔和。让婴儿听一些愉快的音乐，有助于婴儿的听力发展。

7 宝宝睡觉的枕头

3个月以前的婴儿不需要睡枕头，因出生不久的婴儿的脊柱是直的，生理性弯曲还没有形成，平躺时背和头部在同一平面上，肩和头基本同一宽度，所以，仰卧与侧卧都不需要枕头来垫高头部。为防止溢奶可将上半身垫高一些。

3个月以后，婴儿的脊柱开始弯曲，颈部开始向前，背部向后，躯干发育远比头部发育得快，肩部也逐渐变宽许多。这时睡枕头可将头部稍稍垫高，使婴儿睡得更舒服些。同时头在枕头上也便于活动，使头和肩保持平衡。适时使用枕头有利于婴儿的生长发育。

婴儿的枕头高3厘米、宽15厘米、长30厘米为最合适。婴儿枕头的填充物以松软不变形的物品为好，一般用小米、荞麦、饮后晒干的茶叶、干柏树叶做枕芯，枕套最好用棉布制品，应经常换洗。

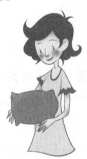

❽ 怎样让宝宝睡得更好

为了让宝宝睡得更好，应注意以下几点：

★ 为孩子创造良好的睡眠环境，灯光要柔和，家人说话要轻，室温要适宜，衣服要少穿，被子不要盖得太厚。

★ 要养成良好的睡眠习惯，要按时睡觉，不要因玩耍破坏睡眠规律。

★ 睡前不要过分逗玩孩子，不要让孩子太兴奋而难以入睡。

★ 要培养孩子在床上入睡的习惯，不要由妈妈拍着、哼着小调入睡后再放到床上。

★ 不要让宝宝含着奶头、吸吮手指入睡。

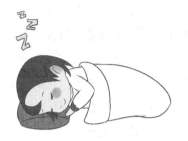

❾ 含着奶头睡觉有危险

有的乳母喂养婴儿不定时，婴儿什么时间哭就什么时间喂。有时夜里母亲躺着喂奶，如果母亲自己睡着了，婴儿还在吸乳汁，即使婴儿已入睡，嘴里还含着奶头，这种喂奶方式会引起以下问题：

婴儿在睡眠中常有吸吮动作，可吸出乳汁，处于沉睡状态的婴儿吞咽反应差，当乳汁进入咽喉部时，轻者引起呛咳，重者吸入气管，发生吸入性肺炎或窒息。

母亲入睡过深，乳房会压住婴儿口鼻，使婴儿发生窒息，特别是那些体弱的小婴儿。所以这种喂奶方式不可取，应引起家长的重视。

❿ 宝宝昼夜颠倒应纠正

有些婴儿白天呼呼大睡，一到晚上来了精神，很晚才睡，夜间按时开始哭闹，弄得父母精疲力竭。孩子除睡眠昼夜颠倒外，没有其他病症。这种不良的习惯是逐渐形成的，已成了条件反射，应该及时纠正过来。

1~2个月的婴儿尚未建立起昼夜生活规律，因胃容量小，可夜间哺乳1~2次，从3个月起可逐渐停止夜间哺乳，延长夜间睡眠时间。

逐渐培养孩子按时睡觉的好习惯，不要轻易改变婴儿的睡觉时间，不拍、不摇、不依恋、不含奶头入睡，训练婴儿自动入睡。

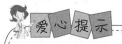

爱心提示

　　孩子如果昼夜颠倒，白天的睡眠不够深，还会影响进食，精神也欠佳，长期如此会影响孩子正常生长发育，甚至会影响孩子的心理发育。

⑪ 生理性哭闹

哭闹是宝宝的本能，也是宝宝某种需要或不舒服的表示。宝宝的哭闹分为生理性和病理性两大类。

一般来说，生理性哭闹的婴儿一般情况良好，饮食正常，哭声洪亮，哭闹间隙面色、精神正常，当有关因素消除后哭闹停止。

生理性哭闹的常见情况

★ 饥饿或口渴：饥饿、口渴是婴儿哭闹中最常见的原因，多见于3个月以内。这是由于母乳不足、奶粉冲调过稀或上一顿没有吃饱造成的。还会因为环境温度过高、出汗多、口渴而哭闹不止。

★ 冷、热、湿、痒、痛：环境温度过低或过高会引起婴儿的不适，但过热比过冷更容易引起婴儿哭闹不安。尿布湿了未及时更换，宝宝会以哭闹的形式向父母表示。婴儿还会因湿疹、多汗、皮肤不清洁等引起的瘙痒或因蛲虫爬至肛门周围引起的奇痒而哭闹。

★ 便尿感：经过训练的婴儿，会以哭闹的形式求援母亲及时帮助他解大小便。

★ 生活不规律：6个月以内的婴儿常常"日夜颠倒"，白天睡，晚上哭，这样的婴儿俗称为"夜啼郎"。

⑫ 夜间哭闹

有的宝宝几乎每天夜间都哭，白天却正常玩耍。夜间哭闹时，家长有时将其急送医院，孩子到医院后眼睛睁开了，对周围环境发生兴趣，不哭了，好像什么事都没有发生。有的孩子哭了一阵躺下又睡着了，有的打几下屁股，醒来也就不哭了。这种情况往往让全家人不知所措，这个抱不行，那个抱也不行，全家人不知该怎么办。

宝宝夜间哭闹常见的原因

宝宝夜间哭闹的原因有很多，一般可归纳为生理性哭闹和病理性哭闹，具体如下：

★ 做噩梦。

★ 室温太高或被窝太热，口渴想

喝水。

★ 憋尿或大便前腹痛。

★ 肠痉挛引起的腹痛。常见食物过敏表现为肠绞痛症状，多发生下午或者夜间。

★ 肠套叠腹痛。表现阵发性哭闹、呕吐，面色苍白，病情严重伴有血便。

★ 晚上未吃饭，因饥饿引起哭闹。

★ 熟睡刚醒，因周围一片漆黑而害怕。

宝宝夜间哭闹的应对方法

★ 先把孩子弄醒，有些孩子醒后就不哭了。

★ 家长需要分辨孩子哭闹是否是病痛引起的，尤其注意有无外科急腹症。

★ 观察孩子是不是阵发性哭闹，是否伴有呕吐、面色发黄、大便带血等；皮肤有无皮疹、出血点、蚊虫咬伤、针扎等。

★ 腹部检查很重要，若按压腹部时孩子哭闹加重或拒按，可能有外科病理情况；若按摩腹部时孩子停止哭闹，可排除外科情况。

★ 检查孩子手足是否发凉，体温是否升高，如一切正常，就不必害怕，不是什么重病引起的哭闹，不必深夜求医。

⑬ 不必阻止宝宝正常啼哭

有些父母生怕孩子会哭坏了，所以不让孩子哭一声。殊不知，完全不让孩子啼哭对婴儿健康反而不利。

婴儿期啼哭是全身性的健康运动。婴儿啼哭时，呼吸系统运动量增大，增加了肺活量，还可促进婴儿的血液循环和新陈代谢。一般来说，婴儿啼哭会本能地调节，哭到一定程度觉得累了，就会自然停止。

需要注意的是，婴儿饥饿时也会啼哭，这时应该哺乳或喂食；有的婴儿撒尿拉屎也会啼哭，这时就应该换尿布。如果不是以上原因，而是由于疾病引起的啼哭，就应及时诊治。如果婴儿哭得厉害或哭得时间过长，则应将婴儿抱起，轻轻拍打背部，使之安静下来。

⑭ 注意给宝宝调节体温

要经常注意宝宝皮肤温度的变化，以了解宝宝的冷暖情况。如果婴儿皮肤温度较高、发红，应给婴儿减少衣服，使其慢慢散热；如果婴儿皮肤很凉，表明保暖不够，可抱起婴儿，用大人的体温温暖婴儿，也可给婴儿多加一些衣服。

婴儿的体温调节中枢发育不够完善，对周围环境温度适应能力较差，体温可随环境温度的变化有所波动。婴儿的体温在 36~37℃ 之间均属正常波动范围。婴儿体表面积大，皮下脂肪薄，容易散热和丢失水分，因而在环境温度较低时，体温可下降至36℃以下；在环境温度较高时，婴儿体内容易缺水，又可发生"脱水热"。

婴儿体温高于38℃时，可解开衣服缓缓散热；如体温高达38.5℃以上，可在额头、腋下、腹股沟处放冷毛巾，四肢可用温水浸过的毛巾擦拭，以帮助退热。如仍不能恢复正常，应送医院诊治。

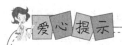

爱心提示

由于婴儿的体温调节中枢发育不够完善，对周围环境温度适应能力较差，体温可随环境温度的变化有所波动，因此家长要注意随时给宝宝调节体温。

⑮ 给宝宝拍照莫用闪光灯

年轻的父母都喜欢给小宝贝拍照，如满月留念、百日纪念、周岁留影等。由于婴儿幼小，不便外出拍照，因此，大多在室内用闪光灯拍照。其实这样拍照会损害婴儿的眼睛。

初生婴儿眼球尚未发育成熟，非常怕光。若用闪光灯对婴儿拍照，强烈的光线会刺激婴儿眼睛，哪怕是1/50秒的电子闪光灯，也会损伤婴儿眼球中对光异常敏感的视网膜。闪光灯距离越近，伤害程度越严重。所以，应避免用闪光灯给婴儿拍照。

⑯ 让宝宝进行日光浴

日光浴可促进婴儿的血液循环。阳光中的紫外线照射皮肤，可促使皮肤合成维生素D，利于钙质吸收，可以预防和治疗佝偻病。

根据婴儿的身体情况，一般从出生后两个月开始日光浴。刚开始可在气温高于20℃时进行，在晴朗天气里，每天最好在上午9~11点或下午3~5点，抱婴儿出去晒太阳。

进行日光浴时，尽量让婴儿少穿衣服。先晒手和脚，每日1~2次，每次5~10分钟。以后逐渐让婴儿身体更多的部分暴露在外面晒太阳，时间逐渐延长至每日0.5~1小时。

不要让阳光直射在宝宝的头部和脸部。要戴上帽子遮阳，特别要保护眼睛。在室内进行日光浴时，因为紫外线不能穿透玻璃，应打开窗户照晒。

应避开日光强烈照射的时间，防止灼伤宝宝的皮肤。日光浴后要用干毛巾或纱布擦干汗渍，换件内衣。还要注意补充些果汁或白开水等。天气不好和生病时要停止日光浴，待婴儿身体习惯后再开始。

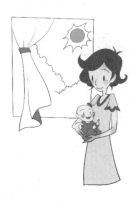

⑰ 婴儿被动操

1~3 个月的婴儿运动功能发育还不完善，身体各部分还不能充分活动。由家长帮助婴儿做体操，可以促进婴儿大运动的发育，改善血液循环及呼吸功能，使精神变得活跃，促进婴儿体力和智力的发展。

★ 准备活动：婴儿仰卧，家长两手轻轻地从上而下按摩婴儿全身，同时亲切轻柔地对婴儿说话，让宝宝情绪愉快，肌肉放松。

★ 扩胸运动：家长双手握住婴儿手腕，大拇指放在婴儿手心里，让婴儿握拳，做扩胸运动。

★ 伸展运动：拉起婴儿双臂在胸前平举，掌心相对，然后轻拉婴儿双臂经胸前上举，尽量让宝宝手背贴床。

★ 双臂交叉运动：孩子仰卧在床上，妈妈将大拇指插入孩子的小拳头里，其余四指扣在孩子的手腕上，轻轻地将孩子胳膊从肘关节处微微弯曲，活动 1~2 次。然后将孩子的双臂在胸部交叉，再活动 1~2 次。

★ 屈腿运动：婴儿仰卧，家长双手握住婴儿脚腕，使婴儿两腿伸直、屈曲。

★ 举腿运动：婴儿仰卧，两腿伸直，家长扶婴儿膝部做直腿抬高动作。

★ 整理运动：扶起婴儿四肢轻轻抖动，让婴儿仰卧床上自由活动两分钟，让孩子的肌肉和精神逐渐放松。

家长每日可让宝宝做 1~2 次婴儿被动操。家长在帮助婴儿做操时，动作要轻柔而有节律。

⑱ 婴儿按摩操

★ 第一节：婴儿仰卧，妈妈用左手轻轻握住孩子的脚，用右手从内向外、从上往下轻轻按摩孩子的腿，两条腿交替按摩。

★ 第二节：婴儿俯卧，妈妈用手顺着孩子脊椎骨从头部往臀部按摩，然后再从下往上按摩。

⑲ 宝宝的预防接种

生后首次接种卡介苗、乙肝疫苗。宝宝一个月时，乙肝疫苗二次复种，注射疫苗前宝宝经皮胆红素值应小于 7 毫克 / 升。宝宝两个月时，第一次服脊髓灰质炎糖丸。

⑳ 宝宝健康查体

健康查体具体日期是孩子出生后 42 天左右到医院做健康检查，了解孩子喂养及发育情况。

宝宝 3 个月时，到就近医院的儿保科建立系统管理档案，进行健康查体，即 1 岁内查体 4 次，一般为婴儿满 3 个月、6 个月、9 个月、12 个月各查 1 次；高危儿生后半年内每月检查 1 次，由专业医生评价，提出相关保健措施。3 岁之内每年查体两次，即每隔半年查 1 次；3 岁以后，每年查体 1 次。

1~3个月宝宝喂养

① 宝宝每天喂奶次数

一般健康母亲的乳汁分泌量常可满足4~6个月以内婴儿营养的需要。在婴儿满月前应提倡按需哺乳，以促进乳汁分泌。

1个月后的婴儿，只要母乳充足，每次吸奶量增多，吸奶的间隔时间会自然延长，此时可逐渐采取定时喂养，但时间不能规定得过于呆板，否则会造成母亲精神紧张。

一般情况下，两个月以内的婴儿每隔3~4小时喂奶1次，一昼夜吃6~8次；3~4个月的婴儿每日喂6次左右；以后渐减。

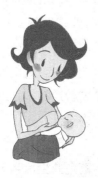

② 掌握好人工喂养的奶量和频率

奶粉用量可按每日每千克体重110~120毫升计算，也可任其吸吮，以满足食欲为度。通过观察婴儿大便和体重增长情况，判断是否合适（每

周体重增长150~200克，即属正常）。

1~2个月的婴儿，每日应喂6~7次，每次喂奶之间的间隔，白天以3~4小时为宜，夜晚6小时左右；3个月的婴儿，每日可喂奶5次，间隔3~4小时，夜间可停喂一次，两次喂奶中间可喂1次水。

有的孩子到了这个月龄会有少吃多餐的习惯，每次只吃50毫升，过了个把小时又闹着要吃。如果这样，可在孩子闹的时候喂些温开水，尽量使吃奶间隔时间拉长到3~4小时。通过这种方式，一般这种少吃多餐的习惯只需2~3天就能纠正过来。

> **医师指导**
>
> 一般情况下，1~2个月的婴儿，每次可喂150~180毫升配方奶；2~3个月的婴儿，每次180~200毫升配方奶。

③ 宝宝为什么忽然不爱吃奶粉

有些宝宝在3个月左右忽然不爱吃奶粉，不过还愿意吃母乳，如果脸上经常出现笑容，就不要着急。这一点很重要，因为有病或不舒服的孩子是不会面带微笑的。

研究发现，宝宝忽然不爱吃奶粉可能与肝肾功能发育不成熟有关。3个月的宝宝对奶中蛋白质的吸收会较以前增加，但肝肾功能相对不足。长期超量工作，会使肝肾疲劳，需要适当"休息"与"调整"。因此，就出现了奶粉进食减少的情况。

对吃部分母乳的孩子，可以增加喂母乳的次数，还可给孩子换换奶粉牌子，或把奶粉冲稀一点。一般不主张强迫孩子进食。如果孩子进食减少超过半月，或影响到孩子体重的增长，就该去看医生，以免忽略潜在的疾病。如果孩子生长指标一切正常，情绪很好，应该无大碍。

4 给宝宝补充水分

宝宝年龄越小，体内的含水量就越多。婴儿期新陈代谢旺盛，对水的需求量相对也较多。母乳和牛奶中虽有大量水分，但远远不能满足婴儿生长发育的需要，因此，吃母乳或牛奶的婴儿都应补充水。一般情况下，婴儿每日每千克体重需水 120~150 毫升，应去除喂奶的量，余量一般在一日中每两顿奶之间补充水分。可给婴儿喝白开水、水果汁、蔬菜汁等，夏季可适当增加喂水次数。

5 糖水喂养切勿贪多

喂宝宝糖水可以补充碳水化合物。宝宝出生时，体内缺少碳水化合物，可以适当喂糖水。但是，父母如果不能真正了解糖水的作用，盲目地给宝宝添加过多的糖水，随着宝宝月龄的增长，就会引起宝宝发胖。最好在 3~4 个月之前适量喂给宝宝糖水，之后就应逐渐减少糖水的喂养量，给宝宝喝白开水就可以了。

6 4 个月以内的宝宝不宜用米糊喂养

唾液含有能消化米糊的淀粉酶，而新生儿的唾液腺不发达，唾液分泌较少，到 3~4 个月，才能分泌少量的唾液。同样，婴儿肠道中也缺乏淀粉酶。米糊不易消化吸收，4 个月以内的婴儿进食米糊，容易引起消化紊乱、腹泻、呕吐等。因此，4 个月以内的婴儿不宜用米糊喂养。

7 宝宝何时开始补钙

目前研究发现，对于母乳喂养的宝宝，一般主张从 3 个月开始补钙剂，同时要保证母乳足量钙的摄入。

对于用配方奶粉喂养的宝宝，虽然配方奶粉含钙丰富，但是却不易被吸收，可以根据奶量和宝宝体重酌情补钙。可以为宝宝选购有品质保证的补钙制品。

8 给宝宝适量食用鱼肝油

给宝宝补充鱼肝油能帮助钙的吸收，预防佝偻病。宝宝出生30天后，应每日添加鱼肝油滴剂1次，每次1滴；以后随着月龄的增长而逐渐加量。每天最多喂宝宝1粒鱼肝油，不可长期过量食用鱼肝油，以免造成中毒。

如果宝宝发生维生素A急性中毒，就可引起颅内压增高，出现头痛、恶心、呕吐、烦躁、精神不振、前囟隆起等症状，常被误认为是患了脑膜炎。

如果宝宝发生维生素A慢性中毒，就会出现食欲不好、发热、腹泻、口角糜烂、头发脱落、皮肤瘙痒、贫血、多尿等症状。

目前市面上的维生素AD制剂，正常服用不会导致过量或者中毒表现。

9 通过喂蔬果汁补充维生素C

母乳中维生素C的含量比较不稳定，若母亲营养不均衡，摄入维生素C（水果、新鲜蔬菜）较少，其乳汁中维生素C含量亦偏低。牛乳中的维生素C含量只有人乳的1/4，且于煮沸后即被破坏殆尽。所以，人工喂养的婴儿更容易发生维生素C缺乏。一般应在宝宝出生后5~6个月开始添加新鲜果汁、菜汁，以补充维生素C。

果汁和菜汁的做法与喂法：

★ 果汁的做法：选用富含维生素C的新鲜、成熟的水果，如柑橘、草莓、西红柿、桃子等，洗净，去皮，用小刀把果肉切成小块，或直接搅碎放入碗中，用汤匙背挤压出果汁，或用消毒的纱布挤出果汁，柑橘类亦可用榨汁器制作果汁。

★ 菜汁的做法：选用鲜嫩的蔬菜，洗净，切碎，置于沸水中，盖上锅盖煮开。稍凉后，将菜汁滤出。

★ 果汁和菜汁的喂法：开始时可以用温开水将果汁稀释一倍，第一天每次只喂1汤匙，第二天每次两汤匙，第三天每次3汤匙……这样一天一天地逐渐增加，满10汤匙时，就可以用奶瓶喂果汁。

等孩子习惯后就可以用温开水稀释，一天可喂两次，每次喂30~50毫升。

不要在喂奶前喂果汁或菜汁，最好在两次喂奶之间或洗澡、活动后喂。在喂果汁或菜汁的过程中，如果孩子出现呕吐、腹泻，就应暂停添加，待正常后，可再从少量开始添加，或改变果汁的种类。

苹果、西红柿有收敛作用，可使大便变硬；柑橘、西瓜、桃子有使大便变软的功能。如果孩子大便稍稀，可添加苹果汁、西红柿汁；便秘时可喂柑橘、西瓜、桃子等果汁。因为果汁能使大便变成酸性，所以，吃了果汁后大便会变绿，这些都不是病，不必担心。

1~3个月宝宝早期教育

① 宝宝听觉训练

家长要在日常生活中多训练婴儿的听觉。可在婴儿醒着时用亲切、温柔的语调面对面地和婴儿说话，吸引宝宝的注意，还可定时给宝宝听轻快、柔和的音乐，或给宝宝唱歌，这不仅可以训练婴儿的听觉，还可从小培养孩子对音乐的兴趣。

另外，还可以用摇哗啦棒、响圈等能发出响声的玩具训练孩子的听觉。大人可把玩具慢慢地移开，往各个方向移开去，让孩子寻找声源。将玩具由近及远逐渐移动，用各种发声体从各方向来训练婴儿的听觉。

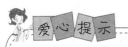

爱心提示

听觉是孩子学习语言、运用语言的基础，听觉的发展对语言的发展有重要意义。

② 宝宝视觉刺激

在宝宝1个多月的时候，可在摇篮上悬挂鲜红色或明黄色的气球或纸花等，让孩子醒来就能注视它们。妈妈隔一定的时间去摇动一下纸花和气球，以引起孩子的注意和兴趣，这是刺激宝宝视觉的好办法。大人也可将婴儿竖抱起，让宝宝看墙壁上鲜艳的挂图或人像照片，同时和宝宝说话，以训练宝宝的视觉感知能力。

医师指导

3个月的孩子对鲜艳的色彩已经有视觉捕捉能力了，只是注意悬挂的物体不要长时间地固定在一个地方，以防婴儿的眼睛发生对视或斜视。

③ 宝宝语言训练

婴儿出生后2~3个月是语言发展的自发发音阶段，是婴儿学习说话的准备阶段。大人应常用亲切的表情、愉快柔和的声音跟婴儿说话，促使宝宝产生良好的情绪，引逗宝宝发声。

和2~3个月的婴儿说话时，大人可用"呃""啊"等简单的音节来应答，并且要表现得非常愉快。说话

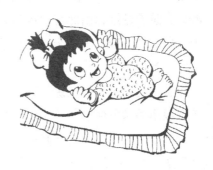

者的表情、声调、态度都能使婴儿产生安全感，有利于婴儿情感健康发展。

家人应对婴儿发出的声音给予不同的反应，如亲切和蔼的言语、命令式的声音和快乐的叫喊等，使小儿能对不同的声音有不同的回应。

爱心提示

说话是父母与孩子情感交流的重要手段，对婴儿说话就是在和宝宝进行情感交流。宝宝似乎对妈妈的声音具有天生的领会能力，所以妈妈一定要多和宝宝说话。

④ 宝宝俯卧练习

婴儿睡醒后活动时，可以让宝宝俯卧在床上，两臂弯曲在胸前支撑身体。大人用温柔的声音和宝宝谈话，摇晃着鲜艳的、带响声的玩具逗引宝宝抬头。让婴儿趴着，可以扩大婴儿的视野，可以使孩子更好地熟悉环境，加深与家庭成员的感情。

婴儿的视野从低头俯视的近距离范围逐步拓展到抬头所见到的远距离范围，会越看越远，由此可以培养婴儿观察事物的兴趣，进一步促进孩子大脑的发育。

让宝宝进行俯卧抬头练习时，大人还可以用手掌抵住宝宝的足底，虽然此时宝宝的躯体尚不能离开床面，但会用全身力气向前窜行。

医师指导

让婴儿俯卧在床上，训练婴儿抬头，可增强婴儿颈部和背部肌肉的力量，对呼吸系统和血液循环有好处。

⑤ 宝宝直立蹬腿练习

将婴儿抱起，放在大人腿上，扶着宝宝站立，让宝宝的小腿自然绷直，然后扶他上下自然地蹬脚蹬腿。大人可用亲切柔和的声音和宝宝说话："宝宝跳跳！宝宝跳跳！"刚开始每天可练习4~5次，以后逐渐增加次数，这样可以练习宝宝腿脚的肌肉。

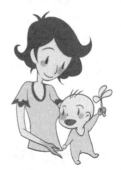

爱心提示

宝宝必须先学会抬头，然后才能学习翻身或站立。

⑥ 宝宝抓握练习

手的动作是小肌肉群的活动。两个月的婴儿能拿住放在他手里的东西。3个月时，当手触到玩具时，孩子偶尔能抓住。大人可用带响声、色彩鲜艳的玩具，如摇铃、响圈儿等，训练婴儿的抓握动作。

刚开始可将玩具放在婴儿手中，让他握住，逐步再用玩具的声音和色彩引起宝宝的注意，同时触碰宝宝的手，吸引宝宝去抓握。每天可做多次练习，通过手的动作来发展婴儿最初的感知事物的能力。

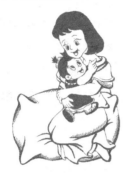

爱心提示

家长一定要关注宝宝抓握能力的发展，宝宝的抓握能力可以反映宝宝的智能水平。

7 宝宝抬头练习

宝宝长到两个月左右已经能够将头抬起来了，脖子逐渐变得有力了。如果把宝宝抱起来，宝宝的头部就不会后仰，也不会像刚出生时那样耷拉着。

一般情况下，宝宝在 2~3 个月都能抬起头，如果妈妈经常为其做抬头训练，可能抬头的出现时间会早一些，反之就会晚一些。4 个月左右的宝宝俯卧时头已能从床上抬起 45°~90°，用两只胳膊支撑着，能

将前胸抬离床面。如果宝宝 3 个月时仍不能抬头，就应当去看医生。

婴儿自出生后几天就可以俯卧，但 1 个月内的婴儿俯卧时还不能自己主动抬起头，只能本能地挣扎，或被动地使头转向一侧，到两个月时能稍稍抬起头和前胸部，3 个月时头能抬得很稳。

俯卧抬头练习不仅可以锻炼宝宝颈部、背部的肌肉力量，还能增加肺活量，同时也能使宝宝较早地面对新奇的世界，接受更多的外界刺激。

训练宝宝抬头的步骤和方法如下：

★ 练习宜在宝宝清醒、空腹（喂奶前 1 小时）时进行。

★ 床面要平坦舒适。将宝宝两臂弯曲在胸前，俯卧在床上。

★ 妈妈将宝宝的头转至正前方，手拿色彩鲜艳有响声的玩具逗引宝宝，使其努力抬头。抬头的动作从与床面成 45° 开始，逐步稳定，到 3 个月时能稳定地抬起 90°。

★ 宝宝抬头时，妈妈可将玩具从宝宝的眼前慢慢移动到头部的左边，再慢慢地转移到宝宝头部的右边。让宝宝的头随着玩具的方向转动，每天练习 3~4 次，每次俯卧时间不宜超过两分钟。

除了训练宝宝俯卧抬头外，平时每次喂完奶后，妈妈应扶着宝宝头部靠在自己肩上，轻拍背部几下，然后用手轻扶其头部，让其自然竖直片刻，以锻炼头颈部肌肉的力量。

4~6个月宝宝发育特征

① 宝宝的发育参考值

4~6个月的婴儿生长发育迅速,较前三个月又有了很大的发展变化。在这个阶段,婴儿平均每月体重增加500~600克,身长平均每月增长2.5厘米,头围增长也很快,头很大,全身肌肉丰满,眉、眼等"长开了",已经长得很像样了。有的宝宝5~6个月时已开始出牙,眼睛转动灵活,喜欢东瞧西看,经常笑出声,醒着的时间多了,开始明显地表现出愿意和人交往。

正常男婴6个月时发育参考值:平均身长可达68厘米,平均体重达8.22千克,平均头围可达44厘米,平均胸围可达44厘米。

正常女婴6个月时发育参考值:平均身长为66厘米,平均体重为7.62千克,平均头围为43厘米,平均胸围为43厘米。

现在生活水平提高,宝宝营养充足,常常超前发育,本书所列发育参考值仅供参考。

② 宝宝的运动功能

★ 4个月宝宝的运动功能:4个月的婴儿,俯卧时能用前臂支撑抬头,上肢能把上身支撑起来。颈部已能固定,竖抱时头能保持平衡,背部会挺直。手能抓握周围物体,握持反射消失,能拿住递来的玩具,会玩自己的手。看到感兴趣的东西时全身乱动,并企图抓住。能从仰卧位转到侧卧位。

★ 5个月宝宝的运动功能:5个月的婴儿,能比较熟练地从仰卧位翻到侧卧位,再翻到俯卧位,可以坐在大人腿上玩,能拿着东西往嘴里放。

★ 6个月宝宝的运动功能:6个月的婴儿,可以双手向前撑住独坐一会儿,大人扶着站立时,两腿会做跳的动作,有爬的愿望。能用一只手抓东西,会用双手同时握物,出现换手、捏、敲等探索性动作,能摇发声的玩具,能抓悬挂的玩具。

❸ 宝宝的视觉和听觉

4 个月的宝宝表现出对不同颜色的喜好，多数宝宝比较喜欢红色的物体；5~6 个月以后，宝宝开始能够注视距离较远的物体，如飞机、月亮、街上的行人等，并开始积极地对事物进行观察。

4 个月的时候，宝宝能分辨出大人发出的声音，如听见母亲的说话声就高兴起来，并开始发出一些声音，好像是对大人的回答。

4 个月以后的孩子能集中注意倾听音乐，并对音乐声表示出愉快的情绪，而对嘈杂的声音表示不快。听到声音能较快转头，能区分出爸爸妈妈的声音，听见妈妈说话的声音就高兴起来，并且能发出一些声音，听见有人叫他的名字会答应，能倾听玩具中发出的声音。

5 个月时能分辨不同的声调并做出不同的反应，如果听到严厉刺耳的声音，就会害怕或啼哭；如果听到父母和蔼的话语，就会表现高兴或微笑。宝宝的听觉与视觉发育进一步联系起来，如母亲躲藏起来叫宝宝的名字，孩子会立刻用眼睛去寻找母亲在何处。

❹ 宝宝的认知能力

宝宝 4 个月的认知能力

宝宝 4 个月后，认知能力不断发展，已经能够判断声音的源头，对见过的事物多少有点记忆力，能够区分妈妈和其他人。

宝宝 4 个月时，就能比较稳定地区别喜欢的气味和不喜欢的气味。孩子对词语的理解已经开始了。

宝宝 5~6 个月的认知能力

6 个月的宝宝开始对某些概念进行理解，能明白特定词汇所表示的意思。

妈妈应经常给宝宝一些喜欢的玩具，并说出玩具的名称，让宝宝牢记下来，并通过反复密切接触，宝宝就能逐渐掌握某些词汇的概念。

宝宝在 5~6 个月时，智力活动变成一种快乐的游戏，喜欢探索，如反复按电器开关、把玩具弄出声响或故意扔掉玩具等。

❺ 宝宝的心理功能

★ 4 个月宝宝的心理功能：4 个月的婴儿，视觉功能比较完善，能逐渐集中于较远的对象，开始出现主动的视觉集中，并开始形成视觉条件反射。如看到奶瓶时会手舞足蹈，高兴时会大笑、"咿呀"学语，会玩自己的小手，听到声音能较快地转头，能注意镜子中的自己。

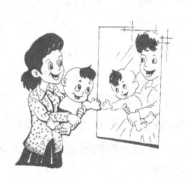

★5个月宝宝的心理功能：5个月的婴儿能认识妈妈，开始认生，不喜欢生人抱，能辨别出妈妈的声音，听到熟悉的声音会表示高兴，并发音回答。在视觉发展的基础上，宝宝的注意范围扩大了，那些能直接满足自己需要的物品，如奶瓶、小勺等，能引起宝宝的注意。能做简单游戏，如藏猫猫、看镜子等。

★6个月宝宝的心理功能：6个月的婴儿开始能理解大人对自己说话的态度，并开始感受愉快或不愉快等情感，要东西时，拿不到就哭。开始对陌生人表现出惊奇或不快。

6 宝宝的语言功能

宝宝在4~6个月时，如果大人呼唤宝宝的名字，宝宝就会回头注视，这是宝宝对语言的初步理解和反应。宝宝开始能理解大人对他说话的态度，能辨别严厉和慈爱的语调，并开始感受愉快、不愉快等情感。

5个月的宝宝能够发出单音节，如"b""m"等。宝宝在6个月的时候，开始无意识地发出"爸""妈"等音，同时能发出比较复杂的声音，如"a""e""i""o""u"等，好像要说话，会发不同的声音，表示不同的反应。宝宝的语言在4~6月进入了连续发音阶段，能发出一连串相似的音节，而且音调和音量各有不同，这是爸爸妈妈听到的世界上最动听的声音。

7 宝宝的记忆能力

当妈妈和5个月的宝宝说话时，如果妈妈态度严厉或语调生硬，宝宝就会出现无助、恐惧或惊讶的表情。这证明宝宝已经能够记住父母的行为方式，并会受到不良刺激的影响。

6个月的宝宝已经记住熟悉的家人的面孔，会对熟悉的人微笑，对陌生的面孔表现谨慎和冷淡。如果宝宝几天未见到爸爸，甚至爸爸都会变成陌生人。

8 宝宝的社会行为

6个月的宝宝开始认识家庭成员，能够区分家人和陌生人，不会再对任何人都微笑，拒绝让陌生人抱。宝宝对陌生环境和陌生人显示出远离、逆反或惧怕的态度。宝宝非常喜欢和亲人接触，显示出想成为人群中的一员，并引起别人关注的强烈愿望。

4~6个月的宝宝感到满意或舒适时，会经常微笑，这种微笑的能力每周都在提高。4个月的宝宝在家长的逗弄下，能够发出响亮而快乐的大笑，宝宝全身各个部位都会参与这种大笑。宝宝出生后第一年是微笑和大笑最频繁的时期。

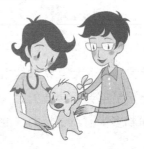

4~6个月宝宝日常护理

1 宝宝的衣着要求

4~6个月的婴儿较前三个月活动量大了，这个阶段婴儿的生长发育也较为迅速，所以衣服要做得宽大些，避免妨碍宝宝的呼吸和活动。活动后出汗较多，因此，内衣要柔软透气，要经常换洗。衣服宜用棉布或棉针织品。

夏季，婴儿只用穿背心或短衣、短裤；春秋可穿棉布单衣裤，上衣衣领要低，以免摩擦宝宝脖子。冬季穿棉衣，里面要有衬衣，以便勤换洗。冬季婴儿可穿连脚裤，也可穿毛绒袜，以免脚心受凉。

2 宝宝出牙的护理

婴儿一般在4~10个月开始长牙。为使宝宝长出一口健康整齐的乳牙，在乳牙萌发时适当护理至关重要。乳牙萌发时，婴儿的牙床先开始红肿，有充血现象，极易引起牙床发痒，喜欢吮手指、咬奶头、咬玩具，经常流口水。当乳牙突破牙床，牙尖冒出后，牙渐渐变白，这标志乳牙已生成。

一般婴儿长牙无异常现象，某些孩子会有低热、睡眠不安、流口水或轻微腹泻等现象。这时应多给孩子喂些开水，以达到清洁口腔的目的，及时给婴儿擦干口水，以防下颌部浸红。可给孩子一些烤馒头片、磨牙棒、饼干、苹果片等食品以供磨牙，预防牙痒，又可促进乳牙生长。

婴儿出牙的时间很不一致，一般在6~10个月萌发均属正常，并非越早出牙越好。如婴儿在3个月时就出牙，并非正常现象，是由于牙胚距口腔黏膜太近，因而出牙过早，这些牙齿会影响喂奶。每个婴儿出牙时间不同，不必单纯以出牙时间来作为婴儿健康发育的标志。

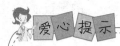

爱心提示

宝宝出牙时，不要让宝宝吸空橡皮奶头，长时间吸吮会造成牙齿前突，影响咀嚼能力和面容的美观。在长牙时要补充一些高蛋白、高钙、易消化的食物，以促进牙齿健康生长。

3 宝宝口水增多可戴围嘴

3~6个月的婴儿唾液分泌开始增多，婴儿出牙时也会刺激唾液腺分泌。这个阶段的婴儿，由于口腔吞咽功能发育尚未完善，口腔较浅，闭唇和吞咽动作还不协调，不能把分泌的唾液及时地咽下去，唾液便从口中流出来。因此，此阶段的婴儿口水较多，常沾湿胸前的衣服。

随着月龄的增长，婴儿逐渐学会随时咽下唾液，牙齿长齐后，一般流口水的现象会自然消失。婴儿流口水不是病，不需要治疗，可给婴儿戴上棉布围嘴，并要勤换洗。随时擦拭婴儿流出的口水，口水较多者可在嘴唇周围搽些润肤霜，以防皮肤被擦破。

4 训练宝宝定时排便

使婴儿养成定时排便的习惯，有利于婴儿的消化、排泄功能规律化。可以用便盆为6个月的婴儿把大便。把大便时，大人可以发出"嗯……"的声音，同时叫宝宝的名字说"使劲……"。经过几次训练，大人的语言和声音作为排便的信号，可以形成一种条件反射。同样，大人可用"嘘……"声训练婴儿小便。一般在早起后排大便，喂水或喂奶后15~20分钟排小便，醒来后排小便。

5 莫要抛扔或颠颤宝宝

有些大人出于对孩子的喜爱，抱着婴儿用力摇晃或向上抛扔；也有的为使婴儿入睡，把孩子放在双腿上或放在摇篮里用力颠颤婴儿，这些做法对孩子的健康均不利。抛扔或颠颤婴儿会使婴儿脑部受到比较强烈的震动，对婴儿智力发育不利，甚至会使婴儿脑部受到震荡性伤害，不利于宝宝发育。

6 莫搂着宝宝睡觉

有些年轻妈妈喜欢睡觉时将孩子搂在怀里，以为这样便于照顾孩子，防止孩子着凉。其实，这是一种不恰当的做法。

搂着孩子睡觉，孩子的头多枕在妈妈胳膊上，妈妈只能呈侧卧姿势。这种体位睡久了，受压肢体会感到麻木不适，引起自觉或不自觉翻身，这样很容易把孩子惊醒，甚至压伤孩子。

搂着孩子睡觉，孩子的头常捂在被窝里，被窝里空气很污浊，不利于孩子排出二氧化碳和吸进氧气。如果长时间氧气供应不足，就会影响孩子的大脑发育。可见，搂着孩子睡觉，不论对大人还是对孩子都是不利的。

⑦ 训练宝宝按时睡觉

6 个月的宝宝应该完全适应夜间睡觉了。如果宝宝这时仍是昼夜颠倒，夜晚哭闹不休，父母可有针对性地对宝宝进行训练。

训练宝宝按时睡觉的方法

★ 睡觉前给宝宝洗个澡，让宝宝彻底放松。

★ 将宝宝的鞋袜脱掉，换上宽松的睡衣，这样能使宝宝尽早进入睡眠状态，得到充分的休息。

★ 把宝宝放在婴儿床上，可以给宝宝一个可以搂抱的玩具，比如一只柔软的绒毛小熊。

★ 在宝宝身旁给他讲个有趣的小故事，让宝宝充分放松，慢慢入睡。

★ 在柔和的灯光下为宝宝哼唱宝宝最爱听的催眠曲，或播放固定的催眠音乐。

★ 白天加大宝宝的活动量，减少睡眠的时间。

★ 晚上睡觉前不要让宝宝过于兴奋。宝宝入睡前，妈妈的动作要轻柔，语调要亲切，培养宝宝不用拍、不用摇、迅速入睡的好习惯。

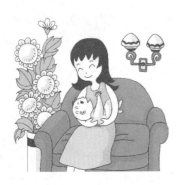

⑧ 别多给宝宝使用爽身粉

爽身粉如果使用不当，会影响婴儿健康。爽身粉含有滑石粉，如果婴儿少量吸入，尚可由气管的自卫功能排除；若吸入过多，滑石粉会将气管表层的分泌物吸干，破坏气管纤毛的功能，甚至导致毛细支气管阻塞。一旦发生气管阻塞，只能使用类固醇药物来减轻症状，目前尚无对此有效的治疗方法。

使用爽身粉的注意事项

★ 使用时，在远离婴儿的地方，将适量的爽身粉小心倒在手上，然后慢慢涂抹在婴儿身上，注意不要使爽身粉满天飞。

★ 使用后，要及时将盒盖盖紧，妥善收藏，不要让婴儿把粉盒当成玩具玩。

★ 不要让大一点的孩子给婴儿涂抹爽身粉，以免发生意外。

★ 给婴儿扑粉时，不宜用粉过多。

⑨ 提高宝宝的免疫力

宝宝出生后，体内有来自母体的抗体，即免疫球蛋白，对疾病有一定的免疫力。随着宝宝月龄增大，在形成自身后天免疫力的同时（包括接种疫苗），先天免疫力就逐渐失去了。先天免疫能力一般在宝宝 3~4 个月后（母乳喂养者 6 个月后）丧失，在宝宝先天免疫力降低而自身新的免疫功能尚未完善的这段时期，宝宝极易生病，父母应特别注意下列几点：

宝宝免疫功能不完备时的注意事项

★ 减少感染机会：少带宝宝到人多的地方去，如影院、商场、集市等，以免感染疾病，在流行病多发的初春、秋季更应注意。

★ 加强体能锻炼，提高身体素质：多让宝宝进行日光浴、空气浴、温水浴等，定期定时给宝宝做体操。

★ 合理喂养，提高抵抗力：给宝宝补充充足热量，提高免疫力。

★ 细心照顾：平时要让宝宝冷暖、饥饱适宜，一旦发现有异常，应及时就诊。

⑩ 宝宝健康状况巧辨别

★ 食欲好：如果发现宝宝不爱吃东西，首先应检查是否生病，因为很多疾病都会表现出食欲不振。

★ 白天活泼愉快，晚上睡觉踏实：健康的宝宝不仅能吃，而且能玩能睡。如果宝宝白天表现反常，没有精神，夜里又睡不安稳，就要找医生检查诊治。

★ 体质好：健康的宝宝体质一般都很好，对疾病的抵抗能力强，不常生病。

★ 体重增长适度：一般来说，6个月以内的宝宝平均每月增长750克，6个月以后，平均每月增长500克。胖不一定就是健康，宝宝长得过快过胖，也应引起家长重视。

★ 发育符合规律：健康的宝宝在一定的时期长牙、说话，能进行适合年龄的活动，学会某种动作。个别宝宝会因遗传、环境和教育方式等因素影响，表现出某种差异，家长不必过于紧张焦虑。

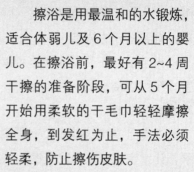

⑪ 给宝宝进行擦浴

擦浴是用最温和的水锻炼，适合体弱儿及6个月以上的婴儿。在擦浴前，最好有2~4周干擦的准备阶段，可从5个月开始用柔软的干毛巾轻轻摩擦全身，到发红为止，手法必须轻柔，防止擦伤皮肤。

4~6个月婴儿擦浴时室温需保持在18~20℃，水温从34~35℃开始，以后逐渐降低水温至26℃左右。先用毛巾浸入温水，拧半干，然后在婴儿的四肢做向心性擦浴，擦完再用干毛巾擦至皮肤微红。这样做可使皮肤和黏膜得到锻炼，增强体质，预防感冒。

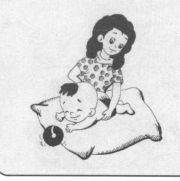

⑫ 婴儿被动操

4~6 个月婴儿运动功能发育尚未完善，身体各部分还不能充分活动。由大人帮助婴儿做体操，可以促进婴儿大运动的发育，改善血液循环及呼吸功能，使其精神活泼，促进体力和智力的发展。大人在帮助婴儿做操时，动作要轻柔有节律。每日可做 1~2 次。

★ 准备活动：婴儿仰卧，大人两手轻轻地从上而下按摩婴儿全身，同时亲切、轻柔地对婴儿说话，让宝宝情绪愉快，肌肉放松。

★ 扩胸运动：大人双手握住婴儿手腕，大拇指放在婴儿手心，使婴儿握拳，做扩胸运动。

★ 伸展运动：轻轻拉起婴儿的两臂在胸前平举，掌心相对，然后轻拉婴儿两臂经胸前上举，使手背贴床。

★ 屈腿运动：婴儿仰卧，大人双手握住婴儿脚腕，使婴儿两腿伸直，然后屈曲。

★ 举腿运动：婴儿仰卧，两腿自然伸直，大人扶住婴儿膝部，做直腿抬高动作。

★ 整理运动：扶婴儿四肢轻轻抖动，让婴儿仰卧在床上自由活动两分钟，让宝宝的肌肉及精神逐渐放松。

⑬ 宝宝的预防接种

4~6 个月的宝宝需接种多种疫苗，需口服小儿麻痹糖丸，需注射百白破三联疫苗、乙型肝炎疫苗和乙脑疫苗等。每次接种都有一定的时间和要求。

4~6 个月宝宝需接种疫苗种类

★ 小儿麻痹糖丸：宝宝满 4 个月时，应口服第三颗小儿麻痹糖丸，至此宝宝体内产生了足够的抗小儿麻痹症的抗体，可维持 2~3 年。

★ 百白破三联疫苗：百白破三联疫苗从婴儿生后满 3 个月开始接种第一针，还需在出生后满 4 个月和满 5 个月时再各接种一次，即在婴儿体内产生了抗百日咳、白喉和破伤风三种传染病的抗体。

★ 乙型肝炎疫苗：乙型肝炎疫苗的第三针应在婴儿满 6 个月时接种。因为与第二针相隔时间较长，有的家长往往会忘记。如果第三针不接种，其对乙型肝炎病毒的免疫效果就不好，对乙型肝炎病的抵抗力也会降低。

★ 乙型脑炎疫苗：乙型脑炎疫苗接种后可预防流行性乙型脑炎，一般在每年 4~5 月份接种。从婴儿满 6 个月开始接种。因为乙型脑炎疫苗是灭活疫苗，故基础免疫接种时需要连续注射两针，两针之间应间隔 7~10 天。

4~6个月宝宝喂养

① 从5个月开始给宝宝添加辅食

对于5个月以上的宝宝，单纯母乳喂养已不能满足其生长发育的需要，即使是人工喂养的宝宝，也不能单纯靠增加配方奶的量来满足其营养需要。一般来说，当每日摄入的奶量达到1000毫升以上，或每次哺乳量大于200毫升时，就应增加辅助食品，为断奶做准备。

宝宝5~6个月已开始分泌足够的淀粉酶，可以添加一些淀粉类辅食，首次添加辅食为强化铁米粉，此后依次可加其他如婴儿粥、饼干等食物，8个月开始添动物性食物（如肝、蛋、鱼等）、果蔬类及植物油。可按不同月龄婴儿的需要和消化能力加喂辅食，使其逐渐适应。

② 为宝宝添加辅食的原则

★ 从少到多：添加辅食时，应让宝宝有一个适应过程，如添加蛋黄，应从1/4个开始，5~7天后如无不良反应，可增加到1/3~1/2个，以后逐渐增加到1个。

★ 由稀到稠：如从乳类开始，先添加稀粥，再增加软饭。

★ 由细到粗：如从菜汤到菜泥，等宝宝乳牙萌出后，可试喂碎菜。

★ 由一种到多种：等宝宝习惯一种食物后，再添加另一种食物，不能同时添加几种。

★ 在婴儿健康、消化功能正常时逐步添加：喂辅食不宜在两次哺乳之间，否则增加了饮食次数。由于婴儿在饥饿时较容易接受新食物，在刚开始加辅食时，可以先喂辅食后喂奶，待婴儿习惯了辅食之后，再先喂奶后加辅食，以保证其营养的需要。

★ 观察宝宝大便：宝宝6个月时，两次辅食可以代替两次哺乳。加喂辅食的同时要观察婴儿大便，了解消化情况，若有腹泻等不良反应，可酌情减少或暂停喂辅食。

③ 喂宝宝蛋黄

4~5个月的宝宝生长发育迅速，母乳和牛奶中的铁质含量较少，婴儿从母体带来的铁质渐渐用完了，如不及时补充铁质，宝宝就会发生贫血。

从6个月开始，即可为宝宝添加蛋黄。刚开始每日喂1/4个煮熟的蛋黄，压碎后分两次混合在牛奶、米粉或菜汤中，让宝宝食用。以后逐渐增加至1/2~1个，8个月时便可以让宝宝吃蒸鸡蛋羹了，可先用蛋黄蒸成蛋羹，以后逐渐增加蛋白。值得注意的是，首次添加蛋黄时，如果出现皮疹、腹泻、肠绞痛等情况，提示过敏，需要推迟添加时间。

医师指导

蛋黄中含有丰富的铁质和维生素A、维生素D等，加喂蛋黄，可以为宝宝补充铁质，预防缺铁性贫血。

④ 喂宝宝淀粉类食物

宝宝5个月时，消化道中淀粉酶分泌明显增多，及时添加淀粉类食物，不仅能够补充乳品能量不足，提高膳食中蛋白质的利用率，还可培养宝宝用勺子进食和咀嚼进食的习惯。

谷类食物中含有B族维生素（如维生素 B_1、维生素 B_2）、铁、钙、蛋白质，有利于婴儿的生长发育，如烂粥、面条、饼干等都是宝宝理想的谷类食物。

5个月的婴儿，每日可先加喂几汤勺烂粥（1~2次），再添加饼干1~2片。饼干可以让宝宝磨牙床，有助于出牙，还可加些菜泥、肉汤等。

淀粉类食物的添加方法

★ 粥的制作：将米洗净，煮成烂粥，开花收汤，成米糊状。可用菜汤调味，以后可逐渐在粥中加入少许菜泥、鱼泥。

★ 面条的制作：可以选用薄且细的面条，用水煮烂，然后加少许菜泥或蛋黄。宝宝6个月后可以添加少许鱼松、肝泥、蛋羹等。

⑤ 喂宝宝婴儿粥

宝宝长到5~6个月，乳牙逐渐萌出，消化酶逐渐增多，消化器官的功能也逐渐增强，不管是母乳喂养，还是人工喂养，此时都应该逐步添加婴儿粥了。

婴儿粥是指辅食、米混在一起煮的粥，也就是在粥内加入一定数量的鱼、肉、蛋、猪（鸡）肝、蔬菜、豆制品等。

几种常见婴儿粥的煮法

★ 蛋黄粥：将煮熟的蛋黄混入已煮好的粥内，另加少量葱花、盐和熟油，边搅边煮。蛋黄粥适合5~6个月的婴儿食用。

★ 鱼粥：取带鱼、鲳鱼、鳊鱼或青鱼，去掉内脏，清洗干净，整条鱼蒸熟去骨，用汤匙将鱼肉研碎，加入适量食盐、葱、少许油，再拌入粥中煮开，即成鱼粥。鱼粥适合8个月的婴儿食用。

★ 蔬菜粥：用植物油将青菜末炒熟，然后将其放入已煮烂的大米粥中，搅匀后再用慢火炖片刻。

★ 芝麻核桃粥：将芝麻、核桃仁用文火炒熟，碾成末，加入大米粥中。

★ 肉末粥：将瘦肉洗净，用刀剁碎成细的肉糜，或放入绞肉机中绞两次，加适量水，再加酒去腥，用小火煮烂，加食盐少许，放入预先煮稠的粥内混合，即可食用。肉末粥适合8个月以上的婴儿食用。

★ 肝泥粥：将洗净的生鸡肝或猪肝煮熟，去掉外层包膜，将肝脏研碎，即为肝泥。或将生的鸡（猪）肝，用刀横剖开，用刀背刮取切面处的泥状物，加盐将其蒸熟，放入粥中，即为肝泥粥。肝泥粥适合8个月以上的婴儿食用。

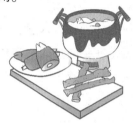

爱心提示

婴儿粥的硬度由用水量决定。为了做成软烂的婴儿粥，用水量一定要充足。做婴儿粥时切忌加碱，以免破坏营养素。

⑥ 添加蔬菜与水果汁

可为宝宝适量添加四季蔬菜，如萝卜、胡萝卜、黄瓜、西红柿、茄子、柿子椒、菠菜等，同时适量添加四季水果，如苹果、柑橘、梨、桃、葡萄等。

可用榨汁机榨取柠檬汁、橙汁或橘汁。先将水果一切两半，将横切面朝下，对准榨汁机尖头部位用力拧压，便可榨出天然果汁，喂给宝宝喝。果汁一般都含有不少糖分，喂给宝宝前要加温开水稀释。

也可用擦板榨西红柿、黄瓜等蔬菜汁。具体方法是将容器置于擦板下，一手抓牢擦板，另一只手拿蔬菜在擦板上来回搓，即可榨出蔬菜汁。还可将蔬菜或水果剁碎，加在米粥中喂给宝宝。

⑦ 为宝宝冲调米粉

在已消毒的宝宝餐具中加入1份米粉和4份温奶或温开水，温度约为70℃；将量好的温奶或温开水倒入米粉中，边倒边用汤匙轻轻搅拌，让米粉与水充分混合。倒完奶或水后，千万别忘记要先放置30秒，让米粉充分吸水，然后再搅拌；搅拌时汤匙应稍向外倾斜，向一方向搅拌均匀即可。

理想的米糊是：用汤匙舀起倾倒时，米糊能成炼乳状流下。如成滴水状流下则表明调得太稀，难以流下则表明太稠。米粉可以混合菜泥、果泥、肉泥、面条等一起喂给宝宝。

⑧ 宝宝辅食少用调味品

宝宝的辅食应尽量保持食物原有的味道，不需要添加过多的调味品。宝宝在1岁之前，味觉还不够发达，不适合浓烈的食物味道。如果妈妈在宝宝辅食中添加过多调味料，宝宝长大以后口味会变得很重。

★ 白糖：很多食物本身就含有糖分，在给宝宝做辅食时，最好少用白糖。宝宝一旦对甜味产生依赖，以后就很难纠正，妈妈注意不要让宝宝养成爱吃甜食的习惯。

★ 食盐和酱油：酱油里也含有不少盐分。跟食盐一样，酱油不宜在宝宝辅食中使用。一直到断奶结束，妈妈都应尽量少用食盐和酱油。

★ 果酱：市面上出售的果酱大都含有过多的糖分和食品添加剂，最好少在宝宝辅食中使用。

⑨ 喂宝宝辅食后大便的变化

一旦给宝宝添加辅食，宝宝大便的形状和颜色就会有所变化。刚开始，宝宝可能接连几天拉稀便，这表明宝宝在逐渐适应新的食物。一般适应几天后，宝宝大便形状就会恢复正常。如果添加辅食几天后，宝宝大便仍很频繁，甚至泻肚子，妈妈就要酌量少喂些辅食。

添加辅食后，宝宝大便要比吃母乳或奶粉时要臭，放屁也有臭味。正常大便具有一定的形状，稍微掺杂颗粒，呈黄色泥糊状。

宝宝大便的形状和颜色取决于宝宝的健康状况或进食的食物。如喂宝宝绿叶蔬菜，大便就会呈绿色；喂西红柿或胡萝卜，大便就会呈红色。果汁能使大便变酸性，大便会变绿，有时喝了苹果汁后大便还会发黑，这不是病，妈妈不用担心。

在水果中，苹果和西红柿有使大便变硬的作用，柑橘、西瓜、桃有使大便变软的作用。如果喂了宝宝苹果泥，宝宝大便就会变硬，这是正常现象。只要宝宝正常玩耍且情绪不错，就不会有什么问题。如果宝宝出现腹泻或便秘，就要根据具体情况选择不同的果汁。

⑩ 4~6个月宝宝辅食食谱

西蓝花胡萝卜粥

🥄 **原料** 西蓝花 10 克，泡好的大米 1 大勺，胡萝卜 1 块。

🍴 **制作** 将西蓝花用开水烫熟后取出，沥干水分，取花朵部分切碎。胡萝卜煮熟，用擦板碾碎。锅中加清水，放入泡好的大米煮成粥。等粥中米粒烂熟后，放入切碎的西蓝花和胡萝卜泥，再煮开片刻即成。

🍶 **功效** 西蓝花营养十分丰富，富含维生素 C、B 族维生素、钙、钾、铁和膳食纤维。

果汁面包粥

🥄 **原料** 面包片 1/2 片，新鲜的苹果榨汁两大勺，清水 1/4 杯。

🍴 **制作** 将面包片撕成小碎屑。将清水烧开，加入面包屑和苹果汁同煮，再次煮开后关火即成。

🍶 **功效** 富含营养，是宝宝断奶佳品。

卷心菜挂面粥

原料 嫩卷心菜叶 1/4 张，挂面 20 克，海带 1 段，清水 1 杯。

制作 ① 将卷心菜叶洗净切碎备用。将挂面煮好备用。

② 锅中加清水，放入海带煮成海带汤。捞出海带，只用清汤，放入切好的卷心菜煮熟。

③ 将卷心菜煮至软烂以后，放入挂面再煮开一次。煮好以后，将煮软的卷心菜和挂面碾成糊状即成。

功效 卷心菜含有丰富的维生素 C、钾、钙等，对调节宝宝肠胃功能有较好的功效。

红薯米粥

原料 红薯 20 克，米饭 1 大勺，海带汤 2/3 杯。

制作 ① 将红薯去皮，切成方丁。

② 锅中放入红薯，加清水煮熟碾碎，再用细孔筛子过滤一次，滤成口感更为细腻的红薯泥。

③ 小锅中加米饭、海带汤和红薯泥，用小火煮至米粒软烂即成。

功效 红薯营养丰富，富含糖分、维生素 C、B 族维生素、钾、膳食纤维等。

香蕉粥

原料 泡好的大米 1 大勺，清水 1/4 杯，约 1 厘米长的香蕉 1 小段。

制作 ① 将泡好的大米和清水放入锅中，煮成稀粥。

② 将煮好的大米粥用细孔筛子筛出米粒，碾碎后放入汤水中搅拌均匀。

③ 香蕉段用擦板擦到米粥中，搅拌均匀即成。

功效 香蕉热量高，宝宝食用后易产生饱感，从断奶初期就可让宝宝食用。

小米粥

原料 大米两大勺，小米两小勺，清水一杯半。

制作 ① 将大米和小米洗净，用清水浸泡至少 1 小时。

② 锅内加清水，放入泡好的大米和小米，小火煮熟。

③ 煮至米粒开花后关火，用细孔筛子筛出米粒，碾碎，放入汤水中搅拌均匀即成。

功效 营养丰富，易于消化，是宝宝断奶初期的理想食品。

4~6个月宝宝早期教育

1 宝宝抓握练习

让4~6个月的宝宝躺着，或靠着坐垫坐着，妈妈用橡皮筋绑住一个宝宝感兴趣的玩具，并在宝宝面前拿着橡皮筋，使玩具正好落在宝宝上方位置，让宝宝伸手可以抓到玩具。妈妈鼓励宝宝："来呀，宝宝，来拿玩具！"当宝宝抓住玩具时，妈妈轻轻地拉上端橡皮筋，对宝宝说："用力拉，宝宝！"在宝宝试着拉几次后，就把玩具交给宝宝玩，以示鼓励。

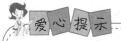

爱心提示

在训练宝宝进行抓握练习时，妈妈应注意逗引宝宝伸出左、右臂交换拉取玩具，以使宝宝左右臂的肌肉都得到锻炼。

2 宝宝爬行练习

爬行对婴儿的智能发展和健康成长有着重大作用。爬行是一种很好的肌肉锻炼方法，属于全身协调动作，对中枢神经有良好的刺激，还能扩大孩子的接触面和认识范围，有利于智能发展。

婴儿6个月时，已能自如地翻身俯卧。当婴儿俯卧时，大人可将宝宝最喜欢的玩具摆放在前面，吸引宝宝向前爬行抓取。当宝宝撑起身体跃跃欲试时，大人可用手掌顶住宝宝的脚掌，让宝宝用脚蹬着大人的手向前爬，可以每天进行多次练习。

如果宝宝总是坐着不动，家长就要想办法吸引宝宝的注意力，促使宝宝产生爬的念头。家长要创造机会，让宝宝自主活动。

宝宝爬得越好，走得就越好，学习说话也就越快，学习和阅读的能力也就越强。如果婴幼儿时期缺乏爬行训练，就容易导致阅读困难、注意力不集中等感觉统合障碍性问题。家长要多让宝宝学习爬行，不要因为怕脏、怕摔而让宝宝失去爬行的机会。

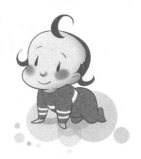

3 宝宝翻身练习

让宝宝仰卧在床上，将宝宝的一条腿搭在另一条腿上，再将其一只手放在胸腹之间，轻托其另一边的肩膀，顺势轻轻一推，宝宝便成俯卧状。

同样方法帮助宝宝再翻身成仰卧状。接着妈妈可用玩具逗引宝宝主动翻身，宝宝完成动作后，妈妈就把玩具奖励给宝宝。

爱心提示

妈妈可用玩具逗引宝宝侧翻90°，再逐渐过渡到翻身180°。宝宝一般先学会仰俯翻身，再学会俯仰翻身，妈妈可按此顺序训练宝宝翻身。当宝宝学会翻身后，可以逗引宝宝翻身打滚。

4 宝宝弹跳直立练习

妈妈用双手扶住宝宝腋下，让宝宝在床上、桌子上、地毯上或妈妈的双腿上练习站立和弹跳。妈妈可用温柔亲切和富有节奏的语言引导宝宝做动作。如在宝宝跳起时说："宝宝长高喽！"在宝宝站立时说："宝宝站起来喽！"让宝宝学习迈开脚步走时，可说："宝宝走路喽！"

宝宝6个月左右时，家长可用双手扶住婴儿腋下，帮助婴儿在家长膝

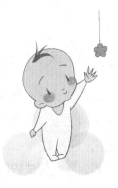

头或床上练习站立。每次练习1分钟左右，每天可练习1~2次。直立练习是宝宝学习站立的准备，宝宝通过这种直立练习可以获得站立的体验。

医师指导

在训练宝宝直立和弹跳时，妈妈自始至终要牢牢扶住宝宝的腋下，同时不要让宝宝长时间站立或活动，以免宝宝过度疲劳。

5 宝宝视觉发育刺激

从4个月开始，宝宝开始对颜色有分化反应，特别是红色的物体最能引起宝宝的注意和兴奋。因此，父母可在此时期选择颜色鲜艳的玩具，特别是红色的玩具，以刺激宝宝的视觉发育。

5~6个月，宝宝可以注视远距离的物体，如飞机、天上飞的小鸟、飘落的树叶等，要多带宝宝去户外认识外部世界。

6 宝宝听力训练

让宝宝听声找物

妈妈轻轻地摇晃小铃铛，也可以摇拨浪鼓或吹口琴，先引起宝宝的注意，然后走到宝宝身体一侧再摇响玩具，当宝宝将头转向发出声音的地方时，妈妈应高兴地说："宝宝找到啦！"再让宝宝看看是什么玩具发出声音。

让宝宝听音乐

★ 让宝宝反复听某一乐曲，增强宝宝的音乐记忆力。大人应观察宝宝听音乐时的反应。

★ 结合宝宝的生活和活动听音乐，每次听音乐的时间为 3~5 分钟。

★ 为乐曲或歌曲配上图片、玩具或书籍。

★ 让宝宝静静地躺在床上听几分钟的音乐，观察宝宝的反应。

让宝宝听儿歌

宝宝喜欢听节奏明快的儿歌，妈妈要多给宝宝念简单短小、朗朗上口的儿歌，并配以形象的动作，可以唱："小娃娃，甜嘴巴；喊爸爸，喊妈妈，喊得奶奶笑掉牙。"每天给宝宝念 1~2 首儿歌，每首儿歌要重复 3~4 遍。

爱心提示

所选儿歌应当结合宝宝的日常活动，并配以形象丰富的表情和动作，促使宝宝眼、耳、手、足、脑并用，从而有效地进行学习和记忆。

7 宝宝语言训练

语言是人类特有的高级神经活动，语言的发展要经过发音、理解和表达三个阶段。婴儿期正是小儿语言的发生期，大人要利用一切条件对婴儿进行语言训练，为日后的语言发展奠定基础。

婴儿的口语能力和其他能力一样都是在日常生活中学来的，视觉和听觉若限制在一个小范围内，语言也就限制在了一个小范围内，因此，一定要设法让孩子多看多听。

在日常生活中多对婴儿说话，将说话与教婴儿认识环境的活动结合起来。反复教宝宝认识各种日常生活用品，如起床时教宝宝认识衣服和被子，开灯时教宝宝认识灯，坐小车时认识小车，戴帽子时认识帽子等。多带孩子外出开阔眼界，认识大自然，如汽车、房子、大树、花草、小动物等。

在与婴儿一起玩耍时，可利用婴儿喜爱的玩具和活动来教婴儿，如大人扮作小狗"汪汪"叫，玩娃娃时把娃娃藏起来让宝宝去找。玩的同时多和孩子说起玩具的名称及活动的名称。在日常生活中大人要多叫婴儿的名字，逐渐让宝宝熟悉自己的名字，并教宝宝认识家庭成员，如妈妈、爸爸、奶奶等。

医师指导

4~6 个月的宝宝虽然还不会说话，但他会把听到的内容作为信息存入记忆库中，为未来的语言交流打下基础。

8 适合 4~6 个月宝宝玩的游戏

4~6 个月的宝宝醒着的时间渐渐长了，玩的时间也多了。宝宝醒着时，不会静静地躺着不动，会寻找周围环境中自己感兴趣的东西，或玩玩自己的手，或翻翻身。大人应利用这段时间多和宝宝一起玩游戏，如玩捉迷藏、玩玩具等，和宝宝交谈的同时拿玩具给宝宝看、听、玩，而且有意识地让宝宝模仿。在一起玩的过程中，发展孩子的动作及感、知觉等心理能力。

★ 捉迷藏游戏（从 4 个月开始）：妈妈让婴儿躺着或靠被子坐着，然后让婴儿注意自己的脸，用手帕或手蒙住自己的脸，并对宝宝说："妈妈在哪儿？"接着露出笑脸，同时说："喵……喵……妈妈在这里！"重复多次后，可叫婴儿用手拉下妈妈的手或脸上的手帕。再将手帕蒙在婴儿脸上，首先妈妈拉下手帕，然后叫宝宝自己拉下手帕，互相捉迷藏。这个游戏主要训练婴儿协调语言和动作的能力。

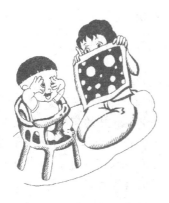

★ 逗逗飞游戏（从 4 个月开始）：婴儿背靠在妈妈怀里，妈妈两手抓住孩子双手，教他把两食指尖对接再分开，同时说："逗逗……飞，逗逗……飞！"慢慢地，当婴儿一听到"逗逗飞"时，自己就会做动作。这种游戏可以训练婴儿的手眼协调能力和语言动作协调能力。

★ 拉锯游戏：让婴儿靠被子坐，或由一人把他抱在怀里，妈妈双手握着婴儿的手腕，边唱歌谣，边轻轻地左右手交叉来回拉婴儿双臂，歌谣唱完，动作停止。歌谣内容："拉大锯，扯大锯，姥姥家唱大戏，爸爸去，妈妈去，小宝宝也要去！"

9 开发宝宝的社会情感和社会行为能力

让宝宝和爸爸妈妈一起玩

妈妈在床上盘腿而坐，让宝宝面对面坐在妈妈的腿上，妈妈一只手扶着宝宝髋部，另一只手扶着宝宝腋下，使其保持平衡。爸爸在妈妈背后，让宝宝一只手抓住爸爸的手指，另一只手抓住妈妈的胳膊，爸爸先拉一下被宝宝抓住的手，当宝宝朝这边看时，爸爸却在妈妈背后从另一边突然伸出头来亲热地叫"宝宝"，当宝宝回过头找到爸爸时，就会"咯咯"地笑起来。

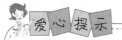

爸爸和妈妈可以轮流与宝宝玩此游戏。随着宝宝月龄的增加，父母应观察宝宝玩同一游戏时有什么不同的表现。该游戏可以玩到下一个年龄段。

让宝宝伸手抱

当妈妈向宝宝伸出手时，对宝宝说："来，宝宝，伸小手，让妈妈抱抱！"让宝宝也向妈妈伸出手。

如果宝宝还不知道伸手，爸爸可站在宝宝身后帮宝宝伸出手臂。当宝宝伸出手时，要称赞宝宝，并抱起宝宝。

爱心提示

为引起宝宝的注意，妈妈可先拍拍手，再伸出手。宝宝伸出手后，妈妈一定要抱起宝宝，以强化宝宝把"伸手"和"抱"联系起来的意识。

向宝宝问好

当爸爸或妈妈外出回来时，要逗逗宝宝，并对宝宝说："宝宝，爸爸（妈妈）回来了！"当宝宝望着大人笑时，要用亲吻、微笑或拥抱来鼓励宝宝，并说："宝宝好乖！"

爱心提示

如果家中有其他亲人，如爷爷、奶奶、外公、外婆、叔叔、阿姨等，也让他们多和宝宝玩。在陪宝宝玩时，应该多叫宝宝的名字。

让宝宝向客人表示友善

当客人问候宝宝时，要鼓励宝宝对客人微笑，表示友善，同时表扬宝宝："宝宝真乖，宝宝真可爱。"

⑩ 教宝宝认物

让宝宝进行认物训练，对其智力发展具有重要的意义。从4个月开始就可以教宝宝认物了。教宝宝认物的方法有多种，其中最简单有效的方法就是对宝宝进行看图认物训练。

通过鲜艳的信号刺激

家长在给宝宝选择认物的图片时，一定要注意图片内容简单、明确，色泽鲜艳，这有利于引起宝宝的有意识注意。等到宝宝对简单的事物有了一定的认知能力后，可选取复杂的认物图片让他学习。

伴随语言进行认物

在让宝宝看图的同时，要伴随语言的解释，这样可促进宝宝听觉与视觉的协调发展。例如，让宝宝看苹果图片，指着苹果说："这是苹果，圆圆的，红红的。"还可问："这是什么？"然后自答："这是苹果。""苹果什么样？""圆圆的，红红的。"这样可加深孩子的印象，促进孩子认物。

通过听故事认物

在宝宝稍能听懂说话时，就让他看图听故事。例如给宝宝看有小白兔的图片，同时给宝宝讲小白兔和大灰狼的故事，强化宝宝对小白兔的印象。

图与实物一起对照认物

比如让宝宝认识香蕉，可以先让宝宝看看香蕉的实物形象，摸摸香蕉的皮，闻闻香蕉的气味，尝尝香蕉的滋味，再让宝宝看图上的香蕉形象，并反复地对照看认，这样多次刺激强化，就能让宝宝很快记住。

利用游戏认物

大部分宝宝都喜欢做游戏，游戏是宝宝在轻松愉快中认识事物的一种好方法，对促进宝宝的智力发育很有好处。在一堆图片中，爸爸妈妈拿一张图，和宝宝一起说出图中的东西，看谁说得对说得多。这样不仅可以激发宝宝的兴趣，而且能提高宝宝的学习效率。

分层级认物

为孩子选择认物卡片时，一定要分层级来购买，然后按照认识的等级和顺序教孩子认物，比如可以按照水果、小动物、大动物、日常用品、交通工具这样的顺序。让孩子遵循从低级到高级、由简单到复杂、由具体到抽象的顺序来认物，有利于孩子的学习和成长。

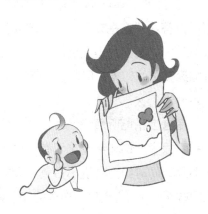

通过让宝宝看图片的方式来让宝宝认物，无疑是一种简捷又有效的认物方式。除了利用此种方式之外，还可以利用周围的实物让宝宝认物。比如在让宝宝吃苹果时，可以告诉宝宝"这是大苹果"；在看到小花猫时，可以边指给宝宝看，边说："那是小花猫，它会'喵喵'叫。"在给孩子穿袜子时，可以对他说："这是宝宝的小袜子。"日积月累，宝宝便能认识很多事物。

⑪ 耐心对待宝宝的淘气行为

孩子的淘气是一种探索行为，孩子通过淘气的行为逐渐了解自己生活的世界，这是宝宝在成长过程中必经的阶段。家长要耐心对待宝宝的淘气行为，精心照看好宝宝，妥善放置好家中的物品，以免宝宝翻弄危险的东西，而发生意外。

5~6个月时，宝宝淘气的目标是手能够到的所有东西。等宝宝能够爬来爬去，活动范围扩大，家中就是宝宝淘气的天堂。随着智力的发育和运动能力的提高，宝宝淘气的程度也逐渐提高。

7~9个月宝宝发育特征

① 宝宝的发育参考值

　　7~9 个月的婴儿开始出牙，辅食的添加应多样化，为断奶做好准备。由于外出机会多，从妈妈那里得来的免疫力渐渐消失，宝宝患病的机会较前 6 个月增加。6 个月以前的婴儿体格发育最快，6 个月以后体格发育较前期稍有减缓。6 个月以后，宝宝的体重平均每月增长 500 克，身长平均每月增长 1 厘米。在此阶段，宝宝的胸围比头围略小。

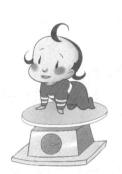

　　★ 正常男婴 9 个月的发育标准：正常男婴 9 个月时的平均身长为 72.3 厘米，平均体重为 9 千克，平均头围为 45 厘米。

　　★ 正常女婴 9 个月的发育标准：正常女婴 9 个月时的平均身长为 70.4 厘米，平均体重为 8.6 千克，平均头围为 44.3 厘米。

　　注：如今生活水平提高，宝宝营养充足，往往发育超前，以上值为参考值，仅供参考。

② 宝宝的运动功能

　　7~9 个月婴儿的运动功能和智力发育非常迅速，能坐，会翻身，能爬行，会主动找大人玩，对周围的事物显示出浓厚的兴趣。

　　爬行可使婴儿活动范围扩大，接触和观察到更多的事物，有利于婴儿智力发展和体格发育。7~9 个月是宝宝学习爬行的重要阶段，一定要经过爬行训练，再学走路。如果孩子没有经过爬行这个阶段，对于婴儿的身心发育来说是一种缺憾。

　　6~7 个月的婴儿已开始有目的地玩玩具，会摇有响声的玩具，也可学着玩套叠玩具。

　　9 个月时，宝宝的小手更加灵巧，可以用拇指、食指捏起小物体，如米粒、纸屑等。

③ 宝宝的听觉水平

宝宝第 7 个月的听力比以前更加灵敏了，能够分辨不同的声音，开始学着发声。7~9 月的宝宝可以寻找侧面或下面的声源，对耳边的小声响会主动寻找，对室外的动物叫声、车声、下雨声等表示出关注。如果隔壁或远处有人呼唤宝宝的名字，宝宝就会立即转头。

④ 宝宝的视觉水平

6 个月以后，宝宝不再一直躺在床上，喜欢让妈妈抱着宝宝在房间内到处走动，所以宝宝接触的环境扩大了，所见的人和物增多了。宝宝开始发现同一个物体可以有不同的距离，有些物体是运动的，有些物体是静止的。

7 个月的宝宝能追视掉落在地上的玩具，能寻找消失在视野中的物品。8~9 个月宝宝的视力已接近成人，视神经也充分发育，距离感更加精细，会害怕边缘和高处。

⑤ 宝宝的认知能力

7 个月的宝宝能够分辨人物面孔细微的差别，能够分清父母、生人和熟人的脸庞。8~9 个月的宝宝视野逐渐扩大，能感觉更多的颜色变化；听觉高度发展，能变换声调。满 9 个月的婴儿感觉能力进一步发展。

⑥ 宝宝的心理功能

宝宝的注意力更加集中

7~9 个月的婴儿对周围环境的兴趣大为提高，能够注视周围更多的事物。宝宝对不同的事物会表现出不同的表情，会把注意力集中在感兴趣的事物上。

宝宝的认生情绪更加突出

7~9 个月的婴儿认生情绪更为突出，在陌生人面前会表现出不安和啼哭。此时的宝宝非常依恋母亲，当妈妈暂时离开时会表现出不安和哭闹。

宝宝会寻找玩具

7~9 个月的宝宝开始明白不在眼前的物体并没有消失，会去寻找当面被藏在枕下的玩具，所拿的玩具掉落地上后知道去寻找，喜欢反复扔东西让大人拾起。

宝宝已具有初步的模仿能力

7~9 个月的宝宝可以简单模仿大人的动作，如模仿乱画或摇铃、模仿大人挥手表示再见、模仿拍手等动作。

宝宝的自我意识初现

7~9 个月的宝宝出现了最初的自我意识萌芽，可以认识自我，也能区别自己与别人。如果让婴儿对着镜子照，然后将红颜色涂在他的鼻子上，婴儿看到镜中鼻子上的红颜色时就会去摸自己的鼻子，说明宝宝认出了镜中的自己。7~9 个月的婴儿喜欢表现自我，不高兴时会以叫喊、扔东西表示愤怒。

宝宝的语言水平有了进一步发展

7~9 个月的婴儿对语言有了初步的理解，可以理解简单的词句，如听到"再见"就能做出挥手的动作，听到"欢迎"就能做出拍手的动作，听到"上街"就会表示高兴，并倾身指着门，要大人抱着出去。

7 宝宝的语言功能

7 个月的宝宝尚处于单纯模仿发音阶段。8 个月的宝宝可以听懂一些词义，能将语言和动作联系起来。

满 9 个月的宝宝听音能力加强，能理解父母的一些命令；发音的能力提高，可以无意识地发出类似"爸爸""妈妈"的声音；语言动作能力加强，宝宝可以用挥手的动作表示"再见"。

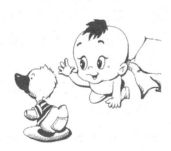

8 宝宝的记忆能力

7 个月的宝宝对经常照顾自己的人（比如母亲）隔一周不见后仍能认识。8 个月的宝宝能记住父母重复多次的讲话或动作。到 9 个月时，孩子能记住自己的名字，听到叫自己的名字会转头。随着一天天成长，宝宝的理解能力发展迅速，兴趣范围进一步扩展，动作能力也越来越强。比如，

宝宝渐渐能够理解和听懂简单的指令，能够利用肢体语言表示自己的一些愿望，能和人交流。父母可以结合宝宝语言、动作、情感的发展，来加强宝宝的记忆能力。

9 宝宝的社会行为

7 个月的宝宝一见到熟悉的面孔，脸上就会流露出愉快的神情，还会手舞足蹈、咿咿呀呀地说话，兴奋不已。

8~9 个月的宝宝能听懂一些词句，会用动作、眼神、表情、语音与大人应答和交流，表达自己的需求。大人说"欢迎"或"再见"时，宝宝在鼓励下会做出拍手或挥手的动作。

8~9 个月的宝宝清楚地记住了父母的容貌，会对陌生人表现出怕羞、转身、垂头、大哭、尖叫等行为，拒绝玩耍陌生人提供的玩具。7~9 个月的宝宝开始对同龄的小朋友发生兴趣，一见到同龄的孩子就会表现出兴奋的样子。7 个月后，宝宝对母亲的依恋更加明显，喜欢摸弄母亲的胸口和头发，希望得到母亲的注意。

在宝宝对环境感到陌生从而产生惧怕和焦虑情绪时，母亲的存在或出现会使宝宝感到安全。这种对母亲的依恋安全感一旦建立，宝宝就会更加自由自在地去探索周围的新鲜事物，就会愿意尝试与别人交往，更广泛地去适应社会。因此，母亲和宝宝的这种相互依恋的感情是日后宝宝与别人交往和探索外部世界的"安全基地"。

3~9个月宝宝日常护理

❶ 宝宝口腔护理

口腔中的温度、湿度和残留的食物残渣适合微生物生长和繁殖。尤其在宝宝患病时，由于机体抵抗力弱，饮水、饮食少，唾液分泌少，容易引起口腔炎症，使口腔黏膜发生溃烂，产生口臭，影响宝宝的食欲和消化功能，还可导致龋齿等其他口腔疾病。因此，对不能自己刷牙、漱口的宝宝，做口腔护理非常重要。

为了预防宝宝长蛀牙，建议不要给宝宝喝含糖分过多的果汁或乳酸菌饮料，应多喝白开水。每次喂完饭后，最好再让宝宝喝一些开水，以清洁口腔。

★ 为宝宝做口腔护理前应洗净双手，让宝宝侧卧，用毛巾围在颈下或枕头上，防止沾湿衣服和枕头。

★ 用镊子夹住被淡盐水、温开水或1%~3%苏打水浸湿的棉球，先擦宝宝两颊内部及齿龈外面，再擦齿龈内面、牙齿咬合面及舌部，每擦一个部位，至少换一次棉球。

★ 用镊子夹棉球擦拭时，勿触及宝宝的咽部，以免引起呕吐。

★ 如果宝宝不张嘴，可用拇指、食指轻捏宝宝的两颊，必要时可用压舌板或勺柄协助撑开。

★ 擦洗之后，用毛巾擦净面部及口角，口唇干燥者涂以植物油。

★ 对于口腔溃疡的宝宝，口腔清洗更要彻底，并根据情况涂以西瓜霜或冰硼散等。

★ 为宝宝做口腔护理时，使用的物品要清洁卫生，须经消毒后方可使用。注意棉球蘸的溶液不可过多，以免溶液吸入呼吸道。操作时动作要轻，棉球要夹紧，防止棉球掉入气管造成窒息。

❷ 让宝宝坐便盆排便

1周岁前的婴儿还不会控制自己的大小便，大人可定时给婴儿把尿、把大便，一般在喝水后15~20分钟把尿一次。要让宝宝在固定的地方大小便，不要随地大小便。

8~9个月的婴儿可以坐便盆，每次坐便盆的时间不宜超过5分钟，坐便盆时间过长容易造成脱肛，不要养成坐在便盆上吃食物和玩耍的习惯。婴儿大便后，要用柔软的纸给婴儿擦干净。每天睡前要给婴儿洗屁股。

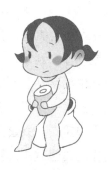

❸ 根据入睡状态判断宝宝的健康

宝宝的健康状况或疾病的潜伏与发作，都可以从其睡眠状态中观察判断。婴儿正常的睡眠是安静入睡，呼吸平稳，头部略潮，时有微汗，面目舒展，睡梦中时而出现微笑的表情。家长平时通过仔细观察婴儿睡眠，可以及时了解婴儿的健康状况，早期发现病症，及时排除或就医诊治。

某些婴儿睡眠的异常现象是婴儿白天过度兴奋或暴饮暴食所致。如果婴儿睡眠中来回翻身或哭闹，则可能是排尿的表示，家长可及时把尿。每个婴儿都有自己的睡眠规律和睡眠表现，应根据具体情况具体对待。要为婴儿创造良好的睡眠环境，并且让孩子养成良好的睡眠习惯。

如果婴儿出现下列睡眠异常现象，常常是某些疾病的潜伏或发病的征兆：

★ 睡眠不实，时而哭闹乱动，不能沉睡。

★ 全身干涩发烫，呼吸急促，脉搏较正常者快（新生儿 140 次 / 分，婴儿 120 次 / 分）。

★ 睡后不安宁，头部大汗，湿了枕头，出现痛苦表情；睡时抓耳挠腮，四肢不时抖动，有时惊叫。

❹ 培养宝宝良好的入睡习惯

7~9 个月的宝宝白天一般睡 2~3 次，夜间睡 10 小时左右，共计 14~15 小时。充足的睡眠可以保证宝宝正常的生长发育。

婴儿的睡眠是生理的需要，当宝宝身体能量消耗到一定程度时，自然会入睡，不要为了让婴儿入睡而养成抱着或拍着来回走、啃手指、吸奶头等不良习惯。如果宝宝暂时没有睡意，可以让宝宝睁着眼在床上躺着，不要逗他，也不要抱他、拍他，培养自己入睡的好习惯。

❺ 培养宝宝良好的卫生习惯

应从婴儿期开始培养宝宝良好的卫生习惯。从出生开始就要注意清洁宝宝的面部。宝宝每次吃完饭后要擦嘴，早晨起床后及晚上睡前都要洗脸、洗手。要经常给宝宝洗澡，勤换衣服，定时理发、剪指（趾）甲。

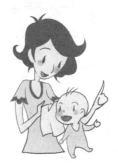

6 及时制止宝宝错误的行为

7~9个月的宝宝可以感受大人的态度，对语言有了初步的理解。在此阶段，对于宝宝的一些不良行为，大人应及时纠正并制止。

婴儿喜欢把东西往口中塞、咬，应及时制止。凡是有危险的物品一定要远离婴儿，并禁止婴儿去抓。可让婴儿用手试摸烫的杯子后立即移开，这样以后凡是看到冒气的碗和杯子，他自己就知道躲开，不敢去碰。

当宝宝有危险举动，例如拿着剪刀玩时，大人应马上制止，甚至可以给宝宝一点小苦头吃，如取消孩子下午吃点心等。

如果婴儿偶尔打了人，大人立即笑了，还让他打，就会埋下习惯打人的祸根。因为大人的笑对婴儿是一种鼓励，婴儿在大人的鼓励下养成了习惯，以后不管见谁都打。所以，在他打人时，大人应做出不高兴的样子，及时制止孩子打人的行为。如果宝宝错误的行为得到及时制止，以后就不会再犯。

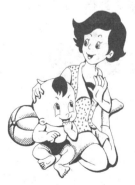

爱心提示

为避免宝宝在家中发生危险，家长要妥善放置带有潜在危险的物品，如剪子、刀具、玻璃杯、酒瓶、电池、香烟、打火机等。家长不妨锁上厨房门或橱柜的抽屉，以免宝宝进入厨房或打开抽屉乱翻。

7 避免宝宝接触过敏原

避免让宝宝食用容易引起过敏的食物

容易引起过敏的食物主要包括某些带壳的海产品、牛奶、鸡蛋以及某些水果，其中水产品有虾、蛤蜊、蟹子、河蚌等；某些水果有芒果、猕猴桃等。

父母应该留意宝宝在吃了哪些容易引起过敏的食物后，会出现过敏症状，如皮肤痒、出疹子等。如果宝宝吃了某种食物，过敏症状就加重，停吃了症状就减轻，就说明这种食物属于过敏原，以后应避免让宝宝食用。

避免让宝宝接触空气中的过敏原

空气中的过敏原包括猫狗身上的病菌、花粉、霉菌和尘螨等。对于这些过敏原，可以根据宝宝的病史、父母平时的观察加以总结，或者由皮肤测试或抽血检查得知。

避免让宝宝接触尘螨

宝宝的房间尽量不要使用地毯，不要使用厚重的窗帘。宝宝睡觉的垫被、床垫、枕头等，要用防螨的被套包起来，要勤换洗，并且勤在阳光下暴晒。

通过以上这些措施，绝大多数过敏体质的宝宝易发生的皮肤、鼻子以及气管过敏都可以得到预防。

⑧ 8 个月的宝宝还不会翻身最好看医生

只有发育较快的孩子才能在第 5 个月独立翻身，大多数的宝宝要到 6~7 个月才能翻身。宝宝动作能力的发展有一定的顺序，也有一定的个体差异。

有的孩子动作发展快些，有的孩子动作发展慢些。一般来讲，宝宝在某一方面发展较慢，我们应该视为正常。

如果宝宝动作能力发展得太慢，就要引起注意。如宝宝 8 个月了还不会翻身，父母就要检查喂养是否合理，宝宝有无某些疾病，宝宝的智力发展是否正常，必要时就应该请教专家了。

宝宝动作发展固然有自身的规律，但后天的强化锻炼也很重要，父母应该结合具体情况适时让宝宝进行体能训练，有助于提高宝宝的翻身能力。

医师指导

宝宝体能锻炼不可急于求成。任何锻炼、活动都应在宝宝即将出现或已经出现相应动作或心理后进行，目的在于促进和巩固宝宝的体能发展。过于心急或揠苗助长将适得其反。

⑨ 过早学走路会让宝宝形成"八字脚"

"八字脚"是一种足部骨骼畸形，分为"内八字脚"和"外八字脚"两种。造成"八字脚"的一个原因是让宝宝过早地独自站立和学走路。

如果父母让宝宝过早站立和学走路，由于宝宝足部骨骼尚无力支撑身体的全部重量，从而导致宝宝站立时双足呈外撇或内对的不正确姿势，最终形成"八字脚"。

爱心提示

为防止"八字脚"，不要让婴儿过早地学站立或行走，可用学步车或由大人牵着手辅助学站、学走，每次时间不宜过长。如果已形成"八字脚"，可通过做双脚内侧或双脚外侧的动作练习，进行矫正。

⑩ 宝宝皮肤锻炼

皮肤按摩：按摩时可用少量婴儿护肤霜进行润滑，在宝宝面部、胸部、腹部、脊背及四肢有规律地轻揉、捏握。最好每日早晚进行，每次 15 分钟以上。按摩可刺激宝宝皮肤，有利于血液循环、呼吸、消化以及肢体肌肉的放松与活动，给予宝宝愉快的刺激，也是父母与宝宝之间理想的交流方式。

温水浴：温水浴可以提高宝宝皮肤适应冷热变化的能力，既能使身体保持清洁，又可以促进新陈代谢，增加宝宝食欲，改善睡眠，促进生长发育，有利于抵抗疾病。冬季给宝宝进行温水浴时，应注意室温和水温，做好温水浴前的准备工作，减少体表热能散发。

擦浴：宝宝7~8个月就可开始进行擦浴。进行擦浴时，室温保持在16~18℃，水温32~33℃，待宝宝适应后，水温逐渐降至26℃。用毛巾浸入温水，拧半干，在宝宝四肢做向心性擦浴，擦完再用干毛巾擦至皮肤微红。

⑪ 宝宝晒太阳时不要隔着玻璃

佝偻病又叫"软骨病"，是由于营养不良，缺乏维生素D及钙、磷引起的。如果喂养不当，日光照射不足，幼儿易患此病。

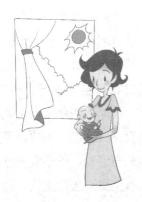

幼儿体内的维生素D除来自食物外，主要通过接受紫外线照射而得。人体皮肤含有脱氢胆固醇，通过紫外线的照射，能转化为维生素D。因此，经常晒太阳是预防佝偻病的好方法。

太阳紫外线是不能透过玻璃的，不能让孩子隔着玻璃晒太阳，要尽量让孩子的皮肤直接与阳光接触，只有这样，才能收到良好的效果。

⑫ 宝宝主动操

7~9个月的婴儿大运动神经已经开始发育，可训练婴儿爬、坐、仰卧起身、扶站扶走、双手取物等动作。

通过让宝宝做主动操，可以促进宝宝肌肉和骨骼的发育，增强体质。同时，还可促进神经运动的协调性，有利于宝宝智能的发展。

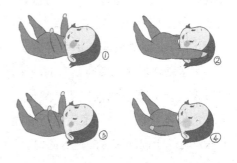

⑬ 宝宝的预防接种

宝宝满8个月后要皮下注射麻疹减毒活疫菌。部分宝宝接种后有发热，可持续2~3天，多注意休息喝水即可。

7~9 个月宝宝喂养

❶ 宝宝辅食添加方法

7~9 个月的婴儿多已出牙，所以应及时添加饼干、面包干等固体食物，以促进宝宝牙齿的生长，同时培养宝宝咀嚼和吞咽等饮食习惯。

最初可在每天傍晚的哺乳前补充淀粉类食物，以后逐渐减少此次哺乳的时间而增加辅食量，直到该次完全喂辅食而不再吃奶。然后在午间依照此法给第二次，这样逐渐过渡到三餐谷类和 2~3 次哺乳。人工喂养的婴儿，7 个月时还应保证每天 500~750 毫升牛奶的供给。

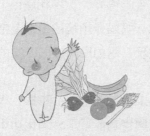

在喂粥和烂面的基础上，可以添加蔬菜、肝类、全蛋、禽肉、豆腐等食品，以使宝宝断奶食谱丰富多彩，菜肴形式多样，增加宝宝的食欲。此外，继续给予水果和鱼肝油。

❷ 训练宝宝抓取食品

宝宝过了 6 个月后，手的动作越来越灵活，不管什么东西，只要能抓到，就喜欢放到嘴里。有些家长担心宝宝吃进不干净的东西，就阻止宝宝这样做。家长的这种做法是不科学的。

宝宝能将东西送到嘴里，意味着孩子已为日后独立进食打下了良好的基础。如果禁止宝宝用手抓东西吃，可能会打击孩子日后学习独立进食的积极性。

家长应把宝宝的小手洗干净，周围放一些伸手可得的食品，如小饼干、鲜虾条、水果片等，让宝宝抓着吃。这样不仅可以训练宝宝手部技能，还能摩擦宝宝牙床，以缓解宝宝长牙时牙床的刺痛，同时能让宝宝体会到独立进食的乐趣。

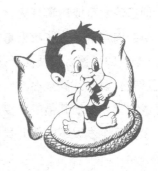

3 让宝宝练习用杯子喝水

从9个月开始，可以让宝宝练习用杯子喝水。刚开始，可以让宝宝自己用手扶着杯子，大人加以辅助，教宝宝用杯子喝水。让宝宝练习用杯子喝水，可以培养宝宝手与口的协调性，促进宝宝智力发展。

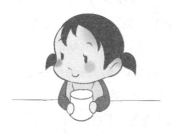

4 莫让宝宝多吃蜂蜜

蜂蜜虽然营养丰富，但是在生产运输和储存等过程中容易受到肉毒杆菌的污染。

肉毒杆菌适应环境的能力非常强，既耐严寒，又耐高温，能够在连续煮沸的开水中存活6~10小时。因此，在经过一般加工处理的蜂蜜中，仍有一定数量的肉毒杆菌芽孢存活。

这些肉毒杆菌芽孢一旦进入婴幼儿体内，尤其是进入1岁以下的婴儿体内，便迅速发育成肉毒杆菌，并释放出大量的肉毒素。这些毒素毒性甚强，仅1毫克即可置万名婴儿于死地。

据调查，婴幼儿猝死有5%是由于肉毒素中毒。婴幼儿最好不要多吃蜂蜜，尤其是1岁以下的婴儿最好不吃蜂蜜。

5 帮助宝宝增强食欲的窍门

很多妈妈会觉得自家宝宝胃口不好，吃饭时要追着喂。宝宝总是边吃边玩，磨磨蹭蹭，一顿饭吃上1~2个小时，或吃上一两口饭就拒绝再吃，怎么哄劝就是不张口。下面就来讲解如何增强宝宝食欲，以及如何正确给宝宝喂饭。增强宝宝食欲的方法：

宝宝食欲不振与消化功能和性格有关。宝宝吃得好、长得壮是每个妈妈的心愿。妈妈最烦恼的是，宝宝老是边吃边玩，吃的时间很长，吃的东西却很少。

一般来说，宝宝食欲不振，很可能是因为脾胃功能低下，消化功能出现了问题。如果宝宝食欲差，最好到医院检查一下。性格敏感且稍有些神经质的宝宝也会因挑食或偏食而食量过小。

在规定时间内让宝宝想吃多少就吃多少。要想让宝宝吃得好，就要让宝宝养成良好的饮食习惯。喂断奶辅食时，妈妈要选择宝宝情绪好的时候喂，或在宝宝想吃的时候喂，让宝宝想吃多少就喂多少，逐渐培养宝宝良好的饮食习惯，千万不要在宝宝生病时或犯困时硬喂。

要给宝宝规定好进食时间，一般不要超过30分钟，一旦过了规定时间，马上收拾饭桌，不再喂宝宝吃。

妈妈经常想让宝宝多吃一些，总

想给宝宝再喂上几口。这时妈妈要狠下心来，只要一过规定时间，不管宝宝吃没吃完，不必再让宝宝继续吃。这样反复几次后，就能让宝宝逐渐养成良好的饮食习惯，而且宝宝消化功能也会大有改善。

变换食物和餐具的外观。即使宝宝不爱吃饭，妈妈也不能用零食完全替代正餐。特别是作为加餐的小甜点，长期食用会使宝宝食欲变差。

为了刺激宝宝的食欲，妈妈要积极变换食物的外观形状和搭配，改变宝宝餐具的外观色彩。颜色与形状各异的小饭碗、小勺子、小叉子以及形状可爱的食物，都会使宝宝胃口大开。

⑥ 促进宝宝大脑发育的辅食

宝宝大脑细胞的发育和脑力活动所需的能量来源于宝宝所吃的食物。宝宝大脑发育在 1 周岁以内最为旺盛，妈妈要制作出营养均衡的辅食来促进宝宝的大脑发育。

宝宝大脑发育在 1 岁以内最为关键

宝宝大脑发育可分为出生前 10 个月、1 周岁以内以及 1~6 周岁三个阶段。这三个阶段是大脑发育的关键时期，妈妈一定要提供宝宝大脑发育所需的足够营养。

在宝宝满 1 周岁前，如果有对大脑有害的病菌侵入宝宝体内，由于宝宝尚不具备足够的抵抗力，就容易造成大脑发育异常。

如果宝宝一直吃母乳，妈妈大可放心，因为母乳含有免疫物质。

如果宝宝一直喝奶粉，妈妈就需要特别注意宝宝的饮食卫生和营养，同时在促进宝宝大脑发育的断奶辅食上多下些功夫。

大脑的主要能源是葡萄糖

葡萄糖参与大脑的活动，最终分解成水和二氧化碳排出体外。人体必须通过摄入富含碳水化合物的食物，源源不断地补充所需的葡萄糖。富含碳水化合物的食物主要包括谷类、砂糖、水果等。

谷类和水果是促进大脑活动的最佳食品

脑力活动的能源是葡萄糖，帮助形成神经细胞并使其传递畅通的营养物质是蛋白质、不饱和脂肪酸、维生素和钙等。

宝宝 1 岁以内处于大脑发育高峰期，更需要均衡摄取蛋白质、碳水化合物、不饱和脂肪酸、钙等营养物质。

脑细胞的生成离不开肉类和海鲜

牛肝、牛肉、猪精肉、鸡腿肉、鸡胸脯肉、海鲜、鸡蛋等食品中蛋白质含量都比较高，对大脑细胞的生长极为有利。特别是沙丁鱼、鲅鱼、秋刀鱼、青花鱼、金枪鱼等海鱼，含有丰富的 DHA，即二十二碳六烯酸，俗称脑黄金，对宝宝大脑细胞的生长发育极为有利。

7 感冒宝宝的喂养方法

多给感冒的宝宝补充水分

妈妈要给感冒的宝宝多喂些温热、有营养的辅食，给因患感冒而食欲不振或腹泻的宝宝及时补充水分。如果宝宝胃口不好，妈妈一定不要硬喂。在宝宝恢复食欲前，妈妈要注意观察，多让宝宝喝些温开水或果汁。

多做些营养丰富的食物

如果宝宝患了感冒，胃口还不错，妈妈就不必改变辅食食谱，多做些易消化且营养丰富的辅食，给患病的宝宝增加营养。

给患感冒的宝宝做辅食时，要多使用豆腐、鱼类、肉类、鸡蛋、乳制品等富含蛋白质的食品。

维生素 C 和胡萝卜素对保护气管和喉咙黏膜有好处，要多选用富含维生素 C 和胡萝卜素的绿黄色蔬菜。如果宝宝食欲不好，并伴有咳嗽或发热、腹泻等症状，妈妈要根据宝宝的具体症状改变辅食食谱。

无论宝宝症状如何，妈妈都要将辅食做得更加软烂嫩滑和易于吞咽。

8 腹泻宝宝的喂养方法

当宝宝腹泻时，饮食就要进行调整。首先要减轻胃肠道负担，轻症者不必禁食和补液；重症者可禁食 6~8 小时，静脉输液纠正脱水及电解质紊乱。脱水纠正后，先用口服补液和易消化的食物，由少到多，从稀到稠。

原为母乳喂养的，每次吃奶时间要缩短；原为混合喂养的，可停喂配方奶，单喂母乳；原为人工喂养者，配方奶量应减少，适当加水或米汤；原来已加辅食的，亦可减量或暂停喂辅食。

腹泻患儿一般经治疗都会逐渐好转，大便每日 2~3 次，水分减少，身体基本恢复正常时，再逐渐添加辅食，以免再次导致腹泻。一般需 1~2 周才能恢复到原来的饮食。

9 便秘宝宝的喂养方法

宝宝便秘与饮食有关。如果宝宝喝牛奶过多，吃辅食过少，或者妈妈烹制的辅食食谱中含有过多的蛋白质和脂肪，都会造成宝宝便秘。

便秘的宝宝要少喝鲜牛奶

一直喝鲜牛奶的宝宝有 1/5 会出现便秘现象。妈妈要少让宝宝喝鲜牛奶，多吃用蔬菜、水果、酸奶等食材制作的辅食，蔬菜、水果、酸奶富含碳水化合物和水分，对治疗宝宝便秘有益。

让宝宝多吃蔬菜和水果

宝宝如果蔬菜摄入不足，运动量不足，水分补充不足，就有可能导致宝宝便秘。妈妈要认真检查辅食食谱，找出改善的方法，并让宝宝多吃富含膳食纤维的蔬菜。富含膳食纤维的食品主要包括红薯、南瓜、绿叶蔬菜、豆类等。此外，海藻类食品能够促进排便，软化大便。

⑩ 过敏宝宝的喂养方法

如果宝宝长湿疹，妈妈先要带宝宝到医院就诊，确定宝宝是否属于过敏性体质。如果确诊宝宝属于过敏性体质，妈妈就要推迟宝宝断奶的时间，并让宝宝接受治疗。如果医生诊断宝宝不属于过敏性体质，妈妈就可根据宝宝的具体情况调整断奶进程。

推迟过敏体质宝宝的断奶时间

消化功能尚未发育成熟是宝宝易发生食物过敏的原因之一，过敏性体质的宝宝很小就会出现湿疹等皮肤过敏症状。妈妈在给宝宝断奶前要先征求医生的建议，如果医生认为有必要推迟宝宝的断奶时间，妈妈可推迟添加辅食的时间。

富含蛋白质的食物易导致宝宝过敏

给宝宝断奶的最初 1 个月，要以谷物、蔬菜和水果为主，避免使用易导致过敏的蛋白质食物，这样才能保证宝宝饮食安全。最好不要连续多日喂给宝宝同一种辅食。即使宝宝从未过敏，在连续多次食用相同食品的情况下，也可能会出现过敏。因此，要不断变换食品花样，以防过敏。

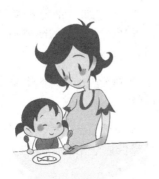

⑪ 口腔溃疡宝宝的喂养方法

发生口腔溃疡的宝宝虽有食欲，却常常因疼痛而难以进食，导致宝宝哭闹或情绪低落。

莫喂西红柿、猕猴桃或橘子

宝宝口腔炎症严重时，妈妈就要停止添加辅食。因为口腔溃疡的宝宝吸食流质食物并无大碍，所以除母乳或奶粉外，妈妈还可喂些果汁或汤水。注意不要喂西红柿、猕猴桃、柑橘类果汁给宝宝，这些水果会刺激口腔和喉咙，让宝宝更加疼痛。

让宝宝吃更松软嫩滑的清淡食物

给口腔溃疡的宝宝烹制辅食时，要做些让宝宝更易于吞咽的食物。如在烹饪时多加水，将食物做得更松软嫩滑。口味上要多加注意，味道不宜太咸。不要喂宝宝太烫的食物。

宝宝口腔炎症开始好转时，妈妈仍要喂润滑的辅食。由于宝宝喉咙或口腔还会有些疼痛，不可能进食太多，因此要喂宝宝高热量的食物。

⑫ 呕吐宝宝的喂养方法

宝宝呕吐后不要马上喂食

刚开始添加辅食时，宝宝容易将刚刚吃进去的食物吐出来。发热的宝宝也会因消化功能减弱而呕吐。妈妈不要在宝宝呕吐后马上喂食，而应细心观察宝宝的情况。如果宝宝呕吐后感觉口渴，就要先喂点温开水。如果宝宝喝水后没有再吐，就可再多喂几口水。确定宝宝没有异常反应后，可喂些果汁等流体类汁水，柑橘汁除外。

多喂软烂温吞的稀粥

宝宝呕吐3~4小时后，就会感觉到肚子饿，可能会向妈妈吵着要吃的，在这种情况下，最好喂宝宝米糊或烂粥。如果宝宝没有发热，只是因咳嗽而呕吐，妈妈就要喂宝宝软烂温吞的稀粥，以免刺激宝宝的喉咙。宝宝呕吐时，妈妈最好不要喂宝宝脂肪含量高或不易消化的食物。

13 发热宝宝的喂养方法

多给发热的宝宝补充水分。宝宝发热时，妈妈要多给宝宝补充水分，以防宝宝因发热导致体内水分消耗过多而脱水。只要宝宝体内有了充足的水分，才能保证排汗和小便的畅通，有助于宝宝尽快退热。

发热会让宝宝胃口不佳，还会使消化功能减弱。在给发热的宝宝制作辅食时，妈妈要选择易于宝宝吞咽的食物，制作方法也要适当变化。

喂发热宝宝辅食时要小口喂，一定要有耐心。

少喂生硬冷食或油腻的食物。宝宝发热，妈妈总想喂冷食，让宝宝降温，但喂冷食易造成宝宝腹泻，应让宝宝少吃冷食。

海鲜、肉类以及生硬油腻的食物都不适合喂给发热的宝宝。这些食物不仅不易消化，还可能使宝宝发热症状更严重。

多喂富含蛋白质和维生素A、维生素C的食物。如果宝宝是因感冒而发热，妈妈要多喂宝宝富含蛋白质和维生素A、维生素C的食物，如豆制品、蔬菜、水果等。

14 宝宝不会咀嚼怎么办

有些宝宝不会咀嚼，只是直接吞咽或立即吐出。这大都与父母过分溺爱宝宝或断奶过晚有关。当然断奶时父母有时过分急躁，供给超过宝宝咀嚼能力的食物也可导致这种现象的发生。克服这一现象的方法是按时添加适当辅食，先从较软的食品开始，逐渐让孩子习惯固体食物，父母不可过于急躁，应让孩子慢慢适应。

15 7~9个月宝宝辅食食谱

玉米片蔬菜粥

原料 玉米片3大勺，胡萝卜20克，茭瓜20克，冲泡好的奶粉6大勺。

制作 ① 将胡萝卜和茭瓜切碎备用。

② 锅中加冲泡好的奶粉，放入玉米片、切碎的胡萝卜和茭瓜同煮。

③ 待锅中胡萝卜和茭瓜煮至烂熟，关火即成。

功效 玉米中镁的含量高，镁是降低血液中胆固醇的主要催化剂。

胡萝卜豆腐粥

原料 胡萝卜 10 克，豆腐 20 克，米饭两大勺，清水 1/4 杯。

制作 ① 将胡萝卜去皮，用擦板擦成细丝备用。

② 豆腐用开水烫一下，捞出，沥干水分，捣碎。

③ 锅内加清水，放入胡萝卜、豆腐和米饭同煮，煮至米粒软烂即成。

功效 胡萝卜富含胡萝卜素，胡萝卜素在体内可转化为维生素 A，维生素 A 是骨骼正常生长发育的必需物质，可促进宝宝的生长发育，有助于增强机体的免疫功能。

苹果桃子汁

原料 苹果、桃子等水果各 40 克，清水 1/2 杯，水淀粉 1 小勺（淀粉 1 小勺 + 水 1 小勺）。

制作 ① 将水果切成小丁。

② 锅中倒入清水烧开，然后放入切好的果粒。

③ 倒入水淀粉煮开，关火即成。注意煮时要不停地搅拌，以防结块。

功效 口感浓稠，味道鲜美，富含各种维生素，可以调理肠胃，促进宝宝的消化功能。

胡萝卜白菜汤

原料 嫩白菜叶 1 张，胡萝卜 1 块，海带 1 小段，清水 1/2 杯。

制作 ① 用湿布将海带表面的白色盐渍擦拭干净后，放入清水中浸泡约 30 分钟取出，洗净后切成细丝。

② 将白菜叶和胡萝卜煮熟，切碎备用。

③ 锅中加清水，放入海带丝煮至软烂，加入切碎的白菜叶和胡萝卜，再次煮开即成。

功效 此汤易于消化吸收，有改善贫血、增强免疫力、平衡营养吸收等功效。

苹果炖红薯

原料 苹果、红薯各 30 克，清水少许。

制作 ① 将苹果洗净去皮，切成方丁。将红薯洗净去皮，切成和苹果丁相同大小的方丁。

② 锅中放入苹果丁和红薯丁，加适量清水同煮。

③ 将苹果丁和红薯丁煮至软烂，盛出即成。

功效 红薯营养丰富，富含糖分、维生素 C、B 族维生素、钾、膳食纤维等。苹果富含维生素和膳食纤维，可以调理肠胃，促进宝宝的消化功能。

7~9个月宝宝早期教育

① 宝宝语言训练

7~9个月的宝宝能够对大人发出的声音做出反应，开始有理解语言的能力。当大人说到一个常见的物品时，婴儿会用眼或手指该物品。此时宝宝能够将感知的物体与动作、语言建立起联系。大人应让宝宝保持良好的情绪，多与宝宝说话。

在此阶段，宝宝不仅喜欢听大人说话，也喜欢观察大人说话的方式，并开始学习语言。

大人要面对着宝宝说话，让宝宝能够看见自己的口型，如说"啊"时，嘴巴要张开。宝宝在发"啊"音时，嘴巴也就会张开。要多让宝宝模仿口型发音。

大人要多带宝宝到大自然中去，去公园看动物、树木、花草，观察自然现象，如刮风、下雨、树叶摇动等。在让宝宝观察事物的同时，大人还应多讲解，尽可能地给予宝宝语言的刺激与训练，培养宝宝对事物的认识能力和对语言的理解能力。

父母要经常告诉宝宝接触到的物品名称，并且反复重复这些名称，让宝宝在大脑皮层建立起词语和实物的对应关系，逐渐在宝宝头脑中形成词语表象，储存词语信息，这有助于提高宝宝的语言理解能力，为宝宝开口说话打下良好基础。

② 宝宝的精细动作训练

训练宝宝捏取小物品

8个月宝宝手指动作的一大飞跃是拇指和食指能捏取像玉米花、黄豆大小的东西了，手指的活动也灵巧多了。应多给宝宝练习的机会，如拿个小塑料瓶，告诉宝宝把豆豆捡到瓶里，先做示范，再让宝宝学着做。或者拿个大盒子，教宝宝把玩具放进去，训练眼、手、脑的协调性。

千万注意不要让宝宝把小豆子之类的东西放进嘴里，以免导致异物误入气管。如果宝宝10个月以后还不会用拇指和食指取取，就应引起重视，去医院检查是否有脑部疾患。

训练宝宝学会取放玩具

宝宝已经能够两只手各拿一个玩具对击玩耍了，如果再递给宝宝玩具，宝宝能有意识地放下手中玩具去拿另一个，也能慢慢按照大人吩咐，把玩具给父母。

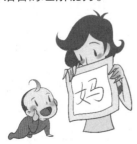

❸ 让宝宝学习迈步

7~9 个月的宝宝能在大人的扶持下站立，并能迈步向前走几步，在大人的帮助下可以学习行走。把宝宝放在学步车中坐下，宝宝自己会用手扶着站起来，大人帮助推宝宝一下，让孩子学着迈步，学会后大人便不再帮助。

❹ 适合 7~9 个月宝宝的玩具

玩具是游戏必不可少的东西，玩具可以发展婴儿的动作、语言，并且能让孩子心情愉快，也能培养婴儿对美的感受力。根据此阶段婴儿智能发展的特点，可给 7~9 个月的婴儿提供下列玩具：

★ 动物玩具是婴儿最喜欢的玩具，是婴儿生活中最直观、最熟悉的形象，动物玩具可以作为教具，可以让婴儿认识动物的名称。

★ 生活用品，如小碗、小勺、小桌椅等，可以让婴儿认识物品的名称和用途。

★ 运动型玩具可发展婴儿动作及感、知觉和运动觉，如软球、摇铃、套环、套杯等。

★ 彩色积木、小汽车等玩具可发展婴儿的手眼协调能力。

★ 给婴儿的玩具不必太多，但要经常更换，以提高婴儿的兴趣。

7~9 个月的宝宝正经历一段好奇心极强的早期探索时期。让宝宝最大限度地探索自己生活的领域，有助于发展宝宝的好奇心。这个时期的宝宝喜欢满屋子乱爬，或专心致志地玩自己特别感兴趣的玩具，不厌其烦地把一件东西反复打开，然后再合上。在大量的探索活动中，家长要抓住机会，培养宝宝活动的目的性。家长可以多带孩子外出，接触大自然，让孩子开阔眼界，感受大自然的奇妙。

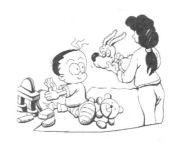

❺ 正确对待宝宝的认生现象

宝宝认生往往表现为见到陌生人就出现各种不良情绪反应，如紧张、拘谨等。许多 7~9 个月的宝宝见到陌生人会趴在母亲身上，把脸扭开，严重的还会啼哭。

认生是孩子心理发展的一个自然过程，父母要理解孩子的认生现象，不要用严厉的表情和斥责的语言对待孩子，否则会给孩子造成压力，严重的会导致将来的社交恐惧症。

怕与父母分离，尤其怕和母亲分离，是 8 个月宝宝的正常心理现象。这说明宝宝已经能够敏锐地辨认熟人，标志着宝宝对父母依恋的开始，也说明宝宝需要在依恋父母的基础上建立更为复杂的社会性情感、性格和能力。

当宝宝认生时，父母要表现出平和的态度，用和蔼的语言引导孩子和陌生人相见。

当陌生人来家中做客时，父母要通过对客人热情的态度和友好的气氛去感染孩子，使孩子学习信任客人；同时让客人逐渐接近孩子，使孩子逐渐适应和熟悉生人。

宝宝认生的程度和持续时间与父母的教养方式有关。如果宝宝认生程度比较严重，如见了生人就哭闹不止，父母应多带孩子外出与外界接触。平时可让孩子多和洋娃娃玩，多听收音机，经常在孩子面前摆弄新奇的玩具，使孩子习惯体验新奇的视听刺激，降低认生的程度。

6 多给宝宝唱儿歌

7~9个月的宝宝特别喜欢节奏欢快明朗、语句简短的儿歌，尤其喜欢爸爸妈妈唱儿歌时亲切、夸张、丰富的表情和动作。父母应选择相对固定的儿歌每天为宝宝吟唱，诱导宝宝模仿发音、开口说话的兴趣。所选用的儿歌应该具有优美的韵律和明快的节奏。如果有欢快的音乐伴奏，宝宝肯定会更加开心。

7 多给宝宝读画书

宝宝7~9个月时，家长可以给宝宝买些构图简单、色彩鲜艳、内容有趣的小画书，多给宝宝读画书。最好多给宝宝选择印有真实动物的画书。

妈妈一边用手指着小画书上的图片，一边用清晰、准确、缓慢的语调，将好听的故事讲给宝宝，让宝宝开心地跟着妈妈咿咿呀呀地练习发音，引导宝宝开口说话，引发宝宝对图书和学习的兴趣，让宝宝在愉快的气氛中接受阅读训练，由用表情、动作和音节过渡到用词语和句子与父母交流。

值得注意的是，随着当今社会的发展，电子产品的普及，智能手机、平板电脑均可获取较为便利的音像资料。家长应该注意减少宝宝看屏幕的时间，多一些互动游戏时间，这样才有利于宝宝发育，减少危害。

8 培养宝宝的社会交往能力

7~9个月的宝宝对陌生人普遍存在认生的现象，但较易接受同龄的陌生小伙伴。因此，家长应陪孩子多同小朋友交往，让孩子积累与同伴交往的经验，训练宝宝和同伴相处的能力，培养宝宝的社会交往能力。

★ 握手：宝宝和小伙伴刚见面时，家长鼓励两个孩子相互握握手。

★ 表达欢迎：让宝宝对小伙伴点点头，或拍拍手，以表示欢迎。

★ 表达谢意：引导孩子们交换玩具，并让他们点点头，以表示谢意。

★ 一起玩耍：让孩子们在地毯上或床上互相追逐嬉闹。

★ 再见：小伙伴们分手时，让宝宝挥挥手，表示再见。

10~12个月宝宝发育特征

① 宝宝的发育参考值

10~12 个月的婴儿体重增长较以前减慢，但身高增长较快。满周岁时，宝宝体重约为出生时的 3 倍，身长约为出生时的 1.5 倍。胸围比头围稍大些。

正常男婴 12 个月时发育标准

正常男婴 12 个月时的身长平均为 76.1 厘米，体重平均为 10.15 千克，头围平均为 47 厘米。

正常女婴 12 个月时发育标准

正常女婴 12 个月时身长平均为 74.3 厘米，体重平均为 9.53 千克，头围平均为 45.6 厘米。

10~12 个月的婴儿骨骼发育也比较快，此时前囟门已闭合得非常小，部分婴儿甚至已完全闭合。

宝宝在 3 个月时，抬头动作形成了脊椎颈段的前凸；6~7 个月坐立时，形成胸椎的后凸；10~12 个月站立及行走时，形成了腰椎的前凸，此时脊柱变成了微微弯曲的"S"形，运动较之前更稳定了。12 个月时牙齿已萌出 6~8 颗。

如今生活水平提高，宝宝营养充足，往往发育超前，以上值为参考值，仅供参考。

② 宝宝有了个性的雏形

10~12 个月的宝宝已显出个体特征的某些倾向性。例如有的婴儿不让别人拿走自己手中的玩具，想要的东西若拿不到就会马上大哭大闹，乱扔东西；而有的则不声不响，或显出恐惧和啼哭。对于大人的逗引，不同的宝宝会表现出不同的反应。有的报以热情的微笑；有的则绷着脸不理睬；有的见人就打，以打人为乐。这就是个性的雏形。这时大人要注意培养宝宝良好的个性。

③ 宝宝的运动功能

★ 10 个月的宝宝能稳坐较长时间，能自由地爬到想去的地方，能扶着东西站得很稳。宝宝的拇指和食指能协调地拿起小的东西，会做招手、摆手等动作。

★ 10 个月的婴儿已学会扶着栏杆站起来，并开始沿着栏杆迈步。

★ 11 个月时婴儿能独自站立一会儿，能由大人牵着一只手走路。

★ 10~12 个月的宝宝能从俯卧位扶着床栏坐起，能牵着一只手很好地走，并能扶着推车向前或转弯走。

★ 此时的宝宝坐得很稳，能主动

地由坐位改为俯卧位，或俯卧位改为坐位。宝宝将玩具扔掉后，自己能拾起来，能顺利抓起桌面上的物体，抓起一块，放下一块。

★ 宝宝手的动作灵活性明显提高，会使用拇指和食指熟练地捏起小的东西，会把玩具放进容器中，会在许多玩具中找到自己喜欢的玩具。

★ 宝宝能推开较轻的门，拉开抽屉，或把杯子里的水倒出来。

★ 宝宝还能试着拿笔并在纸上乱涂，有的孩子还会搭积木。

4 宝宝有了一定的记忆能力

10 个月的婴儿对大人的语言有了初步的理解能力。1 岁时能认识自己的衣帽，能指出自己身上的器官。那些常见面的人和熟悉的东西，若间隔几天不见，再见到时，当说出东西及人的名称时，能够很快指认，这说明婴儿有了记忆。

10~12 个月的宝宝能记住一些事情。当妈妈重新播放宝宝喜爱的歌曲时，宝宝的脸上会出现兴奋的表情。即使玩具脱离宝宝的视线，宝宝对此玩具的记忆也不会消失。

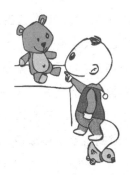

5 宝宝语言功能的发展

★ 9~10 个月的宝宝已经能够听懂一些话语，可以发展到能听懂语言的词义，可以模仿大人简单地发音。

★ 10 个月时，宝宝可正确模仿音调的变化，并开始发出单词。

★ 发音早的宝宝大约在 10 个月就开始讲话，迟的大约到 1 岁才开始说话。

★ 11 个月时，宝宝对简单的问题能够通过用眼睛看、用手指的方法做出回答，比如问宝宝："小猫在哪里？"宝宝能够用眼睛看着或用手指着猫。

★ 12 个月时，宝宝能听懂并掌握 10~20 个词。

★ 12 个月时，虽然宝宝说话较少，但能用单词表达自己的愿望和要求，并开始用语言与人交流。

★ 接近 1 岁时，语言对宝宝来说不仅只是音调的刺激，宝宝不仅能够听懂词句的意思，还能够对大人的语言指示做出反应。当听到大人说"把饼干给妈妈吃"时，他会拿着饼干往妈妈嘴里送。

★ 宝宝已能模仿和说出一些词语，宝宝特定的音节开始带有特定的含义，这是这个阶段孩子语言发音的特点。

★ 宝宝常常用一个单词表达自己的意思，如"外外"，根据情况，可能是表达"我要出去"或"妈妈出去了"；"饭饭"可能是指"我要吃东西或吃饭"。

★ 为了促进宝宝语言功能的发育，可结合具体事物训练宝宝发音。

★ 在正确的教育下，12个月的宝宝可以说出"爸爸、妈妈、阿姨、帽帽、拿、抱"等5~10个简单的词。

★ 1岁左右的宝宝能够有意识地叫"爸爸""妈妈"，但更多的还是发些"啊啊""呜呜"等令人费解的音节。

⑥ 宝宝的视觉水平

10~12个月的宝宝通常喜欢坐着丢东西，然后爬着追移动的玩具，或者想要站立拿东西。这是因为宝宝看到物品，以丢东西的方式来测距离，从而具有了空间感，同时也证明了宝宝的视觉发展程度。一般来说，在宝宝6个月大时具有约0.1的视力，1岁时视力约0.2。

1岁之内是宝宝视觉发育最重要的阶段，除了让宝宝接受充足的视觉刺激之外，还要让宝宝摄取充足均衡的营养，这对于眼球以及视网膜细胞的发育很重要。

⑦ 宝宝的听觉水平

10~12个月宝宝开始咿呀学语，能够随着节奏鲜明的音乐自发地手舞足蹈。宝宝还能用不同方式敲打、摇动玩具，喜欢模仿听到的各种声音。

⑧ 宝宝的认知能力

10~12个月的宝宝能够仔细地观察大人无意间做出的一些动作，头能

直接转向声源，能听懂由3~4个字组成的句子，也是词语－动作条件反射的快速形成期。

此时的宝宝懂得选择玩具，逐步建立了时间、空间因果关系，如看见母亲倒水入盆，就等待洗澡，喜欢反复扔东西等。此时的宝宝已经能够理解画册中、日常生活中常接触的事物，如汽车、小狗、灯的含义。

此时的宝宝喜欢通过捏或摇来使玩具发出响声。大人在宝宝面前用手捏带响声的玩具，使之发出响声，然后把玩具给孩子，孩子拿到后就会模仿着去捏玩具。

宝宝喜欢摆弄玩具，对感兴趣的事物长时间地观察，知道常见物品的名称，并能有所表示。

⑨ 宝宝的社会行为

★ 10~12个月的宝宝喜欢和成人交往，并模仿成人的举动。当宝宝不愉快时，就会表现出很不满意的表情。

★ 宝宝会用面部表情、简单的语言和动作与成人交流。

★ 此时的宝宝会有目的地掷玩具。大人在桌子上摆着玩具，孩子在玩玩具时，往往故意把玩具掷在地上，孩子希望大人能帮他拾起玩具，然后他还会将玩具掷在地上，在这一过程中体会自己行为的结果和与对方的关系。

★ 这时期的宝宝能试着给别人玩具。宝宝能够执行爸爸妈妈提出的简单要求。

10~12个月宝宝日常护理

❶ 培养宝宝的生活规律

10~12个月的宝宝白天的活动量有所增多，晚上就会睡得很香。此时期父母要调整好宝宝的生活规律，争取做到玩耍、进食、沐浴、睡觉的时间固定。

★ 宝宝的睡眠规律：宝宝晚上的睡眠时间渐渐固定下来，每天白天小睡 1~2 次。另外，晚上闹觉的宝宝会增多。宝宝难以入睡的时候，要注意适当减少白天的睡觉时间。10~12个月的宝宝一天合计睡眠时间应保证在 11~13 小时。

★ 宝宝的饮食规律：宝宝一天三餐中的两餐可以和之前一样进行，逐渐再把一次喂奶的时间改成辅食。两次辅食的时间间隔要有 3~4 个小时，吃饭时间一定要保证固定。其中一次最好让宝宝和大人一起吃。

★ 户外活动的规律：随着宝宝身体和智力的发育，心理也会发生很大的变化。因为宝宝的身体变得更加结实，所以可以适当延长宝宝在户外玩耍的时间，控制在两小时以内。

★ 宝宝的洗澡规律：要勤给宝宝洗澡。10~12个月的宝宝在洗澡时会玩得很开心，给宝宝洗澡的时间应尽量控制在 20 分钟以内。

❷ 莫让 1 岁的幼女穿开裆裤

1 岁幼女体内雌激素水平低，外阴皮肤抵抗力弱，阴道上皮薄，酸度低，穿开裆裤不易保持清洁，易引起会阴部细菌感染，如外阴炎、阴道炎等。发生外阴炎或阴道炎时，会出现局部发红、肿胀，阴道分泌物浸渍而溃烂，发生粘连，使幼女排尿困难。为预防感染，女孩到 1 岁时应穿满裆裤。

❸ 莫让宝宝睡在大人中间

许多父母睡觉时喜欢把宝宝放在中间，这样对孩子健康不利。人体脑组织的耗氧量非常大，孩子越小，脑耗氧量占全身耗氧量的比例也越大。孩子睡在大人中间，就会使孩子处于二氧化碳浓度较高的环境里，使婴幼儿出现睡觉不稳、做噩梦和半夜哭闹等现象，直接妨碍孩子的正常生长发育。

❹ 禁止宝宝做危险事情

★ 宝宝拔出插头，啃咬香烟：宝宝在接近危险物品时，如拔出插头、啃咬香烟等，家长有必要用强硬的口气说："不行！"宝宝会把电池和香烟等物品放到嘴里，因此家长要妥善放置这些物品。要彻底清除宝宝生活的环境中潜在的危险。

★ 宝宝喜欢到厨房里去玩：宝宝通常对厨房比较感兴趣。厨房里有刀具、煤气等危险物品，宝宝一进厨房，就有接触这些危险物品的可能。家长不妨锁上厨房门，不让宝宝进入厨房。最好在宝宝白天睡觉时就把饭做好，这样就可以避免危险了。

★ 宝宝突然跑向马路中间的行车道：宝宝在玩耍的时候，完全不知道危险，家长要时刻注意宝宝的举动。横穿马路时，家长要嘱咐孩子注意交通安全，让孩子学习并遵守交通规则。

★ 宝宝咬别的小朋友：宝宝 1 岁时，处在长牙时期，语言表达能力还不算很强，经常显得烦躁，有时会咬别的小朋友，家长一定要在宝宝旁边看护，阻止宝宝这样做。

❺ 为宝宝学走路提供安全的环境

宝宝开始学走路时，所碰到的危险会更多。除了居家环境的安全外，父母也可帮宝宝穿上防滑的鞋袜，以防止宝宝跌倒。

★ 阳台上要安装围栏：宝宝一旦学会走路，肯定会到处乱走。父母要特别留意阳台对宝宝的潜在危险。如果阳台没有围栏，或栏杆高度在 85 厘米以下，或栏杆间隔过大（超过 10 厘米以上），或阳台上摆小凳子，就很容易导致危险。

★ 家具的摆设：家具的摆设应尽量避免妨碍宝宝学习走路。父母应将具有危险性的物品放置在高处，并且留意家具是否带有尖锐的棱角，以防宝宝发生碰撞危险。

★ 门窗的安全处理：宝宝容易在开关门时发生夹伤，父母可使用门防夹软垫来避免危险。窗户上也要有安全围栏，以免宝宝爬到窗户上发生跌落事故。不要让宝宝玩窗帘绳，以免被绳子缠绕造成窒息。

❻ 警惕宝宝用品中的有害物质

添加化学物质的牛奶：不到 1 岁的婴儿就患上肾结石，有很大一部分原因是与婴儿喝的牛奶或奶粉有关。因为某些牛奶或奶粉中会含有杀虫剂、三聚氰胺和其他有害化学物质。

碳酸饮料：碳酸饮料有可能导致糖尿病和肥胖，还含有磷酸，会损害牙齿，导致骨质疏松。如果宝宝经常喝碳酸饮料，饮料中添加的化学甜味剂还容易导致孩子学习能力低下和神经紊乱。

廉价的儿童合成维生素：某些儿童专用维生素是人工合成的，往往会添加人工色素和化学甜味剂。

家长不要购买廉价的儿童合成维生素，应选择有质量保证的产品。

少让宝宝使用抗菌皂：抗菌皂含有少量有毒物质，这对神经系统正在发育的宝宝有害。最好让宝宝使用自然香皂，少用抗菌皂。

防晒霜中的遮光剂：许多防晒霜中的遮光剂能导致皮肤癌，遮光剂还阻挡紫外线，使人体皮肤不能正常制造维生素 D，影响宝宝骨骼生长。

洗衣剂：洗衣剂中含有很多有毒物质，其中的香味剂就属于致癌物质，对宝宝健康有害。

空气清新剂：空气清新剂含有致癌物质，能导致哮喘和其他呼吸系统疾病。最好不要在宝宝房间使用空气清新剂，可以用橘子皮或菠萝皮来代替。

❼ 莫让宝宝长太胖

肥胖会并发许多疾病，将来可发展成高血压、糖尿病、冠心病以及肝胆疾病等。肥胖婴儿一般懒于活动，食量较大。

如果婴儿体重每天增长大于 20 克，必须控制饮食，可从减少牛奶量入手。如体重仍然增长过多，应限制糖、肉、鱼的摄入量，使婴儿的体重增长控制在每天 10～15 克。

此外，还要让孩子在就餐时细嚼慢咽，多进行户外活动，不要过多睡觉。

1 岁以内婴儿标准体重简易测量方法为：

1～6 个月婴儿体重（千克）

= 足月数 ×0.6+3。

7～12 个月婴儿体重（千克）

= 足月数 ×0.5+3。

婴儿肥胖度

= 婴儿体重/标准体重 ×100-100。

其结果在 20 以上可能为肥胖，低于 20 为正常体重。一般婴儿体重指数高于 20，尚不可以定为肥胖儿。

低年龄婴儿的体重发育比较快，待学会走路后，身体发育趋于稳定后，才可以判定是否肥胖。10 个月以后，如果婴儿特别胖，就应引起家长注意，需 10 天称一次体重，若每天体重增长大于 20 克，则属于过胖。

❽ 宝宝"左撇子"莫强加纠正

有的宝宝开始表现出左撇子的倾向，如喜欢用左手拿匙子、用左手去拍打玩具、用左手去抚摸妈妈等。父母们千万不要大惊小怪，认为自己的宝宝不正常，对宝宝的左手习惯强加纠正。

强迫宝宝把左手习惯改成右手习惯，往往会给宝宝造成发展上的某些障碍，如有些宝宝口吃就是由于其父母强迫将其左手习惯改成右手习惯造成的。还有一种特殊儿童叫学习障碍儿童，其中一部分也是因为其父母强行将其左手习惯改为右手习惯造成的。那么，强迫纠正宝宝的左撇子，使他们改用右手,这种做法究竟好不好呢?

这要从大脑功能说起,人类的左脑负责理性思维,右脑负责形象思维,宝宝由于形象思维占主导地位,因此右脑功能偏强,而右脑控制左半身,所以幼儿时期左撇子偏多。随着宝宝年龄的增长,左脑的理性思维日益健全,有一部分左撇子逐渐改成右手习惯,但也有不少左撇子已成习惯,较难改过来了。

应该强调的是,无论是左脑还是右脑占优势,都是正常现象,只是功能有所偏重而已,不足为奇。父母不必强迫左撇子的宝宝改用右手,因为不能改变其优势半球,治标不治本,反而会造成弊病。

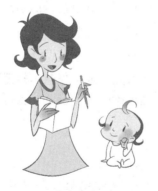

⑨ 多让宝宝做运动

10~12 个月的宝宝已经具有主动运动的能力,所以父母要根据宝宝身体发育的具体情况,有意识地引导宝宝自己做运动。适合 10~12 个月宝宝的运动介绍如下:

★ 头部左右运动:让宝宝头部向左右运动,重复几次。

★ 扩胸伸展运动:让宝宝仰卧在床上,引导宝宝将两臂向两侧平举、交叉等。

★ 腿部运动:让宝宝仰卧在床上,父母协助宝宝向上伸直双脚,使两腿与腹部成直角体位。

★ 腰部运动:将宝宝从仰卧位拉向坐位或俯卧位。

★ 弹跳运动:当宝宝到 10 个月左右会站立的时候,父母可用手托住宝宝两侧腋窝,扶宝宝站立起来。此时宝宝就会借力频频跳跃,父母可因势利导,帮助宝宝弹跳。

⑩ 预防接种的注意事项

接种前的注意事项:从接种前 3 天检查健康状况。尽量避免外出,保持清洁,测体温。带好预防接种手册和有关疾病挂号本。让宝宝穿宽松的衣服,尽量由妈妈陪伴。

接种后的注意事项:接种当天让宝宝在家休息、观察。检查宝宝的状态,如有异常,可去看医生。在接种手册上做好记录。当天禁止洗澡。

接种的其他注意事项:如果宝宝接种前存在以下情况,是否接种可由医生决定:

★ 感冒、发热、出皮疹。

★ 过敏:过敏体质较严重的孩子应慎重接种。

★ 急性疾病:应待疾病痊愈 1 个月后再接种。腹泻时要停止口服婴儿瘫糖丸。

★ 慢性疾病:许多慢性疾病患儿

应慎重接种。

★ 抽搐、惊厥：预防接种时应注意有惊厥病史的小儿。若在 1 年内曾有上述症状的小儿，在未查明原因前，同年不要接种。原因清楚后，也要和医生商量，慎重接种。

★ 湿疹：谨慎接种有过敏可能的疫苗，如麻疹疫苗。接种时，应绕开湿疹处注射。

★ 未成熟儿、难产儿、发育迟缓或身体虚弱的孩子应延期接种。

⑪ 预防接种的异常反应

接种异常反应有以下几种：

★ 晕针：注射后突然晕厥，轻者只感心慌、恶心或手足发麻等，短时间即可恢复正常。重者脸色苍白，心跳加快，出冷汗，甚至突然失去知觉。晕针与空腹、疲劳、室内空气不好、精神紧张或恐惧有关。

★ 无菌性脓疡：无菌性脓疡因吸附剂（氢氧化铝或磷酸铝）未被完全吸收，或者接种部位不准，引起局部组织坏死、液化而形成。一般于接种后 24~48 小时前后，可见注射部位有较大的红晕或浸润，2~3 周后局部出现硬结，伴有疼痛，肿胀可持续数周或数月，随之发生脓疡、破溃，不易愈合。遇到这种情况应去医院处理。

★ 过敏性皮疹：皮疹以荨麻疹最常见。一般在接种后数小时到数天发生，接种活疫苗在 1~2 周内发生，重者可给予抗过敏药，预后良好。

★ 过敏性休克：个别孩子预防接种后会发生休克。多在接种后数分钟至半小时内发生，表现为烦躁不安、面色苍白、发绀、四肢凉及出虚汗等症状，重者神志不清、血压下降、大小便失禁。遇到这种情况应立即送医院儿科，或就地皮下或静脉注射肾上腺素，争分夺秒，组织抢救。家长在孩子接种疫苗后，在现场观察半小时再离开。

★ 血管神经性水肿：个别孩子在接种后 1~2 天内，注射部位红肿范围加大，皮肤发亮，重者水肿可扩大至整个上臂及手腕。处理方法是局部热敷，口服抗过敏药物。

★ 接种后全身感染：多数因为孩子免疫缺陷，导致接种后引起全身感染。处理时应注射特异性免疫球蛋白或输血浆。

★ 其他反应：低热，轻度腹泻，注射局部皮肤出现红肿、疼痛、发痒等症状。

⑫ 1 岁以内小儿查体内容

1 岁查体主要对小儿生长发育指标进行监测，包括身长、体重、头围、胸围 4 项指标，还对小儿视听、心理、智力发育进行筛查和咨询，对小儿"四病"（佝偻病、营养不良性贫血、腹泻、肺炎）进行防治宣教，指导家长对小儿进行生长发育监测，教给家长怎样护理和喂养宝宝。通过查体可以发现小儿所患疾病，从而能及时给予治疗。

10~12个月宝宝喂养

1 宝宝添加辅食细则

10~12个月的宝宝具备一定的咀嚼能力，可从稠粥或半固体食物逐渐过渡到松软的固体食物或大块食物。

宝宝满10个月后，妈妈要在宝宝食谱上多下功夫，充分利用牛肉、猪肉、鸡肉、鸡蛋、鱼等营养丰富的食品，让宝宝既可以品尝到不同的美味，又可以摄取丰富均衡的营养。此时饭菜不必做成烂泥状，食物的种类可以增多。

2 宝宝多大可以断奶

在宝宝11~12个月时，辅食提供的热量约占全部食物热量的60%以上，这时给宝宝断母乳已具备了合适的条件。断奶的初期，可在添加辅食的同时，逐渐减少母乳喂养的次数，逐渐过渡到完全断奶。

10个月左右婴儿的饮食已固定为早、中、晚一日三餐，主要营养的摄取已由乳类转向辅助食物，变辅食为主食了。宝宝断奶最好在1~2岁完成。先从减少白天喂母乳次数开始，逐渐过渡到夜间停喂母乳，可用牛乳或配方奶逐渐取代母乳，最迟2岁应彻底断母乳，但仍需每天喂1~2次奶粉。如遇到炎热的夏季，突然断奶

可能会影响宝宝的消化吸收，容易引起消化道疾病，可将断奶时间延至凉爽的秋季。另外，宝宝生病时不要断奶，可在病愈后2~3周开始。

断奶时，不要让婴儿看到或触摸母亲的乳头。当宝宝看到其他宝宝吃母乳时，要告诉宝宝："宝宝长大了，就不用再吃妈妈的奶了。"母亲在断奶期间不应回避，应多和宝宝在一起玩他感兴趣的游戏，转移宝宝的注意力，尤其是在宝宝哭闹时，父母及家里的亲人一定要帮助安抚宝宝，给宝宝更多的关爱，千万不能急躁，更不能训斥宝宝。在断奶期间，不应母婴分离，否则会给宝宝带来心理上的痛苦。

断奶时，孩子会哭闹几天，妈妈应采取断然拒绝措施，坚持数天，就可以保证断奶成功。

3 宝宝断奶要注意什么问题

断奶期对婴儿来说是一个非常重要的时期，是婴儿生活中的一大转折。断奶不仅仅是食物品种、喂养方式的改变，更重要的是宝宝心理的发育。这就是为什么心理学家将此过程称为第二次母婴分离。

婴儿在吸吮乳汁的同时不断地与母亲进行感情交流，获得母爱，这对婴儿身心发育具有重要作用。

如果断奶方法不得当，不但婴儿心理上难以适应，还会给婴儿的身体健康带来负面的影响。在奶头上涂辣椒、墨汁、红药水、紫药水或黄连水的断奶方法，是不可取的，会给婴儿心理上带来极大伤害。婴儿也会因此而哭闹、恐惧、不安，或以吸吮手帕、被头及母亲的衣物来获得安慰，甚至形成日后难以纠正的儿童异常行为。

首先，在心理上，父母要把断奶看成是自然过程。当婴儿对母乳以外的食物味道感兴趣的时候，应该用适当的语言诱导和强化，使婴儿受到鼓励和表扬，感到愉快，使婴儿在心理上把断奶当作一个自然过程。其次，家里的其他亲人应有意识地多与婴儿接触，带宝宝去公园，接触大自然，开阔眼界，跟宝宝一起做游戏，使宝宝感到身边的人都爱他，都跟他玩，使他高兴，产生安全感、信任感。

给婴儿断奶必须早做准备，逐渐为婴儿增加辅食，并减少哺乳次数，最后完全停喂母乳。

有些母亲事先不加辅食，想断奶时就突然停喂，甚至采取往奶头上抹辣椒等强制手法，结果使婴儿在相当一段时间内不能正常饮食，影响孩子的身心健康。

断奶最理想的时间是在婴儿10~12个月时，若赶上炎夏季节，可推迟到秋凉季节。因为夏季气候湿热，适合细菌生长繁殖，小儿极易患腹泻等消化道传染病，这时给小儿断奶是不适宜的。

❹ 哪些食品不宜让宝宝吃

★ 刺激性太强的食物：姜、咖喱粉及香辣料较多的食品不宜让宝宝食用。

★ 浓茶和咖啡：因浓茶和咖啡中所含的茶碱、咖啡因等能使神经兴奋，会影响婴儿神经系统的正常发育，还影响肠道对铁的吸收，引起婴儿贫血，因此不能让宝宝饮用浓茶和咖啡。

★ 甜饮料和果酱：甜饮料和果酱中的碳水化合物含量过高，营养价值较低，可造成婴儿食欲不振和营养不良，宝宝不宜多吃。

★ 不易消化的食物：糯米制品、油炸食品、花生米、瓜子、炒豆、水泡饭、肥肉等不宜消化的食品最好不要让宝宝吃。

★ 太咸的食物：腌鱼、腊肉和咸菜等太咸的食物不宜喂给婴儿吃。1岁内宝宝不吃盐，不加调味品。

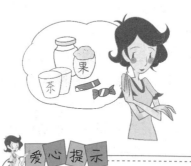

爱心提示

家长应多了解有关婴儿饮食宜忌的知识，用科学的方法喂养宝宝。如果孩子习惯了浓厚的味道，就会对清淡的食物失去兴趣。因此，父母一定要自始至终让孩子的饭菜口味清淡些。

5 不要让宝宝多吃冷饮

在炎热的夏天，冷饮有消暑解渴之功，但冷饮含糖量较高，还含有食用色素，故婴儿不宜食用。

如果宝宝进食过多的糖，肠内发酵产生胀气，孩子有饱胀感，同时利于细菌生长繁殖，易致婴儿腹泻。

另外，冷饮与体内温差较大，婴儿的消化器官不适应，会引起胃肠功能紊乱，降低食欲，影响婴儿的生长发育。因此，婴儿最好少吃冷饮。

6 培养宝宝良好的进食习惯

★ 10~12 个月的婴儿应定时吃饭，使婴儿养成按时就餐的好习惯。

★ 宝宝吃饭时要有固定的座位，吃东西时不打闹、不说笑。

★ 吃饭前不要给宝宝吃零食，以免影响食欲，使宝宝产生厌食情绪。

★ 如果宝宝边吃边玩，影响正常进食，家长可以喂孩子吃饭，引导孩子抓紧吃饭。

★ 要训练宝宝自己吃东西。10~12 个月的婴儿还不能自己拿小勺吃东西，但大人在喂他时，可以给他一把小勺，让他自己舀着试试，大人可以扶着他的手，把食物送到嘴里。

★ 可以给孩子一块饼干或馒头片，让孩子自己用手拿着吃。

★ 大人要逐渐培养婴儿自己吃饭的习惯，不能因为怕弄脏而不让婴儿自己动手。否则到了 3~4 岁，孩子也不会自己动手吃饭。

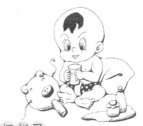

医师指导

家长可以为宝宝多准备些容易用手抓而且不容易弄脏的食物。如果宝宝很乖地吃饭，家长应该立即给予夸奖。

7 宝宝偏食或挑食怎么办

随着年龄的变化，宝宝对食物经常会产生好恶感，导致偏食，宝宝偏食严重时会导致营养失调，影响生长发育。

宝宝不爱吃鱼怎么办

鱼腥味和鱼刺最容易令孩子厌恶和父母担心，尤其当鱼刺卡在喉咙时，会使宝宝再也不肯吃鱼。

★ 烹调法：添加番茄酱，可以消除腥味。还可以在蒸熟的鱼上加点沙拉。油炸也可以除腥。

宝宝不爱吃蔬菜怎么办

蔬菜含有膳食纤维，尤其是胡萝卜，宝宝味觉大多对其不敏感，因此不喜欢吃。

★ 烹调法：把蔬菜切细，加上肉、蛋、豆腐，做成肉丸，让孩子感觉不出蔬菜的味道即可。此外，也可将擦碎的胡萝卜和苹果汁混在一起，还可把蔬菜和肉一起煮烂。

宝宝不爱吃肉怎么办

肉质坚硬，难以咀嚼，或者油脂

较多，味道特殊，这些都是令孩子讨厌肉类食物的原因。

肉类中最令孩子厌恶的是鸡肉，大概是因为鸡肉有腥味，而且肉色呈淡白色，易塞牙。

★烹调法：可加番茄酱消除腥味，还可切碎添加马铃薯泥或南瓜泥，再与豆腐、蒸蛋混合，孩子多能接受。如果宝宝不喜欢吃牛肉、羊肉或猪肉，可把肉绞碎或切细，加少许蔬菜，做成丸子、饺子或包子等。

⑧ 宝宝不宜多吃巧克力

巧克力香甜可口，婴儿较喜欢，但巧克力不是婴儿的最佳食品。

巧克力是一种以可可油脂为基本成分的含糖食品，它的脂肪、糖、蛋白质含量分别为：30%~40%、40%~60%、5%~10%。巧克力含较多脂肪，热量较高，是牛奶的7~8倍。

巧克力并不适合宝宝吃，首先因巧克力含蛋白质较少，钙、磷比例不合适，糖及脂肪太多，不符合婴儿生长发育需要；其次吃过多的巧克力会导致食欲低下，影响婴儿的生长发育。偶尔吃点巧克力并不会引起不良后果，只不过别把巧克力当作营养佳品即可。

⑨ 宝宝不宜多吃奶糖

人的一生要长两次牙，第一次长的是乳牙，第二次长的牙是恒牙。一般来说，小孩到两周岁时20个乳牙就长全了。

乳牙的骨质比恒牙脆弱得多，最怕酸性物质的腐蚀。奶糖就是酸性物质，并且极易黏附于牙齿上或牙缝中，导致婴幼儿乳牙疏松、脱钙，从而形成龋齿。另外，吃糖过多会降低食欲，造成婴幼儿营养缺乏，因而危害很大。

⑩ 家长不宜将食物嚼烂后喂给宝宝

许多家长怕孩子嚼不烂食物，吃下去不易消化，就自己先嚼烂后再给孩子吃。有的家长嘴对嘴喂，有的则用手指把嚼烂的食物抹在孩子嘴里，这样做都是很不卫生的。

大人的口腔常带有病菌，很容易把病菌带入孩子的嘴里。大人抵抗力较强，一般带菌不会发生疾病，而小孩子抵抗力非常弱，很容易染上疾病。因此，孩子不会嚼或不能嚼烂的食物最好煮烂、切碎，用小勺喂给孩子吃。

⑪ 不要在宝宝进食时逗乐

在孩子进食时逗乐是非常危险的事，不仅会影响小儿良好饮食习惯的形成，还可能使小儿将食物吸入气管。

如果婴儿误把奶液吸入气管，会发生吸入性肺炎；大孩子如果把花生米、瓜子仁呛入气管，会引起肺不张、窒息等。

在生活中，有的家长把黄豆、五香豆向上一抛，再张开嘴去接，表演给孩子看，孩子如果照此模仿，食物就可能误入气管，引起严重后果。

⑫ 10~12 个月宝宝辅食食谱

牛肉蔬菜粥

🍴**原料** 牛肉末两大勺，洋葱、胡萝卜、南瓜各少许，泡好的大米3大勺，清水1杯，香油少许。

🍴**制作** ① 将洋葱、胡萝卜、南瓜切碎。

② 炒锅置火上，加油烧热，放入牛肉末略炒，待牛肉半熟时，放入泡好的大米和蔬菜末一起略加翻炒。加清水，边搅拌边煮成粥即可。

🍄**功效** 牛肉营养丰富，蛋白质、维生素含量高，并含有人体所需的多种氨基酸。

菠菜鸡蛋羹

🍴**原料** 菠菜3棵，鸡蛋1个，牛奶3大勺。

🍴**制作** 将菠菜用开水烫熟后沥干水分，切成约1厘米长的小段。鸡蛋打散，加入牛奶搅拌均匀。牛奶鸡蛋液中加入切成段的菠菜拌匀。将菠菜牛奶鸡蛋液倒入耐热容器中，注意不要超过容器的4/5，放入烤箱或烤面包炉中，烘烤约15分钟即可。

🍄**功效** 菠菜营养价值较高，含丰富的胡萝卜素、B族维生素、维生素C、铁、钾、钙等，是辅食食材佳品。

鸡肉香菇土豆粥

🍴**原料** 鸡大腿1个，糯米3大勺，香菇1朵，土豆1/2个，清水4~5杯。

🍴**制作** ① 锅中加清水，放入鸡腿，煮至烂熟后捞出，将鸡腿肉撕下剁碎，鸡汤备用。

② 将糯米放入清水中，浸泡至米粒饱涨。将香菇去蒂切碎。将土豆切成厚约5毫米的小丁。

③ 锅中放入泡好的糯米和土豆、香菇，加入鸡汤煮成粥。粥煮好后，放入切碎的鸡肉拌匀，关火即成。

🍄**功效** 营养丰富，易于消化。

茭瓜鸡蛋汤面

🍴**原料** 挂面30克，鸡蛋1个，食用油少许，茭瓜1块，香油少许，牛肉高汤或银鱼汤1/2杯。

🍴**制作** ① 敲破鸡蛋，打成蛋液，摊成鸡蛋薄饼，切成细丝。

② 将茭瓜切丝，炒锅上火，烧热后倒入香油，油热后放入茭瓜丝略炒，盛出备用。

③ 挂面煮好后捞出，放入凉开水中冲泡一下，捞出沥干水分，盛碗中。

④ 高汤烧开，浇在面条上，放上茭瓜丝和蛋饼丝即成。

🍄**功效** 茭瓜能够调节人体代谢，可刺激机体产生干扰素，提高免疫力。

核桃糯米粥

🥄 **原料** 泡好的糯米 3 大勺，核桃仁 3 粒，清水 2~3 杯。

🍴 **制作** ① 将糯米浸入清水中泡发。将核桃仁用开水烫一下，除去包衣。

② 将糯米和核桃仁放入粉碎机中，加少量清水磨成浆。

③ 锅中加清水并倒入糯米核桃浆，一边用木勺搅拌，一边用小火熬煮成粥即成。

🍄 **功效** 核桃含有大量不饱和脂肪酸，能强化脑血管弹力和促进神经细胞的活力，提高大脑的生理功能。核桃仁含磷脂较高，可维护细胞正常代谢，增强细胞活力，防止脑细胞的衰退。糯米具有补中益气、健脾养胃等功效。

菠菜鱼肉粥

🥄 **原料** 鱼肉块 30 克，菠菜 4 棵，泡好的大米 4 大勺，海带 1 小段，清水 1 杯。

🍴 **制作** ① 用干净的湿布擦去海带表面的白色盐渍，浸在清水中泡发。

② 将鱼块煮熟，挑净鱼刺，刮成泥。菠菜用开水烫一下捞出，沥干水分，切碎。

③ 锅中加清水，放入泡好的海带，煮约30分钟，捞出海带，在海带汤中放入泡好的大米，用小火熬煮成粥。

④ 放入鱼肉泥和菠菜拌匀，再煮开一次即成。

🍄 **功效** 菠菜营养价值较高，含有丰富的胡萝卜素、B 族维生素、维生素 C、铁、钾、钙等。鱼肉富含蛋白质，易于消化。

卷心菜拌饭

🥄 **原料** 嫩卷心菜叶 1 张，牛肉馅 1 大勺，绿豆芽 20 克，米饭 4~5 大勺，黄油少许，白芝麻 1 小勺，酱油 1/2 小勺。

🍴 **制作** ① 将卷心菜和绿豆芽用开水烫一下，捞出滤干水分，切碎备用。

② 炒锅上火烧热，放入黄油，油热后加入牛肉馅略炒。

③ 待牛肉熟透时，放入卷心菜末和绿豆芽。放入米饭，撒上酱油拌匀。

④ 将拌饭盛入碗中，撒上白芝麻即成。

🍄 **功效** 卷心菜含有丰富的维生素 C、钾、钙等，对调节宝宝肠胃功能有较好的功效。

10~12个月宝宝早期教育

① 适合10~12个月宝宝的游戏

10~12个月宝宝的智能发展比以前成熟，可以进行多种游戏了。大人要给婴儿提供适宜的玩具，比如球、不倒娃娃、塑料或绒毛制的小动物、小人、小块积木、有盖的盒子、玩具小车等。另外，还要经常清洗玩具，防止传播疾病。

适合10~12个月宝宝玩的游戏有搭积木、涂画、开汽车、小画册指认、扔球、踢球、将小东西从有盖的盒中取出和放入等。

多做游戏可以锻炼婴儿的神经运动协调能力，有利于婴儿的身心发育。

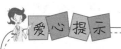

爱心提示

宝宝玩耍时，大人要注意宝宝安全，金属玩具容易弄伤小儿，不宜选用。

② 教宝宝分清对与错

在日常生活与游戏中，当孩子做错事的时候，父母要用摇头、不赞许的表情和严肃的话语向孩子表明他做得不对。

要用点头、微笑、温柔的注视和赞赏的语言对孩子做对的事情表示表扬和鼓励。让孩子知道什么是可以做的，什么是不可以做的，从而养成良好的行为习惯。

③ 抓住宝宝依恋的关键期

宝宝的依恋关键期是6~18个月。在这段时期内，父母如果采用积极的抚养行为和正确的教养方式，往往会事半功倍，使宝宝更亲近父母，为今后理想的亲子关系打下基础。

早期良好的依恋关系让宝宝受益终身

如果宝宝与妈妈建立了良好的依恋关系，孩子就会认为人与人是能够互相信任帮助的。当孩子长大后，同样会与其他人建立这种良好健康的关系，会用父母对待他的方式来对待其他人，会显示出更友好的态度，受到更多人的欢迎。

孩子对母亲的依恋对孩子心理健康起着不可忽视的作用。父母如果没有把握好这个关键期，宝宝将来就会和父母比较疏远，并且有可能产生各种心理和个性上的问题。

把握宝宝依恋关系形成的关键期

父母在宝宝出生后的6~18个月中，增加与宝宝亲密接触的机会。即使是短暂的爱抚、拥抱、亲吻，都可以让宝宝感受到父母的爱。如果由于工作繁忙的原因，长时间地让保姆或爷爷奶奶照看宝宝，自然会错失良机。

宝宝经常显得特别缠人，只要一小会儿看不到妈妈的身影就会大哭，或烦躁不安，哭闹不止。甚至妈妈上厕所，宝宝都要跟着，真是让妈妈伤脑筋。父母要及时调控自己的情绪，应表现出足够的宽容与耐心，足够的关注和爱心。

有些家长对宝宝时冷时热，随自己情绪而定，这会使宝宝感到无所适从，久而久之，会对父母缺乏信任。

当宝宝有各种需要时，会以各种方式吸引家长的注意力，如哭闹、手势、咿咿呀呀的咕哝声等。

如果宝宝发出的信号屡遭父母的忽视，宝宝就会对父母渐渐变得冷淡，不利于亲子关系的建立和教养的顺利进行。

白天宝宝睡觉时，妈妈千万不要出门买东西，若宝宝醒来看不到妈妈会惊慌不已，大哭不止，甚至试图去找妈妈，可能发生不可预测的意外。

④ 宝宝手指益智法

手是认识物体的重要器官，也是触觉的主要器官。通过活动手指可刺激大脑，增强大脑的活力。这对人类智力的开发，尤其是孩子智力的开发十分重要。

人们常说"心灵则手巧"。这里所说的"心"不是指心脏，而是指大脑。"心灵"与"手巧"是辩证的关系。手脚灵了，头脑才会聪明，笨手笨脚必然笨头笨脑。训练孩子的手，等于给孩子做"大脑体操"。手的动作，代表着孩子的智慧，因为大脑用来处理来自手的感觉信息和指挥手的运动占的比例最大。

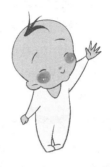

大脑有许多细胞专门处理手指、手心、手背、腕关节的感觉和运动信息。所以手的动作，特别是手指的动作越复杂、越精巧、越娴熟，就越能在大脑皮层建立更多的神经联络，从而使大脑变得更聪明。因此，早期训练孩子手的技能，对于开发智力十分重要。

训练宝宝手指的方法有以下几种：

★ 锻炼手的皮肤感觉：经常给予孩子手部皮肤有力的刺激。如把手交替伸进冷、热水中（温度要适宜），或让孩子多接触一些不同性质的物品，如玩玩具、玩石子、玩豆豆等。这样可以锻炼孩子手的神经反射，促进大脑的发育。

★ 增强手指的柔韧性：让孩子经

常伸屈手指，有利于提高孩子大脑的活动效率。

★ 锻炼手指的灵活性：让孩子的手指做一些比较精细的活动，摸各种各样的东西、玩具，摸的同时要教他认识事物，如摆弄智力玩具、做手指操等。要手脑并用，边做边思考，以增强大脑和手指间的信息传递，提高健脑效果。

★ 交替使用左、右手：左手受右侧大脑支配，右手受左侧大脑支配，交替使用和锻炼左右手，可以更好地开发大脑两半球的智力。

⑤ 宝宝语言训练

10~12 个月的宝宝可以理解、听懂语言，要为宝宝创造一个良好的语言学习环境。在日常生活及玩耍中，大人要多用语言讲解。

抱孩子在户外活动时，大人要引导婴儿观察周围环境中的人或物。要为婴儿做发音示范，让他模仿大人口型练习发音，并鼓励、强化婴儿学习语言。

良好的语言环境可使婴儿更多地听到语言、熟悉语言和理解语言，也可促进婴儿更积极地说出语言，这些是语言发展的重要准备。

可利用儿歌、看图讲故事来进行语言训练。可以经常给婴儿看图讲故事，边看图、边讲、边让婴儿指认，如"这是姐姐，她在跳舞""这是小兔，它在吃草"等。这是最初的阅读，

对发展婴儿的语言、培养认知能力有重要的作用。

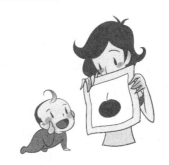

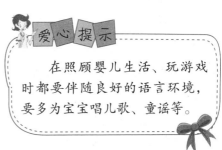

爱 心 提 示

在照顾婴儿生活、玩游戏时都要伴随良好的语言环境，要多为宝宝唱儿歌、童谣等。

⑥ 多诱导少斥责宝宝

家长应多运用爱抚手段，积极诱导宝宝，避免宝宝出现消极情绪。快1周岁的孩子，与父母已形成了一定的依恋情感，父母的爱抚在一定程度上可以起到积极的教育与感召作用。

如果对孩子过多斥责，会使孩子产生消极、抵触或恐惧的情绪，不利于孩子身心健康。因此，让孩子在父母的关爱中养成良好的行为习惯是卓有成效的。

⑦ 宝宝个性的培养

10~12 个月的婴儿已出现个性的雏形，大人对婴儿的行为要区别对待。如果这时父母无原则妥协，久而久之，孩子慢慢地就会认为有求必应而变得

骄横任性。好的行为要加以强化，如点头微笑、拍手叫好等；不好的行为要严肃制止，要板起面孔表示不满意。让孩子学会自制、忍耐，不能做的事情，就是哭闹，也不能答应他，他哭闹后如见无人理睬，自然就会平息的。

要防止婴儿发生意外，若他想把手指往电器插座里伸或乱动煤气开关等，要反复多次说明，让他明白这些是不能乱动的，慢慢就不会乱来了。10~12个月的婴儿喜欢模仿，为了让婴儿形成良好的个性，大人的榜样非常重要。

大人要多让婴儿与外界接触，克服"怕生"的情绪。从小要培养礼貌行为，如有食物让婴儿分给别人吃，学会表示感谢等。大人良好的榜样、家庭和睦的气氛是形成婴儿良好个性的必要条件。

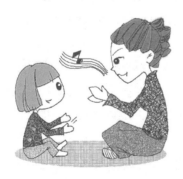

❽ 宝宝蛮横不听话怎么办

宝宝常做的令大人头疼的事
★ 扯头发。
★ 扔东西、敲东西、咬东西。
★ 抢别人的东西。
★ 用脚踩踏物品。
★ 撕书。
★ 用手拧人。
★ 胡乱摆弄东西。
★ 玩弄宠物。

宝宝不听话的原因

1岁左右的宝宝还不能用语言来明确表达自己的想法，只好用激烈的肢体语言来引起父母的注意。虽然父母感觉很头疼，但这毕竟是宝宝发育的必要过程。

家长要及时转换烦躁情绪

家长转换心情最有效的方法是做其他事情，比如深呼吸、喝水、给朋友打电话等，来转移注意力。如果这样做还是很烦躁，那就找块毛巾扔向墙壁，用这种对周围的人没有危害的方法发泄吧！

❾ 莫让宝宝多看动画片

目前市面上专门给婴儿观看的动画片越来越多。商家声称，孩子早期看动画片，对发育有积极作用。孩子长期看动画片很可能会影响孩子的语言功能。

8~16个月大的孩子观看动画片的时间越长，语言功能的发育就越差。如果父母每天给婴儿或者刚学走路的孩子至少讲一次故事，那么孩子语言发育测试的分数就会增加。

要想使宝宝健康发育，在孩子0~3岁期间，家长要多和孩子说话，多和孩子沟通，不能单纯依赖某些媒体节目。

Part17
1~2 岁宝宝养育

1~2 岁宝宝的身体发育速度相对减慢，但动作发育和智力发育及语言能力发育迅速，父母应培养宝宝良好的生活习惯和性格品德。本章为年轻的父母们详细讲述了 1~2 岁宝宝的生理特征、日常护理、喂养、早期教育等内容。

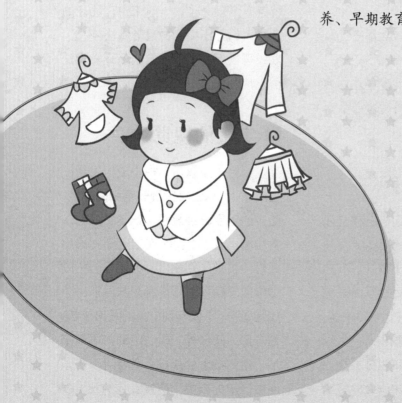

1~2岁宝宝发育特征

① 1~2 岁宝宝的特征

1~2 岁的宝宝无论是外表还是心理，都已经具备幼儿的特征，不再是以前那个粉嘟嘟的婴儿了。

当宝宝满周岁以后，体格发育的速度就会相对减慢。宝宝满 1 岁时，体重是出生时的 3 倍，身高是出生时的 1.5 倍。平均体重为 9~10 千克，平均身高为 75 厘米。第一年内体重增加 6~7 千克，第二年增加 2.5~3.5 千克。第一年身高增加 25 厘米左右，第二年约增加 10 厘米。

1~2 岁的宝宝体型多数都已逐渐拉长，由原来的圆滚滚型变为修长型。

骨骼发育的特点：1.5 岁左右，前囟门完全闭合；腕骨骨化中心数目为 2~3 个。

② 宝宝的前囟门

满周岁的宝宝，前囟门已完全闭合。有的宝宝的前囟摸不到，1 岁前已完全闭合，多见于头小畸形。有的宝宝前囟闭合晚，到了 1.5 岁尚未完全闭合，且空隙还较大，牙齿长得很慢，多见于佝偻病。另外，脑积水、呆小症及生长过速的婴儿也可出现前囟门晚闭。因此，遇到前囟闭合较晚或者较早的宝宝，应找儿科医生检查一下。

③ 宝宝的牙齿

发育好的宝宝能及时出牙，牙质也优良；发育差的，出牙延迟，牙质也欠佳。后者常见于呆小病和重症佝偻病的患儿。许多家长非常重视宝宝乳牙的萌出，宝宝出牙晚了就很着急。乳牙的萌出时间迟早不同，早者在 4 个月就可以见到，晚者到 9~10 个月才萌出，这都属于正常范围之内。

满周岁时，一般长出 8 颗门牙（上下各 4 颗），等到 1.5~2 岁时，上下就各有 8 颗牙了，一般来说，乳牙的总数大约等于婴儿的月龄减去 4~6，家长可以看看，你的宝宝乳牙发育是否正常。

④ 宝宝的视觉水平

宝宝 1 岁以后，视觉成像发育已经成熟，可以让宝宝玩较精细的玩具。此时的宝宝已经能够认识多种颜色，喜欢看画书。1 岁的宝宝逐渐发展出成熟的视觉区别能力，并可配合指令做出成功的配对。辨别形状的能力也随之增强，可以辨别简单的几何形状，如方形、圆形等。随着活动力不断增加、空间概念的形成，宝宝可以将东西做简单的归类。两岁宝宝的视觉发展已与成人接近。

⑤ 宝宝的运动功能

1.5 岁以后，大部分宝宝都能跑了。刚开始学跑时，还不能做拐弯跑，等到 2 岁时，无论是拐弯还是直路，都可以奔跑自如了。

1 岁以后，宝宝的手指功能也逐渐健全，能够做许多细小的动作了。1 岁以后，可以自己拿杯子喝水，有的宝宝能自己拿汤匙吃饭了。如果给宝宝铅笔和画纸，宝宝会用笔在纸上乱涂画，还会学着大人的动作拉开抽屉或打开药瓶的盖子，到 2 岁时就想自己脱衣服、穿袜子了。

⑥ 宝宝的听觉水平

宝宝 1 岁左右，已拥有较为成熟的听觉区分能力，能配合声音的指令做出正确动作，能随着不同的音乐旋律有不同的喜好反应。

1 岁之后，宝宝可以听懂父母的指令并遵照执行。例如妈妈问："眼睛呢？"宝宝可以正确指出眼睛的位置。

宝宝对语言的理解能力比说话能力较早发展，只要宝宝对词语能做出相应反应，说话流利是早晚的事情。若对所说的话全然不能理解，父母就应带宝宝去医院检查。

⑦ 宝宝语言功能的发展

1 岁多的宝宝会背一两句儿歌，能开口表达自己的要求，喜欢听妈妈讲故事，还能回答简单问题。两岁的

宝宝能够用语言与大人交流，并提出自己的想法和问题，思维能力和创造力也大有进步。此时，爸爸妈妈要认真听宝宝说话，回答宝宝提出的问题，多带宝宝出去玩耍，促进宝宝各方面的发展。

促进宝宝语言功能的方法如下：

让宝宝多听：多给宝宝听一些音乐，可以听一些欢快的音乐和儿歌，童谣也可以，在宝宝玩耍的时候也可以放一些歌曲，宝宝也能听到。

让宝宝多看：多带宝宝出去接触大自然，如看看花、草、树、小猫、小狗、汽车等，也可以给宝宝看一些卡片。

让宝宝多说：看到什么就告诉宝宝这是什么东西，带宝宝出门时告诉宝宝去哪里，也可以告诉宝宝爸爸妈妈正在做的事情，也可以给宝宝唱一些儿童歌曲，总之多和宝宝说话。想要宝宝尽早开口说话，家长就要多和宝宝说话，让宝宝先积累词汇，才能开口表达。

⑧ 宝宝的认知能力

宝宝记忆力大大增长：1~2 岁的宝宝记忆力大大增强，包括说话、模仿、假想游戏等。

宝宝开始连词成句：刚满 1 岁的时候，宝宝还只能说一两个词，到 2 岁时，宝宝就能够理解约 400 个词，并呈级数增长。宝宝开始把词连成句子，而且理解能力远远超出表达能力。

宝宝能注意到事物的异同：对 1

岁宝宝来说，那只"汪汪"叫的小毛狗和那只"喵喵"叫的小花猫看起来几乎是一样的。到2岁的时候，宝宝就能够分辨狗和猫的差异，还能分辨卡车和公共汽车的差异。

宝宝对数量也会有所知晓：在这个年龄，宝宝能够区别出多与少，刚开始理解数词是跟数量相关的词语。到2岁的时候，宝宝能够明白"1"就是指1个物体，"2"和"3"等数词就表示多个物体，不过真正理解数词，还要到宝宝更大一些。

宝宝还能察觉到空间关系：如果你给1岁的宝宝两块积木，他很可能把积木拿起来敲打着玩儿，到2岁的时候，宝宝就能理解物体之间可以构成一些空间关系。宝宝会把两块积木搭在一起，同时，能够把它放进圆形、三角形、方形、菱形的空格中。

9 宝宝的模仿能力

1~2岁的宝宝已经很善于模仿成人的动作了。模仿也是学习，宝宝通过模仿，使智力发育更为迅速，能学会许多动作和语言。

对于宝宝的模仿行为，不要加以制止，他会因得到父母的重视而开心兴奋。虽然不可能模仿得很好，但只要有点像，父母就应该加以表扬。这样，宝宝会有更浓的兴趣，从而树立起自信心。同时，大人也可通过宝宝的模仿兴趣，训练宝宝洗手、脱衣、大小便、拿勺、帮妈妈整理玩具等。

10 宝宝的个性

1~2岁的宝宝个性比较明显，喜欢与较大年龄的孩子玩耍，经常会表现出自己的情绪和小脾气，有时表现出无理取闹的现象。

当宝宝受到外界不良刺激时，就会通过哭闹发泄出来。想让宝宝立刻停止哭闹，或让发脾气的宝宝马上消气都是不太可能的。这时大人一定要耐心地安慰宝宝，也可以暂时冷处理，让宝宝哭一会儿，允许宝宝把不良情绪宣泄出来。

11 宝宝的社会行为

1岁多的宝宝会对其他小朋友发出的声音感到好奇，能够与他人进行面部表情和言语的交流。

1~2岁的宝宝喜欢与比自己年龄稍大的宝宝玩。宝宝逐渐敢跟着大孩子跑来跑去了，但还不会主动与别人交流。妈妈可以经常邀请宝宝熟悉并喜欢的小客人来到家中和宝宝一起玩，多给宝宝创造交往的机会。

虽然宝宝对社交兴趣非常强，但还掌握不好社交分寸感。宝宝的占有欲很强，不喜欢把玩具借给别人，还会抢别人的玩具。如果硬要宝宝归还，宝宝还会大哭。这是宝宝成长必经的过程，当宝宝做错事时，不要严厉呵斥，而应温和耐心地讲道理，让宝宝在交往中学习社会交往规则，这对宝宝的社交发展是十分重要的。

1~2岁宝宝日常护理

① 确保宝宝生活环境安全

1~2 岁的宝宝喜欢四处探索，还不具备危险意识。因此，一定要确保宝宝生活环境的安全，把有危险的物品放到宝宝不可能拿到的地方。

随着宝宝活动范围的扩大，好奇心的增强，家长要注意防止宝宝发生意外，不要让宝宝被什么东西碰伤、砸伤，或把什么东西放在嘴里，造成异物吞入，甚至将异物吸入气管。

宝宝的手摸来摸去，随时会把手放在嘴里，还会把各种玩具放进嘴里，细菌容易侵入宝宝体内，寄生虫病的发生率也高。要定期对宝宝的玩具进行消毒和清洗，减少病从口入的机会。

可以在柜子底层特别准备一两个抽屉专门给宝宝，里面放一些宝宝的玩具，并且不定期更新，这样也能满足宝宝的好奇心和探索欲。

② 给宝宝及时补充水分

在宝宝体内，水分占其体重的 70%~75%，如体内水分损失达 20% 以上，便无法生存。水分对宝宝来说，比对大人更重要。由于宝宝皮肤结构功能较差，一活动就容易出汗，而且肾脏浓缩尿液的功能不全，因此对水分的需要量也会相应增加。即使

给宝宝喂哺母乳、牛奶等蛋白质丰富的流汁食品，补水量还是不够，需要另作补充。

究竟应该补充多少水分呢？这就需要计算一下。1 岁以内婴儿，水分的需要量是按体重计算的，每日每千克约需水 150 毫升。例如，一个 5 千克重的婴儿，一天的需水量为：150×5=750（毫升），减去一日牛奶量 600 毫升，其余 150 毫升应另予水分补充。

补充水分可在两次喂哺之间进行，用温开水最为方便，菜汤、果汁也可以，或多次少量加入牛奶中一起喂哺。完全依靠母乳喂养时，也应注意在两次哺乳之间补充水分，每次补充的水量根据宝宝体重计算后决定，为 30~90 毫升。

1 岁以上的婴儿，吃奶量减少，粥、面条、软饭等固体食物逐渐增加，活动量也增大，每日饮水要增多。此时，宝宝已经能自己表达要水喝，应给予满足。托幼机构中，也应在两餐之间给小儿饮水。

③ 不必强迫纠正宝宝的"恋物癖"

1 岁多，有的宝宝开始有了自己珍爱的东西，比如一个毛绒玩具、一

条小毛毯、一块小手绢等，睡觉的时候一定要摸着或抱着它才行，这是宝宝情感的慰藉物。

宝宝有可能特别喜欢某个玩具熊，走到哪儿都带着，或喜欢一天到晚吮大拇指，或者睡觉时不停地玩一条小枕巾等，这些都是宝宝的心理需要，以此来安定自己的情绪。

除了吃手的习惯之外，其他不必强迫宝宝纠正。坚持吃手，屡教不改的宝宝，应请教医生，分析宝宝的心理，采取相应措施。

④ 保护宝宝的牙齿

父母应及时纠正宝宝吸吮橡皮乳头的不良习惯，以防出现牙齿排列不齐和面颌部畸形。

父母注意不要让宝宝养成睡前或蒙眬状态时吃糖果、饼干、甜牛奶的习惯。因为这些食品容易黏在宝宝口腔黏膜或牙面上，睡觉时唾液分泌减少，口腔细菌分解食物残渣发酵、产酸，腐蚀牙齿，形成龋齿。

宝宝口腔应保持清洁，平时注意避免进食不卫生的食物。每隔一定时间，要给宝宝喝点白开水，可以达到冲洗口腔及牙齿的作用。

爱心提示

父母平时应多观察宝宝牙齿的颜色、形态及数目，如有异常变化，应及时请牙医检查。如果发生龋齿，应及早治疗。

⑤ 让宝宝先学会爬

很多父母希望宝宝尽早学会走路，其实应该让宝宝先学会爬。

这是因为，爬行是身体各系统统一协调的动作，这样可使肢体得到锻炼，使大脑和心脏的位置降低，改善大脑和心脏的血液循环，使下肢和臀部的血液循环畅通，使身体的重量分散到四肢，减轻腹肌及脊柱的负担，能够预防腰肌劳损和因脊柱的负担过早而导致的脊柱病。而且，幼儿爬行时要拼力抬起脖子来，这个动作可反作用于大脑，能促进幼儿大脑的发育和智力的发展。据研究，没有经过爬行过程或爬行过程很短的孩子，运用语言的能力较差。

⑥ 让宝宝学习独立行走

1~1.5岁的宝宝已学会了独立行走。宝宝刚开始走路时，头朝前，走得很快，步子僵硬，步态不稳，经常跌倒。

这是由于1岁宝宝头围比胸围大，而脚掌相对较小，走路时难以保持平衡；宝宝骨骼、肌肉比较嫩弱，支撑身体独立行走不够有力；另外，宝宝的腿和身体的动作不够协调。因此，为了保持平衡，宝宝走路时往往两臂张开，有时甚至横行。

为了帮助宝宝行走，家长有时试图伸出一只手来辅助宝宝。但宝宝常常要求自己来，不愿意接受别人的帮助，这就是独立意志活动发展的标志。

随着宝宝自由走动，扩大了他们的认识范围和活动范围，同时也发展了宝宝的全身动作，促进了宝宝的心理发育。他们逐渐开始手脚并用，爬楼梯，爬台阶，原地跳，学着跑，走路渐稳，不再跌倒，为将来的活动和游戏奠定了基础。

7 培养宝宝安静入睡

1.5 岁以上的宝宝睡眠时间较之前减少，每昼夜 13 小时左右。宝宝接触外界的机会增多，活动量增加，睡前比较兴奋，常常不能安静，有时还会闹着爬起来。

因为夜间睡眠时宝宝体内释放出的生长激素比白天多得多，可促进宝宝的生长发育，所以，夜间睡眠不足对宝宝的成长不利。父母要合理地安排宝宝睡觉的时间，保证宝宝有充足的睡眠时间。

平时要让宝宝遵守睡眠时间，一般晚上不要晚于 9 点就寝，早上 7 点起床，中午睡 2~3 小时为好。只有养成按时睡眠的好习惯，宝宝才容易安静入睡。

在宝宝睡觉前，要做好准备工作。如睡前半小时不要给宝宝讲恐怖故事，不要让宝宝看电视或听刺耳的音乐等，以免兴奋。

在晚上睡觉前，应把宝宝的手、脚、脸洗干净，或洗个澡，换上宽松的衣服。午睡时，由于白天光线太亮，

可拉上窗帘，营造安静的睡眠环境。

父母要培养宝宝独立安静入睡的习惯。如果宝宝睡前好吵闹，就要找出原因：有的是白天睡得太多，还不困，可以晚些睡；有的是家中有客人或外出回家比较兴奋，可以静一下再睡；有的宝宝有夜间喝奶的习惯，随着年龄的增长要逐渐改掉。

宝宝刚入睡时会出汗，开始要少盖被，等大脑皮层完全睡熟后，把汗擦干，再把被子盖好。应在宝宝睡觉时打开气窗，使室内空气流通，但要避免风直吹到宝宝身上。

无论午睡还是夜间睡眠，都要脱掉衣服，穿适合季节的内衣或睡衣。若以衣代被或和衣睡眠，宝宝容易出汗、受凉而感冒。

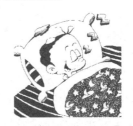

爱心提示

有的宝宝喜欢抱着自己心爱的玩具或小毛巾，甚至自己穿过的小袜子，才睡得着，可以顺其自然（勉强纠正，会发生其他问题），使宝宝愉快入睡。

8 莫让宝宝趴着睡觉

由于婴幼儿的骨质比较软，很容易受到外力的作用而发生变形，因此，

对于宝宝各种不正确的姿势都要及时纠正，否则就会影响宝宝的生长发育，甚至导致身体的某些部位变形。

在婴幼儿时期，有的宝宝喜欢趴着睡，这种睡姿非常不好。趴着睡觉易使胸部受压，妨碍肺脏的正常功能，影响二氧化碳的排出和氧气的吸入，同时也影响心脏的正常功能。天长日久，胸部可因长期受压而变形，面部也可因为长期受压而导致不端正或两侧不对称等。

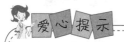

爱心提示

发现宝宝趴着睡觉时，应及时纠正，以免给身体带来不良影响。

⑨ 不要让宝宝和猫狗亲密接触

宝宝与动物玩耍存在以下危险：

★ 宝宝和小动物玩耍发生最多的事故是被小动物咬伤、抓伤，不能排除被感染狂犬病的可能。

★ 猫狗等小动物身上的沙门氏菌、钩虫、蛲虫等病菌会感染到宝宝。

★ 猫狗等小动物的毛屑或皮脂腺散发的油性物质也可引起宝宝过敏或哮喘等疾病。

★ 婴儿如果与宠物猫密切接触，有可能会掉头发，形成斑秃。这是因为，如果宝宝每天把小猫抱在怀里玩，有时睡觉还搂着小猫，动物皮毛里藏着真菌，宝宝亲密接触宠物后就容易感染真菌。婴儿的头皮感染了真菌，长癣后引起脱发，就会形成斑秃。

★ 婴儿的皮肤如果受真菌感染，通常表现为皮肤呈干燥鳞状的环形感染面，局部粗糙发红。

因此，幼儿最好不要和宠物亲密接触，更不要让宝宝与猫狗等小动物一起生活，抚摸宠物后要仔细洗手。

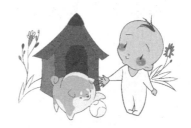

⑩ 宝宝赤脚走路好处多多

赤脚走路可以让宝宝足底直接接受泥土摩擦的刺激，从而增强足底肌肉和韧带的力量，促进足弓的形成，避免发生扁平足。

赤脚走路可以让宝宝的双脚经常裸露在新鲜空气和阳光中，有利于足部血液的循环，提高抵抗力和耐寒能力，预防感冒或受凉腹泻等病。

多让宝宝赤足走路，能刺激末梢神经兴奋，促进植物神经及内分泌系统的正常发育和调节功能，促进血液循环和新陈代谢，给大脑充足的能量，从而加快大脑发育，提高大脑思维的灵敏度和记忆力。

经常让宝宝赤脚在草地上、沙滩上、院子里、室内地面上行走嬉戏玩耍，既有利于宝宝的身体健康，又满足了宝宝玩耍的愿望。当然，让宝宝赤脚走路，路面一定要平坦、干净，谨防足底被杂物刺伤。

⑪ 及时纠正宝宝的不良习惯

吸吮手指：吸吮手指是婴幼儿最常见的不良习惯。在宝宝未满周岁前，吸吮手指属于正常现象，随着身体发育，兴趣转移，自然就会消失。应注意不要让这种现象延续到周岁以后，父母应多抽出时间陪宝宝游戏，戴小手套可起一定作用。

啃咬东西：宝宝长牙时很喜欢啃东西，这是生理现象，不久就会消失。如果年龄增长后，还有此种情形，就需要家长留意。

在幼儿园经常可见到这种现象，当宝宝想引起大人注意，或愿望得不到满足时，都会去啃咬东西。此外，这和宝宝语言功能的发育也有很大关系，当宝宝无法借助语言表达意思时，也会去啃咬东西。家长应尽量扩大宝宝的活动范围，充当其玩伴。当宝宝无法表达自己的意思时，应进一步揣摩他的心思。对宝宝的进步及时进行鼓励。

异食癖：有些宝宝喜欢吃一些似乎是不可思议的东西，如泥土、砖块、烟蒂、纸屑等。这多与宝宝缺铁、锌有关，还可能与营养性贫血、肠道寄生虫有关。

触摸阴茎：对宝宝来讲，自己的阴茎与其他部位没有什么不同。但如果偶尔触摸它，大人就过分注意，反而会引起宝宝的关注而常去摸它。若是因为阴茎发痒，只要把发痒的因素去除，宝宝就不会再去摸了。假若周围的人过于注意宝宝触摸阴茎，反而会促使其养成习惯。

⑫ 促进宝宝长高的伸展体操

宝宝的骨骼两端都有生长线，如果能通过运动加以适当刺激，就能促进骨骼的生长。

★ 伸懒腰：让宝宝平躺，深呼吸，双腿向下，双手向上尽情展开。睡觉前和起床前反复做5次。

★ 卧姿蹬腿：让宝宝平躺，深呼吸，伸直双腿，绷紧脚尖。妈妈握住宝宝的双脚，左右脚轮番推拉。推拉时妈妈要注意力度，要用力将宝宝腿拉直，再轻轻推回去。

★ 坐姿抬腿：让宝宝坐好，保持正确坐姿，抬起双腿，做骑自行车的动作。

★ 跳跃：让宝宝双腿并拢，弯腰下蹲，深呼吸，跃起，手脚要尽量舒展开。

⑬ 1~2岁宝宝查体内容

1~2岁查体的内容除继续监测身高、体重、头围、胸围4项指标外，还应注意指导合理喂养及智力筛查，观察宝宝精细动作及大动作的发育是否正常。这时期宝宝易发生意外事故，儿科医生往往指导家长如何避免烫伤、外伤，怎样防宝宝吃异物，怎样防中毒、溺水等。

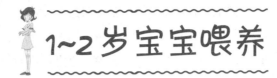

1~2岁宝宝喂养

① 1~2岁宝宝的营养需要量

1周岁后的宝宝，乳牙逐渐萌出，可以吃烂饭、馒头、烂菜等多种食物。此时断奶基本结束，宝宝能吃很多食物了，要注意平衡饮食，以防营养不良或肥胖，烹调仍应切碎煮烂，忌用油炸，并避免食用刺激性食品。

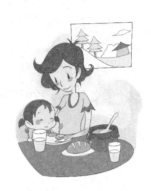

由于宝宝的消化能力还比较弱，胃容量较成人小得多，因此对营养物质的需求相对较多。这就需要少量多餐，一般每日要安排"三餐二点"，并于晚间睡前1~2小时加1次牛奶，以保证每日的进食量。下表列出了1~2岁婴幼儿的食谱，可供家长们参考：

1~2岁婴幼儿食谱

	春	夏	秋	冬
早餐	牛奶、发糕、鸡蛋粥	牛奶、发糕	碎菜、鸡蛋、面条	赤豆泥粥
点心	牛奶	豆浆	牛奶	豆浆
午餐	猪肝泥、软饭	烂饭、冬瓜、肉末	烂饭、炒肝末、粉条	肉末、碎油菜、煨面
点心	牛奶、苹果、饼干	绿豆泥汤	豆沙酥饼	枣泥粥
晚餐	猪肉、菠菜、馄饨、小萝卜丝汤	什锦饭、小白菜汤	肉末芥菜煨饭	白菜肉末挂面汤

② 培养1~2岁宝宝良好的饮食习惯

有不少宝宝存在偏食、挑食的坏习惯，有的宝宝吃饭时需要家长不停地追着喂或哄着喂。这些不良习惯都会给幼儿的生长发育带来严重的后果，那么家长如何培养宝宝良好的饮食习惯呢？

饭前洗手，不边吃边玩。每次吃饭前让宝宝用香皂仔细洗手，让宝宝坐稳，细嚼慢咽。不要让宝宝边吃边玩，边说边笑。

饮食要定时，按顿吃饭，不吃零食。一般安排每天三顿正餐，上午、下午加一次点心，每顿饭间隔四小时左右，如果每天坚持按这种规律进食，宝宝就会养成按顿吃饭的好习惯。

教育宝宝吃各种各样的食物，不挑食、不偏食。不论是鱼、肉还是豆腐，不论是水果还是蔬菜，不论是细粮还是粗粮，都应搭配着吃。不能只吃某些食物而不吃其他食物，以保证宝宝获得全面的营养。

宝宝的食物要多样化，科学烹制。食物烹调要结合宝宝年龄及消化特点。要注意色、香、味俱佳，以提高宝宝对食物的兴趣，达到增进食欲的目的。

要避免强迫宝宝进食。强迫只能使宝宝产生逆反心理而更加厌食。1~2岁后，宝宝的食欲比1岁前婴儿期明显减退，这是自然规律，它受幼儿生长速度的制约，只要宝宝身高、体重增长正常，家长就不必担心。

宝宝的饮食要定量。家长对宝宝特别爱吃的食物要给予适当限制。不要让宝宝一次吃得过多，如果超过了胃肠的消化能力，就会引起疾病。同时，如果一种食物吃得太多，必然影响对其他食物的食欲。

不挑剔饭菜。宝宝模仿性强，在吃饭时家长不要谈论某种食物的优劣，以免养成宝宝挑剔饭菜的习惯。

不要在吃饭前或吃饭时责备宝宝。若宝宝在吃饭时心不在焉，拖延时间，经多次劝说仍不能在进餐时间（20~30分钟）内吃完，可将饭菜拿走，不让宝宝继续拨弄。宝宝1~2顿饭吃不饱不要紧，这顿没吃饱，下顿自然吃得好，不要因为这顿没吃饱，就在正餐之外给零食，这样会养成正餐不好好吃饭，专吃零食的坏习惯。

爱心提示

家长要重视每日三餐的饮食安排，用时令蔬菜和肉类等食材做出丰盛的菜肴。进餐时，爸爸妈妈和宝宝一起围坐在餐桌旁，一起享受美妙愉快的进餐时光。宝宝吃饭切忌过快、过饱、分心、用汤水泡饭、吃烫饭、边吃饭边喝水、吃饭时打闹说笑、过冷、偏食及吃饭时训斥孩子。

❸ 教宝宝自己吃饭

让宝宝自己手拿食物，训练宝宝眼、手、口的协调能力，也增强了宝宝想自己吃的愿望，同时家长要及时让宝宝学着用勺代替手，而不是只许他"饭来张口"。这是因为，自己吃香多了。

用空碗、空勺让宝宝模仿大人的动作，由着他敲碗、扔勺，但只要有那么几下，还有点像样，就用微笑、鼓掌、赞美等给予鼓励。碗里放少许黏稠的食物，让宝宝用勺舀着吃。即使勺拿反了，舀撒了，吃个大花脸，也没关系，重要的是有个好胃口。可用两把勺，大人用一把喂，保证宝宝吃饱、饭不凉。或是把舀上饭菜的勺与宝宝交换，宝宝也会乐意。尽早结束"饭来张口"，让宝宝学会自己吃，会吃得更加有滋有味。

④ 幼儿食品巧烹调

烹调婴幼儿食品时，不仅营养要合理均衡，还应兼顾宝宝的生理特点，使宝宝喜欢、爱吃。如何做到合理烹调呢？

形态各异、小巧玲珑。不论是馒头还是包子，或是其他别的食品，一定要小巧。小就是要将食物切碎做小，以照顾宝宝的食量和咀嚼能力；巧就是形态各异，让宝宝好奇、喜欢，增加食欲。

色、香、味俱佳。色，即蔬菜、肉类保持本色或调成红色，前者如清炒蔬菜、炒蛋等，后者如红烧肉丸等；香，是指保持食物本身的维生素或蛋白质等营养素不流失，再加上各种调料，使鱼、肉、蛋、菜各具其香，由于幼儿口淡，调料不宜太浓，不宜油炸；味，幼儿喜欢鲜美、可口、清淡的菜肴，但偶尔增加几样味道稍浓的菜肴，如糖醋味等，有时更会引起宝宝的好奇、兴趣和食欲。

保持营养素。如蔬菜要快炒，少放盐，尽量避免维生素的流失。煮米饭宜用热水，淘洗要简单，使B族维生素得以保存。

对含脂溶性维生素的蔬菜，炒时应适当多放点油，如炒胡萝卜丝，可使维生素A的吸收率增高；炖排骨时汤内稍加点醋，使钙溶解在汤中，更有利于宝宝补钙。

⑤ 能够使宝宝骨骼强壮的食物

有些宝宝易发生骨折，这让父母非常惊慌。宝宝易骨折的常见原因是缺钙和摄入过多糖分。要想让宝宝的骨骼正常发育，强健结实，就要想办法让宝宝摄入足够的钙质。缺钙不仅使宝宝成长较慢，发育迟缓，还会导致宝宝情绪不稳定，养成坐立不安或暴躁易怒的性格。

宝宝缺钙的危害还有很多，如皮肤粗糙、失去弹性或头发干枯等。因此，妈妈一定要注意给宝宝补钙，最好的补钙方法就是通过食物摄取。

正在发育的宝宝每天都需要喝两杯鲜牛奶，还应多吃奶酪、酸奶等奶制品。除奶制品外，银鱼、干虾、鸡蛋、大豆、豆腐、豆腐脑、海藻类食品和蔬菜都是很不错的钙质来源。

钙具有不易被人体吸收的缺点，因此要将含钙高的食品与含优质蛋白质或维生素C、维生素D的食品搭配起来食用，才有助于钙的吸收。

优质蛋白质不仅能促进钙的吸收，而且还能够与钙相结合，进一步提高营养价值。维生素C、维生素D也有助于钙的吸收，特别是维生素D，还具有将钙固着在骨骼中的作用。

含钙丰富的食品主要有干虾、银鱼、紫菜、裙带菜等。糖分含量过高的饼干类食品会阻碍钙的吸收，还会软化骨骼，应尽量让宝宝少吃。

6 有助宝宝长高的食物

宝宝的身高不仅受到遗传因素的影响，而且受到营养状况、运动量以及睡眠习惯的影响。因此，即使是矮个子父母的宝宝，也可以通过合理营养、充足的休息和有规律的适量运动，最后长成高个子。

睡眠和营养状况良好的宝宝长得高

一般认为，出于遗传方面的原因，矮个子父母的宝宝必定不高。实际上，决定身高的因素中，遗传因素所占比例不超过 50%，营养状态占 30% 左右，环境影响约占 10%，运动约占 10%。后天因素对宝宝身高的影响不亚于先天的遗传因素。

蛋白质是人体生长激素必需的营养素

要想宝宝长高，就必须让宝宝吃好。特别是在 1~2 岁时，宝宝对蛋白质和钙的需求量较大，特别需要妈妈的精心喂养。

宝宝生长发育的速度取决于体内生长激素分泌是否旺盛，生长激素分泌是否旺盛取决于宝宝摄取的营养是否充足。妈妈要悉心烹制出营养丰富、味道鲜美的食物，促进宝宝的健康成长。

妈妈要多下功夫制订婴幼儿食谱，尽量通过每顿饭让宝宝摄取到均衡的营养。其中蛋白质尤为重要，它不仅能够参与制造人体血液和肌肉，而且是生长激素的原料，是宝宝长高不可或缺的营养成分。

要想长高多补钙

牛奶被称为蛋白质和钙的最佳结合体。牛奶中钙的含量很高，且易于吸收，所以很多人都把牛奶当作补钙和促进长高的食品。

即使牛奶质量再好，营养再高，但如果让宝宝过多饮用，也不利于宝宝的成长。满 1 周岁的宝宝每天牛奶饮用量最好不超过 500 毫升。

要想长高多补锌

婴儿期缺锌是影响宝宝长高的原因之一，牛羊肉、动物肝和海产品都是锌的良好来源。草酸、味精等会影响锌的吸收，孕妇和宝宝都不宜食用味精。吃含草酸高的菠菜、芹菜前应先用开水焯一下。

7 能够预防龋齿的食物

很多妈妈认为，宝宝的乳牙终究要脱落，不用仔细保护。这种想法是不对的。乳牙是造就健康恒牙的重要基础。乳牙确保和维持恒牙生长的空间，乳牙脱落过早，可能会造成恒牙排列不整齐。如果宝宝乳牙有龋齿，就会因牙疼无法好好咀嚼食物，逐渐养成不爱吃硬食和不爱咀嚼的不良习惯，从而导致宝宝偏食或食欲不振。

如果宝宝吃不好，不仅恒牙长不好，身体发育也会受影响。妈妈要让宝宝在乳牙时期多咀嚼食物，以便锻炼宝宝下颚肌肉，促进骨骼发育。要想让宝宝拥有一口整齐雪白的牙齿，妈妈要让宝宝充分摄入牙齿所需的营养。

维生素 A 是牙齿中珐琅质的主要营养来源，维生素 C 是象牙质的营养来源。如果缺乏维生素 C，就容易出现牙龈出血。维生素 D 和钙是牙齿中石灰质的营养来源。

一定要让宝宝多吃富含蛋白质、维生素、钙质的食物，如牛奶和鸡蛋等。用牛奶和富含矿物质的食物做成的蔬菜奶汤是保障宝宝牙齿健康的最佳靓汤。

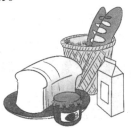

🎱 宝宝不爱吃蔬菜怎么办

蘑菇、菠菜、大豆、胡萝卜、南瓜、大葱等蔬菜对宝宝的身体健康非常有益，可以提供宝宝健康发育所必需的营养成分。但是很多宝宝不爱吃蔬菜，妈妈硬逼着喂，反而会让宝宝产生逆反心理，更加不愿意吃。有没有让宝宝自己主动接受蔬菜的好办法呢？

如果将宝宝不爱吃的食物切碎煮烂，掺在宝宝爱吃的食物中，就可以让宝宝在不知不觉中吃下去，而且还

吃得很香。当然，有些嗅觉敏锐的宝宝能够发现自己不爱吃的食物，从而拒绝进食，导致妈妈计划泡汤。

怎样才能够瞒过宝宝敏锐的嗅觉，让宝宝吃下自己不爱吃而又营养丰富的食物呢？这就要看妈妈的烹饪手艺了。可将宝宝不爱吃的食物切碎煮烂，隐藏在宝宝爱吃的猪排、肉丸子等食物中。

父母一定要让宝宝多吃蔬菜。多吃蔬菜的宝宝不易长成"小胖墩儿"。同时水果和蔬菜是不能互相替代的。

🄊 适合宝宝吃的食物

1~2 岁的幼儿吃哪些食物较好？妈妈既要了解宝宝在这一时期生长发育较快，对营养需求相对较多的特点，又要掌握此时期的宝宝胃肠道消化、吸收功能尚未发育完善的特点，所以膳食以细、软、烂、易于消化、易于咀嚼为主。

1~2 岁宝宝完全可以食用谷类食物，因此米饭、馒头、带馅的包子、馄饨、饺子等食品都会受宝宝的欢迎，但应避免油炸食品。

鲜鱼、奶制品及肉、蛋类均能提供优质蛋白质、脂溶性维生素及微量元素，尤其是鸡蛋，营养价值高，易于消化，是婴幼儿的首选辅食。豆制品是我国传统食品，富含营养，是优质蛋白质来源。

蔬菜类富含矿物质与维生素，如油菜、白菜、菠菜、芹菜、胡萝卜、

土豆、冬瓜等均具有较高的营养价值。水果类与坚果类，如西瓜、苹果、橘子、香蕉、花生、核桃等，不仅营养价值高，还颇受宝宝们喜欢。

爱心提示

水果、蔬菜生吃时要注意卫生。一般是先洗净，然后用沸水（快速）烫过，能去皮的去皮，有籽、核的要去除。既保证对宝宝安全无害，又要方便宝宝食用，同时还要避免造成营养素损失。

⑩ 莫让宝宝吃过多冷饮

宝宝对冷饮有特殊的偏爱，而且百吃不厌。家长往往认为只要宝宝喜欢吃，就给予满足，这样往往对宝宝健康不利。大量冷饮进入胃中，胃液因被稀释而使杀菌能力减弱。

有的宝宝肠胃对冷刺激比较敏感，吃较多冷饮后，胃黏膜受损，胃痉挛，胃酸、胃消化酶大量减少，既影响了食物的消化，又因刺激使胃肠蠕动加快，大便变得稀薄，次数增多而致腹泻。而且冷饮中含有大量的糖，会使宝宝食欲不振。

因此，家长给宝宝吃冷饮要适量，而且不要安排在饭前或睡前吃冷饮。容易腹泻或正在腹泻的宝宝不应吃冷饮。

⑪ 不宜让 1~2 岁的宝宝喝酸奶

酸奶虽是一种有助于消化的健康饮料，但不可随意用酸奶喂养婴幼儿，因为酸奶中含钙量少，对于生长发育需要大量钙元素的婴幼儿是不利的。酸奶中的乳酸菌生成的抗生素，虽能抑制和消灭很多肠道病原菌的生长，但同时也破坏了对人体有益菌群的生长环境，还会影响正常消化功能。尤其是婴幼儿在患胃肠炎时，如果给他们喂酸奶，还可能会引起呕吐和坏疽性胃肠炎。

酸奶不宜在空腹时饮用，最佳时间是在饭后 30 分钟到 2 小时之间。酸奶不可蒸煮加热，因为活性乳酸菌对人体有益无害，具有清理肠道、增强胃肠道消化能力的作用。酸奶若经过加热，活性乳酸菌被杀死，也就失去了酸奶的营养价值。

⑫ 不宜用果汁代替水果

有些家长常给宝宝喝果汁，以代替新鲜水果，这是错误的。宝宝在吃水果时，可锻炼咀嚼肌和牙齿的功能，刺激唾液分泌，促进宝宝的食欲。各类果汁皆含有食用香精、色素等食品添加剂，且甜度高，会影响宝宝食欲。

13 宝宝不宜喝可乐

可乐是很多年轻人喜爱的饮料，但婴幼儿最好不要饮用。1瓶可乐含咖啡因50~80毫克。咖啡因是一种中枢神经兴奋剂，服用量超过1000毫克便可能出现烦躁不安、呼吸加快、失眠、心跳加速、耳鸣、眼花、恶心、呕吐等中毒症状。婴儿对咖啡因特别敏感，容易造成中毒。因此，婴幼儿不宜喝可乐。

14 莫让宝宝食用含有人工色素的食品

儿童食品具有多种多样的颜色，其中有些颜色是化学合成的，添加了人工合成色素。人工合成色素对人体健康有害无益，可引起多种过敏症。

某些人工合成色素会对神经介质起作用，影响到冲动传导，从而导致宝宝一系列多动症症状。我国食品卫生标准对人工合成色素的使用规定十分严格，强调婴幼儿代乳食品不得使用人工合成色素。

15 宝宝边吃边玩怎么办

有些宝宝食欲尚好，却有边吃边玩的坏习惯，不肯坐下吃，而喜欢四处走动。这是因为宝宝爱动，有引起他兴趣的东西，他就会去碰它。所以在宝宝进餐时，要营造一个好的进餐环境，不要把会引起宝宝注意的东西放在旁边。

如果宝宝的确肚子饿，吃饭时应该不会乱动才对，既然边吃边玩，也许并不饿，父母可试着把一天三次的进餐时间稍稍延后看看，让宝宝在真正饥饿时吃也许会好一些。

医师指导

宝宝很少能端端正正地坐下专心吃东西。当宝宝的肚子有某种程度的满足后，会马上开始玩，是很自然的事情。至于吃到什么程度才让他去玩，这必须由父母做适当的判断，不可追逐喂食。

16 1~2岁宝宝营养食谱

儿童咖喱饭

原料 鸡肉30克，土豆、洋葱、胡萝卜、南瓜各20克，咖喱粉1小勺，食用油少许，清水1杯，热米饭1碗。

制作 ① 将土豆、南瓜和胡萝卜切成小方丁，洋葱切丝，鸡肉切碎。平底锅置火上，加入食用油烧热，放入鸡肉煸炒。

② 待鸡肉半熟时，放入蔬菜丁翻炒几下，加入适量清水煮开。等蔬菜完全熟透后放入咖喱粉。

③ 将热米饭盛在盘中，趁热倒入咖喱汁即成。

功效 咖喱饭中的鸡肉肉质细嫩，滋味鲜美，蛋白质含量较高，且易被宝宝吸收，有增强体力、强壮身体的功效。

海鲜炒饭

🍴 **原料** 鱿鱼（身体部分）1只，贻贝 5 个，基围虾 6 个，洋葱 1/4 个，甜椒 1/2 个，米饭 3 小碗，蚝油 1 大勺，酱油 1 大勺，精盐和砂糖各 1 小勺，蒜末 1 大勺，葱花 1 大勺，清酒 1 小勺，胡椒粉、食用油、香油、黑芝麻各少许。

🍴 **制作** ① 将鱿鱼用刀划出方格线，切成片。

② 将基围虾和贻贝用淡盐水洗净，滤去水分。将洋葱和甜椒切成细丝。

③ 炒锅上火，放少许油烧热，先入洋葱爆锅，炒海鲜，依次放入蒜、葱、清酒、胡椒粉、酱油以及米饭和甜椒，翻炒至熟。

④ 放入蚝油、白糖、香油、芝麻，翻炒盛出。

🍄 **功效** 风味独特别致，滋补肝肾。

糖醋鱼

🍴 **原料** 海鱼 300 克，精盐、胡椒粉及生姜汁各 1 小勺，蛋清 1 个，淀粉 1/2 杯，黄瓜 1/2 个，胡萝卜 30 克，白菜嫩叶 1 片，泡发的木耳 20 克，食用油、苏子粉适量，清水 1 杯，酱油 1 大勺，砂糖 4 大勺，白醋两大勺，淀粉水适量。

🍴 **制作** ① 鱼肉中加少许盐、胡椒粉、生姜汁拌匀略腌，淀粉中加适量清水和蛋清，搅拌均匀，放入腌好的鱼肉，挂上裹衣，入热油炸两遍。

② 将准备好的蔬菜和木耳炒熟，加少许精盐和胡椒粉调味。

③ 用清水 1 杯、酱油 1 大勺、砂糖 4 大勺、白醋两大勺、淀粉水适量搅拌均匀，做成糖醋汁。

④ 将糖醋汁盛入盘中，放入炸好的鱼块，撒上苏子粉，拌匀即成。

🍄 **功效** 口味酸甜，健脾和胃。

银耳薏米羹

🍴 **原料** 水发银耳 50 克，薏米 150 克，白糖、糖桂花、湿淀粉各适量。

🍴 **制作** ① 将薏米去杂，用温水泡好，洗净。

② 将银耳择洗干净，撕成小片。

③ 锅中加入冷水、银耳、薏米烧煮，薏米熟透后加入白糖烧沸，用湿淀粉勾稀芡，加糖桂花推匀，出锅即成。

🍄 **功效** 晶莹爽滑，具有滋补生津、健脑强身的作用。

牛肉饼

原料 牛肉馅 100 克，大葱 1 段，大枣 3 个，松子仁和核桃仁各少许，面粉 3 大勺，糯米粉 1 大勺，盐、胡椒粉、食用油各少许。

制作 ① 将牛肉馅用盐和胡椒粉调味。将大枣煮软，去皮去核，碾成泥。将大葱切成葱花。

② 将核桃仁用开水烫一下，除去包衣，与松子仁一起捣碎。

③ 盆中放入面粉和糯米粉，加适量清水调成稠面糊。面糊中放入牛肉馅、大枣泥、碎核桃和松子仁泥拌匀。

④ 煎锅上火烧热，倒入食用油，油热后将调好的面糊放入煎锅中，煎成小饼即成。

功效 营养丰富，有助于宝宝身体发育。

虾仁炒饭

原料 米饭 3 小碗，豌豆、扁豆、基围虾各 100 克，红色甜椒 1 个，黄瓜半个，洋葱 1/4 个，玉米罐头 3 大勺，橄榄油、黄油、奶酪粉各两大勺，盐和胡椒粉各少许，西芹末 1 大勺。

制作 ① 将豌豆用开水略烫，将扁豆煮熟后捞出，沥干水分备用。

② 将基围虾剪去尾巴，滤去玉米罐头中的水分备用。将红椒、黄瓜、洋葱切成小方丁。

③ 平底锅上火烧热，放入橄榄油和黄油，油热后，将米饭和配料依次放入锅中翻炒至熟，撒上奶酪粉和西芹末即成。

功效 颜色鲜艳，味鲜清淡。鸡蛋和虾仁含有丰富的蛋白质、脂肪、维生素和矿物质，同时富含 DHA 和卵磷脂、卵黄素，对神经系统和身体发育有利，能健脑益智，改善记忆力。

土豆沙拉

原料 土豆 1 个，三明治火腿肠 1 片，胡萝卜 10 克，牛奶两大勺，蛋黄酱 1 大勺，西芹少许，盐少许。

制作 ① 将土豆撒入少许盐，煮熟去皮，趁热碾成泥。

② 将火腿片切成小方丁。将胡萝卜去皮切成丝，撒上少许盐腌一下，滤干水分。

③ 盆中加入蛋黄酱和牛奶拌匀，倒入土豆泥、胡萝卜丝和火腿丁拌匀，撒上西芹末即成。

功效 土豆沙拉凉爽可口，土豆是高蛋白、低脂肪的营养食品，能提供多种维生素和矿物质，具有和胃调中、益气健脾、强身益肾等功效。

1~2岁宝宝早期教育

❶ 抓住宝宝学说话的最佳时机

1~2岁的宝宝掌握说话的技能比较容易，此时是语言发育的最佳时期。

1~1.5岁是宝宝语言理解能力迅速发展的时期。当妈妈说"再见"，宝宝就会摆摆小手；当妈妈说"谢谢"，宝宝就会握双手作揖。这时宝宝能说出的词很少，一般是动作代替语言。1.5岁是宝宝真正掌握词语、说出词语的阶段。

随着宝宝独立行走，视野开阔，与成人交往频繁及外界丰富的环境刺激，大脑迅速发育成熟，从而提高了宝宝对语言的理解力和表达能力。如果错过了学习说话的最佳期，再学起来就比较困难。这一时期宝宝讲1~2个字往往就意味着一句话，如呼唤"妈妈"，可包含多层意思：要妈妈，要妈妈陪着玩或其他要求等。

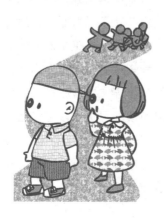

父母应观察宝宝的表情、动作，来猜测其含义，并以极大的热情逗引宝宝学说话。如要说"车"，不但要说，还要让宝宝看多种车辆，有条件时要让宝宝亲自摸一摸，这样宝宝就容易将词汇记住。宝宝对很多事物都爱问为什么，虽然这些问题有时是非常幼稚和简单的，甚至是滑稽的，但家长也要温和耐心地给予解答。

爱心提示

家长要善于启发宝宝提问，并给予简单明了的回答。不要嘲笑、讽刺，要有耐心，更不能不懂装懂，乱说一气，哄骗宝宝。

❷ 培养宝宝的注意力与记忆力

宝宝认识事物最早是从认识自身开始的。宝宝的小手在乱抓乱摸中最先和最多碰到的是自己的身体，如手、脚、头、脸等，加上父母常对宝宝说"手手香香""亲亲小脸""摇摇头"等，所以自己的手、脚、头、脸等最先被宝宝认识。家长要遵循由近及远、由具体到抽象、由浅入深、由已知到未知的原则，逐步引申，让宝宝认识更多的事物。

宝宝对某种事物越感兴趣，就越容易对该事物产生注意力。因此，应尽可能利用新颖有趣、色彩鲜艳、富于变化的物体刺激宝宝的兴趣，从而达到持久地吸引宝宝注意力的目的。

③ 多给宝宝听音乐

音乐是宝宝的好伙伴。当婴儿在哇哇啼哭时，会被优美的旋律所吸引，常常因此而停止哭闹。到了一岁半以后，这种需要越来越强烈，欢乐的音乐能使宝宝手舞足蹈，有时还会"咿咿呀呀"唱起来。

给宝宝听音乐是非常有益的。那么该让宝宝听什么音乐呢？迪斯科？爵士乐？流行歌曲？

要知道，过分强烈的节奏，长时间、高频率的喧闹，对1~2岁的宝宝极为不利。音乐声音过强或时间过长，都会引起宝宝听力下降，对语言的差别感受性降低，并阻碍儿童良好音乐听觉的发展。

应该让宝宝欣赏悦耳、抒情、优美的中外古典音乐及现代乐曲，培养其对音乐的爱好。最好多给宝宝听一些喜闻乐见的儿童歌曲，它更富有儿童情趣，很容易学会。

④ 训练宝宝良好的生活习惯

习惯始自生活点滴

两岁左右是宝宝养成行为习惯的关键时期。从出生那天起，宝宝主要是依靠先天反射，以后慢慢开始尝试和模仿新的办法，一点一点建立起自己独特的行为模式。宝宝的每一个举动都会产生一个结果，这个结果反馈回来，促使宝宝维持或者改变行为方式。这样一个过程不断重复，宝宝渐渐就会形成习惯。

生活的点滴表面上看似不起眼，但家长的反应和态度却会对宝宝产生很大的影响。将来宝宝是仔细还是马虎，做事有条理还是杂乱无章，喜欢读书还是讨厌学习，乐于交往还是我行我素，许许多多的习惯都是通过生活小事，日复一日，年复一年，不断积累而养成的。

习惯养成不易改

人的行为都存在一种定式，就是喜欢用熟悉的动作、语言和思维去处理事务。因为熟悉的办法最省力，小宝宝也不例外。有的宝宝挑食，最初常常是由于偶然因素，看到某些东西没食欲或者吃了不舒服，以后见到它们第一反应就是拒绝，时间一长挑拣惯了，有些食物就再也吃不进了。

习惯的养成相对需要较长的时间，但习惯一旦形成改起来就比较困难了。同一种行为不断重复，在大脑中渐渐形成固定的神经回路，这种反应模式就会固定下来，难以甚至无法改变。俗话说："江山易改，禀性难移。"家长一定要格外注意，防止宝宝养成坏习惯。

培养良好的习惯，让宝宝受益终生

不良的恶习会贻误宝宝一生，良好的习惯则可以让宝宝受益终生。培养良好的生活习惯是对宝宝进行早期教育最重要的内容之一，家长必须高度重视。

家长应从以下几方面培养好习惯：

★ 积极鼓励夸奖宝宝良好的行为。

★ 对宝宝的不良表现进行教育或限制。

★ 以身作则，为宝宝树立榜样。

★ 请宝宝监督检查家长的坏习惯。

★ 有意识地引导宝宝良好的行为模式。

5 从容应对"人生第一反抗期"

宝宝过周岁以后，运动能力逐渐提高，活动范围不断扩大，好奇心和探索欲望越来越强烈，总是试图摆脱父母的帮助。不如意时会哭闹不止，乱摔玩具。这意味着宝宝的自我意识开始形成，这是幼儿心理发展的一个标志性阶段，称为"人生第一反抗期"。

在此期间，宝宝常常表现得非常蛮横，不听从教育，对大人要求做的事经常抗拒，往往用反抗的形式要求扩大活动范围，表现出强烈的自我意识和独立性，父母应宽容、理智地帮助宝宝顺利度过这一时期。

虽然在反抗期宝宝会表现出反抗性和否定性，但从积极的方面看，宝宝精力旺盛，热情活泼，这些特性是推动宝宝成长的重要心理源泉。家长要全面客观地认识宝宝的特征，及时地帮助教育宝宝，培养宝宝健全的自我意识，促进宝宝身心健康发展。

6 纠正独生宝宝的嫉妒心

随着独生子女的增多，宝宝会自然产生嫉妒心，表现为不合群，自己的玩具不让小伙伴玩，当父母抱别人家的宝宝时，会表现出不高兴的样子。独生子女嫉妒心是一个不容忽视的社会问题，应该积极教育宝宝，可让宝宝多参加集体活动。

如果邻居家有更小的宝宝，家长可领着宝宝去串门。让宝宝试着摸摸小宝宝的手，并告诉他小宝宝会哭、会笑，比玩具娃娃更可爱，小宝宝长大后会和你一起玩，并让宝宝从家里拿玩具给小宝宝玩。在宝宝做了这些举动后，要表扬他，鼓励他，离开小宝宝时要讲"再见"，不妨在1~2天后再拜访小宝宝，培养宝宝的爱心。久而久之，潜移默化，就能慢慢矫正独生子女特有的嫉妒心。

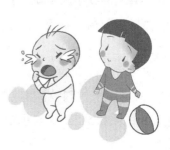

❼ 宝宝不合群怎么办

每个婴幼儿都喜欢成人的爱抚、逗引和亲近，这就是最初的集体欲。当宝宝在精神上得到满足时，身心才会健康成长。

1岁以后，宝宝的这种集体欲就更为强烈，宝宝特别喜欢和同龄宝宝一起玩，开始转向对社会性的需求。但是也有个别儿童不合群，这是不正常现象。宝宝不合群的原因及解决办法介绍如下：

★ 心理压抑：父母感情不和或婚姻破裂，可造成宝宝性格孤僻，不愿接近人。父母之间的矛盾不应影响到宝宝，要让宝宝有一个温馨的家。

★ 过分依恋成人：有些家庭的宝宝从小没有离开过成人的怀抱，适应环境的能力比较差。入托后常爱哭闹，有时哭着要小便，却硬是不肯尿在便盆里，刚刚拿走便盆就尿湿裤子。平时不愿和小伙伴玩，不能适应幼儿园的生活。

★ 环境约束：有的家庭对宝宝过分宠爱，过度保护，不准其走街串门。由于宝宝长期失去与人交往的机会，显得胆怯，见到陌生人会表现得不自然，更不会主动找小朋友玩。要制造机会让宝宝与邻居、亲戚、朋友的宝宝进行交往。

★ 独生子女家长的溺爱：有的独生子女，由于家长的溺爱，养成任性、霸道、自私的性格，不能与小朋友友好相处。

总之，无论是精神因素还是其他因素，不合群的宝宝共同的特点都是缺少交际机会。

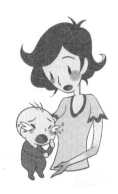

❽ 纠正宝宝任性的毛病

宝宝的性格固然与先天因素有关，但更主要的是取决于家长的后天教育。适度关心，正确引导，宝宝就会形成健全的性格。相反，过分溺爱迁就，有求必应，宝宝就会养成任性的坏习惯。

如何克服宝宝任性的毛病呢？主要还在于家长日常生活中对宝宝的教育。对宝宝的要求要分清是否合理，如果合理应尽量满足，如果不合理，则要通过教育使其放弃。久而久之，宝宝就会明白什么是应该做的，什么是不应该做的。对不应该做的事情，家长应讲明道理，使宝宝明白为什么不应该做。长期坚持，宝宝就会学会等待，学会忍耐。千万不要一见宝宝发脾气就慌了神，处处宠着宝宝，这样宝宝是不会珍惜父母之爱的。

父母应培养宝宝初步的自我约束能力。如有意识地给宝宝一定条件的约束，诸如饭前洗手，玩具玩后放回原处，等家人到齐后一起进餐，客人送来的礼物待客人走后才可以打开品尝或欣赏等。决不能随便应允宝宝提出的一切要求。

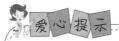

父母的性格特点对宝宝起着潜移默化的影响。父母在宝宝面前对人、对事要以身作则、模范示范，只有这样，家长才能在宝宝面前树立起榜样，才能真正改掉宝宝任性的毛病。

⑨ 从小培养宝宝的良好个性

宝宝个性的形成与早期心理发展环境有很大关系。宝宝出生以后，在很长一段时间需要父母的呵护关照，在这个过程中，亲子关系占据非常重要的地位，宝宝就是在与父母的关系中建立和发展自己的个性特征的。

在成长过程中，父母的任何一种态度，比如表扬或指责，只要让宝宝感到受到关注，就会影响到他的个性心理。如果亲子关系差，宝宝就易产生心理焦虑、抵触等情绪，甚至变得冷漠。

现在很多家长都有这样一种观点，即自己应该努力工作，为宝宝创造更好的物质生活条件，让宝宝能生活得好一些。事实上对宝宝来说，吃什么穿什么并不是最重要的，最重要的是一种和谐温暖的亲子关系。

如果宝宝从小就缺乏足够的父爱、母爱，宝宝感情的发展则是冷漠的，缺乏安全感，对事物没有兴趣，最终导致性格上的缺陷。

有一些宝宝特别不爱说话，在家里和学校的时候经常是静静地坐着，不知在想些什么。在学校也不太合群，不与同学交往，上课时注意力不集中，回答问题不主动，还经常忘记做作业，好像什么事都不感兴趣。

还有一些宝宝则爱寻衅滋事，故意引起别人对他的注意，或者沉溺于网络游戏中寻找情感寄托。

如果有些家长曾经冷落了宝宝，从现在开始让宝宝重新体验父母的关爱。比如说带宝宝出去玩，与宝宝一起嬉戏，与宝宝多交流，看电视时谈谈心得，吃饭时讲讲身边发生的事。父母不要急于关注宝宝的作业、成绩如何，等等。而应多关注宝宝的情感发展变化，及时对教育方法进行调整。

只要家长尊重宝宝的意愿，把宝宝当作家庭的一员，并予以重视，宝宝就会变得快乐积极。当自己作为一个"人"的价值得到承认时，称作"自

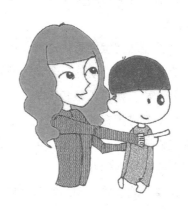

我价值感"。这种感情对于儿童来说，是至高无上的，它会化作无穷的动力。

让我们用亲情来激活宝宝的"自我价值感"，让宝宝自由地发展自己良好的个性，朝气蓬勃地学习和生活。

好的个性与行为方式可以让你的宝宝受益一生。年轻的爸爸妈妈们一定要牢记以上所言，用你的爱为宝宝创造美好的未来！

⑩ 给宝宝讲故事的注意事项

听故事是宝宝喜闻乐见的学习方式，宝宝通过妈妈的讲述可以增加词汇量，同时还可以接受文学熏陶和品德教育。给宝宝讲故事时，应当注意以下事项：

故事的内容要适合宝宝的年龄特征和理解水平

许多家长发现给宝宝讲故事时，宝宝一会儿要听这个，一会儿要听那个，一会儿要玩汽车，一会儿又想吃东西，弄得家长无所适从。事实上并不是宝宝不想听故事，主要是因为宝宝年龄小，生活经验少，对故事内容一知半解。

家长应从宝宝熟悉的动物开始，附以夸张的语气、动作、表情等来吸引宝宝注意。如讲《狼和小羊》时，可以富于多种声音和表情变化，连续为宝宝讲三四遍，慢慢让宝宝加深理解。可给两岁的幼儿讲有关动物和植物的故事，故事要生动，情节不要太曲折。3~5岁的宝宝有了想象力，家长就可讲神话、童话、民间故事，人物形象可丰满一些，词汇量要逐步增加。为了丰富宝宝的想象力，要多用夸张的手法。

另外，还要有针对性地为宝宝讲故事。家长对胆小的宝宝多讲些勇敢者战胜困难的故事；对自私的宝宝多讲些热心人无私帮助别人的故事。家长可以根据自己宝宝的个性进行针对性的教育。

讲述方式要富于变化，语言生动

家长最好在讲的过程中多用象声字、象形字，必要时可手舞足蹈，眼睛、嘴巴连同脸上的肌肉一起调动起来。只有家长讲得津津有味，宝宝才能听得津津有味。

要根据宝宝的喜好和实际水平，用宝宝喜欢的语气和简短、生活化的语句讲述，宝宝肯定听得可带劲了，还会不断提问，其效果就非常好。

运用故事加强对宝宝的思想教育

利用故事对宝宝进行教育，比空洞的说教更易于让宝宝理解和接受。比如，可以通过讲述《大公鸡和漏嘴巴》，教育宝宝认真吃饭不撒饭，爱惜粮食；利用《筷子的故事》教育宝宝团结起来力量大；利用《小马过河》教育宝宝动脑筋不怕困难。

对宝宝进行教育只需利用故事中的一句话或一个词就行了，如要像小马一样学会自己拿主意，做事情不能像小猫钓鱼一样三心二意。

让宝宝编故事

故事不能只由爸爸或妈妈来讲，要创造机会和条件让宝宝练习讲故事。在晚饭后或者临睡前，让宝宝自由讲故事，父母就会惊讶于宝宝的语言天赋：宝宝的语言连贯流畅，语气绘声绘色，对一些故事中的形容词、成语用得非常准确。

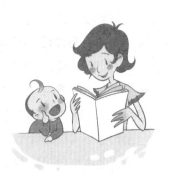

还可以让宝宝复述故事，让宝宝用自己的语言来表述故事里的人物和情节。这对宝宝的语言、记忆、思考、逻辑、想象等能力都是最好的锻炼。

⑪ 用儿歌教育宝宝

早晨，当宝宝不按时起床，父母就可以对宝宝念：

"太阳红，雄鸡叫，小畅畅（女儿名），快起床。
今天穿件花衣裳，洗了脸儿搽香香。"

晚上，宝宝不按时睡觉，还要大人陪着，父母就教宝宝一首新歌：

"生日到，长一岁，自己吃，自己睡。
我不要妈妈陪，妈妈夸我好宝贝。"

宝宝吃饭爱乱跑，父母可以给宝宝念：

"吃饭时，要坐好，不嬉笑，不吵闹，
细细嚼，慢慢咽，脸儿红扑扑，身体长得好。"

吃苹果前宝宝不想洗手，父母就可以给宝宝念：

"我是一个大苹果，小朋友见了都爱我，
请你先去洗洗手，要是手脏别碰我。"

当宝宝看到打架的事，父母就可以教宝宝下面的儿歌：

"小公鸡，不听话，在一起，爱打架，
抢菜叶，抢小虫，好宝宝，别学它。"

以上仅是几个小例子，父母不但可以利用儿歌培养宝宝的良好习惯，还可以有意识地培养宝宝的坚强性格。比如，当宝宝摔倒了，眼看就要哭出来，父母此时不要马上去扶宝宝，可以和颜悦色地对宝宝说："想想小木马，自己摔倒自己爬。"宝宝就会抹抹眼泪，自己爬起来，掸掸身上的土，学着小马的样子又奔跑起来。

儿歌不仅能培养宝宝良好的生活习惯，而且对形成高尚的道德情操具有潜移默化的作用，同时也提高了宝宝的理解能力、记忆力和语言表达能力，为其打下文学基础。

当宝宝开始咿呀学语的时候，父母就可以教宝宝儿歌。儿歌的词句都比较简短，节奏性强，押韵上口，便于宝宝记忆和吟唱。宝宝会和父母一起唱儿歌，摇头晃脑，兴奋异常，表情和姿态还会随着儿歌的内容变化。

父母可多买些带儿歌的连环画给宝宝读，宝宝很快就能背下很多首儿歌，还能边说边表演。

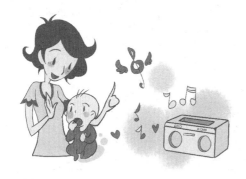

⑫ 教宝宝唱儿歌

所选儿歌要适合宝宝的年龄段

选择的儿歌一定要适合宝宝的年龄段，而且要形象生动，最好是象声词多一些，并且有一些重复的字。

"小公鸡，喔喔啼，拍拍翅膀喔喔啼；小小鸡，叽叽叽，找到妈妈叽叽叽。"这类动物性歌谣，趣味性强，朗朗上口，对两岁以内的宝宝是很合适的。另外，还可选择简短流畅的民间歌谣。如"小老鼠，上灯台，偷油吃，下不来……"这类歌谣虽然古老，但很形象生动，因此一直在民间流传。

为宝宝唱歌谣创造安静的环境

教宝宝歌谣时，应选择合适的时间和场所。如在晚上睡觉前，妈妈和宝宝面对面坐好，开始进行语言和情感交流，培养亲近感。

唱儿歌要吐字正确清晰

教宝宝唱歌谣要用普通话，咬字要清楚，要为宝宝的发音提供正确的示范。同时还应该注意掌握歌谣速度、语气和音调的变化，让宝宝从歌谣中感受到语言美、韵律美。

对宝宝一时掌握不了和发不准的音，大人要多示范，多鼓励，不能指责、嘲笑和批评，保护宝宝学习的热情和积极性。

莫强迫宝宝学唱儿歌

要顺应宝宝的兴趣和爱好，不能强迫他学习。无论教宝宝学习什么，都不要强迫他学，否则容易挫伤宝宝的积极性，或者使其产生抵触情绪或逆反心理。

要适当地引导宝宝，如果宝宝不感兴趣，一定要等他感兴趣的时候再教他学。

要及早训练宝宝听儿歌

要启动宝宝的听觉中枢和语言中枢，使宝宝产生模仿大人说话的欲望，有利于宝宝语言能力的进一步发展。因为宝宝在记忆儿歌的过程中可以锻炼思维能力。

要多给宝宝听儿歌的机会

可以选择多种方式让宝宝听儿歌。如妈妈同宝宝在小河边散步看到小蝌蚪，可以自编儿歌："小蝌蚪，黑黝黝，细细尾巴大大头，排着队伍去春游。游游游，游游游，丢了尾巴长了头，变成青蛙绿油油。"宝宝既看到实物，又开口念儿歌，就比较容易接受，也比较容易认识小蝌蚪这种动物及其生长过程。

配上音乐教儿歌

教宝宝唱儿歌时，最好配上简单的音乐，哼给宝宝听，引起宝宝的兴趣。如果购买儿歌的音像制品，效果就会更佳。

⑬ 经典童话有选择地读给宝宝听

童话是滋养宝宝心灵的沃土，但在很多童话中，暴力并不少见，有些童话中还会出现欺骗、贪婪、投机取巧等不良社会现象。对于幼小的孩童来说，是非观念还没有完全建立起来，还无法分清童话与现实之间的差别。这些不良描述则有可能成为一种精神芒刺，影响宝宝身心的发育。尤其不适宜读给宝宝听妖魔鬼怪的故事。

经典童话可以有选择地读

在宝宝是非观和分辨力还没有建立起来之前，可以有选择地给宝宝读一些经典童话里的精彩片段。

比如《海的女儿》里面大海场景描述得非常优美，在临睡前读给宝宝听，可以用来催眠，同时这些内容也有助于宝宝了解海底神秘的世界，调动宝宝对未知世界的好奇心，为将来的探索埋下伏笔。

要注意童话图书内容的思想性，应能够激励宝宝奋发向上，讴歌人性的善良、勤劳和勇敢。

要带着批判色彩读

在给宝宝读完一个童话故事后，家长可以适时进行讨论，或讲自己对故事中人物的看法，逐渐让宝宝学会分辨是非与善恶。

等宝宝具有足够理解力再读

为了防止童话中某些暴力情节或其他不良内容带给宝宝伤害，要根据宝宝的理解力以及生活经验积累程度来选择适合的童话。

当宝宝已经具有初步的是非观念，明白一些生存规则，知道区分善恶，家长就可以多读童话给宝宝听了。

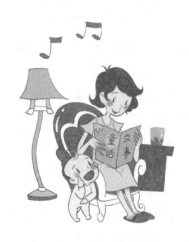

⑭ 家长应掌握先进的教育方法

一位教育者说："学问之传授，其方法愈先进，人类之智识，即愈进步。"正确的教育方法可使你拥有一个好宝宝，可避免日后很多苦恼的问题。常用的教育方法有传授、谈话、阅读指导、启发、演示、实验、练习、参加访问、实习作业等。可根据不同的学习内容，采取不同的方法。思想品德教育方法主要有说服、常规训练、示范、奖励和惩罚等方法。

思想品德的教育方法有以下几种：

说服

说服就是通过摆事实讲道理，循循善诱，启发宝宝的心灵，激发宝宝的觉悟。要想有说服力，首先应摸清宝宝的心理需要，一把钥匙开一把锁，才有效果。如果只讲大道理，效果就差。说服的语气应是和风细雨的。

常规训练

卢梭说："真的教育不在于口训，而在于实行。"实际上，教育的实质就是早期良好习惯和道德行为的养成。父母的任务就是培养宝宝的自觉控制和调节行为的能力，使宝宝能够有规律、有秩序地学习和生活。

示范

示范就是以自己良好的言行习惯影响宝宝。朱自清、老舍的父母亲，虽然没有过多的语言，但他们以自己朴实、正直、坚强的个性，教会了宝宝怎样做人。自以为是，经常唠叨而不注意自己形象的家长，常常不被宝宝尊重。

奖励和惩罚

家长应具备的最基本的素质是知道什么该奖励，什么不该奖励。如果鼓励了不该鼓励的行为或事物，打击了本应鼓励的行为或事物，就不能算是一个合格的家长。

家长对宝宝的奖励应以口头表扬和目光赏识为主，侧重于表扬宝宝努力的过程。表扬切忌过于频繁，夸大其词。如果表扬通过别人的口传给宝宝，效果会更好。

对宝宝的惩罚应尽量少用，在说服无效的情况下，才能辅以惩罚，不能用惩罚作为开路先锋。

15 影响宝宝智力的几种因素

★ **运动不足**：运动可以促进血液循环和新陈代谢，增强大脑的血液供应，促进大脑神经细胞的开发和思维能力的发展。

★ **睡眠欠佳**：良好而充足的睡眠不仅有益于儿童的身体发育，而且对儿童智力的发展也有良好的促进作用。

★ **忽略早餐**：如果宝宝经常不吃早餐，或早餐过于简单，大脑从清晨开始就无法得到充分的能量，不利于智力发育。

★ **甜食过多**：如果宝宝摄入太多甜食，体内血糖过高，会影响宝宝正常食欲，从而影响正常进食，不利于宝宝大脑发育。

★ **大便秘结**：如果宝宝大便量少而干结，就会使粪便中的有毒物质在肠道内停留过久，毒物被吸收进入血液循环，从而损害大脑神经细胞。久而久之，可导致儿童记忆力下降、注意力不集中、思维迟钝等智力发育不全。

Part18
2~3岁宝宝养育

2~3岁,宝宝的活动范围不断扩大,认知能力也相应提高,模仿是宝宝的主要学习方式,父母应强化宝宝的自理能力,注重宝宝的品德教育。本章为年轻的父母们详细讲述了2~3岁宝宝的生理特征、日常护理、喂养、早期教育等内容。

2~3岁宝宝发育状况

① 两岁以后宝宝身高增长规律

身高是指宝宝从头顶至足底的垂直长度。1周岁时平均身高达75厘米，两周岁时平均身高达85厘米左右，两岁以后平均每年长5厘米，因此两岁以后平均身高可按以下公式推算：

身高（厘米）＝（年龄－2）×5＋85＝年龄×5＋75。

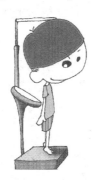

② 宝宝大脑发育状况

大脑的大多数回路都是在人生的头几年建立起来的。宝宝刚出生时的大脑只有成人大小的1/4，但到了两岁，就已经长到成人大小的3/4了。

③ 宝宝牙齿发育状况

按照不同月龄，婴儿应出多少颗牙呢？父母可采用下列公式简单地估算一下：出牙数（婴儿）＝月龄－(4或6)。例如10个月的婴儿，乳牙应为4颗或6颗；在1岁时多数已有6~8颗乳牙；2岁时乳牙应出齐，共为20颗。

④ 宝宝的视觉水平

两岁的宝宝两眼协调能力比较好，视力水平已经达到0.5。2~3岁的宝宝可以注视小物体及画面长达50秒，能够区别垂直线和横线。

3岁是宝宝视觉发育的关键时期，保护视力必须从这一时期开始。家长应督促宝宝注意用眼卫生，看书、视物要保持一定的距离，不要在光线暗的地方用眼视物，如发现宝宝视力异常，应及时矫正。

⑤ 宝宝的听觉水平

2~3岁的宝宝特别喜欢听节奏感强的音乐和诗歌。节奏明显的儿歌和唐诗读起来朗朗上口，深受宝宝的喜欢。宝宝还喜欢听语音语调有起伏的故事，开始表现出对某些音乐的爱好，并尝试随音乐跳舞。

3岁以后，宝宝会用打击乐器表现乐曲的节奏，能够用不同的方式来表达对音乐的感受。两岁的宝宝能够区别不同高低的声音，能听懂简单指令。3岁后可精细地区别不同声音。

⑥ 宝宝的运动功能

从宝宝出生起，家长就应该有意识地锻炼宝宝的运动功能，因为运动功能是人类其他能力发展的基础。这时期的幼儿能够双脚站立并跳起，落地时不会跌倒，可以协调好身体同时完成两个动作。宝宝开始会做一些简单的家务，如摆放和收拾碗筷等。虽然还不能很轻松地使用剪刀，但是很喜欢用剪刀剪纸。很喜欢做有节奏的动作。

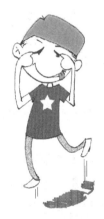

⑦ 宝宝的语言功能

两岁宝宝的语言能力会有突飞猛进的表现，逐渐能像成人一样用语言交流，用语言表达自己的心愿。能明白较为复杂的句子，如"我们坐车去商店"等，可以听懂120~275个字，能说出自己的名字。

到了3岁，宝宝能够认识常用的标志和符号，可以指出3种颜色，能听懂800~1000个字，可以重复大人所讲的话，并能用复杂的句子表达自己的意图，还能背诵许多儿歌。

2~3岁的宝宝已经能够掌握"谢谢、您好、再见"等礼貌用语，父母可以经常鼓励宝宝主动用礼貌语言与人交流。

对于一些简单的英语单词，如香蕉、苹果、橘子等，宝宝已经能正确发音，还能说出几种动物的英文名称。背诵是宝宝喜爱的学习方式，诗歌中有规律的音韵和节律能帮助宝宝记忆。

为了促进宝宝语言能力的发展，父母要寻找多种途径来帮助和加强与宝宝的语言交流。多和宝宝说话，尽可能使用丰富的词汇，语法要正确，多向宝宝提问。

早期阅读会使宝宝对图画和文字产生浓厚的兴趣，父母要注意培养宝宝良好的阅读习惯，为今后的学习打下基础。

⑧ 宝宝的情绪变化

从两岁半开始，宝宝的感情和情绪变化很快。宝宝的自我意识变得很强，经常会反抗妈妈，会和小朋友吵架，会缠着妈妈撒娇，对黑暗的恐怖心理加重，经常出现反抗行为与信赖行为交替现象。

宝宝的情绪变化是正常的，这是宝宝接触社会时的不确定感造成的。

这个阶段，父母要注意锻炼宝宝的胆量，不要过分迁就宝宝。宝宝此时已经能够明白简单的道理，当父母给宝宝讲清楚道理时，宝宝刚开始可能会有所抵触，时间久了，宝宝心中就会认同父母的道理，并以此作为行为准则。

⑨ 宝宝的求知欲

2~3岁的宝宝对新鲜事物的探索精神常让父母疲于应付。

宝宝两岁多时，经常爱问："为什么？"3岁就发展到进一步提出更深层次的问题："这是什么？""这是怎么回事？"这说明宝宝的求知欲更加强烈。

智力的发展与兴趣息息相关，只有宝宝对周围事物怀有极大的兴趣，才会对事物刨根问底，并且在观察、学习、询问和理解的过程中完成智力发育。

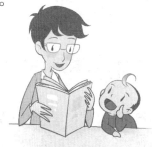

⑩ 宝宝的智力发育

两岁是宝宝智力发育的飞跃期，认知能力大大进步，可以说出人名以及物体的名称，想象和模仿能力也大大增强，开始感受、理解符号，能够把物品或自己当作游戏的对象，喜欢画出各种符号。

两岁的宝宝喜欢模仿大人，可以让宝宝在家里帮助做点简单的家务，这是宝宝学习新技能的最好途径。通过学习，能让宝宝学会记忆、分类，学会集中注意力，学会解决问题。

⑪ 宝宝的社会行为

2~3岁，宝宝的活动范围不断扩大，认知能力也相应有所提高，此时特别需要和朋友交往玩耍，从其他小朋友那里可以学到许多生活经验，但是少不了会因和小朋友争抢玩具而吵架。

2~3岁的宝宝爱表现自己，喜欢吸引别人的注意，喜欢听故事、看画册，能够执行简单的命令。

3岁时，宝宝已经能参与一些复杂的社会交往，应变能力也有所增强，喜欢和人玩游戏。这时要让宝宝多与人交往，多和小朋友玩耍，做一些类似捉迷藏或老鹰捉小鸡等需要与人合作的集体游戏。

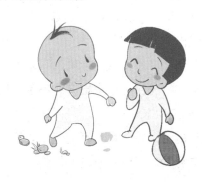

2~3岁宝宝日常护理

❶ 合理安排宝宝的睡眠和饮食

2~3岁的宝宝一天应睡12~13个小时，其中安排午睡1小时。足够的睡眠可以使大脑功能得到恢复，促进大脑发育。宝宝大脑本身就很娇嫩脆弱，必须保证充足的能量物质和氧的供应。如果能量供应不上或用脑过度，脑细胞就会很快疲劳，甚至衰亡，而有些脑细胞是不能再生的。

幼儿在发育中脑所需要的营养是巨大的。这时吸收的营养总量中有50%的营养成分和氧气都是被脑消耗的(成人需20%)。出生后的头几年中，宝宝脑发育最快，在这个关键时期，长期营养不良将严重损害脑的正常活动能力，尤其会损害认知能力，如记忆力、注意力等。

家长要注意宝宝对营养的吸收能力。即使家长饮食搭配得特别好，有些宝宝仍会营养不良，这就要到医院检查宝宝的消化系统，提高宝宝的吸收能力。

> **医师指导**
>
> 大脑需要大量的营养物质，但大脑储藏营养的能力却极低，一般只有4个小时左右。所以需要及时地补充营养，若中间产生营养断层，也会对大脑细胞造成损害。

❷ 注意宝宝的牙齿护理

两岁半时，大多数宝宝已出齐了20颗牙齿。有些宝宝已学会漱口，应坚持睡觉前漱口，同时开始训练宝宝刷牙。

宝宝刚开始刷牙时可能搞得一塌糊涂，妈妈这时不要刻意地管教宝宝，那会使宝宝产生逆反心理。让宝宝自己动手，只要宝宝对刷牙产生兴趣，以后再慢慢帮宝宝掌握就容易多了。

此时还要带宝宝进行第一次牙齿保健检查，观察乳齿萌出状况，再检查有没有出现龋齿。因为这个阶段的宝宝特别爱吃糖，而糖里含有的焦性葡萄糖酸会顺着龋洞渗入牙髓，侵犯正在成长的恒齿。

③ 让宝宝正确使用牙刷

为宝宝准备刷头小、短而窄的牙刷，毛束两排，刷毛平齐，适于在口腔内灵活运转和多面刷洗。

可以选用防龋牙膏，顺着牙缝上下刷，牙齿的内面、外面及咬合面都要刷到，每个地方要反复刷几次。刷牙完毕清洗牙刷，将刷头朝上置于通风干燥处，每个月用肥皂水清洗一次。

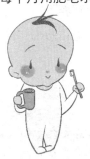

④ 莫让宝宝使用含氟牙膏

用含氟牙膏刷牙，每日氟的总摄入量将远远超过儿童的正常需要量。宝宝体内如果含氟量增加，发生骨折的可能性也随之增加。局部应用氟化物及摄入氟化物对儿童发育和健康都有一定的危险性。因此，儿童不宜使用含氟的牙膏。

⑤ 莫让宝宝长期使用 药物牙膏

长期给宝宝使用药物牙膏，会影响宝宝的口腔卫生。药物牙膏对口腔疾病虽然有一定的作用，但若长期滥用，危害不小。如果长期使用消炎护齿类牙膏，不仅会使口腔中的致病菌产生抗药性，而且在杀灭一些病菌的同时，还会杀灭口腔中的正常菌群。这样不但会给疾病治疗带来困难，还会出现新的感染。

⑥ 莫让宝宝穿皮鞋

宝宝处于生长发育阶段，尤其是骨骼系统发育尚不成熟。宝宝穿皮鞋会因鞋帮、鞋底较硬而感到不适，还会影响骨骼发育。皮鞋还会压迫局部的血管、神经。宝宝骨骼弹性强，久穿皮鞋容易发生趾骨变形，甚至导致脚掌与脚趾骨骼的异常发育。因此，不宜让宝宝穿皮鞋，以软胶鞋或布鞋为宜。

⑦ 莫让宝宝在大街上玩耍

城市的马路上不仅有噪声，而且空气非常不好。机动车辆排出大量有害气体，这种气体悬浮在空气中，随风飘动。人体吸收这些有害气体达到一定程度时，便会产生毒害作用。

经常逗留在街道上玩耍的幼儿不可避免地要受到有害气体的侵袭。由于幼儿机体解毒器官发育尚不够完善，因此常常会出现头痛、头晕、失眠、记忆力下降、四肢无力及食欲减退、消化不良等现象，还可以导致婴幼儿铅中毒。所以，宝宝不宜经常逗留在大街上。

❽ 莫让宝宝久看电视

有些家长认为，看电视可以增加宝宝的知识，开阔宝宝的视野，因此对宝宝看电视的时间不加限制，甚至有的家长用看电视来哄宝宝。这种做法是不科学的。

电视对眼睛有一定刺激作用，电视屏幕较小，光线又闪烁不定，容易引起眼睛疲劳。

幼儿正处于生长发育的重要阶段，眼球的角膜较薄，眼肌的力量较弱，晶状体也未发育成熟，如果长时间看电视，很容易使角膜受到不良刺激，降低晶状体调节能力，引起角膜炎、近视和其他眼病。因此，宝宝看电视是应该有时间限制的。

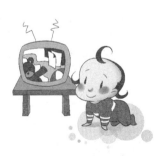

❾ 莫让宝宝睡软床

许多人喜欢将婴幼儿的床铺得很软，觉得只有这样睡觉才舒服暖和。实际上，睡软床虽然舒服，但也有许多缺点。

宝宝在软床上睡觉，尤其是仰卧睡时，增加了脊柱的生理弯曲度，使脊柱附近的韧带和关节负担过重，时间长了，容易引起腰部不适和疼痛。

床铺过软也容易养成蒙被睡觉的习惯。时间一长，被窝里的氧气越来越少，造成缺氧，使大脑得不到充分休息。此外，由于婴幼儿骨骼硬度小，容易弯曲变形，长期在软床上侧睡，很容易造成脊柱侧突畸形。因此，婴幼儿不宜睡软床。

❿ 消灭家中的螨虫

为了避免螨虫对宝宝的伤害，消灭螨虫的措施如下：

★ 保持室内环境的干燥、通风，若遇湿度大的天气，即使温度不高，也要用空调机或除湿机抽湿。

★ 经常将宝宝的被褥、枕头放在强烈的日光下暴晒，拍打除尘。

★ 宝宝要勤洗澡，勤换衣裤。宝宝的衣裤，尤其是内衣裤洗后应放在阳光下暴晒。如遇下雨或阴天，应将内衣裤用开水泡后再晾干。

★ 最好不要在婴儿居室使用地毯，如果实在需要使用地毯，应定时（至少每年在进入夏季前）用地毯专用洗涤剂清洗地毯。

★ 每天应使用吸尘器给地毯吸尘，隔一段时间在地毯上喷洒"灭害灵"等杀虫剂，喷洒后宜开窗通风，人不要待在室内。等室内及地毯上无异味后，方可让宝宝在地毯上活动。

★ 用凉席前，应将隔年贮存的凉席、枕席、沙发席等草竹制品卷起，竖在地上用力敲打，用开水烫一遍，以杀死螨虫及其虫卵。

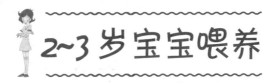

2~3 岁宝宝喂养

❶ 2~3 岁宝宝的营养需要量

2~3 岁宝宝是发育关键期，膳食营养一定要平衡，比例要合适，要合理安排吃饭的时间和进餐的次数，才能保证摄取足够的营养。下面提供 2~3 岁幼儿的食谱表，可酌情参考：

方案一：

早餐：大米粥，鸡蛋面饼。

午餐：软米饭，肉末炒胡萝卜，虾皮紫菜汤。

加餐：牛奶，饼干。

晚餐：肉末碎青菜面。

方案二：

早餐：玉米面粥，小烧饼，蒸蛋羹。

午餐：软米饭，红烧鱼，炒青菜，西红柿鸡蛋汤。

加餐：豆浆，饼干。

晚餐：馒头，炒绿豆芽，青菜肉丸汤。

方案三：

早餐：牛奶，面包夹果酱。

午餐：豆沙包，小米粥，猪肝炒黄瓜。

加餐：水果，点心。

晚餐：软米饭，油菜炒香菇，海米冬瓜汤。

❷ 要保证宝宝丰盛的早餐

不吃早餐，会使宝宝无法集中精力，造成学习能力下降。从早晨睁开眼睛开始，大脑细胞就开始活跃起来。脑力活动需要大量能量，如果不吃早餐，能量就不足，大脑就无法正常运转。吃早餐不仅能补充能量，而且通过咀嚼食物可对大脑产生良性刺激。吃早餐的宝宝在注意力和创造力方面比不吃早餐的宝宝更出色。

❸ 可预防宝宝感冒的食物

富含维生素 A 的食物

冬春季节，儿童体内缺乏维生素 A，是容易患呼吸道感染疾病的一大诱因。

在感冒等呼吸道感染性疾病高发季节，给儿童增加含有丰富维生素 A 的食品，可减少儿童感冒的发病率。

维生素 A 是通过增强机体免疫力来取得抗感染效果的。此外，维生素 A 可降低麻疹的患病率和死亡率。

富含维生素 A 的食物有猪肝、鸡肝、羊肝、牛奶、蛋黄、胡萝卜、鱼卵、牛奶、豌豆苗、金针菜、苜蓿、红心甜薯、辣椒、河蟹、黄鳝、菠菜、韭菜、荠菜、莴苣叶、杏、芒果和柿等。必要时可口服维生素 A 制剂，婴儿每日 1500~3000 单位。

富含锌的食物

锌元素是不少病毒的克星，在感冒高发的季节，可以多让宝宝吃些富含锌的食品，如蛋黄、瘦肉、鱼、动物内脏、豆类及坚果类等，要每日适当安排进食。补充锌元素能够有助于机体抵抗感冒病毒。锌元素还能够直接抑制病毒增殖，还可以增强机体细胞的免疫功能，特别是吞噬细胞的功能。

富含维生素 C 的食物

维生素 C 能将食物内蛋白质所含的胱氨酸还原成半胱氨酸，半胱氨酸是人体免疫大军的重要成员，是抗体合成的必需物质，故维生素 C 有间接地促进抗体合成、增强免疫的作用。而人体内不能合成维生素 C，需从饮食中摄取，因此给儿童适当多吃一些富含维生素 C 的食品可起到防病的作用。

维生素 C 广泛存在于水果及蔬菜中，水果以枸橼酸类、葡萄类、莓类等含量丰富，如柑橘、柠檬、青梅、苹果、山楂、葡萄柚、菠萝、草莓、葡萄等。蔬菜则以绿叶菜、出芽的菜或豆、块茎类、薯类含量较多。

富含铁质的食物

如果体内缺乏铁质，就可引起 T-淋巴细胞和 B- 淋巴细胞生成受损，表现为数量和质量下降，吞噬细胞功能削弱，天然杀伤细胞数量减少等免疫功能降低的变化。

富含铁质的食物可使上述不利于机体抗病能力的变化得到纠正，恢复正常，达到对抗感冒病毒的目的。

富含铁质的食品有动物血、奶类、蛋类、菠菜、肉类等，但不宜盲目偏食过多，特别是铁强化食品。一是避免破坏微量元素间的平衡，降低锌、铜等的吸收率，二是过多的铁贮于体内，可能会有助细菌生长和增殖。

医师指导

为了预防和减少儿童感冒，家长应多让宝宝食用能够预防感冒的食物，如胡萝卜、南瓜、豆制品、坚果、绿叶蔬菜、鸡蛋、奶制品等。

❹ 多吃快餐食品会影响宝宝大脑发育

大部分宝宝喜欢吃汉堡包、奶油冰激凌、炸薯条以及涂满奶酪的比萨饼等快餐食品。这些快餐食物中所含的饱和脂肪酸会阻碍宝宝大脑的发育。饱和脂肪酸容易在大脑中沉积。宝宝在长期食用动物性高脂肪食品，脑袋会变得越来越迟钝。宝宝偶尔吃一次快餐食物不会有什么危险，但长期进食快餐食品，就会影响大脑发育，导致智力下降。

5 多吃苹果可预防龋齿

苹果能够预防龋齿。由于苹果果肉中含有大量果胶的植物纤维，如果不细细咀嚼，就很难吞咽下去，因此，吃苹果的过程中自然就加固了牙齿和下颚。

要预防龋齿，就应多吃富含植物纤维的水果和蔬菜。植物纤维能促使口腔分泌出大量唾液，可以清除粘在嘴里和牙齿上的食物残渣。

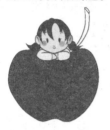

6 宝宝为什么食欲不振

★ 宝宝养成吃零食的习惯，对正餐缺少兴趣。

★ 宝宝活动量不够，食物尚未消化，没有饥饿感。

★ 营养不良，肠蠕动减弱，胃排空时间延长，无饥饿感。

★ 宝宝饮食时间安排不妥，两餐间隔时间太短。

★ 过于疲劳或过于兴奋，吃饭时想睡觉或无心吃饭。

★ 睡眠不足，影响食欲。

★ 家长过分溺爱，致使宝宝用不吃饭来达到所要求的目的。

★ 有的宝宝从小不锻炼咀嚼，吃什么都囫囵吞下，一碰到稍硬的食物，不是吐出来就是含在嘴里。家长为了

让宝宝吞下食物，喂给大量汤水，这样就冲淡了胃酸，久之则食欲不振。

★ 经常服药，特别是抗生素，会影响食欲。

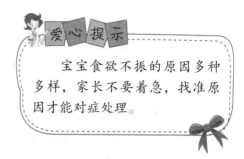

爱心提示

宝宝食欲不振的原因多种多样，家长不要着急，找准原因才能对症处理。

7 细心纠正宝宝食欲不振

如果宝宝厌食，家长应仔细观察，也可去医院检查，排除器质性病变。若非疾病所致，可用下列方法纠正：

科学喂养

要做到科学合理地喂养，使宝宝养成良好的饮食习惯。家长不要把所有营养品都往宝宝的肚子里装，更不能宝宝要吃什么就给什么，使饮食没有节制。

让宝宝轻松愉快地进食

不要在吃饭时管教宝宝，以免宝宝情绪紧张，影响消化系统的功能。宝宝进食时，应该有一个愉快、安静的环境。

宝宝进食应定时定量

宝宝应定时定量进食，少吃甜食和油腻食品。

不要过分迁就宝宝

不要在宝宝面前谈论宝宝的饭量，以及爱吃什么，不爱吃什么。吃饭时，把饭菜端上桌，让宝宝吃，如

果不吃，也不要追着喂宝宝，更不要打骂。在规定时间内即使宝宝没吃完，也要把饭端走，下顿如果还不吃，再照样办，适当的饥饿能改善宝宝的食欲。

适当服用药物

可以让宝宝适当服用药物来刺激食欲，如胃蛋白酶散、醒脾养儿颗粒、益生菌等。

⑧ 让宝宝尽早使用筷子吃饭

用筷子吃饭对幼儿的大脑和手臂是一种很好的锻炼。用筷子夹取食物可以牵涉肩部、手掌和手指等30多个关节和50多块肌肉的运动，和脑神经有着密切的联系。用筷子吃饭，可以让宝宝的大脑更加灵敏和迅捷。

善于用筷子进餐的幼儿大都心灵手巧，思维敏捷，身体健康。为了让宝宝更加聪明健康，父母应尽早让2~3岁的宝宝开始学会用筷子吃饭。当然，幼儿在学习用筷子吃饭时，家长必须注意宝宝的安全，防止发生意外。

⑨ 宝宝不宜使用油漆筷子

年轻的父母最好不要给宝宝使用油漆筷子。油漆属于大分子有机化学涂料，按其种类不同，分别含有氨基、硝基、苯、铅等有害成分，尤其是硝基在人体内与氮质产物结合形成亚硝胺类物质，具有强烈的致癌作用。

如果筷子上的油漆在使用过程中脱落，随食物进入人体，会损害健康。而儿童对这些化学物质特别敏感，对苯、铅等有毒物质的承受力很低。

因此，不宜给宝宝使用油漆筷子，最好选用未涂油漆的木筷和竹筷。

⑩ 宝宝不宜使用塑料餐具

有许多家长喜欢给宝宝用塑料杯、塑料碗盛食物或水，因为这些五颜六色的塑料餐具可以吸引宝宝，又不易损坏。但是，宝宝不宜用塑料食具。

制作这些塑料餐具的主要原料是脲醛和三聚氰胺甲醛塑料，后者简称密胺塑料。在制造这些塑料时，如压制时间短，则有大量游离甲醛存在，这些甲醛可溶解于酸性或高温的食品中，使人的肝脏受损害。

在制造塑料制品的过程中，常加入增塑剂、稳定剂、着色剂、抗静电剂等物质，有的含有铅等重金属。当塑料制品老化时，会释放出这些添加剂。这些有毒物质对小儿健康是非常不利的。所以小儿吃饭、喝水最好不要用塑料餐具。

⑪ 莫让宝宝进食时"含饭"

有的宝宝吃饭时爱把饭菜含在口中，不嚼也不吞咽，俗称"含饭"。这种现象往往发生在婴幼儿期，多见于女孩，以家长喂饭者为多见。

宝宝"含饭"的原因大多是家长没有从小让其养成良好的饮食习惯，

不按时添加辅食，宝宝没有机会训练咀嚼功能。

"含饭"的宝宝常因吃饭过慢过少，得不到足够的营养素，营养状况差，甚至出现某种营养素缺乏的症状，导致生长发育迟缓。

对于"含饭"的宝宝，家长只能耐心地教，慢慢训练，可让宝宝与其他宝宝同时进餐，模仿其他小朋友的咀嚼动作，随着年龄的增长慢慢进行矫正。

⑫ 2~3岁宝宝营养食谱

炒素什锦

原料 鲜蘑、香菇、黄瓜、胡萝卜、西红柿、姜、西蓝花、玉米笋、清水马蹄、芦笋各40克，精盐、姜汁、水淀粉、胡椒粉、植物油、鸡汤、芝麻油各适量。

制作 ① 鲜蘑去蒂，刀切进1/2深，用手按一下成扇状。香菇切梅花状。黄瓜、胡萝卜均切两厘米长的段，削边成蝶状。西红柿去皮切菱形片。姜去皮切锯齿片。西蓝花掰成小朵。玉米笋切段。马蹄、芦笋均削成球状。

② 全部主料用开水焯一遍。

③ 起锅，放少许植物油烧热，投入全部主料，加入鸡汤及调料翻炒，用水淀粉勾芡，淋芝麻油，出锅即成。

功效 营养丰富，适合幼儿食用。

土豆肉末粥

原料 大米50克，土豆50克，猪瘦肉25克，植物油、精盐、葱末、五香粉各适量。

制作 将土豆削皮洗净，切成碎丁。将猪肉洗净，切成碎末。将大米淘洗干净。起油锅烧热，放入葱末、五香粉爆锅，速将肉末入锅猛炒，待肉变色时，即加水及大米煮粥，米粒伸长后再加入土豆丁、精盐，用小火煮烂为止。

功效 营养丰富，适合幼儿食用。

什锦蛋羹

原料 鸡蛋3个，海米25克，菠菜50克，番茄酱(或鲜番茄)50克，香油、水淀粉、精盐各适量。

制作 ① 将鸡蛋磕入盆内，加适量精盐和温开水搅匀。

② 锅内加水，放在旺火上烧开，把鸡蛋盆放入屉内，上笼蒸15分钟，使蛋液成豆腐脑状。

③ 将海米泡发洗净，切末。将菠菜洗净，切末。炒锅内放入适量清水，烧开后放入海米末、菠菜末、番茄酱(西红柿末)、精盐，用水淀粉勾芡，淋入香油，倒入鸡蛋盆中即成。

功效 每周给幼儿食用1~2次，对幼儿维生素A、铁缺乏有较好的辅助治疗作用。

卷心菜小肉卷

原料 嫩卷心菜叶 1 张，高汤 1 杯，牛肉末和猪肉末各 1 大勺，鸡蛋液 1 大勺，面包屑两大勺，洋葱末 1 小勺，胡椒粉少许，番茄酱 1 小勺。

制作 ① 将卷心菜嫩叶煮熟捞出，沥干水分，切两片。

② 将肉末、鸡蛋汁、面包屑、洋葱末搅打成馅心。

③ 在肉馅中撒少许胡椒粉拌匀。将一分为二的卷心菜叶铺平，放入肉馅，卷成小包。

④ 锅中倒入高汤，加少许番茄酱烧开，放入包好的卷心菜肉卷，煮至肉卷熟透即可。

功效 卷心菜含有丰富的维生素 C、钾、钙等，对调节宝宝肠胃功能有较好的功效。卷心菜小肉卷营养丰富，有利宝宝健康发育。

蘑菇炒豆腐

原料 嫩豆腐 1 块，洋葱 1/3 个，虾 5 只，口蘑 1 小把，小葱 30 克，红尖椒 1 个，豆瓣酱 1 大勺，酱油 1 小勺，香油少许。

制作 ① 将嫩豆腐切成合适大小，洋葱切丝，虾洗净去皮，挑去沙线。

② 将口蘑洗净，沥干水分，尖椒和葱切成细丝。

③ 炒锅上火，加油烧热，用蒜末爆锅，依次放入洋葱、虾、口蘑和豆腐炒热，放入豆瓣酱略炒。

④ 出锅前滴入香油和酱油即成。

功效 蘑菇的有效成分可增强 T 淋巴细胞功能，从而提高机体免疫力，有益神开胃、化痰理气、补脾益气的功效。豆腐的蛋白质含量丰富，不仅含有人体必需的八种氨基酸，而且比例也接近人体需要，营养价值较高。

腐乳排骨

原料 猪排骨 750 克，酱油、精盐、白糖、腐乳汤、料酒、葱、姜、水淀粉、花生油各适量。

制作 ① 将排骨剁成 4 厘米长的段，洗净，控干水分，放入盆内，加入少许酱油、水淀粉拌匀。葱切段，姜切片。

② 用热油将排骨炸成金红色，捞出控油。

③ 将排骨放入锅内，加入水（以没过排骨为度）、酱油、精盐、白糖、料酒、葱段、姜片、腐乳汤，用大火烧开后，转微火焖至排骨酥烂即成。

功效 提供丰富的优质蛋白和钙，具有益智健脑的作用。

2~3岁宝宝早期教育

1 适合2~3岁宝宝的玩具

能活动且变化多端的玩具

★ 娃娃、球、积木等玩具，宝宝常常玩而不厌。

★ 手脚会活动的玩具娃娃，能站能走，会眨眼睛，很是有趣。宝宝喜欢给玩具娃娃穿衣服、抱它出去玩、与它说话等。

★ 球的活动性最强，一拍即跳，而且玩法多，可拍、追、滚、递等，宝宝都喜欢。

★ 积木变化无穷，乐趣多多。

★ 其他如小锤子、小提桶、小电话等，也是游戏中常常用到的玩具，可以让宝宝随心所欲地玩。

动脑筋的玩具

动脑筋的玩具包括各种拼图、彩色木珠等，宝宝可以按自己的设计构建图形、数字配对、图形配对等，既能增加兴趣，又能训练宝宝的想象能力与记忆力。

娱乐性的玩具

娱乐性的玩具包括电动汽车、遥控小船、八音盒等。

2 各种玩具对宝宝的训练功能

★ 2~3岁的宝宝喜欢玩皮球，喜欢抛球、踢球。小三轮车能增加宝宝的运动能力。

★ 垒砌积木能帮助宝宝学习空间架构，培养平衡感。

★ 简单的塑料镶嵌板可以让小儿对学习图形产生兴趣。

★ 串珠、彩色圆轮、简单的拼图可以帮助宝宝学习颜色和数学，能够练习手的精细动作，使宝宝在玩耍中学习观察，培养耐心。

★ 彩色图片可以让小儿认识名称，增加知识面。

★ 能够穿脱衣服的玩具娃娃在这个年龄也是必不可少的玩具。宝宝可以与玩具娃娃对话，帮娃娃喂饭、穿衣、打针，学习母亲关心他人，逐步具备自我服务的能力。

★ 2~3岁的宝宝喜欢玩水玩沙，可以准备一些洗净晒干的沙子、水上漂浮的小船等，让他们充分发挥想象力，感受大自然。

★ 可准备一些可与同龄小朋友一齐玩过家家、开医院的简单玩具，培养他们的交往能力和语言能力。

3 宝宝内心的不安起自童年

不安是一种普遍的情绪困难的征象，是对自我不能确定的一种表现形式。在所有心理症状中，不安也许是最单纯也最复杂的一个。一个人的不安可能久藏不露，也可能非常明显。

这种不安的感觉最初起自童年时代。宝宝可能会觉得他应该得到爱和理解的权利被剥夺了，始终觉得自己不被重视。当父母因为宝宝教育问题而吵架时，宝宝可能会认为自己对这个摩擦的发生负有责任，甚至会觉得父母之间的怨恨是朝他而发的。严重时，宝宝会有"自己不应当被生下来"或"不值得活下去"的感觉，这种感觉将会终其一生地存在着。

父母某种教育方式可能会造成宝宝的不安，就连过分的表扬也可使宝宝感到不安。比如："你是一个很好的宝宝！""你总是考虑得特别周到！"宝宝有可能觉得自己距离"很好""很周到"还差得很远，他不可能达到这个标准，总会担心万一做不好怎么办，会不会受到批评，宝宝无法承受过高的心理压力。

不如别人的感觉，常令宝宝产生失败感，他会变得害怕任何竞争，或变得过分喜欢与人竞争，甚至为了自己的面子，为一些很偶然或很普通的小事，就与人争吵。

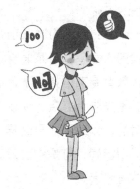

❹ 宝宝为什么总爱发脾气

2~3岁的宝宝通常把发脾气当作宣泄沮丧心情的方式，尤其在他得不到想要的东西的时候。发脾气时宝宝可能会躺在地上耍赖、乱踢或尖叫哭闹。宝宝发脾气是正常的，因为宝宝这个时候没有足够的判断力来控制自己的意愿，也不能用语言清楚表达自己的意愿。

对待宝宝发脾气最好的方式是保持冷静，如果过分注意他的话，只会让他哭闹得更厉害。如果是在公共场合发脾气，就应带宝宝远离人群。如果是在家发脾气，就应离开哭闹的房间，离开前对宝宝说："妈妈仍然爱你，但现在妈妈很生气，所以要离开这个房间。"但千万不要赌气把宝宝关到卫生间或阳台，因为这样不但让宝宝感到害怕，而且宝宝没有机会给妈妈主动认错。

❺ 宝宝为什么性格孤僻

独生子女中性格孤僻的宝宝较多。这些宝宝怕见生人，遇到问题不知所措，不会躲避敌害，缺少朋友，这种特点显然不利于他们今后在社会中生活。

造成宝宝性格孤僻的原因

★ 父母对宝宝的担心与过分爱护，往往剥夺了宝宝参加社会交往的机会。父母什么都替他们做了，他们没有遇到过什么困难，没有经受过锻炼。因此一旦父母不在身边，遇到问题就会束手无策。

★ 父母对宝宝要求过高，常以大人的标准来衡量宝宝，动不动就指责宝宝这也不行，那也不好，没出息等，使宝宝自卑感很强。宝宝会以为父母很讨厌自己，周围的人也讨厌自己，于是他们变得远离父母，性格也越来越孤僻。

★ 父母都是双职工，和宝宝在一起时间很少，常使宝宝独处；家长不善于倾听宝宝的心声，使宝宝有苦无处诉，日久积压而成。

★ 一些家长自己性格就很孤僻，不善于与人交往，自己从不到别人家做客，也没有朋友到自己家来玩。当宝宝领小朋友来家玩时，家长表现冷淡或反对，也易造成宝宝性格孤僻。

★ 宝宝性格内向，自身的潜能又未得到开发，找不到自己的人生价值，生活空虚无聊，就容易变得孤僻。

★ 为了避免宝宝形成孤僻的性格，家长要鼓励宝宝多认识小朋友，为宝宝多找几个玩伴，让宝宝多和好朋友一起游戏，建议宝宝与好朋友分享玩具，教导宝宝真诚地赞美别人，让宝宝也学会接受同伴的赞美。

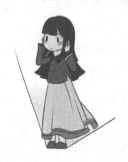

⑥ 宝宝为什么任性

任性一般是指放任自己的性情，对自己的行为不加任何约束。宝宝的任性使家长万分头痛，造成宝宝任性的原因有以下几点：

家长的放纵

很多家长都有拿着碗追宝宝喂饭的经历，宝宝既得到了玩的自由，又可以饭来张口，当然高兴极了。殊不知，家长的这种行为会培养出任性的宝宝。

遗传

弗洛伊德说，人的潜意识里有一个"原我"，它代表每个人的潜意识里一股强大力量，是热情、本能和习惯的来源，人总是费尽心机地要满足它们。"原我"没有道德观念，百分百地接受"享乐原则"的支配，只对自己的需要或欲望感兴趣，桀骜不驯，不听从理性。

在人体里，还有一个"自我"，是文明的产物。如果"自我"意识强，他就会像哥哥一样，控制着"原我"。如果宝宝的"自我"意识不够强，就会表现出任性。

家长缺乏威严

有一个小男孩，每晚睡前都要在床上"大闹天宫"，母亲怎样讲都不管用。在教育专家的指导下，她改变了做法。她先告诉宝宝，他以前的做法是不对的，以后不能再这样了，否则就会受到惩罚，可是宝宝没有把母亲的告诫当回事。

这时，母亲拿出早已准备好的一根细绳，对着儿子的小腿猛地抽了一下，然后挂在了宝宝看得见的地方，很平静地走出了卧室。

以后，只要宝宝不听话，母亲就指指墙上挂的那根细绳。终于宝宝认识到了母亲的话所具有的权威性，不再捣乱了。这时，母亲紧紧地拥抱着他说："我是多么地爱你！"

这种经历对母亲和宝宝双方都是痛苦的，但却是有益的。有了这种痛苦的经历后，父母的主导地位和权威才能扎下根来，宝宝的"自我"才能控制"原我"。

⑦ 宝宝为什么胆怯

社会交往欲望受压制

随着年龄的增长，宝宝需要与别人交往。首先是父母，然后扩大到亲友、邻居和小伙伴，家长应该为宝宝安排合理的社会生活。如果家长整天把他关在房间里，就会影响宝宝心理正常发展，导致宝宝胆怯、怕生。

自主性发展受阻

宝宝从出生到 4 岁之间，是实现自主性的关键期。这个时期的宝宝逐渐学会走路、说话，表现出心理的能动性，如爱提问、爱模仿、爱做游戏等，并且产生了最初的自我意识。

在行为上，他们喜欢争着去做自己的事情，而且要按自己的想法去做，表现得顽皮、不听话。这是宝宝自主性发展的表现，也是儿童心理发展过程中的第一个反抗期。如果家长没有认识到这一特点，生怕宝宝做不好，事事代劳，结果就会压抑宝宝自主性的发展，使他怀疑自己的能力而形成胆怯心理。

自尊心受挫

家长不恰当的批评和指责会使宝宝怀疑自己的能力，因而变得胆怯。

生理上产生的恐惧感

恐惧的来源发自内耳，九成患恐惧症的病人是因内耳故障引起的。因为人类的内耳系统控制和调节我们的视觉和焦虑的程度，内耳的"线路"错综复杂，有时小小的毛病也会造成恐惧感觉。

⑧ 耐心对待淘气的宝宝

父母一般都比较喜欢老实听话的宝宝，对淘气的宝宝常感到头痛。其实若掌握了淘气宝宝的心理，你就知道应该怎样培养他了。对于淘气的宝宝，家长不要过多地指责，但一定要对他们进行安全教育，这样才能避免因淘气造成危险或财产的较大损失。只要家长引导得好，淘气的宝宝长大后在社会上的成就可能远远超过处处听话的宝宝。

淘气行为是一种求知欲

有的宝宝看到闹钟会报时，感到很奇怪，就把闹钟拆得七零八散。宝宝拆玩具就是受着好奇心的驱使。

淘气行为是勇敢的表现

俄罗斯总统普京小时候有一次和

同学们打赌，说他敢从五楼阳台跳到四楼的窗台。同学们不相信，于是他就麻利地跳下去了，同学们只好认输。

小普京还告诉过婶婶，他是如何保护女同学的：有一次他看见几个小伙子跟在几个女同学后面发出嘘声，女同学躲也躲不开。练柔道的普京看不过去，就做了几个柔道动作，把那几个人吓走了。

淘气行为是想引起家长的注意

当家长由于忙而疏忽了宝宝时，宝宝为了引起家长的注意，会故意做一些淘气的事。

❾ 抓住宝宝能力发展的关键期

★2.5~3岁是教宝宝做到有规矩的关键期。

★3岁是宝宝计算能力发展的关键期。

★3~8岁是宝宝学习外语的最佳年龄。

★3岁和青少年期是培养独立性的两个关键期，这时宝宝可能会表现出一定的反抗性，家长应给予理解，并给予正确的引导。

★4岁以前是形象视觉发展的关键期。

★5~6岁是宝宝掌握词汇的关键期。

★5岁左右是掌握数字概念的关键期。

★7~8岁甚至更小是培养某些体育天才的关键期。

★9~10岁是宝宝行动由注重后果过渡到注重动机的关键期。

★宝宝弹钢琴最好从5岁开始，学拉小提琴最好从3岁开始，否则就难得其精髓。

❿ 注重幼儿的品德教育

★初步的集体意识教育，使幼儿能够合群：宝宝最愿意和小朋友们一起玩耍，但有时会为争夺玩具或其他东西哭闹起来，家长绝不能迁就宝宝背离群体的行为。宝宝长大后能不能合群，与这个时期的培养有着密切的关系。

★说谎：这时期的宝宝正处于"自我中心期"，肚子疼时，妈妈就不让他去幼儿园而在家中玩，他就会寻找机会谎称不舒服。如果一次、两次父母未发现，宝宝就会尝到说谎的甜头，说谎的本领就会越来越大，这种情况父母必须注意。

★开始让宝宝做点简单的家务劳动：家务劳动是生活的小百科全书。宝宝每天做一点力所能及的事，对于他们学习劳动本领，养成劳动习惯，培养热爱劳动的感情，锻炼意志品质都是非常重要的。宝宝这时期也很有做事的要求，他们常说："我会！""我自己做！"如果这时家长错过了培养宝宝动手做事的时机，宝宝将来就可能成为四体不勤的懒汉了。

★ 打好高尚道德感的基础：父母要为宝宝打好高尚道德感的基础，如培养宝宝的爱心，帮助老人和比自己小的宝宝，不要吵醒大人的午睡，不要干扰大人办公和做事情等。应让宝宝初步懂得不应妨碍别人，教宝宝明辨是非的能力。

★ 培养荣辱感：家长应教育宝宝努力克服自己的缺点，在幼儿园争得"大红花"，做个好宝宝。

★ 培养良好意志品质：比如家长平时规定宝宝要做的事情，一定要善始善终，有头有尾，家长应自始至终督促检查，并不时给予客观的评价。

★ 培养良好个性：幼儿期是个性最初开始形成的时期，家长要通过游戏、唱歌、跳舞、学习、劳动等活动培养宝宝广泛的学习兴趣，让宝宝形成热情、开朗、乐观、专注等良好个性。

⑪ 培养宝宝良好的性格

细心的家长都会发现，宝宝在平日的生活可表现出一些比较稳定的特点，如有的宝宝比较合群、忍让；有的比较任性、自私；有的比较大胆、勇敢；有的比较胆小、怯懦；有的宝宝能自己做的事自己做；有的处处依赖于家长等。这些宝宝在生活和活动中表现出来的特点，就是心理学上所说的性格。

性格是重要的个性心理特征，是在出生后长期的生活环境中形成的，而非先天带来的。性格一旦形成，就具有相对稳定性，但在教育影响下有一定可塑性。

宝宝在婴儿期一切生理需要均依赖成人，已逐渐建立起对亲人的依赖性和信赖感。幼儿时期宝宝已能独立行走，可以表达自己的需要，能够独立吃饭、大小便，有一定自主感，但又未脱离对亲人的依赖，常出现违拗与依赖相交替的现象。宝宝的性格与其日后成长有着十分密切的关系。幼儿时期是培养宝宝性格的最佳时期之一，应从以下几个方面抓起：

教育宝宝做一个诚实的人

★ 给宝宝树立诚实的榜样。幼儿模仿性强，家长平时的言行对宝宝诚实性格的形成至关重要。

★ 正确对待宝宝的过错。宝宝做错事是很自然的，家长要态度温和地鼓励宝宝说出事情的真相，承认错误，帮助宝宝找出做错的原因，鼓励宝宝改正错误。

★ 满足宝宝合理的要求。对宝宝合理要求家长要尽量满足，如一时无法满足，要向宝宝说明原因。相反，如一味拒绝或迁就，容易导致宝宝说谎和背着家长干坏事。

培养宝宝的自信心

★ 创造和谐、愉快的家庭氛围，建立良好的亲子关系，这可以给宝宝带来安全感和家庭的爱护。

★ 帮宝宝获得成功的体验。家庭应提供能发展宝宝独立能力的练习机会，如系扣子、搬椅子等。

★ 对宝宝的进步要及时进行表扬和鼓励。

培养宝宝勤奋的品质

★ 多让宝宝从事力所能及的劳动。根据宝宝身体情况安排简单劳动，让宝宝逐步认识到劳动的价值与乐趣，懂得尊重家长和他人的劳动成果，避免宝宝养成无所事事的不良性格。

★ 用人物传记、历史故事中勤奋向上的例子启发、教育宝宝，让宝宝向勤奋者学习。

★ 家长应该以身作则，给宝宝树立榜样。

⑫ 培养宝宝的兴趣爱好

现在越来越多的家长都重视自己宝宝素质的培养，不惜钱财和精力，让宝宝学音乐、练书法等。家长们的这种重视宝宝早期特殊才能培养的愿望和行动，应当予以肯定，但是，如果不根据宝宝的兴趣爱好和接受能力，而只凭家长的主观想法进行培养，是不正确的。

如何培养、引导宝宝的兴趣爱好呢？首先要善于识别宝宝的兴趣爱好。宝宝最初的兴趣爱好往往是寻常的、不引人注意的举动，甚至是淘气、顽皮的行为。这就要求家长平时要深入细致地观察宝宝的日常活动，并从以下几个方面加以确定：

★ 主动性：在没有其他人要求、督促下，宝宝经常主动地从事某一方面的活动，具有自发、积极和主动的特点。

★ 伴有愉快的情感：宝宝经常带着愉快的心情从事自己感兴趣的活动，乐此不疲。

★ 坚持性：宝宝能较长时间集中注意力观察或从事自己所喜欢的活动。

许多宝宝的注意力持续时间很短，无法像成人一样长时间把注意力集中在一件事情上，如果看到宝宝经常主动、愉快并较长时间地从事某一活动，家长就可以确定宝宝对该方面有较浓厚的兴趣。发现宝宝的某种兴趣后，要精心加以培养。在培养宝宝兴趣爱好的过程中，家长不可操之过急，要遵循规律，循序渐进，安排适当。

例如宝宝对数学很感兴趣，应首先了解宝宝目前的心理发展和知识水平，确定宝宝该学些什么。如果学习太难，远远超出宝宝的接受能力，就会挫伤宝宝学习的积极性；如果学习内容过于简单，无需努力就会，就激发不起宝宝的求知欲，不能引起学习兴趣，也不利于宝宝智力的发展。

⑬ 善于发现宝宝的天赋

具有天赋的宝宝往往不容易被发现。他们大多并不是课堂里最聪明、最听话的宝宝。有时他们会坐在教室的最后一排，取笑老师，哗众取宠；有时他们又会坐在教室的角落一声不吭。

与那些一般智商的宝宝一样，天赋儿童也有着千变万化的个性和爱好，但是在一定的范围内，他们会表现出自己的特点。

尽管下面对天赋儿童的描述很具体，但要确定到具体的个人身上却不是那么容易的。经常给宝宝一些积极的暗示，提供一个既有挑战性又轻松的天地，让宝宝尽情地发挥吧！

天赋儿童的特点

★ 能很快地解决难题。

★ 喜欢有计划，有条理。

★ 有着非凡的记忆力。

★ 喜欢同成人或年纪比自己大的宝宝交朋友。

★ 喜欢质疑权威。

★ 喜欢轻松地开玩笑。

★ 经常"白日做梦"。

★ 想些与众不同的东西。

★ 容易发现事物内在的联系。

★ 看得到事物之间的关系。

★ 具有幽默感。

★ 看起来要比同龄人早熟。

★ 付出比别人少的努力，但得到比别人多的成功。

★ 智商在 130 以上。

★ 天赋儿童会有非同一般的好奇心。

⑭ 保护好宝宝的求知欲

在日常生活中，宝宝经常问爸爸、妈妈"这是什么""那是什么"，随着年龄的增长，问题也逐渐深入，会问："这是怎么回事？"宝宝还对男孩女孩之间的差异特别好奇，会问："人是怎么生出来的？"而且什么东西都想看一看，摸一摸，事事感到好奇。家长切不可烦躁地搪塞或草草回答，能做实验的，应边做实验边和宝宝一起探索，保护好宝宝的求知欲。

⑮ 培养宝宝的语言表达能力

幼儿期是掌握语言表达的重要阶段。培养宝宝口语表达能力，可以从以下几个方面着手：

正确发音

幼儿有些语言发音不准，如"奶奶"说成"来来"，"睡"说成"岁"等。这是幼儿发音器官尚未发育完善，或受方言影响所致，成人千万不要取笑或模仿，应随时给予纠正。

丰富词汇

教宝宝学说衣服、食物的名称，如"毛衣""饼干"等；学会与人打招呼，如"阿姨""叔叔""你好""谢谢"等；学说自然现象，如"春天""下雨"等。让宝宝反复巩固学过的词汇，不断增添新词汇，词汇丰富了，才能为口语表达奠定基础。

模仿父母的语言

宝宝学语言，父母是第一位老师，宝宝主要通过模仿父母来进行学习。因此父母必须正确地、文明地说话，最好讲普通话，为宝宝做出榜样，并有意识地及时纠正宝宝错误的发音，注意语句的完整性和连贯性。

在游戏中练习说话

宝宝最喜欢游戏，游戏中的问答和自言自语是学说话的好机会。宝宝理解和熟悉的事都会在游戏中通过他们自己的语言表达出来。

在生活中交谈

父母应自由而亲切地和宝宝交谈，启发、引导宝宝回答问题，并为宝宝做出恰当的评价。

讲故事，唱儿歌

宝宝非常喜欢听故事，父母在讲故事时要做到语句优美动听，内容丰富多彩。

宝宝爱听的故事要多讲几遍，让其记熟、复述。儿歌短小精练，文字规范，生动形象，富有节奏，易于上口，便于记忆。幼儿能较快地学会，且念唱时精神振奋。

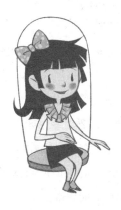

其他如绕口令、诗、谜语等，感染力也很强。所有这些都能大大丰富幼儿的想象力与思维，经常练习，宝宝的口齿就会变得伶俐，善于语言表达。

多看图片、画册、玩具、木偶等实物

形象逼真的实物非常吸引宝宝，容易引起他们的兴趣和注意，可以收到好的效果。幼儿可多进行看图说话，背木偶戏的台词。有其他小伙伴时可在一起边玩边交谈，在玩耍中也可以发展口语表达能力。

16 培养宝宝的观察力

宝宝在成长过程中逐渐对周围世界产生兴趣，对水、火、风、雪、动物、植物等均会感到新奇，总想去实际观察和体验。

常言道："要想宝宝脑子灵，先使宝宝眼睛明。"应尽早培养幼儿的观察力。

宝宝往往不能自觉地、有目的地进行观察，家长要因势利导。比如，看到小鹿和大象就问，它们什么地方长得一样，什么地方长得不一样。观察不同的花朵，要让宝宝注意各种花的颜色，花瓣的形态是不是相同等，让他们有意识、有目的、自觉地观察。

宝宝的观察缺乏系统性、独立性，家长要告诉宝宝先看什么，后看什么，引导他们由部分到整体、由粗到细、由表及里地进行观察。

宝宝观察事物，主要依靠各种感觉器官，即眼看、耳听、鼻闻、嘴尝、手摸。如观察花朵，知道这朵花是红的，闻一闻知道这花是香的，摸一摸，知道花很柔软。

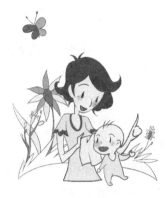

医师指导

通过运用上述观察方式，再加上家长生动形象地讲解，就会让宝宝感到新鲜有趣，情绪变得高涨，观察力也逐渐细致准确起来。

宝宝一般在3岁以后才能真正开始有目的、有针对性地观察。父母可以在宝宝3岁前加强对宝宝这方面的训练，当然最初不必对宝宝的观察细致程度、观察时间有过高的要求，任何一种训练都要取决于宝宝所达到的心理发展水平。父母可以结合宝宝的兴趣提出一些简单的观察任务。宝宝的观察最初都要依赖外部动作，如手指的活动。我们经常看到宝宝一边看图画，一边用手指着，这时手指成了宝宝观察事物的助手。父母可通过以下几个方面来训练宝宝的观察力：

寻找相同点

给宝宝看一些画有不同图形的卡片，这些图形可以是不同的几何形状、水果、花卉、动物等。其中有些卡片的图形是相同的，父母先拿出一张目标卡片，让宝宝寻找还有哪些卡片与目标卡片中的图形相同。若宝宝只是找出了部分卡片，则鼓励宝宝继续寻找还有哪些相同的卡片。此训练可以安排在形状知觉的训练之后进行。

寻找不同点

给宝宝一组卡片，这些卡片上的图形都基本相同，只有一张卡片与其他不同，让宝宝从中找出这张不同的卡片。

寻找缺少的部分

在教宝宝看图识物时，可以将图片中物体的某一部分去掉，让宝宝辨别缺少了什么。这个游戏比较难，3岁的宝宝才可以进行这种训练。市面上有专门训练宝宝观察力的卡片，家长可以为宝宝购买一些。需要注意的是，所选卡片中的图形最好是宝宝熟悉的，否则宝宝很难正确找出所缺少的部分。

搜索某一事物

可以给宝宝看一些动物图片，然后让宝宝在诸多动物中找到兔子或小狗等。事实证明，有些宝宝在这方面进步很快。

寻找事物间的关系

准备两张图片，其中一张画着天

空下雨的情景，另一张画着小朋友打伞的情景。然后问宝宝："小朋友为什么打伞呀？"如果宝宝回答不上来，那么可以给他看第一张图片，然后说："因为下雨了。"让宝宝明白"因为下雨，所以小朋友要打伞"这样的因果关系。还可以准备其他的图片，按照一定的顺序排好，让宝宝去发现图片之间的关系。但要注意，每组图片不要超过三张。

观察事物变化

可在家中种花草、养小动物，让宝宝进行观察，发现它们的变化；也可经常变换玩具摆放的位置，让宝宝感受其中的变化。有条件的情况下，可以为宝宝做一些简单的化学实验，让宝宝说出其中的变化。

⑰ 培养宝宝的空间感

在路上指方向

在回家的路上，常给宝宝指指方向，描述周围的环境，告诉宝宝东西南北和前后左右的含义，并且不断给宝宝讲解回家的路要怎么走，如直走、左拐、右拐等。当宝宝熟悉了周围环境之后，不妨试着让宝宝当你的向导。比如，看到自己家的窗户了，让他猜一猜，每扇窗户后面是哪一间房，他自己的小房间在哪个窗户后面？对宝宝来讲，这是一个有趣的带路游戏。

玩积木

积木游戏可谓经久不衰，在简单的拼搭中，宝宝的空间感觉能力也会在不知不觉中得到提高。因为积木能帮助宝宝认识三角形、圆形、方形等空间基本元素，同时还帮助宝宝熟悉三维空间，让宝宝真真切切地感受到空间的存在。

折纸

折纸是一项传统手工游戏，不仅有利于培养宝宝手眼协调的能力，而且可以培养宝宝的空间感。一张纸，经过不同的折叠方式，便会出现不同的形状、不同的样式，一张平面、单调的纸顿时变成了一个立体、生动的图形，在这样神奇的转变中，宝宝们也加深了对空间的理解。

玩走迷宫、拼图游戏

走迷宫和拼图也是培养宝宝空间感的游戏。宝宝在走迷宫时，需要从一个点走到另一个点，有时还需穿越不同的障碍，找到合适的出口。在拼图时，宝宝们必须找出各个图片之间的联系，有时候还需要与头脑中的实物形象做对比，这些都有助于培养宝宝的空间感。宝宝在尝试、探索、思考、寻找解决方案的过程中，在手眼协调的配合下，感知空间、方位的意义。

弹奏乐器

弹奏乐器也有助于空间感的建立。同样是手指的活动，学弹钢琴的宝宝比学电脑的宝宝在空间推理能力上更胜一筹，当然这里并不是提倡每个宝宝都去学弹钢琴。宝宝在玩玩具电子琴时，用小手指在键盘上敲出节奏也可以达到相同的目的。

除了以上专门的培养方法外，还可以在生活中潜移默化地培养宝宝的空间感。宝宝能参与做家务时，给他机会放置、收拾物品。例如，让他把拖鞋放在鞋架上，把衣服放在衣柜里。宝宝再长大一点时，可以让他在饭前帮忙把碗筷摆放在桌上，把汤匙放在小碗里，吃完饭把碗盘放在洗碗池里。如此反复练习，不但能让宝宝建立空间感，而且有助于培养宝宝爱劳动的好习惯。

⑱ 训练宝宝手指灵巧的游戏

宝宝两岁后，妈妈应和宝宝一起搞些小制作和训练，这对促进宝宝手的灵巧性、促进宝宝智力发育都大有益处。

折纸

拿一张稍厚的纸，妈妈先折成小船、小狗、纸鹤、衣服等，然后让宝宝涂上颜色。

宝宝在学折纸时，刚开始动作笨拙，妈妈不必着急。当宝宝对折纸，两边不对称时，妈妈可帮他一下；当纸边翘起，妈妈可帮他压压平。折好的东西不要扔掉，还可以当游戏时的"道具"。

小手工制作

在宝宝两岁半时，就可以在父母的看护下使用小剪刀了。

买一把圆头塑料柄的小剪刀，让宝宝先学剪直线。然后同妈妈一起搞一些小制作。在妈妈指导下，粘一粘，剪一剪，宝宝一定会倍感快乐。

学用筷子

让宝宝学用筷子也是训练宝宝手指灵活性的方法。在宝宝3岁时，就可以学着用筷子，使用筷子可以让宝宝的小手更加灵活。

还可以让宝宝练习给父母夹菜，既能提高宝宝手指的灵巧度，又能培养宝宝尊重家长的品德。

⑲ 精心为宝宝选择图书

2~3 岁的宝宝已经有了一定的认知能力，但宝宝看书还需要父母的陪读和讲解。父母应该给宝宝选择怎样的图书呢？图书的字宜大不宜多，插图应活泼明快，书的内容应和生活紧密关联，能够丰富宝宝的想象力。图书的内容可包括生活常识、童话故事、自然科学知识等。

为宝宝选择图书的方法介绍如下：

图画

宝宝读书往往先看图画。一本读物能否受到小读者的欢迎，图画很关键。书上的图片应足够大，清晰干净，形象要生动可爱，图片所表达的内容要能引起宝宝的兴趣。

语言文字

给 2~3 岁的宝宝读的文章，句子要短，句式要简单，象声词要多，重复句要多，有音乐感。此时的宝宝已经认识了一些简单的字，一本书的词汇应该能让宝宝看懂大部分，在妈妈的讲解下都能懂，这样才不会减弱宝宝学习的兴趣。

内容

要为宝宝精心选择图书的内容。如果是故事书，故事要动人，语言要生动，道理要不言自喻，没有空洞苍白的说教；如果是科普图书，文字要简洁活泼，宝宝能明白书中所讲的知识；如果是儿歌童谣类的图书，要朗朗上口，内容健康。

图书的内容一定要符合宝宝的理解水平。2~3岁的宝宝已经具备了一定的理解力，读完一个故事，能够回答出人物和地点。书中的逻辑关系不宜复杂，要力求故事生动。

符合宝宝的兴趣

虽然宝宝还很小，却也有自己的爱好。此时的宝宝已经有了自己喜爱的食物、偏爱的玩具、感兴趣的故事类型，甚至图片风格。建议父母给宝宝选择图书时要尊重宝宝的兴趣，最好带宝宝一起去买书。

⑳ 多让宝宝背诵诗歌

诗歌语言简练，意境优美，朗朗上口，具有很强的艺术感染力。从宝宝学说话时开始，应多让宝宝背诵诗歌，如唐诗、宋词等，这是锻炼脑力的重要方法。

幼儿期宝宝头脑里储存的东西不多，相互干扰少，这时记住的东西不会遗忘。有些诗歌朗朗上口，让宝宝背诵时，不必要求他全部懂得内容。以后随着年龄的增长，知识能力的增强，这些东西会在宝宝的头脑中逐渐

发生质的变化，机械的无联系的点会变成理解了的互相联系的网，逐步融会贯通。不少的名人就是从小进行了这种锻炼，而使大脑越来越发达的。适合让宝宝背诵的唐诗有《渭城曲》《枫桥夜泊》《早发白帝城》《寻隐者不遇》等。

㉑ 常和父亲相处的宝宝智商高

没有父亲的爱培养出来的人，往往是有心理缺陷的人。与父亲联系紧密的宝宝，在自信心、独立性、社交能力等方面，都比缺乏父亲关心的宝宝强，这是与父亲对宝宝特殊的教养方式和父亲的人格力量密不可分的。

父亲和宝宝一起游戏时，总是以大朋友的姿态出现；父亲喜欢带宝宝郊游参观、扩大视野；在与宝宝交往中，父亲往往做一些创造性、动态性的游戏；而且父亲在人际交往中的坦诚、粗犷、幽默、坚强，对新事物的探索精神、对事业的忘我投入和向往实现自我价值等特点，对宝宝有着潜移默化的影响。

父亲可以让性格懦弱、在外人面前不敢说话的宝宝大胆发表见解，克服腼腆。父亲可以对宝宝提出问题，让宝宝大声回答。父亲的热情鼓励可以激发宝宝的灵感。

父亲的关心是儿童快乐最重要的源泉。作为父亲，无论工作多忙，都应抽出一定的时间同宝宝在一起，听

听他们的心里话，帮助宝宝克服弱点，培养他们的自信和兴趣。

母亲应经常把宝宝的情况与丈夫交流，一起探讨教育宝宝的方法，共同肩负起家长的责任。

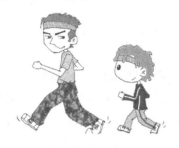

爱心提示

年轻的父亲，只要您用心去参与，您就会享受到天伦之乐，您和您的家庭就一定会拥有快乐的今天和明天。

㉒ 让宝宝广交小朋友

随着年龄的增长，语言的发育，活动的增多，宝宝逐渐掌握了初步的交往能力，宝宝不愿待在家里，喜欢让家长带着出去和小朋友玩耍。2~3岁是培养宝宝与别的小朋友交往的大好时机。如何让宝宝与小朋友交往呢？

幼儿时期很多宝宝都爱玩"过家家"，喜欢帮助摆放东西、洗菜、拿碗等，这时宝宝乐于服从大宝宝的安排，乐于打下手，也喜欢在"过家家"中当个小角色，如大宝宝当爸爸、妈妈，自己当宝宝，这样不但能锻炼宝宝的生活能力，还能学会与小朋友和平共处。

目前很多家庭都是独生子女，接触小朋友的机会不多，陪宝宝玩耍的几乎都是大人和玩具。与宝宝一起做游戏时，大人往往迁就宝宝，宝宝习惯独占东西。3岁以后最好把宝宝送到幼儿园，由家庭生活转变为集体生活。小朋友的增多，生活范围的扩大，生活内容的丰富，在老师的教育和小朋友的影响下，宝宝会更快地掌握"社交"技能。

家长要让宝宝掌握正确的交往方式，多让宝宝参加集体活动，使宝宝学会考虑其他人的权益，了解集体中每个成员的权利和义务，学会向其他小朋友表达自己的意见，学会谦让与克制，以便适应外界环境。

让宝宝广交朋友，是社会交往能力的早期锻炼，宝宝同小朋友互相交往能学到不少生活知识，如关心别人、互相谦让、遵守纪律等，这样能使宝宝将来更好地适应社会。

㉓ 强化宝宝的自理能力

从两岁开始，就要强化训练宝宝的自理能力，以便适应入托后的集体生活。

★ 让宝宝学会自己独立吃饭，熟练使用各种餐具，顺利进食。

★ 让宝宝学会上厕所，如厕后能够自己擦屁股、冲厕所、提裤子。

★ 还要让宝宝学会辨认衣服的前后和反正面，学会自己穿脱衣服，能系好扣子。

★ 教宝宝学习与小朋友相处时要注意的事项,以适应入托后的集体生活。

★ 还要让宝宝学会自己洗手、洗脸、洗脚等。

㉔ 自己的事自己做

不要包办代替

3岁的幼儿有自己动手的愿望。由于父母的过分娇惯,有的宝宝走路要抱,饭来张口,衣来伸手,养成处处依赖大人的习惯。有些父母什么事都包办,幼儿的积极性受到抑制,自己不动手,久而久之,不但他什么都不会做,而且什么也不愿意做。

宝宝动作协调性较差,做事笨手笨脚,甚至给家长带来麻烦。但是从不会到会总要有个学习过程,大人可耐心反复示教,但不可代替宝宝去做,当然更不允许斥责、打骂宝宝。

适当协助

宝宝做事,大人要适当给予协助。如冬天天气冷,大人可先给宝宝套上毛衣,然后让他自己穿其他衣物。这样既节省时间,又避免宝宝着凉。生病幼儿体质弱,要大人多加帮助,不应过分强调让他自己来。

多鼓励

要及时指出幼儿的进步,可以用微笑点头、拍手表示赞赏,幼儿最需要大人的鼓励。

培养兴趣

幼儿喜欢做的事,大人要尽量满足。如宝宝对洗手绢时的肥皂泡沫感兴趣,可让他随心所欲地玩。幼儿注意力容易分散,做事常常出现半途而废的情况,这时家长应要求宝宝坚持做完,不可过分迁就,要培养宝宝善始善终的良好习惯。

㉕ 幼儿也有性快感

婴儿一出生就会对抚摸产生快感,逐渐形成对性的态度。他开始探索自己的身体,喜欢触摸自己和被别人触摸,会因被弄得发痒和拥抱而高兴。这些早期接触和抚摸是性教育的一部分,宝宝由此学会接受爱。

当宝宝发觉嘴巴能给自己快感时,就会将任何东西都往嘴里放,如大拇指、绒毯、玩具等。吸吮、咀嚼和啃咬都会带来快感,快感的适度满足会使他身心健康发展。不必制止宝宝的这种行为,但应保证宝宝放到嘴里去的东西卫生。有些宝宝在吃东西时就可得到满足,有些宝宝需要增加吸吮,家长应予以充分满足。1岁左右,宝宝主要是通过嘴感受着世界,从而形成自己的性格。

当宝宝吸吮需要没得到满足时,会经常把东西放到嘴里。婴儿可能经常吸吮大拇指,幼儿可能咬指甲,把学习用具,如铅笔、橡皮等放到嘴里。宝宝2~3岁时,对大小便开始感兴趣,对大便一点都不讨厌。如果这时不加以训练,就可能长期尿湿、弄脏裤子,宝宝有可能对此感到愉快,但是同时将丧失真正的成功给他带来的满足。

Part19
婴幼儿常见
问题与疾病防治

新妈妈应了解宝宝各种常见问题和常见疾病的发生原因及其防治措施，当宝宝出现不适时，新妈妈应排查宝宝的病因，及时就诊治疗，科学护理生病的宝宝。本章为年轻的父母们详细讲述了 1~3 岁宝宝容易出现的问题、常见疾病防治、用药常识等内容。

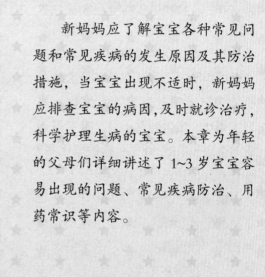

婴幼儿常见问题

❶ 多汗

出汗是一种神经反射活动，通过出汗可调节体温，促进水、盐代谢。由于婴幼儿新陈代谢旺盛，活泼好动，因此出汗较成人更多。宝宝睡觉时多汗，部分家长认为这属于正常现象，没必要担心，不过还有一部分家长总是担心孩子睡觉老出汗是生病的表现。那么，宝宝睡觉出汗，究竟属于正常生理现象呢，还是生病的表现呢？家长对此又该怎样进行分辨呢？

其实，孩子若是在入睡之后 1~2 小时的时候出汗，通常是正常的生理性出汗。原因在于，孩子白天的运动量大，产生很多热量，机体无法把多余的热量通过出汗散发到体外，于是热量便在孩子体内积聚下来。当孩子入睡后，产生的热量就会减少，同时交感神经敏感性也会减弱，于是身体只能通过出汗将宝宝体内多余的热量散发出来，从而维持正常的体温。倘若孩子在后半夜进入深睡眠的时候依旧大量出汗，那可能就是某种疾病引起的。

很多疾病也可表现为多汗，常见的有先天性心脏病、佝偻病、结核病、疼痛及某些药物反应（如退热药）等。

如果多汗伴有口周发紫、身体发育慢，就应去医院；如果多汗伴有夜啼、枕秃、方颅等，就可能为维生素缺乏性佝偻病；如果出汗伴阵发性哭闹，就应注意可能是肠套叠、肠痉挛引起的疼痛所致；如果多汗伴面色苍白、疲乏无力，就应考虑低血糖。

病理性多汗护理的重点在于治疗原发病，同时应给宝宝勤洗澡，勤换衣服，保持皮肤干燥，以防感染。

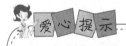

爱心提示

婴幼儿多汗最常见的原因是维生素缺乏佝偻病，应在医生指导下给宝宝服用维生素D制剂，尤其是人工喂养儿。

❷ 入睡盗汗

医学上将在睡眠中出汗，醒后汗自停的现象称为"盗汗"。盗汗有生理性和病理性两种，小孩生理性盗汗的发生率很高。

生理性盗汗是指宝宝发育良好，身体健康，无任何疾病引起的睡眠中出汗。病理性盗汗是指在小儿安静状态下出汗，如佝偻病的出汗，表现为入睡后的前半夜，小儿头部明显出汗。由于枕部受汗液刺激，婴儿经常在睡觉时摇头，头发与枕头摩擦，造成枕部头发稀疏、脱落，形成典型的枕部环状脱发，医学上称为"枕秃"，这是婴儿佝偻病的早期表现。

假如小儿不仅前半夜出汗，后半夜及天亮前也出汗，多数是病理表现，常见的是结核病。但是结核病还有其他表现，如低热、疲乏无力、食欲减退、面颊潮红等。结核病的患儿白天活动时也易出汗。

若患有心脏病、糖尿病（低血糖时）、结核病或睡眠时呼吸不畅，因病变促使交感神经始终处在紧张状态，也会出现夜睡盗汗或手脚出冷汗的现象，此为长期的症状。

对小儿睡眠中的出汗，应仔细区别，必要时带宝宝去医院检查微量元素，若发现异常，则及时治疗。如果怀疑宝宝出汗是因为感染了结核菌，应做肺部 X 线检查或做结核菌素试验以及时诊治。如果怀疑宝宝出汗是因为有心脏病、糖尿病、结核病或睡眠时呼吸不畅等病症，可以带宝宝到儿科医院检查，听听心律是否正常、摸摸肚子有无肿块（瘤）、上呼吸道是否通畅、有无过敏体质等，以去除心中的疑虑。

❸ 入睡打鼾

从表面看，宝宝入睡后偶尔会有微弱的阵阵鼾声，这种现象并非病态。如果宝宝每次入睡后鼾声较大，就应引起家长的注意，及时去看医生。如果处于生长发育阶段的宝宝持续打呼噜而不给予治疗，是有害的。打鼾可能引起的问题有宝宝易患感冒、营养不良、耳部疾病，严重的还会造成智力下降，导致孩子注意力不集中，最严重的后果则是在睡眠时因呼吸暂停而突然死亡。因此，必须先找出宝宝打呼噜的原因，对症下药。

小婴儿奶块淤积

有些很小的婴儿有时也会"打呼噜"，这并不是病，而是因为奶块淤积。由于吞噎的关系，有些婴儿的喉部会有奶块淤积，一方面使婴儿吃奶不顺，另一个结果就是使气道不顺，造成婴儿睡眠时打呼噜。

对策：妈妈给宝宝喂完奶后，不要立即将宝宝放下，而应将他抱起，轻轻拍其背部，就可以防止宝宝因奶块淤积而打呼噜。如果奶块淤积较严重，已经影响了喂奶，只需要往鼻腔里滴 1~2 滴生理盐水，稀释一下奶块就可以了。

扁桃体肿大

扁桃体也叫扁桃腺，长在咽部两侧，有防御和抵抗外界病菌侵入的功能。有的宝宝扁桃体过于肥大，以致两侧扁桃体几乎相碰，堵满咽腔，造成呼吸不畅，一到睡眠时就会张口呼吸，发出呼噜声。

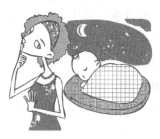

对策:

★ 预防扁桃体炎: 关键是让孩子锻炼身体, 增强体质, 提高免疫力。

★ 服用消炎药: 可在医生指导下服用消炎药。

★ 手术割除: 对于反复扁桃体炎或夜间打鼾严重者, 请耳鼻喉科医生评价是否手术割除扁桃体。

增殖体肥大

增殖体也叫腺样体, 是位于鼻咽腔顶部和后部的一块较大的淋巴组织, 在3~6岁时增生最旺盛。正常的增殖体对宝宝没有任何影响, 但如果增殖体过于肥大, 堵塞后鼻孔, 使空气出入鼻腔受阻, 宝宝入睡后, 从气管中呼出的气体被迫从口中呼出, 气体不时冲击舌根部等组织, 发出呼噜声。除先天性的增殖体肥大以外, 当气温发生变化、抵抗力下降或患上呼吸道感染、扁桃体炎、鼻咽、鼻窦炎等, 均可导致增殖体肥大, 过敏性鼻炎也能造成增殖体肥大。

对策:

★ 消炎: 在医生指导下服用消炎药, 但不宜长期使用。

★ 手术割除: 到正规医院进行手术割除。

肥胖

肥胖儿童的呼吸道周围被脂肪填塞, 使呼吸无法顺畅, 当软腭与咽喉壁之间的震动频率超过30赫兹时, 就会出现鼾声。

对策: 在不影响身体健康、不降低抵抗力的前提下, 科学、健康地减肥。

当然, 医生也指出, 并非宝宝一打呼噜就要如此紧张, 有时候可能仅仅是睡姿不好的缘故。试试让宝宝将头侧着睡, 这样可以使舌头不致过度后垂而阻挡呼吸通道, 也许呼噜的问题就解决了。另外, 有时候宝宝偶尔呼噜, 可能是由于白天太疲劳, 或者是生病感冒, 不用大惊小怪。

④ 睡觉磨牙

磨牙动作是在三叉神经的支配下, 使咀嚼肌持续收缩来完成的。磨牙多见于4~6岁儿童。据研究, 磨牙与脑神经功能不太稳定有关, 而这种神经不稳定有一定家族性, 与遗传有关。由于神经不稳定, 因此易受各种刺激而出现磨牙。患儿除夜间磨牙外, 往往还有其他睡眠障碍。

孩子磨牙的原因

★ 消化道功能障碍: 如消化不良, 晚饭吃得过饱, 睡前进食过多, 均可引起夜间磨牙; 肠道寄生虫, 尤其是蛔虫感染, 也可引起磨牙, 但不能仅凭磨牙就诊断肠道寄生虫病。

★ 神经过度兴奋: 儿童白天玩得过度、过于兴奋或过于疲劳, 或是幼儿园老师和家长给孩子的压力过重, 父母态度粗暴, 睡前过度兴奋或看了紧张的影视片, 这些都会使儿童入睡后大脑皮质仍处于兴奋状态, 导致磨牙；佝偻病患儿血钙偏低，也可出现磨牙，这类患儿用维生素 D 及钙剂治疗往往有一定疗效。

★ 口腔疾病：龋齿、牙周炎、乳牙咬合不当、换牙时咬合关系不协调等易导致磨牙。对于磨牙患儿，应尽可能找到病因，然后对症治疗。有少数找不到原因，有可能与遗传有关。夜间磨牙的害处，除牙齿相互摩擦产生刺耳声音、影响家人入睡以外，更重要的是长期的磨牙，牙齿相互摩擦，可使牙尖磨损变平，牙齿变短，影响美观和咀嚼功能。而对于换牙期的孩子来说，这可能是建立正常咬合所需要的一种活动。由于此期间上下牙刚刚萌出，咬合尚不合适，通过磨牙，使得上下牙形成良好的咬合接触。这类夜间磨牙，父母不必担心，它常会自行消退而无需治疗。

孩子磨牙的治疗

有些儿童因磨牙时间较长，虽经相应的治疗，但因大脑皮层已形成牢固的条件反射，因此夜间的磨牙动作不会立即消失。特别是胃肠病虽有好转，但胃肠功能紊乱依然存在，所以磨牙动作不能在短时间内纠正过来，必须坚持较长时间的治疗才能好转。

5 婴儿湿疹

婴儿湿疹俗称"奶癣"，是一种常见的与变态反应有关的皮肤病。小儿时期以婴儿湿疹最常见。婴儿湿疹一般出现在出生后 1~3 个月，多见于对牛奶过敏的婴儿。半岁后湿疹逐渐减轻，一岁半后大多数病儿逐渐自愈。皮疹呈多形态，伴有瘙痒、反复发作的特点。常发生于双颊、头皮、额部、眉间、颈部、颌下或耳后，也可扩展到其他部位。皮疹形态开始为散发小丘疹或红斑，逐渐增多，可见小水疱、黄白色鳞屑及痂皮。

湿疹是一种变态反应性疾病（即过敏），它的发生除宝宝接触了致敏物质，如奶、鱼、虾、肉、蛋等中的蛋白质外，还与宝宝皮肤娇嫩、皮肤角质层薄、毛细血管丰富、内皮含水及氯化物较多有关。此外，机械性摩擦、肥皂、唾液、溢奶等刺激也是一种诱因。

婴儿湿疹分型

★ 脂溢型：多见于生后 1~3 个月的婴儿，以颜面部为主。皮肤潮红，覆盖黄色油腻性鳞屑。

★ 渗出型：多见于 3~6 个月的肥胖婴儿。表现为开始在头面部，以后可蔓延全身。面颊出现红色小丘疹、小水疱及红斑，可有红肿、糜烂、渗出，黄色结痂。

★ 干燥型：多见于 6~12 个月的婴儿，出现在面部、躯干、四肢两侧。表现为丘疹、红肿鳞屑及结痂。

婴儿湿疹的发病因素

婴儿湿疹发病与多种因素有关，有时难于明确。常见的四种原因如下：

★ 遗传因素：湿疹与遗传有很大的关系。如果父母双方中的一方曾患有过敏性疾病，或曾得过湿疹，那么小宝宝得湿疹的可能性很大。

★ 食物因素：宝宝可能对牛奶或其他食物过敏。牛奶（包括牛奶配方奶）中含有大量异体蛋白，极易引起过敏，是让宝宝得上湿疹的主要致敏物质；如果妈妈食用鸡蛋、鱼、虾、蟹、巧克力、果糖等，都可能会引起宝宝过敏。根除宝宝湿疹的关键在于明确引起过敏的物质。

★ 环境因素：环境因素也可能造成湿疹，羊毛织品、人造纤维衣物、花粉、螨虫、汗液、尿液、空气干燥等都可能引发湿疹。

★ 精神因素：情感因素也会让宝宝受到影响而患湿疹，精神紧张会使湿疹加重。

婴儿湿疹的对策

★ 应尽量避免让宝宝接触可能引起过敏的物质。若宝宝对鸡蛋过敏，可暂时不添加。

★ 如果宝宝吃母乳，妈妈应注意不要吃易引起过敏的鱼、虾、羊肉等食物，最好别吃辣椒等刺激性食品。

★ 保持宝宝双手的清洁，经常帮宝宝剪手指甲。避免搔抓，以免感染。

★ 不能用碱性强的香皂、热水洗患处皮肤。因为香皂和热水会将宝宝皮肤表面的油脂洗掉，使皮肤更加干燥，还会刺激肌肤。

★ 给宝宝穿上棉质的宽大衣服，避免衣物摩擦加重湿疹。

★ 妈妈不能擅自给宝宝用任何激素类药膏，因为这类药物外用过多会被皮肤吸收，给宝宝身体带来副作用。必要时，可在医生指导下用些消炎、止痒、抗过敏的药物。

★ 如果不能进行母乳喂养，可以参考医生的意见选用特殊配方奶，如氨基酸奶、水解蛋白配方奶、含有益生元的配方奶，有助于调整婴儿的免疫系统，降低婴儿湿疹或其他过敏性疾病的发生率。

⑥ 痱子

痱子是夏季或炎热环境下常见的表浅性、炎症性皮肤病。因在高温闷热环境下，大量的汗液不易蒸发，使角质层浸渍肿胀，汗腺导管变窄或阻塞，导致汗液潴留、汗液外渗周围组织，形成丘疹、水疱或脓疱。

痱子多见于脸面及皮肤皱褶处，夏季多见。表现为针尖大小的红色丘疹，圆或尖形，有时疹顶部有微疱，称为汗疱疹。瘙痒明显，宝宝烦躁不安，常用手去抓，多于数天或1~2周后消退。如果受到感染，就会变成痱毒。

痱子的预防方法

★ 室内要保持通风凉爽，以达到减少宝宝出汗和利于汗液蒸发的目的。

★ 宝宝衣着宜宽大，便于汗液蒸发，及时更换潮湿的衣服。

★ 经常保持皮肤清洁干燥，常用干毛巾擦汗或用温水勤洗澡。

★ 长了痱子以后，避免搔抓，防止继发感染。保持宝宝皮肤的清洁和干燥，勤洗澡，但不要用香皂，以免刺激皮肤；洗澡的水温要合适，38℃左右的温水即可，洗完擦干后，可涂一点含有适量薄荷成分的痱子粉，但不可多涂，因为它会在出汗后堵塞毛孔。

★ 还要掌握好宝宝活动时间和活动量。多给宝宝喝凉白开水、菜水，多吃西瓜、蔬菜，以帮助降温，不要给宝宝喝冰水，也不要多吃冰激凌，更不宜直吹电扇。

★ 如果患了痱毒，洗澡后可局部涂抗生素软膏，严禁用手挤压，如果痱毒严重，或宝宝出现发热，全身不适，应立刻送往医院处理。

7 斜视

双眼的视线无法一致，称为斜视，即一只眼视正前方，另一只眼却视侧方。婴幼儿内斜视较为多见。斜视的原因可能是屈光不正（如远视）或眼肌发育异常。应到医院了解斜视原因后酌情处理。

因为宝宝在 3 个月过后才能清楚地注视某一点，所以到了 3~4 个月才能发现宝宝是否存在斜视，4~5 个月会越来越明显。正常的宝宝有时在睡觉前有困意时也会出现斜视，而平时则是正常的。

在宝宝 4 个月之前，有时很难区分真性斜视和正常的斜视。过了 4 个月以后，如果宝宝经常出现斜视，就应该去医院眼科进行检查。如果宝宝一侧眼睛视力不好，经过治疗可以矫正，斜视就能治愈。正常宝宝的斜视到了 4~6 个月就会消失。

单侧眼斜视对宝宝的视觉功能影响很大，因为宝宝通常不用患眼看东西，时间一久，就会引起患眼的视力下降。

如果斜视眼的功能长期被抑制，便会形成弱视。此外，斜视还直接影响宝宝的外貌，易被其他小朋友取笑，导致宝宝的苦恼，引起心理上的反常。

宝宝 4 个月后，就要注意宝宝是否患有真性斜视，一旦发现，要及早治疗。治疗的方法，是在宝宝开始斜视时，及时给好眼戴上遮眼帘。如果效果不好，还需手术治疗。

8 眼屎多

眼睛没有毛病的人眼屎很少，甚至见不到。可是有的宝宝睡醒后眼角长满了眼屎，眼屎太多的时候，甚至把眼皮粘住，使眼皮不容易张开，有时白天也有眼屎。

新生宝宝由于代谢旺盛，可能会分泌眼屎。婴幼儿期间由于饮食不合理，平时喜食鱼、虾、肉等热量高的食物，较少食用水果、蔬菜等，导致除了眼屎多外，还常伴有怕热、易出汗、大便干燥、舌苔厚等症状。治疗的最好办法是改变不良的饮食习惯，多喝水，必要时服一些清热泻火、消食导滞的中药。

婴儿由于鼻泪管阻塞，眼泪流不到鼻腔，可致细菌感染。大多数婴儿会自然痊愈，因此不必担心。妈妈可用消毒棉签蘸凉开水为孩子擦拭眼屎，另外，要让宝宝多饮水，必要时点些眼药水。

有时眼睛周围长湿疹，也会分泌眼屎。如果还伴有发热、出疹的症状，可能是眼结膜炎或其他疾病，应立刻去医院。

如果宝宝感染了淋菌，眼屎多而呈脓性，严重者导致失明，应立即去医院诊治。

角膜溃疡也可引起宝宝眼屎多，且其后果可能最严重。角膜溃疡多因不慎碰撞或婴儿不自觉地用手揉眼睛时，外物、手指或指甲损伤角膜对应部位，从而被细菌感染所致。周围环境不够清洁、抵抗力较差的婴儿易染此病。因为疼痛，患儿常哭闹，畏光流泪，不愿睁眼，眼球发红，出现分泌物，多数家长不能发现病灶，出现上述情况一定及时就医。

⑨ 鼻出血

宝宝鼻出血较常见，有些因外伤所致，有时夜间睡眠出现自发性鼻出血，也可能因高热致鼻黏膜干燥，毛细血管扩张出血所致。平时要保护鼻黏膜，合理有效清理鼻部分泌物，教育宝宝戒除挖鼻陋习，勤修指甲，避免将异物放进鼻中。宝宝活动不宜过于激烈，防止鼻外伤。饮食应清淡，少吃煎炸辛辣的食物，预防引起发热的疾病。

流鼻血的处理方法

★ 抬高头部：鼻血流出较多时，会流进口中，甚至堵住气管，应抬高头部，面部朝上。

★ 冷敷鼻部：解开衣服，鼻孔内塞入脱脂棉，再用指头夹住两边的鼻翼，让宝宝张口呼吸，静躺4~5分钟，即可止血。也可用冷毛巾敷在鼻子上加以冷却，非常有效。

★ 接受诊治：反复出血或者一次出血止血困难时，可能是血液疾病或局部异常，必须到医院检查治疗。

⑩ 耳朵渗液

耳孔入口处是皮肤，里面是黏膜。此部位常有分泌物，当较多时称为湿耳，用棉花棒擦拭时常粘有黄色黏液状物，经常患湿疹的孩子这一现象更明显。可用湿疹膏涂擦在外耳道，湿疹痊愈，渗液自然减少。如流出脓性分泌物，并且伴有发热、烦躁、耳朵疼痛，应立即去医院。

注意洗澡洗头时不要让水流进耳孔，并保持清洁，不要乱挖耳孔。

⑪ 打喷嚏、流涕、鼻塞

有些宝宝动不动就打喷嚏、流涕、鼻塞，使全家人手忙脚乱，甚至会兴师动众，去医院打针吃药，这就大可不必。因为小儿鼻腔非常狭窄，鼻窦尚未发育，且鼻黏膜血管丰富敏感，加上自身免疫力较差，会经常出现上述症状，大人不必惊慌。

如果宝宝只是打喷嚏、流涕，没有发热，可用热敷的方式治疗。把拧干的热毛巾敷到宝宝的鼻子到口的部分，鼻黏膜湿润后，宝宝就会感到好受些，或让他喝温开水或热牛奶，过一会儿鼻子就会通畅。如流鼻涕时间较长，超过1星期以上，或鼻涕由清变成黄色时，要去找医生诊查。

另外，过敏体质的孩子所引起的过敏性鼻炎，表现为打喷嚏、流涕、鼻塞等，也不必担心，应避免冷空气刺激，同时消除过敏原，必要时可服用抗过敏药物。

小儿鼻塞会引起呼吸困难，张口呼吸，甚至拒乳、烦躁，遇到这种情况除热敷外，可在医生指导下滴1滴0.5%呋麻液。

⑫ 呕吐

呕吐的原因

★ 生理性原因：大多为喂养不当所致。最普遍的原因是由于吞进过多的空气。喂母乳的婴儿吸吮过久（正常一次哺乳是10~15分钟），以致吸进过多的空气。喂食过多是早产儿呕吐的原因之一。哭闹过久，吞下去过多的空气也会引起呕吐。针对上述原因，只要调整喂养技巧，就可减少或避免生理性呕吐的发生。

★ 器官性原因：如果小儿突然发生呕吐现象，发热，甚至频繁喷射状呕吐，伴头痛、烦躁等，应警惕颅脑疾病，立即就诊。若呕吐物混有粪便或血迹，伴发热等，可能是外科急腹症，应立即送医院就诊。

呕吐的应对技巧

★ 将宝宝头偏向一侧，拍背引流出呕吐物，如鼻腔内有残余物，应及时清除。

★ 宝宝呕吐后精神好，食欲好，正常活动，可能为过饱、进食或吃奶过急咽下空气所致。

★ 如果呕吐物酸臭，并有腹痛、腹泻，就可能为急性胃肠炎或消化不良，可服一些助消化药，并补充液体。

★ 宝宝呕吐后应用温开水漱口，转移宝宝注意力，安静休息。

⑬ 便秘

针对婴幼儿便秘，主要看质和量以及对宝宝有无不良影响，而不是以大便的次数来确定。每个宝宝排便的情况都不一样，而且与宝宝吃的乳类和食量等有关系。一般情况下，母乳喂养的婴儿大便次数较喂牛奶多，牛奶喂养儿大便较硬且次数少。如果宝宝2~3天无大便后，轻轻松松排一次一般硬度的粪便，量也正常，又无任何其他不适，就不能认为是便秘，父母不必担心。

宝宝便秘的常见原因

便秘的常见原因有下列几种：

★ 饮食成分不当：大便性质和食

物成分关系密切。如食物中含大量蛋白质，而碳水化合物不足，肠道菌群继发改变，肠内容物发酵过程短，大便易呈碱性，容易干燥；如食物中含较多的碳水化合物，肠道发酵菌增多，发酵作用增加，产酸多，大便易呈酸性，次数多而软；如摄入脂肪和碳水化合物都多，则大便润利。如进食大量钙化酪蛋白，粪便中含大量不能溶解的钙皂，粪便增多，且易便秘。碳水化合物中米粉、面粉类食品较谷类食品易于便秘。小儿偏食，喜食肉类，少吃或不吃蔬菜，食物中纤维素太少，也易发生便秘。

★ 肠道功能失常：生活不规律和缺乏按时大便的训练，未形成排便的条件反射，容易导致便秘。另外，上幼儿园的儿童常因无清晨大便的习惯，白天上学期间又不愿在幼儿园排便，常常憋住大便，也是导致便秘的常见原因。常用泻剂或灌肠，缺少体力活动，或患慢性病，如营养不良、佝偻病、高钙血症、皮肌炎、呆小病及先天性肌无力等，都因肠壁肌肉乏力、功能失常而便秘。交感神经功能失常、腹肌软弱或麻痹也常使大便秘结。服用某些药物可使肠蠕动减少而便秘，如抗胆碱能药物、抗酸剂、某些抗惊厥药、利尿剂以及铁剂等。

★ 体格生理异常：如肛门裂、肛门狭窄、先天性巨结肠、脊柱裂或肿瘤压迫马尾神经等都能引起便秘。应进行肛门指检、下部脊柱和会阴部检查。有的患儿生后即便秘，如有家族史，可能和遗传有关。

★ 精神因素：小儿受突然的精神刺激，或环境和生活习惯的突然改变也可引起短时间的便秘。

宝宝便秘的对策

★ 注意饮食多样化，多饮水，多食含纤维素较多的蔬菜汁或蔬菜泥，如南瓜汁、菠菜汁、胡萝卜汁等。牛奶的调配应按说明，不可随意提高浓度。

★ 生活有规律，养成早晨起床后大便的习惯。

★ 每天可给宝宝按摩肚子，就是用食指、中指和无名指三个手指，绕着宝宝的肚脐顺时针按摩，一次5分钟，每天早晚各1次，能帮助加快肠蠕动，使宝宝产生大便反射。

★ 发生便秘时，可做纸捻蘸上少许香油或石蜡油，插入肛门1厘米处刺激肛门使粪便排出。把肥皂烫软捏成子弹头状，用手塞入肛门保留2~3分钟，也会收到良好效果。必要时在医生指导下用开塞露或生理盐水灌肠。

★ 如系肛裂、巨结肠、甲状腺功能低下所致，应去医院求诊。

⑭ 腹泻

宝宝腹泻的主要症状

宝宝腹泻的主要症状包括以下几种：

★ 大便含有多于正常的水分，这种大便称为稀便或水样便。大便带脓、带血是脓血便，这可能是由肠道感染引起。如果宝宝腹泻伴有发热、呕吐或精神不好，应该及时就医。

★ 大便次数频繁但性状正常往往不属于腹泻，母乳喂养儿平时每日3~4次，甚至8~9次稀软大便也不属于腹泻。

★ 脱水是在急性腹泻时最常伴有的并发症。小儿腹泻时，因排出稀便、水样便，有时还有发热、呕吐，使体内水分和盐大量丢失，如不及时进行补充就可引起脱水。严重脱水如不及时、正确地治疗，就会有生命危险。

宝宝腹泻的防治

为了判断脱水程度，通常用一看二摸的方法。一看精神状况是否好，是否有皮肤黏膜干燥，体重是否减轻，眼窝有无凹陷，哭时有无眼泪减少，有无口渴，是否尿少或无；二摸皮肤有无弹性。用上述几项判断宝宝脱水状况。

腹泻而无脱水的患儿可在家治疗，原则是继续按原来方式喂养，口服补充液体，如用口服补液盐、糖盐水、各种汤、稀饭、酸奶、白开水等，来预防脱水。吃母乳的患儿继续喂养母乳；不吃母乳的6个月以下的患儿喂平时食用奶或奶制品加水稀释一倍喂两天；6个月以上或开始添加辅食的患儿，可继续母乳或原来饮食，但应适当减量，也不要添加新的辅食品种，鼓励患儿少量多餐，每天至少吃6次，直至腹泻停止。

腹泻停止后的两周内，每天加餐至少1次，注意合理饮食，谨慎添加辅食或高热量食物。

出现下述情况之一时，要及时带孩子找医生诊治：有效处理后病情不见好转，频繁排稀水样便，频繁呕吐，明显口渴、尿少，纳差，或者伴有发热及大便带血。

宝宝腹泻的对策

★ 不要让宝宝随地大小便，宝宝排便后立即清洗便盆。

★ 食前、便后要洗手，不食不洁食物，不喝生水。

★ 勤换尿布，保持臀部清洁干燥，每次便后清洗臀部及肛门，局部涂鞣酸软膏，可防止臀部皮肤糜烂。

★ 继续喂母乳或给予液体及清淡易消化食物。

⑮ 幼儿秋冬季腹泻

幼儿容易得秋冬季腹泻。这种病主要发生在3岁以下婴幼儿。主要症状是：腹泻、发热、呕吐、脱水，约有1/3病例先出现发热、咳嗽等类似感冒症状，而后出现消化道症状。经历5~7天后逐渐恢复。有些患儿会由于重度脱水，未及时抢救，造成电解质紊乱，导致严重酸中毒，甚至死亡。

秋冬季幼儿腹泻80%由轮状病毒感染引起。主要是通过粪－口途径传播。病毒进入肠道，主要侵犯十二指肠和上段空肠的上皮细胞，感染后一般潜伏期1~3天。患儿粪便中含有大量病毒，因此易污染环境，造成传播。也有因看护人双手不洁，污染奶具、奶制品、玩具而致病。

轮状病毒所致腹泻无特殊治疗法，用抗生素无效。需要注意补充水和电解质，可采取 ORS 口服补液盐防止或纠正脱水和酸中毒。还应注意防止水流污染，做好粪便处理，做好环境卫生，形成良好的卫生习惯。

⑯ 腹痛

婴幼儿腹痛时无法用语言表达，表达方式是持续或阵发性哭啼和下肢屈曲不伸展等。腹痛可由多种疾病引起，但多见于腹部炎症、肠痉挛、肠套叠、肠扭转、蛔虫等。

宝宝腹痛的防治护理

★ 如腹痛、拒按、下肢屈曲，多为炎症或器质性病变所致，应立即送医院。

★ 如腹痛、发热、脓血便，多为菌痢，应去医院。

★ 婴幼儿期最常见的腹痛为肠痉挛，表现为阵发性、无规律痛，脐周明显，触摸腹部柔软，无明显压痛或反跳痛，无包块，如分散孩子的注意力多能缓解。可用热敷的方法缓解症状，并嘱咐孩子饭前饭后注意休息，进食时精力集中，避免边说边吃、边看电视边吃以及边跑边吃，疼痛明显时可用解痉药，如口服颠茄合剂。

★ 部分孩子大便干燥、发硬，也可致左下腹痛。要督促孩子定时大便，多喝水，多吃水果和蔬菜。

⑰ 食物中毒

小儿食物中毒大多是因为食物被有毒物质污染或进食了含有毒性的物质所致。误服某些药物也可导致小儿药物中毒。

食物中毒的急救处理

★ 对中毒物质不明者，如果宝宝意识清醒，应立即饮用大量的淡盐水，每次 30~60 毫升（5~6 匙），不可饮牛奶。然后用食指刺激其咽部，促使呕吐。

★ 收集呕吐物，送医院进行毒性鉴定，明确诊断后尽快应用特效药物。

★ 如果家长对刚食入的有毒物质已明确，应先用手指按压宝宝舌头的根部，帮助宝宝将食物吐出，然后立刻送医院。

★ 经过催吐和中和处理后，可给牛奶或蛋清、稠米汤等保护胃黏膜，而且对金属中毒能起沉淀作用。

对食物中毒的宝宝做好简单的保护处理后，就尽快送医院，否则，有毒物质的腐蚀破坏作用继续扩大，将使孩子的生命受到威胁。

⑱ 包茎

包茎可分为三种：生理性包茎、真性包茎和假性包茎，一般只有真性包茎需要做包皮环切手术。

新生儿若无异常现象，排尿正常，多为生理性包茎。虽然包皮内板与阴茎头表面有一定的粘连，但不产生积垢，这是正常生理现象。

以后随着孩子的长大，粘连会逐渐吸收，阴茎增长，只要包皮口不狭小，阴茎头就会渐渐露出包皮口外。

青春期后，阴茎增长更快，阴茎的长度和直径都会增加。随着阴茎不时勃起，阴茎将会突破包皮口的约束，使整个阴茎头完全外露，包皮则永远停留在冠状沟外了。

3 岁以内的儿童，应以观察为主，如果 3 岁后包皮仍不能翻转至冠状沟，且包皮口小如针眼，将阴茎紧裹，妨碍阴茎的发育，引起排尿困难，就必须手术治疗了。

⑲ 贫血

根据外周血中单位容积内的血红蛋白量或红细胞数，可将贫血分为轻、中、重、极重四度。不同年龄段评价标准有所差异。婴幼儿血红蛋白值小于 110 克/升，就称贫血。根据平均红细胞容积（MCV）、平均红细胞血红蛋白量（MCH）和平均红细胞血红蛋白浓度（MCHC），可将贫血分为大细胞贫血、正细胞贫血、单纯小细胞贫血和小细胞低色素贫血四类。根据疾病发生的原因，可将贫血分为失血性、溶血性、红细胞和血红蛋白生成不足性三类。缺铁性贫血是 4 个月以后宝宝的多发病。

宝宝贫血的主要症状

★ 营养性贫血：营养性贫血系小儿饮食中缺铁、叶酸、维生素 B_{12} 所致。

小儿大部分贫血属此类贫血。贫血患儿皮肤黏膜苍白，不爱活动，烦躁不安，注意力不集中，有的有异食癖。因缺维生素 B_{12} 所致的贫血患儿皮肤呈蜡黄色，呈虚胖或颜面略浮肿，头发细黄、稀疏。可出现精神神经症状，与贫血程度不完全平行。

★ 失血性贫血：失血性贫血患儿常见于食物过敏、肠息肉、肠道息室、钩虫感染等慢性失血。

★ 溶血性贫血：溶血性贫血因输血血型不合、感染、先天异常等使红细胞过多、过早地被破坏，超过身体再生能力所致。此类贫血除贫血外多有黄疸及其他症状。溶血性贫血主要以苍白、黄疸为突出表现。

★ 造血不良性贫血：常见病因为骨髓造血障碍或者异常增生疾病、红细胞生成障碍等。此类贫血较严重，而且常伴其他表现，需要专科医生诊治，如白血病、骨髓异常增生综合征、再生障碍性贫血等。

宝宝贫血的治疗措施

★ 轻度营养性贫血主要通过饮食治疗。应让患儿进食高蛋白食物，添加含铁丰富的食物，如肝、瘦肉、豆类、蛋黄、动物血、黑木耳、绿色蔬菜等。

★ 中度以上的贫血必须在医生的指导下服用铁剂或叶酸制剂，还要辅以饮食治疗。

★ 如果贫血患儿出现震颤等精神症状，应结合喂养情况和实验室检查，考虑有无大细胞性贫血合并存在。如果存在，可加用叶酸，必要时可肌注维生素 B_2。

★ 对于失血性贫血、溶血性贫血及骨髓障碍性贫血患儿，应查明原因后进行治疗。

宝宝贫血的预防措施

★ 坚持母乳喂养，定期到儿童保健门诊查体，合理添加含铁类辅食。适量进食强化铁米粉、肝、瘦肉、蛋黄及绿叶蔬菜等含铁丰富的食物。

★ 对于早产儿，需要及早添加铁剂来预防贫血。请专科医生根据宝宝发育、体重以及喂养情况确定铁剂剂量。

★ 观察宝宝大便情况，有无湿疹、肠绞痛表现，确定有无喂养不耐受或者蛋白质过敏表现。

★ 母亲怀孕时要注意营养，尤其是怀孕的最后几个月要补充富含铁质的食物。

⑳ 宝宝偏瘦

3 岁前是宝宝生长发育的关键时期，过瘦会影响身体发育，甚至出现发育迟缓等。家长们要重视瘦宝宝的现状，了解变消瘦的原因，对症下药，帮瘦宝宝多长肉。

先给孩子做全面检查，然后再调整膳食结构，改善喂养办法，纠正不良饮食习惯。通过身体的全面检查，妈妈可以了解宝宝消化系统的健康状况，病症严重的话，可以按照医嘱适当用药，而对于锌、铁、钙等轻微缺乏者，主张用食物补充。

宝宝过瘦一般与营养膳食结构不合理、喂养方式不当、饮食习惯没有规律有关。毕竟在这个阶段，宝宝的成长动力主要依靠营养素的摄入。每天的食物应保证尽量多样化，谷物、肉类、豆类和蔬菜应该合理搭配，让宝宝重新爱上吃饭。奶类、蛋类、肉、鱼和豆类等不但是蛋白质的主要来源，而且富含多种营养成分，总之要搭配出合理、科学的膳食。

纠正不良饮食习惯，保持固定进餐时间。每天早餐不超过七点半，晚饭时间不超过晚上八点半，妈妈不要随意改变孩子的进食时间。零食会伤了宝宝的胃，还会影响孩子的饮食习惯。因此，建议让孩子少吃零食，养成良好的饮食习惯。

解决宝宝偏瘦的注意细节

提醒年轻妈妈注意 4 个细节，解决宝宝偏瘦问题。

★ 宝宝在婴儿时期 1 个月应增加 1 千克，5 个月大时体重应是刚出生时的两倍左右。

★ 5 岁前是宝宝肌肉组织发育、骨骼生长和体格发育的关键时期，因此，体重的增加很重要。

★ 多喝开水，促进新陈代谢。

★ 父母自身也要有良好的饮食习惯，以身作则，让孩子心服口服。

㉑ 肥胖症

引起肥胖的原因为脂肪细胞数目增多或体积增大。人体脂肪细胞数量的增多主要在出生前 3 个月、出生后第一年和 11~13 岁三个阶段。若肥胖发生在这三个时期，即可引起脂肪细胞数目增多性肥胖，治疗较困难且易复发。

3 岁以下幼儿考普指数 [体重（千克）/ 身高（厘米）× 10] 超过 22 者为肥胖。婴儿期肥胖，大约 1 岁后即可矫正。宝宝肥胖症的防治护理措施如下：

饮食管理

在保证孩子基本热能与营养素的需要、保持正常生长发育的原则下，减少热能供给，限制脂肪和糖类摄入量。以蔬菜、水果、米面食品为主，注意供给粗粮与糙米面，减少精白米面。保证维生素与矿物质的供给量，加适量蛋白质，如蛋、瘦肉、豆类等，使蛋白质供应量每天不少于 1~2 克 / 千克。应选择热能少、体积大的食物，如蔬菜类，以避免饥饿感，限制体重速增。

增加运动

制订适合孩子年龄的运动方式，并要持之以恒。

精神治疗

要教孩子正确对待肥胖，既注意饮食控制，又不过度紧张，消除自卑心理。

做好预防

从孩子出生起就要注意科学喂养，避免过胖。

㉒ 屏气发作

屏气发作又称呼吸暂停症，婴幼儿多因发怒或轻微外伤而发作。轻者出现呼吸暂停，重者面色紫绀（或苍白），短暂地出现意识丧失，强直性抽搐或尿失禁。

屏气发作与亲子关系不协调有关，患儿父母往往对孩子过分保护或遇事过分紧张，有些患儿对父母刻板的喂养方法及过早训练大小便表示抗拒。屏气发作可能与缺铁有关，当缺铁性贫血被纠正后，屏气发作可改善或消失。

宝宝屏气发作的防治护理

★ 屏气发作无需特殊治疗，但需向父母解释发作的性质，消除他们对预后的顾虑。如果频繁发作，可口服阿托品治疗。如果与缺铁有关，应给予铁剂治疗。

★ 父母对孩子不要过分溺爱或百依百顺，让孩子从小养成健全的性格。

㉓ 被蚊虫叮咬

宝宝被蚊虫叮咬后，局部会出现红、肿、热、痒或疼痛，可用肥皂水冲洗，以中和蚊子分泌的酸性毒素，另外可用花露水稀释后涂擦局部。

如果宝宝被叮咬处较痒，总爱搔抓，可用复方炉甘石洗剂止痒。如伴有化脓，可用红霉素软膏局部涂抹。

如果被叮咬处局部红肿发热，宝宝体温升高，应考虑感染或过敏情况，及时进行抗感染或抗过敏治疗。

应防止宝宝抓伤引起炎症。要止痒，消炎，勤给宝宝洗手，剪短指甲，谨防宝宝搔抓叮咬处，避免继发感染。

为防止蚊虫叮咬，夏季给宝宝洗澡时可滴几滴宝宝专用花露水，有驱蚊的功效。夜晚睡觉时可用蚊帐。

㉔ 皮肤损伤

皮肤损伤可分为皮肤擦伤和皮肤破裂伤两种。

皮肤擦伤

皮肤擦伤后会出现局部红肿、青紫、疼痛。可用温开水冲洗干净，患处可涂碘酒，几天后自行愈合。对于青紫、肿胀面积较大、较深的挫伤，先用毛巾浸冷水湿敷，24~48小时后改用温开水热湿敷。也可用消炎止痛膏，但不要用手揉搓，以免使损伤加重。适当休息，抬高患肢。

皮肤破裂伤

皮肤破裂伤除疼痛、伤口破裂、活动障碍外，还有出血较多、较急的特点。皮肤发生破裂伤时，如果出血颜色鲜红且不易停止，多为动脉出血；如果出血持续、缓慢、颜色暗红，多为静脉出血；如果血一滴一滴向外渗，为毛细血管出血，会自行凝结停止。

皮肤损伤的急救护理

★ 动脉出血要立即止血，以免失血过多危及生命。简易止血方法：一是指压法，即在伤口上方有动脉搏动处，用止血带用力压向骨骼，阻止血流；二是包扎法，用消毒纱布或干净手帕直接压在伤口处，再用绷带或毛巾包扎。如两种方法仍止不住出血时，应立即紧扎伤口，抬高伤部，速送医院治疗。

★ 小的伤口较浅，只伤及皮肤，用红药水涂抹，保持干燥，避免沾水，几天就会愈合。如果伤口较脏，尤其伤及面部或颈部，一定要立即用消毒生理盐水或冷开水轻轻擦洗干净，否则会影响伤口愈合，还会继发感染。

★ 大伤口周围用75%酒精消毒。先从伤口边缘开始，逐渐向外扩大消毒区，伤口内部用生理盐水擦净，不要涂药，再用消毒纱布包扎，千万不要用脏棉花、破布、卫生纸、灰土等覆盖伤口，以免感染。凡是脏污的大伤口，都要迅速送医院处理。

㉕ 烫伤

宝宝烫伤的紧急处理

★ 立即用冷水冲洗：宝宝的烫伤如果比较轻微，可先用大量冷水冲洗，降低伤处的热度。冲洗的时间至少20分钟。

烫伤的处置方法因烫伤的程度不同而不同，是由烫伤的深度与宽度来决定的。全身性的烫伤就不能用水冲洗。

★ 不要勉强脱掉衣服：烫伤以后会形成水疱，应赶紧连着衣服泡入水中，等安顿后再脱衣服。如果勉强脱或撕开衣服，常会加重损伤；如果没有把握的话，去医院请医护人员脱衣服。

烫伤面已经起疱时，不要挑破，免得细菌感染。可让其慢慢吸收，亦可用无菌注射器穿刺抽吸，局部可用涂有烫伤膏或凡士林的纱布包扎。

如果是脸部烫伤，可用湿毛巾冷敷，为了避免伤及眼角膜，不可擦拭眼睛。如果发生大面积严重烫伤，应尽早送医院治疗。

避免宝宝烫伤的措施

★ 抱孩子时不要饮用热饮料。妈妈抱孩子喝热饮时，一不小心，就会把热饮洒在孩子身上，所以抱孩子时不要喝热饮。

★ 如果桌子上铺着桌布，就不要放置热粥或热汤。过了 6 个月，宝宝就会拉扯桌子上的桌布了，这样容易把桌上的热粥、热汤等东西弄洒，从而造成烫伤事故。即使孩子用手还不能够到，也不要大意。

★ 做饭时不要让孩子进厨房。妈妈做饭的时候，孩子在厨房里很容易碰到热锅或溅上热油而被烫伤，最好禁止孩子进入厨房。如果妈妈把孩子背在背上做饭，注意不要让孩子伸出手。

电器使用注意事项

★ 把熨斗、电饭锅、暖水瓶等物品放到孩子够不到的地方。

★ 用完熨斗、电饭锅等电器后必须拔掉插头。

★ 最好在取暖炉、电热风、暖气片周围设置栅栏。

★ 不要长时间使用汤婆子或怀炉等。

给孩子洗澡时的注意事项

洗澡盆中倒洗澡水时要先放入凉水，再加热水至适宜温度为止。

26 中暑或晕厥

由于婴幼儿体温调节功能较差，在高温环境或直接日晒时，很容易发生中暑，出现高热、呕吐、头疼、口渴、昏昏欲睡、全身乏力或晕厥等症状。

中暑或晕厥的急救处理

★ 冷敷头部：让小儿静躺在通风凉爽处，或有冷气的地方，解开衣服，并用湿冷毛巾冷敷头、身体、脚等部位。

★ 供给凉水或糖水：可用纸条刺激鼻孔帮助意识恢复，恢复后，让其饮用少量淡盐水或糖水。若意识一直不能恢复，则应立即送医院。

★ 保持体温：降温要循序渐进，不得降温太快，因为一旦太凉，皮肤血管受刺激会痉挛收缩，使体内热量不能散发或因刺激而发生虚脱。

★ 预防中暑：夏季气温太高时尽量不让小儿到户外烈日下活动，如果活动的话，应在阴凉处，或戴上遮阳帽或草帽，防止日光直射头部。避免将宝宝长时间放在酷热封闭的屋内或车内。

★ 预防晕厥：注意营养，三餐有规律，生活节奏正常，适度运动，保证睡眠，避免过度疲劳、长时间站立、过度惊吓等。

婴幼儿常见疾病防治

❶ 感冒

宝宝感冒主要累及鼻、鼻咽和咽喉部，常诊断为急性鼻咽炎、急性咽炎、急性扁桃体炎或急性咽喉炎，也可统称为上呼吸道感染（上感）。感冒是小儿最常见的疾病，全年都有发生，冬季多见。容易并发中耳炎、颈淋巴结炎、肺炎等。大多由病毒引起，也可继发细菌感染。

宝宝感冒的主要症状

宝宝感冒一般表现为发热、鼻塞、流涕、打喷嚏、干咳或声音嘶哑。有的表现为呕吐、腹泻或食欲不振。小婴儿可因鼻塞而张口呼吸或拒乳。个别宝宝因高热诱发惊厥。

宝宝感冒的防治与护理

治疗感冒没有特效药，主要加强护理，注意休息，多喝水，饮食清淡；针对感冒症状给予对症处理。通常采用合成西药或中成药来对症处理。若疗效不好，也可在医生指导下进一步调整药物。

室内温度最好保持在20℃左右，湿度60%为最理想。穿着要适宜，如果穿太厚，孩子易出汗，反而易感冒。室内每天保持通风，但要防止穿堂风。

宝宝患感冒期间尽量不去幼儿园等公共场合，减少继发感染的机会。选用易消化、少油腻、富含维生素的饮食。人工喂养者可将牛奶稀释，或少量多次喂食，多饮开水，以利排泄体内毒素。孩子暂时食欲不振，父母不要担心，疾病痊愈后，食欲自然恢复。平时应养成日光浴及少穿衣服的习惯，使皮肤黏膜具有抵抗力。

❷ 发热

发热是人体的保护性反应，病毒感染、细菌感染及其他病原微生物感染均可引起发热，风湿热及某些严重性肿瘤也会引起发热。发热的类型不尽相同，不同的感染、不同的疾病均有其特有的类型。因此，发热是某些疾病的主要临床表现之一，可作为疾病诊断依据的一部分。

人体腋下温度超过37℃，口腔温度超过37.3℃，昼夜温度波动1℃称为发热；体温超过39℃称为高热；

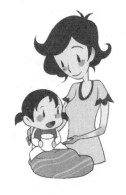

超过41℃称过高热。病人发热时不要降温过早，应尽快明确诊断。一般低热可不用退热药，体温较高，病人难以耐受，或体力消耗太大时可适当用些退热药。有时过早降温会影响进一步诊断。

一般宝宝发烧在38.5℃以下不需要服用退热药，可选用物理降温，如用32~36℃温水擦浴，持续擦洗前额、枕部、颈部、腋窝、腹股沟部等大血管流经处及四肢20分钟左右，或用退热贴冷敷或冰枕等。如果体温超38.5℃以上，应采用相应的药物退热措施，可以口服退热药，如美林、泰诺林等。

出生1~3个月的宝宝发热原因多为感染，尤其是呼吸道感染，如感冒、肺炎等，还有可能是中耳炎、淋巴结炎及皮肤发炎。从6个月开始，宝宝从妈妈身上获取的免疫能力几乎都消失了，发热的宝宝开始增多。

引起宝宝发热的病因有很多，如上呼吸道感染、肠胃炎、扁桃体炎、肺炎及某些传染病等，都有可能出现发热的症状。另外，还可能因泌尿系统感染、肠胃病、手足口病而出现发热的情形。家长要仔细观察宝宝的症状，必要时带宝宝去医院儿科就诊。宝宝发热是父母最常遇到的问题，对此有的父母非常焦急，甚至乱用退热药，这是非常不科学的。

发热宝宝的护理要点

★ 保持室内通风，将宝宝的衣服适当松开，宝宝有汗时应及时擦干，避免被风直吹。

★ 体温低于38.5℃时多喂水，多休息。配合物理降温，如退热贴、温水洗浴，都可以起到降温的作用。

★ 如果宝宝的体温超过38.5℃，或平时有高热惊厥史，应及时去医院诊治。

★ 肌注退热药应在医生指导下进行，同时观察效果。如果宝宝大汗淋漓，应多喂淡盐水，以防虚脱。

★ 病毒感染时引起的发热有时可持续3~5天，甚至1周，只要诊断明确，就要细心护理，早期可服用抗病毒类药物。不必反复去医院就诊，也不必过度治疗。

★ 如果重复应用退热药，注意用药间隔。必要时两种退热药可以交替使用，减少不良反应。体弱儿用退热药要谨慎，以防降温过快引起体温不升。

★ 不要把肾上腺皮质激素类药作为常规退热药应用。

★ 多食用含维生素C丰富的新鲜果汁，如橘汁、西瓜汁等。

★ 给予清淡、易消化的流质饮食，避免刺激或油炸食物。

❸ 扁桃体炎

扁桃体炎多在1岁后出现，6~7岁时高发。有家族病史的宝宝易患扁桃体炎。扁桃体炎是指腭扁桃体的炎症。该病的临床表现是：起病急，多有发热，有时会怕冷，浑身发抖，这是由于毒素侵入血液造成的。除发热外，还伴有头痛、恶心、呕吐、全身无力等症状，咽部症状为出现咽痛，吞咽时疼痛加重。医生用压舌板检查咽部时，可看到扁桃体充血、肿大，扁桃体化脓时表面可见黄白色脓点或片状分泌物，可伴有颌下淋巴结肿大、疼痛感。

宝宝扁桃体炎的防治护理

适当休息，多进水分及易消化的食物。儿童可以使用淡盐水漱口，口服抗炎药物。若出现扁桃体化脓，应到医院检查，及时服药治疗。慢性反复扁桃体肿大增生发炎，导致儿童睡眠打鼾，建议请耳鼻喉科医生协助诊治。

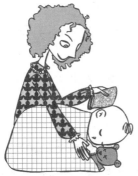

❹ 急性喉炎

急性喉炎的发病较急。孩子往往在白天和睡觉时还挺好，到半夜突然声音嘶哑，咳嗽呈"吼吼"的犬吠样叫声；吸气性呼吸困难，喉头有喘鸣，面色发紫，情绪极度不安，这是由于喉头梗阻、吸不进氧气、严重缺氧造成的。

由于孩子的喉头软组织比较松弛，喉腔小，一旦发炎，黏膜显著肿胀，使得喉道缺氧变窄，通气道变小，严重者可在短时间内因缺氧而危及生命。这种病发展迅速，来势凶猛，不能麻痹大意，应及时去医院诊治。平时，当孩子出现突然的呼吸困难时，要注意检查一下有无异物误入气管。如在家里发生呼吸困难和缺氧的症状，应立即把孩子抱到室外，新鲜空气可以减轻症状，同时服一些镇静药，让孩子安静下来。烦躁哭闹会加重呼吸困难和缺氧，应尽量避免。

❺ 咳嗽

咳嗽是小儿常见症状，有的家长不以为然，认为咳嗽是小毛病，随便给孩子服药，结果延误治疗，加重病情。有的家长一听孩子咳嗽就四处求医问药。其实，咳嗽是呼吸道的一种保护性反射动作，可以防止异物进入气管、支气管；同时把气道内积聚的分泌物排出体外，防止肺部感染。所以咳嗽对人体是有益的。但是，当孩子咳嗽出现并发症时家长就不能大意了。

引起儿童咳嗽的常见疾病有以下几种：

感冒

感冒的症状特点是起病急，除咳嗽外，还有打喷嚏、鼻塞、流涕等症状，痰不多，呈白色（病毒感染）。如果1~2天后咳嗽加剧，有发热，痰呈黄色，则提示已继发细菌感染。若咳嗽伴声音嘶哑，表明炎症已向咽喉部发展。处理方法是多饮水，加强营养，补充维生素。高热时予以降温，如冰枕、退热药等，并立即就诊。

反复呼吸道感染

反复呼吸道感染的症状是每年患感冒7次或肺炎3次以上，一年四季均可发病，冬春多见。患儿咳嗽连续不断，可有痰或无痰，大多无发热。服药时好转，停药后易复发。处理方法是检查免疫功能，补充矿物质，排除先天性疾病，避免被动吸烟，纠正偏食。

支气管肺炎

支气管肺炎多由感冒、支气管炎发展而成，患儿发热，咳嗽频繁，呼吸增快，有鼻翼扇动，口唇发紫。处理方法是千万不能耽误，立即就诊。

喘息性支气管炎

喘息性支气管炎常见于1~3岁婴幼儿，往往有湿疹史。发病以咳嗽伴喘鸣为主，喉部似有痰，但又咳不出，患儿非常痛苦。一般无发热，受凉后易复发。处理方法是去医院查找病因，部分患儿可给予抗哮喘治疗。

支气管哮喘

支气管哮喘起病可急可缓，以往有哮喘病史。发病时有刺激性咳嗽，口中常伴有白色泡沫。患儿出现呼气性呼吸困难及哮鸣音，烦躁不安，以夜间为重。处理方法是家中需常备沙丁胺醇（喘乐宁）、丙酸倍氯米松（必可酮）等药，发作时先用药，立即就诊。

6 久咳不愈

在冬季，天气比较寒冷，宝宝稍有不慎，就容易咳嗽，并且不断加重，服用抗生素仍不见好转，还会出现气急、鼻翼扇动、点头样呼吸、口唇青紫、发热等肺炎症状。

冬季宝宝久咳不愈与体质及家长照看方式有关。鱼、虾、蟹、肉等荤腥油腻食物会生痰，过敏体质的小儿食用会出现过敏反应，生姜、葱、胡椒等辛辣调料对呼吸道有刺激作用，可使咳喘加重。

反复咳嗽持续时间持续3~4周，通常称为慢性咳嗽。常见原因有过敏性咳嗽、咳嗽变异性哮喘、感染后咳嗽、上气道咳嗽综合征、嗜酸粒细胞性支气管炎等。不同病因的治疗方法也不一样，不能盲目用药延误病情。

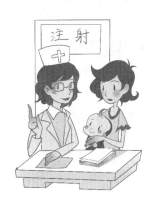

对经常患呼吸道感染、咳嗽、食欲不振的小儿，除了进行必要的药物治疗外，还可配合健脾养肺的食物，如粳米、白木耳、黑木耳、白萝卜、百合、银杏、蛤蚧、玉竹、薏苡仁等。

当宝宝咳喘伴有发热时，体内水分消耗过多，应注意补充水分。可多喝开水、米汤及鲜果汁，还需要补充鸡蛋、蔬菜，保证营养均衡，提高免疫力。

7 气喘

一般在感冒流涕、发热后的一两天，有些宝宝会开始咳嗽，伴随着咳嗽症状逐渐加重，出现气喘，宝宝呼气延长，呼吸急促，每分钟达 50 次以上，甚至还会憋气。妈妈可以明显地感觉到宝宝的呼吸道阻塞，咳嗽、气喘时口唇青紫。

气喘的预防措施

★ 加强身体锻炼，增加户外活动，增强宝宝机体抗病能力，避免感冒的发生。

★ 合理穿衣，不要忽冷忽热。

★ 若家中有上呼吸道感染的病人，则应尽量与宝宝隔离，如果不得不与宝宝接触，最好戴口罩。

★ 定期通风换气，室温要适宜，并保持一定湿度。

★ 在室内烧烤食物的时候，一定要开窗。

★ 避免宝宝接触小动物，家里不要养小猫、小狗。

★ 尘螨是诱发小儿气喘主要的过敏源，要注意一些细小的生活习惯，每天起床后一定要叠被，不要给宝宝买填充玩具和毛绒玩具，家中避免使用地毯和挂毯。

★ 必要时可给宝宝应用疫苗预防，可从鼻腔内喷入或滴入减毒病毒疫苗，可以预防或减轻上呼吸道感染病症。

★ 对已发生气喘的宝宝，应及时带宝宝去医院诊治。

8 支气管哮喘

小儿支气管哮喘的病因和症状

小儿支气管哮喘是一种以某些炎症反应为主的慢性气道炎症，易感儿对此类炎症可引起广泛的可逆性慢性气道阻塞。患儿的呼吸道对刺激具有高反应性，会出现反复咳嗽、喘息等症状。

病因是由多种因素构成。外源性因素主要是接触了各种过敏物质，例如导致呼吸道感染的某些病毒、支原体等；吸入了粉尘、霉菌、螨虫、不同季节的花粉；甚至某些食品，包括牛奶、鱼、虾等；嗅到某些气味（粉刷房屋）或气候变化都可引起哮喘的发作。内源性因素常与患儿的过敏体质及遗传因素有关。剧烈的运动或口服某些药物也可以诱发哮喘。

呼吸道感染引发的哮喘，常在感染后数日逐渐发病；接触过敏原后所致的哮喘则发病急，数小时或更短的时间内出现典型的症状。初起时仅有干咳，后期可排出白色黏稠痰液，患儿烦躁不安，气促，面色苍白。呼吸困难表现为：呼气性呼吸困难，在胸骨上下部和锁骨的上部常见凹陷；呼气时因排气困难，胸骨上下反而凸出。

本病以呼气性呼吸困难为主，并可听到呼吸道发出哨笛声。病情严重时口唇、指甲青紫，全身冷汗，面色苍白，不能平卧。缺氧严重可引起意识障碍，呼吸衰竭而死亡。常见并发症还有心力衰竭等。

小儿支气管哮喘的治疗

支气管哮喘出现的慢性气道炎症为非特异性炎症，与细菌进入身体引起的炎症不同，因此使用抗生素治疗是无效的，多数需长期使用吸入皮质类固醇类药物修复气道的炎症。

常用的平喘药

★ 舒喘灵（喘乐宁）、博利康尼（特布他林）、美普清（丙卡特罗）：有口服剂、雾化吸入混悬液、气雾剂、蝶式吸纳器吸入型等。

★ 氨茶碱：分短效、长效或口服及静脉输液等剂型。

★ 异丙托品：口服或吸入型，须在医生指导下逐渐停药。

抗炎药有以下几种：

★ 色甘酸钠。

★ 皮质类固醇：常用的有必可酮、辅舒酮、信必可都保、普米克等，可以口服、吸入或静脉点滴（病重时用）。在医生指导下应至少用半年至一年。

★ 抗白三烯药物：孟鲁司特。

小儿支气管哮喘的预防

尽量避免诱发因素，防止感冒，及时治疗鼻窦炎、慢性扁桃体炎及龋齿等。在日常生活中，避免过劳、淋雨、奔跑、过热、受凉或精神情绪刺激。

在哮喘不发作期，应让小儿积极参加适当的体育活动，以增强体质，如带孩子到公园玩。从秋季开始，让小儿用冷水洗脸，提高抗寒力和自身抵抗力。此外，还应加强环境及个人清洁卫生。孩子卧室不要太潮湿，注意室内清洁通风，减少烟尘等不良刺激，被褥应常洗晒。

在生活中应仔细观察，查找每次发作的原因。如果是吸入某种气味引起，以后就要避免。如果是吃某种食物引起，今后就不再吃这种食物。如果找不到原因，就要到医院请医生查找，找到过敏原后可采用脱敏疗法，对预防发作有效。

可以预防哮喘发作的药物有哮喘菌苗、色甘酸钠、孟鲁司特等，均需在医生指导下应用。普及哮喘病知识，使家长及患儿对疾病的发病规律及治疗方法有所了解，从而使其在哮喘病防治中与医务人员积极配合，减少减轻哮喘的发作。

⑨ 上呼吸道感染

上呼吸道感染的主要症状

上感一般起病较急，可出现流鼻涕、打喷嚏、咽喉疼痛、咳嗽、鼻塞、发烧、不爱吃饭、呕吐、腹泻等症状。个别小儿发热体温过高时还会发生高热惊厥，体质差的小儿常常合并其他病症。

上呼吸道感染的治疗

★ 宝宝得了上感之后，可以服用小儿常用中成药制剂。

★ 宝宝发高烧时，可以服用退热药物，由于上感是病毒感染引起，抗生素不是治疗上感的必备药物。

上呼吸道感染患儿的护理

★ 让宝宝好好休息，多喝开水，吃清淡易消化的食物。

★ 当小儿体温过高时，可以采用物理方法降温。如头枕冷水袋、冷毛巾，或者用退热贴敷在额头，温水洗浴或温毛巾擦浴颈两侧、腋下、大腿根等处，可较快散热，使体温下降。

上呼吸道感染的预防

★ 预防上呼吸道感染的措施主要是平时多让孩子进行户外活动，锻炼身体，要多晒太阳。

★ 室内要经常开窗通风，保持空气新鲜，气候变化时，及时为宝宝增减衣服，既不能让宝宝受凉受冻，又不能把宝宝捂得满头大汗。

★ 当上感流行的季节，少带宝宝去公共场所，大人感冒了，就不要接触孩子，以减少小儿得病的机会。

⑩ 反复呼吸道感染

呼吸道感染是小儿常见病，起病多较急，可有发热、流涕、鼻塞、喷嚏、轻咳等症状，有的可有呕吐、腹泻等症状。

反复呼吸道感染使家长觉得非常棘手和担忧，往往寄希望于药物、丙种球蛋白等来预防反复呼吸道感染，但是收效甚微。

反复呼吸道感染患儿的家长应该加强小儿身体的防御能力，关注孩子的营养状况，避免不良的环境因素，减少低小儿发病机会。

小儿反复呼吸道感染的内因

病毒是呼吸道感染的常见病因。感染病毒后，会导致呼吸道上皮的纤毛正常结构、功能受损，失去完整的黏膜覆盖，使其下组织暴露，为再次感染制造机会。得病后，往往影响免疫系统，引起免疫系统功能的抑制。

小儿反复呼吸道感染的外因

当小儿患急性呼吸道感染时，不要急于为孩子退热或减轻咳嗽而轻易使用激素药物，不要为了减少小儿的鼻涕而较长时间使用抗组胺药物，如扑尔敏、苯海拉明等，这类药物对免疫系统有抑制作用。

当小儿呼吸道感染刚刚好转，要静养几日，不要急于送到幼儿园去，否则会增加交叉感染的机会。

小儿反复呼吸道感染的防治

★ 预防措施必须从增加小儿的抵抗力和防止病原体的侵入着手。

★ 增强体质，可通过适当的户外活动，多晒太阳，加强身体锻炼。

★ 流感流行季节，不要带孩子去

公共场所，不要让孩子接触感染人群。

★ 室内保持空气新鲜，经常通风。

★ 天气发生变化时，要加强护理，宝宝穿着衣服冷暖要适宜。

★ 加强营养。

★ 确实体弱的宝宝可适当使用药物来增强机体免疫力。

⑪ 小儿肺炎

小儿肺炎的病因与症状

肺炎是不同病原体所致的肺部炎症，是儿童常见病之一。肺炎的主要病原为病毒，少数为细菌、支原体、衣原体、真菌等。当病原确定时，又分别称为合胞病毒性肺炎、腺病毒肺炎、肺炎链球菌肺炎、支原体肺炎等。

绝大多数婴幼儿患的是支气管肺炎，全年均可发病，以秋末及冬季发病率最高。

肺炎起病急，多在上呼吸道感染后数日内发病，两肺均有炎症存在。

★ 咳嗽：咳嗽是大部分肺炎患儿的主要症状，可以单声或者连声咳嗽，有时会有刺激性咳嗽，刚开始是干咳，后期咳嗽伴有喉中痰鸣音。

★ 发热：不同年龄、不同病原体所致肺炎发热的程度、热型不同。可有弛张热，即一日之内体温波动在2~3℃之间；也可以有稽留热，即体温持续停留在高体温不下降。一些小儿患肺炎时可以不发热，甚至体温不升，如重度营养不良患儿。

★ 气促：表现为呼吸频率加快，鼻翼扇动、口唇青紫、三凹征（吸气时胸骨上、肋缘下部及肋间肌间凹陷）。极重症可出现呼吸节律不整、呼吸衰竭，最后呼吸停止。

肺炎患儿不仅有上述症状，还可能有胃肠道症状，如食欲不振、呕吐、腹泻、腹胀等，也可以出现烦躁、精神萎靡，重者甚至抽风昏迷。查体时，可听到肺部有较多中小水泡音及干性音。重症肺炎可以出现循环系统、神经系统等的病变，心力衰竭就是最常见的合并症。胸透、胸片检查可发现肺叶有不同程度的病变。

小儿肺炎的治疗

★ 一般治疗：加强护理，给患儿多饮水，吃清淡易消化而且富有营养的食物。常让重症患儿变换体位，如翻身、拍背等，以利痰液排出。高热时适当服用退热药。

★ 病原治疗：应用抗病毒药。常用的有三氮唑核苷、干扰素、聚肌胞等。对细菌性肺炎，可根据不同病原体选用抗生素治疗，常用的有青霉素类、头孢菌素类、大环内酯类。对非典型病原体肺炎，应使用大环内酯类药物，如红霉素、罗红霉素、阿奇霉素等。

★ 中药治疗：使用中药制剂治疗儿童肺炎，可以取得良好的疗效。

小儿肺炎的预防

通过合理喂养和适当的体育活动，增强小儿体质，并与呼吸道感染患儿适当隔离。尤其在患了传染病后，患儿机体抵抗力降低，更应注意预防支气管肺炎的发生。

★ 增强患儿的体质，提高对疾病的抵抗能力。主要的方法是尽量利用自然条件，像空气、阳光和水来加强小儿的体格锻炼。

★ 注意孩子的个人卫生，常到户外活动，多晒太阳，呼吸新鲜空气。即使冬季天气冷，也不要整天关着窗户，要经常开窗换气。

★ 培养孩子良好的生活习惯，保证充足的睡眠。注意营养，多进食营养丰富的食物，不乱吃零食，不挑食。

★ 防止病菌的侵入，尽量减少感染的机会。不宜带孩子去电影院、商场等通风不好的公共场所。家长得了感冒，抱孩子时应戴上口罩。

★ 要预防容易引起肺炎的传染病，如麻疹、百日咳、流行性感冒等，不要让孩子和这些病人接触。如果孩子已患传染病，要细心护理，以免再发生肺炎。

⑫ 溃疡性口腔炎

溃疡性口腔炎俗称口疮，多见于婴儿期，以夏秋季节多见，是一种常见病。其表现为开始时口腔黏膜上呈现米粒大小的圆形水疱，继之破溃呈黄白色溃疡，轻者数粒，多则数十粒，有的可蔓延到咽喉部。

溃疡性口腔炎患儿往往疼痛难忍，哭闹，不思饮食，进食困难，甚至拒食，每逢进食哭闹不止，使家人甚为苦恼。

溃疡性口腔炎患儿的护理方法如下：

★ 温开水：多给婴儿饮温开水，可少量多次，吃一些无刺激性的流质或半流质食物。

★ 蒙脱石散：溃疡面上可涂蒙脱石散，以保护口腔黏膜及止痛，一日数次。

★ 锡类散：可解毒化腐，用于咽喉糜烂肿痛，将少许药粉涂于口腔糜烂处，每日两次。

★ 抗生素：如果牙龈红肿，发热，血象增高，就应及早使用抗生素。

⑬ 口角炎

口角炎主要表现为口角双侧对称性湿白糜烂，重者则有裂口。往往同时有唇炎或舌炎，唇部干燥、裂口，舌部充血、光滑，有时有灼热感。

口角炎的病因

病因主要是维生素 B_2 缺乏、霉菌感染，以及缺牙致牙床间距离过短，也与小儿口水过多及有舔唇或嘴角、咬手指或铅笔头等不良习惯有关系。

口角炎的防治与护理

一般给予维生素 B_2 或 B 族维生素。霉菌感染时，口角可涂制霉菌素鱼肝油液。保持口腔清洁卫生，多吃蔬菜、水果，去除不良习惯。

⑭ 中耳炎

宝宝患中耳炎的最初症状往往是发热、烦躁不安，接着不吃奶、哭闹不停、不断摇头，若压住耳朵，宝宝更会哭闹不安。中耳炎初期症状不明显，有时直到鼓膜破裂、流出脓液时家长才会注意。

常因上呼吸道感染或麻疹等传染病而诱发中耳炎，如果治疗不及时，就容易并发脑膜炎。

中耳炎的防治与护理

★ 宝宝患上呼吸道感染时，容易诱发中耳炎，因此彻底治愈上呼吸道感染是预防中耳炎的有效措施。

★ 一旦确诊中耳炎，应到医院就诊。

★ 给宝宝洗澡或喂奶时，要注意体位，避免水流入耳道或乳汁经咽鼓管呛入中耳。

⑮ 结膜炎

结膜炎常由细菌或病毒引起，主要表现为流泪、眼屎多、结膜充血。

宝宝患结膜炎的防治护理

★ 不要用手揉眼睛，小儿应有专用的毛巾和脸盆，按时点眼药水，如利福平眼药水、氯霉素眼药水。

★ 教育孩子勤洗手，必要时点眼药水预防，不用公共毛巾，游泳后用流动水洗眼。

⑯ 流行性腮腺炎

流行性腮腺炎俗称"痄腮"，系由腮腺炎病毒所致。经直接接触或呼吸道飞沫感染，传染力极强。

流行性腮腺炎的临床特点是发热、头痛、单侧或双侧腮腺肿胀，表现为以耳垂为中心，向四周肿大，边界不清，触痛，张口或吃东西时疼痛明显。部分患儿可同时出现颌下腺肿或舌下腺肿。7~10天后肿胀消退，不会化脓。年长儿患此病还容易出现并发症，男孩为睾丸炎，女孩为卵巢炎，两者都会导致不孕，其他并发症还有脑膜炎、胰腺炎等。

流行性腮腺炎的防治护理

★ 对症处理：保持口腔清洁，进食后漱口，局部热敷。也可用蒲公英、仙人掌等清热解毒药调醋外敷。

★ 饮食护理：采用易消化、富含营养、稀软的半流质饮食，避免进食硬食或酸性食物。

★ 去医院就诊：肿胀明显或怀疑有并发症时，应及早送医院就诊治疗。

★ 加强隔离：应隔离至腮腺肿胀完全消退后一周，保持居室通风，患儿衣被、污染物要消毒。

⑰ 幼儿急疹

幼儿急疹是婴幼儿常见的呼吸道传染病，多见于6~18个月的婴幼儿，病原体为疱疹病毒，春秋多发。

幼儿急疹的主要症状

幼儿急疹主要表现为发热，体温可达 39~41℃，持续 3~5 天而自然骤降。咽峡部充血，但食欲和精神好。体温骤降后出现皮疹或疹出热退为本病特点。

疹形为玫瑰色痱子样皮疹，因此又称婴儿玫瑰疹，如米粒样大小，大多稀疏分明，也可融合成片，躯干为多，手足及脸部较少。皮疹于 1 天内迅速出齐，1~3 天后消退，不留色素斑，也无脱屑现象。部分患儿可伴有呕吐、腹泻或咳嗽症状。

幼儿急疹的防治护理

★ 患儿应卧床休息，多喝开水。

★ 发热时多食易消化、富有营养的食物，补充维生素。居室应多通风换气，但避免穿堂风。

★ 保持皮肤清洁，出疹后也要用柔软的毛巾擦洗全身。退热后可进行沐浴。

★ 由于属于病毒感染，无特效疗法，主要是对症处理和治疗并发症，以中药为主。如果继发细菌感染，可选用适当抗生素口服或静滴。

★ 高热时可给宝宝服退烧药，体温持续高热应加服镇静剂，预防婴儿高热惊厥。

★ 患儿 6 个月后即有被感染的机会，应避免带婴儿到公共场所。

宝宝患幼儿急疹的防治护理

一般能顺利痊愈，不需特殊处理。主要是对症处理，如退热、镇静、加强营养、多饮水等。

⑱ 风疹

风疹是由风疹病毒引起的一种急性呼吸道传染病，易发于冬春两季，主要通过飞沫散布传播，潜伏期为 10~21 天。

风疹症状较轻，主要表现是低热或中度发热，伴有轻度的上呼吸道感染症状，如咳嗽、流涕、打喷嚏、咽痛等。耳后、枕后淋巴结肿大，有时出疹前就开始肿大，有轻压痛。1~2 天后先在面部出现浅红色斑丘疹，1 天左右即迅速遍及全身，但手掌、脚比较少见。疹子色浅红，疹点比麻疹要小，出得特别快，发热即出疹，热退疹也退，疹消退后，脱屑不明显。

宝宝患风疹的防治护理

风疹患儿的护理比较简单，注意居室空气清新湿润、温度适宜；饮食以易于消化且有营养的流食或半流食为主。多饮水，对于发热较高的患儿，可用温水擦浴。同时注意口腔、皮肤清洁。风疹患儿的并发症很少，偶尔可并发中耳炎、气管炎、肺炎。所以家长要注意观察病情，发现患儿有异常变化时，及时送医院诊疗。

妇女怀孕期应避免与风疹患者接触。对患儿加强护理，对症处理，做好隔离，隔离期为出疹后 5 天。本病预后好，无须特殊处理。

⑲ 麻疹

麻疹是由麻疹病毒引起的一种急性呼吸道传染病，多见于冬末春初。麻疹传染性很强，主要在孩子之间相互传染。一旦接触麻疹患儿，其病毒就会通过其咳嗽、打喷嚏的飞沫，经过鼻、口、咽、气管等，进入易感者体内而引起发病。麻疹病人是主要的传染源，从出疹前3天到出疹后6天，这期间均有传染性，如果合并肺炎，则要延长至出疹后10天。护理过麻疹患儿的人又去接触未做预防免疫的小儿，也会使之受传染而发病，可见其传染性是很强的。

一般6个月以内的婴儿，从母体获得了部分抗体，不易被传染，但随着年龄的增长，先天获得的抗体就会逐渐消失。因此，需要按时接种麻疹疫苗以防发病。一般患麻疹后可以得到终身免疫，第二次发病者很少见。

从接触麻疹患儿起，直到出现症状，需要10~11天。麻疹初起时，患儿常有发热、咳嗽、流鼻涕、打喷嚏、眼睛发红、怕光、流眼泪等症状，很像重感冒。

孩子发热2~3天后，在下磨牙相对的颊黏膜上，可以看到针尖大小的灰白色小点，周围有红晕，这叫麻疹黏膜斑，这是麻疹早期的一个特征。

第四天后，疹子出现，先在耳后及颈部开始出现红色的小疹子，接着很快从脸上、胸前、后背、四肢，最后到手、足心，疹子才算出齐。

皮疹呈玫瑰红色，起初较稀，以后渐密，发热、咳嗽、眼睛畏光等症状也加重，疹子与疹子之间的皮肤为正常肤色。疹子一般经3~5天出透出齐。疹子出齐后，体温逐渐下降，精神和其他症状也有好转。皮疹按出疹的顺序自上而下逐渐消退。同时皮肤有糠麸样脱屑，留下棕褐色的色素沉着。

正常情况下，对患儿护理得好，7~10天就可痊愈；如果护理不当，就容易并发肺炎、心力衰竭、喉炎、脑炎等，严重时可危及生命。

儿童患病后，除了给予精心照顾外，还需要服用一些清热解毒、解表透疹的中药。

⑳ 怎样区别麻疹、风疹和幼儿急疹

麻疹：麻疹病情较重，先有发热，可达39~40℃，3~4天后出疹，首先在耳后发际，渐及前额、面、颈、躯干、四肢，最后达手掌、足底。5~7日出齐，疹退后发热，逐渐退至正常。麻疹的主要特点为口腔颊黏膜有典型麻疹斑，伴有咳嗽、流涕、眼红、怕光、眼屎特别多等症状。疹子呈红色，初期压之退色，皮疹间为正常皮肤，疹子退后，皮肤上面留有皮屑脱落。可并发肺炎、喉炎和维生素A缺乏症等。

风疹：风疹症状一般较轻，体温 38~39℃，皮疹出得早，出得快，1~2 天可布满全身，2~3 天即可消退。皮疹多分布在躯干多，四肢较少。疹消退后，脱屑一般不明显。耳后、颈后、枕后淋巴结常肿大，有压痛，疹子淡红色，比麻疹小，稍隆起。本病无特殊治疗，很少出现并发症。

幼儿急疹：幼儿急疹起病急，病情轻，多发于 1 岁以内的小儿，其特点为突然高热，持续 3~5 日，体温自然骤降，热退后出疹，皮疹很快消退，无皮屑。高热期间病儿一般情况良好，枕骨下和颈后淋巴结肿大，无并发症。

㉑ 手足口病

手足口病是由肠道病毒引起的传染性疾病，以 3 岁以下儿童发病率最高。手足口病主要通过粪 – 口途径传播，也可通过接触患者呼吸道分泌物、疱疹液及污染的物品而感染，疾病流行季节医源性传播也不容忽视。

手足口病的临床表现复杂而多样。临床患者主要表现为发热、口腔和四肢末端的斑丘疹、疱疹，重者可出现脑膜炎、脑炎、脑脊髓炎、肺水肿和循环障碍等。目前尚无特效抗病毒药物和特异性治疗手段，主要是对症治疗。

适当休息，清淡饮食，做好口腔和皮肤护理。本病流行期间不宜带儿童到人群密集的公共场所，注意保持环境卫生，勤洗手，居室要经常通风，勤晒衣被。

㉒ 肠道寄生虫病

寄生虫病是危害小儿健康的常见病之一，其中以蛔虫和蛲虫较为多见。患儿多有不洁饮食史，有时出现原因不明的腹痛、食欲不振、营养不良等。去医院查大便是否有虫卵可帮助诊断。

宝宝患肠道寄生虫病的防治护理

★ 教育小儿养成良好的卫生习惯，饭前便后洗手，玩具定时清洗。

★ 定期查大便，必要时驱虫。

★ 调整饮食，合理喂养，给予高蛋白、高热量、高维生素、易消化食物。生水果应彻底清洗消毒或去皮后食用。

★ 服驱虫药，进行排虫治疗。驱虫药应在夜间睡前服用。

㉓ 肠痉挛

肠痉挛是由于肠壁的平滑肌强烈收缩引起的阵发性腹痛，在小儿急性腹痛中最为常见。

肠痉挛的主要表现

发生肠痉挛时，宝宝可突然发生阵发性腹痛，每次腹痛时间不等，可持续数分钟至数十分钟，反复发作，多能自行缓解。发作时，腹痛轻者宝宝可忍受，严重时宝宝会哭闹、翻滚、出冷汗、面色苍白，可伴发呕吐。发作间歇宝宝一切正常，不影响食欲。如果腹痛严重，发作频繁，就会影响宝宝的食欲。如果宝宝自出生后就经常出现发作性腹痛，应该做进一步检查，以排除继发性肠痉挛的可能。

肠痉挛的处理方法

★ 如果是原发性肠痉挛，腹腔内没有器质性病变，随着年龄增长，肠胃功能改善，症状即可消失。

★ 宝宝每次发作时，可卧床休息，注意保暖。

★ 服用解痉药物，如颠茄、阿托品，同时服用脱敏药，如氯雷他定、扑尔敏等。

★ 如果宝宝发作4~6小时，症状仍然没有得到缓解，就应该去医院检查，以排除急腹症。

★ 如为继发性肠痉挛，要针对病因治疗，以免影响宝宝的生长发育。

24 泌尿道感染

泌尿道感染又称为泌尿系统感染，主要指细菌直接侵入尿路而引起感染，肾盂、肾盏、输尿管、膀胱、尿道都可受到侵犯，严重者肾实质也可受到损害。

泌尿道感染的病因

儿童期易患泌尿道感染，女孩多见。原因是儿童尿路相对长而弯曲，管壁弹力纤维不发达，因而易致尿路扭曲和压扁，造成尿流不畅而易感染。女孩尿道短粗，尿道外口多暴露，接近肛门，如再加上卫生习惯不良，故容易导致感染。

引起尿路感染的主要病原是细菌，如大肠杆菌（约占80%），其他有变形杆菌、克雷白氏菌、粪链球菌、金黄色葡萄球菌、产气杆菌等。除细菌之外，支原体、某些病毒也能引起尿路感染。

幼儿尿路感染多是上行性，细菌从尿道上行到膀胱、输尿管、肾盂、肾盏，再侵犯到肾实质；而小婴儿及体弱儿童的尿路感染往往是全身感染的一部分，常由败血症引起，又称血行性。

泌尿道感染的症状

由于年龄不同，病原不同，侵入途径不同（上行性或血行性），尿路感染的临床表现也变化多端。

★ 婴幼儿常常以全身症状为主，发热、烦躁、不安、食欲下降，也可有腹疼、哭闹（排尿时加重）。尿味特臭常提示大肠杆菌感染。

★ 年长儿常以尿频、尿疼、尿急、排尿不畅、尿裤子、尿床为主要表现。

★ 如果尿路感染治疗不彻底，尿路感染反复发作达一年以上，则形成慢性尿路感染。慢性尿路感染的病儿常有腰疼、腰酸、无力、消瘦、贫血等临床表现，泌尿系刺激的症状间断出现。

★ 还有一种无症状性菌尿，这些儿童尿中确有细菌存在，尿培养也能培养出细菌，但无临床症状。

泌尿道感染的治疗

★ 注重卫生和休息：平时应多饮水，勤排尿，勿憋尿。女孩应注意卫生习惯，每天清洗外阴，勤换内衣裤。急性发作时应卧床休息。

★ 抗生素治疗：应选用广谱、强效、对肾脏毒性低、在尿中有较高杀菌浓度的药物。常用的药物有青霉素类（主要是氨苄青霉素、羧苄青霉素、羟氨苄青霉素、青霉素＋克拉维酸组成的制剂等）、头孢菌素类（如头孢地尼、头孢克洛、头孢克肟等）的头孢一代至三代等，这些药物均应在医生指导下服用。

★ 中药治疗：在急性期主要用八正散加减，主要药味有木通、车前、扁蓄、瞿麦、滑石、栀子、大黄等。

泌尿道感染的护理预后

★ 保证足够水分，经常清洗外阴。服药要按疗程，正规治疗。

★ 注意个人卫生，不穿开裆裤，纠正尿路畸形，定时排尿、排便，注意营养，纠正维生素缺乏，防止转为慢性。

★ 尿路感染患儿如无尿路畸形，只要正规治疗，多数可以治愈。若发现不及时，治疗不正规、不彻底，反复发作，肾脏有瘢痕形成，或有膀胱、输尿管反流，则预后较差。

㉕ 多动症

宝宝多动症的主要症状

★ 行为过分，常以跑代走，粗心大意，做事常常有始无终。

★ 行为障碍，易冲动，爱影响别人学习，破坏性强，说谎。

★ 多有一些不良习惯，如挖鼻孔、咬指甲等。

★ 认知障碍，绘图、唱歌能力差，分不清左右。

★ 有不同程度的学习困难，尽管智力正常，但注意力不集中，不能掌握所学的内容。

★ 性格倔强、大胆、好冒险。

★ 情绪不稳定，容易激怒，常常为一点小事大哭大闹，甚至打人、摔东西等。

宝宝多动症的防治护理

★ 对于多动症患儿，重点在于教育，父母应当与老师合作，用正确的态度关心和爱护孩子。

★ 多动症患儿有微小进步时应给予表扬和鼓励。同时孩子入睡、起床、吃饭、学习、游戏等要有规律，不能迁就。

★ 教育应循序渐进，不能过分苛求。对孩子不正当的言行应好言相劝，不能制订太多的清规戒律。

★ 在医生的指导下可适当用药。

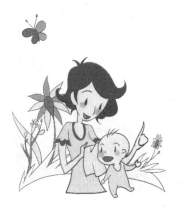